보 건 학

제 2 판

TEXTBOOK of PUBLIC HEALTH

2nd Edition

이무식 외 엮음

계축문화사

■ 편저자 소개 ■

대표 엮은이

이 무 식 (건양대학교 의과대학 예방의학교실 및 보건복지대학원 교수)

공동 엮은이 (가나다순)

강 경 희 (건양대학교 치위생학과 및 보건복지대학원 교수)

김 광 환 (건양대학교 병원관리학과 및 보건복지대학원 교수)

김 도 우 (대덕대학교 보건의료행정학과 교수)

박 정 희 (건양대학교 응급구조학과 및 보건복지대학원 교수)

배 석 환 (건양대학교 방사선학과 및 보건복지대학원 교수)

서 두 원 (대덕대학교 보건의료행정학과 교수)

유 세 종 (대전보건대학교 방사선학과 교수)

이 보 우 (김천대학교 방사선학과 교수)

임 남 구 (대전보건대학교 의무행정정보학과 교수)

장 민 영 (건양대학교 보건복지대학원 외래교수)

장 주 동 (세계보건교육협회장 및 건양대학교 보건복지대학원 외래교수)

한 송 이 (백석대학교 응급구조학과 교수)

제2판 머리말 Preface

이번 개정판 보건학은 2009년의 건양대학교 보건복지대학원의 교육교재 원고를 기반으로 2015년 보건학 교과서로 출판하여 사용하면서 여러 가지 미흡한 점들을 발견하여 이를 수정 보완하여 새롭게 개정하는 책이다.

첫판의 머리말에서도 언급했듯이 이 책은 보건학 강의 입문교재로 사용코저 틀을 구성하였으며, 대학 및 대학원 등에서의 실제 강의현장에서 필요성과 수준에 걸맞고 또한 최근의 소개된 개념과 내용이 포함된 적절한 교재를 개발하고저 시도된 것으로 그 내용과 범위가 포괄적이고, 광범위하게 다루어진 보건학 개론으로 이해하면 좋을 것이다.

이번 개정판 보건학은 각 장으로 나열되어 있던 주제들을 보건학의 내용 구성을 감안하여 크게 6가지 편으로 구분하였으며, 변경된 사업의 내용, 최신의 새로운 통계 등을 중점적으로 수정 · 보완하였다. 6가지 편은 기존의 장을 재편하였다고 보면 된다. 즉, 제1편은 보건학 그리고 보건의료에 대한 이해로 제 1 장 보건학 총론, 제 2 장 보건관리와 보건의료 이해를 담았다. 제2편은 보건의료 관리로 보건의료정책, 보건사업기획과 평가, 보건의료법, 보건의료서비스의 구성, 보건의료 자원과 그 관리, 보건행정, 병원경영관리, 보건의료정보 등을 포함하였다. 제3편은 사회보장과 의료보장으로 사회보장, 의료보장, 노인장기요양보험 등을 다루었다. 제4편은 역학과 보건통계, 질병관리로 역학과 연구방법론, 질병관리사업, 보건영양, 인구보건 등의 내용을 포함하였다. 제5편은 영역별 보건사업으로 일차보건의료와 지역보건사업, 건강증진과 보건교육, 모자보건사업, 노인보건사업, 학교보건사업, 구강보건사업, 정신보건사업, 국제보건사업 등을 담았으며, 제6편은 환경 및 산업보건 영역으로 환경보건, 산업보건 및 산업안전을 포함하였다.

이렇게 보건의료환경과 정책의 변화 등을 적극적으로 반영코저 하였으나 책이 출판되는 순간 이미 과거의 자료임으로 미흡한 점이 있더라도 이해해 주시고 부족한 부분은 다음에 또 보완토록하면 될 것이므로 독자인 학부 학생, 석박사과정의 학생, 여러 선생님들과 선후배님들의 이해와 지도 편달이 있길 기대합니다.

새롭게 참여해주신 공동편저자분들게 감사드리고 개정판을 허락해주신 계축문화사 주영일 사장님과 직원 여러분들께 감사드리며, 원고의 편집과 수정을 도와준 건양의대 예방의학교실 연구원들께도 깊은 감사를 드린다.

2019년 3월 1일

대표 엮은이 **이무식**

머리말 Preface

우리나라를 포함하여 전세계적으로 보건의료 환경이 급변하고 있다. 2003년 건양대학교 보건대학원을 개설한 이후 다양한 교재를 사용하여 보건학 개론 수업을 진행해 왔다. 그런데 집필을 하고나면 2~3년만 지나면 각종 통계나 사업의 내용이 달라져 수정 · 보완하기가 힘들었다. 이 책은 2009년 1판을 낸 후 5년 만에 새롭게 수정 · 보완한 것이다.

이 책은 다양한 교재, 부교재 등을 보건학 개론 등 가장 기본이 되는 보건학 강의 입문교재로 사용한 경험을 토대로 기획 틀을 구성하였다. 국내 · 외에 보건학 교재는 대상자와 강의목적 그리고 관심주제에 따라 다양하게 출판되고 있으나 대학 및 대학원 등에서의 실제 강의현장에서 필요성과 수준에 걸맞고 또한 최근의 소개된 개념과 내용이 포함된 적절한 교재를 선택하기에는 다소 어려운 것이 사실이다. 이에 전문 보건학을 기초로 보건학 개론으로서 그 내용과 깊이가 포괄적이고, 광범위하게 다루어 보건학으로의 입문하고, 접해 봄으로서 전문분야로 출발할 수 있는 전문교재 및 자료를 엮어서 편찬하게 되었다.

이 책 각 장의 글은 우리 보건복지대학원 보건학과의 교수와 대학원 출신 교수 및 박사 졸업생들이 함께 공동 작업한 결과물로 더더욱 의미가 있다. 기존의 많은 책과 보고서 및 관련 자료를 많이 참고하였지만 부족하고 미흡한 점이 많다고 판단되며, 일정이 쫓겨 참고문헌을 제시하지 못한 것도 다수 있을 것이므로 여러 선배님들과 선생님들의 이해와, 지도 편달이 있으시길 기대합니다.

모쪼록 이 교재가 보건학을 접하는 학부 대학생, 대학원 석 · 박사 학생, 각급 병·의원, 보건소, 산업장 등 보건의료기관에 종사하시는 보건의료 요원들, 그리고 보건학에 관심이 있거나 전공하시는 모든 분들에게 조금이라도 도움이 되었으면 하는 바람이다.

끝으로 이 책의 출간을 위하여 물심양면으로 도와주신 계축문화사 주영일 사장님과 직원 여러분들께 감사드리며, 또한 원고의 편집과 수정을 처음부터 끝까지 기꺼이 도와준 건양의대 예방의학교실 김은영 선생님께 깊은 감사를 드린다.

2015년 3월 1일

대표 엮은이 **이 무 식**

차 례 Contents

제 1 편

보건학 그리고 보건의료에 대한 이해

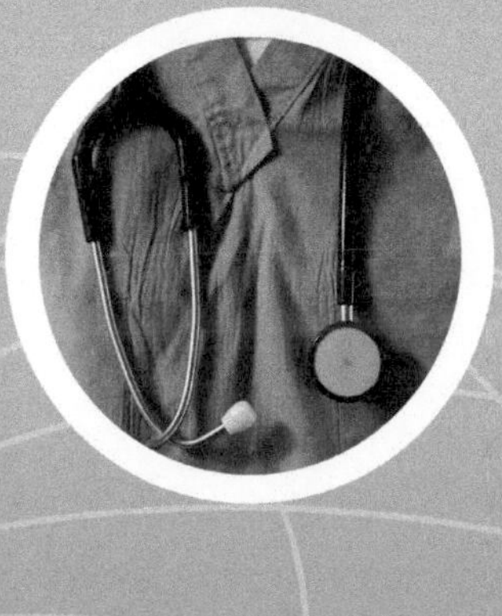

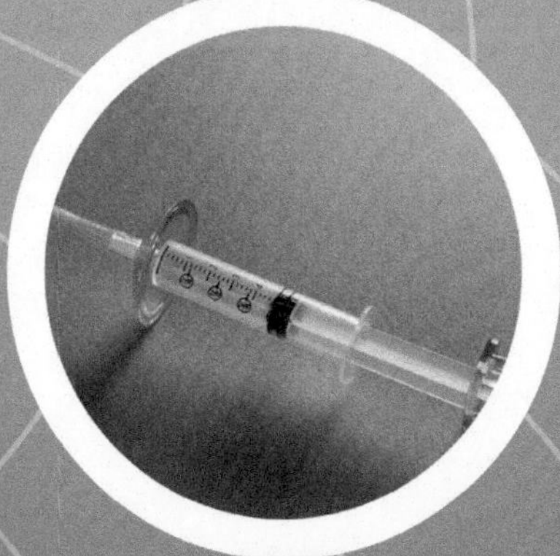

제 1 장

보건학 총론

1 보건학 어원 및 개념

공중보건학이란 사회경제적 접근방법으로 공중의 건강을 향상시키는 과학이라고 할 수 있다. 이러한 건강 향상을 위한 방법은 개인과 가정의 건강향상을 위한 생활환경의 개선 방법인 개인위생과 지역주민의 집단 건강을 발전시키기 위한 조직적 노력의 방법인 공중보건으로 구분할 수 있다.

원래 질병을 예방하고 건강을 유지·증진시키려는 과학으로서의 위생학(hygiene)은 오래 전부터 있었다. 이 Hygiene은 희랍 신화에 나오는 Apollo의 아들인 Aesculapius(의학의 신)의 딸 중 건강의 여신으로 불리우던 Hygeia에서 유래되었으며, 기원 전 2세기경 이태리의 의학자 Galenus(AD 129 ~ 217)가 인간의 건강 유지·증진에 관한 학문으로 Hygeine이라는 단어를 처음 사용하게 되었다. 이 단어는 고대유럽어로 역동적인 삶을 의미하며 독어, 스페인어, 이탈리아어, 불어 등에 도입된 후 1671년에 와서 영어로 포함되게 되었다. 또한 이 단어가 위생이라고 번역된 것은 중국의 고서 "장자"(壯子)의 잡편(雜篇) 경상초(庚桑楚)에 있는 위생(衛生)이라는 말의 개념이 Hygiene의 개념과 같은 뜻으로 사용된 데서 비롯되었다. 근세 중국에서 hygiene를 위생(衛生, 卫生)으로 번역하여 사용하기도 하였다.

또 다른 영어로 위생(Sanitation)이라는 단어는 라틴어 sanitas에서 유래되어 1848년에 sanitation라는 영어로 발전되었는데 지금까지 유사한 단어로 sante(건강)라는 단어가 유럽에 남아있다.

Health라는 단어는 10세기 이전에 영어어원인데 완전함, 건강, 보건 등으로 번역된다. 보건(保健)이라는 말은 "건강을 지키다, 돕다, 보호하다" 등의 뜻으로 중국, 일본 등에서 사용되었는데 한국은 일제 강점기 시대의 영향으로 위생이라는 말을 주로 사용하다가, 광복 후 미국의 영향으로 보건이라는 용어를 사용하기 시작하였다.

초기의 위생학은 개인위생학(personal hygiene)의 색체가 농후했으며 프랑스 혁명을 경계로 하여 공중을 대상으로 하는 공중위생학이 발전하게 되었다. 또한 위생학을 협의의 위생학과 광의의 위생학으로 분류하는 경향이 있는데 협의의 위생학이란 환경위생학을 말하며 광의의 위생학은 소위 현대의 공중보건학을 말한다.

개인보건이 개인에 한정하여 손상된 신체적, 정신적 장애를 원상태로 되돌리거나 손상 부위를 최소화하는 개인 건강에 한하여 접근하는 방법인 반면, 공중보건(public health)은 그 대상이 개인이 아니고 집단이다. 집단은 작게는 지역주민이 되고 크게 보면 국민 전체, 나아가서는 전 인류를 뜻하게 된다.

공중보건학에 대한 정의는 시대에 따라 변화되어 왔는데 초기에는 공중위생에서 출발하여 위생학과 의과학의 통합으로 인식되었다.

공중보건학에 대해 여러 학자들이 다양하게 정의하고 있으나 그 중 대표적인 1920년 윈슬로우 박사(Winslow CEA, 1877~1957)의 정의를 보면 "공중보건학이란, 조직화된 지역사회의 노력을 통하여 (1) 질병을 예방하고, (2) 수명을 연장하며, (3) 신체적·정신적 효율을 증진하기 위한 과학인 동시에 기술이다. 특히, ① 환경위생, ② 전염병관리, ③ 개인위생에 대한 교육, ④ 질병의 조기발견과 예방적 치료를 위한 의료 및 간호사업의 조직, ⑤ 모든 사람에게 건강유지에 적합한 생활수준을 보장할 사회제도를 발전시킴으로써 모든 시민으로 하여금 건강과 장수에 대한 천부적 권리(생득권)를 향유할 수 있도록 하는데 있다"라고 하였다.

1988년 미의학원(Institute of Medicine)은 "국민이 건강할 수 있는 여건을 보장하기 위한 사회의 집단적 노력"으로 정의하였다.

Public health is the art and science of (1) preventing disease, (2) prolonging life and (3) promoting physical and mental efficiency through organized community effort for ① the sanitation of the environment, ② the control of communicable infections, ③ the education of the individual in personal hygiene, ④ the organization of medical and nursing services for the early diagnosis and preventive treatment of disease and ⑤ the development of the social machinery to insure everyone a standard of living adequate for the maintenance of health, so organizing these benefits as to enable every citizen to realize his birthright of health and longevity.

Public health is concerned with 4 broad area : life style and behavior, environment, human biology, organization of health program and systems.

Public health activities fall into one of the following 9 categories: ① Preventive health services for all age groups, including screening, early detection, immunization program, health education and other activities ② Coordination of public health services to bring the resources of other public sector and community services to bear on complex problem ③ Assuring access to care, especially for low-income, minority, and geographically isolated populations ④ Prevention or control of physical, chemical, and other hazards to health ⑤ Health status assessment, including surveillance of disease, measurement of health status and assessment of service utilization trends ⑥ Quality assurance of individual professionals, institutions, and organizations, including public sector service systems ⑦ Catalyzing the development of needed services, such as long-term care programs for AIDS victims ⑧ Such other functions as community health planning and advocacy ⑨ Management of public sector program and service systems.

Source : *Winslow, Charles-Edward Amory (Jan 9, 1920). "The Untilled Fields of Public Health". Science 51 (1306): 23-33. doi:10.1126/science.51.1306.23. PMID 17838891.*

한편 공중보건학과 비슷한 학문으로 예방의학(preventive medicine), 위생학(hygiene), 사회의학(social medicine), 지역사회보건학(community health) 또는 현재의 건강상태를 보다 좋게 한다는 건강증진이념을 바탕으로 한 건설의학(constructive medicine) 등이 있다.

[표 1-1] 임상의학과 예방의학 및 공중보건의 비교

구분	임상(치료)의학	예방의학	공중보건(학)
대상	환자 개인	건강한 사람에서 회복기에 있는 사람까지 포함한 개인, 가족 또는 인구집단	인구집단, 지역사회
목적	질병의 예방, 수명의 연장, 육체적·정신적 건강과 능률의 향상		
목표	환자의 건강회복, 고통경감 및 장애 방지 및 제한	건강보호와 증진, 질병예방	불건강의 원인이 되는 사회적 요인 제거, 집단건강의 향상을 도모
서비스 제공 전문인력	임상의사	예방의학자, 예방의학 전문의, 임상의사	예방의학자, 예방의학 전문의, 임상의사, 공중보건 전문가, 보건학 관련 전문가 등이 포함된 지역사회 조직

구분	임상(치료)의학	예방의학	공중보건(학)
시술 장소	의료기관	의료기관, 직장, 가정	지역사회
바탕 학문	기초 및 임상의학	치료의학의 바탕학문, 통계학, 역학, 보건행정 및 관리	예방의학의 바탕학문, 인문학, 사회과학, 자연과학
진단 도구 및 목표	면담, 신체검사, 그리고 영상의학, 진단검사의학 등을 이용한 각종 검사로 병의 원인과 병든 장기/조직 발견	역학적 연구방법과 통계학을 이용한 질병의 원인인자 및 위험요인 규명	역학적 연구방법과 통계학을 이용한 지역사회 진단을 통해 인구의 건강수준 평가, 의료수요/요구도/이용양상 파악, 지역사회 특성과 자원 파악
처방	투약, 수술, 재활, 상담, 보건교육	일차, 이차, 삼차 예방의학 의료서비스	법, 조례, 규제, 의료체계관리, 보건사업, 식품 및 환경위생관리

"지역사회보건학"이란 역사·문화·경제·사회·정치적으로 비슷한 동질성인 지역사회를 단위로 주민 전체를 위하여 의료인과 지역사회의 자발적인 노력으로 그 지역사회의 가용자원을 이용하여 포괄적 의료를 제공하는 것이다.

예방의학과 공중보건학이 동의어로 사용되기도 하나 일반적으로 공중보건학이 불건강의 배경이 되는 사회적 요인을 규명하고 이것을 제거하는 데 초점을 두고 있는데 반해 예방의학은 질병예방을 목적으로 하며, 치료의학에 대응하는 말로 쓰이고 있다(표 1-1).

2 신화속의 공중보건 : 의학의 신에서 건강의 신으로

그리스 신화에서 최고의 의학 주신(主神)은 뱀 모양을 한 지팡이를 들고 있는 아스클레피우스이다. 또한 그의 아들과 딸들이 보건의료를 담당하는 신들이다. 아스클레피우스는 아폴로와 인간 여성 코로니스 사이에 태어난 아들이다. 신화에 따르면 인간 여성 코로니스가 아폴론의 아이를 임신한 상태에서 이스키스와 결혼하자 이에 노한 아폴론은 이스키스를, 아폴론의 누이 아르테미스는 코로니스를 살해했다. 아폴론은 화장하는 불길 속에서 아들을 구해냈는데 이가 바로 아스클레피우스이다. 그는 스승 카이론(켄타우르스, 반인반마)에게 약초, 약물 등 의학에 대해서 배웠다고 한다.

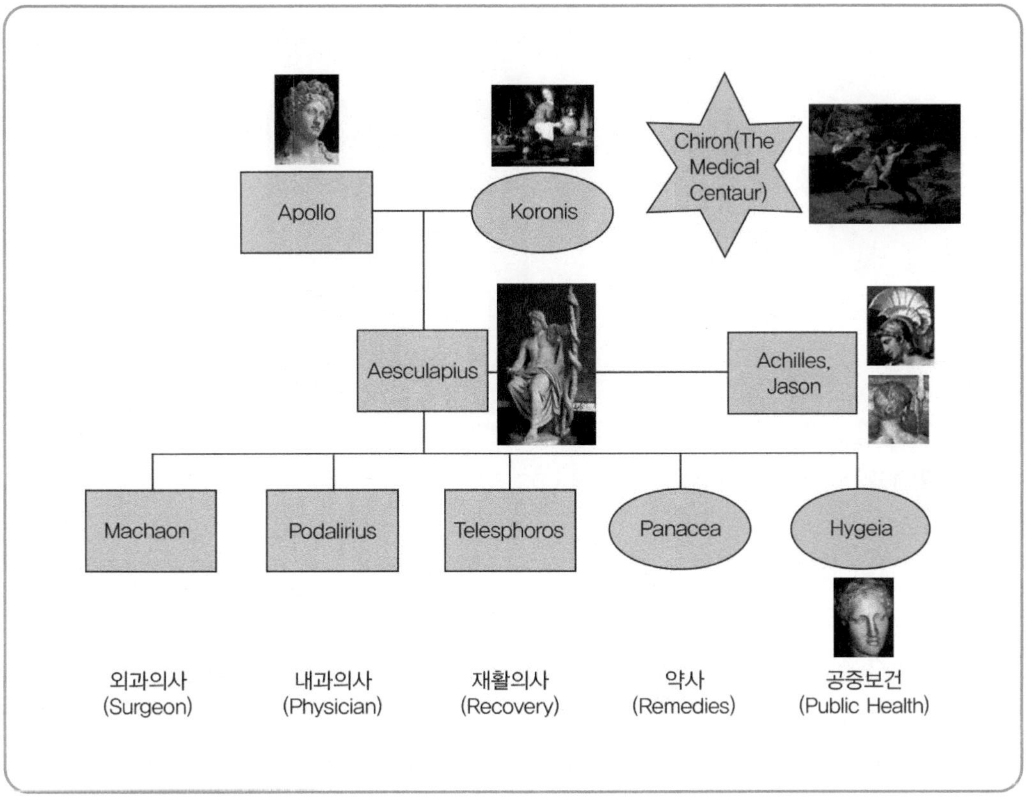

[그림 1-1] 신화 속의 아스클레피우스 가계도

그는 아내 에피온 사이에 3남 2녀의 자녀를 두었는데 아내 에피온은 통증을 덜어주는 신, 맏딸 히게이아는 위생의 여신, 작은 딸 파나케이아(영어의 만병통치약의 어원인 panacea)는 치료를 맡았고, 아들 텔레스포로스는 환자 회복기에 아버지를 동반하는 역할 등을 각기 맡았다. 특히, 건강의 신은 아스클레피우스의 딸로 묘사되는 히게이아(오늘날 영어의 hygiene의 어원)이다(그림 1-1)(그림 1-2).

이후 아스클레피우스가 의술이 좋아서 죽은 사람도 살릴 정도가 되어 저승세계에 사람이 오지 않자 제우스는 번개를 내려 그를 죽였고, 그는 하늘로 올라가 신이 되었다고 한다.

아스클레피우스는 원래 올림푸스 신전의 신이 아니는데 그러던 그가 신격화되기 시작한 것은 기원전 5세기 경부터였다. 그는 테살리 지역의 의사로서 명성이 높았다. 그때까지 그리스에서 의술의 신은 아폴론이었는데 아스클레피우스가 유명해지자 그가 아폴론의 아들이라는 신화가 만들어졌다. 의학의 아버지로 일컬어지는 히포크라테스(Hippocrates, 기원전 460?~377?)가 아스클레피우스의 15대 자손이라는 기록이 있으나 근거는 없다.

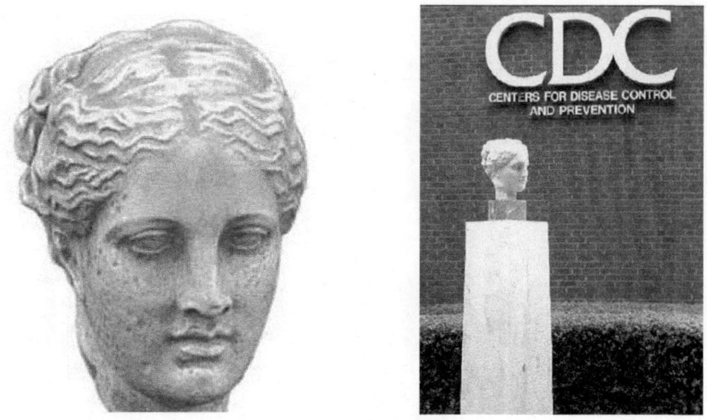

[그림 1-2] 히게이아 석고상(우측은 미국 CDC 건물 앞, Roybal Campus in Atlanta, Georgia)

현재 전승되는 신화에 따르면 건강의 신 히게이아는 의학의 신인 아스클레피우스의 딸로서 아스클레피우스가 환자를 치료하는 동안 아버지의 시중을 드는 역할을 맡고 있다. 그러나 아스클레피우스가 신격화되기 이전에 어떠하였을까? 그때도 건강의 신이 의학의 신을 시중드는 종속적 관계에 있었을까? 의학의 발달에 경도되어 많은 사람들이 건강이 의학의 힘으로 조장되는 줄 오해하고 있다. 건강은 의학보다 상위의 개념으로 건강의 신인 히게이아가 어머니라면 의학신인 아스클레피우스는 아들이어야 마땅할 것이다[1].

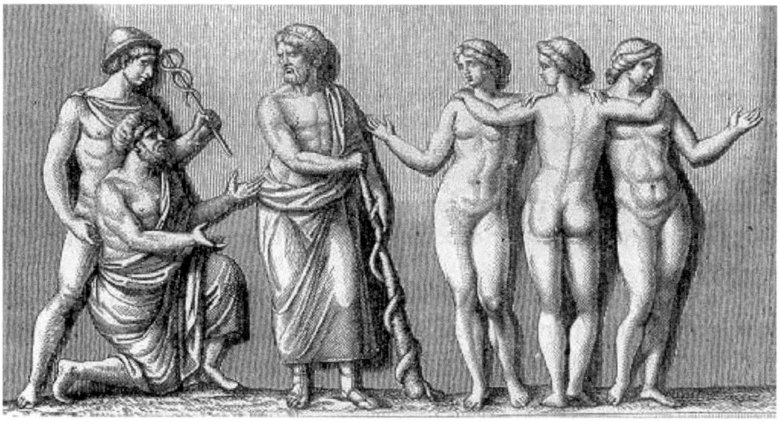

[그림 1-3] 아스클레피우스와 에르메스 그리고 히게이아

1) 배상수. 건강증진의 정의와 접근방법, 건강증진 전문인력 교육, 보건복지가족부, 2007

가장 왼쪽은 상업(장사)과 여행의 신 Mercury(Hermes), 무릎을 꿇고 앉아 있는 것은 상인(거간꾼), 다음이 그리스의 치료 신(god of healing)인 Asclepius, 그리고 세 딸(Medicine, Hygeia, Panacea)이다. Asclepius는 환자를 다루고 있고, Mercury는 Asclepius의 치료를 인정할 수 없다고 항의하며, 거간꾼은 흥정을 하고 있는 장면이다. 이 그림 속의 Mercury가 들고 있는 것이 뱀 두 마리가 감긴 마술지팡이(Caduceus)이고, 치료 신인 Asclepius가 짚고 있는 것은 한 마리의 뱀이 감긴 단장(Rod of Asclepius)이다(그림 1-3)(그림 1-4).

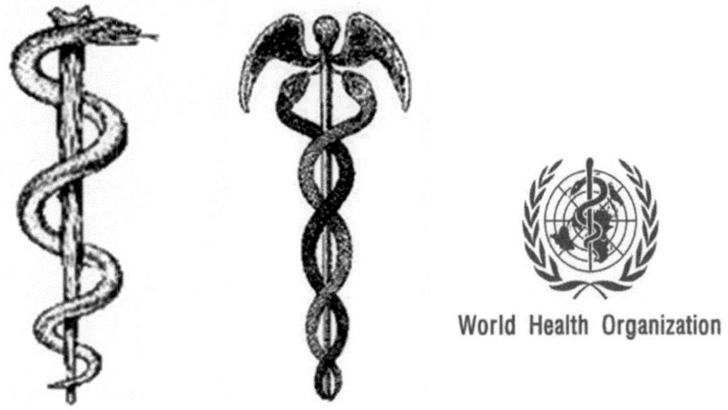

[그림 1-4] 아클레스피우스의 지팡이(왼쪽)와 에르메스의 지팡이(중앙), 그리고 세계보건기구의 심볼

3 공중보건의 역사

인간이 질병을 관리하고자 하는 노력은 인류의 역사와 더불어 시작되었다고 할 수 있으며, 중세까지의 보건 활동은 대부분 비과학적인 방법이었다. 집단의 건강관리에 대한 인식은 18세기 산업혁명과 자연과학의 발전으로부터 시작되어 현대의학의 격동기라 할 수 있는 19세기의 세균학, 병리학의 발전과 과학적인 질병관리와 더불어 20세기에 이르러 건강과 의료의 향상과 함께 공중보건학에서도 많은 발전을 보게 되었다(그림 1-5).

공중보건의 발전사를 학자에 따라 여러 가지로 분류하고 있으나 여기서는 ① 고대기, ② 중세기, ③ 여명기(요람기), ④ 확립기, ⑤ 발전기로 나누어 살펴본다.

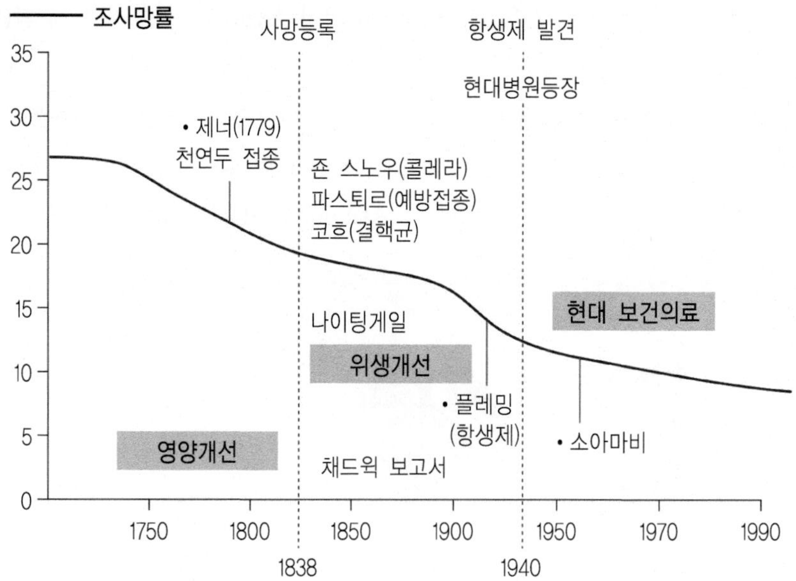

[그림 1-5] 인구집단 사망률의 역사적 변천

1) 고대기(기원전?~서기 500년)

그리스인으로 유럽 최초의 역사가인 Herodotus(BC 480~425)는 "기원전 1,000년경의 이집트인들은 그 당시에 개명한 세계에서 가장 건강한 종족이었으며, 개인 청결이 강조되고 공중위생 개념이 뛰어나 공동 하수구나 정화조 또는 치료약제들을 소유하고 있었다"고 그의 저서 「역사」에서 밝히고 있다. 이들 이집트인들의 공중보건 개념은 기원전 1,700년경부터 400년간 집단이주 생활을 한 헤브르인들이 전수하여 기원전 1,200년경 모세의 인도로 출애굽하여 시나이 반도에서의 40년간의 유목생활 가운데 모세가 저술한 '레위기(구약성경 세 번째 책)'에 잘 나타나 있다. '레위기'는 악성 피부병과 한센병의 조기진단 방법 및 격리를 통한 전염예방, 산모의 부정을 벗기는 의식, 청결한 개인위생과 성병 예방을 위한 그릇된 성관계를 금하는 규정 등을 구체적인 치유 절차와 함께 기록하고 있어 오늘날의 관점에서도 전혀 손색이 없는 인류 최초의 보건 법전이라 할 수 있다(Hanlon, 1988).

그리스에서는 Astinomi라는 급수와 하수를 관장하는 공무원이 있었고, 로마에서는 312년에 상수도 시설이 있었으며, 정기 인구조사, 공중목욕탕의 발달 등 위생공학이 발달하였고, Aedele이라는 수도·도로·목욕탕을 관리하는 공무원이 있었다.

또한 히포크라테스(Hippocrates)(B.C. 460~377) 같은 위인이 나타나 질병 발생의 원인은 신의 저주에서 비롯된 것이 아니라 자연적인 소인 즉, 기후나 물리적 환경의 영향에 연유되어 있을지도 모른다는 인류 최초의 합리적이고도 과학적인 질병관을 제시하였다. 히포크라테스(Hippocrates)는 또한 질병발생 원인을 환경과 연계시켜 해석하려는 최초의 노력을 그의 저서 'Airs, Waters and Places'에서 시도하고 있으며, 사람과 환경과의 부조화가 질병을 발생시킨다는 장기설(miasma theory)은 오염된 공기를 장기라 하고 이 장기가 몸에 들어가면 인체를 구성하고 있는 혈액, 점액, 황담즙, 흑담즙의 분비의 균형이 깨져(4체액설) 질병이 야기된다고 하였다. 이 이론은 로마시대의 갈레누스(Galenus)에 의해 계승 발전되었다.

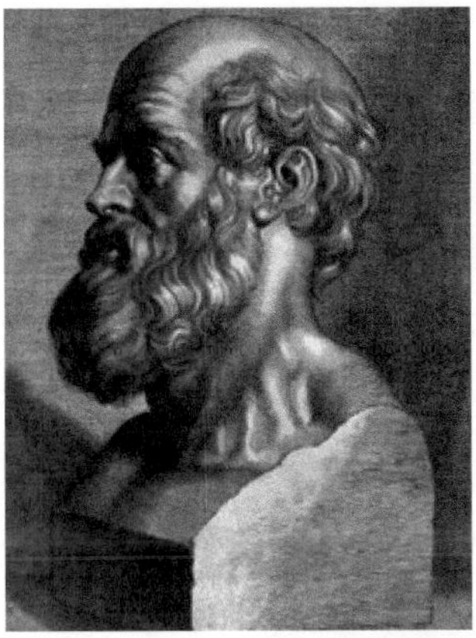

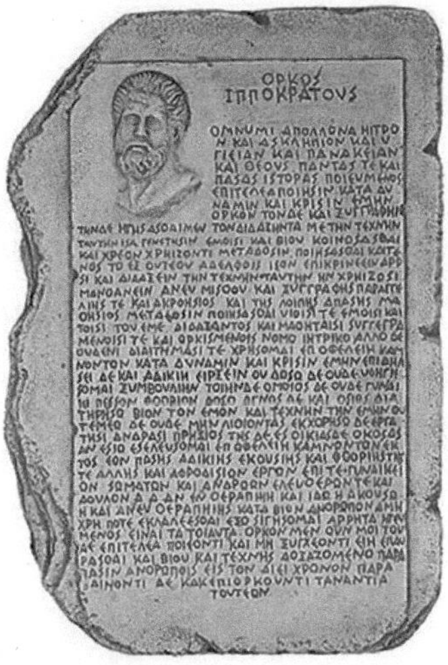

[그림 1-6] 히포크라테스(BC 460-377)와 히포크라테스 선서문

On Airs, Waters, and Places; Part 1 by Hippocrates

Whoever wishes to investigate medicine properly, should proceed thus; in the first place to consider the seasons of the year, and what effects each of them produces for they are not at all alike, but differ much from themselves in regard to their changes. Then the winds, the hot and the cold, especially such as are common to all countries, and then such as are peculiar to each locality. We must also consider the qualities of the waters, for as they differ from one another in taste and weight, so also do they differ much in their qualities. In the same manner, when one comes into a city to which he is a stranger, the ought to consider its situation, how it lies as to the winds and the rising of the sun; for its influence is not the same whether it lies to the north or the south, to the rising or to the setting sun. These things one ought to consider most attentively, and concerning the waters which the inhabitants use, whether they be marshy and soft, or hard, and running from elevated and rocky situations, and then if saltish and unfit for cooking; and the ground, whether it be naked and deficient in water, or wooded and well watered, and whether it lies in a hollow, confined situation, or is elevated and cold; and the mode in which the inhabitants live, and what are their pursuits, whether they are fond of drinking and eating to excess, and given to indolence, or are fond of exercise and labor, and not given to excess in eating and drinking.

Translated by Francis Adams(1849)

2) 중세기(500~1500년)

문화적으로 암흑기라고 표현되는 이 시대의 중심 사상은 기독교였는데 경전의 잘못된 이해와 로마인들과 그리스인들의 퇴폐적 향락문화에 대한 중세인들의 반작용으로 인해 발전이 중지되었을 뿐만 아니라 학문탐구도 멸시되었다. 비위생적이고 세속적인 생활양식은 보건학적인 측면에서도 영향을 미쳐 최대의 재앙을 초래하였다.

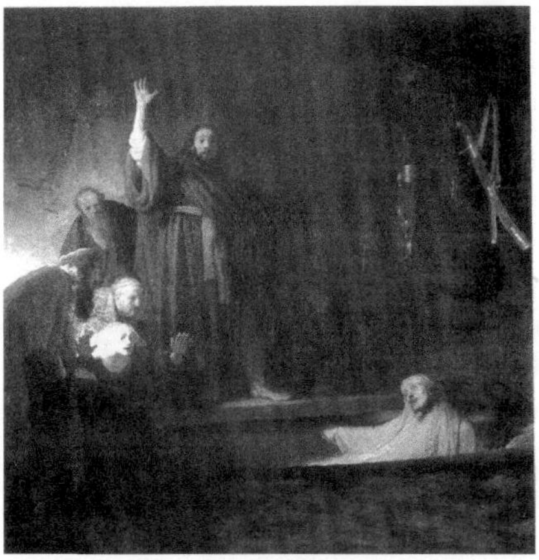

[그림 1-7] 램브란트의 〈무덤에서 살아난 나자로, 1630년〉
: 사후에도 미치는 예수의 힘을 나타낸다(로스엔젤레스 미술관)

542년 전염병이 처음으로 유럽에서 전파되기 시작한 후 1348년 페스트가 만연되기까지 무서운 질병이 계속되는 암흑의 시기였다.

중세기에 종교집단에 의하여 병원이 많이 건립되긴 하였으나 그리스 의학에 의하여 확립되었던 의학은 실종되고 중세서원들은 교회의 성전의식의 장소로 변모되었으며, 위생개념이 무시된 채 신에 대한 기도와 회개로 질병의 원인인 악령을 제거하고자 하였다. 그러나 페스트가 대유행할 때 환자를 격리시키기도 하였고 오염되었거나 의심이 가는 배와 여행자의 입항을 금지시켰다.

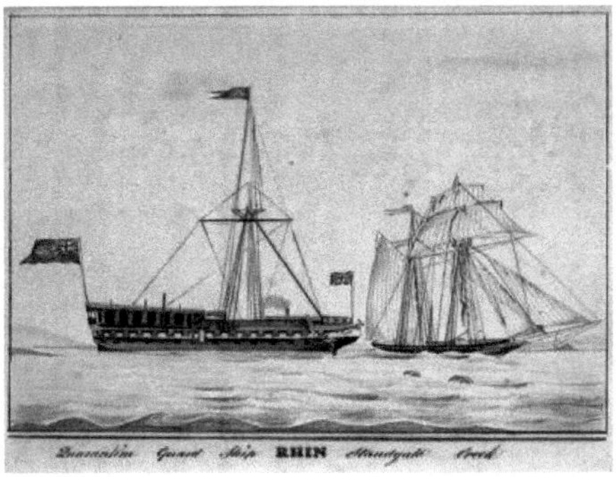

[그림 1-8] 검역선 RHIN(출처 : National Maritime Museum of Greenwich, London)

페스트 유행지역에서 온 여행자는 일정한 장소에서 질병이 없어질 때까지 2개월간 머물다가 입항이 허락되었으며, 이것이 검역(Quarantine : 40일을 의미)의 시초가 되었다. 1383년 마르세이유(Marseilles)에서 최초로 검역법이 통과되어 검역소를 설치 운영한 것은 페스트를 옮기는 쥐와 벼룩의 역할을 알 수 없는 상황에서 검역의 효과는 크지 않았으나 전염병관리 측면에서 중요한 업적이라 할 수 있다(그림 1-8).

3) 여명기(르네상스, 1500~1850년)

여명기는 요람기라고도 하는데, 이 시기는 문예부흥(1453~1600)과 산업혁명(1760~1830)으로 근대 과학기술이 발달되고 공중보건의 사상이 싹튼 시기이다.

모든 것을 신의 중심으로 생각했던 중세와는 달리 비록 신을 부정한 것은 아니었으나, 인간 본연의 모습으로 되돌아가 현세의 인간사, 지상에서의 인간의 세속생활에 더 관심을 갖고 고전학문을 연구하며, 그 정신을 부활시키려는 노력은 과학의 발전을 약속하게 되었으며, 이에 따라 인간 중심의 보건의학도 제 모습으로 발전하게 되었다.

보건의료의 역사적 측면에서 볼 때 르네상스는 오늘날의 공중보건의 발전을 가능하게 한 중요한 시기라고 할 수 있다. 르네상스 시기의 근대 과학기술의 진보는 공중보건 발전에의 필수 불가결한 수단으로 작용하여 해부학과 생리학의 기초가 되었으며, 질병 발생현상의 관찰과 이의 분류로 질병의 발생 및 전파 양상을 면밀하게 분석 할 수 있는 지식을 갖추게 되었다.

근세에 이르러 직업형태의 변화에 주목한 이탈리아 의사 라마찌니(Ramazzini, 1633 ~ 1714)는 직업병의 집대성인 '노동자 질병론(De Morbis Artificum Diatriba)'이라는 노동자의 건강문제에 관한 최초의 종합적인 논문을 발표해서 근대 산업위생의 기초를 쌓았다(그림 1-9).

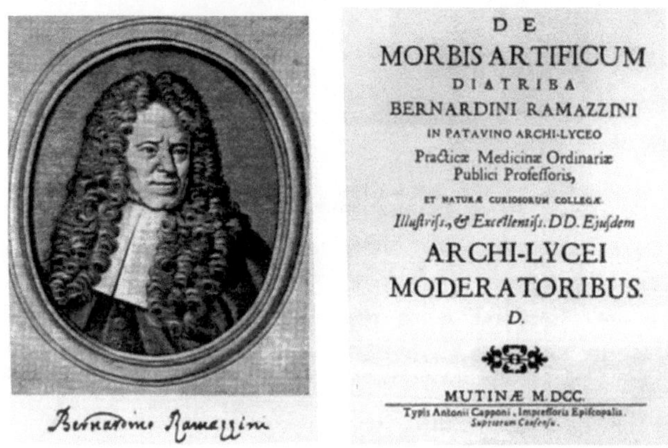

[그림 1-9] 산업보건의 아버지 라마찌니와 그의 저서

독일의 프랑크(Frank J)(1745~1821)는 "국민의 건강을 확보하는 것은 국가의 책임이다" 라고 주장하고 『전의사 경찰체계』라는 의사(위생) 행정에 관한 12권의 저서에서 지역사회적 규모의 의학과 조직관리의 필요성 및 정신보건, 개인위생, 국민보건 등을 망라한 보건학 최초의 저서를 출간하였다. 스웨덴은 세계 최초의 국세조사를 실시하였고(1749년), 제너(E. Jenner)(1749 ~ 1823)는 우두종두법을 개발하였다(1798년)(그림 1-10).

영국은 산업혁명의 소산으로 빈부의 격차가 극심해졌으며, 노동자 계층은 빈곤과 열병 등 질병이 만연하게 되어, 채드윅(Edwin Chadwick)(1743~1819)은 열병을 조사하고 "열병보고서(Fever Report)"를 작성하여 정부에 보고한 것이 계기가 되어 1842년에는 공중위생 감독 및 각종 위생조사를 위한 보건정책조사위원회가 설치되어 채드윅(Chadwick)을 중심으로

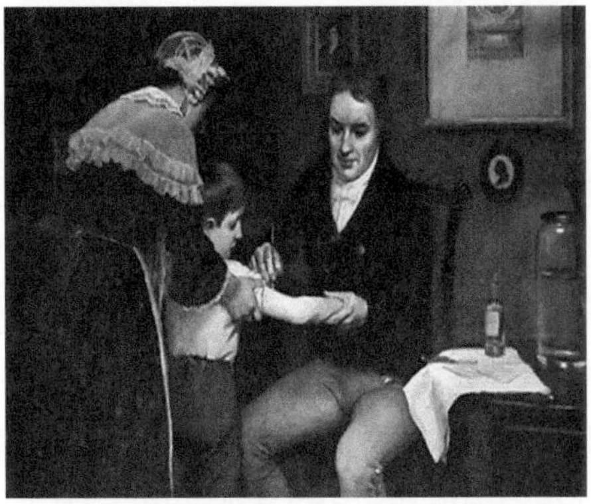

[그림 1-10] 제너의 우두 접종

"영국 근로자의 위생 상태에 관한 조사보고서"가 만들어졌다. 이 보고서는 위생 개혁의 중요성, 그리고 중앙과 지방을 일괄한 보건행정기구 확립의 필요성을 제시하였으며, 이것이 근거가 되어 세계 최초의 공중보건법(Public Health Act, 1848)이 제정되었고 이 법에 근거하여 공중보건국(General Board of Health)과 지방보건국(Local Board of Health)이 설치됨으로써 보건행정의 기틀이 마련되었다.

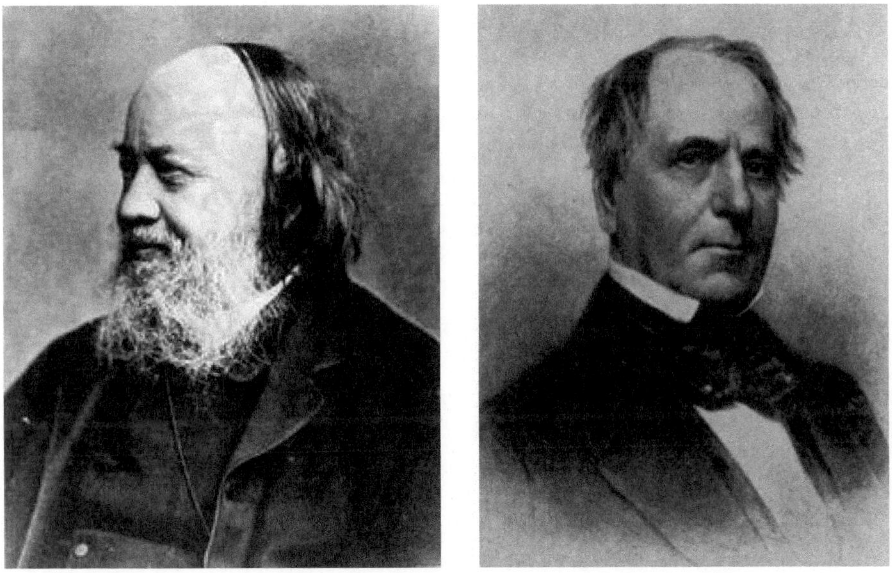

[그림 1-11] 채드윅(Edwin Chadwick)(1743~1819)(좌측)과 셰턱(Lemuel Shattuck)(1793~1859)(우측)

또한 미국에서는 셰턱(Lemuel Shattuck)(1793~1859)이 1842년에 보건 분야의 지침서라고 불리우는 "Report of the Sanitary Commission of Massachusetts"를 제출하였는데, 그 내용은 ① 중앙보건국 설치, ② 보건정보 교환의 체계화, ③ 생정통계의 자료 수집과 분석, ④ 도시 및 건물의 위생관리, ⑤ 학교보건에 관한 연구, ⑥ 위생감시제도의 확립, ⑦ 결핵대책, ⑧ 이주민에 대한 건강관리, ⑨ 정신병에 대한 감시, ⑩ 매연에 의한 공해대책, ⑪ 시범주택의 건립, ⑫ 공공수영장 및 목욕탕의 건립, ⑬ 의학교육에서의 위생교육 실시, ⑭ 정기 신체검사의 실시, ⑮ 설교자들을 통한 보건교육 등이다.

이 보고서가 발표된 지 19년만에 Massachusetts 주에 처음으로 보건국이 설치되어(1869년) 일반행정과 더불어 의사가 보건행정에 참여하게 되었다. 오늘날 셰턱(Shattuck)은 미국의 채드윅(Chadwick)으로서 추앙을 받고 있으며, 그의 보고서는 미국 공중보건 역사의 이정표가 되었다(그림 1-11).

4) 확립기(1850~1900년)

확립기는 세균학 및 면역학 분야의 많은 업적들로 인해 예방의학적 사상이 시작되고 공중보건학이 제도적으로나 내용적으로 확립되기 시작한 시기이다.

영국의 존 스노우(John Snow)(1813~1858)의 콜레라에 관한 역학조사 보고서(On the Mode of Communication of Cholera, 1855)는 장기설(miasma theory)을 뒤집고 전염병 감염설을 입증하는 동기가 되었다(그림 1-12).

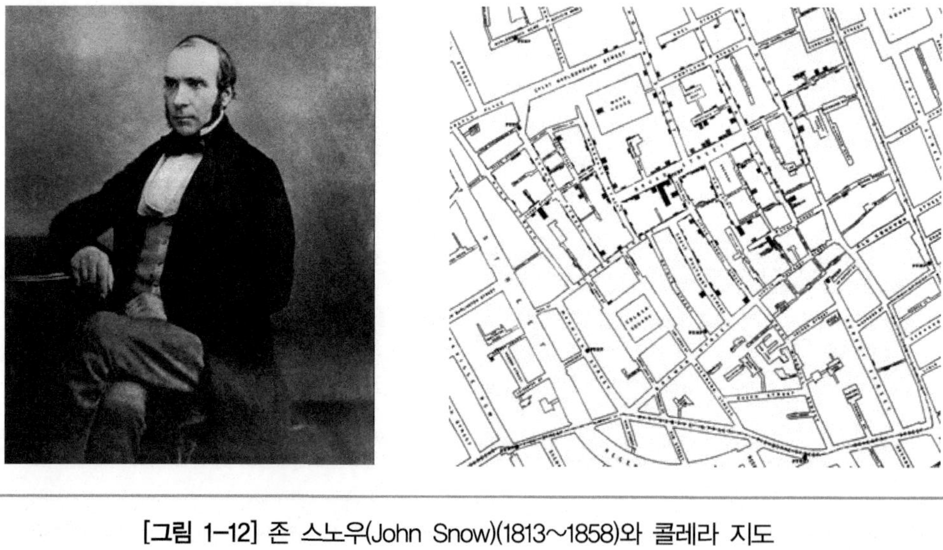

[그림 1-12] 존 스노우(John Snow)(1813~1858)와 콜레라 지도

그 후 코흐(R. Koch)의 결핵균 발견(1882년), 콜레라균 발견(1883년) 등 세균배양 기술과 세균 자체에 대한 연구 경향과 현대의학의 창시자인 파스퇴르(L. Pasteur)의 탄저균 발견; 닭콜레라 백신(1880년), 돼지단독 백신(1883년), 광견병 백신(1884년)의 개발 등 감염의 발생기전을 규명하여 전염병 예방과 치료에 중점을 두는 두 가지 방향의 발전이 있었다.

독일의 비스마르크(Bismark)에 의해 세계 최초의 근로자 질병보호법이 제정되어 사회보장 제도를 마련하는 계시가 되었으며, 페텐코퍼(Max von Pettenkofer)(1818~1901)에 의해 1866년에 뮌헨 대학에 최초로 위생학 교실이 개설됨으로써 실험위생학의 기초를 확립하게 되었다.

19세기 말에는 미생물이 특정 전염병을 발생시킨다는 세균에 의한 질병발생 원인을 실증적 연구결과를 통해 규명함에 따라 공중보건 서비스의 발전이 두드러지게 되었다. 이와 같이 질병발생 원인인 많은 미생물이 밝혀지고 그 병원체가 지니는 역할이 확인됨에 따라 미생물의 작용기전과 관련해서 감염의 형성기전이나 예방법 및 치료에 관심이 생겨나기 시작했다. 그 결과 점차 면역학이 발달되고, 이러한 지식은 20세기 초에 이르자 공중보건사업의 과학화에 결정적인 영향을 주게 되었다.

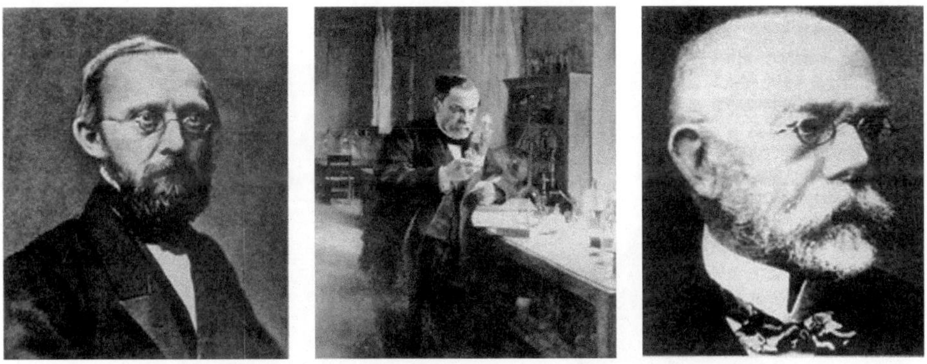

[그림 1-13] 왼쪽 - 19세기 후반 유럽 의학의 지도자이며 위대한 병리학자인 비르효(Rudolf Virchow). 중간 - 알버트 구스타프 에델펠트가 그린 실험실의 파스퇴르(Louis pasteur). 파스퇴르는 자연발생설을 타파하고 감염의 과정을 설명하였으며 면역 이론을 도입하였다. 오른쪽 - 1905년 결핵균의 발견으로 노벨의학상을 수상한 코흐(Robert Koch)(파리의 파스퇴르 연구소 박물관).

5) 발전기(20세기 이후)

확립기의 공중보건학은 영국, 독일, 프랑스 등 유럽을 중심으로 발전하여 왔으나 발전기의 공중보건학은 영국과 미국을 중심으로 이루어지기 시작하였으며, 발전기에 접어들면서 임상의학의 발전과 인류 보건증진을 위한 국제기구의 설립, 인구집단을 대상으로 하여 질병발생의 분포, 경향의 양상을 규명하고, 분포와 경향을 결정하는 요소들을 탐구하는 역학의 발달로 오늘날 공중보건은 개인 건강증진사업과 함께 국민건강 향상에 크게 이바지하고 있다.

1920년 영국의 도손(Bertrand Dawson)은 지역보건의료에서 가장 핵심적인 보건소의 구상을 구체적으로 제시한 최초의 보고서를 발간하였다(도손 보고서, Dawson Report)(그림 1-14).

공중보건은 또한 선진국과 후진국 국민들의 생활환경 여건에 따라 또는 건강 개념의 진화와 확대에 따라 다양해지고 있다. 따라서 1960년대 이후 보건의료에 대한 지역사회의 다양한 요구에 부응하기 위해 포괄적 보건의료의 필요성이 대두되었으며, 지역사회 보건 문제를 해결하기 위한 노력으로 보건소제도의 보급이 활발하였다.

제2차 세계대전 이후 영국에서는 의료보험과 같은 보험제도나 의료보호와 같은 공적부조를 통한 사회보장제도가 발전되었다. 이후 인구의 폭발적인 증가와 산업의 급격한 성장으로 인구의 질적, 양적 관리의 중요성이 대두되어 모자보건과 가족계획사업이 국가시책사업으로 이루어졌다.

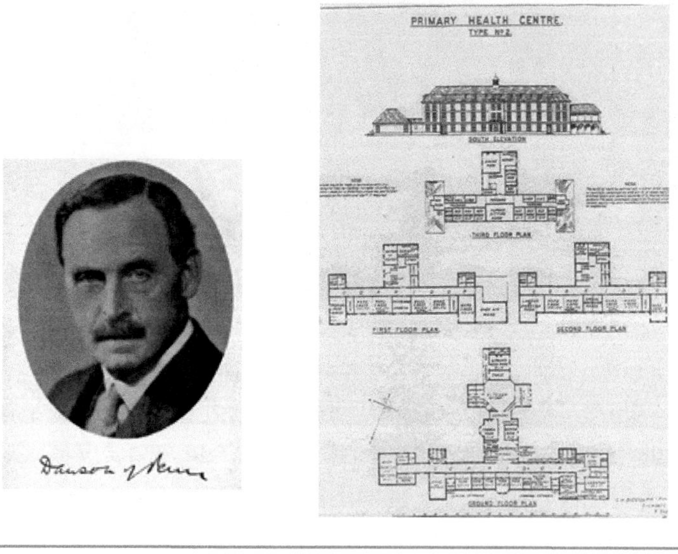

[그림 1-14] 도손(1864-1945)과 일차보건의료센터 구상

세계보건기구(WHO)는 1997년 "2000년대까지 인류에게 건강을 확보하자(Health for all

by the year 2000)"라는 인류건강 실현목표를 설정하고 1978년, 소련 알마아타(Alma-Ata) 회의에서 최선의 실현방안으로 일차보건의료(primary health care)를 채택하여 전 인류의 건강증진을 위한 세계적 전략이 마련되기도 하였다. 2008년 세계보건기구는 일차보건의료의 새로운 전략을 전 인류에 대한 관리대상 확대 개혁, 서비스제공의 개혁, 공공정책의 개혁, 리더쉽 개혁 등 4가지로 새롭게 제시하고 하였다. 2000년 세계연합(UN)은 빈곤퇴치를 위한 새천년개발목표(MDGs: Millennium Development Goals)를 추진하였으며, 이를 계승하여 2015년부터 2030년까지 '지속가능발전목표(SDGs: Sustainable Development Goals)'를 달성코저 노력하고 있다.

근래 환경에 관한 관심도 또한 급격히 증가하여 국제인간환경회의(1972)는 Stockholm에서"지구는 하나 뿐(The only one earth)"이라는 슬로건을 내걸고 지구를 오염으로부터 보호하려는 노력을 다짐하는 인간환경선언을 하였으며, 1992년 6월 브라질의 리오에서 각국 정상들이 모여 환경정상회담을 개최하여 "리오환경선언(Rio Declaration)"이 선포되었고, 지구환경보전을 위한 행동강령인 "의제 21(Agenda 21)"이 채택되었다. 20세기 후반부터 의학계의 관심은 질병의 근원은 특정한 한 원인에서가 아니라 복합적인 다요인에서 기인된다는데 있으며, 전염성이 아닌 비전염성 만성퇴행성질환의 질병발생을 이해하기 위해서는 사회적, 심리적, 생리적인 모든 측면이 고려되어야 하며 예방이 더욱 강조되고 있다.

4 우리나라 공중보건의 역사

1) 삼국시대 및 통일신라시대

고구려에는 시의(侍醫)라는 제도가 있었는데, 시의가 왕이나 왕가(王家)만을 위한 것인지 신하까지를 돌보았는지는 확실치 않다.

백제는 약부(藥部), 의박사(醫博士), 채약사(採藥士), 주금사(呪噤師) 등이 있었다. 약부는 내관 중에 소속되어 있었는데, 단순히 약물만을 취급하는 것이 아니고 의약에 관한 일체의 업무를 관리하였던 기관이었다. 의박사는 의학을 채약사는 주로 약초를 다루었을 것으로 추측되는데, 이는 의약이 분화되어 있음을 말해준다.

신라의 의료제도는 문헌에 나타나 있지 않으나 고구려나 백제와 비슷했을 것으로 추측되어진다. 통일신라시대에는 보명사(保命司), 공봉의사(供奉醫師), 내공봉의사(內供奉醫師), 승의(僧醫), 국의(國醫)제도 등이 있었다. 약전은 당시의 의료행정을 담당한 기관으로 경덕왕 때에 보명사로 개명되었다가 다시 약전으로 바뀌었다. 내공봉의사는 왕실의 진료를 맡은 시의였으며, 공봉의사(의관)는 약전에 근무하였다.

이외의 구료제도(救療制度)는 삼국과 통일신라시대에 있어서 비슷하였으며, 고구려의 진대법(賑貸法) 등이 있었다.

2) 고려시대

고려시대에는 전염병 유행지역에 의원의 파견과 약재를 보냈다는 기록이 있는 것으로 보아 의료의 조직화가 되었음을 알 수 있다.

중앙에는 의약을 총괄하는 대의감(大醫監)에 대의감·감·소감·승(承)·박사·의정(醫正) 등을 두었고, 궁내에 어약(御藥)을 담당하는 상약국(尙藥局)에는 봉어(奉御)·시어의(侍御醫) 등을 두었고, 상식국(尙食局)에는 식의(食醫)가 배치되어 있었다. 문종조에 대의감을 전의사(典醫司)로, 상약국을 봉의서(奉醫署)로, 상식국을 사섬서(司贍署)로 개칭하였다.

구료제도로는 광종 14년에 제위보(濟危寶)를 설치하여 서민의 구료사업을 담당하였으며, 동서대비원(東西大悲院)은 빈민의 질역자(疾疫者 : 전염병환자)를 구호하는 기관으로 의복과 음식의 제공·의약의 공급·전염병으로 죽은 시체의 처리를 하였고, 혜민국(惠民局)은 서민들의 구료를 맡은 관서로서 예종 7년에 설치되어 충선왕때는 사의서(司儀署) 소속으로 개편되었다.

3) 조선시대

조선시대의 중앙의료기관은 고려시대의 직제를 대부분 물려받았으며, 태종(1392)때에 대민 업무를 관장하는 제생원(濟生院)을 만들었으며, 1406년에 의녀제도(醫女制度)를 만들어 재생원에 근무하도록 하였다. 조선시대의 중앙의료기관은 내의원(內醫院), 전의감(典醫監), 재생원, 혜민국(뒤에 혜민서로 됨), 동서대비원(뒤에 活人署로 됨), 종약색(種藥色) 등과 각 관공서에 배속된 의무관 제도가 있었다. 그리고 지방에는 심약(審藥), 의학교유(醫學教諭: 의학교수관), 의학생도 및 지방의 관서에 의무관을 배치하였다.

전의감에서는 일반의료행정을 담당하였고, 내의원에서는 왕실의 의료를, 혜민서에서는 서민의 구료사업을 담당하였으며, 활인서에서는 전염병환자의 치료 및 구호를 담당하였다.

조선말기에 이르러 서양의학이 도입되었으며, 이 때 비로소 근대적 의미의 보건행정기관이라 할 수 있는 위생국이 1895년 4월 17일에 공포된 내부분과규정에 의하여 내부에 설치되었다. 당시 위생국에서는 전염병의 예방 및 의약업무를 담당하였으며, 같은 해에 공포된 종두규칙업무, 검역 기타의 일체의 공중위생에 관한 업무를 총괄하였다. 이때부터 본격적인 보건행정 활동이 시작되었다.

4) 대한제국시대

1896년 6월 내령 제17호로 각 지방에 종두세칙이 공포 되었고 여러 가지 전염병아 유행함에 따라 전염병예방규칙이 공포되어 새로운 보건 사조의 선도가 되었다. 그리고 1908년 4월에 경시청령 저12호로 제세규칙이 공포되고 같은 해 9월에는 서울시내 오물 청소에 대한 규정이 작성되었다. 한편, 1899년 3월 칙령 제7호로 의학교 관제가 공포되고 신의학교육이 시작되었으며 초대 교장으로는 지석영(池轉泳)이 임명되었다.

5) 일제 강점기

1910년 구축된 일제의 보건의료제도는 일제하 35년간 거의 변화가 없었고, 다른 분야와 마찬가지로 보건의료도 식민지 지배수단의 하나로서 사용되었고, 감시와 단속 일변도의 강압적인 정책이 수행되었다. 일본은 1910년 경무총감부를 설치하여 경찰업무를 총괄하였는데, 그 산하 경찰국에 위생과를 공중위생업무, 의사 등의 면허업무, 병원 및 의약품 등의 관리업무를 수행토록 하였다. 1911년 대한제국 최고의 보건의료기구였던 내부 지방국 위생과를 폐지하고 업무를 경찰국 위생과로 이관하여 경찰에 의해 보건위생업무가 무단적으로 행하여졌다.

5) 광복이후

일제시대의 경찰행정은 1945년 8월 15일 해방과 동시에 종식되고, 동년 9월 24일 미군정 장관은 재조선 미국 육군사령부정청 법령 제1호“위생국설치에 관한 건”에 의하여 위생국을 설치하였다. 그 후 동년 10월 27일에 공포된 미군정 법령 제18호에 의하여 보건후생국으로 개편하였다. 그리고 지방에는 동년 11월 7일에 미군정 법령 제25호에 의하여 보건후생부가 설치되었다. 1946년 3월 19일 미군정 법령 제64호에 의하여 중앙에 11부 7처를 두었는데, 이 법령에 의하여 보건후생국을 보건후생부로 개칭하였고, 총무국, 법제재무국, 의무국, 간호사업국, 통계국, 수의국, 예방의학국, 위생국, 약무국, 치무국, 연구국, 구호국, 후생국, 조사분석국 및 부녀국의 15개국 47개과를 두었다. 이는 당시 미군정청 부서 중 조직이나 인력면에서 가장 강력한 부서이었다. 그후 1947년 6월에 남한 과도정부가 수립되면서 보건후생부의 15개국은 의무국, 약무국, 예방의약국, 후생국, 조사분석국 및 부녀국의 6개국으로 축소되었으며, 직원수도 560명에서 200여명으로 감축되었다.

6) 대한민국 정부수립 이후 ~ 현재까지

헌법이 1948년 7월 17일 제정·공포되어 같은 해 8월 15일 대한민국 정부가 수립되었으며, 같은 해 11월 4일 미군정청 당시의 보건후생부와 노동부는 폐지되고 사회부가 창설되었다. 사회부에는 보건국, 노동국, 후생국, 부녀국, 주택국 및 비서실로 5국 1실을 두었다. 그후 1949년 7월 29일 사회부의 보건국이 보건부로 독립되었으며, 보건부에는 의정국, 방역국, 약정국 및 비서실의 3국 1실을 두었으며, 같은 해 8월 17일에는 세계보건기구에 65번째 회원국으로 가입하게 되었다. 보건부의 존폐에 대한 의견이 분분하던 중 1955년 2월 17일 보건사회부 직제(대통령령 제1004호)에 의하여 보건부와 사회부가 보건사회부로 통합되어 의정국, 방역국, 약정국, 원호국, 부녀국 및 노동국의 6국 22과로 개편되었다.

그 후 1963년 보건사회부내의 노동국이 폐지되고 보건사회부의 외청으로 노동청을 신설하였으며, 또한 환경문제에 대한 관심의 증대로 1980년 환경청을 외청으로 설치하였으며, 1981년 노동청이 노동부로 승격되었고, 1989년 환경청도 환경처로 승격되었다. 1990년 사회복지정책실을 신설하여 사회국과 가정복지국을 통합하였으며, 위생국에 식품유통과를 약정국에 약품안전과를 각각 신설하였다. 그리고 1992년 차관 밑에 국제협력관을 신설하고 기획실의 국제협력담당관을 폐지하였고, 1993년에는 의정국에 한시조직으로 한방의료담당관을 신설하였다. 1994년 12월 환경처가 환경부로 승격되고, 보건사회부가 보건복지부로 명칭이 변경되면서 1국 2과가 축소되어 2실 7국 30개과로 개편되었다. 1995년에는 한시조직으로 운영하던 의정국의 한방의료담당관을 정규조직으로 변경하였으며, 1996년에는 식품국을 식품정책국으로, 의정국의 한방의료담당관을 한방정책관(2급)으로 개편하였다. 1997년에는 사회복지정책실장 밑에 장애인복지심의관을 신설하였으며, 또한 국민에 대한 구강보건사업을 확대 강화하기 위하여 보건국에 구강보건과를 신설하고 국립보건원 훈련부의 구강보건학담당관을 폐지하였다.

1998년 2월에 조직운영에 대한 자율성과 탄력성을 위하여 보건복지부와 그 소속기관직제를 대통령령과 부령으로 각각 정하였으며, 보건복지부 조직을 2실 5국 8관 42과에서 2실 4국 8관 39과로 개편하여 1국 3과를 감축하여 식품안전청으로 이체하였다. 그리고 1999년 5월에 21세기 지식·정보화의 시대에 대비하여 정부 기능을 핵심역량 위주로 재편하고, 효율적인 국정 체제를 구축하기 위하여 2실 3국 7관 33과로 조정하였다. 2000년에는 국가가 중점관리해야할 주요 질병(암, 당뇨병, 고혈압, 간염, 결핵 등)에 대한 종합대책을 수립하고 특히, 암관리체계 확립을 위해 보건복지부에 암관리과를 설치하여 2실 3국 7관 34과로 개편하였다. 또한 2000년 12월 국립암센터 개원을 하였으며, 2002년 암연구소 설치를 완료하였다.

우리나라 정부수립 후 현재까지의 중앙보건조직의 변천을 살펴보면, 정부는 2003년 12월 9일 국무회의를 열어 『보건복지부와 그 소속기관직제 중 개정령안』(대통령령)을 의결했다. 그 주요내용으로는 전염병 및 특수질환에 관한 조사·연구·평가업무, 방역업무와 보건복지관련 공무원 등에 대한 교육훈련 업무를 함께 수행하던 국립보건원을 질병관리본부로 확대 개편하여 전염병에 대한 방역기능을 대폭 강화하였으며, 질병관련 시험·연구기능은 국립보건연구원을 설치, 독립기관화 함으로써 기능의 전문화를 기하는 한편, 국립검역소를 질병관리본부의 소속기관으로 하여 검역과 방역기능을 일원화하였다.

또한, 대통령직속『정부혁신지방분권위원회』의 부처별 기능 조정평가 결과에 따라 국립보건원의 보건복지연수부를 폐지하여 교육훈련 관련 기능을 민간위탁 하는 한편, 폐지되는 직제(1부 3과)와 정원(25인)을 활용하여 보건복지부 본부 조직을 핵심역량 위주로 확대 개편하였다. 그리고 국민연금제도의 개선과 국민연금기금의 효율적 운용 등을 위하여 연금보험국장 밑에 국민연금심의관을 두었으며, 가정복지심의관을 인구가정심의관으로 개편하여 노인요양보장 등 고령화 관련 정책, 저출산 등 인구정책, 가정·아동관련 업무 등을 통합 관장하게 하였다. 또한 공공의료 기능 강화를 위해 관련 업무를 건강증진국에서 보건정책국으로 이관하였으며(보건의료정책관련 업무의 통합·연계수행), WTO/ DDA 등 보건복지관련 통상협력기능 강화를 위해 전담부서를 설치하였고, 인사기능 강화를 위해 목표관리제 및 조직·정원의 관리업무와 통합·연계하였다.

보건복지부는 2005년 10월에 변화하는 보건복지 행정 환경변화에 탄력적으로 대응하고, 행정의 효율성을 높이기 위하여 종전의 실·국 중심의 체제를 성과중심의 자율행정조직인 본부, 팀 중심의 체제로 혁신적인 전면 개편을 단행하였나. 미래·고객·성과 지향의 조직개편을 단행과 능력위주의 인사시스템에 의한 인재등용을 대폭 추진하였다. 이번 조직개편의 원칙과 방향은 첫째, 장관직속의 전략조정팀을 신설하는 등 그 동안 미흡한 것으로 지적되었던 전략적 정책기획 능력을 강화하였고, 둘째, 팀 중심의 성과 극대화를 위해 성과관리팀 신설 및 BSC 성과관리시스템을 마련하였으며, 셋째, 매칭시스템 도입 및 직렬통합 등 조직 운영 혁신을 지속적으로 추진하고, 넷째, 서열보다는 능력중심의 과감한 인재등용 인사를 추진하였다는데 그 특징이 있다. 조직개편의 내용은 다음과 같다. 고객중심, 성과중심의 지식학습조직으로 조직 설계·운영하며, 조직의 유연성을 높이고 정책 환경에 민감하게 대응하고, 질 높은 정책을 지속적으로 제공할 수 있는 조직기반을 조성하기 위하여 현행 2실, 1본부, 3국, 11관, 1단, 1센터, 51과를 1실, 4본부, 11관, 2단, 1센터, 55팀으로 조직 개편을 단행 하였다. 복지부는 이번 조직개편을 통해 보건복지정책을 전략적으로 기획·추진하고 변화하는 행정수요를 적극 포용할 수 있는 조직의 틀과 운영방식을 갖춤으로써 국민들의 바램이 정책에 반영되고 이를 효율적으로 추진하여 국민들에게 보다 업그레이드된 정책서비스를 제공할 것으로 기대되며, 특히, 보건의료산업이 우리나라 차세대 성장동력으로 박차를 가할 수 있도록 하겠다는 복지부 미래전략에 따라 Bio-Technology(BT) 등 관련 연구 성과가 고부가 가치산업으로 이어져 세계적인 보건산업 강국으로 진입하는데 소요기간을 단축할 것으로 전망된다. 또한 복지부 전 직원이 변화된 조직환경을 이해하고 끊임없이 자신의 역량을 배양할 수 있는 평생학습체계를 갖춤으로써 복지부가 고객중심·성과중심의 정책부처로서, 고품질 보건복지정책을 수립·추진하여 복지부에 대한 국민의 신뢰도가 높아지고 만족도가 극대화되도록 부단히 변신의 노력을 경주해왔다. 2007년 12월에는 1실, 4본부, 13관, 2단, 66팀, 1센터가 있었다.

우리나라 보건소 사업은 해방 직후 미군정이 실시되면서 시작되었다. 우리나라의 보건소는 1945년 군정법령에 기반하여 1946년 서울에 모범보건소가 설치된 것을 기점으로 하여 현재까지 공공 보건의료체계의 중요한 한 축을 이루고 있다. 정부는 1951년 9월 전국에 5M개의 보건진료소를 설치하여 보건사업과 일부 진료사업을 병행하였다. 그 후 1953년 농촌지역에 보건소와 보건지소를 설치하였으나 정부의 뒷받침이 미약하고 인력 확보가 어려워 제 기능을 다하지 못하였다. 1956년 보건소 법이 제정되어 시 · 도 관할 보건소가 설치되었고, 1962년 보건소법의 전면 개정으로 오늘날의 시 · 군 보건소가 탄생하게 되었는데, 도시에는 인구 10만명당 1개씩, 농촌은 군단위에 1개의 보건소를 설치하도록 하였고, 1969년부터는 읍 · 면에 보건지소를 설치하여 업무를 수행하였다. 그러나 보건소와 보건지소는 인력 획득난과 시설미비로 설립 취지를 충실하게 살릴 수 없었다. 1980년대 후반부터 보건소와 보건지소의 시설 및 장비, 그리고 인력이 많이 보강되었다. 1995년 지방자치제 실시와 더불어 보건소법이 지역보건법으로 대체되었다. 지역보건법은 그동안 중앙정부가 보건사업을 계획하여 지방으로 내려주는 하향식(top-down) 기획에서 기초자치단체가 지역의 보건사업을 계획하여 중앙정부로 올려 보내어 검토를 받아 실시하는 상향식(bottom-up) 기획으로 바꾸었다.

국가의 보건계획 및 보건정책의 수립에 기여할 목적으로 1976년 4월에 한국보건개발연구원을 설립하고 도시와 농촌간의 의료불균형을 해소하기 위하여 간호사를 단기 교육시켜 보건진료원으로 활용하는 방안을 시범하는 한편, 농촌 보건의료 문제를 해결하고자 1978년에는 국민의료를 위한 특별 조치법이 제정되어 군의관 및 치과군의관 요원의 일부를 공중보건의 및 치과공중보건의로 농어촌지 역 보건소와 보건지소에 배치함으로써 오랫동안 숙원이던 무의면 문제가 해소되었다. 다시 1980년 12월에는 '농어촌보건의료를 위한 특별조치법'(1991년에 '농어촌 등 보건의료를 위한 특별조치법'으로 개정)을 제정하여 한국보건개발연구원의 시범사업을 통해 시험한 보건진료원제도를 전국적으로 확대 적용하기 시작했다. 이와 같은 정부의 노력으로 농어촌의 보건의료망은 급속도로 확충되어 2013년 12월 기준으로 253개의 시 · 군 · 구 보건소(15개 보건의료원 포함)와 1,323개의 보건지소, 1,900개의 보건진료소가 운영되고 있다. 가족계획사업은 제1차 경제개발 5개년 계획 때부터 국책의 하나로 시행하였는데 이는 사회빈곤의 원인이 많은 자녀수에 있다고 보고 출산율 감소를 통해 적정 규모의 가족경제를 유지시켜 양질의 노동력을 확보하려는 의도가 컸다. 1961년 대한가족계획협회가 발족되어 전국 어머니회를 조직하여 이들로 하여금 가족계획사업에 참여하게 하여 큰 성과를 얻었다. 이것이 우리나라 민간단체로서 보건 사업에 참여한 시초라 할 수 있다. 가족계획사업과 사회 · 경제개발사업의 성공으로 합계출산율이 1983년에 인구대체수준인 2.1 이하로 감소한 후 계속 감소하자 출산억제를 위한 가족계획사업에서 모자보건증진을 위한 출산조절사업으로 전환하였다. 이에 따라 1999년 2월에 협회의 명칭을 대한가 족보건복지협회로 변경하였다. 2000년대에 들어와 출산율이 더욱 급격히 감소하여 출산장려정책을 펴기 시작하면서 2005년 12월에 인구보건복지협회로 다시 명칭을 변경하였다. 결핵사업은 1952년부터 전국 각 시 · 도에 결핵예방대책으로 BCG 접종팀을 구성하여 초등학교 아 동 및 미취학 01동 등을 대상으로 대대적인 BCG 접종사업을 추진하였다. 또한 1953년에 발족한 결핵협회의 협력 하에 전국적인 활동을 개시하여 1965년 전국 결핵실태 조사에서 유병률 5.1%에서 1995년에는 1.0%, 2007년에는 0.29%로 격감했으나 선진국에 비하면 아직도 높은 율이놔 1963년 의료보험법이 제정되었으나 강제가입이 아닌 임의가입방식을 채택하여 실질적인 효과를 거두지 못하다가 1977년 이후 의료보장제도가 성숙되어 가기 시작하였다. 정부는 1977년 제4차 경제 개발 5개년계획에서 사회개발에 역점을 두었고, 이 중 가장 먼저 다루었던 것이 의료비 부담의 경감 을 위한 의료보호 및 보험 사업이었다. 의료보호는 1977년 1월부터 생활보호법에 근거하여 우선 시 행되고 12월에 별도로 의료보호법을 제정 공포하였다. 의료보험은 1977년 7월부터 500인 이상의 근로자를 대상으로 강제 적용하였고, 1979년 1월부터는 공무원 및 사립학교교직원에 대한 의료보험제 도를 실시하였다. 1981년부터 지역의료보험에 대한 시범사업을 실시한 후 1988년 1월부터 전국 농어촌에서 지역의료보험이 시행되었고, 1989년 7월부터는 도시 지역의료보험이 실시되어 제도 도입 12년 만에 전국민 의료보험 시대가 열리게 되었다.

1995년에 국민건강증진법이 제정되고, 의료보험이 국민건강보험으로 바뀜에 따라 이전의 질병치 료 중심에서 예방 및 건강증진 중심의 시대로 변화하게 되었다. 또한 보건소법이 지역보건법으로 개정(1995)되어 각 지방자치단체는 지역보건의료계획서를 매 4년마다 수립하여 보건시책을 효율적으로 추진하여 국민보건 향상에 노력하도록 되어 있다. 2000년 '공공보건의료에 관한 법률'의 제정으로 공공보건의료기관의 역할이 커지게 되었다. 또한 2000년에는 보건의료 기본법, 구강보건법, 국립암센터법 등이 공포되었다. 2002년에 정부는 국민건강증진종합계획(Health Plan 2010)을 수립하고 2010년의 국민건강 목표를 선진국의 수준인 75세 이상의 건강수명으로 정하고, 이를 위해 건강생활실천사업, 주요 질병관리사업, 건강증진사업 기반 확충 등 국민건강증진에 필요한 전 분야에 걸쳐 구체적인 사업을 추진하였다. 주요 건강 지표 항목으로는 금연, 절주, 운동, 암관리, 만성질환관리, 전염병관리, 정신보건, 구강보건, 영유아보건, 모성보건, 노인보건 등을 설정하였다. 제3차 국민건강증진종합계획(Health Plan 2020)에서는 건강 수명을 75세로 정하고 정부는 건강수명 연장을 위해 총 32개의 중점과제와 국민건강수준과 건강정책 효과를 측정할 수 있는 16개 대표지표도 선정했다. 건강증진사업은 1999년 18개 보건소에서 건강증진거점시범사업을 실시 한 후, 2003년 100개 보건소로 확대 실시하였고, 2006년 이후에는 전국 보건소로 확대 추진하고 있다. 또한 2005년에는 7개 지역에서 도시보건지소 시범사업을 실시하였고 2009년에는 14개 지역으로 확대하였으며, 2008년부터 보건소의 맞춤형 건강관리사업(과거 방문보건사업)을 위하여 새로운 인력 약 2,000명을 확보하였고 2009년에는 약 1,500명을 추가 증원하여 가정 및 시설 등을 직접 찾아가 개개인에 맞추는 사례관리를 적극적으로 펼쳐가고 있다.

2013년부터 전국적으로 통합건강증진사업을 전개하고 있고 있으며, 2017년 문재인 정부에서는 정부의 치매책임제를 천명하고, 각 보건소에 치매안심센터사업을 추진하는 등 치매관리 체계를 구축하여 추진하고 있다. 2018년 현재 만성질환예방관리사업과 복지사업을 연계한 커뮤니티케어 사업을 계획하고 있다.

5 건강과 질병

1) 건강의 개념

(1) 건강의 개념

건강(Health)의 어원은 Whole(전체, 완전한)에서 시작되어 hale(강건한, 기운찬 등)로, 그리고 health로 변형되었는데, 이것은 건강의 개념이 신체적, 정신적, 사회적 측면 모두 건강해야 한다는 뜻을 내포하고 있다는 것을 의미한다.

건강의 정의는 시대와 역사의 변천에 따라 변화하여 왔으며 또한 같은 시대라 할지라도 개인이나 집단의 문화적 상태에 따라 다르다.

원래 건강은 신체적 개념에서 파악되었으나 19세기 중엽부터 건강개념은 신체개념(身體概念)에서 심신개념(心身概念)으로 이행된 바 있다. "A sound mind in a sound body" 즉 건강한 정신은 건강한 신체에 있다는 뜻의 격언은 옛날부터 있었으며 정신과 신체를 별개로 분리해서 생각할 수 없다는 점을 말해주고 있다. 그러나 이와 같은 심신개념이 구체적으로 정착하게 된 것은 19세기 중엽부터이다.

제2차 세계대전이 끝난 후 조직된 UN기구인 세계보건기구는 이 개념을 생활개념(生活概念)으로 변천시켜 놓았다. 세계보건기구(WHO, 1948)는 그 헌장에서 "Health is a complete state of physical, mental and social well-being and not merely the absence of disease or infirmity."라 하고 있다. 즉, "건강이란 단순히 질병이 없고 허약하지 않은 상태만을 의미하는 것이 아니고 육체적, 정신적, 사회적 안녕이 완전한 상태"를 뜻한다. 이 정의에서 알 수 있듯이 건강은 신체적으로 고통과 불편이 없이 편안하고, 정신적으로 불안이나 긴장, 걱정이 없이 안정되고, 사회적으로 적합한 상태를 이상적인 건강의 수준으로 제시하고 있다.

여기서 사회적 안녕(social well-being)이란, 각 개인의 사회생활에 있어서 그 사람 나름대로의 역할을 충분히 수행하며 자신에게 부과된 사회적 기능을 다하여 사회생활에 잘 적응하고 있는 상태를 말한다.

최근에는 발전적인 개념으로 경제적(economic), 지적(intellectual), 영적(spiritual)인 안녕까지 포함한 광범위하고 이상적인 정의를 내리고 있다.

세계보건기구 헌장에서 건강의 정의에 이어서 부언하기를 각 개인의 건강을 최고 수준으로 향유함은 민족, 종교, 정치 이념, 경제 · 사회적 상태를 초월해서 누구나 받아야 할 기본적인 권리(건강권)라고 진술하였으며 건강이란 주어진 것이 아니고 쟁취하는 것이며, 또 이를 위한 활동을 뒷받침할 여러 조건은 국가적 책임에 의해서 정비되어야 한다는 것이다.

현대 건강관리에 기초되는 건강의 정의는 Halbert L. Dunn이 1959년에 제시한 건강·불건강의 연속선(health-illness continuum) 개념이라 할 수 있다. 즉, 건강과 불건강은 유동적으로 변화하는 상태이기 때문에 인간의 건강상태는 최고의 건강에서 죽음 직전의 최저의 건강까지의 연속선상에서 변화하는 것이다.

인간이 매일의 생활에서 효율적으로 대처하고 기능하는 것을 건강상태라 한다면 적절히 대처하지 못하거나 통합하지 못하는 것을 불건강상태라 할 수 있으며, 인체가 완전히 회복 불가능한 장애를 받으면 사망하게 된다(그림 1-15).

Dunn의 정의에 의하면 건강은 최적의 건강(optimal health) 상태가 가장 기초가 되는 개념이라 할 수 있다. 각각의 사람이 자신에게 가능한 안녕상태, 즉 최적의 기능상태를 가지고 있는 것이다. 사소한 몇 가지의 건강결함을 가지고 있다하더라고 일상생활을 유지할 수 있는 것이다. 즉, 신체적, 정신적, 사회적으로 완전한 안녕상태를 성취한 사람은 아주 드물며 자신이 도달할 수 있는 수준의 안녕상태를 서로 다르게 가지게 된다.

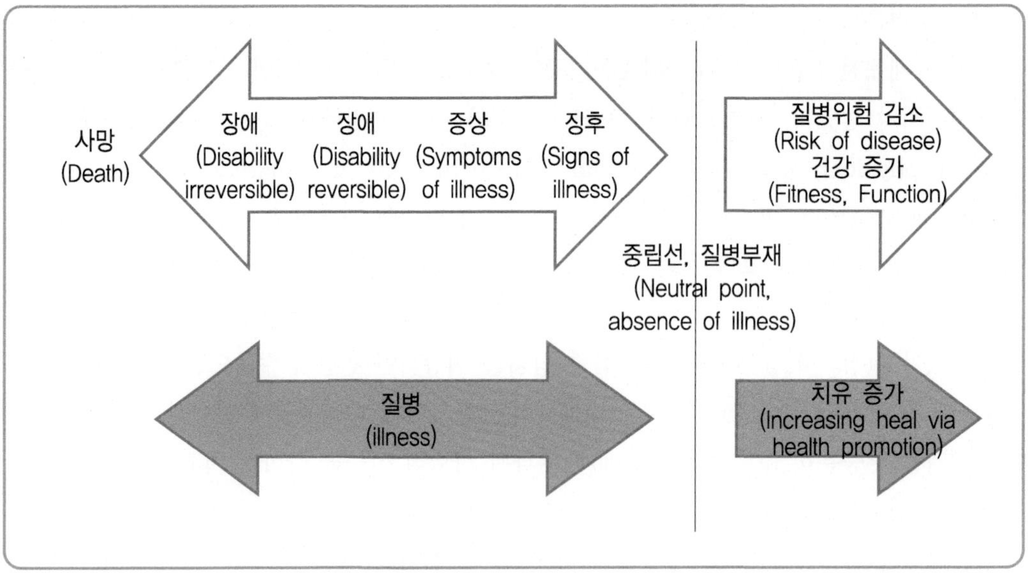

[그림 1-15] 건강 · 불건강의 연속선

세계보건기구는 다시 1957년에 건강에 대한 실용적인 정의를 내린 바 즉, "유전적으로나 환경적으로 주어진 조건하에서 적절한 생체 기능을 나타내고 있는 상태"라고 하였다. 좀 더 구체적으로 말하면 연령, 성, 지역사회 및 지리적 조건 등 기본적인 특성에 따라 정해진 기준가치의 정상범위 내에서 정상적으로 기능을 영위하고 있는 사람을 건강하다고 할 수 있다.

CONSTITUTION OF THE WORLD HEALTH ORGANIZATION

The States parties to Constitution declare, in conformity with Charter of the United Nations, that the following principles are basic to the happiness, harmonious relations and security of all peoples :

Health is the state of complete physical, mental and social well-being and not merely the absence of disease or infirmity.

The enjoyment of the highest attainable standard of health is one of the fundamental rights of every human being without distinction of race, religion, economic or social condition.

The health of all people is fundamental to the attainment of peace and security and is dependent upon the fullest co-operation of individuals and states.

The achievement of any State in promotion and protection of health is of value to all.

Unequal development in different countries in the promotion of health and control of disease, especially communicable disease, is a common danger.

Health development of the child is of basic important ; the ability to harmoniously in a changing total environment is essential to such development.

The extension to all peoples of the benefits of medical, psychological and related knowledge is essential to the fullest attainment of health.

Informed opinion and active co-operation on the part of the public are of the utmost importance in the improvement of the health of the people.

Governments have a responsibility for the health of their peoples which can be fulfilled only by the provision of adequate health and social measures.

The Constitution was adopted by the International Health Conference held in New York from 19 June to 22 July 1946, signed on 22 July 1946 by the representatives of 61 States (*Off. Rec. Wld Hlth Org.*, 2, 100), and entered into force on 7 April 1948.

그 외에 Claude Bernard(1895)는 건강이란, "외부환경의 변동에 대하여 내부환경의 항상성이 유지된 상태"라고 항상성설(homeostasis)을 주장하였으며, Talcott Parson은 "각 개개인이 사회적인 역할과 임무를 효과적으로 수행할 수 있는 최적의 상태"라고 하였다. Smith(1981)는 건강 개념에 대한 정의를 4개의 개념, 즉 임상 개념(clinical conception), 역할수행 개념(role performance health conception), 적응건강 개념(adaptive health conception), 행복론적 개념(eudaimonistic health conception)으로 분류하였다. "임상 개념"은 건강이란 질병, 증상 그리고 불구 등이 없는 것으로 보는 입장이다. '역할수행 개념'은 건강이란 인간이 자신에게 주어진 일상적인 역할을 수행하는데 어려움이 없는 상태라고 보는 입장이다. "적응건강 개념" 물리적, 사회적으로 효과적인 상호작용을 통해 적응을 잘 해나가는 상태라고 보았으며, 환경의 스트레스에 유동적으로 잘 적응하는 입장이다. "행복론적 개념"에서의 건강은 일반적인 안녕(well-being)과 자아실현화를 말하며, 보다 높은 수준의 안녕을 성취하려는 능력을 의미한다.

이상에서 볼 때, 건강의 정의는 과거의 신체적 질병이 없는 단순한 차원에서 현재는 점차

[표 1-2] 건강과 질병개념의 역사적 변천과정

구 분	건강과 질병에 대한 개념
고 대	• 질병의 원인(심신일원론) : 초자연적 개념(supernatural)으로 질병을 신에 의한 벌이나 천형으로 이해, 운명론적 • 치료 : 악령을 제거하기 위하여 주술 및 하제 및 토제복용 • 기타 : humoralism, 4원소설, 장기설, 본기설
중세 및 르네상스	• 심신이원론 : 정신 및 사회적 문제 – 교회(죄인취급), 신체적 문제 – 의사 • 치료 : 불건강은 개인의 책임. 극빈자 – 자선 또는 방치
르네상스 이후	• 심신이원론 : 인간의 마음 – 신의 뜻 육체 – 기계와 같아 인간의 지식으로 충분히 설명됨(신체의 물리적 기능에만 관심). • 치료 : 생의학적 측면에서 세균의 활동을 억제 또는 제거(모든 질병은 세균에 의한 것이라고 믿음)
20세기 이후	• 심신일원론 : 사회적, 생리적, 사회심리적인 모든 제측면의 고려가 필요 • 치료 : 건강과 질병을 하나의 연속된 스펙트럼으로 보고 관련 제요인을 해결

신체적, 정신적, 사회적으로 통합된 단계로 다양화되었음을 알 수 있으며, 최적의 건강상태를 유지하기 위하여 적극적인 건강행위(health behavior)가 요구되고 있다.

(2) 건강의 성립 조건

건강의 정의가 통합적이고 다양화 됨에 따라 건강을 유지, 증진시키는 방법 또한 어느 특정한 분야에만 부분적으로 관여될 수 없으며 여러 요인이 상호 관련되어야 함을 알 수 있다.

건강의 성립조건으로 F.G. Clark는 삼원론을 제시하였다. 건강은 병인, 숙주, 환경의 3요인이 상호 작용되어 성립된다고 하였으며, 즉, 병인이 우세하거나 환경이 병인에 유리하게 작용하면 건강이 저해되고 질병이 발생되며, 반대로 숙주가 우세하거나, 숙주에게 유리한 환경이 되면 건강이 증진된다고 한다. 따라서 이 3요인이 균형을 잘 이루고 있을 때 비로소 건강이 유지된다(그림 1-16).

이후 만성퇴행성질환이 늘어나면서 요인이 개인적인 행태요인으로 변화, 발전되기 시작하였다(그림 1-17).

(3) 건강의 척도와 결정요인

① 건강의 척도

Baumann은 건강에 대한 태도 연구에서, 사람들은 자신의 건강상태를 판단하는데 세 가

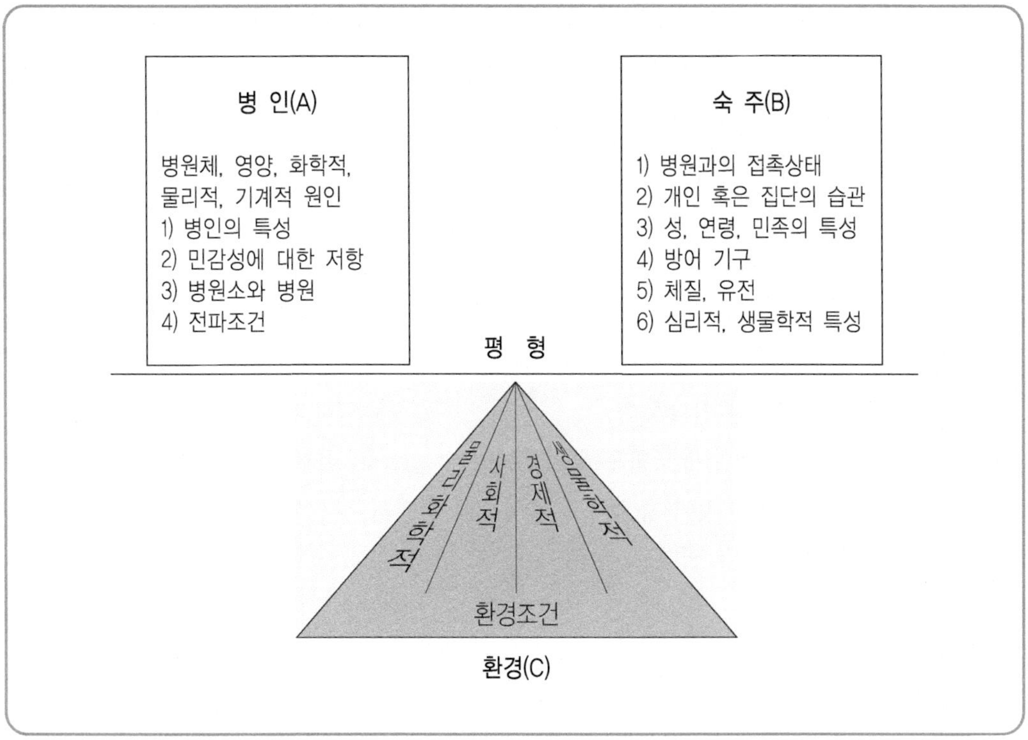

[그림 1-16] Clark FG, Leavell HR(1900년대)의 건강3원론

지 기준을 통해서 식별한다고 설명하고 있다.

첫째, 증상유무와 관련된 것으로 동통, 구토, 발열 등의 증상이 있으면 그 정도에 따라 자신이 병이 있다고 판단한다.

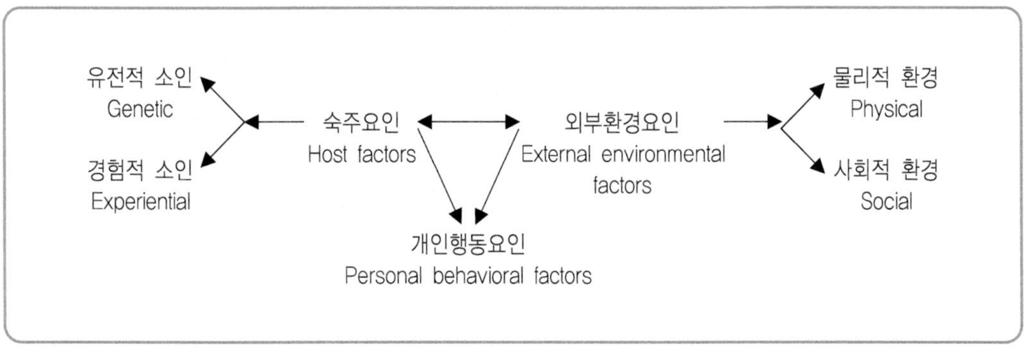

[그림 1-17] 건강의 사회생태학적 모형(1920년대)(Social Ecological Model)

Sources : Adapted from Morris JN. Uses of Epidemiology, 3rd ed. (Edinburgh : Churchhill Living stone, 1975) p.177

둘째, 사람들이 각자 어떻게 느끼는가로 자신의 불건강 상태를 판단한다.

셋째, 자신들이 하는 일의 성과를 가지고 건강상태를 판단한다.

건강과 불건강을 명확하게 구분할 수 없는 경우가 많이 있지만 일상생활에 있어서 개인의 건강상태가 좋아진다거나 나빠진다는 척도는

㉠ 질병이나 신체의 기능 장애 여부

㉡ 신체 존재에 대한 의식 여부

㉢ 삶의 보람을 느끼고 일상생활에 필요한 적당한 정력과 경쾌감의 유무

㉣ 변함없는 왕성한 식욕과 안정된 체중 유지

㉤ 충분한 수면과 심신의 안락상태

㉥ 정서적 안정과 사회생활이 조화롭게 이루어질 수 있느냐 여부로 가늠할 수 있지만 임상진단에 의해 확인하는 것이 중요하고 지역사회 집단의 건강수준은 각종 보건통계 자료를 분석해서 나타낼 수 있다.

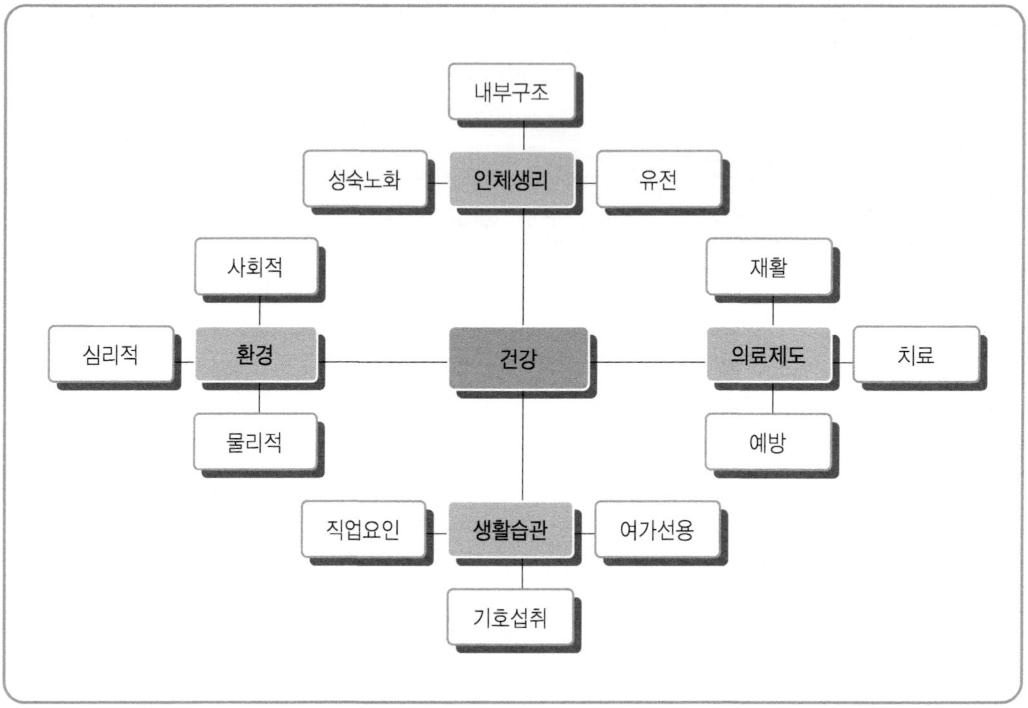

[그림 1-18] 보건정책분석을 위한 역학적 건강모형

(Dever GEA, An Epidemiological model for health policy analysis, 1976)

② 건강을 결정하는 요인

개인의 건강을 결정하는 요인은 그 수를 열거할 수 없을 정도로 다양하고 복잡하지만 크게 유전적 요인(20%), 환경적 요인(20%), 개인의 생활습관(15%), 의료 서비스(8%), 보건정책 등으로 구분된다(그림 1-18). 개인의 생활습관이 건강결정요인에서 차지하는 비율이 51%를 차지하는 데도 불구하고, 의료서비스 개선에 오히려 가용 보건의료자원의 90% 이상이 투입되고 있는 실정이다.

[표 1-3] 보건의 장 이론(Health Field Concept) 4요소가 사망에 미치는 영향

사망원인	분포	보건의료	생활습관	환경	생물학적 요인
심장질환	34.0	12	54	9	28
암	14.9	10	37	24	29
뇌혈관질환	13.4	7	50	22	21
교통사고	4.2	12	69	18	1
기타사고	3.8	14	51	31	4
인플루엔자·폐렴	3.8	18	23	20	39
호흡기질환	2.7	13	40	24	24
동맥·정맥·실핏줄질환	2.6	18	49	8	26
타살	2.2	0	66	30	5
출생손상 및 영아질환	1.9	27	30	15	28
당뇨병	1.8	6	26	0	68
자살	1.4	3	60	35	2
선천성기형	0.8	6	9	6	79
계	100.0	11	43	19	27

2) 질병의 발생과 예방

(1) 질병 발생 과정

질병 발생은 병인, 숙주, 환경의 균형이 파괴되었거나 병인 쪽으로 유리하게 작용되었음을 의미하며, 증상이 없는 병원성 이전 시기에서 시작하여 병원성기를 지나 완전히 회복되거나 또는 불구나 사망에 이르게 된다.

1940년 후반 Leavell과 Clark는 이 질병의 자연사(natural history of disease) 과정을 5단계로 구분하였으며 각 단계마다 예방조치를 제시하고 있다(그림 1-19).

인간 질병의 자연사			
숙주에 대한 자극	숙주 반응		회복
병인-인체와 환경요인의 상호작용	잠재기(증상 이전기)	증상, 징후(임상적)	결함, 장애, 사망
병원성 이전기	병원성기		

건강증진, 건강보호	조기진단 및 치료	재활
일차 예방	이차 예방	삼차 예방
예방의 단계		

[그림 1-19] 질병의 자연사(The Natural History of Any Disease of Man)와 질병발생 단계별 예방단계(Level of Preventive Measures)

① **제1단계** (비병원성기) : 병인, 숙주 및 환경 간의 상호작용에 있어서, 숙주의 저항력이나 환경요인이 숙주에게 유리하게 작용하여 병인의 숙주에 대한 자극을 억제 또는 극복할 수 있는 상태로서 건강이 유지되고 있는 기간이다.

② **제2단계** (초기 병원성기) : 병인의 자극이 시작되는 질병 전기로서, 숙주의 면역강화로 인하여 질병에 대한 저항력이 요구되는 기간이다.

③ **제3단계** (불현성 질환기) : 병인의 자극에 대한 숙주의 반응이 시작되는 조기의 병적인 변화기로서, 전염병의 경우는 잠복기에 해당되고, 비전염성 질환의 경우는 자각증상이 없는 초기단계가 된다.

④ **제4단계** (발현성 질환기) : 임상적인 증상이 나타나는 시기로서, 해부학적 또는 기능적 변화가 있으며, 이에 대한 적절한 치료를 요하는 시기이다.

⑤ **제5단계** (회복기) : 재활의 단계로서, 회복기에 있는 환자에게 질병으로 인한 신체적, 정신적 후유증(불구)을 최소화시키고, 잔여 기능을 최대한으로 재생시켜 활용하도록 도와주는 단계이다.

(2) 질병 예방대책

질병에 대한 협의의 예방은 질병발생을 억제하는 것이며, 광의의 예방대책은 다음과 같이 3단계로 분류할 수 있다.

① 1차적 예방(질병발생 억제 단계)

질병의 발생을 사전에 방지하는 것을 목적으로 하는데 여기에는 두 가지 단계의 예방 수단이 적용된다.

㉠ **건강증진**(健康增進, health promotion) : 질병예방의 가장 기본적인 단계는 적극적인 건강상태를 유지하고 증진하는 일이다. 이렇기 위해서는 가정・직장・학교의 좋은 생활환경, 적절한 영양섭취, 쾌적한 의복, 오락・운동・휴식시설 등이 확보되어야 한다. 또한 이 단계에서는 보건교육의 역할이 대단히 크다. 단순한 보건지도뿐만 아니라 성교육・결혼상담・퇴직준비자의 생활상담 등도 포함된다. 특히 근래 두드러지게 증가하고 있는 만성질환의 예방에 있어서는 생활양식의 개선(life style improvement)이 가장 중요하다.

㉡ **특이적 예방** : 개별적 질환의 병인대책을 말하는 것인데 이 경우에는 명확한 병인 파악이 우선하여야 한다. 감염병에 대한 예방접종, 예방목적의 약품, 사고의 방지대책, 직업병을 예방하기 위한 환경대책 등이 그 내용이다.

② 2차적 예방(조기발견과 조기치료 단계)

질병 발생을 억제하지 못한 경우 조기에 질병을 발견하여 치료하는 단계이다. 감염성 질환인 경우에는 감염기회를 최소화함으로써 질병의 전파를 막고 치료기간은 물론 경제력과 노동력의 손실을 감소시킬 수 있으며, 비전염성 질환은 질병을 조기에 발견함으로써 치료기간을 단축시키고 생존율을 증가시킬 수 있다.

③ 3차적 예방(재활 및 사회복귀 단계)

질병으로 인한 신체적, 정신적 손상에 대한 후유증을 최소화하고 장애를 남긴 사람들에게 물리치료를 실시하여 신체기능을 회복시키거나(의학적 재활), 기능장애를 최소한으로 경감시키고 남아있는 기능을 최대한으로 활용하여 정상적인 사회생활을 할 수 있도록 직업훈련을 시켜주는(직업적 재활) 단계이다.

따라서 질병을 중심으로 개체를 대상으로 하여 질병을 진단하고 치료를 위주로 하는 협의의 뜻인 의료(medical care)에서 치료는 물론이고 질병예방, 건강증진, 재활까지 포함한 인간의 건강문제를 인식하고 해결하는 현대적 개념인 포괄적 보건의료(comprehensive health care)를 제공하게 되었다.

6 보건학과 치료의학, 예방의학

의학은 크게 기초의학(基礎醫學, basic medical science)과 임상의학(臨床醫學, clinical medicine)으로 구분하고 있으며, 임상의학은 환자 진료에 관련되는 의학의 영역을, 기초의학은 환자의 진단과 치료에 직접 또는 간접적으로 관련되는 기본 학문영역을 말한다. 또한 의학을 예방의학, 치료의학(治療醫學, curative medicine), 재활의학으로 구분하기도 한다. 질병의 진단과 치료 측면에서 볼 때 질병을 예방하는 영역이 예방의학이고, 질병을 진단하고 치료하는 영역이 치료의학이며, 치료 후에 후유증이나 장애가 있어 사회에 복귀할 수 있도록 하는 의학을 재활의학이라고 말하고 있으며, 재활의학은 관례적으로 임상의학 영역에 포함하여 왔다.

예방의학과 공중보건학은 같은 뜻으로 사용되고 있으나 그 목적은 동일하다 하더라도 그 대상과 내용에 있어서 예방의학은 개인 또는 가족 중심으로 질병을 예방하고 건강을 증진시키는 내용이고, 공중보건학은 지역사회의 대중을 대상으로 불건강의 원인이 되는 사회적 제요인을 추구하고 이것을 제거하는데 중점을 두고 있다. 각 개인의 질병예방, 건강증진이 동시에 사회의 질병예방, 건강증진에 기여함은 사실이며, 현대의 생활구조 하에서는 개인의 보건이 사회와 분리하여서는 존재할 수 없고 사회가 건강하지 않은 조건하에서는 개인의 건강이 보장될 수 없다는 견지에서 공중보건학의 필요성이 강조되기도 한다. 따라서 공중의 보건을 유지 · 증진하기 위한 학문으로서의 과학 뿐 아니라 사회과학의 여러 분야로 이루어지고 있다(표 1-1).

요컨대, 오늘날의 의학과 보건학은 지역사회 주민들의 조직적인 공동 노력에 의하여 그 지역사회 인구집단의 건강과 질병을 다루는 학문이라고 말할 수 있다. 또한 현대 사회에 있어서는 질병을 취급하는 경우에 단순히 생물학적 장애만을 대상으로 해서는 불충분하고 사회적인 요인도 추구하여 유해요인을 제거하는 대책을 강구해야 한다는 뜻에서 공중보건학이 일종의 사회과학으로 인정되어 사회의학(social medicine)이란 말로 표현되기도 했다. 건강이란 자신이 지켜야 하며, 그 책임이 자신에 있음은 당연한 일로서 자기의 건강을 자신 아닌 다른 사람에게 의존하다는 것은 있을 수 없는 일이다. 그러나 오늘날과 같이 복잡한 시대에서는 아무리 개인이 자기 건강유지에 노력하더라도 불가능하며 개인이 책임을 지기에는 너무나 과중하다. 따라서 사회 자체가 주체적 책임을 지고 여러 유해요인을 제거함으로써 건강을 보존하고 증진해야 하는 시대라 할 수 있다.

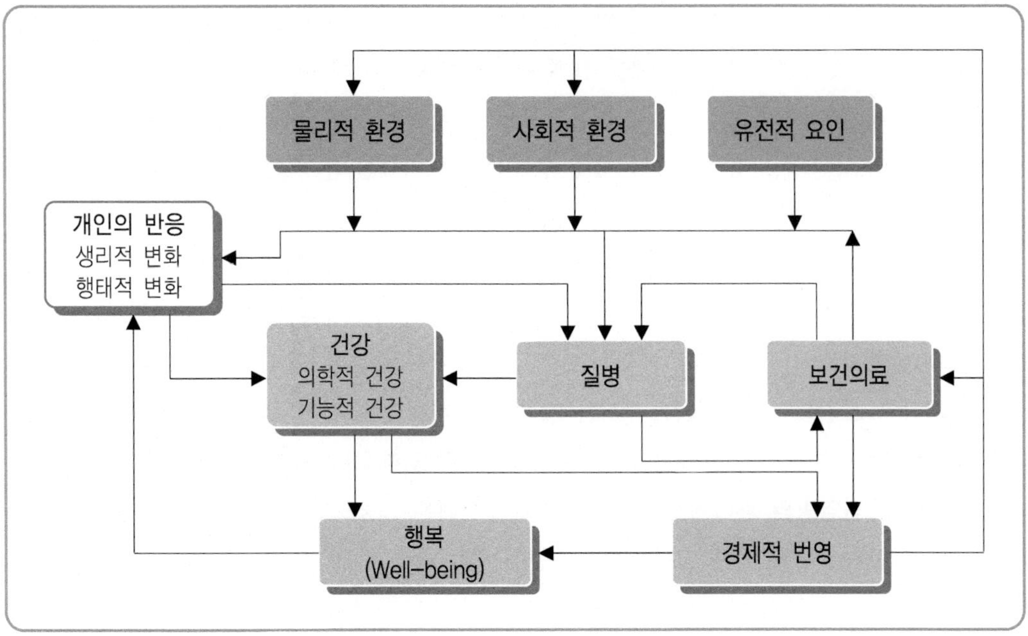

[그림 1-20] 건강의 결정요인과 결정과정

출처 : Evans RG, Stoddart GL. Producing health and consuming health care. Soc Sci Med 12:1347-1363, 1990

이와 같이 공중보건이 우리들의 건강을 적극적으로 증진 · 향상시키는 의학이라 하여 건설의학(建設醫學, constructive medicine)이라고 불리기도 한다.

공중보건학은 지역사회 주민들의 건강증진에 기여한 바는 크지만 치료의학과 조화를 이루지 못하고 별도로 하나의 독립된 분야로 발전되어 왔기 때문에 전 의학 분야 중에서 소외되고 등한시되어왔음이 사실이다. 그러나 1960년 후반기부터 건강개념의 변화와 더불어 주민의 다양한 보건의료욕구를 해결하기 위한 종합적이고 포괄적 보건의료가 대두됨에 따라 예방의학 및 공중보건과 치료의학은 통합된 새로운 모습으로 변화되어 가고 있다.

공해문제에 관해서는, Roma Club이 1972년 MIT 연구그룹에 의뢰하여 보고한 "성장의 한계"라는 논문에서 인구의 증가, 공업화, 환경오염, 식량생산 및 천연자원의 소비가 현 상태대로 진행한다면 조만간 성장은 정지되고 인류는 멸망할 것이라고 경고하였다. 그러나 세계 여러 나라 중 어느 나라도 이를 정직하게 받아들이지 않고 여전히 또는 오히려 공업화를 더 서두르고 있어 환경오염은 날이 갈수록 더해가고 건강파괴는 가속화되고 있다.

같은 해 Stockholm에서는 제1회 UN 인간환경회의가 개최되어 인간환경선언을 하였다.

공해문제의 심화가 이 회의의 중요한 과제로서 한 나라의 건강파괴가 전 지구의 생태계 파괴의 원인이 될 수 있으므로 이들 문제를 해결하기 위하여는 국제협력이 긴급한다는 점을 확인하였다. 동시에 '지구는 하나 뿐(Only One Earth)'이라는 슬로건이 시사하는 바와 같이 자원 및 에너지의 유한성을 강조함과 동시에 우주선으로 비유한 운명공동체로서의 지구와 인류에 대한 인식을 강하게 호소하여 이 유일한 지구를 오염에서 수호할 것을 강조하였다.

또한 1978년 9월 러시아 Alma-Ata에서 세계보건기구와 UNICEF 주최로 개최된 일차보건의료 회의는 현재 전인류의 태반이 적절한 보건의료에서 소외된데 대하여 책임을 느끼고 서기 2000년까지는 전세계 인류가 일차보건의료를 제공받을 수 있도록 각국 정부가 노력할 것을 결의하여 보건의료의 방향을 제시한 점에서 획기적인 모임이었다. 이러한 사실들을 생각할 때 오늘날 공중보건의 사명과 책임은 과거 그 어느 때보다 중대하다고 아니할 수 없다.

그러나 과거 전염병의 관리에 초점을 맞추고 발전해온 공중보건학은 전염병의 대부분이 효과적으로 관리됨에 따라 차츰 그 역할과 기능이 감퇴되기 시작하였다. 우리나라에서도 과거 전염병시대에는 공중보건이란 용어가 학문 분야에서는 물론 정부조직에서도 보편적으로 사용되어 왔지만 지난 20년 사이에 차츰 공중보건이란 용어자체가 사라져가게 되었다. 정부의 공중보건국 보건국으로, 공중보건협회가 보건협회로, 공중보건학이 보건학 등으로 그 명칭을 바꾸게 되었다. 의과대학의 예방의학 및 공중보건학교실의 명칭이 예방의학교실로 정착되었다. 아직 남아있는 것은 공중보건의(공보의) 정도에 불과하다.

보건소는 공중보건의 실천을 위한 정부의 일선조직이다. 그러나 전염병의 대부분을 효과적으로 관리할 수 있게 되었고 일반 국민들의 교육 및 경제수준의 향상으로 그간 보건소에서 제공해오던 대부분의 기초적인 공중보건관리 서비스를 국민 스스로 해낼 수 있게 됨에 따라 1980년대에 들어와서부터 보건소의 역할의 중요성이 차츰 감퇴되기 시작하였다. 이러한 상황에서 보건소는 당시의 국민들의 가장 중요한 수용인 임상진료를 담당하는 역할마저 담당하게 되어 공중보건이라는 원래의 역할이 사라지는 듯이 보이기도 하였다.

그러나 1970년대부터 캐나다, 미국 등을 중심으로 건강증진이라고 하는 새로운 개념이 싹트기 시작하면서 1980년대에는 유럽 전역으로 그리고 1990년초에는 우리나라에도 건강증진개념이 도입되어 급속하게 발전하기 시작하였다. 건강증진개념은 만성퇴행성질환의 발생 원인이 잘못된 생활방식에 의한 것이며, 생활방식의 개선을 통하여 만성퇴행성질환의 관리를 효과적으로 할 수 있을 것이라는 새로운 보건의료개념으로 21세기의 보건의료에서 가장 핵심이 될 개념으로 등장하게 되었다.

건강증진사업의 철학과 접근방법은 과거 전염병시대의 공중보건사업과 거의 비슷하다. 단

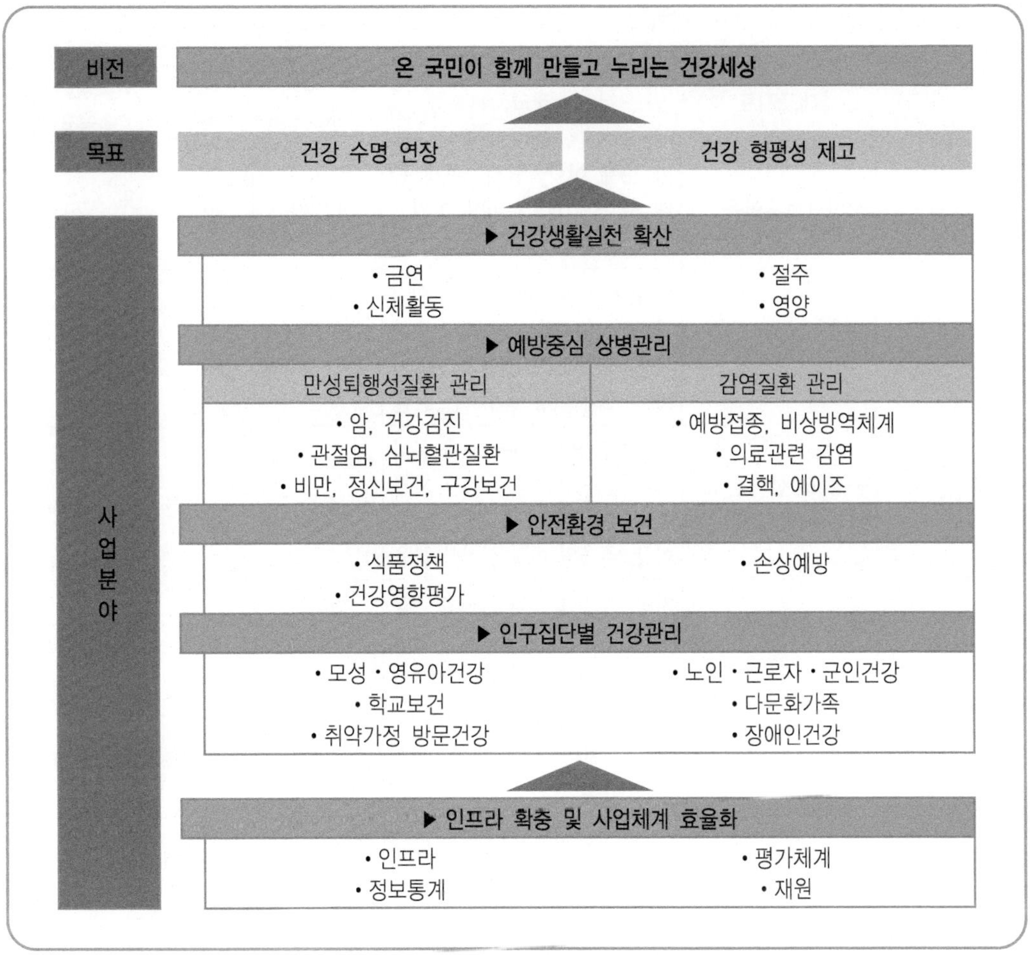

[그림 1-21] 국민건강증진종합계획 2020 개요도

지 전염병의 관리에서 만성퇴행성질환 관리로 그 관리 대상만이 달라졌을 뿐이다. 따라서 공중보건학의 재방문(Public Health Revisit)으로 표현하기도 한다. 보건소는 이제 다시 진료 업무에서 차츰 벗어나 원래 보건소의 역할을 다시 찾아 공중보건학적인 접근을 필요로 하는 금연, 금주 내지는 절주, 건강한 식생활, 운동 그리고 스트레스의 관리 등의 사업이 점차 중요한 역할로 자리를 잡아가고 있다.

과거 공중보건학의 기여로 대부분의 전염병을 극복하였듯이 앞으로 건강증진사업을 통해 공중보건학은 다시 인류의 적인 만성퇴행성질환의 대부분을 극복하는데 크게 기여할 것으로 내다본다.

[표 1-5] 제3차 국민건강증진종합계획 2020 대표지표(2010~2020)

연번	중점과제	대표지표	정의	지표추이		'20년 목표치
				'08년	'09년	
1	금연	성인남성흡연율	만 19세 이상, 남성, 평생 담배 5갑(100개비) 이상 피웠고 현재 담배를 피우는 분율	47.7%	46.9%	29%
2	절주	성인 고위험음주율	만 19세 이상, 최근 1년 동안 1잔 이상 음주한 자 중 1회 평균 음주량이 7잔 이상(여자 5잔)이며 주 2회 이상 음주하는 분율	남자 28.3% 여자 8.5%	남자 24.6% 여자 7.3%	남자 18% 여자 5%
3	신체활동	중등도 신체활동 실천율(걷기제외)	최근 1주일 동안 평소보다 몸이 조금 힘들거나 숨이 약간 가쁜 중등도 신체활동을 1일 30분 이상, 주 5일 이상 실천한 분율	14.5%	13.4%	20%
4	영양	건강 식생활 실천율	지방, 나트륨, 과일/채소, 영양표시 4개 지표 중 2개 이상을 만족하는 인구 비율	28.9%	-	35%
5	암관리	암검진 수검률	전국민 중 암검진 권고안에 따라 암검진(공공+민간)을 받은 자의 비율	50.7%	53.3%	80%
6	건강검진	일반건강검진 수검률	일반건강검진 대상자 중 검진을 받는 수검자 비율	65.3%	68.2%('10)	80%
7	심뇌혈관 질환	고혈압 유병률	만 30세 이상, 수축기혈압이 140mmHg 이상이거나 이완기혈압이 90mmHg 이상 또는 혈압강하제를 복용한 분율	26.8%	30.3%	23%
8	비만	성인비만유병률	만 19세 이상, 체질량지수(kg/m^2) 기준으로 25 이상인 분율	남자 35.3% 여자 25.2%	남자 35.8% 여자 26.0%	남자≤35% 여자≤25%
9	정신보건	자살 사망률(인구10만명당)	인구 10만명당 자살사망자 수	26명	31명	18명
10	구강보건	아동청소년 치아우식 경험률(영구치)	치아에 발생되는 우식증을 경험한 사람의 비율	61.1%('06)	60.5%('10)	45.0%
11	예방접종	예방접종률	19~35개월 영유아 대상 필수예방접종 기초접종 완전접종률	59.5%	-	95%
12	결핵	도말 양성 결핵 발생률(인구10만명당)	인구 10만명당 도말 양성 결핵환자의 발생 비율	22.7명	23.2명	10명

연번	중점과제	대표지표	정의	지표추이		'20년 목표치
				'08년	'09년	
13	손상예방	교통사고 사망률 (인구10만명당)	인구 10만명당 교통사고 사망률	16.1명 ('06)	-	7명
14	모성건강	모성사망률 (출생10만명당)	출생아 10만명당 임산부 사망수	12명	-	9명
15	영유아 건강	영아사망률 (출생아 천명당)	당해 연도의 출생아수 1천 명당 1세 미만의 사망아수	3.4명	3.3명('10)	2.8명
16	노인건강	노인 활동제한율	전체 노인 중 7개 항목에 대한 평가 결과 신체기능제한을 보이는 노인 분율	11.4%	-	11.4%

7 국민 보건과 보건지표

1) 우리나라 국민 보건수준

한 국가의 보건수준이란, 한 시점 또는 일정한 기간 동안에 정의된 지역에 존재하는 인구를 대상으로 정하고 이 인구의 건강수준을 이해하는 것이며, 일반적으로 인구를 구성하는 개인의 특성을 대상으로 하지 않고 그 개인들의 집합인 전체의 사람들을 하나의 단위로 하는 집단에 대하여 보건에 관련된 특성을 설명하고자 하는 것이다.

인구의 건강을 측정하는 지표는 '건강지표, 보건지표, 보건지수' 등의 용어로 사용되며, 영어로는 Health index, Health indicator, Level of health, Level of health status 등으로 표현하나 뜻하는 내용은 다소 다르다.

건강지표는 인간의 개인, 가족, 사회 또는 인구단위의 건강수준이나 특성을 설명하는 수량적 내용으로, 다소 축소된 한계의 개념이라고 생각되지만, 보건지표는 여러 단위의 인간의 건강 뿐만 아니라 이에 관련되는 여러 사항, 즉, 보건정책, 의료제도, 자연환경, 인구규모 또는 국민의 보건에 대한 규범과 가치관 등 여러 내용의 수준이나 구조 또는 특성까지를 설명할 수 있는 확대된 내용의 수량적 크기로 생각된다. 이 두 개념에 대하여 세계보건기구의 견해는 두 종류의 지수를 다 측정할 것을 제의하고 있다.

첫째, 인간의 건강, 건강상태 또는 삶의 질적인 사항(quality of life)을 측정하는 지수와, 둘째, 건강관리 또는 보건관리에 관련된 제반사항을 설명할 수 있는 지수를 측정하는 것이다.

건강지표는 개인이나 지역사회의 건강수준을 가장 직접적으로 나타내는 지표로서 비례사망지수, 평균수명, 보통사망률, 영아사망률, 질병이환율, 기생충감염률 등이 있고 세계보건기구는 한 나라의 건강수준을 표시하며 다른 국가들과 비교할 수 있는 종합건강지표로서 다음의 세 가지를 제시하고 있다.

- 비례사망지수(proportional mortality indicator ; PMI)
- 평균수명(expectation of life)
- 보통사망률(crude death rate ; CDR)

① **비례사망지수** : 비례사망지수 또는 비례사망비는 연간 전체 사망자수에 대한 50세 이상의 사망자수의 구성 비율로서 평균수명이나 보통사망률의 보정지표가 된다. 비례사망지수가 낮은 것은 높은 영아사망률과 낮은 평균수명에 원인이 있는 것으로 건강수준이 낮은 것을 의미한다.

[표 1-6] 2018년 OECD 보건의료통계(2016년 기준)

분야	지표명	한국	OECD 평균	최대		최소	
보건의 비의료 결정요인	주류 소비량(15세 이상 인구 1인당, 리터)	8.7	8.8	11.7	체코, 프랑스	1.3	터키
	흡연인구 비율(15세 이상 인구, %)	18.4	18.5	27.3['14]	그리스	7.6['15]	멕시코
	남성 흡연인구 비율(15세 이상 인구, %)	32.9	23.0	40.1	터키	9.5	아이슬란드
	측정된 과체중 또는 비만인구 비율(%)	34.5	58.1	74.2	칠레	25.4	일본
건강상태	기대수명(년)	82.4	80.8	84.1	일본	74.7	라트비아
	영아사망률(출생아 천 명당, 명)	2.8	3.9	12.1	멕시코	0.7	아이슬란드
	암에 의한 사망률(인구 십만 명당, 명)[1]	168.4	201.9	278.8	헝가리	114.7	멕시코
	뇌혈관질환에 의한 사망률(″)[1]	61.7	61.7	203.1	라트비아	34.2	프랑스
	허혈성심장질환에 의한 사망률(″)[1]	37.1	108.5	320.9	라트비아	32.3	일본
	호흡기질환에 의한 사망률(″)[1]	76.2	66.1	110.9	터키	27.2	핀란드
	자살에 의한 사망률(″)[1]	25.8	11.6	25.8	한국	2.1	터키
	본인 건강이 양호하다고 생각하는 비율(%)	32.5	68.3	88.4	캐나다	32.5	한국
보건의료 자원	총 병원병상(인구 천 명당)	12.0	4.7	13.1	일본	1.5	멕시코
	임상의사(인구 천 명당)	2.3	3.3	5.1	오스트리아	2.3	한국
	임상간호사(인구 천 명당)	6.8	9.5	17.5	노르웨이	2.9	멕시코
	CT 스캐너(인구 백만 명당)	37.8	26.8	107.2['14]	일본	6.1	멕시코
	MRI 장비(인구 백만 명당)	27.8	16.8	51.7['14]	일본	2.6	멕시코

분야	지표명	한국	OECD 평균	최대		최소	
	의대졸업자(인구 십만 명당)	7.9	12.1	24.4	아일랜드	0.0	룩셈부르크
보건의료 이용	의사의 외래진료(국민 1인당)	17.0	7.4	17.0	한국	2.8	스웨덴
	치과의사의 외래진료(국민 1인당)	1.4	1.2	3.2['15]	일본	0.2	멕시코
	환자 1인당 평균병원재원일수(일)	18.1	8.3	28.5	일본	3.8	멕시코
의약품	항생제 소비량(DID)	34.8	20.8	40.6	터키	9.7	네덜란드
	항우울제 소비량(DID)	19.9	62.2	135.9	아이슬란드	13.3	라트비아
보건의료 비용	GDP대비 경상의료비(%)[2]	7.6	8.9	17.1	미국	4.2	터키
	1인당 국민의료비 지출(US$ PPP)	2,688	3,936	9,832	미국	1,020	멕시코
장기요양	장기요양병원병상 및 시설침상 수 (65세 이상 인구 천 명당)	61.2	49.1	83.7	룩셈부르크	12.1	폴란드

주 : 2016년 기준. 다만, 각 국의 통계작성 사정에 따라 이용 가능한 가장 최근 자료 사용 1) 2015년 2) 2017년

※ 본 자료는「OECD Health Statistics 2018」에 수록된 보건통계지표 중 사회적 관심이 높고, OECD 회원국 대부분이 제출하여 비교가 가능한 통계를 선정하여 정리한 자료임

$$P.M.I = \frac{50세이상사망수}{총사망수} \times 100$$

② **평균수명** : 생명표상의 출생시 평균여명을 의미한다. 생명표란, 일정한 시기에 출생한 인구가 사망 질서에 따라 어떻게 감소하는가를 함수로 표시한 것으로 생존수, 사망수, 생존율, 정지인구 및 평균여명과 같은 함수를 기초로 이루어져 있다. 특히, 0세의 기대 평균여명은 인구의 시대에 따른 평균 생존가능 연수를 표시하므로 보통 평균수명이라고 불리기도 한다.

③ **사망률** : 사망은 출생 후에 영구적으로 생명력을 상실함을 의미하므로 사산(still-brith)은 포함되지 않으며, 인구 1,000명당 사망수로 표시되고, 보통사망률, 영아사망률, 신생아 및 연령별 사망률, 모성사망률, 사인별 사망률 등이 있다. 이들 중 영아사망률은 출생에서 1년까지의 영아의 사망을 나타내는 것으로 한 지역이나 국가의 보건수준을 나타내 주는 가장 대표적인 지표로 사용되고 있는데, 이는 첫째, 영아사망은 모자보건, 환경위생 및 영양수준 등에 아주 민감하며, 둘째, 생후 12개월 미만의 일정 연령군이기 때문에 일반사망률에 비하여 통계적 유의성이 높아 국가간의 영아사망률의 차이로 그 나라의 문화수준 및 위생, 보건 상태를 짐작할 수 있기 때문이다.

아울러 더욱 세밀한 평가를 위하여 영아기를 신생아(생후 4주까지) 시기와 그 이후의

시기로 나누어서 관찰하는 방법으로 영아사망자 중 신생아 사망비를 보는 α-index를 계산하기도 한다.

$$\alpha - index = \frac{\text{어느 해 영아사망수}}{\text{그 해 신생아사망수}}$$

여기서 α-index가 1.0에 가까울수록 신생아 후기의 사망이 없다는 뜻으로 보건수준이 높다고 할 수 있다.

2) 국민 보건수준의 변화

1978년 Alma-Ata에서 열린 세계보건기구 국제회의에서 “앞으로의 10년 동안 각국의 정부나 국제기구 그리고 전세계는 2000년까지 모든 사람들이 사회, 경제적으로 생산적인 삶(productive life)을 누릴 수 있을 정도의 건강수준을 달성하기 위하여 노력하여야 한다”고 선언하였고, “2000년까지 전 인류에게 건강을(Health for all by the year 2000)"이라는 구호로 범세계적인 사업을 추진하여 왔다. 그러나 이러한 건강의 수준은 보편적이고 일률적인 기준이 있는 것이 아니라 각 나라나 사회가 처한 상황과 질병양상, 보건체계의 상태에 따라 적절하게 해석되고 추진되어야 하는 과제일 것이다.

우리나라는 지난 수십년 동안 급격한 사회변화와 함께 국민보건수준과 질병양상이 많이 변하여 왔다. 경제수준의 향상과 함께 건강증진에 대한 관심도 날로 증가하여 나름대로 질적인 삶을 향상시키는데 적극적이다.

(1) 평균수명과 사망원인의 변화

2015년 현재 우리나라 총인구는 5,101만명에서 증가, 2031년 5,296만명을 정점으로 감소, 2065년 4,302만명(1990년 수준)에 이를 전망된다(그림 1-22)(표 1-7). 인구성장률은 2032년부터 마이너스로 전환, 2065년에는 -1.03% 수준이 된다. 2029년부터 사망자가 출생아보다 많아지는 자연감소가 시작될 전망인데 출생아는 2015년 43만명에서 2065년 26만명(2015년의 2/3 미만 수준)으로 감소하며, 사망자는 2015년 28만명에서 2065년 74만명(2015년의 2.7배 수준)으로 증가에 따른 것이다.

2015년과 2065년의 연령별 인구 구성비를 보면, 15~64세 생산가능인구 비중은 감소(73.4%→47.9%), 65세 이상 고령인구 비중은 증가(12.8%→42.5%), 0~14세 유소년인구 비중은 감소(13.8%→9.6%)할 전망이며, 생산가능인구는 2016년 3,763만명을 정점으로 감

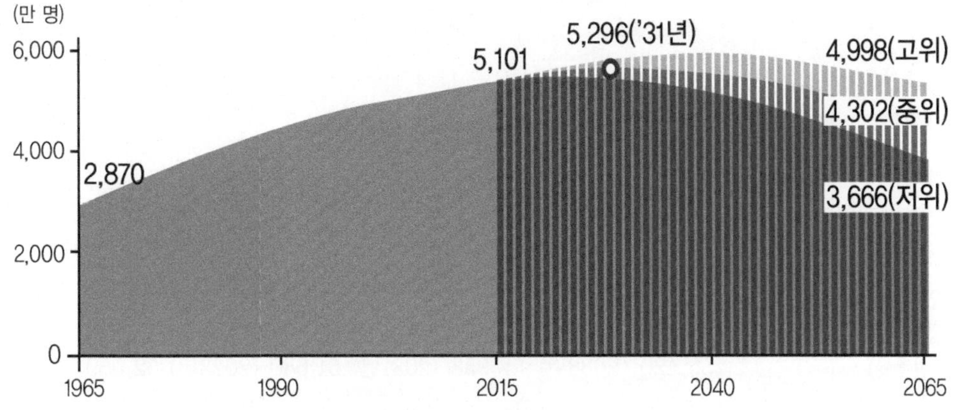

[그림 1-22] 인구성장 가정별 총인구, 1965~2065
통계청(2016),「장래인구추계 : 1915~2065」

소, 2065년 2,062만명 수준으로 예측된다. 즉, 베이비붐세대가 고령인구로 빠져나가는 2020년대에는 연평균 －34만명, 2030년대는 연평균 －44만명씩 감소한다.

고령인구는 2015년 654만명에서 2025년에 1,000만명을 넘고, 2065년에는 1,827만명까지 증가할 전망이며, 유소년인구는 2015년 703만명에서 2020년 657만명, 2065년 413만명으로 감소할 전망되며, 학령인구(6~21세)는 2015년 892만명에서 2025년 708만명으로 감소, 향후 10년간 184만명이 감소할 전망이다.

중위연령은 2015년 40.9세에서 2033년 50세를 넘고, 2065년 58.7세까지 증가할 전망이며, 생산가능인구 1백명당 부양할 인구(총부양비)는 2015년 36.2명(노인 17.5명)에서 계속 높아져 2065년 108.7명(노인 88.6명)까지 증가할 전망이며, 유소년인구 1백명당 고령인구(노령화지수)는 2017년부터 100명을 넘고, 2065년 442.3명으로 4.4배가 될 전망이다.

2016년 기대수명(0세 기대여명)은 82.36세로 남자 79.30세, 여성 85.41세이며, 유병기간 제외 한 기대수명(건강수명)은 64.90세이다. 기대수명은 2010년 남자 77.2세, 여자 84.1세에서 2060년 각각 86.6세, 90.3세 도달할 것으로 예측된다.

65세 이상 고령인구는 2015년 654만명, 2025년에 1,000만명이 넘고, 2049년에 1,882만명까지 증가 후 감소할 전망인데 이는 고령인구로 진입하는 코호트(65세)의 규모와 기대수명 향상 속도에 따라 변화하는 것이다. 고령인구 구성비는 2015년 12.8%에서 빠르게 증가하

[표 1-7] 한국의 장래인구추계 기본 시니리오별 추계결과

지표		고위	중위	저위	국제 무이동 출생(중)+사망(중)
합계출산율 (명)	2015년		1.24		
	2050년	1.64	1.38	1.12	1.38
남녀 기대수명 (세)	2015년		79.0 / 85.2		
	2065년	89.2 / 92.6	88.4 / 91.6	87.2 / 90.5	88.4 / 91.6
국제순이동자수 (천명)	2015년		81		
	2065년	71	32	-2	0
총인구 및 성장률 (천명, %)	2015년		51,015 (0.53)		
	2065년	49,977 (-0.58)	43,024 (-1.03)	36,659 (-1.54)	40,918 (-1.15)
	인구정점 (연도)	55,420 (2038년)	52,958 (2031년)	51,680 (2023년)	52,069 (2028년)
15~64세 인구 및 구성비 (천명, %)	2015년		37,444 (73.4%)		
	2065년	24,518 (49.1%)	20,620 (47.9%)	17,003 (46.4%)	19,452 (47.5%)
	인구정점 (연도)	37,663 (2017년)	37,627 (2016년)	37,627 (2016년)	37,627 (2016년)
65세이상 인구 및 구성비 (천명, %)	2015년		6,541 (12.8%)		
	2065년	19,498 (39.0%)	18,273 (42.5%)	16,951 (46.2%)	17,434 (42.6%)
0~14세 인구 및 구성비 (천명, %)	2015년		7,030 (13.8%)		
	2065년	5,960 (11.9%)	4,132 (9.6%)	2,705 (7.4%)	4,032 (9.9%)
총부양비 및 노년부양비 (생산가능인구 1백명당)	2015년		36.2 (17.5)		
	2065년	103.8 (79.5)	108.7 (88.6)	115.6 (99.7)	110.4 (89.6)

자료출처 : 통계청(2016), 장래인구추계

여 2026년 20%, 2037년 30%, 2058년 40%를 초과할 전망이다.

85세 이상 초고령인구는 2015년 51만명에서 2024년에 100만명이 넘고, 2065년 505만명으로 2015년 대비 10배 수준으로 증가하며, 85세 이상 인구 구성비는 2015년 1% 수준에서 2065년 11.7%로 증가할 전망이다(그림 1-23)(표 1-8).

고령인구의 성비도 크게 증가할 전망으로 65세 이상 고령인구 성비는 2015년 72.5명, 2065년에는 93.6명으로 높아질 전망이며, 85세 이상 고령인구 성비는 2015년 33.9명, 2065년 70.4명으로 2배 이상 증가할 것이다. 각 연령대별 고령인구의 비중은 베이비부머의 진입 시기에 급격히 성장할 전망이다.

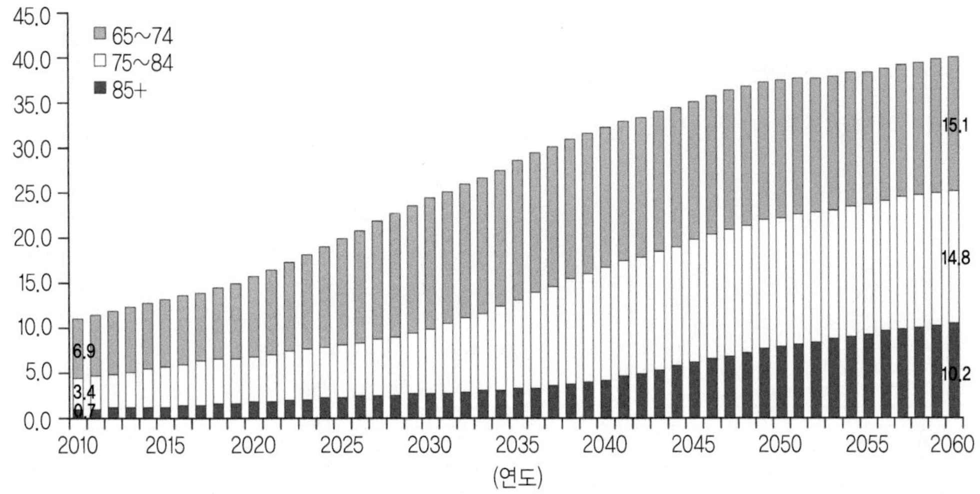

[그림 1-23] 총인구 대비 연령계층별 고령인구 구성비, 2010~2060

[표 1-8] 고령인구 추계, 2015~2065년 (단위: 만명, %, 여자인구 1백명당)

구분		2015	2020	2025	2030	2035	2040	2045	2050	2055	2060	2065
총인구		5,101	5,197	5,261	5,294	5,283	5,220	5,105	4,943	4,743	4,525	4,302
고령 인구	65+	654	813	1,051	1,296	1,518	1,712	1,818	1,881	1,857	1,854	1,827
	75+	266	348	427	532	708	884	1,029	1,136	1,164	1,174	1,131
	85+	51	78	114	147	179	233	329	410	466	505	505
구성비	65+	12.8	15.6	20.0	24.5	28.7	32.8	35.6	38.1	39.2	41.0	42.5
	75+	5.2	6.7	8.1	10.0	13.4	16.9	20.1	23.0	24.5	25.9	26.3
	85+	1.0	1.5	2.2	2.8	3.4	4.5	6.5	8.3	9.8	11.2	11.7
성비	65+	72.5	76.1	80.1	83.0	84.5	85.5	85.9	86.8	88.3	91.3	93.6
	75+	55.0	60.0	65.0	69.4	73.8	76.4	77.4	78.7	79.8	81.9	84.5
	85+	33.9	37.7	43.7	48.8	54.2	58.5	62.1	64.3	66.0	68.4	70.4

① 사망원인

1971년 Orman[2)]은 인구집단의 역학적 변동에 대한 이론을 발표하였다. 미국 뉴욕시와

2) Omran, Abdel R. The Epidemiologic Transition: A Theory of the Epidemiology of Population Change, *Milbank Quarterly 1971;* 49: 509-38.

미국의 연도별 사망원인의 변동을 통하여 전염병 시대로부터 만성질환 시대로 역학적 추세 변동을 예측하였다(표 1-9). Yusuff 등(2001)[3]은 이에 근거하여 만성퇴행성질환시대 이후 심혈관질환이 사망의 35~50%를 차지할 것이며, 암 등 만성질환들이 그 뒤를 이을 것이라는 질병분포를 예측하기도 하였다.

[표 1-9] 역학적 추세

역학적 추세 단계	순환기질환으로 인한 사망(%)	순환질환 문제	위험요인
전염병 및 기근시대	5~10	류마치스성 심장질환, 감염 및 결핍성 심근병증	감염, 결핍
범전염병 유행시대	10~35	고혈압성 심장질환, 출혈성죄졸중	고염식, 흡연
퇴행성 및 인조질환시대	35~55	모든 종류의 뇌졸중, 허혈성 심장질환	지질로 인한 동맥경화, 좌식 생활양식, 흡연
지연된 퇴행성질환시대	50% 이하 추측	뇌졸중 및 허혈성 심장질환	교육 및 행태변화 미흡

1900년의 3대 사망원인은 폐렴과 인플루엔자, 결핵, 위염, 장염, 대장염이었다. 이러한 질환들은 전체 사망원인에서 거의 1/3을 차지했으나 오늘날에는 심장질환, 악성종양 그리고 뇌혈관질환(뇌졸중)이 3대 사망원인이며, 전체 사망원인의 절반이상을 차지한다. 이러한 변화는 "역학적 변화"로 알려져 있고, 인구집단이 기술적으로나 경제적으로 발전하는 단계에 따라 예측할 수 있다[4]. 이러한 주요 사망원인의 변화는 건강관심도에 따라 만들어진 사회체계의 첫 번째 공감대가 감염병의 미생물 조사에서 만성질환을 중심으로 한 건강 행동학적 및 환경적 위험요소와 질병, 장애, 사망을 예방하는 방법 및 관리에 초점이 맞춰지고 있다(표 1-10).

인구구조의 고령화와 건강행동의 변화 등으로 인하여 만성질환의 비중이 커지고 있는데, 그 결과 고혈압, 당뇨병 관련 사망이 전체 사망원인의 31.6%를 차지할 정도로 만성질환으로 인한 질병 부담이 매우 크다[5]. 또한 심뇌혈관질환이 전체 사망원인의 25.4%를 차지(통

3) Yusuff et al. Global Burden of Cardiovascular Diseases: Part I: General Considerations, the Epidemiologic Transition, Risk Factors, and Impact of Urbanization. *Circulation* 2001, 104:2746-2753.

4) Omran, Abdel R. The Epidemiologic Transition: A Theory of the Epidemiology of Population Change, *Milbank Quarterly 1971;* 49: 509-38.

5) 임준, 고광필, 한은아, 정원, 박미주, 한진옥. 고혈압, 당뇨병 환자를 대상으로 한 의원기반 만성질환 등

[표 1-10] 우리나라와 미국 전체 사망원인 순위 비교

순위	사망 원인		
	한국(2010)[6]	미국(2005)[7]	미국(1900)[8]
1	악성신생물(C00-D48)	심장질환	폐렴 및 인플루엔자
2	뇌심혈관질환(I60-I69)	악성신생물	결핵
3	심장질환(I20-I51)	뇌심혈관질환	위장염
4	고의적자해(X60-X84)	만성하기도질환	심장질환
5	당뇨병(E10-E14)	사고	증상질병 불명확
6	만성하기도질환(J40-J47)	당뇨병	중추신경계 혈관질환
7	교통사고(V01-V99)	알쩌하이머 질환	만성신장염 및 경화증
8	간질환(K70-K76)	인플루엔자와 폐렴	비고의적 외상
9	폐렴(J12-J18)	신장질환	악성신생물
10	고혈압성질환(I10-I13)	패혈증	디프테리아

계청, 2009)하며, 1위인 암의 28.3%에 이어 단일질환으로서 1위는 뇌혈관질환이 10.5%에 달한다.

사망률은 많은 제한점이 있기는 하나 질병의 발생정도와 심각성을 동시에 나타내 줄 수 있어 국가적으로 매우 중요한 통계이고, 유병률 또한 국가와 사회가 부담하는 정도를 나타내는데 있어 기본적인 자료이다. 2011년 사망원인 분석결과 뇌혈관질환, 심장질환, 당뇨병, 고혈압성 질환으로 인한 사망이 전체 사망자수의 25.8%로 악성 신생물(27.8%)에 의한 사망비율과 비슷하다. 사망순위 1위인 악성 신생물은 모든 악성종양을 포괄한 것으로 단일질환으로 구분하면 뇌혈관질환이 1위, 심장질환이 2위였다[9](표 1-11).

[표 1-11] 2011년 주요 사망원인별 사망자수 및 사망률 (단위 : 인구 10만명당, 명, %)

순위	사망원인	사망자수	구성비	사망률
1	악성 신생물	71,579	27.8	142.8
2	뇌혈관 질환	25,404	9.9	50.7
3	심장 질환[10]	24,944	9.7	49.8
4	고의적 자해(자살)	15,906	6.2	31.7

록관리사업의 효과평가, 한국건강증진재단, 2012.

6) National Health Insurance Service, Republic of Korea, 2010.

7) National Center for Health Statistics, USA, 2007.

8) National Office of Vital Statistics, US Department of Health, Education, and Welfare.

9) 보건복지부. 2011 보건복지백서, 2012.

순위	사망원인	사망자수	구성비	사망률
5	당뇨병	10,775	4.2	21.5
6	폐렴	8,606	3.3	17.2
7	만성하기도 질환	6,959	2.7	13.9
8	간 질환	6,751	2.6	13.5
9	운수 사고	6,316	2.5	12.6
10	고혈압성 질환	5,038	2.0	10.1

상위 10순위 사망원인은 악성신생물(암), 심장 질환, 뇌혈관 질환, 폐렴, 고의적 자해(자살), 당뇨병, 간 질환, 만성 하기도 질환, 고혈압성 질환, 운수 사고 순으로 10대 사인은 전체 사망원인의 69.3%를 차지하며, 3대 사인(암, 심장 질환, 뇌혈관 질환)은 전체 사인의 46.4%를 차지한다. 10년 전에 비해 사망원인 순위가 상승한 사인은 심장 질환(3위→2위), 폐렴(10위→4위), 간 질환(8위→7위)이고, 하락한 사인은 뇌혈관 질환(2위→3위), 고의적 자해(4위→5위), 당뇨병(5위→6위), 만성 하기도 질환(7위→8위), 운수 사고(6위→10위) 등이다(표 1-12).

[표 1-12] 사망원인 순위별 사망률 추이, 2007~2017 (단위: 인구 10만 명당 명, 명, %)

순위	2007년		2016년		2017년			
	사망원인	사망률	사망원인	사망률	사망원인	사망자수	구성비	사망률
1	악성신생물	138.1	악성신생물	153.0	악성신생물	78,863	27.6	153.9
2	뇌혈관 질환	60.0	심장 질환	58.2	심장 질환	30,852	10.8	60.2
3	심장 질환	44.1	뇌혈관 질환	45.8	뇌혈관 질환	22,745	8.0	44.4
4	고의적 자해(자살)	24.9	폐렴	32.2	폐렴	19,378	6.8	37.8
5	당뇨병	23.1	고의적 자해(자살)	25.6	고의적 자해(자살)	12,463	4.4	24.3
6	운수 사고	15.6	당뇨병	19.2	당뇨병	9,184	3.2	17.9
7	만성 하기도 질환	15.4	만성 하기도 질환	13.7	간 질환	6,797	2.4	13.3
8	간 질환	15.0	간 질환	13.3	만성 하기도 질환	6,750	2.4	13.2
9	고혈압성 질환	11.1	고혈압성 질환	10.6	고혈압성 질환	5,775	2.0	11.3
10	폐렴	9.4	운수 사고	10.1	운수 사고	5,028	1.8	9.8

통계청. 2017년 사망원인통계, 2018.

10) 심장 질환에는 허혈성 심장 질환 및 기타 심장 질환이 포함

② 연령계층별 사인순위

10대부터 30대까지 사망원인 1위는 자살, 40세 부터는 암이 사망원인 1위였다. 악성신생물(암)은 1~9세 및 40세 이상에서 1위이고, 30대에서 2위이며, 10대, 20대에서 3위이며, 심장 질환은 60세 이상에서 2위이고, 50대에서 3위, 10대~40대는 4위로 모든 연령층에서 5순위 안에 포함되었다. 뇌혈관 질환은 60대, 70대에서 3위이고, 80대에서 4위이며, 폐렴은 70대에서 4위, 80세 이상에서 3위로 고연령층에서 높은 순위에 위치한다. 간 질환은 40대에서 3위로 가장 높고, 50대에서 4위이며, 운수 사고는 1~9세, 10대, 20대에서 2위이고, 30대에서 3위, 고의적 자해(자살)는 10대, 20대, 30대에서 1위이고, 40대, 50대에서 2위 등이었다(표 1-13).

[표 1-13] 연령별 5대 사망원인 구성비 및 사망률, 2017 (단위 : %, 인구 10만 명당)

	0세	1-9세	10-19세	20-29세	30-39세	40-49세	50-59세	60-69세	70-79세	80세 이상
1위	출생전후기에 기원한 특정 병태 139.8 (51.7%)	악성신생물 1.9 (17.0%)	고의적 자해(자살) 4.7 (30.9%)	고의적 자해(자살) 16.4 (44.8%)	고의적 자해(자살) 24.5 (36.9%)	악성신생물 42.5 (28.9%)	악성신생물 126.7 (38.1%)	악성신생물 305.5 (44.1%)	악성신생물 744.9 (34.8%)	악성신생물 1445.7 (17.3%)
2위	선천 기형, 변형 및 염색체 이상 45.4 (16.8%)	운수 사고 1.4 (11.9%)	운수 사고 2.7 (17.7%)	운수 사고 5.1 (14.0%)	악성신생물 13.8 (20.7%)	고의적 자해(자살) 27.9 (19.0%)	고의적 자해(자살) 30.8 (9.3%)	심장 질환 61.3 (8.8%)	심장 질환 227.4 (10.6%)	심장 질환 1063.4 (12.7%)
3위	영아 돌연사 증후군 20.0 (7.4%)	선천 기형, 변형 및 염색체 이상 1.1 (9.6%)	악성신생물 2.3 (15.3%)	악성신생물 4.0 (11.0%)	운수 사고 4.5 (6.8%)	간 질환 12.2 (8.3%)	심장 질환 28.1 (8.5%)	뇌혈관 질환 45.1 (6.5%)	뇌혈관 질환 186.1 (8.7%)	폐렴 856.7 (10.3%)
4위	심장 질환 7.3 (2.7%)	가해(타살) 0.9 (8.1%)	심장 질환 0.6 (4.0%)	심장 질환 1.5 (4.1%)	심장 질환 4.0 (6.0%)	심장 질환 11.1 (7.5%)	간 질환 25.4 (7.6%)	고의적 자해(자살) 30.2 (4.4%)	폐렴 132.2 (6.2%)	뇌혈관 질환 749.9 (9.0%)
5위	가해(타살) 4.6 (1.7%)	심장 질환 0.6 (5.5%)	익사 사고 0.4 (2.4%)	뇌혈관 질환 0.7 (1.8%)	간 질환 3.0 (4.4%)	뇌혈관 질환 8.8 (6.0%)	뇌혈관 질환 20.1 (6.1%)	간 질환 26.1 (3.8%)	당뇨병 85.6 (4.0%)	고혈압성 질환 285.0 (3.4%)

통계청. 2017년 사망원인통계, 2018.

(2) 질병발생 양상의 변화

사회, 경제수준의 향상과 국민소득의 증대는 국민보건수준과 질병발생 양상에 많은 변화를 가져왔다. 생활환경의 개선과 국민영양상태의 향상, 의료체계의 개선, 의학의 발달 등 여러 요인들에 의해 전염성질환의 발생은 감소되었다. 반면 인구증가와 극심해지는 환경오염, 식생활의 변화, 스트레스의 증가, 가치관의 변화 등으로 비전염성질환과 자살 및 정신질환이 날로 증가하고 있다.

특히, 호흡기계질환, 구강질환, 안과질환, 근골격계 및 결합조직질환, 소화기계질환 등은 유병수준이 높고 외래이용 및 입원의 상병 구성이 높다.

2012년 환자조사 결과에 따르면 외래환자의 다빈도 상병을 살펴보면, 『근골격계통 및 결합조직의 질환』이 20.0%로 가장 많고, 그 다음은 『호흡계통의 질환』 17.5%, 『소화계통의 질환』 13.6%, 순으로 나타나 이 3개의 질환이 전체 외래환자의 51.1%로 외래진료의 대부분을 차지하였다. 남자는 『호흡계통의 질환』이 전체 남자 외래환자의 18.9%로 가장 높았고, 그 다음 『근골격계통 및 결합조직의 질환』 16.5%, 『소화계통의 질환』 15.0%로 나타나 3개 질환군이 50.4%를 차지하였다. 여자는 『근골격계통 및 결합조직의 질환』이 전체 여자 외래환자의

[표 1-14] 2012년 전국 전체 의료기관 상위 외래 및 입원 상병구성현황

순위	외래	입원
1	급성기관지염 및 급성 세기관지염 15,170,057명/56,265,226일	출산장소에 따른 출생영아 411,601명/1,887,374일
2	치아 및 지지구조의 기타장애 14,266,335명/47,000,053일	폐렴 345,794명/3,941,976일
3	기타 급성 상기도감염 13,311,820명/38,257,233일	백내장 및 수정체의 기타장애 286,440명/454,936일
4	기타 피부 및 피하조직의 질환 12,173,871명/33,727,124일	요추 및 기타 추간판장애 280,653명/3,224,863일
5	급성 인두염 및 급성 편도염 11,358,720명/27,914,508일	기타 사지뼈의 골절 253,059명/3,614,519일
6	명시된 다발성 신체부위의 탈구, 염좌 및 긴장 7,832,030명/25,657,751일	기타 임신과 분만의 합병증 241,946명/1,563,257일
7	기타 코 및 비동의 질환 7,687,224명/19,433,237일	명시된 다발성 신체부위의 탈구, 염좌 및 긴장 240,208명/2,959,836일
8	연부조직 장애 7,242,267명/30,280,433일	단일 자연분만 229,133명/748,622일
9	기타 배병증 6,640,818명/45,163,400일	치핵 221,238명/730,508일
10	위염 및 십이지장염 6,095,037명/12,055,106일	감염성 기원이라고 추정되는 설사와 위장염 211,451명/1,161,275일

자료원: 2012년 지역별 의료이용통계, 국민건강보험공단, 2014.

22.5%이며, 그 다음은『호흡계통의 질환』16.5%,『소화계통의 질환』12.6%로 나타나 3개 질환군이 51.6%를 차지하였다.

전체 퇴원환자의 상병별 분포는『손상, 중독 및 외인에 의한 특정 기타 결과』가 전체 퇴원환자의 19.2%를 차지하였고, 그 다음은『근골격계통 및 결합조직의 질환』(11.9%),『호흡계통의 질환』(10.4%),『신생물』(10.2%),『순환계통의 질환』(8.1%) 순 이었다.『손상, 중독 및 외인에 의한 특정 기타 결과』는 각각 남여 모두에서 가장 높은 입원 원인이 되며 특히 남여 성비가 1.35로 남자가 여자에 비하여 손상, 중독의 발생 확률이 높게 나타났다.『소화계통의 질환』은 퇴원화자 남녀성비가 1.38으로 가장 높아 여성에 비해 남성의 소화기계통 질환 확률이 높고, 반대로 성비가 가장 낮은 질환은『비뇨생식계통의 질환』(0.51)과『근골격계통 및 결합조직의 질환』(0.68) 등으로 여성 환자 발생이 상대적으로 높은 질환으로 나타났다.

퇴원 환자의 상병을 성별, 상병별로 10대 순위를 살펴보면, 남성 퇴원환자의 가장 흔한 상병은『손상, 중독 및 외인에 의한 특정 기타 결과』로 전체 환자의 23.1%이었고, 2위는『호흡계통의 질환』으로 11.7%, 3위는『신생물』로 10.1%, 4위는『근골격계통 및 결합조직의 질환』으로 10.1% , 5위는『소화계통의 질환』으로 9.0%,이었다. 여성 환자의 경우는 1위가『손상, 중독 및 외인에 의한 특정 기타 결과』로 15.5%이고, 2위는『근골격계통 및 결합조직의 질환』으로 13.4%, 3위는『임신, 출산 및 산후기』로 10.6%이며, 4위는『신생물』로 10.3%, 5위는『호흡계통의 질환』으로서 9.1% 이었다.

[표 1-15] 2014년 시도별 의료보장 인구 1천명당 주요질환자수 현황 (단위 : 명)

구분	고혈압	당뇨병	치주질환	관절염	정신 및 행동장애	감염성 질환	간질환
계	113.2	49.9	349.1	120.6	53.0	217.3	23.3
서울	107.7	46.5	372.2	109.3	48.9	205.6	21.4
부산	114.1	53.4	345.5	132.0	62.3	217.9	27.6
대구	104.8	49.5	343.9	123.8	57.4	215.5	26.2
인천	111.8	48.1	343.2	103.1	46.5	211.5	21.5
광주	89.6	43.9	373.4	102.6	49.5	255.4	23.0
대전	101.5	47.0	371.8	107.4	55.5	221.2	23.4
울산	92.9	42.8	335.3	101.4	42.9	235.7	24.4
세종	114.5	47.9	359.1	121.1	55.1	219.1	21.0
경기	104.4	46.1	351.6	102.3	45.9	216.8	21.1
강원	152.6	61.5	322.5	137.8	57.8	198.8	27.6
충북	130.0	55.1	333.2	139.9	58.4	202.1	21.1

구분	고혈압	당뇨병	치주질환	관절염	정신 및 행동장애	감염성 질환	간질환
충남	135.8	57.5	339.6	143.0	62.7	222.5	23.9
전북	133.0	57.1	350.4	148.8	66.4	235.7	28.0
전남	143.6	66.6	335.3	187.9	65.6	245.6	29.5
경북	130.9	58.2	320.3	153.5	61.1	206.7	25.4
경남	109.6	47.0	322.8	132.1	54.5	228.9	22.3
제주	108.4	44.2	349.7	122.0	59.2	226.3	24.3

주) 1. 수진기준(주상병 기준, 한의분류 제외)이며 의료급여 포함 2. 진료인원은 약국제외
※ 대상상병코드 : 고혈압(I10~I15), 당뇨병(E10~E14), 치주질환(K00~K01, K03~K08), 관절염(M00~M19, M22~M25), 정신 및 행동장애(F00-F99), 감염성질환(A,B코드), 간질환(K70~K77)
자료원 : 2014년 지역별 의료이용통계, 국민건강보험공단, 2015.

2014년 의료보장 인구 1천명당 주요 질환자수는 고혈압 114.2명, 당뇨 50.5명, 치주질환 349.6명, 관절염 122.2명, 정신 및 행동장애 54.0명, 감염성질환 220.5명, 간질환 23.8명으로 나타났다. 주요 질환별로 의료보장인구 1천명당 환자수가 가장 많은 지역은 고혈압은 강원지역이 1천명당 152.6명으로 가장 많았고 당뇨는 전남 66.6명, 치주질환은 광주 373.4명, 관절염은 전남 187.9명, 정신 및 행동장애는 전북 66.4명, 감염성질환은 광주 255.4명, 간질환은 전남이 29.5명으로 가장 높은 순위를 보였다. 반면, 인구 1천명당 환자수가 가장 적은 지역은 고혈압환자는 광주 89.6명, 당뇨환자는 울산 42.8명, 치주질환은 경북 320.3명, 관절염은 울산 101.4명, 정신 및 행동장애는 울산 42.9명, 감염성질환은 강원 198.8명, 간질환은 세종 21.0명 등이었다(표 1-15).

(3) 감염병 발생 양상

지난 10년간 국내 발생 감염병은 대부분 퇴치되거나 감소추세로 사회적 안정 위협 가능성은 희박하지만, 결핵 등 일부 감염병은 국내 유행 지속, 기후변화와 세계화 등으로 인한 신종 감염병의 국내 유입 및 발생, 신종 바이러스 출현, 생물테러 위협 증가 등 공중보건 위기 가능성 지속, 국제교류 증가로 해외 발생 감염병의 국내 유입 가능성 증대, 기존 지역사회 감염과 전파양상이 다른 의료관련 감염병 이슈화, 생활양식 및 환경 변화로 인한 감염병 발생 규모 확대, 고령화로 인한 노인인구 증가로 면역 취약 계층 비중 확대, 예방 접종률 차이로 인한 저소득층 면역 취약 가능성은 더 높아졌다. 따라서 감염병 발생 총량 감소에도 불구, 신종 감염병 유행 등으로 인해 감염병에 대한 국민의 경계 및 관심이 증대되고 있다(그림 1-24)(표 1-16).

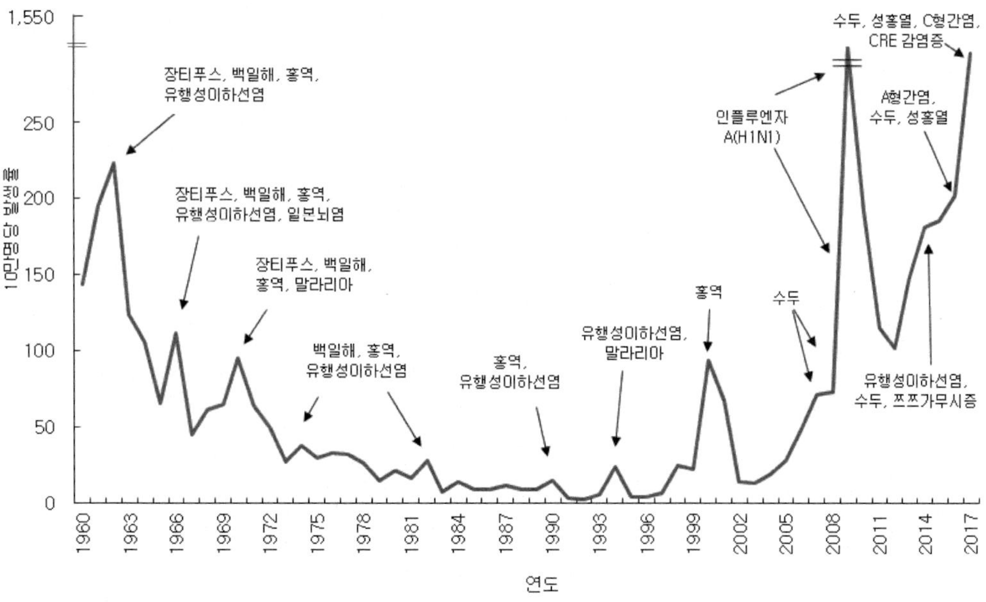

연도	1960	1970	1980	1990	2000	2005	2006	2007	2008	2009	2010	2011	2012	2013	2014	2015	2016	2017
10만명당 발생률	143.4	94.9	21.5	14.6	93.9	27.7	48.1	71.1	72.8	1,502.6	192.4	114.6	101.3	148.4	181.0	185.7	201.5	295.5

* 10만명당 발생률: 연간 신고수를 당해연도 주민등록 연앙인구로 나눈 값

[그림 1-24] 연도별 법정감염병 발생 현황 및 추이

[표 1-16] 2008 ~ 2017년 우리나라 법정감염병 발생 현황 (단위: 신고수)

군	감염병명	2008	2009	2010	2011	2012	2013	2014	2015	2016	2017
제 1 군	콜레라	5	0	8	3	0	3	0	0	4	5
	장티푸스	188	168	133	148	129	156	251	121	121	128
	파라티푸스	44	36	55	56	58	54	37	44	56	73
	세균성이질	209	180	228	171	90	294	110	88	113	111
	장출혈성대장균감염증	58	62	56	71	58	61	111	71	104	138
	A형간염	-	-	-	5,521	1,197	867	1,307	1,804	4,679	4,419
제 2 군	백일해	9	66	27	97	230	36	88	205	129	318
	파상풍	16	17	14	19	17	22	23	22	24	34
	홍역	2	17	114	42	3	107	442	7	18	7
	유행성이하선염	4,542	6,399	6,094	6,137	7,492	17,024	25,286	23,448	17,057	16,924
	풍진	30	36	43	53	28	18	11	11	11	7
	B형간염	-	-	-	1,428	2,753	3,387	4,115	3,666	359	391
	일본뇌염	6	6	26	3	20	14	26	40	28	9
	수두	22,849	25,197	24,400	36,249	27,763	37,361	44,450	46,330	54,060	80,092
	b형헤모필루스인플루엔자	-	-	-	-	-	0	0	0	0	3
	폐렴구균	-	-	-	-	-	-	36	228	441	523

군	감염병명	2008	2009	2010	2011	2012	2013	2014	2015	2016	2017
제3군	말라리아	1,052	1,345	1,772	826	542	445	638	699	673	515
	결핵(신환자)	34,157	35,845	36,305	39,557	39,545	36,089	34,869	32,181	30,892	28,161
	한센병	7	5	6	7	5	7	6	2	4	3
	성홍열	151	127	106	406	968	3,678	5,809	7,002	11,911	22,838
	수막구균성수막염	1	3	12	7	4	6	5	6	6	17
	레지오넬라증	21	24	30	28	25	21	30	45	128	198
	비브리오패혈증	49	24	73	51	64	56	61	37	56	46
	발진열	87	29	54	23	41	19	9	15	18	18
	쯔쯔가무시증	6,057	4,995	5,671	5,151	8,604	10,365	8,130	9,513	11,105	10,528
	렙토스피라증	100	62	66	49	28	50	58	104	117	103
	브루셀라증	58	24	31	19	17	16	8	5	4	6
	신증후군출혈열	375	334	473	370	364	527	344	384	575	531
	후천성면역결핍증(AIDS)	797	768	773	888	868	1,013	1,081	1,018	1,062	1,009
	매독(1기,2기,선천성)	−	−	−	965	787	798	1,015	1,006	1,569	2,148
	크로이츠펠트-야콥병(CJD)	−	−	−	29	45	34	65	33	42	36
	C형간염	−	−	−	−	−	−	−	−	−	6,396
	카바페넴내성장내세균속균종 (CRE) 감염증	−	−	−	−	−	−	−	−	−	5,716
제4군	뎅기열	51	59	125	72	149	252	165	255	313	171
	보툴리눔독소증	0	0	0	0	0	0	1	0	0	0
	큐열	19	14	13	8	10	11	8	27	81	96
	웨스트나일열	−	−	−	0	1	0	0	0	0	0
	신종감염병증후군	0	706,911	56,850	0	0	0	0	0	0	0
	라임병	−	−	−	2	3	11	13	9	27	31
	유비저	−	−	−	1	0	2	2	4	4	2
	치쿤구니야열	−	−	−	0	0	2	1	2	10	5
	중증열성혈소판감소증후군	−	−	−	−	−	36	55	79	165	272
	중동호흡기증후군(MERS)	−	−	−	−	−	−	−	185	0	0
	지카바이러스감염증	−	−	−	−	−	−	−	−	16	11

1) 0 : 환자발생이 없는 경우, − : 신고 ·보고 대상이 아닌 경우(법정감염병으로 지정되기 이전)
2) 표본감시체계를 통하여 보고된 자료는 제외
3) 각 질병별로 규정된 신고 범위(환자, 의사환자, 병원체보유자)의 모든 보고건을 포함
4) 환자발생 보고가 없는 감염병(디프테리아, 폴리오, 발진티푸스, 탄저, 공수병, 반코마이신내성황색포도알균(VRSA) 감염증, 페스트, 황열, 바이러스성출혈열, 두창, 중증급성호흡기증후군(SARS), 동물인플루엔자인체감염증, 신종인플루엔자, 야토병, 진드기매개뇌염) 제외
5) 제4군 신종감염병증후군 2009, 2010년도 자료는 인플루엔자 A(H1N1)pdm09 보고건임(2010년도 자료는 9월 30일 기준임)
6) 제2군 B형간염은 감염병의 진단기준 고시 개정(2016.1.7.)에 따라 신고범위가 변경되어 2016년부터 급성B형간염에 한해 작성
7) 제3군 C형간염, CRE 감염증은 2017.6.3.일부터 집계된 자료임

출처 : 『감염병포털(http://cdc.go.kr/npt)』,『2017 감염병 감시연보』(국가승인통계 제117052호, 법정감염병발생보고)

8 보건의료의 향후 전망

여러 가지 보건지표를 종합해보면 우리나라 사람은 선진국 수준의 건강을 누리고 있으며, 감염성질환보다 만성퇴행성질환이 건강에 더 큰 영향을 미치고 있음을 알 수 있다. 현재로서는 특히 산업발전에 수반하여 심각한 문제로 대두되고 있는 환경오염, 인구의 도시화 현상, 성인병 문제 등 공중보건학적 해결방법을 필요로 하는 각종 문제가 증가하고 있다.

우리나라가 당면한 보건문제를 도출해 본다면

① 노인 인구증가에 따라 만성질환은 현재 사망이나 상병의 수위를 차지하고 있고 산업화로 인한 정신질환자, 교통사고, 산업재해 등이 계속 증가되고 있다. 그리고 운동부족과 영양과잉 섭취는 당뇨병 등 대사성질환을 증가시키고 있다. 주로 생산 연령층에 많이 발생하고 있으며 예방 및 관리 효과의 탄성이 큰 각종 사고 등도 중요한 현안과제의 하나이다.

② 인구의 노령화로 퇴행성질환이 증가함으로써 노령인구의 기능장애로 인한 폐질환(disability)이 증가되고 있다.

③ 생태계 파괴와 환경오염으로 인해 사람에게 독력이 매우 강한 새로운 감염병 및 재출현 감염병의 병원체를 유발시킬 가능성이 증대되고 있다.

④ 소득수준의 향상으로 사회복지에 대한 욕구가 증대되고 있으며, 보건복지 연계모형의 대안이 중요해 질 것이다.

⑤ AIDS나 유행성 간염 같은 특수질병 예방문제 등이 있다.

⑥ 우리나라의 자살에 의한 사망률은 OECD 국가 중에서 가장 높으며, 증가하고 있어 이에 대한 적극적인 대책마련이 시급하다.

참고문헌

구성희 등. 공중보건학. 고문사. 2006

국민건강보험공단. 2014년 지역별 의료이용통계, 2015.

김동석. 공중보건학. 수문사. 2004

김두희. 보건학총론. 학문사. 2004

김정순. 역학원론. 신광출판사. 2007

남철현 등. 공중보건학. 계축문화사. 2007

대한예방의학회. 예방의학과 공중보건학 I, II, III. 계축문화사. 2017.

보건복지부. 보건사회백서. 2007-2017

보건복지부. 보건사회통계연보. 2007-2017.

보건복지부. 2017 감염병 감시연보, 2018

배상수. 건강증진의 정의와 접근방법, 건강증진 전문인력 교육, 보건복지가족부, 2007

양재모. 공중보건학강의. 수문사. 1986
질병관리본부. 2017 감염병 감시연보, 2018.
통계청. 사망원인통계연보. 2018
통계청.「장래인구추계: 1915-2065」, 2017
통계청. 2018년 OECD 보건의료통계, 2018.
한국보건사회연구원. 저출산고령사회 대응관련 쟁점연구, 2011.
한국보건사회연구원. 보건복지 분야 국정현안과 대응방안 2013. 2013.
한국보건사회연구원. 보건복지 현안분석과 정책과제 2013. 2013.
Detels R, Beaglehole R, Lansang MA, Gulliford M. Oxford Textbook of Public Health, Oxford University Press, 2009
Robert B. Wallace. Maxey-Rosenau-Last Public Health and Preventive Medicine. McGraw-Hill Education, 15 edition, 2008.

제2장

보건관리와 보건의료

1 보건관리의 개념

보건학이란 시·군·구 지역, 시·도 지역 또는 국가나 국제적인 보건의료자원을 조직화하여 많은 사람들이 건강하게 살아갈 수 있도록 하는 과정에 대한 학문이다. 이러한 목표를 달성하기 위해서는 보다 큰 목표로서 전략과 전술이 필요할 것이다.

이러한 전략에 해당되는 것이 보건정책으로 국민들을 건강하게 하기 위하여 정부 또는 공공기관이 목표를 달성하기 위해 준비하는 행동지침이다. 1980년대 이후 논쟁이 지속되어 일반인들도 쉽게 인지되는 보건정책으로는 건강보험을 조합식으로 분리하여 운영할 것인지 또는 하나로 통합하여 운영할 것인지에 대한 건강보험 통합정책, 양방과 한방을 독립하여 운영할 것인지 통합하여 의료를 일원화할 것인지에 대한 의료일원화 정책, 지난 2000년 실시된 의약분업 정책 등을 손꼽아 볼 수 있다. 이렇게 사람들을 건강하게 하기 위한 전략으로서의 국가 또는 정부의 정책이 수립된 후에는 목적을 달성하기 위해 수단을 구체화하고 실행하는 전술이 필요한데 이것이 바로 보건관리에 해당된다. 기업으로 친다면 경영과 매우 유사한 개념이다. 일반적으로 관리란 목표를 달성하기 위해 계획을 세우고, 계획을 수행할 조직을 만들고, 이 조직을 지휘하여 통제하는 것을 말한다. 그러나 정책은 그 내용과 수행주체의 측면을 강조하고 있으며 관리는 그 과정을 강조하는 측면이 있기 때문에 두 과정을 엄밀하게 구분하기는 쉽지 않으므로, 이 책에서는 보건정책과 관리과정을 통틀어 '보건관리'라 정의하였다.

2 보건관리의 필요성

사람들이 건강하게 살아가기 위해 의학기술의 발전이나 경제 발전 이외에 보건정책과 관리

과정이 필요한 이유를 설명하자면 다음과 같다.

첫째, 보건의료자원이 부족하기 때문이다. 보건의료서비스를 무료로 공급받을 수 있고, 이를 위해 의사나 간호사의 수가 무한하며, 농어촌지역의 의원에 가더라도 고가의 의료장비들이 잘 갖추어져 있는 상황이라면 이러한 보건정책과 관리가 필요하지 않다. 그러나 현실은 많은 사람들이 경제적인 이유로 받아야 할 기본적인 의료혜택조차 받지 못하고 있으며, 전국민 건강보험이 도입되었지만 도시와 농어촌지역간에는 현격한 의료시설의 격차가 존재하고, 다른 생산적인 과학기술인력은 도외시 한 채 보건인력들만 무한정 육성할 수도 없는 형편이다. 따라서 현재 부족한 보건의료 예산, 인력 및 시설을 효율적으로 사용하기 위해서는 국가나 공공기관이 주도적으로 보건의료체계의 방향성을 보건정책으로 제시하고 효과적인 관리과정을 통해 국민들의 건강을 향상시킬 필요성이 있다.

둘째, 사람들의 무한한 욕구 때문이다. 모든 사람들은 최상의 의료서비스를 받기 위해 가능하다면 상급종합병원을 이용하고자 하며, 모든 의사들도 최신장비와 최신의료를 수행하고자 하고, 의료기관의 경영자들은 많은 진료수익을 올리고 싶은 것이 인지상정이다. 그러나 모든 사람들이 의원을 기피하여 상급종합병원에서만 진료를 받고, 모든 의사들이 수입이 좋은 몇몇 전문 진료과목으로만 편중된다거나, 모든 의원에서 자기공명영상진단장치(MRI)와 같은 고가의 최신장비를 갖추게 된다면, 우리나라의 보건의료체계는 엉망이 되어버리고 말 것이다. 따라서 이러한 비효율적인 요소들을 개선하기 위한 규제정책과 의료기관을 효율적으로 경영하기 위한 관리방법이 필요할 수밖에 없다.

셋째, 의료조직은 복잡하고 다양한 특성이 있다. 가장 단순한 의료조직인 개인의원만 하더라도 의사, 간호사, 간호조무사, 방사선기사, 물리치료사, 사무장, 접수 및 수납직원 등 여러 직종의 인력이 필요하며, 모든 인력이 최상의 서비스를 제공하였다하더라도 마지막 단계인 수납직원이 불친절하였다면 고객의 만족도는 현저히 떨어진다. 즉 모든 보건의료인력이 협동하여 팀웍을 발휘해야만 그 의원이 성공할 수 있는 것이다. 자동차 공장과 같은 거대한 산업체가 만드는 자동차의 종류는 많아야 10종 내외이다. 그러나 규모가 적은 의원에서조차 수가화되어있는 의료행위가 1,000여 가지가 넘고 종합병원의 경우에는 3,000여 가지에 이르고 있다. 따라서 자동차 공장은 10종의 자동차 수익분석만을 통해 쉽게 전략과 전술을 계획할 수 있겠지만 보건의료조직에서는 수 천 가지에 이르는 보건의료행위들에 대한 원가분석조차 매우 어려운 형편이다. 이러한 복잡한 의료조직을 보다 효율적으로 움직이기 위해서는 주먹구구식의 운영이 아닌 경영이론과 같은 사회과학에 기반한 과학적인 보건관리과정이 필요하다.

넷째, 정부의 규제와 통제가 강화되면서 개별 보건의료기관의 입장에서도 이러한 규제와 통제에 순응하면서 성과를 크게 하기위한 내부관리의 중요성이 부각되고 있다.

3 보건관리 대상과 보건의료 영역

보건관리의 대상은 매우 다양하다. 먼저 바람직한 보건의료란 무엇이고 우리나라의 보건의료는 어떻게 발전해 나가야 하는가? 사람들이 건강을 추구하거나 질병에 걸렸을 경우의 행태는 어떠하며, 건강증진의 방법에는 어떠한 것들이 있을까? 보건의료정책 수립을 위해 고려해야 하는, 보건의료의 경제적 특성에는 어떠한 것들이 있으며, 보건의료서비스 이용에 영향을 미치는 요인들에는 무엇이 있을까? 의료의 질을 향상하기 위한 방법은 무엇인가? 보건의료 자원의 특성은 무엇이며, 급증하는 국민의료비 절감대책은 어떠한 것들이 있을까? 우리나라 의료보장의 현황과 의료보장제도는 어떻게 발전해나가야 하는가? 지역사회보건사업에는 무엇이 있고 보건사업의 기획, 운영 및 평가는 어떻게 이루어지는가? 이상과 같은 광범위한 내용들 모두가 보건관리의 대상이다.

보건관리가 대상으로 하는 것은 결국 의료를 둘러싸고 벌어지는 여러 현상들로서 이러한 현상의 배후와 기전을 잘 이해하고 이를 해결함으로써 좋은 의료가 되는 처방전을 제시하는 것이 보건관리의 목적이다.

그렇다면 의료란 무엇인가? 의료는 주로 개인이 가진 질병문제의 해결에 주안점을 두어왔다. 아플 때 의료인을 찾아가서 진단을 받고 치료받는 일련의 과정이 의료의 주요 내용이었다는 말이나. 현대적 관점에서 보자면 이는 협의의 의료 또는 전통적 의료개념이라고 할 수 있다. 질병의 발생원인과 이를 해결하기 위한 여러 수단에 대한 이해가 깊어지고 확대됨에 따라서 의료의 개념은 보다 심화되고 확장되었기 때문이다. 질병의 발생 원인을 이해하게 되면서 평소 건강할 때 병에 걸리지 않기 위한 노력을 통해 질병을 예방할 수 있음을 알게 되었을 뿐만 아니라 건강을 유지하고 증진하는 노력을 통해 보다 활력 있는 삶을 누릴 수 있음을 깨닫게 되었다. 이러한 개념에 의해 다양한 예방수단과 건강증진 수단이 개발되었고 널리 적용되고 있다. 아무런 증상이 없는데도 질병을 조기에 발견하기 위한 검진이나 예방접종을 받는 것은 이제 기본적인 의료 활동 가운데 하나가 되었다. 또 자신에게 적합한 운동이나 식생활 습관을 위해 의료인과 상담하는 일도 점차 확대되고 있다. 병에 걸린 사람을 괴롭히는 증상을 치료하더라도 여전히 남는 기능 장애나 불구의 문제를 적절히 해결해주지 않는다면 그 사람이 사회로 복귀하여 정상인으로서 생활하는데 어려움이 있으므로 이를 해결해주기 위한 활동도 의료의 영역에 포함된 것도 오래전부터의 일이다. 그 수단 역시 발전되어왔음은 물론이다. 이처럼 질병의 자연사 전체에 대한 이해와 이를 근거로 한 해결수단들이 발전됨에 따라서 의료의 외연은 많이 넓어지게 되었다. 아픈 '개인'을 대상으로 한 접근방법이 적절한 경우도 있지만 집단전체를 대상으로 한 접근방법도 효과적인 수단이 될 수 있음도 이해하게 되었다. 무엇보다도 의료의 목적을 아픈 사람이 생겼을 때 이를 해결하는 진단과 치료에 두기보다는 건강을 중심으로 정의하고 이해할 수 있는 지식과 기술이 증대되었다(그림 2-1).

이렇게 의료의 활동영역이 확대되고 그 내용이 심화됨에 따라 이를 담아내기 위한 용어가 필요하게 되었다. 1970년대부터 과거 개인을 대상으로 한 진료를 의미하는 의료를 대신해서 보건의료[1]라는 용어가 널리 쓰이고 있다. 보건의료는 과거의 보건개념과 의료개념의 단순한 조합이 아니라 질병과 건강개념의 발전과 이에 발맞추어 이루어진 의료 활동의 확대를 반영하는 현대적인 광의의 의료개념이라고 할 수 있다.

정리해 보자면 보건의료는 그 주안점을 질병이 아니라 건강에 두고 있으며, 건강과 관련된 제반현상을 이해하고 이를 관리하기 위한 활동전반을 자신의 목표로 한다. 이에 따라 의료기관이나 의료인을 통해 생산되는 서비스도 그 폭이 점차 확대되고 있으며 환자 뿐 아니라 건강한 사람을 포함하는 주민 전체가 그 대상이 된다. 이를 과거의 의료가 생산하던 의료서비스(medical service)를 포괄하는 보건의료서비스(health service)로 통칭하기도 한다.

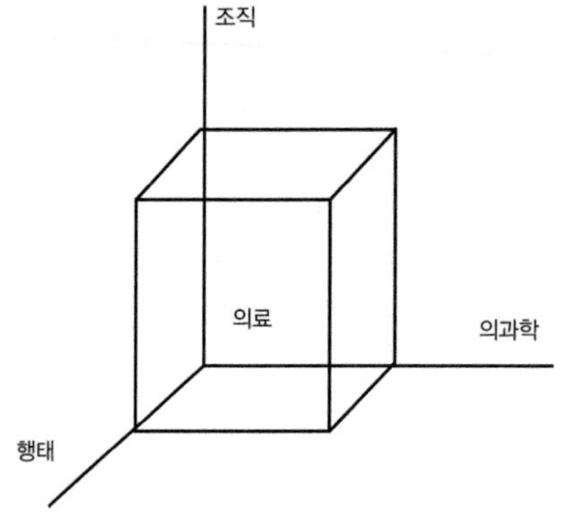

[그림 2-1] 보건의료의 구성요소

1) 보건의료는 영어의 'health care'를 번역한 용어이다. 1990년대부터 점차 'healthcare'로 표기하는 경우가 많아지고 있는데 구지 구분하자면 'healthcare'는 관용어로 주로 쓰이고(예, healthcare financing), 'health care'는 보다 나은 보건의료(higher quality health care)와 같이 'care'가 핵심어가 될 때 쓰이는 경향이 있다(Slee's Health Care Terms, 2001).

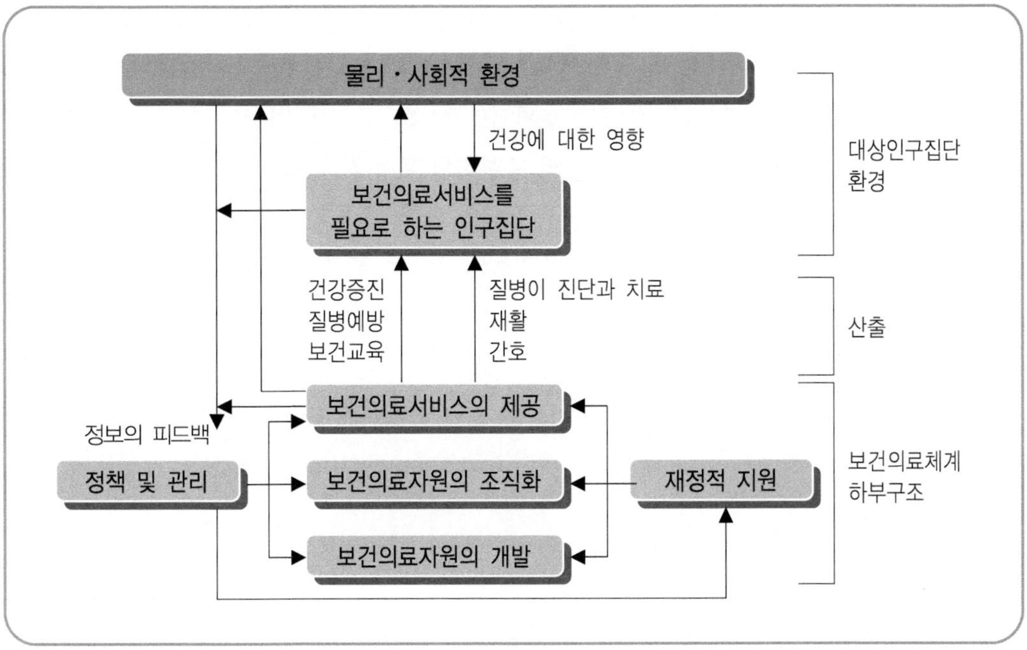

[그림 2-2] 보건의료체계의 기능적 상호작용

4 보건의료체계와 구성요소

모든 국가들은 그들 나름의 보건의료제도를 가지고 있다. 보건의료에 대한 필요를 가진 국민이 있는 한, 이들에게 가장 필요하고도 적합한 적정 보건의료서비스를 제공해 줄 기본적인 틀로서의 제도가 국가적 차원에서 반드시 필요하기 때문이다. 또, 현대사회에서 건강권에 대한 인식이 높아지면서 형평성 있는 의료, 질 높은 의료에 대한 국민적 요구가 커지고 있으며, 특히 사회경제적으로 소외된 계층의 충족되지 않은 의료요구의 문제가 사회적 쟁점을 형성하고 있다. 오늘날 현대 국가의 보건의료제도 또는 보건의료체계는 국민 건강권[2]을 보장하기 위한 가장 기본적인 사회적 조치를 수행하는 국가적 체계를 말한다.[3]

일반적으로 한 국가의 보건의료체계는 그 사회의 기본적인 목표 및 가치체계, 과학, 상업적 요인 등을 포함한 제반 사회환경의 영향 하에 점진적으로 형성된 역사적 산물로 볼 수 있

2) 우리나라 헌법은 제36조 제3항에 "모든 국민은 보건에 관하여 국가의 보호를 받는다"고 규정하여 국민의 건강생활을 보장하기 위하여 국가에게 국민보건 보호 의무를 지우는 방식으로 국민의 보건에 관한 권리를 헌법상 권리로 선언하고 보장하고 있는 것이다. 한국의료법학회. 보건의료법학. 동림사. 2002.

3) 문옥륜 외, 「보건학 개론」, 1998, pp.90-91, 서울대학교 출판부.

다.[4] 반대로 보건의료체계 역시 사회를 구성하는 여타 다른 하위체계에 영향을 미치게 되므로 제반 사회환경과 보건의료체계는 끊임없이 상호작용을 한다고 할 수 있다(그림 2-2).

Kleczkowski 등(1984)에 의하면, 국가보건의료제도의 목표는 다섯 가지 분야로 구분된 보건의료체계 하부구조(Infrastructure)들의 종합적인 활동을 통하여 의료혜택이 필요한 대상지역 주민(Population in need of care or at risk)들에게 건강증진을 위한 예방, 치료, 재활에 걸친 일련의 활동을 전개함으로써 주민들의 건강을 확보하는 것이다. 의료제도 또는 보건의료체계 하부구조의 다섯 분야는 보건의료자원의 개발(Development of health resources), 보건의료자원의 조직화(Organized arrangement of health resources), 보건의료서비스의 제공(Delivery of health care)으로 이어지는 3개의 주축 분야와 이를 지원하는 재정지원(Economic support)과 정책 및 관리(Management)의 2개 분야로 구성되어 있다(그림 2-3).

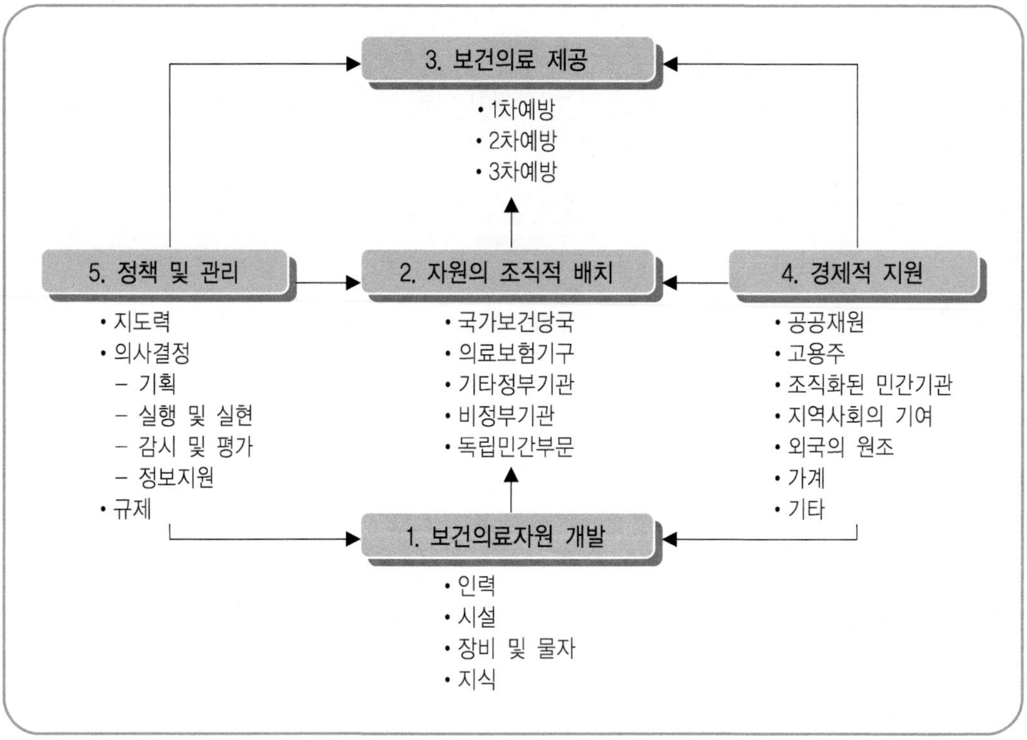

[그림 2-3] 보건의료체계의 구성요소

4) Kleczkowski, B.M., Roemer, M.I., and Werff, A.V. National Health Systems and Their Reorientation Towards Health for All. WHO, Public Health Papers. No77. 1984.

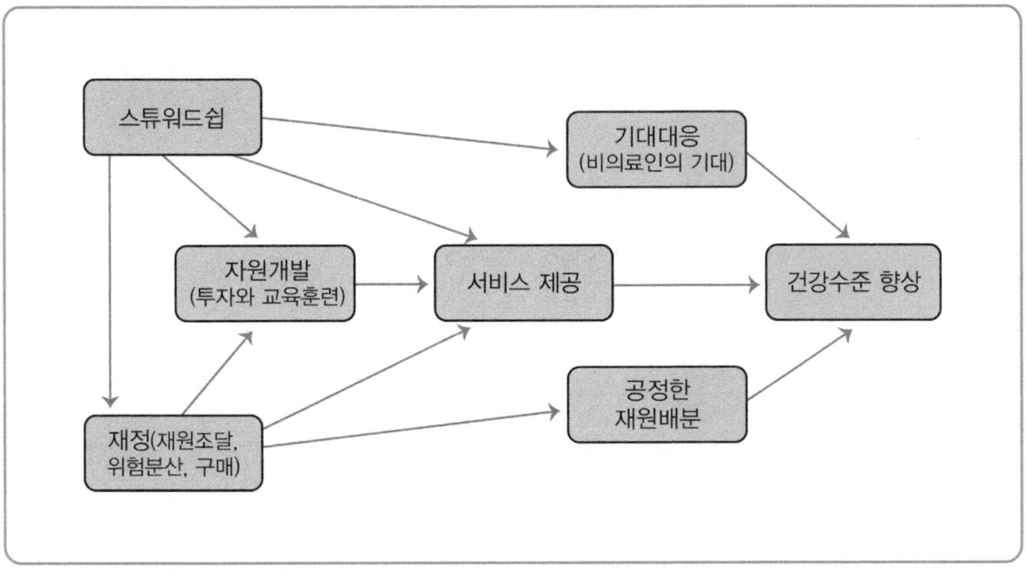

[그림 2-4] WHO 보건의료체계, 2000[5)]

1) 보건의료자원의 개발

보건의료체계가 그 기능을 수행하기 위해 필요한 생산요소들을 보건의료자원이라고 하는데 인력, 시설, 장비 및 물자, 지식과 기술 등이 이에 포함된다.

보건의료자원으로서의 인력이란 그 일차적 기능이 보건의료서비스의 생산인 사람들의 집합으로서 의사, 간호사, 약사, 보건기사, 행정요원 및 기타 관련인력 등을 들 수 있다. 이러한 인력이 기능의 수행을 위해 활동하는 공간인 보건의료시설에는 병원, 의원, 보건소, 모자보건센터, 보건지소, 보건진료소, 조산원, 약국 등이 있다. 인력과 시설을 통해 보건의료체계의 기능을 수행하는데 필요한 물자에는 보건의료장비, 약품 기타 소모품과 재료가 모두 포함된다. 이와 아울러 각 인력이 필요한 기능을 수행하는데 필요한 지식과 기술도 보건의료자원에 포함되며 이를 생산하는데도 일정한 재정과 시간이 필요하다. 보건의료자원의 개발이란 한 사회의 보건의료자원을 생산하는 전 과정을 의미한다. 보건의료자원에 대한 자세한 내용은 제 4장을 참고하기 바란다.

2) 보건의료자원의 조직화

"구슬이 서 말이라도 꿰어야 보배"가 된다. 개발된 보건의료자원이 의료서비스를 산출하는

5) WHO. The world health report 2000, Health systems: improving performance, 2000

[표 2-1] 우리나라 보건의료 인력의 업무, 자격기준 및 양성기관

의료인력	업 무	입학 자격	양성기관	교육훈련 기간	양성 기관수	입학정원 (2004)	면허자격 수(2017)
의사	의료와 보건지도	고졸자	의학과	6년	41	3,058[1]	121,571
치과의사	치과의료와 구강보건지도	고졸자	치의학과	6년	11	750[1]	30,333
한의사	한방의료와 한방보건지도	고졸자	한의학과	6년	12	750[1]	24,560
간호사	요양상의 간호, 진료보조, 기타보건활동	고졸자	간호학과 전문대학	4년 3년	112 88	12,563[1] 4,063[1]	374,990
조산사	조산, 임부·해산부·산욕부 및 신생아의 보건과 양호지도	간호사	수습병원	1년	9	189	8,297
전문의	전문의료(28종)	의사	수련병원	3-5년	267	3,262	94,799
치과전문의	치과전문의료(10종)	치과의사	수련병원				
한의사전문의	한방전문의료(8종)	한의사	수련병원				
전문간호사	전문분야간호 및 보건업무(13종)	간호사	수련병원	1년	-	-	13,397(2013)
간호조무사	진료·간호업무 보조	고졸자	사설강습소	1년	113	19,063	681,276
응급구조사	현장·구급차수송 중 구급조치(1, 2급)	고졸자	전문대학 대 학	2년 4년	15	831	16,638(1급) 15,681(2급)
약사	의약품 판매·조제, 약국조제	고졸자	약학대학	6년	35	1,700[1]	68,616
한약사	한약의 조재, 한약제제업무	고졸자	한약대학	4년	3	120	
임상병리사	가검물 등의 검사, 생리학적 검사·채혈 등 임상병리검사	고졸자	전문대학 대 학	3년 4년	20 1	2,030 40	56,238
방사선사	방사선 취급, 기기관리 등	고졸자	전문대학	3년	22	1,730	42,736
물리치료사	물리요법적 치료, 교정-재활훈련	고졸자	전문대학 대 학	3년 4년	31	1,520 240	62,586
작업치료사	훈련치료	고졸자	전문대학	3년	17	700	14,727
치과기공사	치과기공물·충전물·교정장치의 제작·수리·가공 등	고졸자	전문대학	3년	14	1,320	34,199
치과위생사	치아·구강 질환 예방·위생, 치석제거, 불소도포 등	고졸자	전문대학	3년	23	2,510	74,589
의무기록사	의무기록 유지·관리·지도	고졸자	전문대학	2년	24	2,845	23,907
안경사	안경의 조제·판매	고졸자	전문대학	2년	17	1,559	42,297
보건교육사	국민건강증진사업	고졸자	전문대학 대 학	2년 4년			
정신보건전문요원	정신보건임상심리사, 정신보건간호사, 정신보건사회복지 1, 2급						
의지 · 보조기기사	의보 및 보조기	고졸자	전문대학 대 학	2년 4년			
요양보호사	요양보호						
영양사	영양 분야의 연구·관리·확인	고졸자	전문대학 대 학	2년 4년	48 50	5,600 2,300	132,663(2013)
위생사	식품·첨가물업체의 위생관리, 노동자 보건관리, 소독업무	고졸자	전문대 이상 위생업무종사	2년 이상 3년 이상	12	1,400	66,798(2013)
수의사	동물의 진료·보건, 축산물 위생검사	고졸자	수의학과	4년	10	490	
사회복지사	사회복지업무(1, 2, 3급)	고졸자	전문대이상	2년 이상			911,038
산업위생지도사, 산업안전지도사	산업위생 및 산업안전 지도	고졸자					

주 : 1) 2012년 입학정원; 자료 : 보건복지부, 보건복지백서, 1999~2017. 보건복지부, 보건복지통계연보, 2003~2017.

기능을 수행하기 위해서는 이러한 자원들이 적절한 기능적 연관성에 따라 구조적으로 묶여야 한다. 이러한 활동에는 목적의 달성을 위해 이를 세부적으로 담당할 단위를 결정하고 각 단위에 책임과 권한을 부여하는 활동, 세분화된 단위들이 서로 통합되어서 총체적 목적달성을 위해 일할 수 있는 의사소통의 경로를 만들어내는 활동 등이 있는데 이렇게 자원을 체계적으로 배열하는 기능을 조직화라고 한다.

보건의료자원의 조직화는 의료서비스의 직접적 생산주체인 의료기관의 조직화와 한 나라의 보건의료제공체계 전체를 대상으로 한 조직화를 생각해 볼 수 있다. 한 나라의 보건의료자의 조직화는 대개 중앙정부가 담당하고 있으며 지방이나 지역의 경우에는 지방정부가 담당하는 경우가 많다. 의료기관 조직화의 기능은 지방정부나 중앙정부가 직접 수행하는 경우도 있고 의료보험 보험자가 가입자에게 의료서비스를 제공하기 위해서 수행하는 경우도 있다. 우리나라의 경우에는 주로 의사 개인이나 의사가 중심이 된 민간자본이 의료기관의 조직자로서의 역할을 담당해 왔다. 특수한 영역의 경우에는 중앙정부의 행정부서가 이를 담당하는 경우도 있다. 예를 들면, 국공립 의과대학부속병원의 조직화에는 교육부가, 직업병과 산업재해를 당한 근로자를 돌보는 의료기관의 조직화는 고용노동부가 관계될 수 있다.

3) 보건의료서비스 제공

조직화된 보선의료자원을 통해 국민의 보건의료와 관련된 필요가 충족되는 과정으로 다양한 서비스가 생산되는 과정이기도 하다. 이러한 서비스에는 포괄적 보건의료서비스의 구성요소에서 살펴보았던 1, 2, 3차 의료서비스들이 모두 포함되어야 한다. 국민의 요구에 부합되는 보건의료서비스를 효과적으로 제공하기 위해서는 세 가지 수준의 의료서비스 간에 지속성이 보장되어야 하는데 이를 위한 구조로서 지역화를 통한 보건의료제공체계가 구축되어 있어야 한다. 지역화에 대해서는 보건의료서비스의 공급과 관련된 장을 참고하기 바란다.

4) 경제적 지원

보건의료자원을 개발하여 조직화하고 이를 제공하는 데는 당연히 비용이 들어간다. 어떤 사회든 비용이 필요한 여러 영역들이 있기 때문에 보건의료체계의 개발과 유지에 소요되는 비용을 마련하기 위해 별도의 기전을 가지고 있지 않으면 이 부문에 소요되는 재원을 마련하기 어렵다. 개인적으로 보자면 보건의료 수요를 예측하기 어렵고 예측이 가능한 필수적 욕구의 해결에 우선순위가 밀리게 된다. 이에 따라 자유시장 경제를 택하고 있는 나라를 포함, 모든 국가는 보건의료부문에 소요되는 경제적 지원을 위한 체계를 별도로 마련하고 있다.

세계보건기구(WHO)는 이러한 지원을 위한 재정적 원천을 다음과 같이 구분하여 제시하고 있다.

① **공공재원** : 정부의 중앙행정기관, 조세, 사회보험으로서의 의료보험기구 등
② **조직화된 민간기관** : 자선단체, 민간의료보험
③ **지역사회의 재정지원** : 기부나 자원봉사활동
④ 외국의 원조
⑤ **개인** : 의료이용 시 국민의 직접 지불, 본인부담금
⑥ **기타 재원** : 복권, 기부금 등

세계보건기구는 경제적 지원으로서의 재원을 보건의료자원이 아니라 일종의 지원요소로 보고 있다. 이는 몇 가지 의미를 가진다. 재원은 그 자체가 보건의료자원은 아니며 일단 보건의료부문으로 투자되어 보건의료자원으로 전환되어야 함을 의미한다. 또, 재원은 보건의료자원의 개발에만 요구되는 것이 아니라 그 조직화와 제공, 나아가 관리와 정책 등의 하위기능을 수행하는데도 필요하기 때문에 재원을 보건의료자원으로 보는 것 보다는 지원요소로 파악하는 것이 더 바람직하다는 의미가 포함되어 있다. 보건의료체계가 제대로 기능하기 위해서는 다양한 지원요소들이 필요하지만 이들 지원요소들 가운데 가장 중요한 지원요소가 경제적 지원과 다음에 살펴 볼 관리이다.

5) 정책 및 관리

보건의료체계의 관리기능은 국가보건의료체계가 형평성과 효과성, 효율성을 구현할 수 있도록 조직·운영하기 위한 기능단위로서 지도력, 의사결정, 규제의 세 가지 차원이 중요하다.

보건의료체계 내에 포함되어 있는 사람들과 조직들은 나름대로의 역사와 전통, 목적, 권력구조를 가지고 있다. 따라서 보건의료체계를 바람직한 방향으로 변화시키기 위해서는 기존의 제도적 관성에 따른 저항을 극복하고 사람들이 변화에 대한 적절한 동기를 가지고 목적하는 방향으로 행동할 수 있도록 지도할 필요가 있으며 이를 위해 사람과 조직에게 영향을 미치는 지도력 또한 요구된다.

보건의료체계 내에서 이루어지는 기획, 실행과 실현, 감시 및 평가, 정보지원 등 모든 면에서 적절하고 바른 의사결정이 필요하다. 국가보건의료체계나 지역보건의료체계 전체와 관련된 의사결정의 경우 대부분 보건복지부 같은 중앙행정기관이나 보건소 등의 지역보건조직이 수행하지만 관리는 보건의료체계 내의 모든 기관이 일상적으로 수행해야 하는 과정이기도 하다.

국가보건의료체계를 건전하게 운영하기 위한 규제는 대개 법적으로 이루어진다. 보건의료인에 대한 면허의 부여, 보건의료기관의 인가, 의약품에 대한 통제 등이 모든 국가에서 이루어지고 있다. 기본적 보건의료서비스를 모든 국민이 권리로서 이용하는 것을 보장하는 한편, 불필요한 낭비를 막기 위해서도 법을 통한 규제가 필요하다.

5 바람직한 보건의료의 구비조건

모든 나라가 이들 5가지 하부구조를 갖는 국가보건의료체계를 자기 나라의 특색에 맞게 운영하고 있다. 그런데, 어떤 나라들은 다른 나라들에 비해 같은 양의 자원을 사용하고서도 더 나은 국민건강수준을 유지하고 있다. 즉, 국민의료비의 지출이 크다고 해서 평균수명이 반드시 높아지지는 않는다는 것이다. 미국은 GDP의 약 14%를 보건의료에 투입하면서도 국민건강수준은 OECD 국가 중에서 중하위권에 머물고 있는 반면, 영국이나 일본은 GDP의 7%만을 보건의료에 사용하면서 국민건강수준은 최상위권에 들어있다.

그러면, 우리나라의 보건의료체계는 어떠할까? 이 책에서는 우리나라 보건의료체계의 문제점을 체계적으로 고찰해 보고자 한다. 한 나라의 보건의료체계 또는 의료제도가 가진 문제점을 찾아낸다는 것은 곧 그 나라의 보건의료체계가 그동안 이루어 놓은 성과를 평가하는 것과 무관치 않다. 보건의료체계의 성과는 대개 자원의 적절한 배분과 사용을 의미하는 효율과 자원의 공평한 배분을 의미하는 형평으로 가늠한다. 이외에도 한 나라의 보건의료체계가 바람직한 것이 되기 위해서는 제공되는 보건의료서비스의 포괄성과 지속성, 그리고 질적 적정성이 확보되어야 한다. 그래서 Myers(1965)는 바람직한 보건의료의 조건으로 접근성, 질, 지속성, 효율성 등을 제시한 바 있다.

1) 접근성과 형평성

접근성(accessibility)이란 의료서비스를 필요로 하는 사람들이 제때, 적절한 장소에서 보건의료를 이용할 수 있는 정도 또는 의료를 이용하지 못하게 하는 장애요인이 적은 정도를 말한다.

적시에, 적절한 장소에서 의료를 이용하지 못하게 만드는 장애요인에는 여러 가지가 있다. 먼저, 의료서비스를 필요로 하는 주민들이 거주하는 곳에 의료기관이나 의료인이 없어 이용하지 못하는 경우를 생각해 볼 수 있다. 이러한 문제가 적은 정도를 지리적 접근성이 높다고 말할 수 있는데, 어느 나라건 지리적 접근성을 해결하는 것을 보건정책의 일차적인 목표로 삼고 있다. 이렇게 의료서비스에서 지리적 접근성을 중요하게 여기는 까닭은 의료서비스의 특성과 밀접한 관련이 있다. 다른 서비스산업과 마찬가지로 의료서비스도 생산과 소비가 분리될 수 없다. 의료서비스를 미리 생산하여 물류창고 등에 저장하였다가 필요로 하는 소비자들에게 공급할 수는 없다는 말이다. 개인적으로 보자면 의료서비스가 필요한 때를 누구도 예측하기 어렵고 의료서비스가 필요할 때, 이를 즉시 공급받기 위해서는 이용할 사람들 가까이에 의료를 제공할 의료기관이나 의료인이 있어야 한다.

우리나라는 1980년대 초반 무렵까지만 하더라도 의사나 의료기관이 없는 무의촌이 있어서 정부는 이를 해결하기 위한 여러 가지 정책적 노력을 기울였다. 무의촌에 거주하는 주민들이 의사의 진료를 받을 필요가 있을 때, 매번 시간을 들여 인근 읍지역이나 도시지역의 의사를 만나러 오기도 어려운 일이었고 제때 진료를 받지 못해 사소한 건강문제를 큰 질병으로 키우는 일이 많았을 뿐만 아니라 의사가 있는 인근지역으로 나오다 사망하는 일도 있었다. 이에 따라 정부는 『농어촌 등 보건의료를 위한 특별조치법』을 만들고 공중보건의 제도를 도입하여 농촌과 어촌의 면단위 지역에 설치된 보건지소에 의사와 치과의사를 배치하였다. 이는 농어촌지역에 거주하는 주민들이 1차 의료이용의 어려움을 해소하기 위한 것이었다. 보건진료원 제도를 통해 의사들이 배치되기 어려운 지역이나 오지에 간호사를 훈련시켜 의사의 지도 감독 하에 의료서비스를 제공할 수 있도록 한 것도 지리적 접근성을 높이기 위한 시도였다고 할 수 있었다. 이후 1980년대 중반 무렵에는 병원이 없는 군지역의 의원급 의료기관에서 의뢰되는 환자를 진료할 수 있는 시설을 건립하기 위해 정부가 장기저리의 융자를 통해 병원설립을 촉진하였다. 이와 아울러 병원을 설립하겠다고 자원하는 민간의료인이 없는 지역에서는 보건소의 시설과 인력을 보강하여 병원의 기능을 수행하도록 하였다. 이것이 지금도 군지역에 존재하는 '보건의료원'으로서 이런 보건의료기관에서는 수술이나 입원서비스가 가능하도록 하였다. 지역보건법에 따른 이러한 제도는 1차 의뢰수준의 의료(2차 의료)를 이용하기 어려운 지역주민이 이 수준의 의료서비스를 제대로 이용하도록 지리적 접근성의 문제를 해소해 주기 위한 정책이었다고 할 수 있다.

접근성의 또 다른 예로는 경제적 접근성이 있다. 의료서비스를 필요로 하는데, 돈이 없어서 이용하지 못하는 경우가 적은 정도를 말한다. 현행 건강보험제도는 많은 문제점을 안고 있지만 근본취지는 경제적 접근성을 높이는 것이다.

사회·문화적 측면에서도 접근성이 문제가 될 수 있다. 질병의 원인이나 치료방법에 대한 사람들의 관점은 그 개인이 속한 사회와 문화의 영향을 받아 형성되는데 주민이 의료서비스에 대해 가지고 있는 관점이 의료이용의 장애요인으로 작용할 수도 있다. 인류학자들의 보고에 의하면 원주민 부락에 서양선교사나 의사들이 들어가 치료서비스를 제공하면 서양인들에 대해 원주민들이 가지고 있는 선입관이 작용하여 그 치료행위를 쉽게 받아들이려 하지 않는 경우가 많았다고 한다. 우리나라의 경우, 1970년대에 가족계획사업의 일환으로 여성에게 루프를 삽입하는 시술을 시행한 적이 있었다. 시술하는 의료인이 남성인 경우 대상자들이 기피하는 경우가 적지 않았다. 이처럼 의료서비스가 주민의 건강을 증진하고 질병을 치유하는데 매우 효과적인 수단이더라도 사회·문화적 요인으로 인해 의료기관이나 의료인과의 접촉을 기피한다면 그 효과는 발휘될 수 없을 것이다. 질병의 치료에 있어서 의료인과 환자사이의 긴밀한 관계는 매우 중요하다. 그들이 속한 하위문화의 영향을 받아 형성되는 일반인의 질병관이나 치료관은 의과대학에서 전문가로 교육훈련을 받은 의료인들의 건강관이나 질병관과는 다를 수밖에 없다는 점을 인식하고 이로 인한 이용 상의 문턱을 낮추려는 노력은 좋은 의료인으로서 반드시 갖추어야 할 덕목 가운데 하나이다.

시간적 측면에서의 접근성도 문제가 될 수 있다. 그러나 시간적 측면의 문제는 대개 지리적 접근성이나 경제적 접근성의 문제로 인해 발생하는 것이다. 예컨대 농민들이 농번기에 시간이 없어서 의료기관을 이용하지 못하는 경우나 작업장 내에 진료시설이 없어 노동자들이 의료를 이용하지 못한다면 지리적 접근성에 포함될 수 있을 것이고, 노동자들이 근무시간에 빠질 수 없어 의료이용을 하지 못한다면 근무를 소홀히 할 경우, 경제적 불이익을 낭하게 되기 때문인 경우가 많으므로 경제적 접근성에 포함될 수 있다.

형평성(equity)은 위에서 살펴본 접근성과 유사한 개념이지만 이와는 다소 다른 차원의 문제이다. 형평성이란 의료이용에 있어서 장애요인을 더욱 심하게 느끼는 사람들이 적은 정도를 말한다. 다시 말해서 접근성 면에서 차별이 없는 것을 말하는 것으로 '국민 모두'에게 생존에 필요한 최소한의 보건의료를 제공하는 것으로 정의된다. 보다 넓은 관점에서 보자면 국가적인 제도를 통해 가난한 사람들이 의료에서 소외되지 않도록 의료자원의 배분이 이루어지는 것을 말하기도 한다. 과거 사회주의권에서 형평성을 더욱 강조하기는 했으나 대부분의 국가가 정치체제나 사회발전정도와는 무관하게 보건의료자원의 공평하고 정의로운 배분에 대해서 배려하고 있다. 이는 대다수 국민이 형평성을 보건의료의 가장 중요한 사안으로 인식하고 있기 때문이다. 우리나라에서도 국민의 건강권을 헌법적 기본권 가운데 하나로 보고 있다.

2) 포괄성

포괄성(comprehensiveness)은 제공되는 의료서비스가 환자의 요구와 필요의 전 영역에 걸쳐 있음을 의미한다. 건강과 질병은 일종의 연속선상에 있는 과정으로서 이 과정에 조응하는 여러 가지 필요가 있게 마련이다. 개인을 염두에 둔다면 시간에 따라서 개인이 가지고 있는 건강상의 필요는 변화한다. 따라서 위에서 살펴본 접근성과 형평성에 문제가 없더라도 제공되는 의료서비스가 치료서비스에만 국한되어있다면 각 개인의 다양한 필요가 충족되기는 어렵다. 지역사회나 국가의 차원에서 보자면 다양한 건강상의 필요를 가지고 있는 사람들이 동시에 존재한다. 건강상의 아무런 문제가 없지만 계속 유지되면 건강을 해치게 될 나쁜 생활습관을 가지고 있거나 건강위해물질에 노출되고 있는 사람이 있을 수 있다. 자신은 느끼지 못하지만 현재 질병의 초기상태가 진행되고 있는 사람이 있는 반면, 현재 질병에 걸려서 치료가 필요한 사람이 있을 수 있고, 또 어떤 사람은 예방접종을 받지 않아 유행이 예상되는 감염병에 무방비 상태로 놓여있을 수 있다. 어떤 사람들은 치료를 통해 질병의 주요 증상은 소실되었지만 기능상의 손실을 최소화하기 위한 서비스를 필요로 하는 사람들도 있을 수 있다. 다양한 개인이나 인구집단의 건강상의 필요에 맞게 건강증진과 보호, 예방접종, 건강검진, 질병치료, 재활 등의 다양한 서비스를 골고루 포함하고 있는 의료가 좋은 의료이다.

3) 질과 효과

위에서 제시한 바대로 의료서비스를 국민 모두가 필요할 때 이용할 수 있는 여러 요건을 두루 갖추고 있다하더라도 질이 낮으면 소용이 없다. 여기서 의료서비스의 질(quality)이란 의료서비스가 목표로 하는 바를 달성하는 능력을 말한다. 즉, 해당 의료서비스가 질병의 예방이나 건강증진, 질병의 치료를 잘 할 수 있어야 한다는 말이다.

의료서비스는 질병을 치료하기 위해서, 죽어가는 사람을 살리기 위해서 이루어지는 것이기 때문에 이 과정에서 자칫 사람의 건강을 해하거나 오히려 질병을 악화시키거나 사망을 촉진시키는 일이 있어서는 안 된다. 즉, 의료서비스가 안전성(safety)을 확보하고 있어야 한다는 점은 두말할 나위가 없다. 나아가, 안전성을 기반으로 의료서비스의 궁극적 목표인 사람의 질병과 고통을 해결하는 능력이 있어야 하는데 이것을 효능(efficacy)라고 한다. 다양한 실험을 거쳐서 질병을 치료할 수 있는 능력이 있다고 인정되더라고 실험실의 조건과는 다른 변수를 더 많이 포함하고 있는 실제 진료과정에서도 이러한 능력이 있어야 하는데 이를 효과(effectiveness)라 한다. 의료서비스가 안전하고 효능 및 효과가 높을 때 질적 수준이 높다고 할 수 있는데 의료서비스는 최소한의 질적 기준을 충족시켜야 한다. 우리나라의 현행 의료법의 목적은 '의료서비스의 적정을 기하는' 것인데 이때의 적정 의료서비스는 대부분 적절한 효과를 갖춘 의료를 제공하기 위한 기본적인 요건들을 의미한다.

그렇다면 어디까지 의료서비스의 질을 높여야 하는가? 의료서비스의 질은 높을수록 좋겠지만 질을 높이기 위해서는 비용이 투입되어야 한다. 의료서비스에 투입되는 비용으로 상승되는 질이 정비례관계에 있지도 않다는 것은 잘 알려져 있는 사실이다. 질을 높이기 위해서 의료에 무제한적으로 비용을 투자할 수 있는 것도 아니다. 얼마만큼의 질이 적정한 것인가는 사회가 의료부문에 투입할 수 있는 재원의 양, 국민들이 의료서비스의 가치를 평가하는 정도 등에 따라서 달라질 수 있으므로 사회적으로 요구되는 의료서비스의 질에는 사회에 따라서 차이가 있게 마련이다. 이로 인해 적정 의료서비스의 요건이 되는 의료서비스의 질에 대해서 질적 적정성이란 표현을 쓰기도 한다. 이를 한 사회가 감당할 수 있는 능력과 가치만큼 의료에 요구하는 능력을 의료서비스가 갖추고 있어야 한다는 말로 이해할 수 있다.

우리나라 건강보험심사평가원의 임무에는 건강보험 요양기관이 청구한 진료비 심사기능 이외에 의료기관이 제공한 의료서비스의 '적정성 평가'가 포함되어 있다. 국민건강보험법에 따르면 건강보험심사평가원의 적정성 평가기준으로 질적 적정성과 경제적 합리성이 포함되어 있다. 현재 질과 관련된 평가가 충실하게 이루어지고 있지는 않지만 다양한 노력을 통해 의료기관의 질적 적정성을 위한 노력에 자극을 주기위한 활동이 계획되고 일부 실행되고 있다. 또 의료기관별로는 다른 의료기관과 차별성을 보이기 위해 다양한 차원에서 질을 높이기 위한 노력을 하고 있다.

4) 지속성

지속성(continuity)이란 한 환자가 가지고 있는 한 가지 건강문제에 제공되는 서비스가 그 문제가 해결될 때까지 중단되지 않고 제공되는 정도를 말한다. 건강상의 문제가 발생되었을 때, 의사와 한 번의 만남으로 모든 문제가 한꺼번에 해결되는 경우도 있지만 그렇지 않은 경우가 더 많다. 문제가 남는다면 그 문제가 해결될 때까지 환자와 의사는 지속적인 관계를 가져야 하는데, 이 관계가 여러 가지 이유로 중단될 수 있다. 추후진료를 위한 진료 예약을 환자가 잊어버릴 수도 있다. 약을 여러 번 먹어야 하는데 건강보험에서 일회분의 약만 급여를 해주어서 치료가 중단될 수도 있다. 고혈압으로 인해 뇌졸중이 발생했던 환자가 수술을 받고 뇌졸중은 회복되었지만 고혈압이 계속 남았는데도 의사가 지속적으로 고혈압 관리를 할 필요성을 알려주지 않아 관리를 소홀히 하고 있다면 이 역시 고혈압 관리가 중단된 경우이다. 이런 이유들은 모두 의료서비스의 지속성을 낮추는 요인이다.

의료서비스가 전문화되어 있는 경우, 한 환자가 가지고 있는 질병을 치료하기 위해서 서로 다른 역할로 나뉘어져 있는 전문영역별 서비스가 유기적으로 협력하는 것도 지속성에 속한다. 현대의 의료서비스는 다양한 의료인과 의료기관의 협력 하에 공급된다. 암환자의 진료를 예를 들어 보자. 이 환자의 진료에 관계되는 인력과 시설은 기본적 진단검사, 내과적 진단과 상담, 수술, 항암약물치료, 방사선치료, 심리적 상담 등 여러 전문분야로 나누어져 있지만 이들은 모두 한 명의 암 환자가 가지고 있는 복합적 문제를 해결하기 위해 협력하지 않으면 안 된다. 이렇게 전문화된 의료인들이 서로 잘 협력하여 환자의 필요에 맞게 통합된 서비스를 제공하는 것도 지속성에 속한다. 지역사회에서 의료서비스의 복잡성에 따라 여러 수준의 의료기관이 의료서비스의 제공을 수준별로 분담하고 있는 경우에, 이들이 서로 유기적으로 협력함으로써 여러 기관에서 한 환자에게 제공하는 서비스가 통합적으로 이루어지게 하는 것 역시 지속성을 확보하기 위해 필요하다. 이러한 측면의 지속성은 앞으로 다루게 될 보건의료 제공체계를 잘 구축하기 위한 노력을 통해 향상시킬 수 있다.

의료서비스의 지속성을 다음과 같이 세 가지로 유형화하기도 한다. 먼저, 정보의 지속성(informational continuity)으로서 현재 이루어지고 있는 환자진료를 적절하게 수행하기 위해서 과거 환자상태와 진료내역 등에 대한 정보를 활용하는 것을 말한다. 관리의 지속성(management continuity) 역시 지속성의 요소로 고려해야 한다. 한 개인이 가지고 있는 건강 문제는 지속적으로 변화하게 마련이다. 따라서 환자가 필요로 하는 의료서비스의 내용 역시 계속해서 변화하게 되는데 관리의 지속성이란 건강의 관리가 이에 맞추어 일관성 있게 지속적으로 이루어지는 것을 의미한다. 건강증진, 예방, 치료, 재활 등이 통합적으로 공급될 필요가 있다는 것이다. 이는 앞에서 살펴 본 포괄성과 비슷한 한 개념으로 보이지만 포괄성은 관리의 지속성이 이루어지기 위한 전제조건이 된다는 점에서 두 가지는 서로 구별된다. 즉, 관리의 지속성이 보장되기 위해서는 먼저 의료가 건강상의 필요를 두루 감당할 수 있도록 필요한 요소를 골고루 포함하고 있어야 하며 이렇게 포괄적으로 제공되는 서비스가 주민의 필요에 부합되게 통합되어 제공되는 정도를 관리의 지속성이라 할 수 있다. 고혈압 환자의 경우를 예를 들어 보자. 일단 고혈압에 이환된 환자의 경우에는 혈압을 적정수준으로 관리하기 위한 다양한 건강증진프로그램이 필요하며 이 환자가 약제를 복용하고 있다면 복약지도가 필요할 것이다. 고혈압 환자가 이로 인해 뇌졸중에 이환되었다가 수술을 통해 극적으로 소생하였다면, 이 소생자체로 의료의 역할이 끝나는 것이 아니라 환자에게 지속적으로 남아 있는 뇌졸중의 위험요인인 고혈압을 적절히 관리하기 위해서 주기적 혈압 측정, 혈압약 복용여부의 결정, 고혈압을 악화시키는 생활습관의 교정, 약을 먹어야 할 필요가 있는 경우 복약지도와 처방 및 약제의 공급 등 일련의 활동이 환자가 가지고 있는 필요의 변화에 따라서 적절히 연계되어 이루어져야 한다. 아울러 환자에게 부분적인 신경학적 결손이 남았다면 이를 적절히 관리하기 위한 재활프로그램으로의 연결도 이루어져야 한다. 이러한 관리상의 지속성이 보장되려면 환자가 거주하는 지역에 포괄적 의료가 제공되고 있어야 한다. 지속성의 세 번째 요소로서 관계의 지속성(relational continuity)을 들 수 있는데, 이는 한 사람의 환자를 진료하기 위해서 여러 명의 의료인이 관계하는 경우, 이들 사이의 치료적 관계가 원활한 소통이 이루어지는 가운데 연계되어 이루어지는 것을 말한다.

현대의료는 전문화되고 세분화되어 있어서 자칫 환자의 필요보다는 의료인의 전문성에 따라 환자의 요구가 토막 나고 무시되기 쉽다. 이러한 점에서 지속성을 향상시키려는 노력은 점점 더 중요해지고 있다. 전문화를 통한 분업은 협업을 통한 서비스의 통합이 전제되지 않는다면 양질의 의료를 보장할 수 없기 때문이다.

일부에서 그 도입의 필요성을 주장하고 있는 주치의등록제는 주민들이 자신이 원하는 1차 의료를 담당하는 주치의를 정하여 등록하고 의료를 이용할 때 가장 먼저 주치의를 방문하여 의료이용전반에 대한 문제를 상의하는 제도로서 한 명의 의사가 자신에게 등록한 환자를 지속적으로 돌보고 문제가 있는 경우에 상급의료기관에 의뢰하고 다시 환자를 회송 받아 돌보는 역할을 담당하고 있기 때문에 지속성을 높이는 효과가 있을 것으로 기대되고 있다. 실제로 이와 유사한 제도를 택하고 있는 영국의 경우, 다른 나라에 비해서 지속성 면에서 유리한 것으로 보고되고 있다.

5) 효율성(경제적 합리성)

의료서비스가 공급되기 위해서는 여러 자원이 필요하다. 의료 인력과 시설, 장비, 의료재료 뿐 아니라 의료에 필요한 현대적 의학지식과 기술 등의 자원은 모두 재원이 투입되지 않는 한 저절로 생겨나지 않는다. 그러나 어느 분야이든지 필요한 자원을 무한정으로 공급받을 수 있는 경우는 없다. 의료 역시 마찬가지이다. 일단 의료부분에 투자된 자원도 한 부분에만 무한정으로 투입할 수 있는 것은 아니고 의료를 구성하는 각 부분으로 적절히 배분되어야 한다. 일정한 효과를 거두기 위해서 무한정의 자원을 투입해야 하는 의료는 유지될 수 없고 좋은 의료도 될 수 없다.

이런 경우에 적용되는 의료의 특성을 효율성(efficiency) 또는 경제적 합리성이라고 하는데 일반적으로, 투입되는 일정한 자원으로 생산할 수 있는 산출이 높은 정도를 의미한다. 그러나 이는 효율성 가운데 능률성 또는 생산성만을 의미하는 것으로 엄밀한 의미에서 효율성은 분배적 효율성(allocative efficiency)과 생산성(production efficiency), 두 가지 측면에서 살펴 볼 수 있다.

분배적 효율성이란 필요한 사회적 효용을 생산하는데 관계되는 자원이 여러 생산요소들로 가장 적합한 분배가 이루어지는 것을 말한다. 사회 각 부문들의 활동이 궁극적으로 추구하는 바가 사회구성원의 삶의 질을 높이는데 있다고 가정해 보자. 사회구성원의 삶의 질과 관련된 효용을 생산하는 데는 보건의료부문뿐 아니라 사회의 모든 부문이 관계된다. 따라서 한 사회의 자원을 대부분 보건의료부문에 투자해야 그 사회의 삶의 질을 가장 높일 수 있다고 말하기는 어려울 것이다. 국민들이 가지고 있는 전체 필요에 부합되도록 또, 각 부분으로 배분되어서 가져올 수 있는 상승효과 등을 고려해서 자원은 여러 부문으로 적절히 배분되어야 한다. 보건의료부문으로 투입된 자원 역시 마찬가지이다. 이는 다시 공공과 민간, 보건의료를 구성하는 각 구성요소들로 배분되어야 한다. 이때 의료 인력이나 시설에만 또는 첨단의료에만 지나치게 투자된다면 이를 통해 전체 의료를 통해 추구하는 높은 수준의 국민건강이 잘 달성되기는 어려울 것이다. 성형외과의 수입이 높다고 모두 성형외과 의사가 되는 경우와, 같은 자원을 들여 여러 부문의 인력이 골고루 양성되어 진료하는 경우를 비교하면 어느 경우가 국민건강의 증진에 유리한지는 굳이 언급할 필요가 없을 것이다.

일단 의료에 투입된 자원이 각 부문으로 배분되고 나면 투입된 일정 자원이 목적하는 바를 얼마나 잘 달성할 수 있는가가 문제로 된다. 예를 들면 의사 한 명이 몇 명의 환자를 진료하는지, 또 의사 의료기관이 몇 명의 환자를 입원시켜 진료하는지 등 기술적 효율성으로서의 생산성이 문제로 되는 것이다. 여기에는 양과 질이 모두 관계된다. 질이 낮은 보건의료서비스가 양적으로만 많이 생산된다고 해서 이를 효율성 또는 생산성이 높다고 말하기는 어렵다는 것이다. 같은 기간에 같은 비용으로 동일한 자동차를 생산한다고 가정할 때, 20대를 생산한 공정에 비해서 30대를 생산한 공정의 생산성이 더 높다고 할 수 있지만 30대를 생산한 공정이 15대의 불량자동차를 생산했다면 문제는 달라진다. 이로 인해 행정학 분야에서는 생산성의 개념에 최소의 비용으로 최대의 서비스를 산출한다는 기술적 효율성과 산출물이 기대되는 목표를 달성할 수 있는 능력으로서의 효과성 개념을 통합하여 효율성을 정의한다. 즉, 효율성=(산출물의 양)×(산출물의 질)÷(투입량)으로 본다.

효율성을 구성하는 또 다른 요소인 X-비효율성은 경제학적 효율성으로 설명되지 않는 생산성의 증가와 관련된 동기요인이 잘 조성되어 있는 정도를 말한다. 예를 들면, A병원과 B병원이 똑같은 인력과 시설, 장비, 비용을 투입해서 동일한 경중도를 가진 환자를 진료했는데 동일기간 동안 A병원이 B병원에 비해 더 많은 환자를 진료했다고 하자. 이때 그 원인을 분석해 본 결과 A병원의 의료진들이 의료서비스 제공에 대한 더 높은 동기가 부여되어 있었고 이는 A병원 병원장의 리더십이 B병원 병원장의 리더십에 비해 동기부여에 더 유리했기 때문이라면 이로 인한 생산성 증가를 X-비효율성이 높다고 표현한다. 비용을 추가적으로 투입하지 않더라도 시스템의 개선이나 의료인들의 높은 사명감 등을 통해서 효율성의 증대가 이루어질 수 있는 것이다.

효율성이 낮다는 것은 어디선가 자원의 낭비가 이루어지고 있다는 것을 의미한다. 의료의 질 관리라는 측면에서 보자면, 이는 관리부실을 의미하며 부실하게 관리되는 의료가 높은 질을 가질 수 없다는 점에서 효율성을 높이기 위한 노력은 질을 높이기 위한 노력과 밀접한 관련이 있다. 따라서 좋은 의료를 위한 구성요인으로서 효율성을 고려해야 한다.

분배적 효율성을 높이고 아울러 생산성을 높이기 위해서도 다양한 보건정책이 시행되고 있다. 앞에 건강보험심사평가원이 행하는 노력 가운데 하나가 의료의 경제적 합리성을 높이기 위한 것이라고 말했다. 국민건강보험법은 새로운 의료행위가 개발되더라도 그 행위가 건강보험의 급여대상이 되기 위해서는 급여대상 의료행위로 등재될 것을 요구하고 있는데 이때 그 의료기술이 기존의 의료기술에 비해서 비용-효과성이 높다는 기술평가(technology assessment)자료를 첨부할 것을 권고하고 있다. 즉, 투입한 단위비용과 비교할 때 더 높은 효과가 있다는 것을 입증하라는 것으로 이는 효율성 중에서 생산성을 관리하기 위한 노력의 예로 볼 수 있다.

참고문헌

강명근, 김건엽, 김상아, 박웅섭, 유원섭, 이무식, 조희숙, 최용준. 보건의료관리. 보문각. 2007

강공언, 박상정, 송현제, 정정근, 조혜경, 홍성노. 공중보건학 제 5판, 고려의학, 2014

김창엽. 건강보장의 이론. 제4장. 한울, 2009

문옥륜 외, 보건학 개론, 서울대학교 출판부, 1998

보건복지부, 보건복지백서, 1999-2017.

보건복지부, 보건복지통계연보, 2003-2017.

이상이. 한국의 보건의료, 어떻게 볼 것인가?. 건강보험포럼. 2004

Detels R, Beaglehole R, Lansang MA, Gulliford M. Oxford Textbook of Public Health, Oxford University Press, 2009

Kleczkowski, B.M., Roemer, M.I., and Werff, A.V. National Health Systems and

Their Reorientation Towards Health for all. Geneva: WHO, Public Health Papers. No77. 1984 (번역본: 서울대학교 의과대학 의료관리학교실 옮김. 인류 모두의 건강을 위한 국가보건의료체계의 방향 재설정. 한울, 1993)

Robert B. Wallace. Maxey-Rosenau-Last Public Health and Preventive Medicine. McGraw-Hill Education, 15 edition, 2008.

WHO. The world health report 2000, Health systems: improving performance, 2000

제 2 편

보건의료 관리

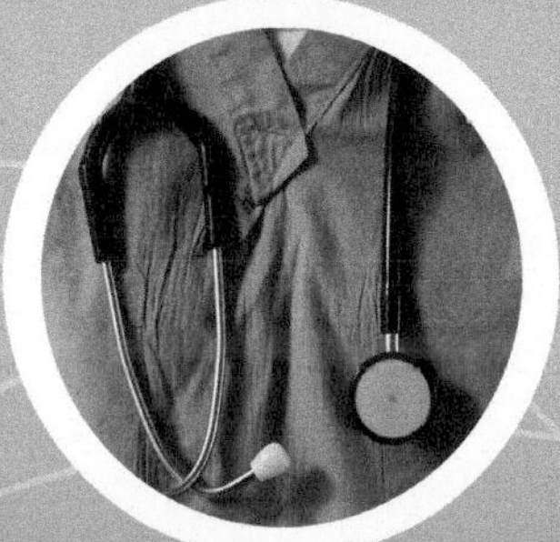

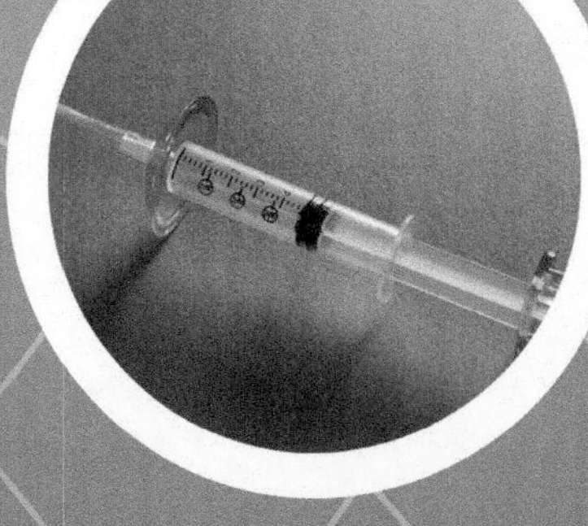

제3장 보건의료 정책

1 보건정책의 개념

정책의 개념에 대해서는 학자마다 각기 다른 다양한 견해를 제시하고 있다. 특히 사회가 복잡화되고 다양화 될수록 정책의 개념은 광의적 성격을 띠고 있기 때문에 더욱 혼란스러워진다. 일반적으로 정책이란 정부 또는 공공기관이 공적 목표를 달성하기 위하여 준비한 행동지침이라고 정의할 수 있다. 따라서 정책은 목표와 수단의 결합이다.

정책이란 용어가 널리 사용되지만 실제 정책학의 연구대상으로 하는 것은 일반적 의미의 정책이라기보다는 공공정책(public policy)이다. 공공정책은 공공이익(public interest)과 공공사항(public affairs)을 내포하는 개념이다. 공공정책은 활동의 주체가 정부 및 지방자치단체 등의 공공기관인 경우를 말한다.

그러나 공공정책의 가장 대표적인 주체는 정부이지만 꼭 정부만이 공공정책을 형성·집행하는 것은 아니다. 공공이익의 실현과 공적사항의 관리에 관한 많은 공공정책은 민간부문의 여러 기관조직에 의해서도 형성, 집행, 평가되어질 수 있으며 또 오늘날에 와서 그 경향은 더 커진다고 할 수 있다.

또 정부정책이라고 하더라도 꼭 공익을 지향하는 것만은 아니다. 정치체계에 대한 다원주의적 시각은 정부정책이나 제도의 공익지향성을 암묵적으로 가장하고 있지만, 정치엘리트들의 사적 이해관계의 추구결과라는 비판적 주장도 많다. 공공정책의 개념은 다음과 같은 요소를 포함하고 있다.

① 공공정책은 공공기관이 주체이기 때문에 정치 권력성을 띤다.

② 정책은 목표 지향적 활동이기 때문에 미래성과 방향성을 갖는다.

③ 정책은 목표와 함께 그 실현수단을 핵심으로 한다.

④ 공공정책은 비용과 편익의 배분을 통해 국민들의 이해관계에 영향을 미친다.

⑤ 정책은 의도적인 행위뿐만 아니라 의식적인 부작위, 즉 무(無)의사결정(non-decision making)도 포함된다.

⑥ 정책은 일련의 선택이므로 일회의 선택을 의미하는 의사결정(decision making)과 구별된다. 정책은 공익을 표방하는 공공기관의 활동이라는 점에서도 의사결정과 구별된다. 정책은 서로 관련된 많은 의사결정들 간에 발생하는 상호작용의 결과인 경우가 많다.

일반적인 정의를 종합해 보면 정책은 "정부 또는 공공기관이 공공문제를 해결하거나 어떤 공적 목표를 달성하기 위하여 공식적으로 결정한 기본 행동 지침"이라 할 수 있다. 정책에는 ① 정부가 주체, ② 권위 있는 결정의 산물, ③ 행동방침, ④ 공공문제해결이나 목표달성과 관련, ⑤ 미래 지향성의 개념이 내포되어 있다.

2 보건정책의 정의

보건의료는 복잡한 조직구조를 갖는다. 따라서 넓은 의미의 보건정책은 인구집단의 건강상태를 유지 증진시키는 것을 목표로 하는 정부나 기타 단체들의 활동으로 정의할 수 있다. 이러한 정의에 근거하면 보건정책은 3가지로 구별할 수 있다.

첫째, 보건의료정책이다. 이는 진단, 치료, 간호, 진료를 관리하는 것을 말한다. 폭 넓게 말하면 이미 건강에 문제가 있는 사람들을 대상으로 하는 정책을 말한다.

둘째, 예방정책이다. 이미 진행 중에 있거나 나빠진 건강문제를 예방하기 위한 활동을 말한다. 이는 특정 질병의 예방을 위한 종합적인 활동(백신과 검진프로그램), 건강을 증진하기 위한 활동(보건정보와 교육), 안전을 향상시키기 위한 활동(식수, 음식에 대한 규제를 통한 건강보호) 등을 포함한다.

셋째, 직제간 보건정책(intersectional health policy)이다. 이는 공식적인 공중보건업무의 범위를 벗어나지만 아직도 건강에 손상을 주는 것을 방지하는 건강관련정책이다. 교통안전정책, 건축규제, 고용정책, 농업정책 등이 여기에 포함된다.

보건정책은 한 국가의 근본적이고 필수적인 정책이다. 국민들이 사회학적 및 경제학적으로 생산적인 활동을 하기 위해서는 국가는 국민보건향상을 위한 전략수립이 필요하다.

보건정책 수립에 고려할 사항은 다음과 같다.

① 인구의 성장, 구성 및 동태
② 경제개발의 수준 및 단계
③ 지배적인 가치관
④ 보건의료제도
⑤ 국민의 건강상태 : 전염성질환과 영양상태, 만성퇴행성질환, 사고, 환경오염, 스트레스, 정신질환, 노인건강
⑥ 사회구조와 생활패턴

보건정책이 추구하는 이념으로는, 첫째, 모든 국민은 양질의 의료서비스를 적시에 경제적으로 편리하게 제공받을 수 있어야 한다. 둘째, 의료인 및 의료기관은 진료와 연구 등 의료관련 행위를 보장받을 수 있어야 한다. 셋째, 국가는 보건의료자원의 효율적이고 효과적인 활용으로 생산성과 국가경쟁력을 제고 할 수 있어야 한다.

보건정책의 분석에는, ① 보건정책(제도)의 초점인 사회적 문제의 성격, 범위 및 분포상황을 규명하고, 사회적 문제의 역동성에 관한 인과관계의 고찰 ② 정책의 목적, 가치전제, 이론적 입장, 정책대상 인구(target population) 및 정책의 실질적 효과 파악 ③ 보건정책이 사회정책으로서 제반 사회구조에 미치는 영향 분석 ④ 정책의 실시와 발전과 관련된 제반 사회세력과 상호작용 고찰 ⑤ 정책의 평가 및 보완책과 대안책의 개발 등이 포함되어야 한다.

우리나라뿐만 아니라 많은 나라에 있어 보건정책 결정과정이나 집행과정을 보면 합리적인 것과는 거리가 먼 경우가 많다. 정책결정이 비공개적이고 비체계적이며 충분한 검토과정을 거치지 않은 가운데서 이루어진 경우가 흔하며, 정책결정자의 개인적인 가치가 상당히 개입되고 있다.

21세기에는 물질적인 풍요의 추구보다는 인간다운 삶의 추구가 커다란 과제로 대두될 것이고 인적자원의 질 관리가 한 나라의 성장 잠재력을 크게 좌우할 것이다. 이런 관점에서 볼 때 보건정책의 중요성은 날로 증가하고 있다.

우리나라 보건정책의 문제점은, 첫째, 국가수준에서 정책의 기조와 철학이 불확실하고 불투명하다. 정책의 장기목표가 뚜렷하게 정립되어 있지 않은 것은 물론, 정책결정의 기본적인

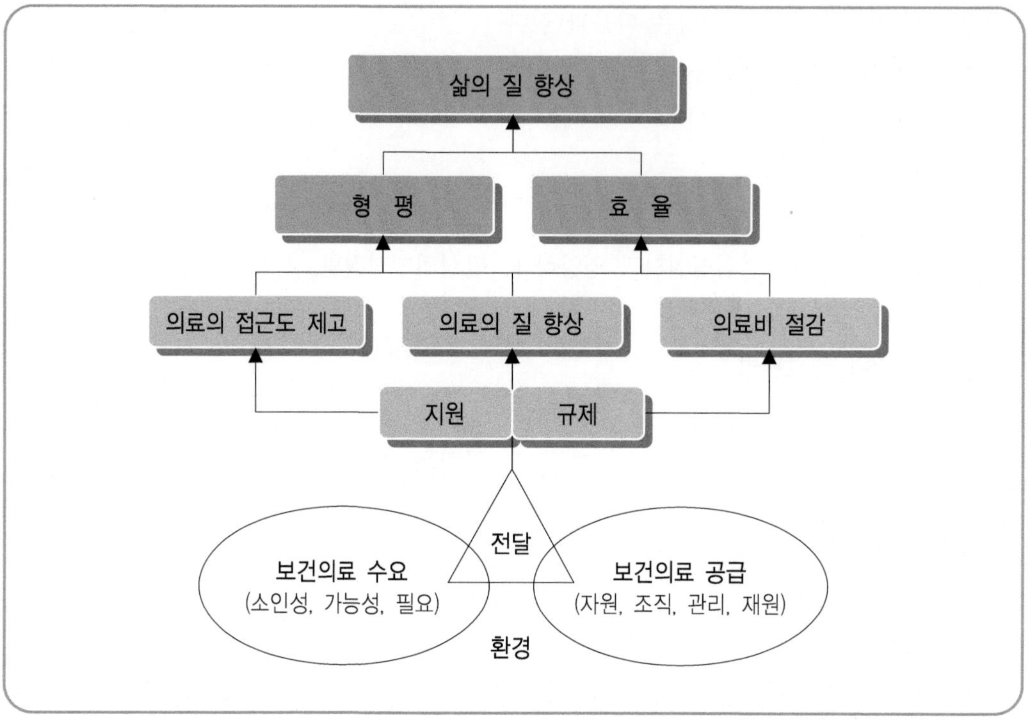

[그림 3-1] 보건의료정책의 틀, 보건의료정책의 세가지 부문(철의 삼각)

출처 : 대한예방의학회. 예방의학과 공중보건학, 2017.

이념도 허약하기는 마찬가지이다. 우리나라의 건강보험제도는 장단기적인 발전계획 없이 성장해 왔으며 정책결정자가 바뀔 때마다 발전방향이 변경되는 경향이 있다. 둘째, 정부의 정책회피가 관성화 되어 있다. 취약지역이나 취약계층에 대한 보완적 역할 이외에는 정부의 책임은 없는 것으로 생각하는 경향이 강하다. 따라서 보건의료의 공공성보다는 시장논리가 득세를 하고 있다. 셋째, 정부의 정책역량이 심각한 수준 미달상태에 있다. 이해당사자 사이의 갈등이 상시적으로 일어나고 있으나 이를 조정할 지도력도 없고, 정부 내 다른 부처와는 물론이고 한 부처 내에서도 정책을 조율하고 조정할 능력이 현저하게 떨어져 있다. 정책 담당자들의 역량부족과 비효율적인 업무처리도 문제이다. 넷째, 의약분업과 건강보험의 통합과정을 살펴보면 정부의 보건정책이 주로 권위적 관료주의와 사회공학적 기획에 의해 이루어지고 있다. 지나친 계량적 분석과 공학적 기획은 의료공급자의 존재를 무시하는 보건정책을 수립할 가능성이 높다. 보건정책은 사소한 수정을 통해 쉽게 극복할 수 있는 단순한 정책이 아니며, 보건정책의 여하에 따라 사회통합을 위협할 수도 있기 때문에 관련자의 상호신뢰와 협동의 관계가 먼저 형성되어야 한다. 다섯째, 소비자, 공급자, 정부 모두가 보건정책 특히 의료보장정책에 대해 모두 불만족하고 있다. 소비자는 높은 본인부담금과 잦은 보험료 인상, 낮은 의료서비스 수준 등에 대해 불만이며, 의료공급자는 낮은 수가로 인해 의료기관 경영이 어렵다고 아우성이다. 보험료를 인상하는데 상당한 정치적 부담을 가지고 있고, 보험재정 적자의 끝이 보이지 않고, 의료공급자가 정부의 의도대로 움직여주지 않는 등 정부입장 역시 만족스럽지 못하고 있다.

3 보건의료정책과 관련된 가치

1) 형평성 및 평등성

보건의료정책의 기본이념은 보건의료를 통하여 모든 국민이 인간으로서의 존엄과 가치를 가지며 행복을 추구할 수 있도록 하고 국민 개개인이 건강한 삶을 영위할 수 있도록 제도와 여건을 조성하며, 보건의료의 형평과 효율의 조화를 기할 수 있도록 함으로써 국민의 삶의 질을 향상시키는 것이다(보건의료기본법 제2조).

보건의료의 기본이념을 충족하기 위한 보건의료정책을 수립하고 결정할 때 흔히 세가지의 선택의 문제에 직면하게 된다. 첫째 보건의료서비스에 투입되는 양과 서비스의 구성을 결정해야 한다. 둘째 보건의료 서비스 생산의 최적 방법을 선택해야만 한다. 셋째 보건의료 서비스 분배 방법을 선택해야 한다.. 이러한 선택의 문제는 결국 경제적 능률성(economic efficiency)과 형평성(equity)의 문제로 귀결된다.

2) 기타 관련 가치

기타 관련된 가치로는 자유(freedom), 효율성(efficiency) 및 효과성(effectiveness), 합법성(legality), 민주성(democracy) 등이 있다.

4 보건정책의 방향

보건정책의 이념을 달성하기 위해서는 노인인구의 증가 등 인구구조의 변화, 보건의료수요의 변화, 보건의료재정, 정보화의 진전 등 보건의료 환경의 급격한 변화추세에 적극 대응하는 보건의료정책의 추진이 필요하다.

오늘날 건강은 인간다운 삶을 영위하기위한 필수적인 기본권으로 간주되고 있으며, 국민건강보호는 국가의 의무로 당연시되고 있기 때문에 근본적으로 보건의료정책의 목표는 의료의 질 향상을 통해 국민의 건강을 보호, 증진하는 것이다.

지난 30년 동안 우리나라의 보건의료정책은 의료서비스의 접근도를 올리기 위해 ① 의료인력의 충원, ② 시설의 확충, ③ 전국민건강보험의 실시 등에 우선순위가 주어져 왔으나 앞으로의 기본정책방향은 의료의 질 향상과 의료비의 안정이 될 것이다.

지금까지 보건의료정책은 의료수요의 양적 확대 및 이의 충족에 중점이 있었으나 향후 다양화, 고급화된 의료수요의 충족이 과제로 주어질 전망이다. 따라서 의료의 질적 수준 제고와 더불어 의료이용상의 불편을 최소화하는 방향으로 정책이 구체화되어야 할 것이다. 우리나라가 추진해 나가야 할 보건의료정책의 추진목표를 살펴보면 아래와 같다.

5 보건정책의 성격

정책의 본질 및 특성에 대해 H. D. Lasswell은 ① 계획성, ② 가치 함유성, ③ 실제성을, Y. Dror는 ① 공익지향성, ② 미래지향성, ③ 하위결정에 대한 지침성을, Dunn은 ① 진실성, ② 상호의존성, ③ 동태성, ④ 인공성, ⑤ 인과성을 강조하였다.

일반적인 정책의 본질로는 ① 목표 지향성, ② 수단성, ③ 환경과의 상호관련성, ④ 행동지향성, ⑤ 공식성과 권위적 성격, ⑥ 가치 분배성, ⑦ 기본방침의 설정, ⑧ 합리성과 정치성 등을 지적할 수 있다. 정책은 개인 또는 단체가 의도하는 것을 실현시키기 위하여 선택한 행동의 지침이기 때문에 정책주체의 의지를 반영하고, 그 목적의지를 실현시키려는 성격을 지니고 있기 때문에 목표 지향적이다. 또한 정책은 실천적 행동을 통하여 정책주체의 목적의지를 실현하려는 노력의 표현이다. 따라서 정책은 현실적으로 동원 가능하고 이용 할 수 있는 자원의 한계성내에서 능률적인 행동을 합리적으로 기획하고 실현하는 방안을 모색해야 한다. 보건정책에는 국민건강을 실현할 구체적인 수단과 방법이 내포되어 있어야 하기 때문에 행동지향적이다. 변화지향성 또는 변동 유발성이란 정책은 불만스럽고 바람직하지 않은 현실 또는 문제시되는 상황을 수정하고 소망스러운 것을 실현시키려는 의지 표현임. 정책이 초래하는 변화는 양적인 것만이 아니라 질적인 것을 포함해야 하여야 한다. 정책은 소망하는 미래상을 실현시키는 의지의 표현이다. 정책이 지향하는 행동이 일어나는 시점은 현재이지만 정책이 의도하는 변화가 일어나는 시점은 항상 미래이다. 따라서 정책은 미래를 설계하고 구축하는 미래 지향성을 지닌다. 정책은 많은 사람들에게 이익과 손해를 주는 것이기 때문에 비록 정도의 차이는 있으나 모든 정책은 여러 사람의 이익을 실현시키려는 성향을 보인다. 정책을 국민들이 권위 있는 것으로 생각하고 규범성과 당위성, 정당성, 강제성, 구속성을 지니게 된 것은 정책이 가지고 있는 공익지향성 때문이다. 정책은 정치지향성 또는 정치 관련성의 특성을 가지는데 정책은 정치적 관련성 안에서 형성, 집행, 평가된다. 즉, 정책은 항상 협상과 타협 또는 권력적 작용과 연관되어 있다. 특히, 공공정책은 가치 또는 이익을 강제적으로 배분하는 성질 즉 가치배분의 강제성을 지니기 때문에 정치적으로 대단히 민감함. 또한 공공정책은 모든 사람들에게 이익과 손해를 균등하게 배분하는 것이 아니라 항상 편파적으로 불균등하게 배분하는 성질 즉 부분이익의 선택성(policy selectivity)을 지니기 때문에 정치적으로 매우 복잡한 갈등을 일으킨다.

[표 3-1] 의사결정과 정책결정의 차이

의사결정	정책결정
개인 · 민간조직	집단 · 정부조직
사익추구	공익추구
양적인 분석	질적인 분석
비평등성	평등성
계량화 · 통계화 용이	계량화 · 통계화 곤란

6 보건정책의 특징

보건정책이라 해서 일반정책과 크게 다를 바 없다. 그러나 보건정책은 보건의료분야만이 가지고 있는 독특한 성격으로 인해 보건정책 수립과 집행과정에서 몇 가지 특징을 지니고 있다.

1) 시장경제원리 적용의 한계

보건의료분야는 일반정책과 달리 시장경제의 원리가 항상 적용되는 것은 아니다. 수요와 공급의 법칙에 의해 의료인력이 과다 공급되면 전체 국민의료비가 절감되어야 하나 현실적으로는 그렇지 못하다. 또한 보건의료인력이 과다 공급된다 하더라도 타 분야로의 전용이 불가능하여 국가적인 낭비를 초래하며, 공급부족 시에도 단기간에 인력을 공급할 수 없는 한계를 지니고 있다.

2) 국가 경제력과의 밀접한 관련성

국가 정책에서 보건정책의 우선순위는 대체로 국가 경쟁력과 비례한다. 경제개발단계에서 보건정책은 우선순위가 그다지 높지 않다. 보건정책은 경제정책의 부산물 정도로 간주하는 경향이 있다. 따라서 보건정책은 경제발전 후의 과제로 미루어진다. 인간의 삶의 질 향상이 경제발전의 궁극적인 목표이고, 양질의 노동력이 경제발전의 근간이라는 사실에도 불구하고 경제자체의 발전이 국가목표로 인식되었다. 경제발전의 상당기간 동안 보건정책에 대한 관심은 뒤로 밀려나 있다.

3) 정책 파급효과의 광범위

보건의료서비스는 외부효과를 가지고 있기 때문에 보건정책은 국민 모두에게 지대한 영향을 준다. 보건정책의 대상은 국민 모두를 포함하고 있다고 해도 과언은 아니다. 이처럼 보건정책은 효과의 범위가 광범위할 뿐만 아니라 그 파급기간도 장기에 걸치기 때문에 국가의 적극적인 개입과 간섭이 정당화되고 있다.

4) 형평성 강조

일반정책과는 달리 보건정책은 효율성에 제한을 받는다. 즉, 보건정책은 인간생명을 다루어야 하는 위험의 절박성 때문에 효율성 보다는 형평성이 강조된다. 보건정책의 수립 시에는 특유의 형평성 문제로 인해 정책수단의 활용에 제한을 받는다(표 3-2).

6) 욕구 폭발 현상

소득과 의식수준의 향상으로 인해 보건의료서비스에 대한 국민들의 요구가 급속히 증가하고 있다. 또한 이러한 증가에 발맞추어 서비스 수준에 대한 요구도 급속히 변화하고 있다. 이러한 요구에 대한 정책 대처능력이 절실히 필요하고 있다.

7) 구조적 다양성

보건의료부문은 구조적 연결고리가 다양하다. 보건의료부문은 학교교육, 건강보험, 참여주체의 다양성이나 정책, 재원관계 등을 총체적으로 고려해 보면 우리나라 정책 또는 사회경제 부문 중에서 구조적으로 복잡하고 해결하기가 힘들게 서로 얽혀져 있다. 이러한 복잡성과 다양성으로 인해 가치정의가 어렵다. 따라서 보건의료부문에서 다른 논리를 일방적으로 제압할 수 있는 그런 정확한 논리가 개발되지 못하고 있다.

[표 3-2] 사회적 가치에 대한 자유주의 견해와 평등주의 견해의 비교

사회적 가치	자유주의 견해	평등주의 견해
개인의 책임	• 개인의 목표를 성취하는데 각자의 자율적 노력과 책임이 가장 중요함 • 사회 경제발전은 각자의 성취를 위한 동기를 근간으로 이룩 • 자신의 노력에 의하지 않은 재화의 분배는 이런 동기유발을 저해하고 도덕적 위기를 야기함	• 개인목표의 성취에 각자 책임의 중요성을 기본적으로 동의함 • 경제적으로 무능하다고 사회적으로 무가치하거나 도덕적으로 무책임하다고 간주되면 안됨
사회의 책임	• 재화의 배분은 개인의 노력과 책임이 가장 중요시 • Social darwinism, Laissez-faire economics의 이론에 입각 • 사회적 도움의 수단은 아님	• 사회구성원 간의 실질적 기회의 평등을 중시 • 모든 구성원이 자립할 수 있도록 적절한 사회구조를 확립함이 필요 • 보건의료와 같은 필수적 재화는 경제적 능력과 관계없이 기본 권리로 간주됨
자 유	• 개인의 자유는 최대한 보장 • 보건의료분야의 정부간섭은 공급자와 소비자의 자율성을 저해함	• 자유란 실질적인 선택의 기회보장이란 적극적 의미를 지님 • 정치적 자유만이 아니라 경제적 자유도 중시됨 • 다수의 자유를 위해 일부개인의 자유는 희생될 수 있음 • 정부는 자유 실현의 조정자임
평 등	• 평등은 법 앞에서 평등을 강조 • 자유와 평등 사이에 갈등이 야기되면 자유를 우선	• 평등은 실질적 기회균등을 의미 • 이를 위해 개인의 잠재능력이 충분히 개발될 수 있는 여건을 보장 • 보건의료와 교육은 기본적으로 보전되어야 할 필수 요소로 간주

7 보건정책의 분류

정책유형에 따라 참여자, 환경의 영향, 과정이 달라진다. 정책유형을 파악하는 것이 정책결정자에게는 필요한 전략의 기초가 된다. 정책에는 ① 분배정책(distribution policy), ② 규제정책(regulatory policy), ③ 재분배정책(redistributive policy), ④ 추출정책(extractive policy), ⑤ 상징정책(symbolic policy), ⑥ 구성정책(constitutional policy) 등이 있다(그림 3-5).

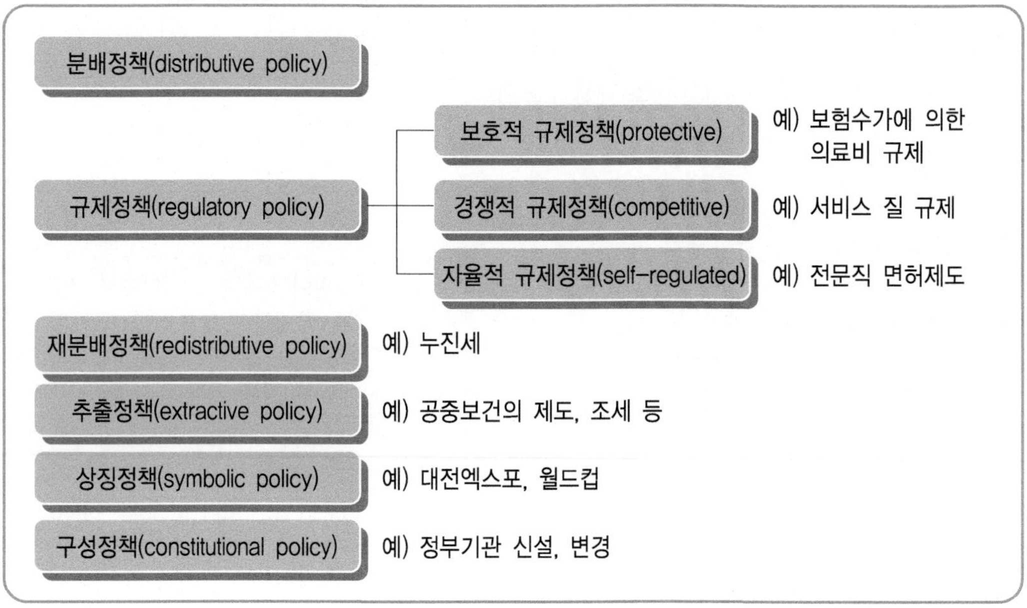

[그림 3-2] 정책의 분류 및 사례

8 보건의료정책의 과정

정책은 단순히 최종 산출물만을 가리키기보다는 어떤 정책의 필요성이 제기된 시점에서 시작하여 정책이 현실적으로 종료되는 시점까지의 일련의 과정을 모두 포괄한다. 정책의 생성에서 소멸에 이르는 이러한 과정을 '정책과정'이라 한다. 보건의료정책도 이러한 정책과정을 가지고 있다.

정책과정에 대해서는 다양한 견해가 있으나 정책의제설정, 정책결정, 정책집행, 정책평가 등 4단계로 구분할 수 있다(그림 3-3).

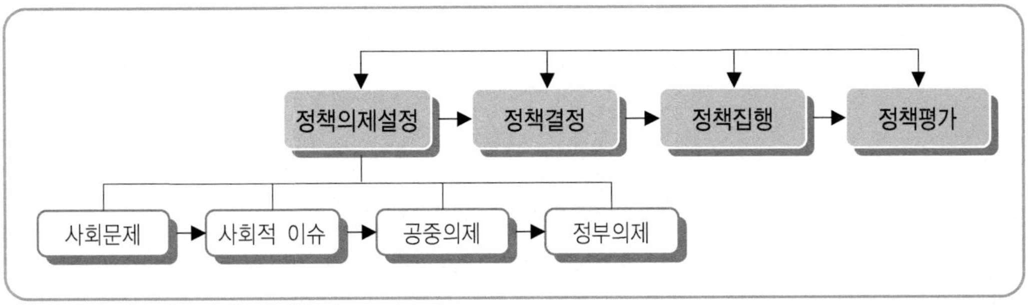

[그림 3-3] 일반적인 정책과정

출처 : 대한예방의학회. 예방의학과 공중보건학, 2017.

[표 3-3] 정책 과정의 구분

구분	Lasswell	Dror	Jones	Anderson
① 정책의제 설정 ② 정책결정 ③ 정책집행 ④ 정책평가	① 정보수집, 처리 ② 동원 ③ 처방 ④ 행동화 ⑤ 적용 ⑥ 종결 ⑦ 평가	① 기본 방침 결정 단계 ② 정책결정 단계 ③ 정책결정 이후단계	① 정책의제 설정 단계 ② 정부내 행동 단계 ③ 정부가 문제를 해결하는 단계 ④ 사업을 재검토하여 필요한 조치를 취하는 단계	① 정책의제 설정 단계 ② 정책대안 작성 단계 ③ 정책대안 채택 단계 ④ 정책의 집행 단계 ⑤ 정책의 평가 단계

사회문제중 일부만이 정부가 정책적 해결을 이하여 신중한 검토를 하게 되는데, 검토하기로 결정한 사회문제를 정책문제라 한다. 정책의제란 어떤 사회적인 문제나 이슈가 정책결정자나 이들과 밀접히 관련되어 있는 사람들의 관심을 끎으로써 공공정책의 형성을 위하여 검토되고 논의될 수 있는 상태에 놓인 것을 말한다. 정책의제설정은 정부가 사회문제를 정책적으로 해결하기 위하여 정책문제로 채택하는 정치적 과정 또는 행위를 의미하며, 정책의제형성이란 하나의 사회적 이슈가 공중의제를 거쳐서 어떤 일정한 내용과 형태를 가진 의제로 발전되어 정부의 공식의제로 채택되는 것을 의미한다.

정책결정은 정책목표와 수단을 합리적으로 결정하는 것을 의미하며, 이에는 다양한 정책결정모형이 있다(합리모형, 만족모형, 점증주의모형, 쓰레기통모형, Allison의 모형 등).

정책결정의 결과는 긍정적 조치로서 법, 행정명령 그리고 행정규칙 등으로 산출되는데 항상 그런 것만은 아니다. 때에 따라선 부정적 조치(hands-off policies)로 나타나 문제 자체가 방치되는 경우도 있다.

정책결정자는 공식적 정책결정자(공공정책의 결정에 참가할 수 있는 공식적인 권한을 소유하고 있는 사람들로 국회의원(legislators), 고위행정관료(executives), 일반 행정관료(administrators) 및 법관(judges) 등이 포함), 비공식적 정책결정자(정책결정에 대한 공식적 권한을 갖지 못하여 간접적인 역할만을 담당하게 되는 정책결정자의 유형은 매우 다양하며, 이익집단, 정당, 전문가집단 및 개인으로서의 시민 등이 여기에 해당됨) 등이 있다.

정책결정기준은 가치, 정당 충성심, 지역구 이익, 여론, 경청, 결정규칙 등이다.

정책집행이란 정부의 행정기구가 결정된 정책을 실행에 옮기는 단계이다. 정책평가는 책이 효과적이었는지를 판단하고 성공이나 실패의 원인을 찾는 단계, 되먹임하여 수정보완하거나 정책종결 또는 새로운 정책수립 등을 위한 것이다.

정책 결정과정에 영향을 주는 모든 외제적 변수와 조건을 '정책환경'이라고 하는데, 이에는 자연적 조건, 인구적 특징, 정치체계, 정부구조, 행정체계, 법체계, 경제체계, 사회구조, 문화체계, 과학기술 수준, 국제적 여건, 이데올로기적 환경 등이 속한다.

정책과정에 관련된 많은 사람들과 기관들은 정책과정이 전개되는 여러 단계에서 서로 복잡한 교호작용을 하게 되는데 이와 같이 정책과정에 관여하는 모든 사람들과 기관들을 '정책참여자'라 한다. 정책참여자에는 행정관료집단(보건복지부, 경제기획원, 행정자치부 등), 의회, 이익집단(보건의료 전문인 집단 등), 언론, 시민단체, 시민으로서의 개인이나 전문가 등이다.

정책집행이란 공적으로 권위가 부여된 정책의 내용을 실행하는 과정이다. 현대적 정책집행의 개념은 정책형성과정의 연장이라는 성격, 근본적으로 정치적 성격, 정책집행과정은 구체적인 특정의 집행상황과 집행대상의 욕구, 기대 등의 특성을 고려해야하므로 집행담당자의 적절한 재량권을 중요시한다. 현대적 정책집행의 개념은 개괄적이고 전체적인 맥락에서 형성된 기본정책을 특정한 구체적 집행상황과 일정한 정책대상 집단의 욕구·기대를 고려하여 행동화하는 것이다.

정책집행의 과정은 자원의 획득(resource acquisition), 해석과 기획(interpretation and planning), 조직화(organizing), 편익과 서비스의 제공(providing benefits and services), 감시와 환류(oversight and feedback) 등 순이다. 정책집행의 유형으로는 고전적 기술자형, 지시적 위임형, 협상형, 재량적 실험형, 관료적 기업가형 등이다.

정책순응이란 정책집행자나 대상집단이 정책결정자의 의도나 정책내용에 일치되는 행동을 하는 것으로 외면적 행동이 일정한 행공규정에 일치하는 것이고, 수용이란 행동의 변화만이 아니라 내면적 가치체계와 태도의 구체적인 변화를 의미한다. 순응의 원인으로는 권위, 합리성, 정부의 정통성, 개인적 이익, 재재의 사용, 평판, 시간 등이며, 불순응의 원인으로는 가치·관습·신념의 차이, 선택적 불순응, 집단 귀속감, 금전적 이익, 정책의 모호성, 정책 순응의 어려움(정책내용의 당위성, 실현성, 명료성, 일관성, 합법성, 편익성 등) 등이다. 순응의 확보 전략으로는 교육과 설득활동, 선전, 정책의 수정 또는 관습의 채택, 제재수단의 사용, 보상수단 등이다.

정책혼선이란 특정정책을 결정하는 과정에서 관련 당국자나 기관들이 서로 다른 이야기를 함으로써 종잡을 수 없는 상황이 전개되거나, 정책집행과정이 순조롭게 진행되지 않고 집행의 방향을 제대로 잡지 못하여 우왕좌왕 하는 상활을 의미한다.

정책평가란 정책의 내용과 집행 및 그 영향 등을 추정하거나 평정하는 것이다. 정책평가는 정책 집행과정에서 등장하는 여러가지 문제점을 해결해서 더 나은 집행전략과 방법을 모색하기 위해 실시되는 형성적 평가와 정책집행 후 당초 의도했던 효과를 성취했는지 여부를 판단하는 총괄적 평가로 구분된다(표 3-4).

정책평가의 유형은 목적에 따른 분류(과정, 영향), 단계에 따른 분류(사전, 과정, 사후), 평가소속에 따른 분류(내 · 외부) 등으로 다양하게 구분할 수 있으며, 정책평가방법은 착수직전 평가, 평가성 사정, 형성적 평가, 영향평가, 프로그램과 문제 모니터링, 메타평가(특정 평가 활동의 지침이 되고, 해당 평가의 장점과 단점을 공개할 목적으로 평가의 유용성, 실용성, 윤

[표 3-4] 정책평가 개념 비교표

구분	주창자	개념	평가의 대상	비판	비고
협의의 정책평가	James A. Ciarlo	성과평가에 한정함	수혜자를 위해서 사업을 사실상 수행한 것		
광의의 정책평가	Edward Suchmann		사업투입과 같은 노력의 분석까지도 포함		과정으로서의 사업활동은 제외됨–이는 행정과학이나 임상학의 영역이기 때문임
최광의의 정책평가	Paul R. Binner	전체 체제의 종합적 평가	사업의 전처리과정에서 투입되고 산출되는 가치와 비용을 결정하는 것과 간접서비스, 대안적 서비스 그리고 보다 큰 사회적 환경에의 영향과 기여를 결정하는 것	너무 많은 것을 포함함	

리성, 기술적 적합성에 대한 서술 및 판단적 정보를 수집, 제공, 활용하는 교육적 제반과정을 말함) 등이다.

정책평가의 절차는 정책목표의 식별, 영향모형의 작성, 평가연구설계 개발, 측정과 표준화, 자료수집, 자료분석과 해석 등 순이다.

보건정책을 비롯한 공공정책을 평가하는 기준을 설정하기란 매우 어렵기 때문에 정책의 성질에 따라 그 기준이 달라져야 한다, WHO에서 제시한 평가기준으로는 적절성, 적정성, 과정, 능률성, 효과성, 그리고 영향평가 등이 있으며, 문재우 등(2004)은 평가기준으로 능률성, 효과성, 대응성, 만족도, 형평성, 민주성 및 참여성, 그리고 적정성 등이다. 평가의 관점에서 본 우리나라 보건의료정책의 특성은 목표가 불명확한 경우가 많고, 설계의 부재, 목표대상의 변경, 데이터와 정보의 부재 또는 부정확, 평가의 영향의 미흡 등이다.

정책종결(policy termination)이란 기존의 정책에 대한 평가에 의해서 집행이 계속되어 온 정책이 일단락되는 최후 단계로서 정책과정이 끝나는 것을 의미한다. 정책종결의 세가지 형태는 폭발적 종결(explosion-type endings), 점감형 종결(long whimper endings), 혼합형 종결(bang-type and whimper-type endings) 등이다. 정책종결의 제안자란 정책종결의 주체로서 종결에 찬성하여 제안하는 사람을 말함. 이에는 반대자(oppositionists), 절약가(economizers), 개혁가(reformers) 등이다. 정책종결의 유형으로는 정책혁신(policy innovation), 정책유지(policy maintenance), 정책종결(policy termination), 정책승계(policy succession) 등이다. 정책승계의 유형으로는 선형승계(linear succession), 정책통합(policy consolidation), 정책분할(policy splitting), 부분적 종결(partial termination), 우발적 승계(incidental policy succession), 비선형 승계(non-linear succession) 등이다. 정책승계의 절차로는 정책승계를 위한 의제설정, 정책선택결정, 정책승계의 집행(implementing policy succession), 정책승계의 평가(outcomes and evaluation) 등이다.

정책종결의 내용으로는 기능적 종결, 구조적 종결, 기능적 종결과 구조적 종결의 상관관계 등이다. 정책종결의 원인으로는 문제의 고갈(problem depletion), 환경적 엔트로피(environmental entropy), 정치적 취약성(political vulnerability), 조직 위축(organizational atrophy) 등이며, 정책종결의 장애요소로는 지적인 주저함(intellectual reluctance), 정치적 유인책의 결여(lack of political incentives), 기구적 영속성(institutional permanence), 동태적 보수주의(dynamic conservatism), 종결반대연합(anti-termination coalitions), 법적 장애(legal obstacles), 새로운 시작에의 높은 반응(high start-up costs), 불리한 영향(adverse consequences), 지연과 거부(procrastination and refusal) 등이다. 정책승계와 종결을 위

한 전략으로는 인식의 변화, 정책승계를 위한 내적인 동기부여, 유인책의 변화, 조직의 본질에 대한 변화, 예산을 통한 승계와 종결의 개선, 일몰법에 의한 종결, 정책이 근거하는 이념의 퇴색화, 정책종결에서 불이익을 받은 사람들에 대한 보상 등이다.

[표 3-5] 1990~2000년 이후 주요 보건의료정책1)

정책명	도입사유	주요내용	정책수단	기타
의료전달 체계	• 전국민의료보험의 실시 • 대학병원의 장시간 대기 현상 • 의료서비스 공급의 비효율	• 진료권설정 • 3차 진료기관 외래 제한	• 의료보험의 적용 – 전달체계를 지키지 않을때는 본인전액 부담 • 기관별 가산율 조정	가정의학과는 외래 진료 허용으로 가정의학과 육성
지역병상 제한철폐	• 전국민의료보험으로 환자증가 • 입원대기의 사회문제화 • 대기업계열의 병원사업 진입	• 지역별병상제한 제도 철폐	• 지역별 병상제한고시 철폐 • 의료법 개정	병원계에서 제한의 필요성 제기
병상확충	• 전국민 의료보험으로 환자증가 • 입원대기 문제 • 국가재정융자사업의 확대	• 병상증설, 병원 신축시 장기저리 자금 융자	• 장기저리의 재정 융자 • 농어촌 특별세 자금 지원	'94~'97까지 재정투융자특별회계에서 4,690억 원 융자로 25,000 병상 확충
의료분쟁 조정세도	• 의료사고 피해자 조직적 활동 • 병원에서의 난동	• 조정위원회 설치 • 조정기금의 설치	• 이료분쟁조정법 제정	'95년 14대 국회 및 '99년 15대 2003년 16대, 2005년 17대 국회에서 법안을 상정했으나 폐기
뇌사인정과 장기이식 제도	• 장기이식술의 발달로 이식사례급증 • 장기기부운동의 확산 • 장기매매의 사회 문제화	• 장기이식을 위한 뇌사인정 • 장기매매의 금지	• 장기이식에 관한 법률 제정 • 장기이식정보센터설치	2003년 법 개정
정신보건 정책	• 정신질환자 학대가 사회문제화 • 정신병상의 부족 • 무인가 정신병환자 입원 시설 난립	• 정신질환치료시설의 정비 • 정신질환자에 대한 보호 장치 강화	• 정신보건법 제정	정신병상 대폭증가
농어촌의료서비스 개선사업	• 농어촌특별세 자금확보 • 농어촌지역주민 의료시설 부족 • 농어촌지역 보건의료시설 낙후	• 보건소의 자체진단 및 기획능력에 따라 순위평가후 지원 • 기술 지원단 설치 • 시설, 장비 등에 대한 상세한 지침 제공	• 농어촌특별세 예산 배분	'94~2000까지 2,505억을 투자하여 농어촌보건의료시설을 획기적으로 개선

1) 대한예방의학회. 예방의학과 공중보건, 계축문화사, 2010.

정책명	도입사유	주요내용	정책수단	기타
응급의료 정책	• 응급환자 사망사고 • 응급실 혼잡 및 응급의료 서비스에 대한 불만 증가	• 응급의료 전문인력 양성 • 응급의료정보센터 설치 • 병원응급실 개선 • 구급차 개선	• 응급의료에 관한 법률 제정 • 응급의료수가 제정 • 응급의료센터에 융자지원	'98년부터 응급환자 신고전화는 '119'로 일원화하고 기존의 '129'는 '1339'번으로 변경
DRG에 의한 포괄수가 지불제도	• 의료비증가 • 외국의 사례 • 수가제도에 대한 불만	• 포괄수가제 도입 • 의료원가 절감	• DRG수가 상향조정	의료계의 반발로 선택적 적용
의료보험 관리조직 통합	• 농어민 등 자영자 지역조합의 적자 누증 • 대통령 선거공약 및 국정 100대 과제로 채택	• 의료보험관리조직 통합	• 국민건강보험법 제정시행	재정통합은 2003년 7월부터 시행
전문의약품자유판매금지제도 (의약분업)	• 대통령 선거공약 및 국정 100대 과제 • 약가판매이익에 대한 국민들의 비판	• 처방과 조제의 분리 • 임의조제의 근절 • 의약품 분류	• 약사법 개정 • 약가-수가 정상화	• 의사들의 저항으로 의료대란 발생 • 의료보험 재정적자 초래

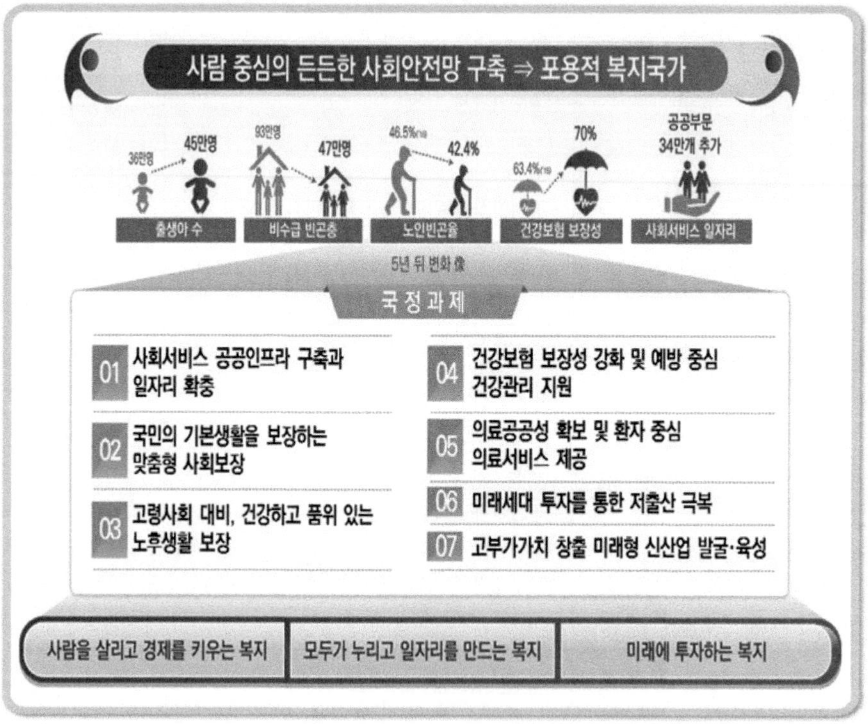

[그림 3-4] 2017년 문재인 정부의 보건복지 국정과제

참고문헌

대한예방의학회. 예방의학과 공중보건학 I, II, III. 계축문화사. 2017.

문재우. 보건정책론, 계축문화사. 2002.

신영수, 김용익 등. 개정판 의료관리, 서울대학교출판문화원, 2017.

Detels R, Beaglehole R, Lansang MA, Gulliford M. Oxford Textbook of Public Health, Oxford University Press, 2009

Robert B. Wallace. Maxey–Rosenau–Last Public Health and Preventive Medicine. McGraw–Hill Education, 15 edition, 2008.

제4장

보건사업 기획과 평가

1 보건사업 기획의 정의

지역주민 전체를 대상으로 한 보건사업을 수행하는데 있어서 기획은 필수적인 과정이다. 앞서 살펴본 지역사회진단을 그 일부로 포함하는 보건사업의 기획에 대해서 좀 더 자세히 살펴보자.

기획이 무엇인가는 이를 정의하는 사람에 따라서 다를 수 있지만 흔히 "특정한 목표를 달성하기 위해서 최상의 이용 가능한 미래의 방법 및 절차를 의식적으로 개발하는 조직적이고 지속적이며 동적인 과정"으로 정의된다. 기획에 대한 다른 정의들도 본질적으로 유사한 내용을 담고 있는데 여러 정의를 종합해 보면 결국 기획은 의도된 미래의 전망을 실현하기 위해 현재의 상황을 변화시키기 위한 과정임을 알 수 있다. 따라서 모든 기획은 현재의 상태에 대한 이해(현황, Where are we now?), 원하는 미래의 방향(목적, Where do we want to get go?), 그러한 방향으로 가기 위한 방법(전략과 세부사업, How do we get there?)을 기본적이고 필수적인 요소로 포함하고 있어야 한다.

기획의 정의와 기본요소로부터 기획활동이 가지는 몇 가지 본질적 특성을 유추해 볼 수 있다. 첫째, 기획은 본질적으로 미래지향적이다. 미래를 잘 예측하는 것은 매우 어려운 일로서 다양한 불확실성이 개입될 수밖에 없지만 결국 기획은 이러한 불확실성을 최소화 하면서 미래를 바람직하게 건설하고자 하는 인간의 노력이다. 둘째, 기획은 본질적으로 목표지향적이다. 기획은 우리의 미래를 의도에 맞게끔 변화시키고자 하는 인간의 희망을 반영하는 수단으로서 현재와는 다른 변화를 추구한다. 셋째, 기획은 본질적으로 목표의 달성을 위한 최적수단을 제시한다. 기획은 어떤 현상이나 사건의 바람직한 미래에 대한 소망에 근거하고 있지만 막연한 상상이 아니라 이를 달성하는 구체적 수단을 제시한다는 점에서 꿈과 다르다. 또, 기획은 여러 번의 시행착오를 통해 결국 문제의 해결방법에 도달하기 위해 다양한 시도를 반복하는 행동과도 구분된다. 기획이란 목표에 도달하기 위한 최적의 수단을 체계적으로 제시하는 것이기 때문이다. 넷째, 기획은 본질적으로 권한과 자원의 동원을 필요로 하는 행동지향적 과정이다. 기획은 실행의도나 권한이 없는 상태에서 무책임하게 이루어지는 구상이 아니다. 기획이 가치를 가지려면 기획가에게 권한을 부여하여 계획을 성공적으로 수행할 수 있도록 해야 한다. 다섯째, 기획은 본질적으로 체계적인 일련의 의사결정과정이다. 즉, 기획은 일회적이거나 단편적인 의사결정이 아니라 연속적인 과정으로서 기획과정을 구성하는 여러 단계는 체계적으로 연결되어 서로 영향을 미친다.

보건기획(health planning)은 이러한 기획과정을 보건부문에 적용한 것이므로 본질적으로 그 목표에 있어서 여타의 기획과 다르다. 즉, 보건기획은 주민의 건강수준 향상을 궁극적이고 일차적인 목표로 하는 기획을 말한다. 보다 세부적으로 보자면 국민의 건강수준을 높이고, 보건의료서비스에 대한 접근용이성을 향상시키며, 보건의료 서비스와 자원의 공급에 있어서 효율성을 증대시키는 등 적정의료서비스의 요건을 확충하기 위한 모든 기획이 이에 포함된다.

보건기획은 기획의 주체에 따라 국가차원에서 수립하여 시행하는 기획과 지방자차단체나 보건소 차원에서 수립하여 시행하는 기획으로 나누어 볼 수 있다. 또, 기간에 따라 그 실행에 5년 또는 10년 이상이 소요되는 장기계획, 2년 내지 5년이 소요되는 중기계획, 1년 또는 2년 정도가 소요되는 단기계획으로 구분할 수 있다. 종합적인 계획으로서의 마스터플랜은 문제의 해결에 장기간이 소요될 수밖에 없으며 이로 인해 대부분 장기계획이다. 또 장기계획이나 중기계획은 이를 실행에 옮기는데 필요한 단기기획으로서 연차별 기획을 필요로 한다. 우리나라에는 법으로 그 시행을 규정하고 있는 여러 가지 보건기획이 있다. 이 중에서 보건의료기본법에 따라 매 5년마다 중앙행정기관이 수립하는 보건의료기본계획은 국가차원에서 이루어지는 보건기획의 산물이라고 할 수 있으며, 지역보건법에 따라 매 4년마다 이루어지는 지역보건의료계획은 보건소 차원에서 이루어지는 기획의 산물로 볼 수 있다. 기획을 그 절차에 따라서 아래에서부터 위로 올라가는 상향식 기획과 상부에서 결정되어 하달되어 가는 하향식 기획으로 구분하기도 하는데, 보건의료기본계획은 중앙행정기관이 수립한 후 이를 지침으로 하여 각급 지방 및 지역 보건행정기관에 지방 및 지역별 계획의 수립을 요구한다는 점에서 하향식 기획과정으로 볼 수 있으며, 지역보건의료계획은 지역주민과 지역의 보건의료 전문인의 견해를 들어 수립한 후 이를 종합하여 광역자치단체의 보건의료계획을 수립하는 절차를 밟아가므로 상향식 기획과정의 예로 볼 수 있다.

또, 전체로서의 보건사업 기획은 그 세부적인 기획과정을 요구한다. 그 예를 보면, 인적자원기획, 물적자원기획, 행정조직기획, 환경기획, 조사연구기획, 예산기획 등이 있는데, 보건사업과 관련된 모든 영역이 세부기획의 대상이 될 수 있다.

[표 4-1] 제7기(2019~2023) 지역보건의료계획서 작성지침서(보건복지부, 2018)

구분	제7기 지역보건의료계획 목차	주요변경내용
기초 및 광역	요약문	· 변경사항 없음
기초 및 광역	1. 지역사회 현황분석 1) 지역사회 현황분석 2) 지역사회 현황분석 종합	· 변경사항 없음
기초 및 광역	2. 제6기 지역보건의료계획 성과와 개선과제 1) 제6기 지역보건의료계획의 자원투입 성과 2) 제6기의 전반적 성과	· 자원투입(인력 및 예산, 시설)에 대한 그간의 성과를 파악하여 개선사항 도출함 · 개선과제를 도출하고, 제7기에 반영함
기초 및 광역	3. 제7기 시도의 지역보건의료 정책방향 1) 정책방향 도출 2) 제7기 지역보건의료계획 추진체계	· 지역보건의료의 일관성있는 정책의 추진 및 시도의 역할 강화를 위한 제7기 추진체계 마련함
기초 및 광역	4. 중장기 추진과제	· 4년동안 추진할 방향을 '중장기 추진과제'로 수립하며, 이에 대한 세부 실행계획을 '1차년도 시행계획'으로 조정함
기초 및 광역	5. 성과관리계획 1) 전략별 성과지표 2) 성과지표 측정 세부추진계획	· 중장기 추진전략을 포괄하며, 4년간의 성과를 측정할 수 있는 지표를 설정함
기초 및 광역	〈변경〉 1차년도 시행계획	· 아래 참고
광역	6. 관할 지역보건의료기관 관리계획 1) 지역보건기관 자원 확충계획 2) 지역보건기관 모니터링 계획 3) 지역사회 자원 협력 및 역량강화	· 지역보건체계를 진단하고 지역사회 보건의료자원 확충 및 보건기관 모니터링, 자원협력·역량강화를 위한 계획을 수립함
광역	7. 보건의료지원조직 연계·협력 운영방안	· 광역 내 보건의료지원 조직의 협력 및 연계를 강화하기 위하여 계획을 수립함
기초 및 광역	8. 별첨자료 · 지역보건의료계획 수립단 구성 운영 · 관할 지역보건의료기관의 조정(시도) · 지역보건의료계획 수립 활동	· 시도의 시군구 조정기능을 강화하고 이에 대한 내용을 작성함
기초 및 광역	9. 1차년도 시행계획	· 중장기 추진과제에 따른 1차년도의 세부사업 실행계획으로 구체적으로 작성함

2 보건사업 기획의 과정

위에서 살펴본 정의에 따라 실제로 보건사업을 기획하는 경우 어떤 단계를 거쳐야 하는가? 여기에 모든 사람이 동의할 만한 특별한 정답이 있는 것은 아니다. 그러나 보건분야에서 흔히 사용되는 여러 기획모형(PRECEDE-PROCEED 모형, MATCH, PATCH, MAPP, APEXPH와 PACE EH, High-Impact 모형, Dignan과 Carr 모형, Ewles와 Simnett 모형, CHIP 모형, NIBP 기획 모형, CDCynergy 모형, McKenzie의 프로그램 기획을 위한 일반모형(Generalizing Model for Program Planning 등)들이 있고 이 모형들은 모두 나름의 기획과정을 제시하고 있다. 몇 가지 예를 들어 보면 다음과 같다.

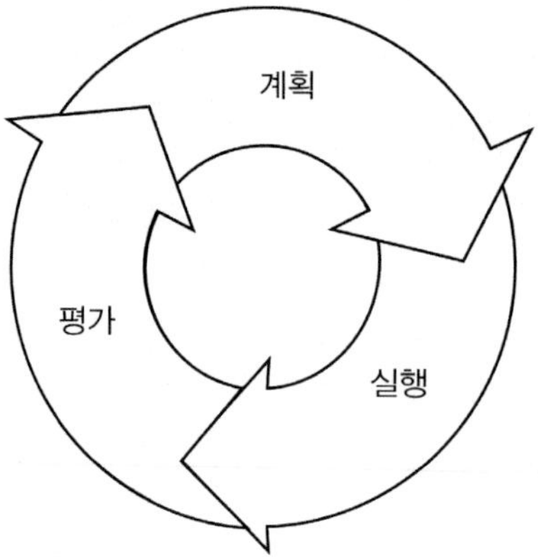

[그림 4-1] 기획의 기본 3단계

그림 4-1은 Green(1999) 등이 건강증진사업의 기획을 위해 개발하여 널리 활용되고 있는 PRECEDE-PROCEED 모형이다. 이 모형에서는 기획과정을 4단계에 걸쳐 이루어지는 진단과정(PRECEDE)과 5단계에 걸쳐 이루어지는 정책의 개발과 실행, 평가(PROCEED)과정으로 제시하고 있다.

건강증진모형으로 미국 질병관리본부(CDC)가 개발하여 지역사회 보건기획지침으로 쓰이고 있는 PATCH(Planned Approach To Community Health) 모형은 기획과정을 지역자원의 동원-자료의 수집 및 분석-우선순위결정-실행사업개발-평가의 5단계로 구성하고 있다.

또, 그림 4-3와 그림 4-4은 미국의 전국시군보건소협의회(NACCHO)와 질병관리본부가 함께 개발한 지역보건사업기획지침인 MAPP(Mobilizing for Action through Planning and Partnership)가 제시하고 있는 기획과정을 보여주고 있다. 그림 4-3의 원 가운데가 기획과정을 나타내 주는 것이고 원을 구성하고 있는 화살표는 3단계인 지역현황평가의 구성요소를 보여주고 있다.

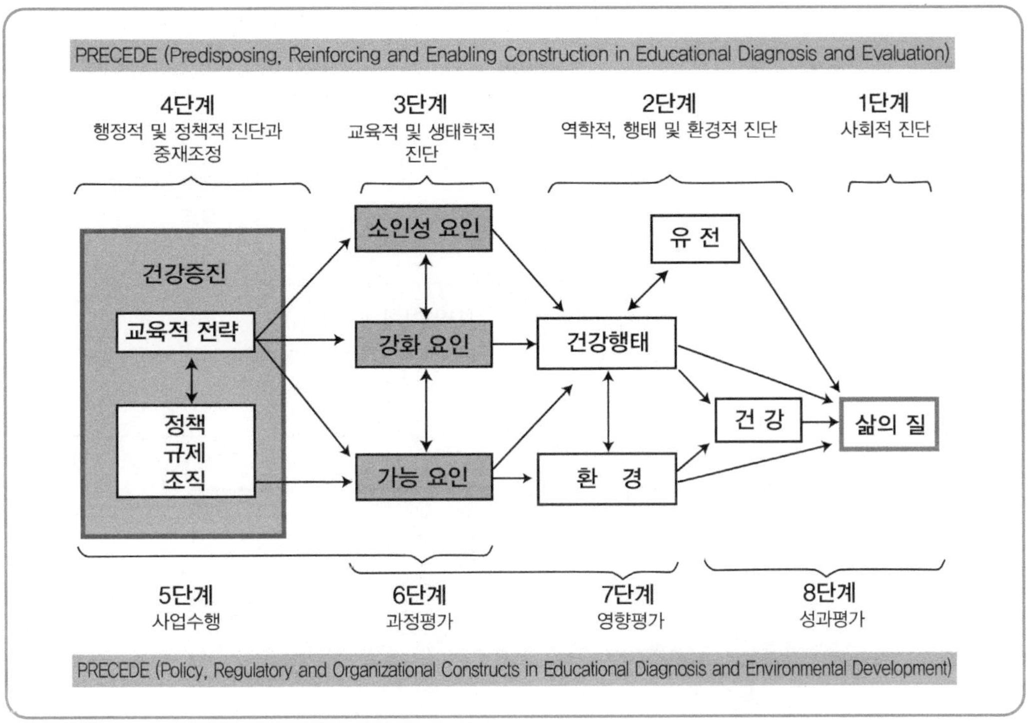

[그림 4-2] PRECEDE-PROCEED 보건사업기획 모형

※ 출처 : Glanz K, Rimer BK, Viswanath K. Health Behavior and Health Education. Theory, Research, and Practice. 4th Edition. Jossey-Bass. 2008. pp. 410.

그림에 제시된 것처럼 이 지침은 기획과정을 다음과 같은 6단계로 구체화하고 있다.

1단계 : 기획의 성공을 위한 조직화와 협력체계의 개발

2단계 : 비전의 확립

3단계 : 지역현황평가(4 MAPP assessment)

- 지역건강수준평가
- 지역사회의 관심과 장점평가
- 지역보건체계 평가

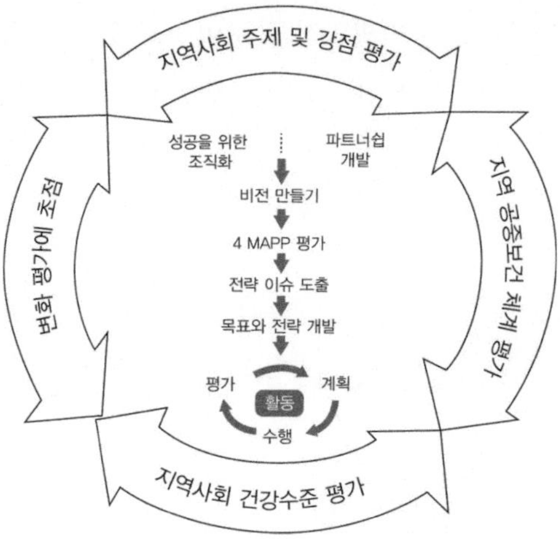

[그림 4-3] 미국 MAPP 보건사업기획 모형도(1)

※ 출처 : http://www.naccho.org/topics/infrastructure/mapp/framework/index.cfm

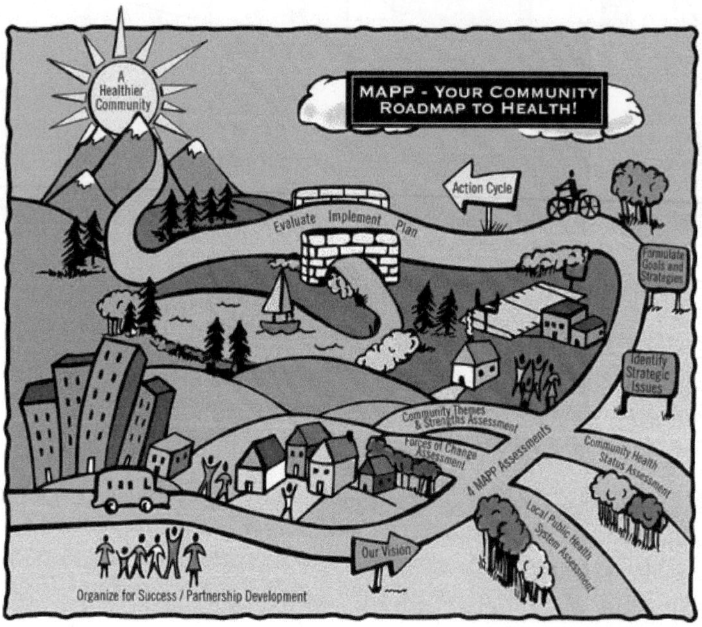

[그림 4-4] 미국 MAPP 보건사업기획 모식도(2)

※ 출처 : http://mappnetwork.naccho.org/photo/mapp-roadmap

– 건강문제와 해결능력에 영향을 미치는 환경의 변화 평가

4단계 : 전략적 과제의 확인

5단계 : 목표와 전략의 개발

6단계 : 행동(기획–실행–평가)

이 모형은 보건사업의 기획활동이 결국 미래에 도달하고자 하는, 보다 건강한 지역사회를 목적으로 하여 여기에 이르는 과정과 수단을 제시하는 것임을 그림 4–4를 통해서도 보여주고 있다. 멀리 보이는 산 정상에 우리가 도달하고자 하는 목적으로서 "보다 건강한 지역사회"가 제시되어 있고 보건사업의 기획과 실행 및 평가의 전과정이 그 정상에 도달하기 위한 여정임도 함께 보여주고 있다. 성공적인 등반을 위해서는 과거에 등정을 위해 노력했던 사람들의 성공요인들을 밝혀내고 정상까지 함께 가면서 협력할 사람들을 모으는 과정이 선행되어야 한다. 그리고 정상까지 가는데 필요한 등반장비와 지도, 나침반 등 여러 요소들을 점검하고 진단하는 과정이 필요하며 이를 실천에 옮기는 실행과정이 이어지게 된다.

이처럼 다양한 모형에 따라 여러 가지 기획의 단계가 제시될 수 있지만 보건사업의 기획과정은 다음과 같은 단계로 구성되는 것이 일반적이다.

1단계 : 기획팀의 구성

2단계 : 지역사회 현황분석

3단계 : 주요 건강문제의 선정(우선순위 결정)

4단계 : 선정된 우선순위 보건문제 해결을 위한 목적과 목표의 설정

5단계 : 목표달성을 위한 전략의 개발과 실행계획의 작성

6단계 : 기획평가

이중에서 지역사회의 현황분석단계와 목적 및 목표의 설정단계는 그 순서가 바뀔 수도 있다. 사업관계자들이 오랜 동안 보건사업을 유지하면서 좋은 성과를 거두고 있는 경우나 지역의 현황문제를 깊이 이해하고 있는 경우에는 굳이 지역사회의 현황을 분석하기 위해 시간을 투입하기 보다는 우선적으로 사업의 목적을 결정하고 이 목적을 계량화하기 위해 건강문제와 관련된 구체적 자료를 나중에 수집할 수도 있다. 또, 전국적 단위의 사업이 추진되는 경우 지역사회의 입장에서 보자면 사업목적이 미리 결정되어 있고 지역사회에서 보건사업으로 이를 구체화하는 것이므로 목적이 선행하고 관련된 현황분석이 뒤를 잇는 과정을 밟게 된다. 중요한 것은 기획의 매 단계, 매 기획은 일회적이거나 단편적인 의사결정과정이 아니라 서로 영

향을 미치는 연속적인 과정이라는 점을 이해하는 것이다.

보건기획의 첫 단계는 기획수행을 위한 주체로서 기획팀을 꾸리는 것이다. 지역사회진단과 마찬가지로 기획팀에는 해당 보건사업을 담당할 인력과 주요 의사결정자들이 포함되어야 하며 전문적 자문이나 기술적 지원이 필요하다면 이들을 기획과정의 초기부터 참여시켜야 일의 중복을 방지할 수 있다.

다음 단계인 지역사회의 현황분석은 지역사회진단에서 자세히 설명했다. 지역사회진단과정의 최종적인 산출물인 지역사회의 보건문제들의 목록과 이를 해결하는데 동원할 수 있는 자원에 대한 정보 등이 기획과정에 투입된다.

세 번째 단계는 지역사회진단을 통해 파악된 보건문제들에 우선순위를 부여하는 단계로서 이 과정은 지역사회진단의 일부로 이루어지기도 한다.

[표 4-2] 우선순위평정공식의 결정기준과 평점

기 준	평점 예시
A. 문제의 크기(size of problem)	0~10
B. 문제의 심각도(seriousness of problem)	0~20
C. 개입의 효과(effectiveness of intervention)	0~10
D. 적정성, 경제성, 수용성, 자원 및 적법성(PEARL, propriety, economics, acceptability, resources, legality)	0점/1점

우리가 쓸 수 있는 자원은 한정되어 있기 때문에 파악된 지역사회의 보건문제들 중에서 어디에, 어떻게 우선순위(priority)를 부여할 것인가는 매우 중요한 의사결정 사항이다. 어떤 문제에 우선순위를 둘 것인가는 그 문제에 얼마나 가치를 부여하느냐에 달려있다. 우선순위를 결정하는 것은 결국 이러한 가치를 계량화하는 것이다.

보건분야에서 사업의 우선순위를 결정할 때 오랫동안 널리 활용되어 왔던 방법 가운데 하나가 John Bryant의 우선순위 결정방법이다. 이 방법은 현황분석 등을 통해 도출된 보건문제들에 대해서 ① 문제의 크기(유병도)(prevalence), ② 문제의 심각도(seriousness), ③ 해당문제에 대한 지역사회의 관심도(community concern), ④ 문제를 다루는데 있어서의 난이도(vulnerability of management) 등을 우선순위의 결정기준으로 적용한다. 각 보건문제에 대해서 대개 전문가의 경험과 판단이나 객관적인 자료 등에 의존하여 점수가 부여되는데 기준별 점수는 1점(+)에서 4점(++++)까지로 해당 결정기준의 정도가 가장 낮은 경우에 1점, 가장 높은 경우에는 4점을 부여한다. 점수를 부여한 후 각 기준별 점수들을 서로 곱하여 보건문제별로 총점을 계산한다. 집계결과 총점이 높은 순서대로 보건문제의 우선순위가 정해진다. 이 방법이 가지고 있는 단점은 보건사업으로서의 실행가능성이 낮은 보건문제에 높은 우선순위가 부여될 수도 있다는데 있다.

이를 보완하기 위해 우선순위 평정공식(Basic Priority Rating System, BPRS)과 실행가능성 판단기준인 PEARL을 함께 이용하는 방법이 널리 쓰이고 있다. 이 방법의 우선순위 결정기준과 기준별 평점을 표 4-2에 제시하였다. 각 보건문제에 대해 기준별로 점수를 부여하고 총점을 계산한 후 높은 점수를 받은 보건문제에 높은 우선순위를 부여한다는 점은 Bryant의 방법과 같다. 그러나 기준과 총점을 계산하는 과정이 다소 상이하다. BPRS는 우선순위 평정측(basic priority rating={(A+B)C/3}×D)을 이용하여 총점을 계산하는데, 각 기준별로 최고점에 차이를 둔 가중치 부여방법을 쓰고 있다. 즉, 문제의 크기와 개입의 효과는 최고점수가 10점, 문제의 심각도는 20점으로 문제의 심각도에 다른 기준에 비해 2배의 가중치를 부여한다. 또, "PEARL"이라는 별도의 기준을 이용하여 사업의 적정성, 경제성, 수용성, 자원의 동원가능성, 적법성 등 사업의 실행가능성 영역에 대해 종합적으로 판단한 결과를 적용한다. 이를 적용하면 실행가능성이 낮은 영역의 보건문제는 BPRS 총점에 '0'이 곱해지므로 높은 우선순위가 부여되는 문제가 원천적으로 해결될 수 있다. 그러나 이를 구체적 보건문제에 적용하는 경우에는 결정기준별로 객관적인 자료가 확보되어 있는 경우가 드물어

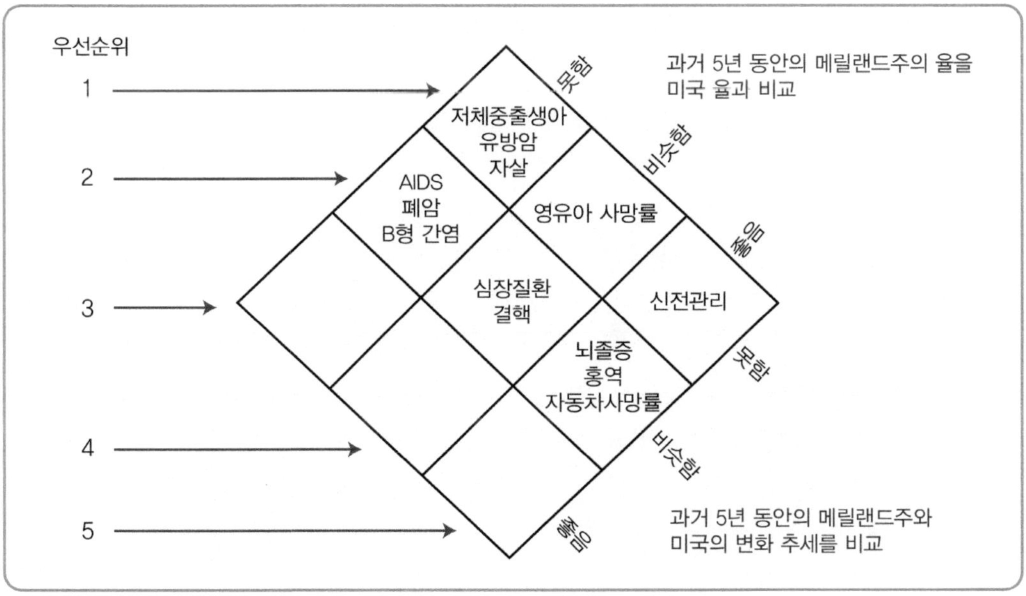

[그림 4-5] 황금다이어몬드법 예시

문제가 되는 경우가 많으므로 이를 보완한 여러 가지 방법이 활용되고 있다. 미국의 Healthy People 2010을 작성할 때, 메릴랜드주는 보건지표의 상대적 크기와 변화의 경향을 이용한 황금다이아몬드(golden diamond)법을 활용하였다(그림 4-5).

네 번째 단계는 우선순위가 높게 선정된 보건문제를 해결하기 위한 사업의 목적과 목표를 수립하는 단계이다. 목적(goal)은 보건사업을 통해 궁극적으로 달성하고자 하는 장기적인 지향점에 대한 일반적 기술로서 건강한 지역사회에 대한 비전으로부터 도출된다. 이에 반해 목표(objectives)는 목적을 달성하기 위해 필요한 변화를 구체적으로 기술한 것으로서 흔히 측정이 가능한 계량적인 형태로 표현된다. 목적은 특정한 가치와 철학적 내용을 담고 있는 경우가 많으며 대개 장기적 전망 하에 사업의 전체적인 방향을 가늠할 수 있게 해주는 역할을 하고 그 자체가 관리나 평가의 대상이 되는 경우는 드물다. 반면에 목표는 목적을 달성하기

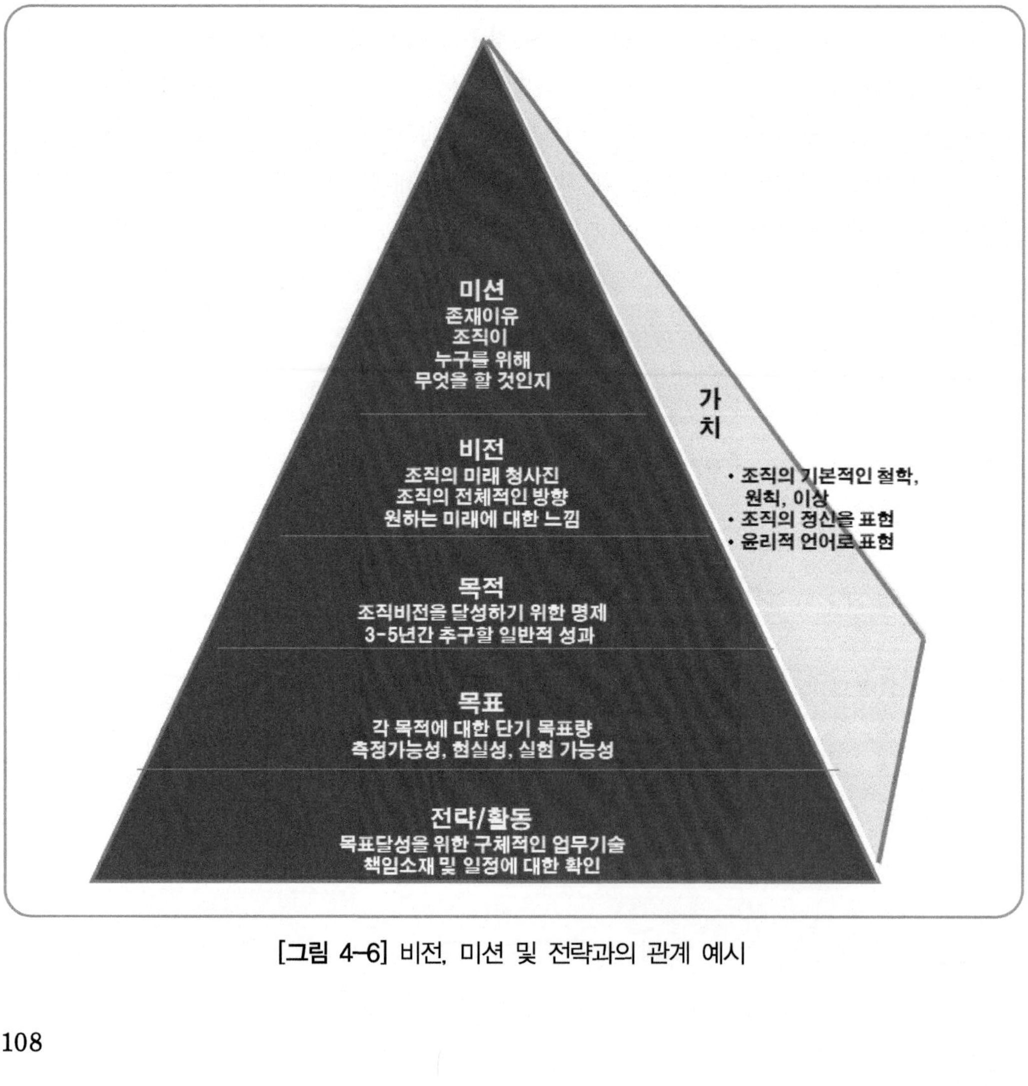

[그림 4-6] 비전, 미션 및 전략과의 관계 예시

위한 구체적 수단과 관련되는 경우가 많으며 달성가능한 단기적 전망 하에 설정되므로 관리의 대상이 되고 지표로 바로 전환되어 평가에 직접 활용된다. 심장질환으로 인한 높은 사망률이 지역사회에서 시급히 해결되어야 할 주요 보건문제로 설정되었다고 가정해 보자. 그 위험요인이 지역주민의 높은 흡연율과 운동부족으로 파악되었다면 금연사업과 적정량의 운동을 하는 인구집단의 비율을 높임으로써 사망률을 감소시킬 수 있다고 가정하게 된다. 이 경우에 보건사업의 목적은 '지역사회에서 심장병으로 인한 조기사망을 감소시키는 것'으로 설정할 수 있고, 목표는 '지역사회의 흡연율을 2004년부터 시작하여 3년 동안 30%에서 20%로 감소'시키는 것과 '지역사회 주민 중 적정수준의 운동을 실천하는 사람의 비율을 2004년의 23%에서 3년 동안 34%로 증가'시키는 것으로 설정할 수 있다. 여기에서 보는 것처럼 목적은 각 보건사업을 시행하는 궁극적 지향점을 드러내주며 이에 따라 설정된 목표는 사업기간 동안에 달성된 성과를 평가하는 직접적 도구로 이용될 수 있다.

목적과 목표의 수립은 해결하고자 하는 보건문제에 대한 이해와 밀접한 관련을 가진다. 특히, 보건문제를 그 발생원인에 따라 이해하는 것은 그 해결을 모색하는데 있어 결정적이다. 이는 수립되는 목적과 목표를 합리성의 토대 위에 올려놓기 위해서도 꼭 필요한 과정이다.

[표 4-3] 목적과 목표의 비교

목적(Goal)	목표(Objective)
사업이 궁극적으로 달성하고자 하는 것에 대한 일반적 기술 건강한 지역사회에 대한 비전에서 출발	사업의 목적 달성을 위해 필요한 변화에 대한 구체적 기술
정신적, 철학적	구체적
장기적	단기적
사업의 궁극적 방향, 바람직한 성취	보건사업의 바람직한 영향이나 효과에 대한 상세한 기술
직접적 관리의 대상이 되는 경우가 드묾	직접적 관리(평가)의 대상이 됨 (목표관리)
거의 변경되지 않음	사업 진행에 따라 변경되기도

보건문제는 대개 다양한 원인적 요인들이 복합적 인과관계로 얽혀 발생하게 된다. 인과관계에 따라 보건문제를 파악할 때 그 문제의 원인을 결정요인(determinants)과 기여요인(contributing factors)으로 구분한다. 결정요인이란 보건문제에 직접 영향을 미치는 요인을 말하며, 기여요인은 결정요인에 영향을 미치는 요인으로서 이를 변화시키면 결정요인의 수준

을 변화시킬 수 있는 요인들이다. 또, 기여요인은 결정요인에 직접 영향을 미치는 직접 기여요인과 직접 기여요인에 영향을 미침으로서 결정요인을 변화시키게 되는 간접 기여요인으로 나눌 수 있다. 이렇게 보건문제의 발생에 영향을 미치는 요인들의 인과관계가 파악되면 각 요인별로 사업을 설정하고 구체적인 목표를 수립할 수 있게 된다.

또, 목적과 목표를 수립할 때는 다음과 같은 조건을 고려할 필요가 있다.

① 조직이나 기관은 목표를 실현할 수 있는 권위(authority)가 있어야 한다.

② 동원할 수 있는 조직, 인력, 장비, 시설 및 기술 등을 이용하여 목표를 실행할 수 있어야 한다(capability).

③ 예산범위 내에서 세워져야 한다.

④ 가능한 시간을 고려하여 목표를 달성하고자 하는 기간이 지정되어야 한다.

⑤ 목적과 목표는 관련 법규와 부합되어야 하고, 지역사회의 윤리적, 도덕적 가치와 일관성이 있도록 수립되어야 한다.

⑥ 목표는 실용적(practical)이고, 적용가능(implementable)해야 한다.

⑦ 목표는 이를 수행하는 책임자에게 수용가능(acceptable)해야 한다.

⑧ 목표를 달성시킬 때 부수적으로 생길 수 있는 부정적 효과는 가능한 한 적어야 한다(minimum negative effect).

⑨ 목표는 구체적인 용어로 기술되고 측정이 가능해야 한다(measurable).

다섯 번째 단계는 설정된 목표를 달성하는데 적합한 대안으로서 사업실행을 위한 전략을 개발하고 실행계획을 수립하는 단계이다. 앞에서 기획을 정의하면서 그 기본요소로서 의도하는 방향으로 가기 위한 방법(전략과 세부사업, How do we get there?)을 포함한다고 했는데, 이 단계의 과제는 그 방법으로서 전략(strategy)과 활동(activity)을 개발하는 것이다. 전략과 활동을 보건문제에 대한 대안(alternatives)으로 통칭하기도 한다.

앞에서 설명한 것처럼 단일 목적의 보건사업이 대상으로 하는 보건문제는 여러 요인을 가지며 이러한 요인은 서로 위계적으로 연결되어 있다(그림 4-7)(그림 4-8). 즉, 하나의 보건문제에 여러 결정요인이 있을 수 있고 각 결정요인의 수준에 영향을 미치는 여러 기여요인들이 있을 수 있으므로 보건사업을 통해 문제의 수준을 변화시킬 수 있는 여러 경로가 존재할 수 있다. 보건사업에 활용할 수 있는 전략에도 다양한 종류가 있다. 환자나 질병의 고위험군을 대상으로 한 보건사업의 경우에는 예방접종, 건강검진, 치료와 재활서비스 환자에 대한 교육 등 여러 수단을 전략으로 선택하여 개발할 수 있다. 건강증진사업의 경우라면 위험집단

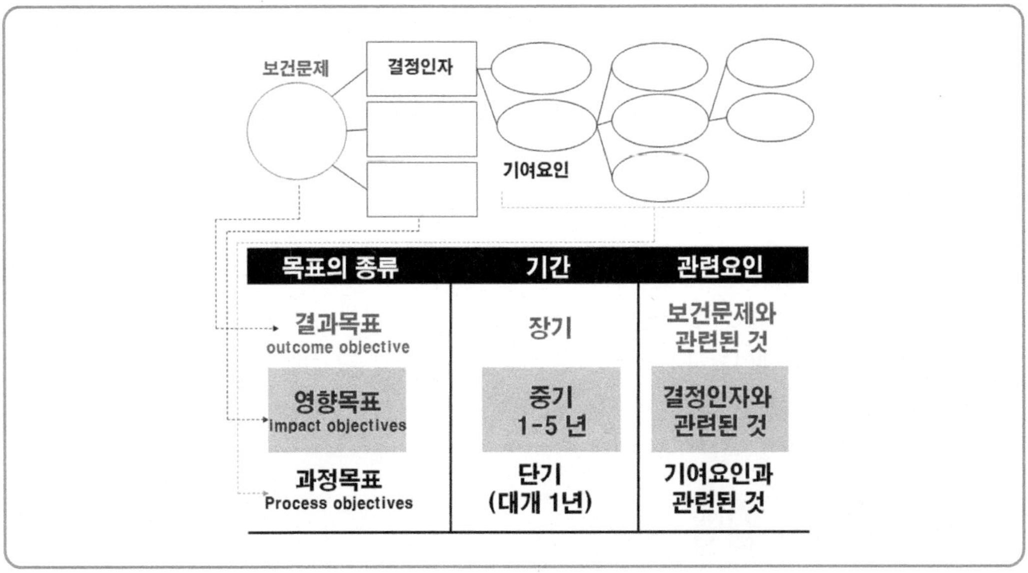

[그림 4-7] 보건문제 분석과 사업 목표 설정

에 대한 교육전략, 정책이나 규제, 법률 등을 개발하는 정책전략이나 주민의 행태변화에 유리한 지원환경을 조성하기 위해 지역사회의 물리적 사회적 환경변화를 도모하는 전략 등을

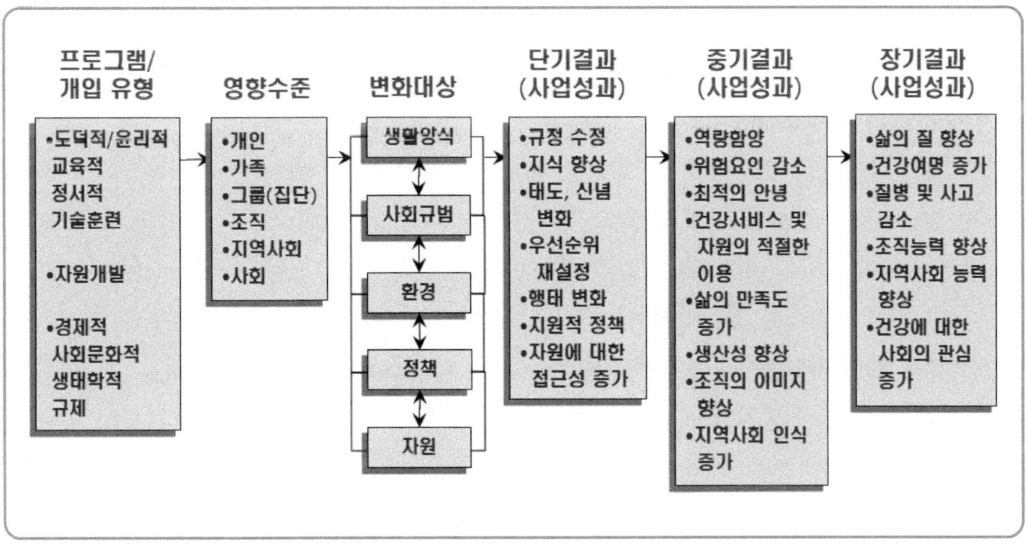

[그림 4-8] 다수준, 다차원적인 건강증진사업 기획[1]

1) L.W. Green and M.W. Kreuter. Health Promotion Planning: An Educational and Environmental Approach (3rd ed.), 1999, p.28.

모색해 볼 수 있다. 이러한 복수의 경로나 전략 중 어떤 것을 선택할지를 결정하는 것이 이 단계에 수행해야 할 일이다. 사업의 대안을 선정할 때 보건사업의 평가부분에서 소개되는 경제학적 평가방법을 이용할 수 있으나 이 평가방법을 활용하는데 필요한 타당성과 신뢰성이 있는 자료가 없는 경우가 많아 현장에서 이를 활용하는 데는 많은 제한이 있다. 전략을 개발하는 과정은 이처럼 문제해결을 위해 적용이 가능한 전략들을 취합해 보고 이중 적합한 전략을 채택한 후 이를 구체화하여 실행계획을 작성하는 과정으로 진행되는 것이 일반적이다.

기획과정의 마지막 단계는 평가단계로서 수립된 기획에 대해 평가를 실시하고 이를 반영하여 기획을 조정하거나 재기획하게 된다. 보건사업의 실행과 평가에 대해서는 절을 달리하여 보다 상세히 살펴보기로 하자.

3 보건사업의 실행

보건사업의 실행(implementation)은 수립된 보건사업 실행계획의 일정에 따라 이를 운영하여 목표한 결과를 산출하기위해 노력하는 전 과정을 말한다. 여기에서 보건사업의 운영(management)이란 보건사업의 실행과 관련된 지도 및 감독, 지원체계의 개발과 운용, 사업의 조정과 업무분담 등 보건사업에 관리기법을 적용하는 것이다.

기획된 보건사업을 실행에 옮기는 것은 기획과정에서 미처 고려하지 못한 많은 복병을 만나게 되는 복잡한 과정으로서 이를 성공적으로 수행하기 위해서는 그 운영에 있어 다음과 같은 점들을 고려할 필요가 있다.

먼저, 보건사업의 수행에 필요한 절차에 대한 자료와 정보가 체계적으로 기록되어 문서화되어야 한다. 이는 실행과정에서 필요한 의사결정을 위한 정보들이 적시에 제공될 수 있도록 준비되어 있어야 함을 의미한다. 사업의 실행계획에 대부분 포함되어야 하는 것이지만 보건사업의 대상자, 서비스를 제공받게 될 주민에 대한 정보, 서비스를 제공할 인력의 종류, 자격, 수, 보수 등과 아울러서 다른 사업과의 연계, 후송이나 의뢰방법 등도 구체적으로 결정되고 문서화된 형태로 제공되어야 한다. 사업이 추진되는 과정에서 이루어지는 다양한 성과요인의 모니터링을 위해 필요한 정보를 데이터베이스로 관리하고 그 과정을 정리하여 기록하는 것도 중요하다. 사업을 수행하면서 기획과정에서 미처 고려하지 못했던 점들이 실행과정을 방해하고 성과를 낮추는 요인으로 발견된다면 머릿속에만 남겨두지 말고 기록으로 남겨 그때그때 이를 해결하기 위한 의사결정과 사업의 평가를 위한 자료로서 활용될 수 있도록 해야 한다. 개인의 머릿속에만 담겨있는 정보는 여럿이 공유하기 어렵고 시간이 지나면 정확성도 떨어진다. 또, 이러한 정보가 남아 있지 않다면 사업의 향상을 위한 평가는 이루어질 수 없다. 따라서 사업을 추진해 가는 과정에서 점검해야 할 사항들에 대한 목록을 체계적으로 담아 문서화한 양식을 개발하여 활용하는 것이 바람직하다. 최근에 구축된 보건소의 전산정보망을 그 수단으로 적극 활용하는 것도 필요하다.

둘째, 보건사업을 실행하는데 관련된 여러 인력들 간의 관계, 보건사업에 필요한 서비스나 자원의 공급자와 수요자, 지역사회와의 다양한 협력관계를 개발하여 이를 잘 조정하고 유지해 나가야 한다. 보건사업은 결국 사람을 대상으로 사람이 하는 것이며, 그 관계에 의해서 서비스가 생산되고 유지된다.

따라서 보건사업의 실행과 관련된 인력들 간의 관계를 적절히 조직하고 유지해야 한다. 이를 위해 사업을 추진하면서 발생할 수 있는 관련 인력들 간의 갈등요인을 관리하고 원활한 의사소통이 이루어질 수 있는 체계를 개발할 필요가 있다. 사업을 시작하기 전에 보건사업의 수행에 관련된 인력들에 대한 오리엔테이션을 통해 사업수행요원들이 보건사업의 목적과 목표를 정확히 이해하고 이에 따라 자신이 수행해야 할 역할과 업무를 명확히 인지하도록 하는 것도 중요하다. 이를 통해 사업에 대한 보건사업요원들의 동기를 높은 수준으로 유지함으로써 효과적인 사업수행이 이루어지도록 할 수 있다. 보건사업요원들이 사업을 추진하고 운영하는 데 필요한 지식과 기술수준을 높이기 위해서 교육과 훈련프로그램을 개발하여 미리 적용하는 것이 좋다.

사업요원들 간의 관계뿐 아니라 보건사업의 수행과 직, 간접적으로 관련되어 있는 보건부문 이외의 조직이나 기관과 협조의 틀을 개발하고 유지하는 것도 중요하다. 지역사회 안에는 해당 사업과 파트너쉽을 형성할 수 있는 나양한 지역사회조직과 개인이 존재하고 있다. 이들을 찾아내어 서로 관련되는 네트워크로 조직화하고 관계를 유지하는 것도 사업의 성공적 실행을 위해 필요하다. 등잔 밑이 어둡다고, 간과되기 쉬운 것은 타 보건사업과의 관계이다. 한 보건소에서 이루어지는 서로 다른 보건사업 간에도 협조관계가 형성되지 않아 그렇지 않아도 부족한 자원이 중복 투입되는 일은 없어야 한다. 보건사업에 대한 전문적 지식과 경험을 가진 사람들을 적극적으로 활용하는 것도 필요하다. 흔히 지역사회의 대학과 보건소간에 이루어지는 이러한 관계는 일회적 자문에 그치는 것이 아니라 지역사회 주민조직과 마찬가지로 지속적인 협조관계의 네트워크 속에 포함시키는 것이 바람직하다. 이렇게 될 때 여러 영역에서 사업이 추진되어 감에 따라 지역사회의 건강관련 역량이 축적되어 지역사회 전체가 건강한 지역사회로 변화되어 갈 수 있는 기틀이 마련될 수 있기 때문이다.

셋째, 보건사업을 통해 제공되는 서비스의 양과 질에 관련된 기준을 개발하고 이를 유지해야 한다. 보건사업을 통해 제공되는 서비스는 양적인 면에서 그 필요에 부합되도록, 또 원하는 목적을 달성하는 일정수준의 능력을 가지도록 최소한의 기준이 충족되어야 한다. 이러한 양과 질 측면에서의 기준은 서비스 제공을 통해 실질적으로 기대되는 효과와 결과, 투입되는 인력의 능력을 포함한 자원의 동원가능성 등을 염두에 두고 개발되어야 한다. 사업의 목적에 따른 목표설정이 사업의 실행과 관련된 다양한 조건을 고려하여 실제적으로 수립된다면 기준으로서 활용될 수 있다.

넷째, 재원이 효율적으로 활용되도록 배분되어야 한다. 재원의 효율적 활용은 재원을 어디에, 어떻게 투입할 것인가라는 배분의 문제와 밀접한 관련성을 가진다. 사업의 단계, 사업의 수단, 보건사업대상자나 공급자의 수 등에 따라 재원의 배분은 달라질 수 있다.

지역전체에서 수행되는 여러 보건사업 간의 재원배분도 중요하다. 자원이 부족한 상황이라면 주민이 필요로 하는 단위 서비스의 양적 기준을 충족시키기 위해서 서비스의 선별과 집중이 필요하다. 이는 제공해야 하는 서비스의 포괄성과 모순된다. 따라서 이를 동시에 추구하려면 관련된 서비스의 개발에 전략적 사고가 필요하다. 우리나라 보건소는 지나치게 사업의 종류를 늘려가려는 경향이 있는데 이렇게 모든 서비스 영역을 끌어안으려 하다가는 자칫 어떠한 사업영역에서도 제대로 된 결과를 낳지 못하는 '언 발에 오줌 누기'식 사업으로 전락할 수 있음을 염두에 두어야 한다.

이 밖에도 지역사회의학과 지역보건의료체계에서 강조되었던 부문간 협조와 주민참여에 대한 배려가 보건사업의 운영 시에 반드시 고려되어야 할 점이다. 보건의료는 흔히 높은 전문성을 요구하는 부문으로 간주되어 왔기 때문에 일반인인 '주민의 참여'는 간과되기 쉽고 우리나라에는 이와 관련된 경험이 누적되지 않아, 주민참여가 공허하게 들릴 수도 있다. 그러나 실제로 여러 나라 다양한 예를 통해 주민참여가 가능하며 전문가의 주도해서는 달성하기 어려운 '모두가 반걸음'을 걸어야 하는 지역사회 보건사업의 본질적 목적을 잘 달성할 수 있음 알려져 있다. 일본의 예를 보면 상인, 어민, 농민 등 지역사회 직능대표와 학부모 등을 포함한 지역주민 대표로 구성된 협의체가 우리나라의 건강증진에 해당되는 건강만들기 지역계획을 수립하고 추진하는 주체로서의 역할을 수행하고 있다. 지역별로 보건의료전문가로 자문위원회가 구성되어 있어 지역보건소와 함께 이 협의체가 지역사회 건강만들기를 기획하고 실행하는 과정을 지원한다. 우리나라에서도 일차적으로 기획과정에서 지역사회 보건의료전문가의 자문을 구하고 아울러 지역사회진단과정에서 주민의 견해를 들어 기획과 운영에 반영하는 한편, 실행과정에서도 지역의 민간단체가 보건사업을 담당하는 등 동원으로서의 주민참여의 수준을 넘어서기 위한 시도들이 이루어지고 있다.

4 보건사업의 평가

1) 보건사업 평가의 개념과 목적 및 기본원칙

보건사업의 평가란 "보건사업에 관한 의사결정을 지원하기위해 체계적으로 정보를 수집, 분석, 보고하는 과정"이다. 평가의 정의에서 특히 강조되어야 할 부분은 평가가 궁극적으로 "의사결정의 지원"을 목적으로 하는 것이며 "체계적으로" 이루어져야 한다는 점이다. "의사결정의 지원"이란 평가는 반드시 사업을 개선한다는 목적의식을 가지고 이루어져야 하며 이에 따라 이루어진 평가결과는 보건사업과 관련된 사람들이 보다 효과적으로 사업을 수행하기 위한 활동과 의사결정에 활용되어야 함을 의미한다. 흔히, 보건사업을 기획하면서 평가기획을 누락시키는 경우가 많은데, 이렇게 되면 사업의 기획과 평가가 따로 놀게 되고 의미 없는 형식적 평가를 반복하기 십상이다. 다음으로 "체계적으로" 수행되어가야 한다는 것이 의미하는 바는 평가가 사업의 목적과 목표, 이를 측정하기 위한 지표와 일관성을 가지고 이루어져야 한다는 것이다. 사업을 지속적으로 개선하고 향상시켜나가기 위해서는 보건사업의 기획과 수행이 평가와 유기적인 관련성을 가지고 진행되어 있도록 해야 한다.

보건사업을 평가하는 목적은 여러 가지가 있지만 그 정의에서도 드러나듯 궁극적으로는 사업을 개선하는데 있다고 할 수 있다. 이를 보다 구체적으로 살펴보면 첫째, 사업이 설정된 목표를 달성하였는지의 여부를 알기위해 평가를 수행한다. 둘째, 사업과 선택한 수단이 목적을 달성한 정도 즉, 사업의 효과성을 판정하기위해서 평가를 수행한다. 세 번째로는 사업의 개선방안을 찾기위해서 평가를 수행한다. 넷째, 평가는 사업의 결과에 대한 책임을 명확히 하기 위한 목적도 가지고 있다. 다섯째, 건강과 건강수준의 결정요인을 포함하여 보건사업과 관련된 새로운 지식을 획득하기 위해서 평가를 시행하기도 한다. 보건사업이 진행되는 현장의 사업요원들은 당장의 소용에 닿지 않는다는 이유로 평가가 열어 주는 지식의 확장을 가볍게 여길 수도 있다. 그러나 지식과 사업의 실천은 서로를 끊임없이 상승시키는 변증법적 관계가 있으므로 실천의 지평을 넓히기 위해서 지식은 반드시 필요하며 지식의 확장은 평가의 중요한 목적 가운데 하나가 된다.

평가를 통해 소기의 목적을 달성하기 위해서는 기본적으로 몇 가지 원칙에 따라 이루어져야 한다.

첫째, 평가가 명확한 목적 하에 이루어져야 함은 가장 기본적인 원칙에 해당된다. 평가가 사업전체의 목적달성과 관련성을 가질 수 있도록 그 목적 및 방법이 보건사업의 기획에 포함되어야 한다.

둘째, 목적에 따라 달라질 수 있지만 대부분의 보건사업의 평가에는 사업의 기획에 관련된 사람, 사업에 참여한 사람, 평가에 따라 영향을 받게 될 사람들이 참여해야 한다. 기획에 관련된 사람이 참여해야 함은 이들이 사업의 의도와 방향을 가장 잘 이해하고 있다는 점 때문만은 아니다. 평가는 새로운 기획의 출발점이자 기회이기도 하기 때문이다. 사업에 참여한 사람으로서 평가에 참여해야 할 사람들에는 사업운영의 담당자 뿐 아니라 이 사업에 참여한 다양한 주민이 포함되어야 한다. 사업은 결국 주민의 건강을 위해서 수행되는 것이기 때문에 주민의 평가는 사업의 궁극적 가치실현과 관련되기 때문이다. 또, 평가는 기획에서 실행으로 연결되는 사업의 전 과정에 대한 책임을 의미하기도 한다. 따라서 평가결과에 따라 사업을 담당했던 사람들에게 성공과 실패에 대한 책임을 묻기도 한다. 사업을 추진한 담당자에게 책임을 물으려면 담당자가 권한을 가지고 사업을 추진한 경우에만 가능하다. 이와 아울러 평가결과로 책임을 지게 될 사람이 그 결과를 납득하고 받아들일 수 있어야 한다.

셋째, 평가결과가 이와 관련된 사람들에게 수용되기 위해서는 성취를 측정하는 평가기준이 명확하고 객관적이어야 한다. 평가기준이 모호하면 그 결과에 따라 책임을 묻기도 어렵고 평가에 기초한 사업의 개선책이 부실해질 수밖에 없다.

넷째, 평가는 과거를 회고하기 위한 것이 아니라 과거와 현재의 문제를 규명함으로써 더 나은 미래로 나아가는 기획을 위한 것이므로 미래지향적이며 활동 중심적으로 시행되어야 한다. 따라서 평가에 포함되어야 하는 보건사업의 단점과 장점에 대한 지적은 더 나은 사업을 위한 발판으로서 문제점의 해결을 위한 대안과 연계되어 제시되어야 한다.

다섯째, 평가의 결과는 사업의 향상과 성장을 위한 것이므로 사업과 관련되어 있는 모든 이들에게 환류 되어야 한다. 이는 평가가 의사결정을 하는데 핵심적인 정보로 활용될 수 있어야 함을 의미함과 동시에 사업에 참여했던 사람들에게 학습의 장으로서도 기능해야 함을 의미한다. 따라서 쉽게 이해할 수 있는 평가방법을 이용하고 평가결과를 담은 보고서는 누구나 쉽게 알 수 있도록 작성하여 널리 활용될 수 있도록 보급되어야 한다.

2) 평가의 유형과 방법

(1) 평가의 내용과 유형

그렇다면 보건사업의 어떤 측면에 대해 평가가 이루어져야 하는가? 이 역시 평가의 목적에 따라 달라지지만 일반적으로 보건사업의 평가에는 다음과 같은 네 가지 영역이 포함된다.

첫째, 보건사업에 무엇이 어느 정도 투입되었는지 평가한다. 이를 서비스 노력(effort)이라고 하는데, 사업에 투입된 재정과 재정 이외의 요소로서 사업요원의 수나 보건사업요원이 사업에 투입한 시간 등으로 측정한다. 재정은 화폐단위로 총비용이 얼마나 소요되었는지를 기술하고 비재정 정보인 사업요원의 수나 시간은 전일제 요원의 수(FTE, full-time-equivalents)로 환산하여 제시함으로써 여러 사업의 노력을 비교하거나 하나의 보건사업에 투입된 노력과 성취를 비교할 때 기본단위로 활용하기도 한다.

둘째, 보건사업을 통해 이루어진 것을 평가한다. 이를 서비스 성취도(accomplishment)라고 하는데 중간산출과 최종산출인 결과로 나누어 볼 수 있다. 사업의 중간산출을 평가함으로써 보건사업이 계획한 바대로 진행되었는가, 사업의 담당주체가 그 책임을 다하였는가를 점검하는데 사업실적과 적절성 평가가 그 내용으로 포함된다. 사업실적(achievement, performance)이란 사업에 투입된 노력을 통해 이루어진 산출 즉, 서비스의 총량이나 서비스를 완료한 것으로 측정된 서비스의 양을 평가하는 것이다. 지역에서 운동프로그램을 운영하면서 '주민 500명에게 운동처방을 시행하였다', '연인원 5,000명의 주민이 운동프로그램을 통해 운동을 배우고 실제 운동을 경험하였다', '3개월을 단위로 시행된 운동프로그램 과정을 이수한 주민이 800명 이었다' 등은 모두 사업실적에 해당된다. 그 밖에도 예방접종사업을 통한 예방접종건수, 지역사회주민을 대상으로 한 검진프로그램을 통해 발견한 결핵환자수 등이 실적의 예가 될 수 있다. 사업의 저절성(adcquacy)은 제공된 서비스 중에서 특정한 품질 수준을 충족한 서비스의 양을 말하는 데, 실적이 사업대상이 되는 주민의 필요를 어느 정도 충족시켰는지, 또는 목표량으로 설정된 사업실적을 어느 정도 달성하였는지를 의미한다. '인플루엔자 예방접종 적응증에 해당되는 주민 35,000명 모두에게 예방접종을 시행하는 것을 목표로 하였는데 이 중 80%에게 접종을 시행하였다', '영양교육을 받을 필요가 있다고 파악된 2,000명의 주민 모두에게 영양교육을 시행하였다', '운동 프로그램을 이수한 주민의 80%가 매우 도움이 되었다 또는 도움이 되었다고 평가하였다' 등이 그 예에 해당된다. 그러나 평가의 근본목적이 사업을 통해 원하는 결과 즉, 대상자의 변화가 일어난 정도를 파악하고 그에 영향을 미친 요인을 밝히는 것이므로 중간산출측면의 평가내용에 대해서는 이 중간 산출이 결과에 영향을 미친다는 전제 하에서만 의미를 부여하는 것이 바람직하다.

성취도 평가 중 사업의 최종산물 즉, 결과는 사업이 그 최종목표를 달성하였는가를 점검하는 것이다. 예를 들면, 건강수준의 향상과 같은 결과(outcome)와 이에 영향을 미치는 결정요인이나 기여요인의 변화 즉, 지식이나 행태, 실천율의 변화 등 영향(impact)의 변화를 파악하는 것이다. 실제 사업에 있어서 결과의 변화에는 시간이 소요되므로 단기적 사업의 경우에는 영향의 변화를 주로 평가하는데, 이를 결과변화와 관련하여 장기적으로 추적하고 관련성을 입증할 필요가 있다. 심혈관질환의 위험요인으로서 주민의 운동부족을 해결하기위한 프로그램을 계획하고 지원환경조성을 위한 운동시설의 설치와 운동에 대한 지식과 태도의 변화를 통해 운동실천율을 높이기 위한 보건교육 전략을 개발하여 적용하였다면 운동에 대한 지식이나 태도, 운동실천율의 변화(영향)는 비교적 단기간에 관찰이 가능하지만 심혈관질환의 발생감소나 이로 인한 사망률의 감소(결과)를 단기간에 가시적으로 관찰하기는 어렵다. 따라서 사업이 운동실천율을 증가시키는데 기여하였다면, 지속적으로 사업을 추진하면서 실천율의 변화와 심혈관질환의 발생감소가 관련성이 있는지를 장기적인 관찰에 근거하여 확인할 필요가 있다.

셋째, 서비스 노력과 성취도의 비율도 평가의 대상에 포함된다. 흔히 이를 보건사업의 효율성 평가라고도 하는데 사업의 성취도를 서비스 노력의 단위 즉, 예산, 인력, 시간의 비율로 측정하는 것이다. 이 영역의 평가를 위해 비용-효과분석이나 비용-편익분석 등 경제학적 평가방법이 적용되기도 하는데 복수의 여러 사업이 수행되었을 때 사업의 비교평가나 사업의 지속여부를 결정하기 위해 활용된다.

넷째, 평가에는 사업의 성공과 실패요인의 분석이 포함된다. 이는 뒤에 살펴보게 될 평가유형 중에서 과정평가를 통해 주로 수행되는데 사업을 수행하면서 사업목적의 달성에 긍정적으로 기여한 요인이나 부정적으로 기여한 요인 등을 찾아내는 것이다. 또, 사업이 성공적이었다면 그렇게 성공적이었던 이유와 기전들을 찾아내는 것을 목적으로 하기도 한다. 지역사회를 대상으로 전염병 예방을 위한 홍보사업을 하면서 전달하고자 하는 내용은 좋았으나 주 대상층이 노인이어서 문자해독 능력이 떨어진다는 점을 고려하지 못하고 인쇄된 홍보물만을 교재로 개발했다면 그 성과는 낮을 수밖에 없을 것이다. 또 방문간호팀을 운영하면서 실제 사업을 담당하는 팀에게 사업의 수행에 필요한 결정권을 거의 주지 않고 필요한 자원의 동원, 방문해야 할 환자의 결정, 방문 시에 수행해야 할 사업의 내용 등을 전적으로 외부 자문팀이 담당하게 한다면 방문간호사들의 사기를 저하시킬 수 있다. 예를 통해 알 수 있지만, 과정평가는 대개 계량화된 수치 정보보다는 질적 분석 결과로 제시되는 것이 일반적이다.

보건사업의 평가는 평가가 대상으로 하는 평가시기, 평가주체 등에 따라 여러 가지 유형으로 나누어 볼 수 있다. 먼저 보건사업의 평가시기별 평가는 보건사업의 진행단계 중 어떤 단계에서 평가가 이루어지는가에 따라 분류한 것이다. 보건기획에서 살펴 본 것처럼 기획 그 자체가 평가의 대상이 되기도 한다. 즉, 사업기획이 잘 수립되었는지를 확인하기 위해서 사업진행 이전에 실시하는 시초평가가 있는데, 우리나라에서는 보건소가 수립하는 사업의 계획서를 평가하여 선별적으로 재정을 지원하기도 한다. 또, 사업이 진행되고 있는 단계에서 계획대로 추진되고 있는지, 조정 또는 변경사항이 필요한지의 여부를 점검하는 중간평가도 시행된다. 가장 흔한 평가유형인 최종평가는 대개 종합평가의 형태로 이루어지게 되는데, 사업의 종료 시 계획된 목표를 어느 정도 달성하였는지, 달성하지 못했다면 그 원인은 무엇인지 등을 점검하고 이에 따라 사업이 지속되어야 할지, 사업을 확대해야 할지 아니면 축소하거나 중단해야 할지 등을 결정하게 된다.

평가주체별로 내부평가와 외부평가로 나누기도 한다. 평가의 수행주체가 기획이나 사업의 담당 조직 내부에 있는지, 외부에 있는지에 따라 구분하는 것으로 내부평가는 자체평가로 불리기도 한다. 평가가 보편화되기 시작한 초기에는 사업추진주체가 평가에 필요한 여러 기법들을 잘 모르고 있었기 때문에 외부에 평가를 의뢰하는 경우가 많았다. 우리나라 보건소가 수행하는 보건사업평가는 초기에는 대부분 대학에 의뢰되었다. 그러나 보건사업에 대한 기획이 더욱 보편화하면서 평가가 사업과 독립된 것이 아니라는 인식이 확산되고 있으며 사업담당자에 의한 자체적인 평가는 이제 일상적인 활동이 되어 가고 있다. 물론 평가의 객관성 확

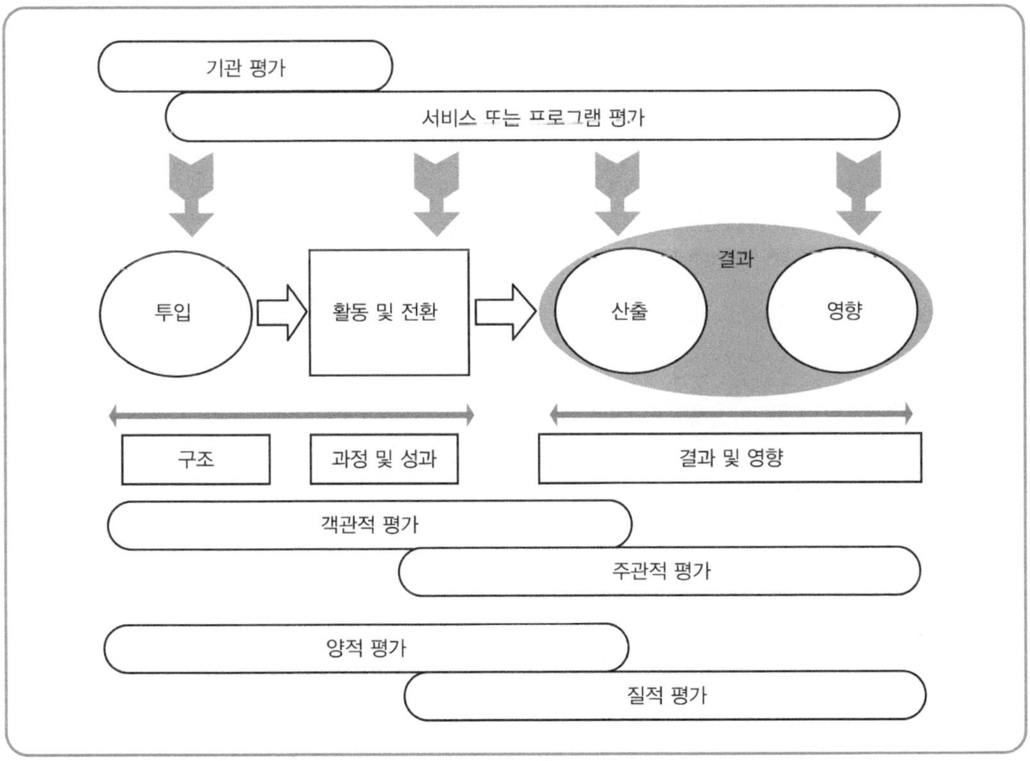

[그림 4-9] 보건사업 평가의 논리적 모형과 개념도

보가 특히 필요한 경우 등 필요와 목적에 따라 외부평가가 시행되기도 한다.

투입-산출 시스템 모형에서는 평가를 구조평가, 과정평가, 결과평가 등으로 나누기도 한다. 구조평가는 보건사업을 위해서 투입된 인력 및 조직구조, 시설과 장비, 재정의 적합성을 판정하는 것으로 앞서 살펴 본 서비스 노력의 평가는 대부분 구조 평가에 해당된다. 과정평가는 보건사업이 계획한 바에 따라 잘 추진되고 있는지를 점검하고 관련 요인들을 규명하는 것으로서 성공과 실패요인의 규명은 대부분 과정평가를 통해 이루어진다. 과정평가는 대부분 최종평가의 일부로 이루어지지만 중간평가의 형식으로 이루어지기도 한다. 결과평가는 보건사업의 산출, 효과, 영향 등을 평가하는 것이다(그림 4-9).

보건사업에 경제학적 평가방법이 적용되기도 한다. 이용될 수 있는 방법에는 여러 가지가 있지만 보건분야의 경우에는 비용-효과분석, 비용-편익분석 및 이 분석방법을 다소 변형한 비용-효용분석 방법론 등이 소개되어 있다. 비용-효과분석(cost-effective analysis)은 성취를 달성한 보건사업의 목표 등 보건사업의 효과로 표현하는데 반해, 비용-편익분석(cost-benefit analysis)에서는 성취를 화폐단위의 편익으로 환산하여 제시함으로써 비용과 편익을 동일한 단위로 표시하는 점이 다르다.

동일한 목표를 가지고 있는 보건사업에 여러 대안이 있는 경우 사업의 효율성을 기준으로 이 가운데 하나를 선택할 필요가 있을 때 비용-효과분석을 이용할 수 있다. 예를 들어 자궁암발생으로 인한 사망률의 감소를 목적으로 한 보건사업의 대안으로서 가임기 여성의 보건교육과 검진사업 중 어떤 것이 더 효율적인가를 판단할 때 사용할 수 있다. 단위투입요소 당 효과가 더 큰 대안이 보다 효율적인 대안으로 평가된다. 이에 반해 비용-편익분석은 보건사업을 위한 현 시점의 투입요소와 미래에 발생할 사업의 결과를 모두 동일시점의 화폐단위로 전환한 후 비용-편익비를 구해서 의사결정에 활용한다. 여기에는 보다 복잡한 판단과 절차가 필요하다. 그러나 어떤 목표를 위해 단일한 보건사업 대안의 시행을 둘러싸고 논란이 있는 경우 의사결정의 도구로 사용될 수 있다는 장점이 있다. 사업이 시행되기 위해서는 최소한 편익이 비용 보다 크다는 조건이 만족되어야 한다.

비용-효용분석(cost-utility analysis)은 보건사업으로 인한 건강효과를 퀘일리(QALY : quality-adjusted life years, 질보정생명연장년수)로 측정한 것을 말한다. 퀘일리는 보건사업으로 연장되는 수명에 삶의 질 가중치(0~1) 곱하여 구한다.

(2) 보건사업의 평가 과정

보건사업의 평가는 평가준비단계, 평가진행단계, 평가결과의 활용단계로 나누어 볼 수 있다.

평가준비단계는 보건사업의 기획단계에서부터 시작된다. 이 단계에서는 보건사업의 평가에 이용할 모형을 결정하고 사업의 평가목적에 부합되는 평가지표와 기준을 설정하고 평가계획표를 수립한다. 여기서 평가모형이란 사업의 목적과 목표, 수단, 성과판단의 지표를 논리적 틀에 따라 연결시킨 것으로 사업의 목적과 수단, 평가의 목적과 수단을 일관성 있게 연계하여 파악하는데 도움을 준다.

평가지표는 보건사업을 시행한 후 이루어진 변화를 측정하는데 사용되는 도구이다. 보건사업의 목적과 목표의 달성여부와 정도를 판단하는데 이용하므로 목적한 바를 제대로 측정할 수 있는 능력이 있어야 하며(타당성), 측정도구로서의 신뢰성을 가지고 있어야 한다. 또 이루어진 변화를 잘 파악할 수 있도록 감수성과 특이성을 가지고 있어야 한다. 이러한 지표를 선택하는데 이용할 수 있는 기준을 표 4-4에 제시하였다. 일반적으로 SMART 원칙(specific, measurement, achievable, relevance, timeliness)을 말하기도 한다. 평가지표별로 결과를 판단할 수 있는 평가기준도 필요하다. 평가기준은 보건사업의 달성정도를 판단하거나 비교할 때 사용되는 표준(standard)이다. 사업목표가 계량화되어 있다면 그 자체를 평가지표와 기준으로 이용할 수도 있다.

예를 들어 어떤 지역의 고혈압관리 사업목표를 "2010년까지 40세 이상 성인의 고혈압(JNC VII 기준) 유병률을 15% 이하로 감소시킨다"로 설정하였다면 이 지역 40세 이상 성인

[표 4-4] 보건지표 선택기준

기 준	내 용
해석가능성	대중, 여론 주도층, 보건계와 의료계가 이해할 수 있어야 함
적용가능성	다양한 국민들에게 폭넓게 적용할 수 있어야 함
사안에 대한 영향	사망률, 이환율, 비용에 대한 궁극적 영향을 설명할 수 있어야 함
목표와의 연계성	한개 이상의 2010 목표와 연계되어 있어야 함
대표성	쟁점이나 문제의 모든 방향과 수준을 명확히 반영할 수 있어야 함
측정 가능한 자료	정기적으로(2년에 한번) 수집되는 자료원을 가진 자료
다차원적 추적 가능성	여러 수준과 집단을 문제를 예측할 수 있는 자료, 국가, 주, 시·군·구 단위에서 연령, 성, 인종별로 이용 가능한 자료가 있어야 함
변화에 대한 민감성	단기간의 변화도 정확히 반영할 수 있어야 함
균형적 안배	특정 집단이나 질환을 과장하지 않고 목표량 간에 균형이 맞아야 함
정책, 개인적 행위와의 관련성	정책과 실행방침을 도출하는데 유용해야 함

* 이 선택기준은 미국의 국민건강지침 2010(Healthy People 2010)에서 지표선택의 기준으로 제시한 것이다(리처드 윈저 외, 2004에서 인용).

의 고혈압 유병률을 평가지표로, 15%를 평가기준으로 활용할 수 있다.

평가지표와 기준이 잘 설정되었더라도 바쁘게 사업을 진행하다 보면 당장의 시급성이 떨어지는 평가는 뒷전으로 밀리는 경우가 많다. 따라서 사업진행 일정 안에 평가를 위한 일정을 포함시켜서 측정의 주기와 방법, 평가프로토콜 등의 도구를 미리 준비하는 것이 좋다.

평가진행단계는 평가를 위한 자료의 수집 단계와 수집된 자료를 분석하는 단계로 나뉘어진다. 자료의 수집은 평가지표를 산출할 수 있는 정보를 중심으로 이루어지지만 사업의 다양한 측면을 평가하기위해 여러 가지 1, 2차 자료를 수집하게 된다. 자료를 수집하는데는 관찰, 면담, 회의, 설문조사, 사업추진 중에 이루어진 기록과 보고, 조사, 사진, 각종 검사결과와 점검표 등이 이용될 수 있다. 평가를 위해 별도로 자료를 수집해야 하는 경우라면 꼭 평가에 사용될 자료만을 수집하는 것이 좋다. 평가 자료의 수집이 사업의 실행이나 평가과정자체를 방해해서는 곤란하기 때문이다. 사업을 진행하면서 자연스럽게 형성되는 2차 자료를 이용하거나 다양한 간접자료를 활용하는 것도 지나친 평가자료 수집의 부담을 줄이면서 사업을 여러 측면에서 평가할 수 있게 해준다.

최근 우리나라의 보건사업에 대해서는 사업비를 지원한 기관의 요구 등으로 인해 평가가 당연시되고 있으나 요식행위로서 형식적 평가를 수행하고 다음의 사업은 이러한 평가와 무관하게 관행적으로 반복되는 경우가 많다. 이를 지양하고 그 결과가 적극적으로 활용되기 위해서는 앞에서 제시된 기본원칙에 따라 평가가 이루어져야 한다.

참고문헌

대한예방의학회. 예방의학과 공중보건학 I, II, III. 계축문화사. 2017.

보건복지부. 제7기(2019-2023) 지역보건의료계획서 작성지침서, 보건복지부 2018.

신영수, 김용익 등. 개정판 의료관리, 서울대학교출판문화원, 2017.

Detels R, Beaglehole R, Lansang MA, Gulliford M. Oxford Textbook of Public Health, Oxford University Press, 2009

Glanz K, Rimer BK, Viswanath K. Health Behavior and Health Education. Theory, Research, and Practice. 4th Edition. Jossey-Bass. 2008. pp. 410.

Green LW, Kreuter MW. Health Promotion Planning: An Educational and Environmental Approach (3rd ed.), 1999.

Robert B. Wallace. Maxey–Rosenau–Last Public Health and Preventive Medicine. McGraw–Hill Education, 15 edition, 2008.

http://www.naccho.org/topics/infrastructure/mapp/framework/index.cfm

http://mappnetwork.naccho.org/photo/mapp–roadmap

제5장

보건의료법

1 법체계

우리나라의 보건의료법규체계를 헌법 및 보건의료기본법과의 관계에서 체계적으로 정리하면 다음 아래 그림 5-1과 같이 의료체계의 관리, 국가의 공공보건의료행정, 특정인구집단의 건강관리, 관리대상 질병관리, 보건의료재원조달 등 다섯 부분으로 분류할 수 있다[1].

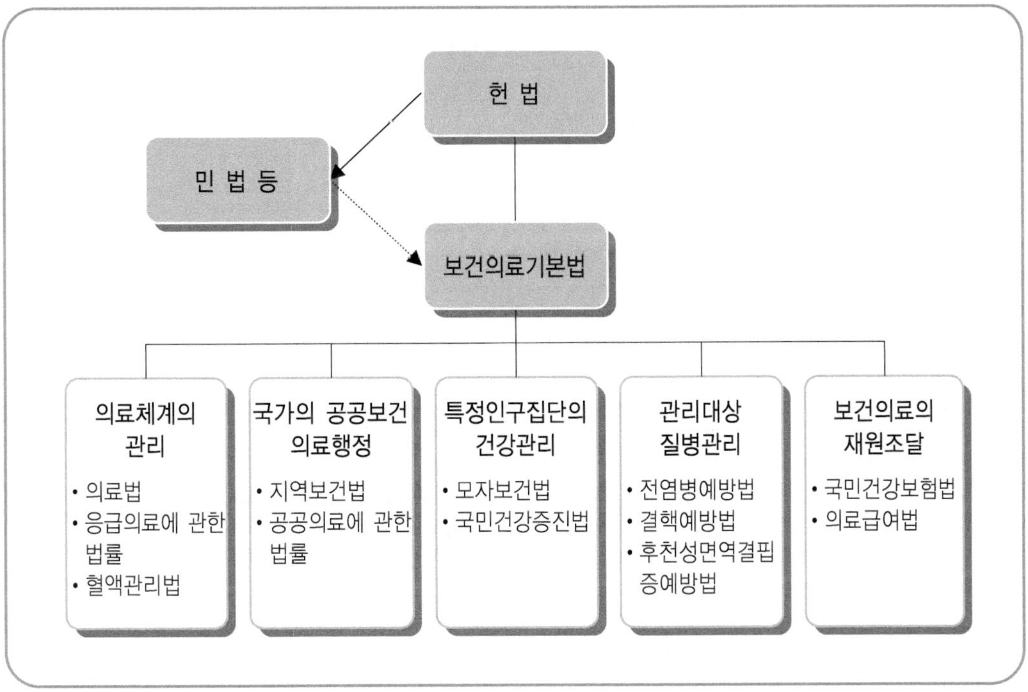

[그림 5-1] 현행 보건의료 관련법 체계

1) 한국의료법학회 보건의료법학 편찬위원회. 개정판 보건의료법학. 동림사. 2003.

대부분의 보건의료법규들은 국가의 공공보건 의료행정법에 포함되나 의료체계관리 및 관리대상 질병관리 등 영역에도 중복되어 포함됨을 알 수 있다. 국가보건의료체계 하부구조의 주요 구성 요소별[2]로 관련 규정을 살펴보았을 때도 다양한 영역에 중복되어 속함을 알 수 있다. 즉, 주로 자원의 조직적 배치와 관련된 법이나 다른 법과도 매우 밀접한 관계를 가진다(그림 5-1).

[표 5-1] 국가보건의료체계 하부구조의 주요 구성 요소별 관련 규정

보건의료자원 개발	· 인력	· 의료법 · 의료기사 · 약사법 · 응급의료에 관한 법률
	· 시설	· 의료법 · 약사법
	· 장비 및 물자	· 약사법 · 혈액관리법
	· 지식	· 의료법 · 약사법 · 보건의료기술진흥법
자원의 조직적 배치	· 국가보건당국	· 지역보건법 · 농어촌등 보건의료를 위한 특별조치법
	· 의료보험	· 의료보험법 · 공무원 및 사립학교교직원 의료보험법
	· 기타 정부기관, 비정부기관	· 의료법
	· 독립민간부문	· 의료법, 약사법
보건의료제공	· 예방 및 건강증진	· 국민건강증진법 · 정신보건법 · 모자보건법 · 전염병예방법 · 후천성면역결핍증예방법 · 결핵예방법 · 기생충예방법
	· 1, 2, 3차 의료	· 의료법 · 의료보험법
	· 응급의료	· 응급의료 등에 관한 법률

2) 정두채, 김수경, 신민경, 장동민, 조형원. 의료법규체계 정비방안 기초연구. 한국보건의료관리연구원 . 1997.

2 보건의료기본법

이 법은 보건의료에 관한 국민의 권리 · 의무와 국가 및 지방자치단체의 책임을 정하고 보건의료의 수요와 공급에 관한 기본적인 사항을 규정함으로써 보건의료의 발전과 국민의 보건 및 복지의 증진에 이바지하는 것을 목적으로 한다.

법령체계로 보건의료기본법 [시행 2017. 8. 9.] [법률 제14558호, 2017. 2. 8., 일부개정], 보건의료기본법 시행령 [시행 2017. 8. 9.] [대통령령 제28237호, 2017. 8. 9., 일부개정], 보건의료요원장학금규정 [시행 2010. 3. 19.] [대통령령 제22075호, 2010. 3. 15., 타법개정] 등으로 구성된다.

전체적으로 7장 57조 등으로 구성되어 있다.

제1장 총칙
제1조 목적
제2조 기본 이념
제3조 정의
제4조 국가와 지방자치단체의 책임
제5조 보건의료인의 책임
제6조 환자 및 보건의료인의 권리
제7조 보건의료정책과 사회보장정책과의 연계
제8조 국민의 참여
제9조 다른 법률과의 관계

제2장 보건의료에 관한 국민의 권리와 의무
제10조 건강권 등
제11조 보건의료에 관한 알 권리
제12조 보건의료서비스에 관한 자기결정권
제13조 비밀 보장
제14조 보건의료에 관한 국민의 의무

제3장 보건의료발전계획의 수립 · 시행
제15조 보건의료발전계획의 수립 등
제16조 주요 시책 추진방안의 수립 · 시행
제17조 지역보건의료계획의 수립 · 시행
제18조 계획 수립의 협조

제18조의2 국회에 대한 보고
제19조 비용의 보조
제20조 보건의료정책심의위원회
제21조 위원회의 구성
제22조 위원회의 기능
제23조 관계 행정기관의 협조

제4장 보건의료자원의 관리 등
제24조 보건의료자원의 관리 등
제25조 보건의료인력의 양성 등
제26조 보건의료인 간의 협력
제27조 공공·민간 보건의료기관의 역할 분담 등
제28조 보건의료 지식 및 기술

제5장 보건의료의 제공과 이용
제1절 보건의료의 제공 및 이용체계
제29조 보건의료의 제공 및 이용체계
제30조 응급의료체계
제2절 평생국민건강관리체계
제31조 평생국민건강관리사업
제32조 여성과 어린이의 건강 증진
제33조 노인의 건강 증진
제34조 장애인의 건강 증진
제35조 학교 보건의료
제36조 산업 보건의료
제37조 환경 보건의료
제37조의2 기후변화에 따른 국민건강영향평가 등
제38조 식품위생·영양
제3절 주요질병관리체계
제39조 주요질병관리체계의 확립
제40조 감염병의 예방 및 관리
제41조 만성질환의 예방 및 관리
제42조 정신 보건의료
제43조 구강 보건의료

제6장 보건의료의 육성·발전 등
제44조 보건의료 시범사업

제45조 취약계층 등에 대한 보건의료서비스 제공
제46조 분쟁 조정 등
제47조 건강위해원인자의 비용 부담
제48조 보건의료 관련 산업의 진흥
제49조 한방의료의 육성 · 발전
제50조 국제협력 등
제51조 보건의료사업의 평가
제52조 보건의료서비스의 평가

제7장 보건의료 통계 · 정보 관리
제53조 보건의료 통계 · 정보 관리시책
제54조 보건의료 정보화의 촉진
제55조 보건의료 실태조사
제56조 보건의료정보의 보급 · 확대
제57조 보건의료정보의 표준화 추진

3 의료법

이 법은 모든 국민이 수준 높은 의료 혜택을 받을 수 있도록 국민의료에 필요한 사항을 규정함으로써 국민의 건강을 보호하고 증진하는 데에 목적이 있다.

법체계로 하위법령에는 의료법 시행령 [시행 2018. 9. 28.] [대통령령 제29195호, 2018. 9. 28., 일부개정], 의료법 시행규칙 [시행 2018. 10. 1.] [보건복지부령 제442호, 2016. 10. 6., 일부개정], 의사의 조건부 면허에 관한 규칙 [시행 2011. 10. 10.] [보건복지부령 제81호, 2011. 10. 10., 일부개정], 전문의의 수련 및 자격 인정 등에 관한 규정 [시행 2017. 11. 21.] [대통령령 제28440호, 2017. 11. 21., 일부개정], 전문의의 수련 및 자격 인정 등에 관한 규정 시행규칙 [시행 2018. 11. 15.] [보건복지부령 제600호, 2018. 11. 15., 일부개정], 치과의사전문의의 수련 및 자격 인정 등에 관한 규정 [시행 2016. 12. 5.] [대통령령 제27664호, 2016. 12. 5., 일부개정], 치과의사전문의의 수련 및 자격 인정 등에 관한 규정 시행규칙 [시행 2016. 12. 5.] [보건복지부령 제451호, 2016. 12. 5., 일부개정], 한의사전문의의 수련 및 자격 인정 등에 관한 규정 [시행 2014. 12. 9.] [대통령령 제25832호, 2014. 12. 9., 일부개정], 한의사전문의의 수련 및 자격 인정 등에 관한 규정 시행규칙 [시행 2016. 12. 30.] [보건복지부령 제462호, 2016. 12. 30., 타법개정], 간호조무사 및 의료유사업자에 관한 규칙 [시행 2017. 5. 30.] [보건복지부령 제497호, 2017. 5. 30., 타법개정], 병상 수급계획의 수립 및 조정에 관한 규칙 [시행 2010. 3. 19.] [보건복지부령 제1호, 2010. 3. 19., 타법개정], 상급종합병원의 지정 및 평가에 관한 규칙 [시행 2017. 11. 28.] [보건복지부령 제536호, 2017. 11. 28., 타법개정], 신의료기술평가에 관한 규칙 [시행 2017. 1. 24.] [보건복지부령 제474호, 2017. 1. 24., 타법개정], 안마사에 관한 규칙 [시행 2018. 1. 3.] [보건복지부령 제551호, 2018. 1. 3., 일부개정], 의료관계 행정처분 규칙 [시행 2018. 8. 17.] [보건복지부령 제587호, 2018. 8. 17., 일부개정], 의료기관 회계기준 규칙 [시행 2015. 12. 31.] [보건복지부령 제384호, 2015. 12. 31., 일부개정], 의료기관세탁물 관리규칙 [시행 2015. 1. 5.] [보건복지부령 제283호, 2015. 1. 5., 타법개정], 전문간호사 자격인정 등에 관한 규칙 [시행 2017. 3. 30.] [보건복지부령 제490호, 2017. 3. 28., 타법개정], 전문병원의 지정 및 평가 등에 관한 규칙 [시행 2017. 11. 28.] [보건복지부령 제536호, 2017. 11. 28., 타법개정], 접골사 · 침사 · 구사 · 안마사자격시험규정 [시행 2013. 3. 23.] [보건복지부령 제185호, 2013. 3. 23., 타법개정], 진단용 방사선 발생장치의 안전관리에 관한 규칙 [시행 2017. 9. 29.] [보건복지부령 제528호, 2017. 9. 29., 일부개정], 특수의료장비의 설치 및 운영에 관한 규칙 [시행 2016. 1. 1.] [보건복지부령 제339호, 2015. 7. 24., 일부개정] 등이 있다.

법 본문은 9장 93조 등으로 구성되어 있다.

제1장 총칙
제1조 (목적)
제2조 (의료인)
제3조 (의료기관)
제3조의2 (병원등)
제3조의3 (종합병원)
제3조의4 (상급종합병원 지정)
제3조의5 (전문병원 지정)

제2장 의료인
제1절 자격과 면허
제4조 (의료인과 의료기관의 장의 의무)
제4조의2 (간호 · 간병통합서비스 제공 등)
제5조 (의사 · 치과의사 및 한의사 면허)
제6조 (조산사 면허)
제7조 (간호사 면허)

제8조 (결격사유 등)
제9조 (국가시험 등)
제10조 (응시자격 제한 등)
제11조 (면허 조건과 등록)
제12조 (의료기술 등에 대한 보호)
제13조 (의료기재 압류 금지)
제14조 (기구 등 우선공급)
제15조 (진료거부 금지 등)
제16조 (세탁물 처리)
제17조 (진단서 등)
제18조 (처방전 작성과 교부)
제18조의2 (의약품정보의 확인)
제19조 (정보 누설 금지)
제20조 (태아 성 감별 행위 등 금지)
제21조 (기록 열람 등)
제21조의2 (진료기록의 송부 등)
제2절 권리와 의무
제22조 (진료기록부 등)
제23조 (전자의무기록)
제23조의2 (전자의무기록의 표준화 등)
제23조의3 (부당한 경제적 이익등의 취득 금지)
제24조 (요양방법 지도)
제24조의2 (의료행위에 관한 설명)
제25조 (신고)
제26조 (변사체 신고)
제3절 의료행위의 제한
제27조 (무면허 의료행위 등 금지)
제27조의2 삭제
제4절 의료인 단체
제28조 (중앙회와 지부)
제29조 (설립 허가 등)
제30조 (협조 의무)
제31조 삭제
제32조 (감독)

제3장 의료기관
제1절 의료기관의 개설

제33조 (개설 등)
제34조 (원격의료)
제35조 (의료기관 개설 특례)
제36조 (준수사항)
제36조의2 (공중보건의사 등의 고용금지)
제37조 (진단용 방사선 발생장치)
제38조 (특수의료장비의 설치 · 운영)
제39조 (시설 등의 공동이용)
제40조 (폐업 · 휴업 신고와 진료기록부등의 이관)
제41조 (당직의료인)
제42조 (의료기관의 명칭)
제43조 (진료과목 등)
제44조 삭제
제45조 (비급여 진료비용 등의 고지)
제45조의2 (비급여 진료비용 등의 현황조사 등)
제45조의3 (제증명수수료의 기준 고시)
제46조 (환자의 진료의사 선택 등)
제47조 (병원감염 예방)
제2절 의료법인
제48조 (설립 허가 등)
제49조 (부대사업)
제50조 (「민법」의 준용)
제51조 (설립 허가 취소)
제3절 의료기관 단체
제52조 (의료기관단체 설립)
제52조의2 (대한민국의학한림원)

제4장 신의료기술평가
제53조 (신의료기술의 평가)
제54조 (신의료기술평가위원회의 설치 등)
제55조 (자료의 수집 업무 등의 위탁)

제5장 의료광고
제56조 (의료광고의 금지 등)
제57조 (의료광고의 심의)
제57조의2 (의료광고에 관한 심의위원회)
제57조의3 (의료광고 모니터링)

제6장 감독
제58조 (의료기관 인증)
제58조의2 (의료기관인증위원회)
제58조의3 (의료기관 인증기준 및 방법 등)
제58조의4 (의료기관 인증의 신청)
제58조의5 (이의신청)
제58조의6 (인증서와 인증마크)
제58조의7 (인증의 공표 및 활용)
제58조의8 (자료의 제공요청)
제58조의9 (의료기관 인증의 취소)
제59조 (지도와 명령)
제60조 (병상 수급계획의 수립 등)
제60조의2 (의료인 수급계획 등)
제60조의3 (간호인력 취업교육센터 설치 및 운영)
제61조 (보고와 업무 검사 등)
제62조 (의료기관 회계기준)
제63조 (시정 명령 등)
제64조 (개설 허가 취소 등)
제65조 (면허 취소와 재교부)
제66조 (자격정지 등)
제66조의2 (중앙회의 자격정지 처분 요구 등)
제67조 (과징금 처분)
제68조 (행정처분의 기준)
제69조 (의료지도원)

제7장 삭제
제70조 삭제
제71조 삭제
제72조 삭제
제73조 삭제
제74조 삭제
제75조 삭제
제76조 삭제

제8장 보칙
제77조 (전문의)
제78조 (전문간호사)

제79조 (한지 의료인)
제80조 (간호조무사 자격)
제80조의2 (간호조무사 업무)
제80조의3 (준용규정)
제81조 (의료유사업자)
제82조 (안마사)
제83조 (경비 보조 등)
제84조 (청문)
제85조 (수수료)
제86조 (권한의 위임 및 위탁)
제86조의2 (벌칙 적용에서 공무원 의제)

제9장 벌칙
제87조 (벌칙)
제88조 (벌칙)
제88조의2 (벌칙)
제88조의3 [제88조의2로 이동
제89조 (벌칙)
제90조 (벌칙)
제91조 (양벌규정)
제92조 (과태료)
제93조 삭제

4 응급의료에 관한 법률

이 법은 국민들이 응급상황에서 신속하고 적절한 응급의료를 받을 수 있도록 응급의료에 관한 국민의 권리와 의무, 국가·지방자치단체의 책임, 응급의료제공자의 책임과 권리를 정하고 응급의료자원의 효율적 관리에 필요한 사항을 규정함으로써 응급환자의 생명과 건강을 보호하고 국민의료를 적정하게 함을 목적으로 한다.

하위법으로 응급의료에 관한 법률 시행령 [시행 2017. 12. 3.] [대통령령 제28453호, 2017. 11. 28., 일부개정], 응급의료에 관한 법률 시행규칙 [시행 2018. 5. 30.] [보건복지부령 제538호, 2017. 12. 1., 일부개정], 구급차의 기준 및 응급환자이송업의 시설 등 기준에 관한 규칙 [시행 2017. 12. 3.] [보건복지부령 제539호, 2017. 12. 1., 일부개정] 등이 있다.

본문은 총 10장 62조로 구성되어 있다.

5 감염병 예방 및 관리에 관한 법률

이 법은 국민 건강에 위해(危害)가 되는 감염병의 발생과 유행을 방지하고, 그 예방 및 관리를 위하여 필요한 사항을 규정함으로써 국민 건강의 증진 및 유지에 이바지함을 목적으로 한다.

하위법령으로는 감염병의 예방 및 관리에 관한 법률 시행령 [시행 2018. 9. 21.] [대통령령 제29180호, 2018. 9. 18., 타법개정], 감염병의 예방 및 관리에 관한 법률 시행규칙 [시행 2018. 9. 28.] [보건복지부령 제593호, 2018. 9. 27., 일부개정], 성매개감염병 및 후천성면역결핍증 건강진단규칙 [시행 2013. 3. 23.] [보건복지부령 제185호, 2013. 3. 23., 타법개정] 등이 있다.

본문은 총 12장 83조 등으로 구성되어 있다.

제1장 총칙
제1조 목적
제2조 정의
제3조 다른 법률과의 관계
제4조 국가 및 지방자치단체의 책무
제5조 의료인 등의 책무와 권리
제6조 국민의 권리와 의무

제2장 기본계획 및 사업
제7조 감염병 예방 및 관리 계획의 수립 등
제8조 감염병관리사업지원기구의 운영
제8조의2 감염병병원
제8조의3 내성균 관리대책
제8조의4 업무의 협조
제8조의5 긴급상황실
제9조 감염병관리위원회
제10조 위원회의 구성

제3장 신고 및 보고

제11조 의사 등의 신고
제12조 그 밖의 신고의무자
제13조 보건소장 등의 보고
제14조 인수공통감염병의 통보
제15조 감염병환자등의 파악 및 관리

제4장 감염병감시 및 역학조사 등
제16조 감염병 표본감시 등
제17조 실태조사
제18조 역학조사
제18조의2 역학조사의 요청
제18조의3 역학조사인력의 양성
제18조의4 자료제출 요구 등
제19조 건강진단
제20조 해부명령
제20조의2 시신의 장사방법 등

제5장 고위험병원체
제21조 고위험병원체의 분리 및 이동 신고 등
제22조 고위험병원체의 반입 허가 등
제23조 고위험병원체의 안전관리 등
제23조의2 고위험병원체 취급시설의 허가취소 등

제6장 예방접종
제24조 필수예방접종
제25조 임시예방접종
제26조 예방접종의 공고
제26조의2 예방접종 내역의 사전확인
제27조 예방접종증명서
제28조 예방접종 기록의 보존 및 보고 등
제29조 예방접종에 관한 역학조사
제30조 예방접종피해조사반
제31조 예방접종 완료 여부의 확인
제32조 예방접종의 실시주간 및 실시기준 등
제33조 예방접종약품의 계획 생산
제33조의2 예방접종통합관리시스템의 구축 · 운영 등

제7장 감염 전파의 차단 조치

제34조 감염병 위기관리대책의 수립 · 시행
제34조의2 감염병위기 시 정보공개
제35조 시 · 도별 감염병 위기관리대책의 수립 등
제35조의2 재난 시 의료인에 대한 거짓 진술 등의 금지
제36조 감염병관리기관의 지정 등
제37조 감염병위기 시 감염병관리기관의 설치 등
제38조 감염병환자등의 입소 거부 금지
제39조 감염병관리시설 등의 설치 및 관리방법
제39조의2 감염병관리시설 평가
제39조의3 접촉자 격리시설 지정
제40조 생물테러감염병 등에 대비한 의약품 및 장비의 비축
제40조의2 감염병 대비 의약품 공급의 우선순위 등 분배기준
제41조 감염병환자등의 관리
제41조의2 사업주의 협조의무
제42조 감염병에 관한 강제처분
제43조 감염병환자등의 입원 통지
제44조 수감 중인 환자의 관리
제45조 업무 종사의 일시 제한
제46조 건강진단 및 예방접종 등의 조치
제47조 감염병 유행에 대한 방역 조치
제48조 오염장소 등의 소독 조치

제8장 예방 조치
제49조 감염병의 예방 조치
제50조 그 밖의 감염병 예방 조치
제51조 소독 의무
제52조 소독업의 신고 등
제53조 소독업의 휴업 등의 신고
제54조 소독의 실시 등
제55조 소독업자 등에 대한 교육
제56조 소독업무의 대행
제57조 서류제출 및 검사 등
제58조 시정명령
제59조 영업정지 등

제9장 방역관, 역학조사관, 검역위원 및 예방위원 등
제60조 방역관
제60조의2 역학조사관

제60조의3 한시적 종사명령
제61조 검역위원
제62조 예방위원
제63조 한국건강관리협회

제10장 경비
제64조 특별자치도 · 시 · 군 · 구가 부담할 경비
제65조 시 · 도가 부담할 경비
제66조 시 · 도가 보조할 경비
제67조 국고 부담 경비
제68조 국가가 보조할 경비
제69조 본인으로부터 징수할 수 있는 경비
제70조 손실보상
제70조의2 손실보상심의위원회
제70조의3 의료인 또는 의료기관 개설자에 대한 재정적 지원
제70조의4 감염병환자등에 대한 생활지원
제71조 예방접종 등에 따른 피해의 국가보상
제72조 손해배상청구권과의 관계 등
제73조 국가보상을 받을 권리의 양도 등 금지

제11장 보칙
제74조 비밀누설의 금지
제74조의2 자료의 제공 요청 및 검사
제75조 청문
제76조 위임 및 위탁
제76조의2 정보 제공 요청 등

제12장 벌칙
제77조 벌칙
제78조 벌칙
제79조 벌칙
제79조의2 벌칙
제80조 벌칙
제81조 벌칙
제82조 양벌규정
제83조 과태료

6 마약류 관리에 관한 법률

이 법은 마약 · 향정신성의약품(向精神性醫藥品) · 대마(大麻) 및 원료물질의 취급 · 관리를 적정하게 함으로써 그 오용 또는 남용으로 인한 보건상의 위해(危害)를 방지하여 국민보건 향상에 이바지함을 목적으로 한다.

하위법령으로 마약류 관리에 관한 법률 시행령 [시행 2018. 9. 14.] [대통령령 제29157호, 2018. 9. 11., 일부개정], 마약류 관리에 관한 법률 시행규칙 [시행 2018. 10. 31.] [총리령 제1496호, 2018. 10. 31., 일부개정], 마약류보상금 지급규칙 [시행 2015. 3. 27.] [법무부령 제841호, 2015. 3. 27., 일부개정], 마약류 중독자 치료보호 등에 관한 규칙 [시행 2013. 3. 23.] [보건복지부령 제187호, 2013. 3. 23., 제정], 마약류중독자 치료보호규정 [시행 2016. 5. 10.] [대통령령 제27129호, 2016. 5. 10., 타법개정], 군수용마약류의 취급에 관한 규칙 [시행 2012. 12. 10.] [국방부령 제784호, 2012. 12. 10., 타법개정] 등이 있다.

7 검역법

이 법은 우리나라로 들어오거나 외국으로 나가는 운송수단, 사람 및 화물을 검역(檢疫)하는 절차와 감염병을 예방하기 위한 조치에 관한 사항을 규정하여 국내외로 감염병이 번지는 것을 방지함으로써 국민의 건강을 유지 · 보호하는 것을 목적으로 한다.

하위법령으로 검역법 시행령 [시행 2017. 6. 27.] [대통령령 제28150호, 2017. 6. 27., 타법개정], 검역법 시행규칙 [시행 2017. 3. 30.] [보건복지부령 제490호, 2017. 3. 28., 타법개정], 검역공무원 복제 규칙 [시행 2018. 1. 1.] [보건복지부령 제540호, 2017. 12. 5., 전부개정] 등이 있다.

8 국민건강보험법

이 법은 국민의 질병 · 부상에 대한 예방 · 진단 · 치료 · 재활과 출산 · 사망 및 건강증진에 대하여 보험급여를 실시함으로써 국민보건 향상과 사회보장 증진에 이바지함을 목적으로 한다.

하위법령으로 국민건강보험법 시행령 [시행 2018. 9. 28.] [대통령령 제29196호, 2018. 9. 28., 일부개정], 국민건강보험법 시행규칙 [시행 2018. 9. 28.] [보건복지부령 제594호, 2018. 9. 28., 일부개정], 의약품물류협동조합의구성및운영등에관한규정 [시행 2010. 3. 19.] [대통령령 제22075호, 2010. 3. 15., 타법개정], 국민건강보험 요양급여의 기준에 관한 규칙 [시행 2018. 9. 28.] [보건복지부령 제595호, 2018. 9. 28., 일부개정], 요양급여비용중약제비지급규칙 [시행 2010. 9. 1.] [보건복지부령 제18호, 2010. 9. 1., 타법개정] 등이 있다.

본문은 9장 119조로 구성되어있다. 제1장 총칙, 제2장 가입자, 제3장 국민건강보험공단, 제4장 보험급여, 제5장 건강보험심사평가원, 제6장 보험료, 제7장 이의신청 및 심판청구 등, 제8장 보칙, 제9장 벌칙 등이다.

9 후천성면역결핍증 예방법

이 법은 후천성면역결핍증의 예방·관리와 그 감염인의 보호·지원에 필요한 사항을 정함으로써 국민건강의 보호에 이바지함을 목적으로 한다.

하위법령으로 후천성면역결핍증 예방법 시행령 [시행 2017. 3. 30.] [대통령령 제27960호, 2017. 3. 27., 타법개정], 후천성면역결핍증 예방법 시행규칙 [시행 2013. 3. 23.] [보건복지부령 제185호, 2013. 3. 23., 타법개정], 성매개감염병 및 후천성면역결핍증 건강진단규칙 [시행 2013. 3. 23.] [보건복지부령 제185호, 2013. 3. 23., 타법개정] 등이 있다.

본문은 총 6장 28조 등으로 구성되어 있다.

10 국민건강증진법

이 법은 국민에게 건강에 대한 가치와 책임의식을 함양하도록 건강에 관한 바른 지식을 보급하고 스스로 건강생활을 실천할 수 있는 여건을 조성함으로써 국민의 건강을 증진함을 목적으로 한다.

하위법령으로는 국민건강증진법 시행령 [시행 2018. 1. 1.] [대통령령 제28417호, 2017. 11. 7., 일부개정], 국민건강증진법 시행규칙 [시행 2018. 7. 1.] [보건복지부령 제581호, 2018. 6. 29., 일부개정] 등이 있다.

본문은 5장 36조 등으로 구성되어 있다.

제1장 총칙
제1조 목적
제2조 정의
제3조 책임
제3조의2 보건의 날
제4조 국민건강증진종합계획의 수립
제4조의2 실행계획의 수립 등
제4조의3 계획수립의 협조
제5조 국민건강증진정책심의위원회
제5조의2 위원회의 구성과 운영
제5조의3 한국건강증진개발원의 설립 및 운영

제2장 국민건강의 관리
제6조 건강생활의 지원등
제7조 광고의 금지 등
제8조 금연 및 절주운동등
제9조 금연을 위한 조치
제9조의2 담배에 관한 경고문구 등 표시
제9조의3 가향물질 함유 표시 제한
제9조이4 담배에 관한 광고의 금지 또는 세한
제9조의5 금연지도원
제10조 건강생활실천협의회
제11조 보건교육의 관장
제12조 보건교육의 실시 등
제12조의2 보건교육사자격증의 교부 등
제12조의3 국가시험
제12조의4 보건교육사의 채용
제13조 보건교육의 평가
제14조 보건교육의 개발등
제15조 영양개선
제16조 국민영양조사등
제17조 구강건강사업의 계획수립 · 시행
제18조 구강건강사업
제19조 건강증진사업등
제20조 검진
제21조 검진결과의 공개금지

제3장 국민건강증진기금
제22조 기금의 설치 등
제23조 국민건강증진부담금의 부과 · 징수 등
제23조의2 부담금의 납부담보
제23조의3 부담금 부과 · 징수의 협조
제24조 기금의 관리 · 운용
제25조 기금의 사용등

제4장 보칙
제26조 비용의 보조
제27조 지도 · 훈련
제28조 보고 · 검사
제29조 권한의 위임 · 위탁
제30조 수수료

제5장 벌칙
제31조 벌칙
제31조의2 벌칙
제32조 벌칙
제33조 양벌규정
제34조 과태료
제35조 삭제

11 지역보건법

이 법은 보건소 등 지역보건의료기관의 설치 · 운영에 관한 사항과 보건의료 관련기관 · 단체와의 연계 · 협력을 통하여 지역보건의료기관의 기능을 효과적으로 수행하는 데 필요한 사항을 규정함으로써 지역보건의료정책을 효율적으로 추진하여 지역주민의 건강 증진에 이바지함을 목적으로 한다.

하위법령으로 지역보건법 시행령 [시행 2017. 7. 26.] [대통령령 제28211호, 2017. 7. 26., 타법개정], 지역보건법 시행규칙 [시행 2015. 11. 19.] [보건복지부령 제365호, 2015. 11. 18., 전부개정] 등이 있다.

본문은 총 6장 34조 등으로 구성되어 있다.

제30조 권한의 위임 등
제31조 「의료법」에 대한 특례

제6장 벌칙
제32조 벌칙
제33조 양벌규정
제34조 과태료

12 공공보건의료에 관한 법률

이 법은 공공보건의료의 기본적인 사항을 정하여 국민에게 양질의 공공보건의료를 효과적으로 제공함으로써 국민보건의 향상에 이바지함을 목적으로 한다.

하위법령으로 공공보건의료에 관한 법률 시행령 [시행 2015. 11. 19.] [대통령령 제26651호, 2015. 11. 18., 타법개정], 공공보건의료에 관한 법률 시행규칙 [시행 2015. 11. 19.] [보건복지부령 제365호, 2015. 11. 18., 타법개정] 등이 있다.

본문은 6장 25조로 구성되어 있다.

제1장 총칙
제1조 목적
제2조 정의
제3조 국가와 지방자치단체의 의무

제2장 공공보건의료 기본계획 등
제4조 공공보건의료 기본계획
제5조 공공보건의료정책의 심의

제3장 공공보건의료 수행기관
제6조 공공보건의료기관의 설치 · 운영
제7조 공공보건의료기관의 의무
제8조 공공보건의료계획의 수립
제9조 공공보건의료계획의 시행결과 평가
제10조 국유 · 공유 재산의 무상 대부
제11조 일정 규모 이하의 기관에 대한 특례

제12조 의료취약지의 지정 · 고시
제13조 의료취약지 거점의료기관의 지정
제14조 공공전문진료센터의 지정
제15조 공공보건의료사업의 시행결과 평가
제16조 의료기관과의 업무 협력 및 협약 체결
제17조 공공보건의료 수행기관의 준수사항 등
제18조 의료취약지 거점의료기관 등의 지정 취소
제19조 청문

제4장 교육 · 훈련의 실시 등
제20조 교육 · 훈련 등
제21조 공공보건의료 지원센터의 설치 · 운영
제22조 공공보건의료 지원단의 설치 · 운영

제5장 보칙
제23조 자료의 제공 요청
제24조 조사 · 검사

제6장 벌칙
제25조 과태료

13 혈액관리법

이 법은 혈액관리업무에 관하여 필요한 사항을 규정함으로써 수혈자와 헌혈자(獻血者)를 보호하고 혈액관리를 적절하게 하여 국민보건의 향상에 이바지함을 목적으로 한다.

법체계는 혈액관리법 시행령 [시행 2016. 7. 1.] [대통령령 제27299호, 2016. 6. 30., 타법개정], 혈액관리법 시행규칙 [시행 2017. 3. 27.] [보건복지부령 제489호, 2017. 3. 27., 일부개정], 군혈액관리규칙 [시행 2016. 11. 30.] [국방부령 제909호, 2016. 11. 30., 타법개정] 등이 관계된다.

본문은 총 23조로 구성되어 있다.

제1조 목적
제2조 정의

제3조 혈액 매매행위 등의 금지
제4조 헌혈 권장 등
제4조의2 헌혈자 보호와 의무 등
제5조 혈액관리위원회의 설치 및 운영
제6조 혈액관리업무
제6조의2 혈액관리업무의 금지 등
제6조의3 혈액제제 제조관리자 등
제6조의4 혈액원의 휴업 등의 신고
제7조 헌혈자의 신원 확인 및 건강진단 등
제7조의2 채혈금지대상자의 관리
제8조 혈액 등의 안전성 확보
제8조의2 혈액사고 발생 시의 조치 등
제9조 혈액의 관리 등
제10조 특정수혈부작용에 대한 조치
제10조의2 특정수혈부작용 및 채혈부작용의 보상
제11조 혈액제제의 수가
제12조 기록의 작성 등
제12조의2 전자혈액관리업무기록 등
제13조 검사 등
제14조 헌혈증서의 발급 및 수혈비용의 보상 등
제15조 헌혈환급예치금 및 헌혈환급적립금
제16조 군의료기관에 대한 특례
제17조 권한의 위임 · 위탁 등
제17조의2 개설허가의 취소 등
제17조의3 적용의 배제
제18조 벌칙
제19조 벌칙
제20조 벌칙
제21조 벌칙
제22조 양벌규정
제23조 과태료

14 정신건강증진 및 정신질환자 복지서비스 지원에 관한 법률

이 법은 정신질환의 예방 · 치료, 정신질환자의 재활 · 복지 · 권리보장과 정신건강 친화적인 환경 조성에 필요한 사항을 규정함으로써 국민의 정신건강증진 및 정신질환자의 인간다운 삶을 영위하는 데 이바지함을 목적으로 한다.

하위법령으로 정신건강증진 및 정신질환자 복지서비스 지원에 관한 법률 시행령 [시행 2018. 9. 21.] [대통령령 제29180호, 2018. 9. 18., 타법개정], 정신건강증진 및 정신질환자 복지서비스 지원에 관한 법률 시행규칙 [시행 2017. 5. 30.] [보건복지부령 제497호, 2017. 5. 30., 전부개정], 정신요양시설의 설치기준 및 운영 등에 관한 규칙 [시행 2016. 1. 1.] [보건복지부령 제380호, 2015. 12. 29., 타법개정] 등이 있다.

15 모자보건법

이 법은 모성(母性) 및 영유아(영幼兒)의 생명과 건강을 보호하고 건전한 자녀의 출산과 양육을 도모함으로써 국민보건 향상에 이바지함을 목적으로 한다.

하위법령으로 모자보건법 시행령 [시행 2018. 9. 14.] [대통령령 제29148호, 2018. 9. 11., 일부개정], 모자보건법 시행규칙 [시행 2018. 9. 14.] [보건복지부령 제591호, 2018. 9. 14., 일부개정] 등이 있다.

본문 구성은 다음과 같다.

제1조 목적
제2조 정의
제3조 국가와 지방자치단체의 책임
제3조의2 임산부의 날
제3조의3 결혼이민자에 대한 적용
제4조 모성 등의 의무
제5조 사업계획의 수립 및 조정
제6조 삭제
제7조 모자보건기구의 설치
제8조 임산부의 신고 등
제9조 모자보건수첩의 발급
제9조의2 미숙아등의 정보 기록 · 관리
제10조 임산부 · 영유아 · 미숙아등의 건강관리 등
제10조의2 고위험 임산부와 신생아 집중치료 시설 등의 지원
제10조의3 모유수유시설의 설치 등

제10조의4 다태아 임산부 등에 대한 지원
제10조의5 산전 · 산후 우울증 검사 등 지원
제10조의6 중앙모자의료센터
제11조 난임극복 지원사업
제11조의2 난임시술의 기준 고시
제11조의3 난임시술 의료기관의 지정 등
제11조의4 난임전문상담센터의 설치 · 운영 등
제11조의5 청문
제11조의6 통계관리 등
제12조 인공임신중절 예방 등의 사업
제13조 삭제
제14조 인공임신중절수술의 허용한계
제15조 산후조리업의 신고
제15조의2 결격사유
제15조의3 산후조리업의 승계
제15조의4 산후조리업자의 준수사항
제15조의5 건강진단 등
제15조의6 감염 예방 등에 관한 교육
제15조의7 보고 · 출입 · 검사 등
제15조의8 시정명령
제15조의9 산후조리원의 폐쇄 등
제15조의10 산후조리업의 폐업 · 휴업 및 재개의 신고
제15조의11 과징금
제15조의12 행정제재처분 효과의 승계
제15조의13 청문
제15조의14 명칭 사용의 제한 등
제15조의15 손해배상책임의 보장
제15조의16 이용요금 등의 공개
제15조의17 지방자치단체의 산후조리원 설치
제15조의18 산후조리도우미의 지원
제15조의19 산후조리원 평가
제15조의20 산후조리 관련 실태조사
제16조 협회
제17조 삭제
제18조 삭제
제19조 삭제
제20조 동일명칭의 사용 금지
제21조 경비의 보조

제22조 국유재산의 무상 대여
제23조 위반사실 등의 공표
제24조 비밀 누설의 금지
제25조 권한의 위임 및 업무의 위탁
제26조 벌칙
제26조의2 양벌규정
제27조 과태료
제28조 「형법」의 적용 배제
제29조 삭제

16 농어촌 등 보건의료를 위한 특별조치법

이 법은 농어촌 등 보건의료 취약지역의 주민 등에게 보건의료를 효율적으로 제공함으로써 국민이 고르게 의료혜택을 받게 하고 국민의 보건을 향상시키는 데에 이바지함을 목적으로 한다.

하위법령으로 농어촌 등 보건의료를 위한 특별조치법 시행령 [시행 2016. 11. 30.] [대통령령 제27620호, 2016. 11. 29., 타법개정], 농어촌 등 보건의료를 위한 특별조치법 시행규칙 [시행 2018. 1. 1.] [보건복지부령 제531호, 2017. 11. 2., 일부개정] 등이 있다.

본문은 4장 26조로 구성되어 있다.

제1장 총칙
제1조 목적
제2조 정의

제2장 공중보건의사
제3조 공중보건의사의 신분
제3조의2 결격사유
제4조 공중보건의사의 명단 통보
제5조 종사명령 등
제5조의2 공중보건의사의 배치기관 및 배치시설
제6조 근무지역 등의 변경
제6조의2 파견근무
제7조 의무복무기간

제8조 직장 이탈 금지
제9조 공중보건의사의 복무
제9조의2 신분 상실 및 박탈
제10조 신분조치 통보
제11조 보수 등
제12조 공중보건의사의 수련
제13조 삭제
제14조 복무 감독
제14조의2 삭제
제14조의3 공중보건의사 배치의 적정성 평가

제3장 보건진료소 및 보건진료 전담공무원
제15조 보건진료소의 설치 · 운영
제16조 보건진료 전담공무원의 자격
제17조 보건진료 전담공무원의 신분 및 임용
제18조 보건진료 전담공무원의 보수교육
제19조 보건진료 전담공무원의 의료행위의 범위
제20조 보건진료 전담공무원의 관할구역 이탈금지
제21조 보건진료소운영협의회
제22조 보조금 지급 및 조세 감면
제23조 지도 · 감독
제24조 보건진료 전담공무원의 복무
제25조 진료비

제4장 보칙
제26조 권한의 위임 또는 업무의 위탁

17 한의약육성법

이 법은 한의약(韓醫藥) 육성의 기본방향 및 육성 기반의 조성과 한의약기술 연구 · 개발의 촉진에 필요한 사항을 정함으로써 국민건강의 증진과 국가경제의 발전에 이바지함을 목적으로 한다.

하위법령으로 한의약육성법시행령 [시행 2017. 7. 26.] [대통령령 제28211호, 2017. 7. 26., 타법개정] 등이 있다.

18 의료기사 등에 관한 법률

이 법은 의료기사, 의무기록사 및 안경사의 자격 · 면허 등에 관하여 필요한 사항을 정함으로써 국민의 보건 및 의료 향상에 이바지함을 목적으로 한다.

하위법으로 의료기사 등에 관한 법률 시행령 [시행 2016. 11. 30.] [대통령령 제27633호, 2016. 11. 29., 일부개정], 의료기사 등에 관한 법률 시행규칙 [시행 2017. 5. 30.] [보건복지부령 제497호, 2017. 5. 30., 타법개정], 의료관계 행정처분 규칙 [시행 2018. 8. 17.] [보건복지부령 제587호, 2018. 8. 17., 일부개정] 등이 있다.

제1조 목적
제1조의2 정의
제2조 의료기사의 종류 및 업무
제3조 업무 범위와 한계
제4조 면허
제5조 결격사유
제6조 국가시험
제7조 응시자격의 제한 등
제8조 면허의 등록 등
제9조 무면허자의 업무금지 등
제10조 비밀누설의 금지
제11조 실태 등의 신고
제11조의2 치과기공소의 개설등록 등
제11조의3 치과기공사 등의 준수사항
제12조 안경업소의 개설등록 등
제13조 폐업 등의 신고
제14조 과장광고 등의 금지
제15조 보고와 검사 등
제16조 협회
제17조 삭제
제18조 삭제
제19조 삭제
제20조 보수교육
제21조 면허의 취소 등
제22조 자격의 정지
제23조 시정명령

제24조 개설등록의 취소 등
제25조 행정처분의 기준
제26조 청문
제26조의2 자료 제공의 요청 등
제27조 수수료
제28조 권한의 위임 또는 위탁
제29조 다른 법률과의 관계
제30조 벌칙
제31조 벌칙
제32조 양벌규정
제33조 과태료

참고문헌

법제처(http://law.go.kr). 국가법령정보센터
보건복지가족부. 보건통계연보. 2017.
보건복지부. http://www.mw.go.kr
예방의학편찬위원회. 예방의학과 공중보건학. 계축문화사. 2018.
지역보건연구회. 보건의약 관계법규, 계축문화사. 2018.

제6장

보건행정

1 보건행정의 본질

1) 보건행정의 정의

보건행정(public health administration)의 정의는 학자에 따라 다양하다. 스마일(Smile W.G.)(1930)은 "보건행정이란 공적 또는 사적 기관이 사회복지를 위하여 공중보건의 원리와 기법을 응용하는 것이다."라고 하였으며, 카메야마 고오이치(1935)는 "보건행정이란 공중의 보건에 관한 행정으로써 일반 공중의 건강을 유지, 증진하기 위하여 행하는 행정을 지칭한다."라고 하였다.

즉, 보건행정은 공중보건의 목적을 달성하기 위하여 공중보건의 원리를 적용하여 행정조직을 통하여 행하는 일련의 과정이라고 할 수 있다.

공중보건의 목적이란 질병의 예방, 수명의 연장 및 건강·효율의 증진을 말하며, 행정조직이란 공적 및 사적조직을 포함하는 의미로서 금연협회의 금연운동·환경보전단체의 환경보호운동 등을 포함한다. 또한 공중보건의 원리를 적용한다는 의미는 보건행정의 접근방법에 따라 행정법적 접근·행정학적 접근 및 보건학적 접근방법이 있을 수 있는데, 보건행정의 특성을 살려서 공중보건학을 근간으로 인접 학문을 활용하는 보건학적 접근방법의 입장에서 보건행정을 하여야 한다는 것을 말한다.

2) 보건행정의 기능과 본질

보건행정의 기능과 본질적 속성에 대해서는 국내의 학자들이 대체로 공중보건과 사업화라는 관점에서 이를 파악하고자 하는 입장을 취하고 있다. 즉, 보건행정 현상을 "공중보건의 학리와 기술을 행정조직을 통하여 일반 대중의 생활 속으로 도입하는 사회적 과정"으로 이해하거나(권이혁, 1989), "지역사회 주민과 국민의 보건 향상을 위하여 필요한 인적 · 물적 · 제도적 모든 조건을 조정하고, 사업을 효율적으로 집행하는 사회 과정, 즉 사업화과정"이라고 이해하고 있다(허정, 1992). 이러한 견해들은 보건행정을 기능적 측면에서는 공중보건학적 지식을 사업화하는 과정으로, 그리고 본질적 측면에서는 일반 행정과 기술행정의 두 가지 속성을 지닌 것으로 보고 있다. 또한 보건행정이 효과적, 효율적으로 이루어지기 위해서는 이 두 가지 측면의 속성이 잘 조화됨으로써 공중보건학적 기초와 접근을 중시하는 바탕 위에서 합리적이고 과학적인 사업화가 이루어져야 함을 강조하고 있다.

3) 보건행정의 특성

보건행정이 지니고 있는 특성은 공공성과 사회성, 봉사성, 교육성과 조장성, 과학성과 기술성의 네 가지로 요약될 수 있다. 세계보건기구의 건강의 정의에서 볼 수 있는 바와 같이 건강은 신체적, 정신적, 사회적으로 완전히 안녕한 상태를 말하고 있으므로, 건강을 증진하는 보건행정은 당연히 공공이익을 위한 공공성과 사회성을 갖는다. 보건행정은 공공복지와 집단적인 건강을 추구하기 때문에 이익추구에 몰두하는 기업경영과 그 목적이 다르고 보건행정 행위가 사회구성원의 건강 향상을 위해 이루어지므로 사회성의 성격을 띠고 있다. 보건행정이 봉사성의 특성을 갖는 이유는 그것이 본질적으로 서비스행정이기 때문이다. 교육성과 조장성은 보건행정이 국민의 보건 향상이나 중요한 보건상의 문제를 주로 국민과 보건의료 관계요원에 대한 끊임없는 교육 과정을 통하여 해결하려 하는 기본적 성격을 지칭하는 것이다. 보건행정은 발전된 과학과 기술의 확고한 기초 위에 수립된 과학행정이며 기술행정이다.

보건행정의 주된 특성을 이와 같이 규정하게 되면 우리는 보건의료서비스가 공공재의 성격을 지니고 있음을 쉽게 이해할 수 있다. 따라서 공공재로서의 보건의료서비스는 지역과 계층을 초월하여 모든 국민에게 균등하게 공급될 수 있어야 하며 이를 통하여 국민의 건강권이 형평성 있게 추구되어야 할 것이다.

4) 보건행정의 범위

보건행정의 범위는 각국의 역사적 배경과 사회·정치적 이념 등에 따라 차이가 있다. 전통적으로 자유방임적인 체제를 갖고 있는 국가에서는 보건행정에 관하여도 민간주도형으로서 보건의료에 국가의 간섭이 없었으며, 형평을 강조하는 체제의 나라에서는 보건의료에 국가의 주도적 또는 완전한 개입이 있어왔다. 이와 같이 그 나라가 취하고 있는 보건의료제도의 특성에 따라서 보건행정의 범위는 나라마다 조금씩 다르나 보건행정이 공중보건에 관한 내용을 행정적으로 계획 · 조정 · 통제하는 일차의 과정으로 볼 때, 보건행정의 범위에 포함되어야 할 사업으로는 보건교육, 보건통계, 보건간호, 학교보건, 산업보건, 모자보건, 구강보건, 전염병 관리 및 역학, 정신보건, 보건검사, 환경위생, 식품위생, 영양개선, 성인병관리, 지역사회보건, 국제보건사업 등이 있다.

에머슨(Emerson), 한론(Hanlon), 세계보건기구 및 미국공중보건협회에서 규정한 보건행정의 범위, 그리고 행정과정론의 입장에서 보건행정을 살펴보면 다음과 같다. 에머슨(Emerson)은 1) 보건통계, 2) 대중에 대한 건강교육 3) 환경위생, 4) 전염병관리, 5) 모자보건, 6) 만성병관리, 7) 보건검사실 운영 등을 포함하였으며, 한론(Hanlon)은 1) 보건활동이 지역사회를 기반으로 실시되어야 할 사업(가) 지역사회의 식품, 상수, 우유공급에 관한 감독, 나) 구충, 다) 대기와 하천오염의 예방), 2) 예방 가능한 질병, 불구 또는 미숙아의 사망에 관한 사항(가) 전염병, 영양부족, 습관성의약품과 마약의 피해, 나) 알레르기성 증상과 그 원인물질, 특정한 정신 및 인격상 행동이상, 다) 산업보건, 악성종양(진행억제, 가능한 한도내의 예방), 라) 혈액순환계 및 신진대사 질환(진행억제, 가능한 한도내의 예방), 마) 모성 및 성장에 관계있는 위해, 충치, 바) 가정, 지역사회 및 산업장의 재해 및 병후 회복) 등으로 제시하였다.

세계보건기구는 1) 보건관계 기록의 보존, 2) 대중에 대한 보건교육, 3) 환경위생, 4) 전염병관리, 5) 모자보건, 6) 의료, 7) 보건간호 등을 설정하였으며, 미국공중보건협회는 1) 보건자료의 기록과 분석, 2) 보건교육과 홍보, 3) 감독과 통제, 4) 지접적 환경서비스, 5) 개인 보건서비스의 실시, 6) 보건시설의 운영, 7) 사업과 자원간의 조정 등을 제안하였다.

관리적 측면에 따른 보건행정의 범위는 환경관리 분야(환경위생, 식품위생, 환경오염, 산업보건), 질병관리분야(전염병관리, 역학, 비전염성관리, 기생충관리), 보건관리분야(보건행정, 보건교육, 모자보건, 의료보장제도, 보건영양, 인구보건, 가족계획, 보건통계, 정신보건, 영유아보건, 사고관리, 교통사고관리, 약물 남용, 학교보건, 보건의료 정보관리 등)이 다루어져야 할 것이다. 행정과정론적 측면에 따른 보건행정을 분류하면(문재우 등, 2004) 1) 투입(input): 인력(manpower), 시설(facility), 재정(capital), 기술(technology), 물자(materials) 2) 전환(conversion process): 보건의료조직(health care organization) 내의 각종 활동, 관리(management) 3) 산출(output): 중간 산출물(intermediate output), 최종 산출물(ultimata output) 4) 환류(통제 및 조정: feedback, control mechanism): 정부(government), 공급자단체(health provider organization), 소비자 단체(consumers related organization) 5) 환경(environment): 정부시책, 보건의료체계, 경제동향, 사회의 기대, 기술 및 생산요소의 발달 등을 말할 수 있다.

일반적으로 보건행정 업무를 분류하면 일반 보건행정(예방보건행정, 보건위생행정, 환경위생 행정), 의무행정, 약무 행정 등으로 구분할 수 있다.

(1) 일반 보건행정

① 예방보건행정

예방의학적 기술을 적용하여 질병예방을 주 업무로 하는 행정을 의미하며, 시대적으로 급성 전염병예방에서 만성 전염병예방을 거쳐 이제는 비전염성인 암, 뇌졸중, 심장병 및 당뇨병 등과 같은 성인병예방을 중심으로 이루어지는 행정이다.

② 보건위생행정

보건위생행정은 질병예방이라는 소극적인 면에 그치지 않고 적극적으로 영양개선, 정신보건, 인구문제 등의 내용을 포함한 건강과 체력의 적극적인 증진을 목적으로 한 행정이다.

③ 환경위생행정

생활환경의 개선을 통하여 근원적으로 질병을 예방하여 적극적으로 건강과 생산능률을 증가시키는 것을 목적으로 생활환경을 대상으로 하는 행정을 말하며, 예방보건행정이 소극적 성격을 지닌 반면 환경위생행정은 근원적으로 질병을 예방하여 적극적으로 건강을 증진하는 행정이다.

(2) 의무행정

의료의 보급과 의료의 질 향상을 추구하는 분야로서 의료에 관계하는 사람의 면허 · 자격시험, 양성 등의 문제와 의료를 담당하는 기관의 정비 등에 관한 행정을 말한다.

(3) 약무행정

국민의 건강과 관계된 의약품, 의료용구 등의 생산, 배급, 판매 등에 관한 행정과 약사의 면허, 업무 등의 문제, 독물 · 극물의 취체, 마약 · 대마, 각성제 등의 취체 등에 관한 분야를 다루고 있는 행정을 말한다.

5) 보건행정의 기술적 원칙

보건행정에 관한 사업은 공중보건의 효율적 목적 달성을 위한 활동으로서 행정활동 수행을 위한 과학적인 기술 도입은 필연적인 것으로 다음과 같은 기초를 확립하여야 한다.

(1) 생태학적 기초

인구집단과 환경과의 상호관계를 생태학적 입장에서 고찰하는 것은 중요한 것이다. 인구집단의 성별 · 연령별 분포, 경제적 · 사회적 · 문화적 특성, 직업적 분포도, 정치적 · 역사적 여건들 등을 생태학적 분석하에 보건문제의 해결방안들을 모색해야 한다.

(2) 역학적 기초

질병의 원인이 되는 물리적 요인, 숙주와 환경과의 상호관계, 1차적 요인과 2차적 요인과의 상호관계들을 규명함으로써 여러 가지 인자에 대하여 대책을 강구하는 것은 매우 기본적이고 중요한 자료이다.

(3) 의학적 기초

보건행정 사업에 있어서의 의학적 적용은 치료보다는 예방의학적 견지에서 지역사회 주민 모두의 건강증진을 위한 종합적인 의료봉사가 이루어지도록 의학적 기초가 확립되어야 한다.

(4) 환경위생학적 기초

건강관리에 있어 질병발생의 요인을 인간외적인 또는 환경요소를 중심으로 연구하는 환경위생학의 원리와 기술원리에 대한 기초가 보건행정에 도입되어야 한다. 질병의 발생은 환경과 밀접한 관계가 있기 때문에 인간, 환경, 병인에 대한 기초가 마련되어야 한다.

(5) 사회적 관계의 기초

보건행정은 인간으로 구성된 조직을 통하여 공공의 주관하에 이루어지는 인간활동이므로 지역사회의 주민, 지역사회 단체, 기관 등을 통한 사회적 관계의 기초가 확립되어야 한다.

6) 보건행정의 과정

행정과정은 기획, 조직화, 수행, 통제의 과정으로 설명되고 있으나 환경과의 상호작용을 고려하고 지속적이며 발전적인 기능적 관점 아래와 같이 7단계 등으로 구분할 수 있다.

(1) 목표설정(Goal setting)

목표설정이란 행정이 달성하고자 하는 바람직한 미래의 상태를 설정하는 것을 말한다. 목표설정은 행정과정에 있어서 가장 창조적인 과정이다. 여기의 목표란 발전목표를 말한다. 즉,

구체적으로 말하면 행정부 부처별, 국 · 과별로 매년 발전 목표가 규정되어 나오고 있는 것을 의미한다.

(2) 정책결정(Policy making)

정책수립 혹은 정책결정이란 정부기관에 의한 장래의 활동지침의 결정을 의미한다. 이러한 지침은 최선의 방법으로 공익을 공식적으로 추구하려는 복잡하고 동태적인 과정이다.

(3) 계획(Planning)

계획이란 목표를 구체화하며 목표달성을 위한 합리적인 수단을 선택하는 과정이다. PPBS (planning-programming-budgeting-system), OR(operation research), SA (system analysis), PERT (programming, evaluation, & review technique) 등을 예로 들 수 있다.

(4) 조직화(Organizing)

발전목표에 따라 정책수립이 되고 계획이 이뤄지면 이를 구체화하는 수단으로서 인간의 협동체인 조직이 필요하게 되며 여기에는 구조, 인사, 예산의 문제를 포함하게 된다. 일반적으로 조직이란, 2명 이상이 공동의 목표달성을 위해 노력하는 협동체를 말한다.

조직을 정의하기는 다소 어렵지만 일반적으로 공통된 조직의 속성은 다음과 같다.

① 조직은 공동목표를 위해 존재한다. 이러한 공동목표는 구성원의 노력을 통합시킨다.

② 조직은 목표를 합리적으로 이루기 위하여 구성원이 상호 협력한다. 조직은 구성원들이 협동할 수 있는 수단을 마련하는 것이다.

③ 조직의 구조는 기능적 분업화의 원리에 따라 종적 계층화와 횡적 분화의 모습을 따른다.

④ 조직의 목표달성을 위하여 상호작용이나 의사소통이 필요하다. 조직의 모든 구성요소가 전체적 목표달성을 위하여 상호의존적이어야 하며, 횡적 · 종적 의사 소통이 필요하다.

⑤ 조직은 구성원의 행동을 조정·통제하기 위한 규범이나 규정을 가진다.

⑥ 조직은 개방체제로서 환경과 영향을 주고 받으며, 상호작용을 한다.

조직에는 기본원리가 있는데 분업화의 원리, 조정의 원리, 참모조직의 원리(목적의 원리), 계층제의 원리, 책임과 권위의 원리, 통솔범위의 원리, 명령통일의 원리 등이다.

행정조직의 원리는 조직의 원리를 행정에 적용한 것이다. 이때 조직의 원리란 주어진 과업을 능률적이고 효과적으로 수행하기 위한 행정관리 기술상의 지침이 되는 원리를 말한다.

계층의 원리란 조직구조의 상하관계와 형태를 조직하는 데 요구되는 원리이다. 계층은 조직의 목표를 달성하기 위한 업무를 수행함에 있어 권한과 책임의 정도에 따라 직위가 수직적으로 서열화 · 등급화 되어 있는 것을 의미한다(표 6-1).

[표 6-1] 공무원 직급표

공무원	군인	경찰 ·소방	교육공무원
장관(급)	대장		총장(특1호봉)
차관(급), 14등급 외무공무원	중장	치안총감 소방총감	
	소장		총장(특2호봉), 부총장
1급(관리관), 고위공무원단 가 · 나등급 직위에 임용된 공무원, 12 · 13등급 외무공무원, 일반계약직공무원(1호), 헌법재판소 헌법연구관(헌법연구경력 10년 이상)	준장	치안정감, 소방정감	전문대학장, 장학관 · 교육연구관(1급 상당 직위, 고위공무원단 가 · 나등급 직위)
2급(이사관), 고위공무원단 다 · 라등급 직위에 임용된 공무원, 10 · 11등급 외무공무원, 일반계약직공무원(2호)	대령	치안감, 소방감	장학관 · 교육연구관(2급 상당 직위, 고위공무원단 다 · 라등급 직위)
3급(부이사관), 고위공무원단 마등급 직위에 임용된 공무원, 연구관 · 지도관(3급상당직위), 9등급 외무공무원, 일반계약직공무원(3호), 헌법재판소 헌법연구관(헌법연구경력 10년 미만) · 헌법연구관보	중령	경무관, 소방준감	단과대학장, 장학관 · 교육연구관(3급 상당 직위, 고위공무원단 마등급 직위)
4급(서기관), 연구관 · 지도관(4급상당직위), 6등급 내지 8등급 외무공무원, 일반계약직공무원(4호), 전문계약직공무원(가급)	소령	총경, 소방정	학과장(학장보), 교장, 장학관 · 교육연구관(4급 상당 직위)
5급(사무관), 연구관 · 지도관, 5등급 외무공무원, 일반계약직공무원(5호), 전문계약직공무원(나급)	대위	경정, 소방령	전문대학 학과장, 교감, 장학관 · 교육연구관
6급(주사), 연구사 · 지도사, 기능1급 내지 기능6급, 4등급 외무공무원, 일반계약직공무원(6호), 전문계약직공무원(다급)	소위, 중위	경감 · 경위, 소방경 · 소방위	장학사, 교육연구사
7급(주사보), 기능7급, 3등급 외무공무원, 일반계약직공무원(7호), 전문계약직공무원(라급)	준위	경사, 소방장	

공무원	군인	경찰 ·소방	교육공무원
8·9급(서기, 서기보), 기능8 · 9급, 1 · 2등급 외무공무원, 일반계약직공무원(8 · 9호), 전문계약직공무원(마급)	중사, 상사, 원사	경장 · 순경, 소방교 · 소방사	
기능10급, 일반계약직공무원(10호)	하사		

기능적 분업의 원리는 조직의 업무를 직능 또는 성질별로 구별하여 한 사람에게 동일한 업무를 분담시키는 것으로 전문화 또는 분업화의 원리라고도 한다.

조정의 원리는 조직 내에서 업무의 수행을 조절하고 조화로운 인간관계를 유지함으로써 협동의 효과를 최대한 거두려는 것을 말한다.

적도집권의 원리는 집권제와 분권제 사이에 적절한 정도의 권한과 균형을 유지하자는 원리이다.

통솔범위의 원리는 한 지도자가 직접 통솔할 수 있는 부하의 수에는 한계가 있다는 것을 말한다. 부하의 수가 과다하면 모든 결정이 지체되기 쉽고, 감독이 불충분하여 조정이 원만하지 못하며, 전체적 계획에 전념할 시간적 여유가 없다는 등의 이유로 발달되었다. 통솔 인원으로 몇 명이 적절한가에 대해서는 학자마다 견해가 다양하다. 통솔범위를 정하는 데는 감독자에 대한 고려, 업무의 성격, 부하에 대한 고려, 조직에 대한 고려 더불어 공간적 요인과 시간적 요인에 대한 고려도 함께 해야 한다.

명령통일의 원리란 부하는 한 지도자로부터 명령과 지시를 받고 그에게만 보고하도록 해야 한다는 원리이다.

(5) 동기부여(Motivating)

조직화 후 그 조직이 계획대로 자발적으로 움직일 수 있어야 한다. 이러한 의미를 가진 동기부여의 주요내용으로는 지도력, 의사전달, 참여, 인간관계 등이 포함된다. 동기부여는 인간지향적(指向的)이며 조직의 인적자원을 다루는데 필요한 활동을 포함한다. 부하직원들의 동기유발 및 지휘, 감독과 의사소통을 하여 공식적인 조직 내에서 계획된 활동이 시작되어 성취할 수 있도록 해야 한다.

① 동기부여이론

사람이 왜 행동하는가 하는 문제에 대한 동기부여(motivation)이론은 욕구 단계이론, 두 요인 이론, 기대이론, X. Y이론 등이 있다. 여기서는 욕구단계이론에 대하여 살펴본다.

욕구단계이론(need hierarchy theory)은 마슬로우(Maslow)가 정립한 이론으로 충분히 충족되지 않은 욕구만이 행동에 영향을 미치며, 인간의 욕구란 중요성에 따라 배열된다는 것이다. 마슬로우(Maslow)의 욕구단계는 다음과 같다.

㉠ **생리적 욕구**(Physiological needs)

음식, 물 등 인간의 가장 기본적인 생존을 위한 욕구를 말한다.

㉡ **안전 욕구**(Safety and security needs)

일단 생존의 욕구가 충족되면 신체적인 피해와 상실에 대하여 자신을 보호함으로서 지속적인 생존을 도모한다.

㉢ **사회적 욕구**(Affection and social activity needs)

사회적 및 사교적인 본질과 관계되는 것으로 동료의식, 소속감, 우정, 애정 등의 욕구를 말한다.

㉣ **존경 욕구**(Esteem and status needs)

자신의 중요성을 다른 사람에게 인식시키고자 하는 욕구로 그로 인해 자기 자신에 대한 존경의 욕구를 말한다.

㉤ **자기실현의 욕구**(Self-realization needs)

인간의 욕구 중 가장 상위의 욕구로 개인의 잠재력을 충분히 개발하려는 욕구를 말한다. 창조적이고 자기표현의 기회를 갖는 욕구를 말한다.

(6) 통제(Controlling)

밑에서부터 자발적으로 동기부여가 되었다 해도 언제나 동기부여가 되고 난 다음에는 계획대로 진행하기 위한 통제가 필요하다. 통제 시에는 인간의 본성에 대한 근본적인 이해를 통하여 효율적인 통제가 이루어지도록 해야 한다. McGregor는 인간의 본성에 X, Y이론을 제시하고 두 가지의 가정을 하였다. 즉 X이론의 사람과 Y이론의 사람이 있다는 것이 X이론 Y이론이다. X이론의 가정은 첫째, 인간은 선천적으로 일을 싫어하며 가능한 피하려 한다. 둘째, 조직목표를 달성하기 위해서는 사람들을 강제로 통제하고 지시하여야 한다. 셋째, 보통 사람들은 지시 받기를 좋아하고 책임을 지기 싫어한다.

Y이론의 가정은 첫째, 인간은 원천적으로 일을 싫어하지 않으며, 조건만 맞으면 일은 자연스럽게 받아들인다. 둘째, 인간은 자기가 실행하려는 목표의 달성을 위하여 자기수행과 자기통제를 한다. 셋째, 보통의 사람은 적당한 조건하에서는 책임을 지려고 할 뿐만 아니라 추구하기까지 한다. 넷째, 조직 문제를 해결하는데 있어서 상상력, 재간, 창조성을 고도로 활용하

려는 능력은 모든 사람에게 고루 퍼져있다.

통제는 조직 활동을 감시하는데 초점을 두고 있다. 통제과정 중에는 조직의 활동결과를 측정하는 기준을 결정하며 이러한 평가기법과 변화가 필요할 때 교정기전을 설정하는 활동 등을 포함한다.

(7) 환류(Feedback)

발전을 위해서는 언제나 보다 향상된 행정을 해야 하므로 일단 시도된 것의 결과를 환류시켜 다음에 일을 하는데 다시 이용하거나 발전하는데 이바지하도록 해야 한다.

2 보건행정조직

보건행정조직은 그것이 중앙조직이든 지방조직이든 또는 국가조직이든 공공단체조직이든 간에 공통된 조직의 요소를 갖추고 있으며, 반드시 고정적인 것은 아니지만 대체로 일정 범주에 속하는 원리에 따라 편성된다. 조직의 요소로는 목표, 과업, 구성원, 구조, 환경의 다섯 가지 요소가 가장 기본적인 것으로 제시되고 있다(유훈, 1984).

중앙 보건행정조직 즉, 국가의 역할은 보건의료공급자에 대한 규제(Regulator), 국민에 대한 정보제공(Source of Information), 경찰병원, 보훈병원 등 보건의료서비스 제공(Provider of Health Service), 재정 지원(Financing), 보건의료자원의 공급(Supplier of Health Resource), 보험자 역할(Organizer or Provider of Insurance Mechanism) 등이다.

문재우 등(2004)은 우리나라 보건의료체계의 특징으로 다음과 같은 것을 들고 있다. 첫째, 민간의료 부문에의 높은 의존도, 둘째, 보건행정체계의 이원적 구조, 셋째, 보건의료상호체계간의 기능적 단절 등이다. 특히 보건행정체계가 행정자치부는 인사권, 예산권, 감독권을 가지고 있고, 보건복지부는 정책결정기관으로서의 기술적 지원만 하고 있는 이원적 구조로 되어 있어 상부조직과 하부조직 간에 직접적인 행정적 연계가 이루어지지 않고 있는 실정이다. 이원화된 보건행정조직의 문제점으로는 첫째, 현실적으로 보건복지부의 고유사무가 행정자치부의 일선행정기관을 통해서 지도·감독되고 있으며, 둘째, 말단 보건조직은 대민 진료기관으로서의 전문성을 충분히 살리지 못하고 있고, 셋째, 적정 보건의료 구역이 반드시 일반행정 구역과는 반드시 일치하지 않는다는 사실이 무시되고 있으며, 넷째, 말단 보건조직은 명령계통의 이원화로 업무 수행에 혼란이 초래되고 있다는 점을 들고 있다.

1) 보건복지부

우리나라의 보건행정조직의 중앙조직은 보건복지부에서 관장하고 있으며, 보건복지부의 직무는 건강검진 · 질병관리 · 암관리 · 정신보건 · 구강보건 · 모자보건 · 기초생활보장 · 노인복지 · 장애인복지 · 아동복지에 관한 사무를 관장하고 있다.

2018년 현재 보건복지부에는 운영지원과, 기획조정실, 보건의료정책실, 사회복지정책실, 인구정책실, 건강보험정책국, 건강정책국, 보건산업정책국, 장애인정책국, 연금정책국, 사회보장위원회사무국 등을 둔다(그림 6-2).

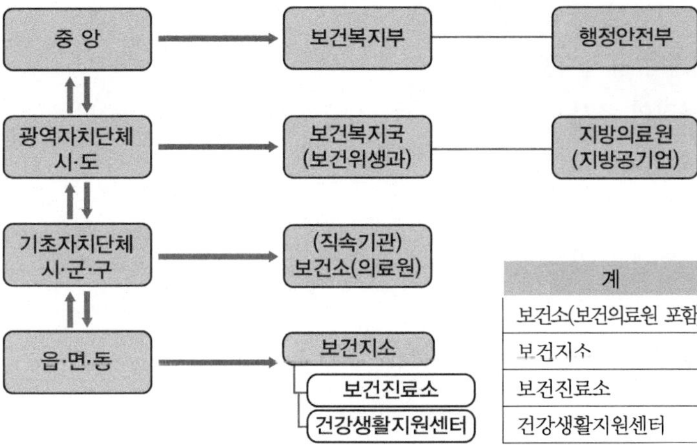

계	3,531
보건소(보건의료원 포함)	254
보건지소	1,332
보건진료소	1,905
건강생활지원센터	40

[그림 6-1] 우리나라 공공 보건행정조직 체계

2) 식품의약품안전처

식품 · 의약품의 안전관리를 위해 설립한 보건복지가족부 소속 행정기관인 식품의약품안전청은 1987년 이 업무를 위해 국립보건안전연구원이 설립되었으며, 1996년 식품의약품안전본부와 6개 지방식품의약품청이 설립되었고, 국립보건원 4개부를 식품의약품안전본부의 5개 안전평가부로, 국립보건안전연구원을 독성연구소로 개편했다.

1998년 식품의약품안전청으로 승격되면서 서울 · 부산 · 경인 · 대구 · 광주 · 대전의 6개 지방식품의약품안전청과 국립독성연구소를 소속기관으로 두었다.

2002년 5월 국립독성연구소를 국립독성연구원으로 바꾸고 조직을 확대했다.

2013년 3월 식품의약품안전처로 승격, 설립되어 2014년 현재 정원 1,770명으로 구성되었다.

조직은 청장 · 차장 아래 기획관리관 · 안전평가관, 식품안전국 · 의약품안전국, 안전평가관, 독성연구원, 지방청으로 이루어진다.

주요 업무는 다음과 같다.

① 식품위생의 안전성 확보를 위한 조사 · 연구
② 식품 · 식품첨가물 · 기구 · 용기 · 포장에 관한 안전관리 사항의 종합조정
③ 의약품 허가와 임상관리
④ 의약품 제조와 수출입품목 허가·신고 업무 관장
⑤ 의약품·의약부외품·화장품과 위생용품의 품질관리와 안전성·유효성 확보
⑥ 유통중이거나 유통 예정인 의약품의 품질관리를 위한 검정과 분석법 개발
⑦ 생약의 효능과 안전성 확보
⑧ 생약과 생약제제의 규격기준 제정
⑨ 생약 중 유해물질의 조사·연구
⑩ 의료용구의 품질관리와 검정
⑪ 의료용구 해당여부 심사
⑫ 방사선 표준과 측정을 맡는다.

3) 보건복지부 소속기관

(1) 국립정신병원

국립정신병원은 정신과 환자의 진료·조사·연구 및 정신과 의료요원의 훈련에 관한 업무를 관장한다.

(2) 국립소록도병원

국립소록도병원은 한센병환자의 진료·요양·복지 및 자활지원과 한센병에 관한 연구업무를 관장한다.

(3) 국립결핵병원

국립결핵병원은 결핵환자의 구호 및 요양에 관한 업무를 관장한다.

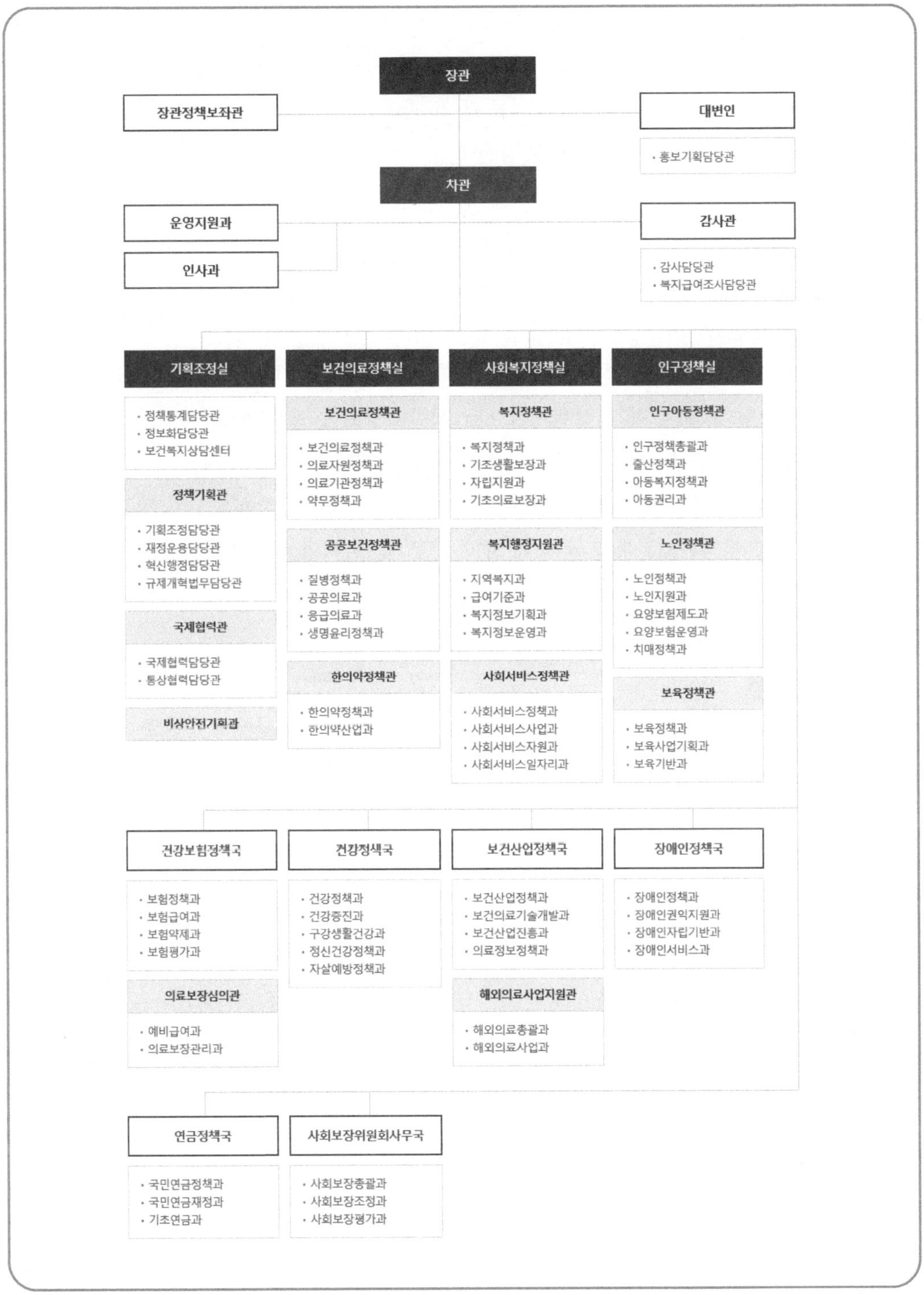
장관
장관정책보좌관
대변인
· 홍보기획담당관
차관
운영지원과
인사과
감사관
· 감사담당관
· 복지급여조사담당관
기획조정실
· 정책통계담당관
· 정보화담당관
· 보건복지상담센터
정책기획관
· 기획조정담당관
· 재정운용담당관
· 혁신행정담당관
· 규제개혁법무담당관
국제협력관
· 국제협력담당관
· 통상협력담당관
비상안전기획관
보건의료정책실
보건의료정책관
· 보건의료정책과
· 의료자원정책과
· 의료기관정책과
· 약무정책과
공공보건정책관
· 질병정책과
· 공공의료과
· 응급의료과
· 생명윤리정책과
한의약정책관
· 한의약정책과
· 한의약산업과
사회복지정책실
복지정책관
· 복지정책과
· 기초생활보장과
· 자립지원과
· 기초의료보장과
복지행정지원관
· 지역복지과
· 급여기준과
· 복지정보기획과
· 복지정보운영과
사회서비스정책관
· 사회서비스정책과
· 사회서비스사업과
· 사회서비스자원과
· 사회서비스일자리과
인구정책실
인구아동정책관
· 인구정책총괄과
· 출산정책과
· 아동복지정책과
· 아동권리과
노인정책관
· 노인정책과
· 노인지원과
· 요양보험제도과
· 요양보험운영과
· 치매정책과
보육정책관
· 보육정책과
· 보육사업기획과
· 보육기반과
건강보험정책국
· 보험정책과
· 보험급여과
· 보험약제과
· 보험평가과
의료보장심의관
· 예비급여과
· 의료보장관리과
건강정책국
· 건강정책과
· 건강증진과
· 구강생활건강과
· 정신건강정책과
· 자살예방정책과
보건산업정책국
· 보건산업정책과
· 보건의료기술개발과
· 보건산업진흥과
· 의료정보정책과
해외의료사업지원관
· 해외의료총괄과
· 해외의료사업과
장애인정책국
· 장애인정책과
· 장애인권익지원과
· 장애인자립기반과
· 장애인서비스과
연금정책국
· 국민연금정책과
· 국민연금재정과
· 기초연금과
사회보장위원회사무국
· 사회보장총괄과
· 사회보장조정과
· 사회보장평가과

[그림 6-2] 보건복지부 조직도 (자료 : 보건복지부, 2018년 12월 현재)

(4) 국립망향의 동산관리소

국립망향의 동산관리소는 해외동포의 유해안장, 유해안장을 위한 주선 및 합동위령제에 관한 사항과 망향의 동산 안의 수목 핌 시설물 등의 관리, 국내외 참배성묘객의 안내와 성묘객에 대한 모국 소개 등에 관한 업무를 관장한다.

(5) 질병관리본부

질병관리본부는 1912년 10월 1일 조선통독부 경무국 위생과에 설치된 세균실과 1935년에 설립된 보건원 양성소에서 그 기원을 찾을 수 있다.

해방 후 이들 기관은 조선방역연구소, 국립화학연구소 등으로 개칭(1945년 9월 24일)되었으며, 1963년 12월 16일에 각각 독립기관으로 설립운영되던 국립방역연구소, 국립화학연구소, 국립보건원, 국립생약시험소가 통합되어 국립보건원으로 발족되었다.

그 후 국가질병연구관리 기관으로서의 업무를 보다 효율적으로 수행하고자 몇 차례 직제가 개정된 후 현재의 질병관리본부는 국가 전염병 연구 및 관리와 생명과학연구를 수행하는 중추기관으로 발전하였다.

(6) 국립의료원

국립의료원은 국립의료수준과 의료기술수준의 향상을 위한 조사·연구, 진료 및 의료원의 훈련에 관한 업무를 관장한다.

(7) 국립재활원

국립재활원은 장애인의 복지 증진을 위한 진료·상담지도·재활훈련, 재활전문요원의 훈련, 보장구의 연구개선, 재활조사연구사업 및 지역사회중심재활사업에 관한 업무를 관장한다.

3 지방보건행정조직

우리나라의 지방보건행정조직을 행정 구역별로 구분하면 보건사회국(특별시, 광역시, 단 제주도는 총무국), 사회과(시, 군), 보건담당과 및 사회담당과(읍, 면) 등이 있으며, 이를 다시 공공의료기관별로 구분하면 시 · 도 또는 시 · 군 · 구의 조직들은 행정자치부와 지방자치단체 직속기관으로 편성되어 있고, 이러한 행정편제 때문에 지방보건행정조직들은 조직, 인사,

예산 등의 일반행정은 국무총리 또는 행정자치부장관의 지휘와 감독을 받고, 보건 관계의 기술행정은 보건복지가족부장관의 지도와 감독을 받고 있는 것이다(그림 6-1). 따라서 의료정책이나 사업의 효과성과 효율성을 극대화하는 데는 문제가 있으며, 이러한 취약점을 보완, 개선시킬 수 있는 방안에 대한 모색이 필요한 실정이다.

1) 시 · 도 보건행정조직

보건에 관한 지방행정조직은 시 · 도별로 약간의 차이가 있어서 복지여성국, 보건복지국 등의 명칭 하에 해당 시 · 도의 보건별로 의료, 위생, 복지 등의 업무를 관장하고 있다.

2) 시 · 군 · 구 보건행정조직 : 보건소

지역보건법 제10조에 따라 보건소의 설치는 ① 지역주민의 건강을 증진하고 질병을 예방 · 관리하기 위하여 시 · 군 · 구에 대통령령으로 정하는 기준에 따라 해당 지방자치단체의 조례로 보건소(보건의료원을 포함한다. 이하 같다)를 설치하며, ② 동일한 시 · 군 · 구에 2개 이상의 보건소가 설치되어 있는 경우 해당 지방자치단체의 조례로 정하는 바에 따라 업무를 총괄하는 보건소를 지정하여 운영할 수 있다.

제11조에 명시된 보건소의 기능 및 업무로는 해당 지방자치단체의 관할 구역에서 다음 각 호의 기능 및 업무를 수행하는 한다.

① 건강 친화적인 지역사회 여건의 조성
② 지역보건의료정책의 기획, 조사 · 연구 및 평가
③ 보건의료인 및 「보건의료기본법」 제3조제4호에 따른 보건의료기관 등에 대한 지도 · 관리 · 육성과 국민보건 향상을 위한 지도 · 관리
④ 보건의료 관련기관 · 단체, 학교, 직장 등과의 협력체계 구축
⑤ 지역주민의 건강증진 및 질병예방 · 관리를 위한 다음 각 목의 지역보건의료서비스의 제공
가. 국민건강증진 · 구강건강 · 영양관리사업 및 보건교육
나. 감염병의 예방 및 관리
다. 모성과 영유아의 건강유지 · 증진
라. 여성 · 노인 · 장애인 등 보건의료 취약계층의 건강유지 · 증진
마. 정신건강증진 및 생명존중에 관한 사항
바. 지역주민에 대한 진료, 건강검진 및 만성질환 등의 질병관리에 관한 사항
사. 가정 및 사회복지시설 등을 방문하여 행하는 보건의료사업

시행령 제9조의 보건소의 기능 및 업무의 세부 사항으로 (1) 법 제11조제1항제2호에 따른 지역보건의료정책의 기획, 조사·연구 및 평가의 세부 사항은 다음 각 호와 같다.

① 지역보건의료계획 등 보건의료 및 건강증진에 관한 중장기 계획 및 실행계획의 수립·시행 및 평가에 관한 사항

② 지역사회 건강실태조사 등 보건의료 및 건강증진에 관한 조사·연구에 관한 사항

③ 보건에 관한 실험 또는 검사에 관한 사항

(2) 법 제11조제1항제3호에 따른 보건의료인 및 「보건의료기본법」 제3조제4호에 따른 보건의료기관 등에 대한 지도·관리·육성과 국민보건 향상을 위한 지도·관리의 세부 사항은 다음 각 호와 같다.

① 의료인 및 의료기관에 대한 지도 등에 관한 사항

② 의료기사·의무기록사 및 안경사에 대한 지도 등에 관한 사항

③ 응급의료에 관한 사항

[표 6-2] 2017년 지역별 보건소, 보건지소, 보건진료소, 건강생활지원센터 설치운영 현황

(단위 : 개소, 2017년 12월 현재)

시도별(1)	합계	보건소 (보건의료원포함)	보건지소	건강생활 지원센터	보건진료소
계	3,531	254	1,332	40	1,905
서울	43	25	18	0	0
부산	33	16	10	2	5
대구	28	8	10	2	8
인천	69	10	27	5	27
광주	22	5	4	3	10
대전	20	5	7	0	8
울산	24	5	8	0	11
세종	18	1	10	0	7
경기	335	44	122	9	160
강원	249	18	98	4	129
충북	270	14	96	2	158
충남	403	16	150	4	233
전북	409	14	151	2	242
전남	567	22	214	4	327
경북	560	25	224	0	311
경남	417	20	173	2	222
제주	64	6	10	1	47

④ 「농어촌 등 보건의료를 위한 특별조치법」에 따른 공중보건의사, 보건진료 전담공무원 및 보건진료소에 대한 지도 등에 관한 사항

⑤ 약사에 관한 사항과 마약 · 향정신성의약품의 관리에 관한 사항

⑥ 공중위생 및 식품위생에 관한 사항

참고문헌

권이혁. 최신보건학. 신광출판사. 1989

김기분. 보건행정학. 계축문화사. 1998

김동석. 공중보건학. 수문사. 2007

김양호. 공중보건학. 현문사. 2007

남철현. 공중보건학. 계축문화사. 2006

대한예방의학회. 예방의학과 공중보건학 I, II, III. 계축문화사. 2017.

문성기. 공중보건학. 고문사. 2002

보건복지가족부. http://www.mw.go.kr

서울대학교출판부편찬위원회. 보건학개론. 2006

신영수, 김용익 등. 개정판 의료관리, 서울대학교출판문화원, 2017.

유승흠. 보건행정학강의. 수문사. 1998

유훈. 보건행정학원론. 법문사. 1984

전국대학보건관리학교육협의회. 신공중보건학. 계축문화사. 2006

허정. 보건행정학원론. 서울대학교출판부. 1998

Detels R, Beaglehole R, Lansang MA, Gulliford M. Oxford Textbook of Public Health, Oxford University Press, 2009

Robert B. Wallace. Maxey-Rosenau-Last Public Health and Preventive Medicine. McGraw-Hill Education, 15 edition, 2008.

제7장

보건의료서비스의 경제학적 특성과 국가개입

1 보건의료서비스의 사회경제적 특성

1) 보건의료서비스의 사회경제적 특성

보건의료서비스는 사람들이 다른 사람을 위해 제공하는 서비스 중 가장 인간적인 형태의 서비스라 할 수 있다. 보건의료서비스는 인간중심(people-oriented)의 서비스이기 때문에 단지 질병이나 사고를 치료하는 것만이 아니라 건강과 관련된 전인적(全人的) 서비스를 특징으로 한다. 보건의료서비스의 사회경제적 특성 중 예측불가능성, 외부효과, 공공재적 성격, 정보의 비대칭성, 경쟁제한 등이 중요한 보건의료의 특성으로 볼 수 있다. 사회주의 국가는 물론 대다수의 시장자본주의 국가에서도 보건의료서비스에 대해 많은 규제정책이 시행되고 있으며 영국과 같은 나라에서는 국가가 직접 모든 국민의 보건의료서비스를 책임지고 공급하고 있다. 이와 같이 다른 재화나 서비스와는 달리, 보건의료서비스의 생산과 제공에 국가가 직접 관여하는 이유는 보건의료서비스가 시장의 기능에 의해 자동 조절되지 않는 특유한 사회경제적 특성을 가지기 때문이다. 이렇게 시장실패를 가져오는 것은 보건의료서비스의 사회경제적 특성에 기인한다.

(1) 생활필수품으로서의 보건의료(essential need)

보건의료는 이제 의식주 다음의 제4의 생활필수품이라고 한다. 현대국가에서는 보건의료가 사회의 공동목표를 달성하는데 절대적 우선순위를 차지하고 있다. 따라서 모든 사람은 보건의료서비스를 필요로 하며 지불능력을 가지고 있지 않다할지라도 서비스를 받을 권리를 가지고 있다. 따라서 인간의 생명을 다루고 있는 보건의료종사자에게는 고도의 의무가 부과되며, 미필적 고의나 부작위범에 대한 범죄가 발생할 가능성이 크다.

필수적 보건의료서비스의 수준을 어느 정도로 할 것인가가 문제이다. 최저수준으로 할 것인가 아니면 적정수준으로 제공할 것인가? 또한 자신의 생활비로 대부분의 수입이 지출되고 질병이 발생하였을 때 비용을 부담할 여유가 전혀 없는 의료빈곤자(the medically indigent)의 문제도 심각하다. 이러한 의료비 지불 곤란자의 기준을 어떻게 정할 것인가는 국가에 따라 다양하다. 사회와 담당기관의 사회철학과 장기적 견해에 좌우되기보다는 예산의 규모에 좌우되는 경향이 더 강하다. 공적비용으로 의료비를 부담해야 하는 빈곤자의 수는 실제 빈곤자의 수보다 훨씬 많다.

(2) 비영리 동기(nonprofit motive)

보건과 의료산업의 대다수 부문을 동기로 행동을 설명하기에는 무리가 있다. 보건의료분야는 영리추구에 우선순위를 두지 않고 있다. 의료인에게는 영업세가 부과되지 않으며, 비영리 의료기관은 과세대상에서 제외되는 경우가 많다. 비영리조직으로서 영리추구는 금지되어 있다. 이윤은 조직의 유지 발전을 위해 최소한의 것이어야 한다. 그러나 보건의료서비스는 인술로서 비영리적 동기를 가지고 있지만 의료인이나 의료조직의 행태를 살펴보면 영리적, 경제적 목표를 추구하는 경우도 많다.

따라서 조직이 추구하는 목적에 상충성이 내포되어 있다고 볼 수 있다. 비영리적 동기 때문에 조직의 효율성에 문제를 초래할 수 있다. 최근에 영리를 추구하는 의료기관에 대한 논의가 진행 중이고 의료시장이 개방되면 의료기관의 비영리적 동기는 도전을 받을 수밖에 없다.

(3) 소비적 요소와 투자적 요소의 혼재

보건의료서비스의 대부분은 소비항목에 속한다고 생각하기 쉽다. 보건의료서비스는 생활필수품이면서 동시에 생활수준의 함수이기도 하다. 의료를 필요로 하는 생산연령의 직업인들에게 제공되는 의료는 노동 불능과 생산력 상실을 예방하고 보호하는 것으로서 생산적 요소에 해당된다. 즉 보건의료를 통해 노동자가 질병으로부터 벗어나 건강을 유지하게 됨으로써 노동의 질과 생산성이 증가하게 된다.

생산 활동에 종사하고 있는 노동자의 질병이나 노동 불능의 예방을 목적으로 하는 서비스는 노동연령을 지나 은퇴하는 고령자가 필요로 하는 보건의료서비스와 비교할 때 국민생산의 관점에서 보면 투자성향이 강하다. 인도적 이유로 의료를 제공하는 것은 빈약한 근거를 가지고 있다고 주장하는 경제학자도 있다. 그러나 소지와 투자적 성격의 문제는 경제학자의 검토 범위 내에서 벗어난 문제일 수도 있다.

(4) 노동집약적(labor intensive)인 인적 서비스

인간에 대한 인적서비스인 보건의료서비스는 노동집약적인 성격을 가지고 있기 때문에 자동화에는 한계가 있다. 즉 대부분의 보건의료서비스는 인적 서비스이며 개인 서비스가 그 구성요소를 점유하는 비율은 매우 크다. 일반 산업의 경우 노동력의 확대에 따라 생산성의 상승이 초래되지만 보건의료부문의 경우 생산성 상승의 일정분을 인건비의 상승으로 충당하게 된다. 그 결과 보건의료부문의 비용과 가격은 여타 재화나 서비스에 비해 상대적으로 높다.

인건비의 과다한 지출은 장래에 재정위기를 초래할 가능성이 크다. 따라서 의료조직은 좁은 공간에 집약적으로 근무하고 있고 인건비에 대해 취약한 구조적 특징을 갖고 있기 때문에 기업경영식의 경비절감 정책이 효과를 거두기 어렵고, 조직 내의 인사관리가 그 어떤 조직보다 어렵다.

(5) 치료의 불확실성(uncertainly of outcome)

보건의료서비스제공에 대한 명확한 결과를 측정하기가 결코 쉽지 않다. 질병의 진행성과 증상 및 반응의 다양성은 치료의 불확실성을 높여주고 있다. 양질의 의료서비스를 요구하는 목소리는 치료의 불확실성에서 나온다. 규제나 통제 또는 경쟁을 통해 치료의 불확실에 대응해야 한다.

환자에 대한 설명의무는 치료의 불확실싱에 근거한다. 불확실한 결과를 확실한 것처럼 또는 확실한 것을 불확실한 것처럼 오도해서는 안 된다. 충분한 설명과 몇 개의 승인된 치료방법 중에서 하나를 선택하여 시행하였다면 치료의 불확실성에 대한 책임으로부터 면제가 된다. 불확실성으로 인해 의사의 재량권이 확대될수록 의사에게는 많은 의무가 부여된다.

(6) 공동 생산물로서의 보건의료와 교육(medical service, research, and education as joint products)

보건의료서비스는 의학교육과 의학연구 등이 동시에 생산되는 경우가 많다. 의료의 질을 향상시키고 임상의사가 최고의 기술을 발휘할 수 있도록 의료와 교육이 서로 결합되어야만 한다. 보건의료서비스는 지식과 함께 제공되기 때문에 보건의료서비스에 대한 1차적 수요는 보건의료지식과 정보에 대한 수요이다. 보건의료서비스와 교육 연구가 분리되지 않고 밀접하게 관련되어 함께 생산됨으로써 의료의 질이 향상되기도 한다.

그러나 반대의견도 존재한다. 즉 의사와 환자의 이해관계가 반드시 일치하지는 않는다. 의료의 전문지식과 기술의 진보가 구체적으로 국민들의 건강증진에 어떤 영향(기여)을 미쳤는지를 명확히 규정되지 못하고 있다.

(7) 기타 관련 특성

① 소비자의 지식부족(정보의 비대칭성)

- 의료서비스에 대한 지식이 의료인에게 집중되어 소비자들은 이것에 대한 정보를 알 수 없다. 소비자는 보건의료서비스에 대해 무지하다.
- 의료시장은 소비자와 공급자 간의 정보가 불균등하게 분포되어 있다. 소비자는 건강상태에 대한 무지, 제공되는 보건의료서비스의 내용에 대한 무지, 가격정보 부족, 치료 결과에 대한 무지 등 소비자의 무지는 다른 시장에 비해 의료시장은 강하게 존재한다.

② 외부효과

적절한 보건의료서비스를 통하여 건강을 보호하면 질병의 파급을 줄이게 되며, 그 혜택은 당사자뿐만 아니라 그 가족 혹은 사회 전체에 돌아가게 되는데 이를 보건의료의 외부효과라 한다. 즉 예방접종이나 치료를 통하여 전염성질환에 면역이 되었다면 주위의 다른 사람들이 그 전염성질환에 걸릴 확률이 줄어드는 경우이다.

③ 공급의 독점성 및 비탄력성(경쟁제한)

- 보건의료서비스는 그 생산권이 한정된 면허권자에게만 주어짐으로써 공급에 독점력을 가진다.
- 질병에 감염된 사람에게 보건의료는 필수품으로 작용하여 의료가격의 변화에 크게 영향을 받지 않고 의료가격에 대해 비탄력적이 된다.
- 공급의 비탄력성에 의한 경쟁제한, 보건의료 공급은 가격인상에 대해 비탄력적이다.
- 의료기관간의 가격경쟁이나 광고를 통한 경쟁을 금지한다.

④ 공공재로서의 성격

- 국민 누구라도 생존을 위해 필요한 최소한의 보건의료서비스를 향유할 권리가 있다. 그러므로 교육과 같이 정부는 최소한의 보건의료서비스를 제공해주어야 하며, 정부가 개입하지 않으면 시장실패가 발생하거나 보건의료서비스가 불완전해질 수 있다.
- 경찰, 국방, 소방, 공원, 도로, 교육 등과 같은 공공재는 엄격한 의미에서 소비가 비경쟁적으로 모든 소비자에게 골고루 편익이 돌아가야 하는 재화나 서비스이다.
- 비배제성, 무임승차 문제의 제기, 타인의 소비로 자기의 소비가 지장을 받지 않는 비경합성을 띤다.

- 공공재는 그 특성상 정부가 개입하지 않고 시장경쟁의 상태를 그대로 유지하면 구매력을 가진 사람만이 이용하여 시장기능이 실패한다.
- 국가개입의 당위성이 커질수록 소비자 측의 도덕적 위해 또는 불감증이 증가한다.

⑤ **수요발생의 예측 불가능성**

질병이 언제, 어디서 발생할지 예측할 수 없다.(질병 발생시 많은 비용이 소요되므로 이에 대응하여 건강보험을 통한 미래의 불확실한 큰 손실을 현재의 확실한 적은 손실로 대체하여 질병발생의 예측불가능성에 대비)

⑥ **우량재(merit goods)**

국가나 지역사회 전체에 장기적 편익의 파급효과가 큰 재화를 우량재라 한다. 보건의료 소비를 통한 국민 개인뿐만 아니라 국가 전체에도 장기적 편익을 가져다준다.

2 보건의료에 대한 국가개입

1) 보건의료에 대한 국가개입의 필요성

보건의료는 다른 서비스에 비해 독특한 특성을 지니고 있다. 전 국민은 보건의료서비스의 잠재적 수요자이다. 의료공급자의 측면에서도 대체제가 거의 존재하지 않는 독점적 전문적 지위를 누리고 있다. 이러한 특징으로 자유방임적 시장기능에 보건의료를 맡길 수 없고 정부는 일정한 역할을 하지 않으면 안 된다. 일반적으로 보건의료에 대한 정부의 정치적, 경제적, 법률적 개입은 시장기능의 실패, 과도한 의료비의 지출, 비효율적 자원배분 등의 원인에 그 정당성이 있다.

(1) 시장기능의 실패(market failure)

시장은 결국 가격기구에 의해 결정된다. 경쟁적 가격기구에 의하여 시장경제가 형성되어도 어떤 재화는 그 재화가 갖는 특성 때문에 효율적 자원배분이 달성되지 못한다. 이처럼 자유로운 가격(시장)기구가 자원의 효율적인 배분을 실현하지 못하는 현상을 시장실패라고 하며, 그 원인은 시장의 불안전성, 외부효과, 공공재의 존재, 정부의 개입, 불확실성과 정보의 차이 등에 있다.

보건의료서비스는 여러 특징으로 인해 시장기능이 실패하거나 불완전한 경우가 대부분이다. 따라서 시장의 원리가 지배하는 경쟁에 재화나 서비스의 생산, 소비, 분배를 맡길 수 없고 불가피하게 정부가 개입할 수밖에 없다. 정부가 규제정책과 촉진정책을 실시하는 목적은 시장실패로 인한 문제점을 극복하기 위함이다.

하지만 시장에 대한 정부의 개입에 대한 정당성 근거로 시장실패가 자주 거론되고 있으나 시장실패는 정부개입의 필요조건이지 충분조건은 결코 아니다. 왜냐하면 시장실패는 경쟁시장이 자원의 배분을 완전히 잘 못한다는 것을 의미할 뿐이기 때문이다. 시장이 실패한다고 해서 정부가 개입하면 시장보다 더 나은 결과를 반드시 이루어진다는 보장은 없다. 정부개입도 얼마든지 실패할 수도 있고 오히려 시장보다 더 나쁜 결과를 초래할 수도 있다.

시장기능의 실패요인에는 ① 질병의 예측 불가능성(uneven and unpredictable), ② 외부효과(external effect), ③ 공공재(public goods), ④ 정보의 비대칭성(asymmetry of information), ⑤ 경쟁제한(restriction on competition) 등이 있다.

① 수요발생의 예측 불가능성

질병이 언제, 어디서 발생할지 예측할 수 없다.(질병 발생시 많은 비용이 소요되므로 이에 대응하여 건강보험을 통한 미래의 불확실한 큰 손실을 현재의 확실한 적은 손실로 대체하여 질병발생의 예측불가능성에 대비)

② 외부효과

적절한 보건의료서비스를 통하여 건강을 보호하면 질병의 파급을 줄이게 되며, 그 혜택은 당사자뿐만 아니라 그 가족 혹은 사회 전체에 돌아가게 되는데 이를 보건의료의 외부효과라 한다. 즉 예방접종이나 치료를 통하여 전염성질환에 면역이 되었다면 주위의 다른 사람들이 그 전염성질환에 걸릴 확률이 줄어드는 경우이다.

③ 공공재로서의 성격

- 국민 누구라도 생존을 위해 필요한 최소한의 보건의료서비스를 향유할 권리가 있다. 그러므로 교육과 같이 정부는 최소한의 보건의료서비스를 제공해주어야 하며, 정부가 개입하지 않으면 시장실패가 발생하거나 보건의료서비스가 불완전해질 수 있다.
- 경찰, 국방, 소방, 공원, 도로, 교육 등과 같은 공공재는 엄격한 의미에서 소비가 비경쟁적으로 모든 소비자에게 골고루 편익이 돌아가야 하는 재화나 서비스이다.
- 비배제성, 무임승차 문제가 제기, 타인의 소비로 자기의 소비가 지장을 받지 않는 비경합성을 띤다.
- 공공재는 그 특성상 정부가 개입하지 않고 시장경쟁의 상태를 그대로 유지하면 구매력을 가진 사람만이 이용하여 시장기능이 실패한다.
- 국가개입의 당위성이 커질수록 소비자 측의 도덕적 위해 또는 불감증이 증가한다.

④ 우량재(Merit Goods)

국가나 지역사회 전체에 장기적 편익의 파급효과가 큰 재화를 우량재라 한다. 보건의료 소비를 통한 국민 개인뿐만 아니라 국가 전체에도 장기적 편익을 가져다준다.

⑤ 소비자의 지식부족(정보의 비대칭성)

- 의료서비스에 대한 지식이 의료인에게 집중되어 소비자들은 이것에 대한 정보를 알 수 없다. 소비자는 보건의료서비스에 대해 무지하다.
- 의료시장은 소비자와 공급자 간의 정보가 불균등하게 분포되어 있다. 소비자는 건강상태에 대한 무지, 제공되는 보건의료서비스의 내용에 대한 무지, 가격정보 부족, 치료 결과에 대한 무지 등 소비자의 무지는 다른 시장에 비해 의료시장은 강하게 존재한다.

⑥ 공급의 독점성 및 비탄력성(경쟁제한)

- 보건의료서비스는 그 생산권이 한정된 면허권자에게만 주어짐으로써 공급에 독점력을 가진다.
- 질병에 감염된 사람에게 보건의료는 필수품으로 작용하여 의료가격의 변화에 크게 영향을 받지 않고 의료가격에 대해 비탄력적이 된다.
- 공급의 비탄력성에 의한 경쟁제한, 보건의료 공급은 가격인상에 대해 비탄력적이다.
- 의료기관간의 가격경생이나 광고를 통한 경쟁이 금지힌다.

⑦ 비영리성

보건의료는 국민의 생명과 건강을 책임지는 특성을 가지고 있으므로 보건의료의 비영리성이 강조된다.

⑧ 소비적 요소와 투자적 요소의 혼재

보건의료의 이용 그 자체가 소비행위이며, 이 소비행위로 인하여 사람이 건강해지면 근로능력이 향상되고 생산성이 높아져, 보건의료는 한편으로는 투자적 요소가 되는 것이다. 그러므로 보건의료는 소비적 요소와 투자적 요소가 같이 존재한다.

⑨ 노동집약적인 인적서비스

- 대부분의 보건의료서비스는 인적서비스이며, 개인서비스가 그 구성요소를 점유하는 비율은 매우 크다.
- 인간에 대한 인적서비스인 보건의료서비스는 노동집약적인 성격을 가지고 있기 때문에 자동화에 한계를 가진다.
- 의료조직은 좁은 공간에 집약적으로 근무하고 있고, 인건비에 대한 취약한 구조가

특징이다.

- 기업경영식의 경비절감정책이 효과를 거두기 어렵고 조직 내의 인사관리가 그 어떤 조직보다 어렵다.

(2) 건강의 총체적 특성(holistic nature of health)

많은 종류의 활동이 건강과 관련되어 개념화되고 있다. 건강을 상실하면 모든 것을 잃는다는 말이 있듯이 건강은 모든 활동의 출발점이다. 따라서 보건의료의 잠재적 유효성은 크다. 잠재적 유효성이란 질병을 예방하고 치료하여 장기적으로 건강한 삶과 사회활동을 함으로써 개인이나 사회에 가져다주는 장기적인 효과를 말하는데 과학기술의 진보에 따라 그 유효성은 현저히 증가한다. 건강과 질병은 개인적인 인생역정(personal biographies)과 밀착되어 있으며 자신의 정체성과 직접 연관되어 있다.

(3) 다차원적 필요(multi-dimension of need)

건강문제는 다차원적이다. 정치적, 경제적, 사회적, 물리적, 문화적, 개인적 요인에 의해 영향을 받는다. 건강의 사회·경제적 결정론자들은 빈부격차 등의 사회적 요인이 계급간의 건강불평등에도 직접적으로 영향을 미친다고 주장한다.

상실모형(loss model)에 의하면 개인의 취약성(vulnerability) 수준이 건강수준에 영향을 미친나. 한 개인이 취약하다는 것은 상실의 상황에 직면해서 그 상황을 극복할 가용자원의 부족을 의미한다. 감수성, 취약성, 스트레스 유발인자. 대응자원 등에 초점을 두고 있는 상실모형은 건강의 유지와 보호, 질환의 회복 등에 필요한 사회적 지원(social support)의 역할에 중점을 주고 있다.

(4) 건강권의 대두(health as a human right)

인적자원(human capital)으로서의 건강은 초기 경제개발단계에서는 결코 최우선 순위가 주어지지 않았다. 왜냐하면 건강에 대한 투자는 즉각적인 경제수익(immediate economic return)이 없는 소비라고 생각하고 있었기 때문이다. 결국 건강증진은 경제개발에 따른 하나의 부산물(trickle-down)일 뿐이다.

20세기 들어와 고도의 경제성장을 거듭한 세계 각국은 발전의 방향을 복지 쪽으로 전환하였다. 즉 그동안 경제성장에 따른 부의 축적은 국민의 인간다운 삶에 대한 투자의 기반을 마련했던 것이다. “인간다운 삶”이란 인간의 존엄성에 상응하는 생활을 의미한다. 즉 건강하고

문화적인 최저한도의 생활에 대한 권리를 주장하기에 이르렀다. 따라서 인간다운 생활의 보장이란 소득보장과 의료보장이다.

경제개발에 따른 고용의 창출은 소득보장의 측면에서는 어느 정도 효과를 거두었음은 틀림없다. 그러나 경제성장과 의료보장은 상당기간 동안 접목하지 못하고 있었다. 더욱이 의료욕구의 분출과 의료기술의 발달에 따른 의료비의 상승은 개인이 부담하기에는 너무나 과중한 것이다. 이제 더 이상 건강은 개인의 문제가 아니라 우리 모두의 문제가 된 것이다.

세계인권선언에서 "인간은 누구나 태어날 때부터 건강을 향유할 권리가 있으며 국가사회는 이러한 권리를 보장할 의무가 있다"고 천명한 이래 세계 많은 나라에서는 헌법에 건강권 내지 보건에 대한 권리를 규정하게 되었다. 우리 헌법에도 "모든 국민은 보건에 관하여 국가의 보호를 받는다."(헌법 제36조 제3항)고 규정하여 국민의 건강권보장을 선언하고 있다.

국가가 제공한 보건의료서비스도 수혜의 개념이 아니라 국민의 생존권적 기본권의 하나로 대두되어 국가에 대하여 건강한 생활을 침해하지 않도록 요구할 수 있을 뿐만 아니라(소극적인 권리), 건강을 유지하도록 국가에 대하여 적극적으로 요구할 수 있는 권리(적극적인 권리)로 자리를 잡게 된 것이다.

2) 국가개입 정책

시장실패를 극복하기 위해서 정부가 어느 정도까지 개입을 해야 할 것인가 하는 문제는 결코 정답이 없다. 지나친 정부의 개입은 민간부문을 위축시키며, 소극적인 정부의 역할 역시 시장실패의 비효율성을 처리하지 못하여 둘 다 자원배분의 효율을 극대화 시킬 수 없을 것이다. 적정수준의 정부개입은 가용자원의 효율적 배분을 극대화하는 수준을 의미하며 이는 그 사회의 규범적 가치기준에 따라 영향을 받는다. 이 기준에는 통제정책을 지향하는 형평성과 시장경제정책을 지향하는 효율성 2가지가 있다. 국가개입정책에는 의료시설 부족과 불균형분포를 해소하기 위한 공급확대정책과 의료시설 과다 중복투자를 억제하기 위한 규제정책이 있다. 공급확대정책은 사회발전기능과 촉진기능을 한다. 즉 사회변동을 촉진하고 유도하는 기능을 수행한다. 반면에 규제정책은 사회안정기능을 한다. 사회안정기능은 전통적, 소극적 기능으로써 사회질서와 사회제도를 유지하고 안정시키는 기능을 수행한다. 보건의료분야에서 정부의 개입정책은 크게 4가지 종류로 분류할 수 있다.

첫째, 수요(소비)규제정책이다.

정부가 불필요한 의료이용이나 과잉이용을 규제하는 것이다. 진단과 검사, 처치를 하는데 있어서 효과적이지 않거나 상대적으로 비싼 의료장비 등의 사용을 억제하는 정책이나 진료비

중 본인에게 일부 부담시키는 정책이 이에 속한다. 정부가 규제정책을 실시하는 것은 보건의료분야의 비효율성을 저해하는 것을 방지하기 위해서다. 비용의 지출 없이 효용을 창출할 수는 없지만 한계효용이 한계비용을 초과하는 수준의 의료(장비)이용은 억제되어야 한다는 것이 규제정책의 이론적 전제이다.

둘째, 수요(소비)촉진정책이다.

정부가 적극적으로 국민의 삶의 질을 향상시키기 위해 최첨단의 의료장비를 광범위하게 사용하도록 권장하고 촉진하는 정책이다. CT, MRI와 같이 비싸지만 질병치료에 필수적이고 고가의료장비를 전 국민이 활용할 수 있도록 건강보험급여화 정책을 실시하는 것은 좋은 예이다. 노인에 한해서 의치를 보험급여로 해주는 것도 수요촉진정책에 속한다. 수요촉진정책의 판단기준은 사회적 필요도의 크기에 달려 있다.

셋째, 공급규제정책이다.

의료공급자 또는 의료기기 생산자에 대해 규제를 하는 정책이다. 의료시설이나 장비의 과잉투자억제정책, 의료비심사정책이나 의료장비 생산과정에 개입하는 정책은 이에 속한다.

넷째, 공급촉진정책이다.

소비자의 의료이용 접근도를 제고시키기 위해 공급영역에서 촉진정책을 통하여 개입한 것을 의미한다. 의료취약지역에 대한 의료시설의 확충, 취약지역에 의료기관 개설시 세금감면, 금융지원 등의 재정정책 등이 한 예이다.

우리나라의 경우 의료체계에 대한 국가의 개입과 통제가 한계를 지니고 있다. 그것은 일차적으로 대부분의 의료기관이 민간기관이기 때문에 사실상 민간기업과도 다름없는 의료기관들을 국가가 관료적으로 통제하는 데는 분명한 한계가 있을 수밖에 없다. 따라서 민간의료기관을 통제할 수 있다는 전제하에 보건정책을 수립한다면 그 정책은 예기된 집행효과를 거두지 못할 가능성이 크다.

3) 국가의 역할

보건의료에 대해 국가는 ① 규제자(Regulator), ② 정보 제공자(source of information), ③ 보건의료서비스 제공자(provider of health service), ④ 재정원(financing), ⑤ 보건의료자원 제공자(supplier of health resource), ⑥ 보험자(insurer, organizer, provider of insurance mechanism) 등의 역할을 한다.

(1) 규제자(Regulator)

의료문제 전반에 대하여 보다 적극적으로 개입하는 경우이다. 능력과 전문성이 떨어지는 공급자에 의해 피해를 볼 수 있기 때문에 국가는 면허제도나 질 관리 또는 병원표준화 제도 등을 통해 시장진입의 장벽을 설치한다. 또한 낭비요소를 제거하기 위해 고가의료장비의 중복투자나 병상 과잉공급을 규제하기도 하고 보건의료서비스 가격(수가)을 통제하고, 진료비 심사를 강화하는 정책을 실시한다. 정부가 보건부문을 규제하는 이유는 특히 가격을 규제하는 이유로는,

첫째, 의료의 전문성으로 인해 제공자와 소비자 간에 지식과 정보의 차이가 커서 시장에서의 활발한 경쟁에 의한 가격결정이 어렵기 때문이다.

둘째, 비용증가의 압박이 항상 존재하여 보험재정이 불안하며 이는 결국 국민 부담으로 이어진다.

셋째, 형평성의 논리이다. 정부의 가격규제로 재정적 장벽이 낮아져 가난한 사람들이 해당 재화를 구매하거나 서비스를 이용할 수가 있다. 의료서비스의 경우 가격규제의 경제적 효과와는 무관하게 정치적 호소력을 가지고 있는 것은 형평성의 논리 때문이다.

(2) 정보 제공자(source of information)

소비자는 의료에 대한 전문적인 지식과 정보가 없어 의료공급자를 합리적으로 평가하지 못한다. 따라서 정부는 보건의료에 대한 지식과 정보를 소비자에게 제공함으로써 소비자의 무지를 보완할 수 있어야 한다. 각 병원에서 제공한 서비스의 양과 질에 대한 평가결과를 공개한 것도 소비자에게는 중요한 정보이다.

보건의료서비스에 대한 정보와 지식은 매우 복잡하고 전문적이기 때문에 시장기구에만 의존하면 소비자들은 합리적인 선택을 하지 못한다. 보건의료서비스의 공급자와 소비자 간에는 정보의 차이가 존재하기 때문에 정보를 독점하고 있는 공급자에 의해 서비스의 형태, 가격 등이 결정될 가능성이 높다. 따라서 공급자는 그들의 이익을 추구하기 위하여 소비자의 이익을 극대화 할 수 있는 서비스를 제공하지 않을 가능성을 전혀 배제하지는 못한다.

따라서 보건의료서비스에 대한 정보를 비교적 많이 가지고 있는 제3자 즉 정부가 주도적으로 개입하여 이러한 보건의료서비스의 공급자와 소비자의 불균형적 정보에서 야기되는 문제를 해결해야 한다. 미국의 경우 매년 병원등급을 매겨 공개한다. 우리나라도 이제 소비자가 현명한 판단을 할 수 있도록 정부는 정보를 계속해서 소비자에게 제공해야 한다.

(3) 보건의료서비스 제공자(provider of health service)

보건의료서비스의 직접적인 제공자 역할을 한다. 정부는 경찰병원, 보훈병원, 공무원 전용병원 등의 건립을 통해 대상자나 가족에 대해 보건의료서비스를 무료 또는 저렴한 가격에 제공하기도 한다. 또한 의료취약지역에 공공병원을 직접 건립하거나 보건기관을 확충하여 지역주민들의 건강문제를 해결하는 방법을 제공한다.

(4) 재정원(financing)

정부는 국민건강을 위해 막대한 재정을 투자하고 있다. 의료취약지역에 병원건립을 위해 금융이나 세제상의 지원정책을 사용하기도 한다. 정부의 직접, 간접적인 재정정책은 보건의료서비스의 생산단가를 낮추어 가격을 하락시킴으로써 의료이용도를 제고시키기도 한다. 미국에서는 medicare나 medicaid제도에 의해 정부가 직접 서비스를 구매하는 형태가 되어 있고, 우리나라의 경우에도 국민의 약 2~3% 정도가 의료급여 대상자로 되어 있다.

(5) 보건의료자원 제공자(supplier of health resource)

무의촌에 공중보건의를 파견하거나, 병원을 건립하거나, 고가의료장비를 정부가 구입하여 한 지역사회에서 여러 의료기관이 공동으로 사용하도록 하는 등 정부는 의료자원 전반에 공급자의 역할을 하고 있다. 정부는 민간부문이 취급하지 않거나 취급하기가 불가능한 부분을 담당하지 않으면 안 된다.

(6) 보험자(insurer, organizer, provider of insurance mechanism)

접근도의 제고를 통해 보건의료서비스의 원활한 배분을 위하여 정부는 건강보험제도를 주관하는 보험자로서의 역할을 수행하기도 한다.

위험(질병 등)이 발생할 가능성이 높은 사람이나 낮은 사람 모두 건강보험에 가입할 수 있어야 한다. 보험자 측에서 위험발생도가 낮은 사람만 선택적으로 보험에 가입시키는 역 선택(adverse selection)이 발생하면 보험은 성립하지 못한다. 보험가입 집단의 크기가 클수록 역 선택의 문제는 자연적으로 해결된다. 결국 국가가 전 국민을 대상으로 강재보험을 실시하게 되면 역 선택의 문제를 가장 효율적으로 대처할 수 있다. 1977년부터 시작된 건강보험은 의료공급자, 의료통제자로서의 종래 역할에다가 의료구매자의 역할을 추가함으로써 정부의 역할을 획기적으로 증가시켰다.

3 보건의료서비스 이용에 영향을 미치는 요인

(1) 보건의료 분야에서 수요분석을 수행하는 목적

사람들이 어떻게 보건의료서비스를 구매하게 되며 이러한 의료이용행태에 가장 큰 영향 요인이 무엇인지를 밝히기 위함이다.

(2) 사람들이 보건의료를 구매하는 가장 큰 이유

① 보건의료에 대한 수요는 건강에 대한 수요로부터 유도된다.

② 질병이 없는 경우에도 자신의 건강을 위한 투자로 보건의료를 구매하는 경우가 많다

(3) 보건의료의 수요에 있어서 주요한 영향요인

① 환자요인

㉠ 환자의 성격 : 의료이용에 대한 의존성향

㉡ 질병발생 양상 : 만성, 급성질환 등

㉢ 문화·인구학적 요인 : 결혼여부, 연령, 가족구성, 보건교육 등

㉣ 경제적 요인 : 소득수준, 의료수가, 환자의 시간비용 등

② 의사요인

의사는 환자의 상담자인 동시에 의료의 제공자로서 서비스의 이용과 양을 결정한다.

③ 환경요인

거주지 근처의 의료기관의 유무, 의료기관의 원근

(4) 의료서비스의 수요

① 병상의 공급이 수요를 창출하는 경우

㉠ 병상의 공급이 이미 있던 수요를 창출하는 경우

이 경우는 적정가격이 유지되더라도 공급량이 매우 적어 수요를 충족시키지 못할 때

인데, 병상의 공급이 이루어지면 이용량이 증가하는 현상을 보일 수 있다.

㉡ 새로운 병상이 공급되어 접근성이 용이해짐에 따라 수요의 증가가 나타나는 경우 이런 경우의 병상공급은 시간비용을 감소시켜 전체 의료이용량이 증가한다.

② 공급자에 의해 수요가 창출되는 경우

㉠ 의료인의 유인수요로 의료수요 증가 : 의료인들이 자신의 수입을 유지하기 위하여 환자를 유인하는 경우가 있다.

㉡ 의료인 수의 증가 : 의료인 공급이 증가하면 의료서비스의 양과 진료비도 증가한다.

4 우리나라 보건의료서비스 이용 현황[1])

(1) 치료율과 미치료율

2005년 실시된 제3기 국민건강영양조사 결과에 따르면, 응답자의 13.7%가 미치료나 치료지연을 경험한 것으로 나타났다. 우리나라는 전 국민 의료보험을 시행 중이나 연령이 높을수록, 교육수준이 낮을수록, 월가구 소득수준이 낮을수록, 의료보장 적용 면에서는 미가입자, 의료급여 수급자, 지역 가입자, 직장 가입자 순으로 미치료율 또는 치료지연율이 일관성 있게 높았다. 응답자의 6.6%가 경제적 이유로 미치료나 치료지연을 경험하였다고 밝혔다. 19세 이상 성인의 경우 미치료 또는 치료지연의 주된 이유는 '경제적 이유로(49.7%)', '직장 때문에(33.4%)', '거동 불편 및 건강문제 때문에(4.7%)', '증상이 가벼워서(4.3%)', '의료기관이 멀어서(2.3%)' 등의 순이었다.

19세 미만 어린이와 청소년의 경우 미치료 또는 치료지연의 주된 이유는 '학업 때문에(37.4%)', '경제적 이유로(33.7%)', '보호자가 바빠서(21.5%)', '의료기관이 멀어서(3.9%)' 등의 순이었다.

(2) 외래 및 입원 이용률

2005년 실시된 제3기 국민건강영양조사 결과에 따르면, 응답자의 26.6%가 지난 2주간 외래를 이용하였고, 8.4%가 지난 1년간 입원한 경험이 있었다. 외래와 입원 모두 연령과 이용률의 관계가 U-자 곡선을 보였다(그림 7-1).

1) 강명근, 김건엽, 김상아, 박웅섭, 유원섭, 이무식, 조희숙, 최용준. 보건의료관리. 보문각. 2007

2주간 외래 이용의 주된 이유는 '감기', '관절염', '고혈압', '치아우식증(충치)' 등의 순이었고, 1년간 입원 이용의 주된 이유는 '기타 창자 및 복막의 질환', '치질', '폐렴', '뇌내 출혈' 등의 순이었다.

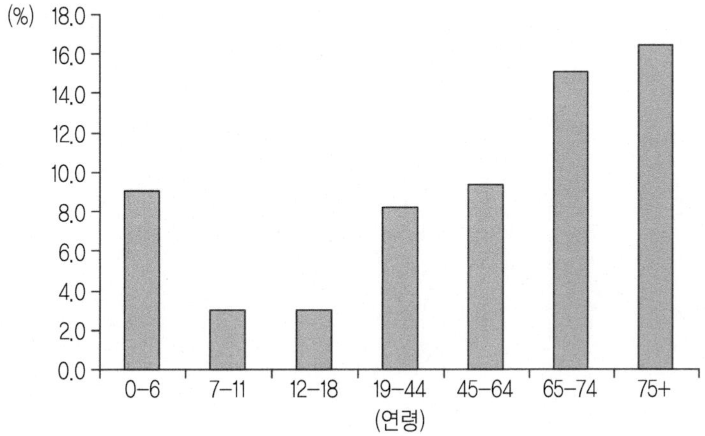

[그림 7–1] 연령별 연간 입원 이용률

출처 : 보건복지가족부·한국보건사회연구원. 2006

(3) 치료자 선택의 양상

① 환자의 의료기관 선택

2005년 실시된 제3기 국민건강영양조사 결과에 따르면, 응답자의 최근 2주간 외래 이용의 의료기관별 분포는 표 7–1과 같다. 우리나라 국민들의 외래 이용에서 가장 큰 비중을 차지하는 것은 의원으로 65%를 넘는다. 한방의료는 한방병원과 의원을 합쳐 10%를 상회하는 규모를 보인다. 보건소 등 보건기관 외래 이용 비율은 읍면 지역의 경우 6%를 넘지만 동지역은 1%미만이다.

② 의료이용의 경로

우리나라 사람들의 '치료자 고르기 또는 의사 장보기(healer shopping 또는 doctor shopping)' 행태는 잘 알려져 있다. 한 연구는 만성질환 유병자 121명이 보인 의료추구행태의 종류는 무려 34가지에 달하며, 정형화된 형태를 찾아 볼 수 없었다고 보고한 바 있다

(최영택 등, 1986).

의료이용이 건강문제의 해결방법이 되기 위해서는 조기치료와 함께 의료의 지속성(continuity)이 매우 중요하다. 건강문제 자체는 해결되지 않은 채 의료이용만 반복되는 현상은 의료자원이 불필요하게 낭비되고 있음을 의미하는 것이기도 하다. 이것은 우리나라 보건의료체계에 중대한 문제가 있음을 의미한다.

[표 7-1] 2주간 외래 이용 건의 보건의료기관 종류별 구성 (단위 : %)

의료기관 종류	전 체	읍・면	동
종합전문요양기관	2.63	2.01	2.79
종합병원	5.42	5.13	5.49
병원	7.48	8.93	7.11
의원	65.18	63.39	65.64
치과병원・치과의원	6.87	4.93	7.36
한방병원	0.54	0.18	0.63
한방의원	9.47	8.56	9.70
보건소	1.01	1.60	0.86
보건지소・보건진료소	0.93	4.44	0.03
기타	0.47	0.82	0.38

참고문헌

대한예방의학회. 예방의학과 공중보건학 I, II, III. 계축문화사. 2017.

박윤형, 정우진 옮김. 보건의료경제학, 5판. KMA 의료정책연구소. 2010.

신영수, 김용익 등. 개정판 의료관리, 서울대학교출판문화원, 2017.

양봉민. 보건경제학원론, 수문사. 1989.

Detels R, Beaglehole R, Lansang MA, Gulliford M. Oxford Textbook of Public Health, Oxford University Press, 2009

Robert B. Wallace. Maxey-Rosenau-Last Public Health and Preventive Medicine. McGraw-Hill Education, 15 edition, 2008.

제8장

보건의료 자원과 관리

1 보건의료 자원의 종류와 구성의 원리

1) 보건의료자원의 종류

(1) 보건의료자원의 개념

보건의료서비스를 생산하여 소비자에게 제공하기 위해서는 먼저 인력과 장비 및 시설 등이 확충, 개발, 운영되어야 한다. 그러나 자원개발은 단지 인력, 시설, 장비 등의 양적 확보만을 의미하는 것이 아니라 보건의료자원의 질적인 측면, 각 자원 간의 인직, 물적, 지리적 구성비의 적정이 달성되지 않으면 안 된다. 보건의료자원[2]의 개념은 다음의 5가지 구성요소를 내포하고 있다.

① 보건의료인력(manpower, human resources): 의료서비스를 제공하는 능력을 가진 인력
② 보건의료시설(facilities): 의료 인력이 업무를 수행할 수 있는 시설
③ 보건의료장비 및 물자(equipment and supplies): 환자를 돌보는 데 사용되는 장비/물자
④ 보건의료 지식(knowledge)과 정보(information): 치료적, 예방적 목적에 적용
⑤ 보건의료 재정(health finances)

2) 보건의료자원의 구성원리[3]

2) 이상영 외, 한국보건사회연구원, 2003. * 보건의료자원 = 인적요소(보건의료인력) + 물적요소(의료시설, 장비, 지식과 정보, 보건재정)
3) 강명근 등, 학습목표에 맞춘 보건의료관리, 보문각, 2012

(1) 양적 충분성(quantity)

필요한 보건의료서비스의 제공에 요구되는 자원이 양적으로 충분해야 하는 것이 가장 기본적인 과제이다. 흔히 인구 당 자원의 양(예컨대 인구 10만 명 당 몇 명 또는 의료자원 1인당 인구 몇 명)으로 표시된다. 자원의 양적 적합성과 충분성에 대해서는 보는 사람의 관점과 사회 경제적 상황에 따라 좌우되기 쉽다.

(2) 질적 수준의 적절성(quality)

보건의료 인력의 주요 기능수행능력과 기술 및 지식수준, 시설의 규모와 적정 시설 구비의 정도 등과 질적 수준에 대한 과제 역시 중요하다. 최근에는 건강수준이나 삶의 질, 부작용(건강위해) 등 의 결과(outcome)를 질적 수준의 주요 지표로 삼으려는 경향이 있다.

(3) 분포의 형평성(distribution, coverage)

보건의료자원을 전적으로 시장기능에 의존할 경우 자원의 분포는 불균형할 수 밖에 없다. 시장은 소비자의 구매력에 의해 오로지 좌우되기 때문에 공공재적 성격을 가지고 있는 보건의료서비스시장은 시장기능이 실패하기 쉽다. 따라서 보건의료서비스 분포의 형평성을 위해서는 다음 3가지를 갖추어야 한다.

첫째, 지리적인 분포의 형평성이다. 의료자원분포의 가장 기본적인 전제는 지리적으로 의료자원이 공평하게 분포되어야 한다는 점이다. 자유 시장경제체제 하에서는 의료자원이 구매력이 있는 곳에만 존재하기 쉽기 때문에 결국 구매력이 없는 곳은 국가의 공공 서비스가 제공될 수밖에 없다.

둘째, 직종간의 분포이다. 보건의료서비스는 어느 한 직종에 의해 모든 것이 결정되고 제공되는 단일 서비스가 아니라 복합적인 서비스다. 따라서 각 직종간의 균형적인 발전과 배분이 달성되어야 한다.

셋째, 전문과목별 균형적인 분포이다. 일반의와 전문의간의 균형, 각 전문과목간의 균형 등이 이루어져야 한다. 전문과목간의 균형적인 발전이 이루어져야 만이 장기적인 의술발전을 기약할 수 있다. 우리나라의 경우 보험수가가 상대적으로 낮은 일반외과를 전공하려는 의사들의 수가 날로 감소하고 있는 추세에 있다. 의료에도 3D 전문과목(외과, 흉부외과, 산부인과)이 발생하고 있는 것은 결코 바람직스럽지 못하다. 의학의 균형적인 발전을 위해 하루빨리 시정되어야만 한다.

(4) 효율성(efficiency)

개발된 의료자원으로 얼마만큼의 보건의료서비스를 산출해 내느냐의 과제 역시 중요하다. 제한된 의료자원으로 최고 최대의 보건의료서비스를 제공하는 정책을 추구하는 것은 어느 국가나 공통된 사항이다. 국민 간, 전문인 간, 국민과 전문인간의 상충된 이해관계를 원활하게 해결하는 길이 효율성을 증진시키는 첩경이 된다고 본다.

(5) 적합성(relevance)

여러 의료자원의 복합적 집합체로서 제공된 보건의료서비스가 대상주민의 필요한 의료에 얼마나 적합한지에 대한 문제가 제기된다. 과잉진료뿐만 아니라 과소진료 역시 큰 문제이다. 주민의 의료요구에 적합한 서비스가 적절하게 제공되어야 효율성도 달성될 수 있을 것이다.

(6) 기획(planning)

장래에 필요한 보건의료자원의 종류와 양을 얼마나 체계적이고 정확하게 예측하고 기획하느냐 역시 중요한 과제가 아닐 수 없다. 보건의료자원을 확보하는 데에는 많은 시간과 비용이 소요되기 때문에 장기적인 안목에 의한 기획이 필요하다.

(7) 통합성(integration)

보건의료자원의 3대 요소인 계획, 실행, 관리 등이 보건의료서비스 개발과 얼마나 통합적으로 이루어지는가가 매우 중요하다. 보건의료서비스는 건강과 질병에 대한 통합적이고 총체적인 접근을 필요로 한다. 따라서 보건의료자원개발 역시 보건의료서비스개발과 총합적인 관점에서 이루어지지 않으면 안 된다.

2 보건의료 인력

1) 보건의료 인력의 정의와 종류

(1) 보건의료 인력

보건의료 인력이란 보건의료소비자의 필요와 요구에 부응하기 위하여 공식적인 보건의료

분야에 종사하고 있거나 훈련 중인 개개인을 말한다. 보건의료 인력의 개념에는 다음과 같은 내용들이 포함된다.

① 인구학적 특성
② 교육, 경험, 가치 등의 사회적 특성
③ 필요한 보건의료서비스 제공을 위해 요구되는 양적, 질적 수준의 변화

한 나라에서 의료소비자에게 보건의료서비스를 제공하고 있는 사람들은 무수히 많다. 그러나 이들을 모두 보건의료 인력이라고 말할 수는 없다. 무당의 민속치료나 주변에 있는 민간자문가(lay consultant) 등도 보건의료서비스의 제공과정에 참여할 수도 있기 때문이다. 우리나라의 경우 법에 의해 규정된 보건의료 인력의 공식적인 종류는 다음과 같다.

① **의료인**[4] : 의사, 치과의사, 한의사, 간호사, 조산사
② **의료기사 등**[5] : 의료기사(임상병리사, 방사선사, 물리치료사, 작업치료사, 치과기공사, 치과위생사), 의무기록사, 안경사
③ **약사(약사법 제3조)**
④ **간호조무사(의료법 제58조)**
⑤ **의료유사업자** : 접골사(接骨士), 침사(鍼士), 구사(灸士)(의료법 제81조)

(2) 보건의료 인력의 수급예측

보건의료 인력에 대한 수급계획은 국가보건의료체계에 있어서 가장 중요한 분야이다. 보건의료 인력계획은 정확한 수요의 예측을 전제로 해야 한다. 왜냐하면 1명의 의료인력을 배출하여 보건의료서비스를 제공하기까지는 많은 시간과 비용을 요구하기 때문이다. 인력수급계획의 한계점은 다음과 같다.

① 정확한 계획의 불가능

실제로 보건의료 인력의 수요와 공급을 정확히 추정하기란 거의 불가능하다. 추정하는 방법과 연구자에 따라 서로 다른 결과를 보이는 경우가 대부분이다. 또한 의료공급자와 소비자가 생각하는 관점에 따라 인력수급에 대한 전제에 커다란 차이를 보이고 있다.

4) 의료법 제2조
5) 의료기사 법 제2조

② 보건의료인력 수급계획의 이원화

보건의료 인력수급은 보건복지부와 교육과학기술부에 의해 이원화되어 있다. 즉, 보건복지부에서 인력계획을 수립하고, 교육과 양성은 교육과학기술부에서 담당하고 있다.

③ 장기적 보건의료인력 양성의 내용과 목표의 미비

장기적인 계획을 가지고 보건의료 인력양성의 구체적인 목표와 방법이 수립되어 있지 못하다. 따라서 보건의료 인력양성이 목표와 내용에 있어서 구체성이 미흡한 경향이 있다.

④ 수요측정의 어려움

의료 인력의 장기계획을 세우기 위해서는 반드시 정확한 수요의 장기예측이 필수적이다. 의료 인력의 공급예측은 비교적 정확한 반면 의료수요에는 여러 요소들이 개입하고 있기 때문에 의료수요를 정확히 예측하기란 불가능하다. 즉, 수요는 사회 경제적 요인에 따라 크게 달라지기 때문에 실제 의료 인력의 수급에 대해 정확히 예상하는 것은 매우 어렵다.

국시원은 현재까지 보건의료인력 추계는 연구자 및 연구시기별로 연구의 객관성과 신뢰성, 타당성이 충분히 확보되지 못했으며, 보건의료산업 등 새로운 수요 등도 반영되지 않아 국가 보건의료인력 전체적인 틀 속에서 통일되고 일관된 추계가 필요하다고 밝혔다.

(3) 보건의료 인력개발

의사는 보건의료조직에서서 가장 중요한 역할을 하고 있고 의료비 증가에 직접적인 영향을 주고 있기 때문에 의사의 적정수에 대한 국민적 공감대 형성이 매우 중요하다. 의사인력에 대한 논의의 출발점은 현재 의사수가 부족한가, 적정한가, 과잉인가, 하는데 있다. 현재의 의사수가 부족하다고 주장하는 측은 의사에 대한 시간적, 거리적 접근도에 문제가 있다는 것이고, 과잉을 주장하는 측은 양질의 의료제공에 문제가 있다는 것이다.

또한 일부 경제학자들은 의료비의 앙등문제를 해결하기 위해서는 의사공급을 증가시켜야 하고, 의료의 질 향상도 치열한 경쟁을 통해서만 가능하다고 주장하는 반면, 반박론자들은 공급자 유인수요(physician induced demand or supplier induced demand)와 목표소득가설(target income hypothesis)을 들어 의사수의 증가가 반드시 의료비의 감소를 초래하는 것은 아니라고 주장한다. 의사수와 의료비와의 관계는 반드시 명확하지 않다. 의사수의 2배 증가는 의사소득이 일정하다면 의사소득 총액이 두 배 증가하여 의료비의 앙등문제가 심각한 반면, 의사의 소득 총액이 일정한 제로섬(zero sum)의 경우 의사 1인당의 소득은 절반이 된다. 그러나 실제는 양쪽의 극단에 있지 않고 중간의 상태에 있다고 본다. 결국 적정 의사수의 문제는 의료의 질의 문제와 국민의 의료 접근도에 대한 권리를 고려하여 결정해야 하는 동전의 양면과 같은 문제이다.

의사 인력의 양성은 보건의료정책과 국민들의 의료이용 행태의 변화 등에 많은 영향을 받고 있기 때문에 이러한 제반 요인들을 감안하여 적정 공급수준을 유지하도록 해야 하며, 이제는 의사 인력의 양적 증가보다는 질적 수준제고 및 인력의 효율적 활용에 더 많은 관심을 경주하여야 할 때이다. 보건의료 인력은 국민의 건강과 생명을 다루는 특수한 직업인들이므로 국가가 법으로 그 자격을 엄하게 규정하고 면허 또는 자격 소지자가 아니면 보건의료관계 행위를 할 수 없도록 엄격히 규제하고 있다.

3 보건의료기관

1) 보건의료기관의 종류 및 역할

(1) 보건의료기관의 개념과 종류

보건의료기관이란 일반적으로 보건의료를 소비자에게 제공하기 위한 구조물을 총칭한다. 의료법상의 의료기관은 의료인 등이 의료업을 행하기 위해 개설한 기관으로, 보건의료시설은 기본보건의료시설과 병원으로 나누며, 병원을 제외한 보건의료기관은 일반인이 최초로 보건의료인과 접촉하는 장소를 말하고 있다. 이를 서비스 형태(의사방문시설, 치과의사방문시설, 입원시설, 장기요양시설)등 으로 구분되며, 서비스의 목적(예방시설, 건강진단시설, 장기요양시설 등)에 따라, 서비스제공의 조직체계(병원입원시설, 병원외래시설, 응급시설, 클리닉 등)에 따라 구분할 수 있다. 우리나라의 경우 의료법, 약사법, 지역보건법, 농어촌 등 보건의료를 위한 특별조치법에서 제시된 내용으로 분류하면 다음과 같다.

① **병원급 의료기관** : 병원, 치과병원, 한방병원, 요양병원, 종합병원(상급종합병원, 전문병원)

② **의원급 의료기관** : 의원, 치과의원, 한의원

③ **보건기관** : 보건의료원, 보건소, 보건지소, 보건진료소

④ **조산원**

⑤ **약국**

❑ 보건의료기관[6]의 특성

① 막대한 소요자금

환자에게 필요한 양질의 보건의료서비스를 제공하기 위해서는 적절한 의료시설의 구비가 필수적이다. 이러한 의료시설을 건립하고 구비하는 데에는 막대한 자금이 소요된다. 투자한 자본은 고정비로서 회수율이 그다지 높지 못하고 따라서 투자된 자금이 완전히 회수되지 못한 상태에서 또 다른 시설투자를 해야 하는 악순환이 지속될 가능성이 매우 높다.

② 고정성

보건의료 시설은 고착적인 성격을 지니고 있어 한번 건설되면 상당기간 동안 움직이기가 힘들다. 따라서 보건의료시설은 다른 시설에 비해 건축상의 유연성을 가지고 있지 못하다. 즉, 일단 건립되고 나면 확장, 변경, 수정이 불가능하며 가능하더라도 막대한 자금이 소요된다. 따라서 처음부터 설계와 시공할 때 장기적인 계획 하에 최대한의 융통성을 확보할 수 있는 방안이 강구되어야 한다.

③ 의료 인력의 분포에 직접적인 영향

의료기관은 관련 의료인력을 유치하는데 영향을 미칠 뿐만 아니라 주민의 보건의료서비스 이용에도 직접적인 관련을 갖는다. 즉, 의료기관은 의료 인력의 공급과 수요와 밀접한 관련을 맺고 있다. 따라서 의료기관의 위치, 규모, 설비투자, 등은 국가 또는 지역사회 전체 보건의료체계와 연계성을 갖는다.

④ 주민의 의료이용 행태에 영향

산이 그 곳에 있기 때문에 오른다는 말이 있듯이 그 지역사회에 그러한 의료기관이 있기 때문에 이용한다. 즉, 의료기관은 지역사회 주민의 보건의료서비스 이용행태를 결정하는 중요한 요인이 되기도 한다. 따라서 의료기관은 ① 지역사회의 사회 경제적 특성과 환경, ② 사회간접자본의 수준, ③ 질병의 유행양상과 종류, ④ 양, ⑤ 관련 의료기관의 종류와 수 등에 관한 현재와 미래의 상황을 충분히 고려하여 설계되어야 한다.

6) 의료법 제3장 의료기관

⑤ 의료기관간의 연계성

의료기관은 나름대로 독자성을 가지고 있지만 환자치료라고 하는 목적을 달성하기 위한 강한 연계성을 가지고 있다. 의료기관은 다양한 서비스를 제공하기 때문에 시설간의 연계 및 조정이 필수적이다.

⑥ 최첨단의 의료시설

의료시설만큼 과학의 혜택을 많이 받고 있는 곳도 드물다. 절대적인 인간의 생명을 다루고 있다는 특징 때문에 최첨단의 신기술이 도입되고 있다. 그만큼 의료시설은 시대적 흐름을 앞서고 있다. 의료시설은 진료의 효율성을 높이기 위해 각종의 표준기준과 인체공학적인 설계에 근거하여 건립되어야 하며, 발전하는 신기술의 수용이 용이하도록 사전에 준비되어야 한다. 즉, 의학기술의 급격한 발전에 따라 의료시설은 끊임없이 보완, 개선되어야 한다. 그러므로 의료기관(건물)이나 병상, 시설 등의 설계에 이러한 미래지향적인 변화여건을 수용할 수 없게 되었거나 낭비스러운 면이 있다면 결국 국민의료발전에 막대한 지장을 초래하고 관리운영비의 과다지출로 인해 의료비가 증가한다.

⑦ 지역사회의 대표적인 중심시설

병원과 같은 의료기관은 그 지역사회의 대표적인 중심시설로 인식되고 있다. 왜냐하면, 의료시설은 그 지역사회의 전반적인 기술수준, 인력수준, 사회 문화적인 특성과 관습, 경제적 특성 등을 반영하는 종합적인 시설의 성격을 띠고 있기 때문이다. 지역사회 주민들에게 사랑을 받고 있는 의료시설은 지역사회의 자부심으로써의 역할을 하기도 한다.

(2) 의료장비

의료장비란, 질병의 진단, 치료, 경감, 처치 또는 예장을 목적으로 사용되는 기계나 기구를 의미한다. 의료장비를 크게 나누면 5가지 종류 즉, ① 생체계측 및 감시장치, ② 진단 및 치료장치, ③ 인공장치 및 보조장치, ④ 의료정보시스템, ⑤ 재료 및 분석기 등으로 나눌 수 있다. 의과학(醫科學), 자연과학, 공학 등의 발달로 20세기 후반은 질병의 예방, 진단, 치료, 재활 등의 모든 의료분야에 최첨단의 의료장비(medical equipment)가 도입되었다. 흔히 의료기술(medical technology)하면 의료장비 또는 의료기기라 할 정도로 의료장비의 존재는 현대의 보건의료조직에 많은 변화를 초래하고 있다. 환자의 건강증진이나 이익, 의료장비의 효과와 생산성에 대해 의문시하는 사람들도 많지만 현대의학하면 최첨단의 의료장비를 연상하게 할 정도로 의료장비는 이제 보건의료분야에서 절대적 존재로 군림하고 있다고 해도 과언이 아니다. 국민생활수준의 향상에 따라 건강에 대한 관심이 높아지면서 양질의 의료서비스에 대한 욕구가 증대되고, 의료공급자의 입장에서도 진단의 정확성과 치료의 효과를 위해 더욱 의료장비에 의존할 수밖에 없어 의료장비의 중요성은 앞으로 더욱 증대될 것으로 예상된다.

(3) 보건의료자원 실태조사 결과[7)]

우리나라의 의료장비는 OECD국가 평균치보다 훨씬 많아 불균형적인 형태를 보이고 있다는 조사결과이다. 보건복지부에 따르면 2011년 국내 보건의료자원실태를 조사한 결과, CT(컴퓨터단층촬영장치)의 경우 우리나라는 인구 10만 명 당 3.59대로 OECD국가 평균인 2.35대 보다 1.48배 많이 보유하고 있으며, 고가 진단장비인 MRI(자기공명영상촬영장치)도 우리나라는 인구 10만명 당 2.11대로 OECD국가 평균 1.21대 보다 1.57배 많은 것으로 집계됐다. 방사선치료장비는 우리나라가 인구 10만명당 0.53대로 OECD국가 평균인 0.71대 보다는 다소 낮은 것으로 나타났으며 체외충격파쇄석기(ESWL)는 인구 10만명 당 1.46대로 가장 많았을 뿐 아니라, OECD국가 평균보다 무려 4.77배 이상 많은 것으로 파악됐다. 유방촬영장치(Mammography)도 우리나라가 인구 10만 명당 5.09대로 OECD국가 평균보다 2.17배 많았다.

2011년 6월 말 기준으로 구체적인 우리나라 고가의료장비 대수는 CT 1천760대, MRI 1,036대, 체외충격파쇄석기 715대, 혈관조영장치 395대, 양전자단층촬영기(PET) 159대 등이었다. 한편 2010년 7월 말 기준 우리나라의 보건의료기관은 81만 664개로, 이 가운데 병의원과 약국이 가장 많은 것으로 조사되었으며, 병의원은 30,086개로 36.8%, 그리고 약국은 20,801개로 25.5%의 비중을 차지하는 것으로 조사되었다. 다음으로는 치과 병의원은 15,003개로 18.4%, 한방병의원은 12,317개로 15.1%, 보건기관은 3천 457개로 4.2%로 나타났다. 지역별로 보면 대부분의 보건의료기관이 서울(25.5%)과 경기도(20.0%) 등 수도권에 집중돼 있었다. 우리나라 인구 10만 명 당 보건의료기관은 서울이 207.6개로 전국에서 가장 많았고, 경기는 137.9개로 가장 적었다. 지역별로 병의원이 서울에 7,688개, 경기 7,688개, 부산 2,337개의 순으로 주로 수도권에 집중되어 있다. 인구 10만명당 병의원수는 서울이 76.6개로 가장 많았고, 가장 적은 지역은 경기지역으로 51.5개 조사됐다.

7) 보건복지부의 2011년 보건의료자원 실태조사 결과

2) 병원관리의 주요 지표

(1) 병원관리 주요지표

최근 국내의 병원에서는 일반기업과 마찬가로 여러 가지 분석지표를 활용하여 경영분석을 시도한다. 이는 병원의 과거와 현재상태를 파악하고, 미래를 예측하여 병원관리상 주요한 의사결정에 적합한 정보를 얻는데 있으므로 가장 기본적인 요소라 할 수 있다. 전통적인 병원경영분석은 대차대조표, 손익계산서 현금흐름표와 같은 재무제표를 주로 이용하여 분석하기에 재무제표 분석이라고 하지만, 최근에는 회계 및 재무 자료이외에 경제동향, 의료산업동향, 병원 내의 다양한 관련 자료인 경영전략, 환자구성, 경영자원들을 분석하여 의사결정에 필요한 정보를 얻는다. 그중 하나인 목표관리(MBO, Management by Objectives)는 성과관리 방법 가운데 하나로 각 단위 조직을 포함하여 최고위직부터 최하위직까지 단계적으로 성과목표를 설정하여 조직의 비전과 경영 목표를 달성하기 위해 시행하는 것이다. 목표관리는 능력주의 및 성과주의 기업문화를 병원경영에 적용하기 위해 병원계에 도입됐는데 목표설정이 용이한 부분부터 도입하는 것이 바람직하다. 목표관리는 보상제도와 연계해야 하는 만큼 평가에서 공정성과 투명성이 보장돼야 실효를 거둘 수 있다. 즉 공정하고 투명한 평가를 바탕으로 보상시스템과 연계해야 생산성 향상이라는 궁극적인 목표를 달성할 수 있다. 또한 목표관리는 기본적으로 결과 중시의 경영 방식이나 병원의 특수성을 감안해 의료환경과 병원 경영 여건의 변화를 고려해야 실효를 거둘 수 있다는 것이 전문가들의 견해다. 목표관리를 시행하는 데는 전사적 차원의 병원 경영 목표 달성을 위한 평가지표 개발이 병행돼야 한다. 업적평가지표는 부분목표와 전체목표 달성 사이에 인과관계가 성립할 수 있도록 해야하며 목표의 우선순위를 반영해야 한다.

목표관리에서 성과에 대한 평가 수단으로 적용하는 균형성과표(BSC, Balanced Score Card)는 재무적 비재무적 성과지표를 통한 균형적인 성과관리 도구로서 기업이나 병원의 가치평가에 영향을 주는 비재무적 요소도 포함한다. BSC는 재무적 지표만으로는 경영성과를 제대로 측정할 수 없으며 단기적인 성과에 치중하는 재무적 지표의 한계를 극복할 수 있다. 또한 기업이나 병원의 장래가 장기적 안목에서 전략 수립과 품질, 고객만족, 혁신, 시장 점유율 등에 의해 결정된다는 사실을 감안할 때 성과 평가에서 BSC는 객관적인 보완지표로서 충분히 활용을 할 수 있다.

4 보건의료 재원 및 보건의료 정보

1) 보건의료 재원의 종류

[표 8-1] 보건의료 재원의 구분

공공재원 (54.5%)			민간재원 (45.5%)				
소계 (54.51%)	정부 (12.1%)	사회보장금고 (42.4%)	소계 (45.5%)	민영보험 (5.5%)	가계본인 부담지출 (35.9%)	민간비영리단체 (0.4%)	기업 (3.7%)

2) 국민의료비

우리나라의 건강보험제도는 한정된 재원을 사용하여 국민의 건강증진을 위해 최대의 효과를 거두어야 하기 때문에 전체 지출액의 비중 조절에 큰 노력을 기울여야 한다. 새로운 의료기술의 발달로 인한 의료이용의 증가, 노인인구의 증가 등의 요인을 통해 전체 진료비가 상승하고 있어 이를 맞추기 위해 건강보험수가는 계속 인상되어 왔다.

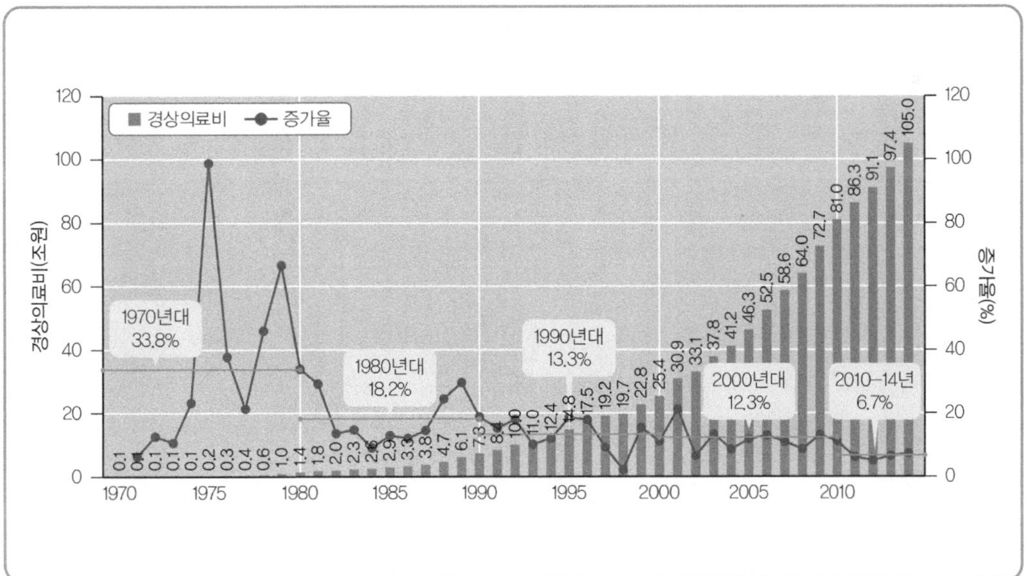

[그림 8-1] 우리나라 경상의료비의 추이

자료 : 보건복지부(2015), 2014년

(1) 국민의료비 추계[8)]

① 국내총생산(GDP)대비 국민의료비 지출 수준 증가

2012년도 우리나라 국민의료비 지출 수준은 GDP대비 7.64%로 2011년 7.40%에 비해 0.24%p 증가하였으며, 2012년 우리나라 국민의료비 지출액은 97.1조원으로 2008년 68.2조원에 비해 70% 이상 증가하였다.

② 공공 의료비 지출 비중 증가

2012년도 우리나라 국민의료비 지출 중 공공부문에 의한 지출 비중은 54.5%로 전년도

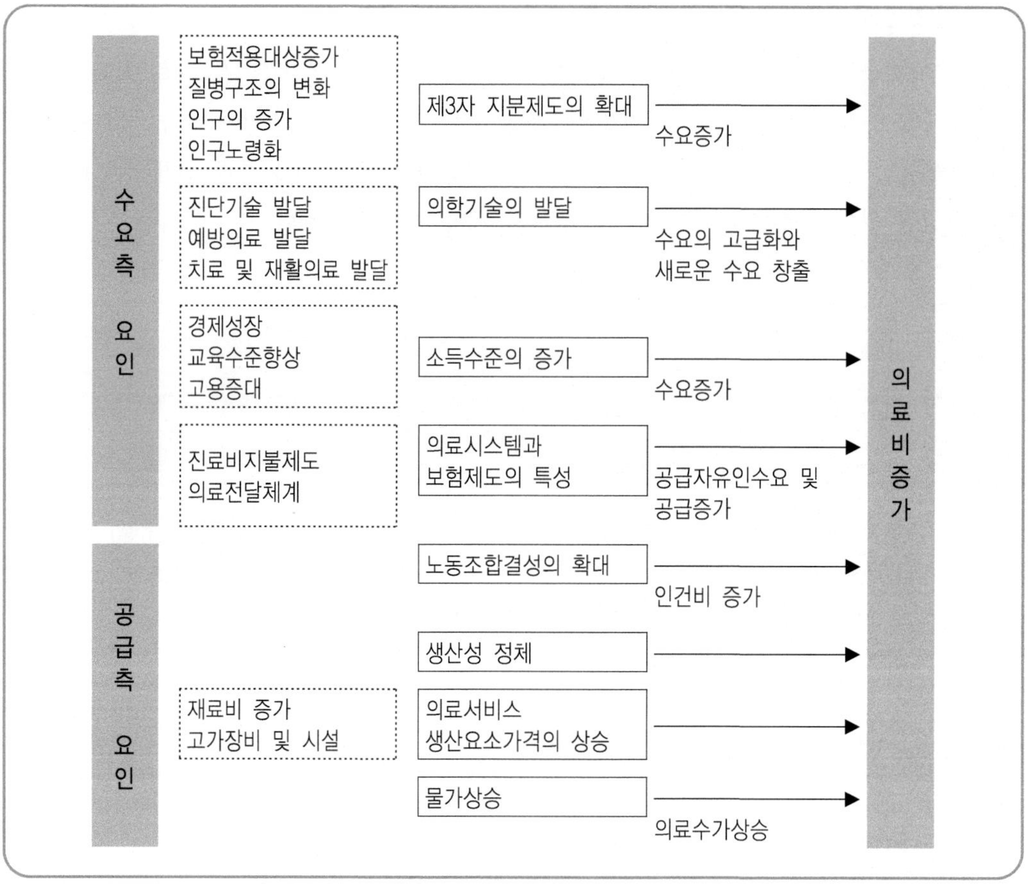

[그림 8-2] 의료비의 증가요인

8) 보건복지부의 보건복지통계연보, 2014

55.5%보다 1%p 감소한 것으로 나타났다. 우리나라의 의료비 지출 중 공공부문에서의 지출 비중은 2001년 12조원대 진입 후, 2012년에는 지출액이 규모가 52.9조원으로 늘어났으며, 반면, 가계본인부담 지출 비중은 2005년 38.5%에서 2012년 45.5%로 증가하였다. 2012년 우리나라 국민 1인당 의료비 지출은 1,943천원으로 2,005년 1,017천원에 비해 52.3% 상승하였다.

③ 공공재원의 의약품비 비중 지속 증가

국민의료비 중 공공재원 의약품비의 비중은 2012년도 19.8%로 2011년도 21.3%보다 감소하였으나, 그 비용은 1990년 이후 2012년까지 지속적으로 증가하고 있는 실정이다.

④ 공공재원인 사회보장기금(건강보험 등) 규모 증가

우리나라 사회보장기금(Social Security Fund)의 규모는 2000년 10.2조원(GDP대비 1.8%)에서 2012년 41.2조원(GDP대비 3,2%)으로 네 배 이상 커졌으며, 이는 대부분 건강보험 보장성 강화와 급여 확대에 기인한 결과이다. 국민의료비의 기능별은 외래의료비 30,21조원(35.3%), 입원의료비 31,5조원(36.9%), 의약품 및 소모품 19.3조원(22.50%) 등으로 구성되어 있다.

⑤ 우리나라의 GDP에 대한 국민의료비 비중

우리나라의 GDP에 대한 국민의료비 비중은 2005년 6%대 진입에 이어 2016년에는 7.7%로 증가하였다(표 8-2).

[표 8-2] GDP에 대한 국민의료비 비중

	1990	1995	2000	2002	2003	2004	2005	2006	2012
의료비(조원)	7.5	15.6	26.5	35.0	39.3	42.8	48.5	54.5p	97.1
GDP(조원)	186.7	398.8	578.7	684.2	724.7	779.4	810.5	848p	1277
비 중(%)	4.0	4.0	4.6	5.1	5.4	5.5	6.0	6.4p	7.6

우리나라의 의료비 지출 중 공공부문에서의 지출 비중은 2000년 50%대 진입 후, 2006년에는 지출액이 두 배에 가까운 규모로 늘어났다. 공공의료비 지출 비중은 2005년 53.1%에서 2012년 54.5%로 증가하였으며, 약 53조원을 지출하였다(표 8-3).

[표 8-3] 공공부문의 지출 비중 추이

	1990	1995	2000	2002	2003	2004	2005	2006	2012
지출액(조원)	3.0	5.9	12.9	18.6	20.3	22.4	25.7	30.0p	52.5
비중(%)	39.5	38.1	48.5	53.1	51.7	52.4	53.1	55.1p	54.5

우리나라의 국민의료비 지출 중 민간재원 부문의 가계본인부담 지출 비중은 2000년 50%대 이하로 감소한 후, 2006년에는 36.9%까지 낮아지고 있으며, 가계본인부담 지출 비용은 2006년 약 20조원에서 2012년 35조원으로 증가 하였다(표 8-4).

[표 8-4] 가계본인부담 지출 비중 추이

	1990	1995	2000	2002	2003	2004	2005	2006	2012
지출액(조원)	4.2	8.3	11.2	13.5	15.5	16.7	18.7	20.1p	34.8
비중(%)	55.5	52.9	42.3	38.7	39.4	39.2	38.5	36.9p	35.9

2012년 우리나라 국민의 1인당 의료비 지출은 1,943천원으로 2006년 우리나라 국민의 1인당 의료비 1,128천원보다 52% 상승하였다(표 8-5).

[표 8-5] 우리나라 1인당 의료비 지출 (단위 : 천원, %)

	1990	1995	2000	2002	2003	2004	2005	2006	2012
금 액	175	346	564	734	820	891	1,007	1,128p	1,943
증가율	19.9	12.4	10.9	6.9	11.7	8.5	13.0	12.0p	21.8

국민의료비 중 공공재원 의약품비의 비중은 2012년도 19.8%로 전년도 19.3%보다 0.5%p 증가하였으며, 그 금액은 1990년 이후 2012년까지 지속적으로 증가하고 있는 실정이다(표 8-6).

[표 8-6] 공공재원 의약품 지출 추이

	1990	1995	2000	2002	2003	2004	2005	2006	2012
의약품비(조원)	2.3	4.6	7.0	8.9	9.9	10.8	11.8	13.2p	19.3
・공공재원(조)	0.3	0.8	2.4	4.3	4.9	5.6	6.4	7.4p	7.3
국민의료비대비(%)	4.0	5.1	9.1	12.3	12.5	13.1	13.2	13.6p	19.8

공공 재원 중 사회보장기금(Social Security Fund)의 규모는 2000년 10.2조원(GDP대비 1.8%)에서 2012년 41.2조원(GDP대비 3.2%)으로 네 배 이상 커졌으며, 이는 건강보험 적용인구가 99.2%로, 대부분 건강보험 보장성 강화와 급여 확대에 기인한 것이다. 사회보장기금의 91.4%를 차지하는 건강보험은 37.4조원으로 2006년에 비해 1.7배 상승하였다(표 8-7).

[표 8-7] 우리나라의 사회보장기금 재원 수준 (단위 : 조원, %)

	1990	2000	2005	2006	2012
사회보장기금	2.3	10.2	20.1	23.2p	41.2
건강보험	2.1(92.4)	9.7(95.7)	19.1(95.5)	22.1(95.4)p	37.4(91.0)
산재보험	0.2(7.6)	0.4(4.3)	0.9(4.5)	1.1(4.6)p	3.8(9.0)

국민의료비는 2012년의 경우에서 보면, 외래의료비 31%(30.2조원), 입원의료비 32.7% (31.4조원), 의약품 19.3% (19.2조원) 등으로 구성되어 있다(표 8-8).

[표 8-8] 2012년 국민의료비의 기능별 구성

구 분	규 모	비 중
입원서비스	31.4조원	32.47%
외래서비스	30.152 조원	31.0%
기타서비스	2.91조원	3%
의료재화(의약품)	20.8 조원(19.25 조원)	21.5%(19.3%)
예방/공중보건	4.5 조원	4.6%
보건행정관리	4.5 조원	4.6%
자본형성	4.10 조원	4.4%
합계 (국민의료비)	97.14 조원	100.0%

3) 보건의료정보시스템

(1) 병원정보환경

최근 정보통신 기술의 발달과 인터넷의 보급으로 우리사회는 빠른 속도로 정보화, 디지털

사회로 진입하고 있다. 이러한 변화의 물결은 의료제공의 방식을 변모시킬 것이라는 전망을 하기도 하였다. 병원 정보시스템은 병원조직 내부와 외부환경에서 발생되는 정보자료를 처리하고 조직구성원의 의사결정에 필요한 정보처리와 정보제공에 관련된 모든 인력과 기술, 제도 등을 포함한 인간, 기계, 조직의 종합시스템이다. 경영환경과 사용자의 요구가 변하면서 정보시스템의 개념도 변하며, 정보시스템의 개념이 변하게 되면 이에 따라 활용분야, 개발방법, 관리방법, 비용 등 모든 면이 영향을 받게 된다.

① 업무처리시스템(Transaction Processing System, TPS)

업무처리시스템은 업무처리과정의 효율성 향상이 주목적이다. 현재 병원에서 사용 중인 처방전달 시스템, 전자의무기록시스템, PACS, 원무행정 시스템, 경리회계시스템, 자원관리시스템(Enterprise Resource Planning, ERP) 등이 이에 속한다 할 수 있다.

② 지식경영시스템(KMS)

지식경영시스템이란 조직적 차원에서의 지식은 물론 개개인의 지식을 체계적으로 발굴하여 조직내부에 축적 · 공유하고, 이 지식을 조직의 경쟁력 제고를 위해 활용하는 경영을 의미한다.

③ 유비쿼터스 병원정보시스템[9)]

유비쿼터스 환경은 언제, 어디서나 네트워크에서 접속할 수 있다는 뜻으로 우리가 살고 있는 주변환경과 물체 안에 컴퓨팅과 네트워킹 기능을 포함시켜 사물과 공간, 인간, 정보가 하나로 통합되어 효과적인 정보교환 및 활용을 가능하게 하는 기술을 말한다. 세브란스 병원은 미래형 유비쿼터스 병원으로 발전하기 위하여 하드웨어와 소프트웨어를 새롭게 구축하여 처방전달시스템 뿐 아니라 전자의무기록 및 영상전자전달시스템을 통합하였다. 의학정보 또는 의료정보가 대중적으로 알려질수록 아이러니컬하게 역상관관계로 의료정보는 보호될 수 없다는 근거가 나오고 있다. 왜냐하면 예전에는 암호와 같았던 의무기록지가 전자의무기록의 도입에 따라 기록이 정확하고 확실한 문자로 기록이 되고, 의학상식이 넓혀지고 언제어디서나 검색하여 의미를 해독할 수 있게 되었기 때문이다. 이렇듯 보건의료 분야뿐만 아니라 현대사회는 과학기술의 발달로 정보화가 가속되면서 개개인의 삶에 있어서 과거와는 다른 완전히 새로운 유형의 삶을 살아야 할 필요가 있다. 컴퓨터와 인터넷은 무

9) 유승흠, 병원경영학, 아카데미아, 2013

한한 새로운 생활의 업그레이드 가능성을 보여주지만, 역으로 개인프라이버시 보호라는 새로운 문제를 던져 주었다. 접근성과 프라이버시 보호는 날아가는 새의 '양 날개'와도 같다. 따라서 보건의료정보의 오남용은 국가와 개인에게 엄청남 피해를 주기도 한다. 개인이 자신의 보건의료 정보를 효율적으로 활용하는 경우 건강하고 행복한 삶을 영위할 수 있지만 자신의 결정과 관계없이 보건의료정보가 유출되어 유통되는 경우 생각하지도 못한 피해를 입기도 한다. 보건의료정보는 민감한 정보이기 때문에 사회적으로 회복할 수 없는 피해를 입힌다.

개인 의료정보의 종류는 계속해서 증가하고 있다. 정보라는 것은 누설되면 의사의 오진처럼 곧바로 해를 입힌다. 의료비 청구기록은 보험회사나 기타 제3자에게 보내진다. 검사결과와 상세한 내용이 담긴 청구서는 환자에게 보내진다. 약사는 환자에게 어떤 처방이 내려졌는지 알고 있다. 혈당을 측정하고 배란, 임신 등을 검사하기 위한 가정용 시약의 판매와 관련된 정보도 증가하고 있다. 그리고 새로운 유형의 유전자 검사가 점점 인기를 끌고 있는데, 당사자의 이해나 허락 없이 검사가 수행되는 경우도 많다.

오늘날 의무기록은 그 역할이 확장되어 본래 목적인 치료와 관련이 없는 영역에서도 사용될 뿐더러, 첨단의술이 개발될수록 다학제적 접근과 Team approach가 많아지기 때문에 여러 이해관계자(stakeholder)들이 의무기록을 보게 된다. 예를 들어, 고용주나 보험회사가 고용여부나 보험자격여부를 결정하는 경우에도 사용된다. 심지어 헬스 케어 시장의 마케터도 판매선점을 하기 위해 의무기록을 사들일 수도 있다. 과거에는 환자들은 자신의 의무기록이 최신성을 유지하고 정확하길 원했다면, 요즈음 사람들은 의무기록이 불가피하게 공개될 경우 그 피해를 최소화할 수 있도록 따로 분류해서 보관해주기를 원할 것이다. 미국 대법원은 1995년 재프 대 레드몬드(Jaffe vs Redmond) 사건은 의료정보가 얼마만큼 중요한 인권의 기본이며, 법의 권력 앞에서도 신성불가침한 정보인지를 보여주고 있다. 최종 판결은 다음과 같았다. 법원은 환자가 면허가 있는 사회복지사, 치료사, 심지어는 면허가 없는 사람과 했던 대화내용조차도 판결을 하는 데 있어서 반드시 필요한 것을 제외하고는 설명을 강요해서는 안 된다고 판결했다. "양질의 치료는 절대적인 신뢰와 믿음에서 비롯됩니다. 그리고 법원은 이러한 믿음을 헤프게 여겨서는 안 됩니다"라고 판결하였다.

개인 보건의료정보는 매우 민감한 개인정보다. 정신 질환, 비뇨기과나 산부인과 질환, 전염병 등 자신의 병력 정보가 타인에게 알려지는 것 자체로 개인에게 수치심을 유발하거나 사회적인 배제를 당할 수도 있다. 혹은 회사에 입사할 경우나 보험을 가입할 때 차별을 받을 수도 있다. 또한 보건의료정보가 안전하게 보호되고 있다는 것에 대해서 병원이 신뢰를 잃게 된다면, 환자들은 치료에 필요한 모든 정보를 제공하는 것을 꺼리게 될 것이며, 이는 원활한 치료를 방해하게 될 것이다. 환자 개인정보를 보호하기 위해서는 이를 관리하고 있는 의료 기관에서 기술적인 보안 장치를 갖춰야할 뿐만 아니라, 이를 규제할 수 있는 법적인 대책, 그리고 의료 정보를 이용하는 당사자들에 대한 교육 등 다각도의 대책이 시급하게 마련될 필요가 있다.

(2) 병원정보시스템의 향후 방향[10)]

최근 인터넷의 확산 및 의료기기의 디지털화가 증대되면서 병원의 디지털화가 가속화되고 있다. 기존의 OCS와 PACS는 병원 내 인트라넷 형태로 운영되었다.

그러나 인터넷의 확산과 국내 의료기관의 개방화에 따라 지역내 의료기관들이 협력기관화 되어가고 있는 추세에 있고, 진료정보에 대한 공유 필요도 증가하고 있다. 따라서 기존의 인트라넷 OCS와 PACS는 인터넷 OCS와 PACS 추세로 넘어가고 있으며 추후 OCS와 PACS를 도입하는 의료기관에서는 인터넷을 기반으로 한 OCS와 PACS를 구축하는 전략이 필요하다. 이 모든체계를 따로 따로 분리해 개발 발전시키는 것이 아니라 통합적인 병원정보시스템을 구축해야 그 성과를 얻을 수 있다.

21세기 정보화 사회에 접어들면서 생활환경은 급격히 변화하였으며, 삶의 질 또한 급상승하였다. 더불어 전 국토에 초고속 인터넷 망이 보급되어져 언제어디서든 원하는 정보를 손쉽게 알아볼 수 있다. 이러한 사회적 분위기에 발맞추어 환자들은 신속하고 정확한 진료를 더욱 요구하였고, 환자는 병에 대한 정보와 이를 치료하는 방법을 알기 원하며, 어느 병원에서든 동일한 질병에 대해서 중복적인 진료나 검사를 원하지 않으며, 자신이 원하는 날짜에 원하는 진료과에서 진료 받기를 희망한다. 이런 사회적 분위기는 통합적 병원정보화 시스템 도입을 필수불가결의 요소로 만들었다.

통합적 병원정보시스템을 통해 의사들은 환자들의 질병상태를 정확하게 판단하고, 진단과 치료에 대한 그들의 지식을 정보화하여 환자의 상태에 적합한 치료를 하려고 한다. 미래의 통합된 병원정보시스템은 환자들의 진료정보를 국가적 자원으로 공유하게 함으로써 환자의 진료에 최상의 정보를 제공해 주며, 환자들은 여행지, 자택, 직장 등 어디에서든 자신이 원하는 날짜와 시간에 진료를 받을 수 있으며 의사들 또한 진료실을 벗어나 언제 어디서든 자신의 환자의 상태를 관찰할 수 있게 하여 환자를 진단, 처치할 수 있는 유비쿼터스 시대를 맞이하게 될 것이다.

---

10) 이덕구, 병원정보시스템, 계축문화사, 2005.

5 보건의료자원관리

1) 보건의료자원의 개념

보건의료서비스를 생산하여 소비자에게 제공하기 위해서는 먼저 인력과 장비 및 시설 등이 확충, 개발, 운영되어야 한다. 그러나 자원개발은 단지 인력, 시설, 장비 등의 양적 확보만을 의미하는 것이 아니라 보건의료자원의 질적인 측면, 각 자원 간의 인적, 물적, 지리적 구성비의 적정이 달성되지 않으면 안 된다.

보건의료자원의 개념은 다음의 5가지 구성요소를 내포하고 있다.

① 보건의료인력(manpower, human resources)

② 보건의료시설(facilities)

③ 보건의료장비 및 물자(equipment and supplies)

④ 보건의료 지식(knowledge)과 정보(information)

⑤ 보건의료 재정(health finances)

보건의료자원=인적요소(보건의료인력)+물적 요소(의료시설, 장비, 지식과 정보, 보건재정)

2) 보건의료자원개발의 과제

(1) 양적 충분성

필요한 보건의료서비스의 제공에 요구되는 자원이 양적으로 충분해야 하는 것이 가장 기본적인 과제이다. 흔히 인구당 자원의 양(예컨대 인구 10만명당 몇 명 또는 의료자원 1인당 인구 몇 명)으로 표시된다. 자원의 양적 적합성과 충분성에 대해서는 보는 사람의 관점과 사회경제적 상황에 따라 좌우되기 쉽다.

(2) 질적 수준의 적절성

보건의료인력의 기능수행능력과 기술수준, 시설의 적정규모의 구비 등과 같은 질적 수준에 대한 과제 역시 중요하다. 보건의료서비스는 인간의 생명을 직접 다루고 있는 인적 서비스이기 때문에 일정한 수준 이상의 질적 수준이 요구된다.

(3) 분포의 형평성

보건의료자원을 전적으로 시장기능에 의존할 경우 자원의 분포는 불균형할 수밖에 없다. 시장은 소비자의 구매력에 의해 오로지 좌우되기 때문에 공공재적 성격을 가지고 있는 보건의료서비스시장은 시장기능이 실패하기 쉽다. 따라서 보건의료서비스 분포의 형평성을 위해서는 다음 3가지를 갖추어야 한다.

첫째, 지리적인 분포의 형평성이다. 의료자원분포의 가장 기본적인 전제는 지리적으로 의료자원이 공평하게 분포되어야 한다는 점이다. 자유시장경제체제 하에서는 의료자원이 구매력이 있는 곳에만 존재하기 쉽기 때문에 결국 구매력이 없는 곳은 국가의 공공서비스가 제공될 수밖에 없다.

둘째, 직종간의 분포이다. 보건의료서비스는 어느 한 직종에 의해 모든 것이 결정되고 제공되는 단일 서비스가 아니라 복합적인 서비스다. 따라서 각 직종간의 균형적인 발전과 배분이 달성되어야 한다.

셋째, 전문과목별 균형적인 분포이다. 일반의와 전문의간의 균형, 각 전문과목간의 균형 등이 이루어져야 한다. 전문과목간의 균형적인 발전이 이루어져야 만이 장기적인 의술발전을 기약할 수 있다. 우리나라의 경우 보험수가가 상대적으로 낮은 일반외과를 전공하려는 의사들의 수가 날로 감소하고 있는 추세에 있다. 의료에도 3D 전문과목이 발생하고 있는 것은 결코 바람직스럽지 못하다. 의학의 균형적인 발전을 위해 하루빨리 시정되어야만 한다.

(4) 효율성

개발된 의료자원으로 얼마만큼의 보건의료서비스를 산출해 내느냐의 과제 역시 중요하다. 제한된 의료자원으로 최고 최대의 보건의료서비스를 제공하는 정책을 추구하는 것은 어느 국가나 공통된 사항이다. 국민 간, 전문인 간, 국민과 전문인간의 상충된 이해관계를 원활하게 해결하는 길이 효율성을 증진시키는 첩경이 된다고 본다.

(5) 적합성

여러 의료자원의 복합적 집합체로서 제공된 보건의료서비스가 대상주민의 필요한 의료에 얼마나 적합한지에 대한 문제가 제기된다. 과잉진료뿐만 아니라 과소진료 역시 큰 문제이다. 주민의 의료요구에 적합한 서비스가 적절하게 제공되어야 효율성도 달성될 수 있을 것이다.

(6) 기획

미래에 필요한 보건의료자원의 종류와 양을 얼마나 체계적이고 정확하게 예측하고 기획하느냐 역시 중요한 과제가 아닐 수 없다. 보건의료자원을 확보하는 데에는 많은 시간과 비용이 소요되기 때문에 장기적인 안목에 의한 기획이 필요하다.

(7) 통합성

보건의료자원의 3대 요소인 계획, 양성, 관리 등이 보건의료서비스 개발과 얼마나 통합적으로 이루어지는가가 매우 중요하다. 보건의료서비스는 건강과 질병에 대한 통합적이고 총체적인 접근을 필요로 한다. 따라서 보건의료자원개발 역시 보건의료서비스개발과 총합적인 관점에서 이루어지지 않으면 안 된다.

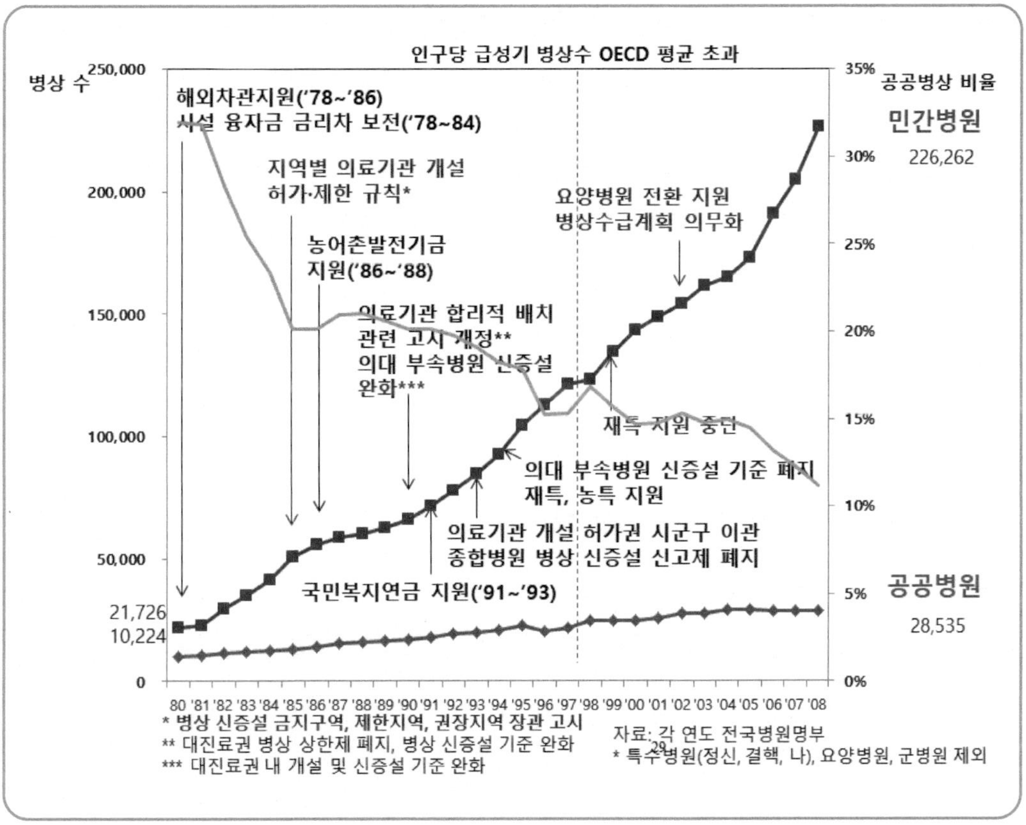

[그림 8-3] 우리나라 병상정책 변화

3) 보건의료인력

(1) 보건의료인력의 정의와 종류

보건의료인력이란 보건의료소비자의 필요와 요구에 부응하기 위하여 공식적인 보건의료분야에 종사하고 있거나 훈련 중인 개개인을 말한다. 보건의료 인력의 개념에는 다음과 같은 내용들이 포함된다.

① 인구학적 특성

② 교육, 경험, 가치 등의 사회적 특성

③ 필요한 보건의료서비스 제공을 위해 요구되는 양적, 질적 수준의 변화

한 나라에서 의료소비자에게 보건의료서비스를 제공하고 있는 사람들은 무수히 많다. 그러나 이들을 모두 보건의료인력이라고 말할 수는 없다. 무당 등의 민속치료나 주변에 있는 민간 자문가(lay consultant) 등도 보건의료서비스의 제공과정에 참여할 수도 있기 때문이다. 우리나라의 경우 법에 의해 규정된 보건의료인력의 공식적인 종류는 다음과 같다.

① **의료인** : 의사, 치과의사, 한의사, 간호사, 조산사(의료법 제2조)

② **의료기사 등** : 의료기사(임상병리사, 방사선사, 물리치료사, 작업치료사, 치과기공사, 치과위생사), 의무기록사, 안경사(의료기사법 제2조)

③ 약사(약사법 제3조)

④ 간호조무사(의료법 제58조)

⑤ **의료유사업자** : 접골사, 침사, 구사(의료법 제60조)

(2) 우리나라 보건의료 인력의 현황 및 분포

[표 8-9] 연도별 보건의료 인력 면허 등록 현황 (단위 : 명)

	의 사	한의사	치과의사	약 사	조산사	간호사	간호 조무사	의료기사	의무 기록사	안경사	응급1급	응급2급
1990	42,554	5,792	9,619	37,118	7,643	89,032	143,760	44,841	2,123	10,260	–	–
1991	45,496	6,120	10,137	38,396	7,862	95,335	143,760	49,482	2,486	11,627	–	–
1992	48,390	6,839	11,285	39,564	8,012	101,140	152,966	53,920	3,061	12,018	–	–
1993	51,518	7,569	12,180	40,779	8,150	107,883	162,047	56,680	3,564	12,682	–	–
1994	54,406	8,179	12,939	42,037	8,262	114,320	177,252	61,448	4,270	13,819	–	–
1995	57,188	8,714	13,681	43,269	8,352	120,415	188,714	65,961	4,681	14,671	–	146

	의 사	한의사	치과의사	약 사	조산사	간호사	간호 조무사	의료기사	의무 기록사	안경사	응급1급	응급2급
1996	59,379	9,299	14,371	44,577	8,447	127,145	195,289	69,751	5,349	15,946	346	507
1997	62,609	9,289	15,383	45,820	8,516	133,920	207,484	75,512	6,142	16,995	934	1,024
1998	65,431	9,914	16,126	46,998	8,590	141,094	218,718	81,539	6,811	18,220	1,504	1,482
1999	68,204	10,706	16,878	47,425	8,662	151,326	231,280	87,829	7,399	19,305	2,279	2,013
2000	71,045	11,481	17,748	49,538	8,773	160,301	242,262	94,432	7,645	20,168	3,032	2,429
2001	73,826	12,084	18,580	50,773	8,807	170,852	254,622	101,858	8,151	21,308	3,738	2,976
2002	78,162	13,549	19,600	53,124	8,881	181,786	272,101	109,049	8,818	22,564	4,329	3,514
2003	78,559	13,564	19,788	52,399	8,714	191,254	304,024	116,172	9,277	23,615	4,890	4,003
2004	81,914	14,348	20,727	53,537	8,628	202,012	321,152	124,638	10,140	24,652	4,999	4,410
2005	85,284	15,200	21,566	54,845	8,657	213,647	340,375	134,373	10,825	26,001	5,528	4,935
2006	88,776	16,016	22,367	56,234	8,685	224,142	362,020	144,052	11,429	27,417	6,043	5,372
2007	91,393	16,661	23,114	57,285	8,587	235,682	382,722	154,172	12,488	28,712	6,589	5,815
2008	95,013	17,473	23,912	58,363	8,565	246,838	406,366	164,913	13,630	30,237	7,312	6,413
2009	98,360	18,333	24,627	59,717	8,603	258,568	438,176	176,003	13,630	30,237	7,980	7,144
2010	101,569	19,097	25,425	61,114	8,614	270,393	470,954	187,417	15,390	33,334	8,720	7,690
2011	104,332	19,846	26,087	62,245	8,562	282,656	508,113	199,538	16,453	34,791	9,616	8,239
2012	107,221	20,600	26,791	63,647	8,528	295,254	539,962	212,069	17,689	35,934	10,577	8,789
2013	109,500	21,287	27,398	63,292	8,422	307,797	571,736	225,912	18,821	37,225	11,594	9,831
2014	112,407	22,007	28,123	63,150	8,382	323,041	601,941	240,496	20,662	38,482	12,742	11,182
2015	115,976	23,178	28,942	65,510	8,387	338,629	637,513	255,364	21,679	39,914	13,955	12,747
2016	118,696	23,845	29,632	66,991	8,328	355,772	660,125	270,400	22,754	41,060	15,251	13,835
2017	121,571	24,560	30,333	68,616	8,297	374,990	681,276	285,075	23,907	42,297	16,638	15,681

자료 : 보건복지백서 2017

[표 8-10] 의사 수 및 전문의 수의 변화 추이 (단위 : 명)

구 분	1990	1995	2000	2004	2006	2010	2012	2013	2014	2015	2016	2017
면허등록의사수	42,554	57,188	72,503	81,988	88,214	101,569	107,221	109,563	112,407	115,976	118,696	121,571
자격인정전문의수	23,222	45,870	45,870	55,948	61,191	73,489	79,508	82,160	85,262	88,749	91,689	94,799
비율(%)	54.6	56.0	63.3	68.2	69.4	72.4	74.2	75.0	75.9	76.5	77.2	78.0

자료 : 보건복지부. 보건복지백서. 2017

(3) 보건의료인력의 수급예측

보건의료인력에 대한 수급계획은 국가보건의료체계에 있어서 가장 중요한 분야이다. 보건의료인력계획은 정확한 수요의 예측을 전제로 해야 한다. 왜냐하면 1명의 의료인력을 배출하여 보건의료서비스를 제공하기까지는 많은 시간과 비용을 요구하기 때문이다 인력수급계획의 한계점은 다음과 같다.

① 정확한 계획의 불가능

실제로 보건의료 인력의 수요와 공급을 정확히 추정하기란 거의 불가능하다. 추정하는 방법과 연구자에 따라 서로 다른 결과를 보이는 경우가 대부분이다. 또한 의료공급자와 소비자가 생각하는 관점에 따라 인력수급에 대한 전제에 커다란 차이를 보이고 있다.

② 보건의료 인력 수급계획의 이원화

보건의료인력 수급은 보건복지부와 교육인적자원부에 의해 이원화되어 있다. 즉, 보건복지부에서 인력계획을 수립하고, 교육과 양성은 교육인적자원부에서 담당하고 있다.

③ 장기적 보건의료 인력 양성의 내용과 목표의 미비

장기적인 계획을 가지고 보건의료인력 양성의 구체적인 목표와 방법이 수립되어 있지 못하다. 따라서 보건의료인력 양성이 목표와 내용에 있어서 구체성이 미흡한 경향이 있다.

④ 수요측정의 어려움

의료인력의 장기계획을 세우기 위해서는 반드시 정확한 수요의 장기예측이 필수적이다. 의료인력의 공급예측은 비교적 정확한 반면 의료수요에는 여러 요소들이 개입하고 있기 때문에 의료수요를 정확히 예측하기란 불가능하다. 즉, 수요는 사회 경제적 요인에 따라 크게 달라지기 때문에 실제 의료인력의 수급에 대해 정확히 예상하는 것은 매우 어렵다.

4) 보건의료 인력 개발

의사는 보건의료조직에서서 가장 중요한 역할을 하고 있고 의료비 증가에 직접적인 영향을 주고 있기 때문에 의사의 적정수에 대한 국민적 공감대 형성이 매우 중요하다. 의사인력에 대한 논의의 출발점은 현재 의사수가 부족하냐, 적정하냐, 과잉이냐 하는데 있다. 현재의 의사수가 부족하다고 주장하는 측은 의사에 대한 시간적·거리적 접근도에 문제가 있다는 것이고, 과잉을 주장하는 측은 양질의 의료제공에 문제가 있다는 것이다.

또한 일부 경제학자들은 의료비의 앙등문제를 해결하기 위해서는 의사공급을 증가시켜야 하고, 의료의 질 향상도 치열한 경쟁을 통해서만 가능하다고 주장하는 반면, 반박론자들은 공급자 유인수요(physician induced demand or supplier induced demand)와 목표소득 가설(target income hypothesis)을 들어 의사수의 증가가 반드시 의료비의 감소를 초래하는 것은 아니라고 주장한다.

의사수와 의료비와의 관계는 반드시 명확하지 않다. 의사수의 2배 증가는 의사소득이 일정하다면 의사소득 총액이 두 배 증가하여 의료비의 앙등문제가 심각한 반면, 의사의 소득 총액이 일정한 제로섬(zero sum)의 경우 의사 1인당의 소득은 절반이 된다. 그러나 실제는 양쪽의 극단에 있지 않고 중간의 상태에 있다고 본다. 결국 적정 의사수의 문제는 의료의 질의 문제와 국민의 의료접근도에 대한 권리를 고려하여 결정해야 하는 동전의 양면과 같은 문제이다.

[표 8-11] 2017년 주요 보건의료 인력 중장기 수급전망 (단위 : 명)

구분	2030년 수급(공급-수요) 차이	면허등록인원	입학정원
의사	-7,646	125,103	3,058
치과의사	3,030	30,915	750
한의사	1,391	25,412	750
간호사	-158,554	359,196	19,183
약사	-10,742	70,858	1,700

1) 수급차이는 근무일수 265일을 기준으로 의료인력 1인당 환자 수('12년 기준)를 동일하게 유지한다고 가정
2) 면허등록인원은 사망자 포함한 총 인원, 3) 입학정원은 2017년 기준(정원 외 입학 제외)

의사 인력의 양성은 보건의료정책과 국민들의 의료이용 행태의 변화 등에 많은 영향을 받고 있기 때문에 이러한 제반요인들을 감안하여 적정 공급수준을 유지하도록 해야 하며, 이제는 의사 인력의 양적 증가보다는 질적 수준제고 및 인력의 효율적 활용에 더 많은 관심을 경주하여야 할 때이다.

보건의료인력은 국민의 건강과 생명을 다루는 특수한 직업인들이므로 국가가 법으로 그 자격을 엄하게 규정하고 면허 또는 자격 소지자가 아니면 보건의료관계행위를 할 수 없도록 엄격히 규제하고 있다(법적 진입장벽).

5) 보건의료시설

(1) 보건의료시설의 개념과 종류

보건의료시설이란 일반적으로 보건의료를 소비자에게 제공하기 위한 구조물을 총칭한다. 따라서 의료법상의 의료기관보다는 넓은 의미로 사용된다. 의료법상의 의료기관은 의료인 등이 의료업을 행하기 위해 개설한 기관으로 의원, 병원, 종합병원, 요양병원, 조산원을 의미한

다.[11] 넓은 의미의 보건의료시설의 종류는 다음과 같다.

① **병원** : 종합병원, 병원, 치과병원, 한방병원

② **의원** : 의원, 치과의원, 한의원

③ **보건기관(공공의료기관)** : 보건의료원[12], 보건소, 보건지소, 보건진료소, 모자보건센터

④ **조산원**

⑤ **약국**

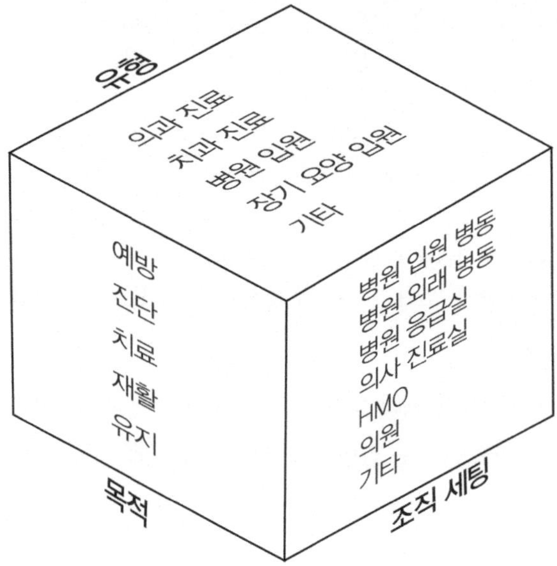

[그림 8-4] 보건의료서비스의 분류 및 종류

(2) 보건의료시설의 특성

① 막대한 소요자금

환자에게 필요한 양질의 보건의료서비스를 제공하기 위해서는 적절한 의료시설의 구비

---

11) 시장, 군수, 구청장에게 신고하는 의료기관으로는 의원, 치과의원, 한의원, 조산원이 있으며, 시, 도지사의 허가를 받아야 하는 의료기관으로는 병원, 치과병원, 한방병원, 요양병원, 종합병원이 있다.

12) 보건소 중 의료법 규정(제3조 제4항)에 의한 병원의 요건을 갖춘 보건소는 보건의료원이라는 명칭을 사용할 수 있다.

가 필수적이다. 이러한 의료시설을 건립하고 구비하는 데에는 막대한 자금이 소요된다. 투자한 자본은 고정비로서 회수율이 그다지 높지 못하고 따라서 투자된 자금이 완전히 회수되지 못한 상태에서 또다른 시설투자를 해야 하는 악순환이 지속될 가능성이 매우 높다.

② 고정성

보건의료시설은 고착적인 성격을 지니고 있어 한번 건설되면 상당기간 동안 움직이기가 힘들다. 따라서 보건의료시설은 다른 시설에 비해 건축상의 유연성을 가지고 있지 못하다. 즉, 일단 건립되고 나면 확장, 변경, 수정이 불가능하며 가능하더라도 막대한 자금이 소요된다. 따라서 처음부터 설계와 시공할 때 장기적인 계획하에 최대한의 융통성을 확보할 수 있는 방안이 강구되어야 한다.

③ 의료인력의 분포에 직접적인 영향을 받는다.

의료시설은 관련 의료인력을 유치하는데 영향을 미칠 뿐만 아니라 주민의 보건의료서비스 이용에도 직접적인 관련을 갖는다. 즉, 의료시설은 의료인력의 공급과 수요와 밀접한 관련을 맺고 있다. 따라서 의료시설의 위치, 규모, 설비투자 등은 국가 또는 지역사회 전체 보건의료체계와 연계성을 갖는다.

④ 주민의 의료이용 행태에 영향을 받는다.

산이 그 곳에 있기 때문에 오른다는 말이 있듯이 그 지역사회에 그러한 의료시설이 있기 때문에 이용한다. 즉, 의료시설은 지역사회 주민의 보건의료서비스 이용행태를 결정하는 중요한 요인이 되기도 한다. 따라서 의료시설은 ① 지역사회의 사회 경제적 특성과 환경, ② 사회간접자본의 수준, ③ 질병의 유행양상과 종류, ④ 양, ⑤ 관련 의료기관의 종류와 수 등에 관한 현재와 미래의 상황을 충분히 고려하여 설계되어야 한다.

⑤ 의료시설간의 연계성

의료시설은 나름대로 독자성을 가지고 있지만 환자치료라고 하는 목적을 달성하기 위한 강한 연계성을 가지고 있다. 의료시설은 다양한 서비스를 제공하기 때문에 시설간의 연계 및 조정이 필수적이다.

⑥ 최첨단의 의료시설

의료시설 만큼 과학의 혜택을 많이 받고 있는 곳도 드물다. 절대적인 인간의 생명을 다루고 있다는 특징 때문에 최첨단의 신기술이 도입되고 있다. 그만큼 의료시설은 시대적 흐름을 앞서고 있다. 의료시설은 진료의 효율성을 높이기 위해 각종의 표준기준과 인체공학적인 설계에 근거하여 건립되어야 하며, 발전하는 신기술의 수용이 용이하도록 사전에 준비되어야 한다.

즉, 의학기술의 급격한 발전에 따라 의료시설은 끊임없이 보완, 개선되어야 한다. 그러므로 의료기관(건물)이나 병상, 시설 등의 설계에 이러한 미래지향적인 변화여건을 수용할 수 없게 되었거나 낭비스러운 면이 있다면, 결국 국민의료발전에 막대한 지장을 초래하고 관리운영비의 과다지출로 인해 의료비가 증가한다.

⑦ 지역사회의 대표적인 중심시설

병원과 같은 의료시설은 그 지역사회의 대표적인 중심시설로 인식되고 있다. 왜냐하면, 의료시설은 그 지역사회의 전반적인 기술수준, 인력수준, 사회 문화적인 특성과 관습, 경제적 특성 등을 반영하는 종합적인 시설의 성격을 띠고 있기 때문이다. 지역사회 주민들에게 사랑을 받고 있는 의료시설은 지역사회의 자부심으로써의 역할을 하기도 한다.

(3) 병원의 유형

① 진료내용에 따른 구분

㉠ **특수병원** : 특정 질병을 대상으로 하는 병원(예 : 정신병원, 결핵병원, 한센병원, 암전문병원 등) 또는 특정집단을 대상으로 하는 병원(예 : 소아병원, 노인병원, 보훈병원, 군인병원 등)

㉡ **일반병원** : 특수병원 이외의 병원

② 재원일수에 따른 구분

㉠ **장기요양병원** : 노인병원(요양소)이나 정신병원처럼 장기간의 입원치료를 필요로 하는 병원

㉡ **단기요양병원** : 일반적으로 대부분의 일반병원이 여기에 속한다.

③ 의료전달체계 내에서의 역할에 따른 구분

㉠ **1차 진료** : 의원급의 진료와 병원 서비스 중 하위 의료기관에서의 의뢰가 필요하지 않은 안과, 이비인후과, 피부과, 가정의학과, 재활의학과의 진료

㉡ **2차 진료** : 입원과 전문 외래의사의 진료서비스를 필요로 하는 진료

㉢ **3차 진료** : 세분화되고 전문화된 외래진료와 고가의 의료장비와 고난이도의 시술을 요구하는 진료

④ 교육제공의 여부에 따른 구분

㉠ **대학병원** : 임상실습, 교육과 전공의 수련기능을 갖춘 병원

㉡ **수련병원** : 전공의(專攻醫) 수련기능을 갖춘 병원을 말하며, 다시 인턴 수련병원, 레지던트 수련병원, 인턴 및 레지던트 수련병원으로 나눌 수 있다.

㉢ **비수련병원** : 전공의 수련기능을 갖지 못한 소규모의 병원

⑤ 설립주체에 따른 구분

㉠ **국공립 병원** : 정부나 지방자치단체 또는 공공단체에 의해 설립된 병원(예 : 국립의료원, 국립대학병원, 시 · 도립병원)

㉡ **의료법인 병원** : 의료법 제30조와 민법 제32조에 의거하여 설립된 병원

㉢ **재단법인 병원** : 일정한 목적을 위하여 출연한 재산을 개인의 권한에 귀속시키지 않고 독립된 별개의 실체로 운영하기 위하여 그 재산을 구성요소로 법률상의 권리능력을 부여 받아 설립한 법인의 병원으로 일반적으로 종교단체의 병원은 여기에 속한다.

㉣ **사단법인 병원** : 일정한 목적을 위하여 결합된 사람의 집단으로 법률상의 권리와 의무의 주체를 인정받은 병원

㉤ **학교법인 병원** : 사립학교법을 근거로 설립된 학교법인이 운영하고 있는 병원(예 : 사립대학교 의과대학병원)

㉥ **특수법인 병원** : 특별한 법률을 근거로 설립한 병원(예 : 서울대학교병원, 적십자병원)

㉦ **공사병원** : 지방공기업법에 근거하여 설립된 병원(예 : 지방의료원)

㉧ **사회복지법인 병원** : 사회복지사업법에 근거한 병원으로 비영리성이 강하다. 그러므로 이러한 병원은 대부분의 경우가 독립채산이 안되고 정부 또는 공공단체로부터 보조금에 의존하고 있다(예 : 삼육재활부속 아동병원).

㉨ **회사법인 병원** : 특정회사가 직원과 가족의 진료를 목적으로 설립되어 회사에 부속되

어 있는 병원(예 : 한국전력의 한일병원, 대우중공업의 부속병원 등)

ⓩ **개인병원** : 개인이 설립한 병원으로 대부분 소규모이며 우리나라 전체 병원의 약 50% 정도를 차지하고 있다.

⑥ 영리추구 여부에 따른 구분

㉠ **영리병원** : 모든 개인 소유의 병원

㉡ **비영리병원** : 법인형태의 병원

6) 보건의료장비

(1) 의료장비

의료장비란 질병의 진단, 치료, 경감, 처치 또는 예방을 목적으로 사용되는 기계나 기구를 의미한다. 의료장비를 크게 나누면 5가지 종류 즉, ① 생체계측 및 감시장치, ② 진단 및 치료장치, ③ 인공장치 및 보조장치, ④ 의료정보시스템, ⑤ 재료 및 분석기 등으로 나눌 수 있다.

의과학, 자연과학, 공학 등의 발달로 20세기 후반은 질병의 예방, 진단, 치료, 재활 등의 모든 의료분야에 최첨단의 의료장비가 도입되었다. 흔히 의료기술(medical technology)하면 의료장비 또는 의료기기라 할 정도로 의료장비의 존재는 현대의 보건의료조직에 많은 변화를 초래하고 있다.

환자의 건강증진이나 이익, 의료장비의 효과와 생산성에 대해 의문시하는 사람들도 많지만 현대의학하면 최첨단의 의료장비를 연상하게 할 정도로 의료장비는 이제 보건의료분야에서 절대적 존재로 군림하고 있다고 해도 과언이 아니다.

국민생활수준의 향상에 따라 건강에 대한 관심이 높아지면서 양질의 의료서비스에 대한 욕구가 증대되고, 의료공급자의 입장에서도 진단의 정확성과 치료의 효과를 위해 더욱 의료장비에 의존할 수밖에 없어 의료장비의 중요성은 앞으로 더욱 증대될 것으로 예상된다.

(2) 의료장비 관리의 개요

생산과정에서 의료장비는 다른 분야의 장비에 비해 몇 가지 특징을 지니고 있다.

첫째, 다양성이다. 의료장비는 인체와 각각의 질병을 대상으로 하기 때문에 각기 다른 개개의 기능을 가지고 있다.

둘째, 소량생산이 주종을 이룬다. 의료장비는 사용처나 이용·대상이 한정되어 있기 때문에 대량생산이 어렵다. 따라서 자연히 연구개발비와 생산비가 높아질 수밖에 없는 한계를 가지고 있다. 병원 건립시 일반적으로 의료기기 구입에 소요되는 재원은 전체예산의 30%에 이르고 있다.

셋째, 고도의 기술이 요구된다. 의료장비는 대상이 인간의 생명이기 때문에 첨단기술과 명확하고 객관적인 이론적 근거와 실험이 전제가 되지 않으면 안 된다.

넷째, 복합적 지식과 기술의 결합이 요구된다. 어느 한 분야의 전문적 지식과 기술만 가지고는 의료장비를 생산할 수 없다. 의료장비는 자연과학과 공학, 의학 등의 복합지식과 기술이 절대적으로 필요하다.

이런 속성을 가진 의료장비에 대한 관리는 의료조직에서 무엇보다 중요하다. 의료장비의 관리소홀로 의료장비가 제대로 운용되지 못하면 조직 전체의 업무 흐름이나 환자치료에 장애를 초래하기 때문이다. 따라서 의료장비관리는 의료장비의 선정에서부터 의료장비의 보수유지, 관리에 필요한 기술습득과 수리용 예비부품의 조달 및 관리 그리고 이러한 의료장비를 효율적으로 이용하고 기능을 확장 발전시키는 연구 등에 이르기까지 광범위하다.

의료장비관리하면 흔히 의료장비의 보수, 유지에 치중하는 경향이 있지만 의료장비관리의 목적은 의료장비의 구입에서부터 폐기까지 전 과정의 각 단계에서 의료장비의 안전성, 신뢰성, 경제성을 확보하는 것이다. 따라서 의료장비관리는 다음의 요소를 포함하고 있는 종합적인 개념으로 인식되어야 한다.

① 장비도입의 선정
② 장비의 검수
③ 장비에 대한 교육 및 훈련
④ 장비의 안전관리
⑤ 장비 점검 및 고장수리
⑥ 장비의 폐기 권고
⑦ 임상연구에 대한 협조
⑧ 장비의 개발

(3) 보건의료장비 선정의 기본조건

의료장비의 구입은 최초 구매시의 장비선정과정이 가장 중요하다. 따라서 의료장비의 선정을 위하여 의사들뿐만 아니라 기술부서와 구매부서를 포함한 위원회와 같은 조직을 구성하여 체계적이고 합리적인 대책을 수립해야 한다.

① 운용상

운용의 난이도와 설치환경을 생각해야 한다. 필요이상의 성능을 가지고 있거나 사용이 매우 복잡하면 가격이 비싸고 보수, 유지비가 많이 소요된다. 또한 의료장비가 설치될 장소에 대한 고려도 중요하다. 장비의 크기, 무게, 사용전압, 전원용량, 급배수시설, 가스 등과 주위 온도, 습도에 대한 검토가 이루어져야 한다. 새로 구입되는 장비가 이미 설치 운용되고 있는 설비들을 그대로 활용할 수 있으면 더욱 바랄 것이 없다.

② 관리적 측면

보수의 용이성이 우선 고려되어야 한다. 즉, 보수 부품의 조달, 공급자의 보수능력, 예방정비 등에 대한 검토가 필요하다. 의료장비의 연간운영비는 취득가격의 5% 정도이고 그 중에서 부품비용은 운영비용의 20% 정도를 차지하고 있다. 뿐만 아니라 고가의 의료장비에 대한 보수가 용이하지 못하면 의료조직의 운영과 경영상의 막대한 타격을 주게 된다. 따라서 의료장비에 대한 back-up system이 구성되어야 한다. 또한 장비의 고장률을 줄여 가동률을 높이기 위해서 예방정비가 필수적이다. 예방정비에는 사실 높은 기술력이 요구되지 않는 경우가 더 많다.

③ 경제성

경제성 즉, 구입비용, 가동비용, 수명, 처리능력(성능) 등에 대한 심도 있는 검토가 필요하다. 의료장비의 구입가격이 비싸다고 해서 반드시 성능이 좋은 것은 아니다. 그러나 일반적으로 장비의 신뢰성과 가격과는 밀접한 관계가 있다. 의료장비의 경제성은 비단 해당 의료조직의 문제일 뿐만 아니라 결국 사회 전체의 문제일 수밖에 없다. 경제성이 떨어지는 의료장비의 도입은 의료비 앙등의 한 요인으로 작용되고 있다. 다른 진료과와 의료장비가 중복되어 구매되지 않도록 하여 유사한 기능을 갖는 장비의 구입을 사전에 차단하여야 한다.

④ 기술적 측면

기술적 측면에서 고려해야 할 사항으로는 정도(精度), 성능 향상(up-grade)의 가능성, 타 장비와의 접속가능성 등이 있다. 의료장비의 성능을 추후에 향상시킬 계획이 있으면 모듈(module)단위로 성능 향상이 가능한지 검토한다. 또한 recorder, printer, computer, video 등의 외부 접속단자가 있다면 이의 활용여부를 검토하고, 이러한 장비들과 접속하여 사용할 계획과 필요성이 없다면 이러한 기능을 갖고 있는 의료장비를 구입하는 것은 낭비이다.

(4) 의료장비 관리체계

의료장비의 도입에는 관심이 많으면서도 실제로 의료장비가 설치된 이후의 관리에는 무관심한 경우가 있다. ① 의료장비의 관리방법으로는 외부에 위탁하는 경우, ② 자체에서 하는 경우, ③ 이들의 혼합 등 3가지가 있다. 어떠한 관리체계를 도입하던지 의료장비 관리에서 간단하지만 중요한 것은 의사를 포함한 의료장비 사용자에 대한 철저한 사용법 교육과 의료장비에 대한 일상정비의 생활화이다.

① 외부에 위탁하는 경우

외부의 전문업체와 용역계약에 의해 장비관리를 위탁하는 방법이다. 이때 주의할 점으로는 ① 업체의 자격조건, ② 수리대상 장비의 범위, ③ 계약기간의 취소 및 연장 방법, ④ 서비스 내역, ⑤ 계약조건(비용처리, 지불기일, 사고시 책임문제 등), ⑥ 수리를 위해 장비의 반출시 대체사용 가능한 장비의 제공여부 등이 있다.

특히 서비스의 내역에 대한 구체적이고 명확한 언급이 필요하다. 즉, ① 예방정비계획, ② 고장발생시 병원도착시간, ③ 휴일 연락방법, ④ 교체부품 처리방법, ⑤ 자주 교체되는 부품의 가격 및 계약에 포함여부 등에 대해서 확실히 해두는 것이 좋다.

외부위탁방법에는 ① call system, ② contract maintenance, ③ shared service program 등이 있다.

㉠ call system이란 장비가 고장 날 때마다 그때그때 업체에 수리를 의뢰하는 방법으로 예방정비를 못하는 단점을 가지고 있다. 또한 비용이 제일 비싸고 시간도 많이 소요된다.

㉡ contract maintenance 방법은 계약 장비에 대해 일정기간 동안 예방정비 및 고장수리를 책임지는 것이다. 안정적으로 장비관리가 되고 고장시 신속한 대처가 가능하다.

㉢ shared service program에는 clinical engineering center와 kingpin hospital이 있는데,

- 전자(engineering center)는 몇 개의 병원이 장비관리를 위해 하나의 비영리조직을 만드는 방법 또는 한 업체가 동일지역 내의 여러 병원의 의료장비를 관리하는 방법이다.
- 후자(kingpin hospital)는 의료장비를 자체 관리하는 병원을 모(母)병원으로 하고 소수의 정비기술자를 가진 100-300병상 규모의 병원을 자(子)병원으로 하여 모병원의 지도감독 하에 자병원의 의료장비를 관리하는 방법이다.

② 자체에서 관리하는 경우

병원 자체 내에서 의료장비를 관리하는 경우에는 체계적인 관리를 할 수 있으며, 신속한 수리로 장비의 고장시간을 최대한 단축할 수 있다. 수리기간의 단축은 장비의 가동시간을 최대로 할 수 있기 때문에 수익 발생에 기여 한다. 중소병원보다는 대형병원의 경우에 적합하다. 자체에서 관리하는 경우에 고려해야 할 사항으로는 ① 기술 정보 및 부품 등의 준비, ② 훈련되고 경험 있는 직원의 확보, ③ 필요기구 및 측정 장비의 준비, ④ 합리적인 감독과 통제, ⑤ 외부계약과의 비용비교 등이 있다.

6 보건의료조직관리

1) 의료기관의 특성

(1) 기능적 특성

의료기관이 수행하는 기본적인 기능은 진단과 치료 기능이다. 특히 병원급 의료기관들은 다양한 진단장비를 갖추고 의원급 의료기관들이 담당하지 못하는 각종 질환들에 대한 진단과 치료를 제공한다.

진료 이외의 기능으로는 교육, 훈련을 들 수 있다. 강의실에서의 이론교육 외에, 부가적으로 환자를 진료하는 과정에 참여, 관찰함으로써 환자진료에 필요한 실질적인 수기를 훈련시키며 교육대상의 범위는 의과대학생과 간호대학생을 비롯하여 장차 의료기관에서 근무하게 될 보건관련 전공학생, 인턴 · 레지던트 등 의사인력, 간호인력, 의료기사 인력, 기타 각종 의료종사자들에 이르기까지 다양하다.

또한 의료기관은 환자를 대상으로 하는 임상의학적 연구가 수행되는 주요 장소이다. 새로운 시술이나 시약이 개발되었을 때 사전에 동물실험이나 기초실험을 거친 후 환자를 대상으로 한 임상실험 단계가 수행되어야 하며, 이러한 과정들이 수행되는 곳이 의료기관이기 때문에 임상연구는 의료기관의 주요 기능이라고 할 수 있다.

다양한 기능들을 수행하고 있는 의료기관은 그 역할과 기능에 따른 몇 가지 특성들을 가지고 있다.

첫째, 의료는 법적으로 비영리이며 공공재적인 성격이 부여되고 있기 때문에 의료기관은 일반 기업조직보다 사회적인 관심과 규제의 대상이 된다.

둘째, 의료는 대인서비스로서 제조업과는 달리 대량생산이나 주문생산이 불가능하고 저장을 하거나 기계화 또는 자동화하기가 어렵다.

셋째, 의료기관의 산출물은 다양하고 산출과정은 전문화되어 있으나 독자적인 생산보다는 유기적이고 복잡한 전환 과정을 거쳐 업무처리가 이루어지게 된다.

넷째, 업무수행과정이 응급을 요하는 상황에서 신속한 판단과 즉각적인 처리를 해야 할 경우가 많다.

다섯째, 의료기관의 기능은 항상성을 가지고 수행되어야 하며, 1년 365일 진료를 제공하여야 한다.

(2) 조직적 특성

첫째, 경영체로서 의료기관은 고도로 자본집약적이면서 노동집약적인 특성을 지니고 있다.

둘째, 진료와 교육, 연구 기능 등 다양한 사업목적을 가지고 있을 뿐만 아니라, 양질의 의료서비스를 제공해야 하는 진료의 목적과 가능한 효율적으로 서비스를 산출해야 하는 경영상의 목적간 상충되는 측면이 있다.

셋째, 다양한 교육배경을 가진 전문인력들로 구성되어 있으며 면허 · 자격 보유 인력이 중심이 될 뿐만 아니라 여성인력의 구성비가 높다. 특히, 전문직종들이 핵심적인 역할을 담당하고 있는데, 전문직들의 경우 상대적으로 자율성에 대한 요구가 크고 조직 전체의 목표보다는 개인의 목표나 전문지식에 의거하여 판단하는 경향이 강하기 때문에 업무 조정이나 통합을 어렵게 하는 요인이 된다.

넷째, 조직체계와 의사결정 과정이 행정관리체계와 진료체계로 이원화되어 있어 갈등의 소지가 될 수 있다.

다섯째, 다양한 직종들로 구성되어있기 때문에 조직구조간에 갈등요인이 상존하며, 업무의 긴급성과 낮은 대체성으로 구성원이 업무를 수행하는데 스트레스의 강도가 높다.

여섯째, 산출된 서비스의 질을 평가하기가 용이하지 않을 뿐만 아니라 조직 구성원의 업적을 평가하기가 어렵다.

이상의 여러 특성들은 결과적으로 의료기관의 효율적인 운영과 양질의 서비스 산출이라는 당면 목표들을 달성하는데 있어 보다 전문적인 관리능력을 필요로 하는 요인들이다.

2) 의료기관 관리의 기본개념

관리의 개념을 이해하기 위해서는 먼저 조직에 대한 이해가 필요하다. 조직은 목표를 갖고 있으며 이를 달성하기 위하여 노력을 하는데, 이와 같이 조직이 목표를 달성하기 위하여 체계적으로 노력하는 과정을 관리 또는 경영이라 한다. 즉, 조직이 목표로 하는 산출(output)을 얻기 위하여 필요로 하는 자원을 투입하고 전환과정을 거치는 것에 대한 조정이라 할 수 있다.

의료기관의 목표가 양질의 의료서비스를 통하여 지역사회주민의 건강을 유지하고 증진시키려는 것이라면 의료기관은 여러 종류의 자원을 투입하고 입원진료, 외래진료, 수술, 처치 등의 전환과정을 통하여 질병의 진단, 치료를 하게 되며 그 결과 질병의 쾌유, 고통의 감소 등과 같은 산출을 얻게 된다.

그러나 이것은 일반적인 모형으로 현대 조직의 관리 개념을 설명하는 데에는 제한적이다. 현대 조직에서는 조직 환경요인의 중요성이 대두되면서 관리에 대한 개념을 폐쇄시스템 개념과 개방시스템 개념으로 크게 구분하고 있다.

참고문헌

강명근, 김건엽, 김상아, 박웅섭, 유원섭, 이무식, 조희숙, 최용준. 학습목표에 맞춘 보건의료관리, 보문각, 2012

보건복지부. 보건복지백서. 2017

대한예방의학회. 예방의학과 공중보건학 I, II, III. 계축문화사. 2017.

신영수, 김용익 등. 개정판 의료관리, 서울대학교출판문화원, 2017.

이덕구, 병원정보시스템, 계축문화사, 2005.

Detels R, Beaglehole R, Lansang MA, Gulliford M. Oxford Textbook of Public Health, Oxford University Press, 2009

Robert B. Wallace. Maxey-Rosenau-Last Public Health and Preventive Medicine. McGraw-Hill Education, 15 edition, 2008.

제9장

의료의 질 관리

1 의료의 질 개념과 정의

Vuori(1982)는 의료의 질의 구성요소를 효과성(effectiveness), 효율성(efficiency), 적합성(adequacy)과 과학적-기술적 측면의 질(scientific-technical quality)로 정의하고, 이용자는 적합성을, 제공자는 과학적-기술적 측면의 질을, 정부는 효율성을 가장 중요시 한다고 하였다. 또한 Donabedian(1988)의 견해에 의하면 진료의 질은 기술적 측면(Technical performance), 인간 관계 측면(Interpersonal relationship), 환경의 쾌적성(Amenities of

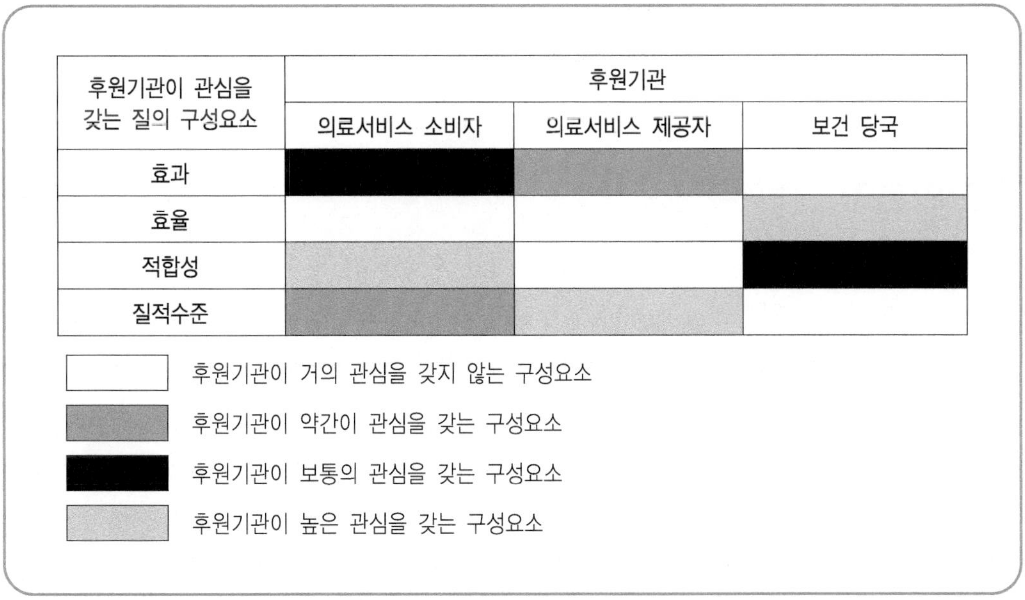

[그림 9-1] 질 관리 후원기관의 관심분야

care)으로 구분할 수 있다고 한다. 첫 번째 기술적 부분(technical domain)으로 의과학과 기술을 개인의 건강문제에 적용하는 것이며 두 번째는 대인관계 부문(interpersonal domain)으로 환자와 치료자간의 사회적, 심리적 상호 관계 측면이다. 세 번째는 쾌적함(amenity)으로 의료 서비스를 제공하는 시설의 편안함과 만족감을 들 수 있으며 그 예로는 쾌적한 대기실, 편안하고 따뜻한 진료실, 입원실의 청결성 등을 들 수 있다. 이에 따라 의료의 질에 대한 시각과 정의 또한 다양하게 표현될 수 있어 이 중에서 의사를 포함한 의료 제공자는 주로 기술적 측면의 질을 중요시하는데 비하여, 환자는 인간관계 측면과 환경의 쾌적성에 더 큰 비중을 두기도 한다. 의료의 질은 다차원적인 측면의 개념을 가지고 있는바, 단일 정의를 내리기 어려우며, 따라서 단일 지표로 질을 측정하기도 어렵다. 의료의 질 영역에서 일찍이 개념과 방법론을 소개한 바 있는 Donabedian(1980)은 의료의 질을 정의하는 입장에 따라 3가지 측면을 제시하였다.

첫째, 전문가 중심의 정의이다. 의사와 같은 전문가의 입장에서는 건강상태를 가장 향상시킬 수 있는 진료 과정을 양질의 의료라고 정의하였다. 주로 의사의 의학적인 기술을 제공하는 능력에 관심을 둔다. 이러한 개념에서는 새로운 진단기법의 개발, 치료약의 개발 등이 의료의 질 향상을 가져오는 활동이다.

둘째, 의료이용자 중심의 정의이다. 환자의 요구나 기대, 가치 등에 따라 의료의 질을 판단하는 경우이며, 환자가 느끼는 서비스에 대한 만족도나 이용의 가능성에 관심을 둔다.

셋째, 사회적 정의이다. 전체 인구가 가지게 되는 편익의 규모를 집단적으로 파악하는 입장이며 보다 많은 사람들에게 편익이 돌아가는 경우를 양질의 의료라고 정의하였다.

2 의료의 질의 구성요소

양질의 의료는 크게 접근성(accessibility), 포괄성(comprehensivess), 질(quality), 지속성(continuity), 효율성(efficiency)으로 살펴 볼 수 있다. 접근성이란 재정적, 지리적, 사회문화적인 이유로 인하여 주민들에게 필요한 보건의료서비스를 제공하는데 있어서 장애를 받아서는 안 된다는 것이며, 포괄성은 보건의료의 내용에는 예방, 치료, 재활 및 건강진사업 등 관련되는 다양한 서비스가 잘 조정되어 포함되어야 한다. 질이란 보건의료의 의학적 적정성과 보건의료의 사회적 적정성이 동시에 달성될 수 있도록 적절하게 제공되어야 한다. 지속성은 각 개인에게 제공되는 보건의료는 시간적, 지리적으로 상관성을 갖고 적절히 연결되어야 한다. 효율성은 보건의료의 목적을 달성하는데 투입되는 자원의 양을 최소화하거나 일정한 자원의 투입으로 최대의 목적을 달성할 수 있어야 한다.

그러나 양질의 의료에 대한 분석 자료는 매우 불충분한 상태이고 앞으로는 의료서비스 자체에 대하여 보다 많은 분석과 정책 개발이 있어야 하겠다. 따라서 의료서비스 자체에 대한 정책을 지원, 재정 지원 및 조건에 대한 정책과 분리하여 고찰하는 것은 거의 불가능하다. 그러나 이 글에서는 가급적 의료서비스 자체에 대한 부분만을 선별하여 고찰하기로 한다.

의료서비스에 관련된 정책을 수행할 수 있는 현실적인 수단으로는 다음과 같은 몇 가지로 나눌 수 있다. 첫째는 정부가 의료서비스를 직접적으로 구성하고 제공하는 것. 이것은 주로 정부가 소유 운영하고 있는 병원과 보건행정체계를 통하여 이루어진다. 둘째는 정부가 민간에 대한 물질적, 재정적 지원을 제공하는 것. 셋째는 각종 규제와 유인책을 통하여 민간의료기관의 형태를 조정하는 것 등이다.

지금까지 한국의 의료서비스에 대한 정책은 거의 전적으로 양적 확대와 분포 개선에 초점을 맞추고 있다. 시설과 인력의 확대 재생산, 그리고 자본주의적 시장경제의 원리에 의해 의료자원의 공급이 이루어지기 어려운 농어촌지역의 의료서비스 확대가 의료서비스에 관련된 보건정책의 중요한 부분을 이루고 있다.

그래서 의료서비스 제공에 있어서 현실적인 정책수단의 대부분은 다음과 같다.

① **인력의 확대** : 의사, 간호사, 의료기사, 의료행정가 양성, 공중보건의, 보건진료원, 의사 보수교육 등

② **시설 및 장비** : 보건소, 지소, 진료소의 확충, 공공병원의 강화, 보건의료원 설립, 취약지 민간병원건립 등의 의료자원의 확보를 통한 것들이다.

의료의 질적 수준의 관리 등의 정책은 아직 제대로 개발이 되지 못하고 있다.

리와 존스(Lee & Jones)(1933)는 양질의료를 '그 당대 한 사회의 의료계 공식 지도자들이 행하고 가르치는 바와 같은 의학수준'이라고 정의하고, 다음과 같은 8개의 신조를 첨부하고 있다.

① 양질의료란 의과학에 근거한 합리적 의료행위에 국한한다.

② 양질의료란 예방을 강조한다.

③ 양질의료란 과학적 의료제공자와 일반대중 간의 지적협력을 요구한다.

④ 양질의료란 개체를 전인적으로 치료한다.

⑤ 양질의료란 의사와 환자간에 긴밀하고 계속적인 관계를 유지한다.

⑥ 양질의료란 사회복지사업과 결합한다.

⑦ 양질의료란 모든 유형의 의료서비스를 동등하게 취급한다.

⑧ 양질의료란 모든 사람의 요구에 따라 현대 과학적 의료서비스를 적용하는 것을 의미한다.

3 의료의 질 관리를 위한 접근

(1) 질관리의 새로운 패러다임 대두

의료분야의 질관리에서 성공적인 사례의 대부분은 CQI의 원칙과 방법에 근거하고 있다. 질관리에 대한 전통적인 접근법에 문제가 있었기 때문에 많은 의료계의 관계자들이 질을 보다 포괄적으로 정의하고 이를 향상시킬 수 있는 방안에 대해 고민해 왔다. 근래에 들어 TQM/CQI와 같은 기업적 접근 방법을 도입하여 활용하고 있다. TQM/CQI는 고객의 기대와 요구를 만족시키기 위한 조직 전체 구성원의 지속적인 노력으로 일종의 경영전략이다. 미국의 조사자료에 의하면 TQM/CQI를 수행한 병원들은 질 향상 노력에 매우 만족하여, 질 향상 관련 활동을 더욱 활발히 수행하고 있다. 또한 인적자원 개발문제와 재정결산에 더 긍적적인 효과를 인지하고, 그렇지 않은 병원보다 특정 환자의 진료결과가 향상 되었거나, 비용이 절감되었다고 한다.

지금 서비스업계는 6시그마 도입을 위한 노력이 한창이다. 시그마 기법은 제품을 100만개 만들었을 때 불량품을 3~4개로 한다는 높은 수준의 목표를 달성하기 위해 추진되는 전사적인 경영품질 향상활동이자 품질을 통해 고객만족을 지향하는 경영전략이다.

6시그마 기법은 종래의 품질기법과는 달리 고객만족의 관점에서 오류나 불량을 발생시키는 프로세서의 문제점을 개선하는 기법이며, 프로세서의 개선을 위해 정보기술을 활용한다. 의료분야에서도 고객(환자) 관점에서의 프로세서를 진단하고 개선하는데 필요한 기법이라고 할 수 있다.

의료서비스의 질 관리를 위하여 다른 나라에서도 최신의 질 관리 기법을 도입하여 활용하고 있다. TQM/CQI, 6시그마 등의 선진 질 관리 기법과 정보기술 등을 접목하여 질 관리에서의 효율성을 높이고자 노력하고 있다. TQM과 6시그마는 일반 제조산업의 질 관리 개념으로 의료분야의 질 관리 분야에 도입되어 활용방안에 대한 활발한 연구들이 진행되고 있다.

(2) 종합적 품질경영(TQM)

종합적 품질경영(Total Management, TQM)은 의료서비스의 질을 향상시키고 원가를 줄이는 효과를 가져올 수 있는데, 이는 종합적인 품질경영의 아이디어가 경영자들이 의료서비스의 질 향상을 위해 의사를 포함한 전문인력과 함께 일할 수 있도록 지원하고 서로 다른 전문인력들이 팀을 이루어서 작업할 수 있도록 지원하기 때문이다.

종합적 품질관리는 원래 1980년대 후반에 제조산업에 있어서의 품질위주의 기업문화를 창출함으로써 조직구성원의 의식을 개혁하고 궁극적으로 기업의 국제 경쟁력을 제공하고자 하는 경영혁신 운동이다. 종합적 품질경영에 대한 정의도 학자마다 다양하지만 다음과 같이 정의해 볼 수 있다.

종합적 품질경영은 질(Quality)의 지속적인 향상을 계획하고 실행하는데 있어 전 조직원의 참여를 도모하기 위한 구조화되고 체계적인 과정이다. 즉 전 조직원이 고객의 기대를 충족시키는데 적합한 새로운 방법을 연속적으로 찾고 또한 경쟁력있는 가격으로 제품과 서비스를 제공하고자 헌신한다면 조직의 성공은 사실상 보장된다는 것이다.

(3) 환자안전

최근 국내외적으로 환자안전과 관련한 의료의 질 문제가 급격히 확산되고 정책에 반영되고 있다. 환자안전은 과다진료(overuse), 과소진료(underuse), 과오진료(misuse)로 분류할 과오진료에 해당되며, 환자안전문제로 인하여 발생하는 비용은 품질불량 비용(cost of poor quality, COPQ)의 일부로 볼 수 있다.

미국의 경우 예방가능했던 위해사건으로 인한 국가 손실비용(소득 손실, 가사 노동의 손실, 장애 및 보건의료비)이 매년 약 170~200억 달러에 이를 것으로 추정한 바 있으며, 전세계적으로는 매년 4,270만 건의 위해사건이 발생하며, 2,030만 장애보정생존년수(DALY)에 해당하는 손실이 발생하였다고 보고하고 있다.

4 의료서비스 질 평가 방법

진료의 질 평가(Quality Assessment)를 위한 접근법으로는 Donabedian(1978)이 제시한 구조, 과정과 결과의 세가지 접근법이 널리 알려져 있다(그림 9-2).

(1) 구조, 과정 및 결과

구조(Structure)는 진료가 제공되는 환경의 속성을 뜻하는 것으로, 물적 자원(시설, 장비,

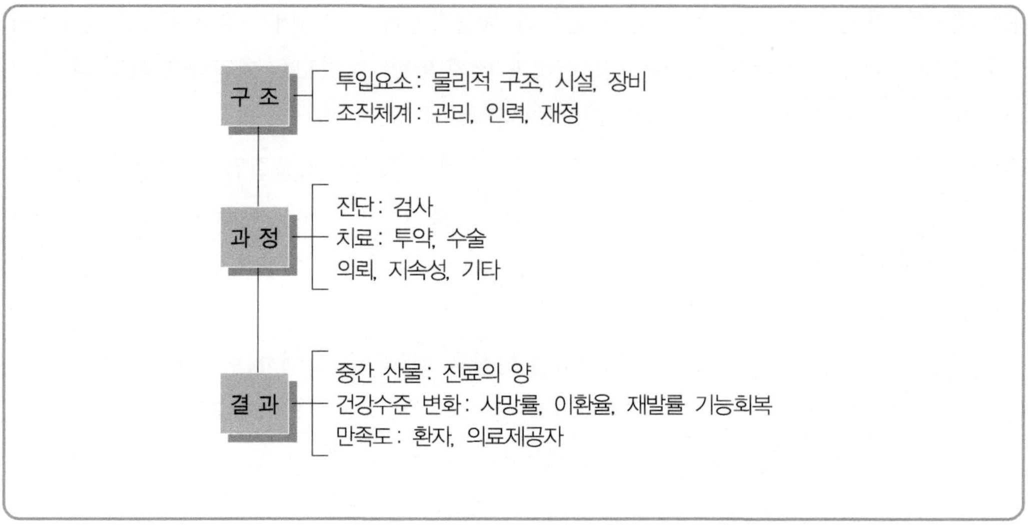

[그림 9-2] 구조, 과정 결과 질 평가법

자본 등), 인적자원(인력의 수 및 자질 등)과 조직적 구조(의료진의 조직, 진료비 상환방법 등)에 대한 평가가 이러한 접근법에 해당된다.

과정(Process)은 실제로 행하는 진료의 내용을 뜻하는 것으로, 진단과 치료를 하는 의료제공자의 활동 뿐만 아니라 의료를 찾고 이를 실천에 옮기는 환자의 활동까지도 포함된다.

결과(Outcome)는 진료에 따라 나타난 환자의 건강상태의 변화를 의미한다. 넓은 의미로는 환자의 지식 수준 및 형태의 변화와 진료에 대한 환자의 만족도까지를 포함한다.

5 질 측정방법의 특성과 선택

진료의 질 평가에 있어 구조, 과정, 결과의 구분법의 유용성이 일반화되고 왔으나, 어느 방법을 선택하여야 할 것인가에 대해서는 약간의 견해차가 있다. 구조, 과정, 결과의 3분법은 기본적으로 이들 간에 인과관계가 있음을 전제로 하고 있으나, 현재까지 이러한 가설이 명백히 입증되지는 못한 상태이다. 구조는 비교적 측정이 용이하다는 장점을 가지고 있으나, 결과와의 직접적인 인과관계를 증명할 수 없다는 약점을 가지고 있다. 과정은 의료제공자에게 비교적 친숙한 형태이지만, 결과로 나타나는데는 일정 시간이 소요되며, 다른 요인의 개입 가능성을 배제할 수 없다는 제한점을 가지고 있다. 결과는 궁극적인 측정 목표라는 장점을 가지고 있으나, 어떠한 요인에 의하여 측정 결과가 초래되었는지를 파악할 수 없다는 단점이 있다.

6 질 관리의 정의(Quality Assurance[1])

(1) 정의

Quality Assurance는 '제공된 진료 서비스를 실제 수준을 측정하고, 측정 결과에 따라 개선이 필요하면 진료 서비스의 제공을 변환시키려는 노력'으로 정의할 수 있다(Wright & Whittington, 1992). 즉 Quality Assurance는 진료의 질적 수준 평가(Quality Appraisa)와 평가에서 발견된 문제를 해결하기 위한 활동(Quality Action)으로 구분할 수 있다.[2]

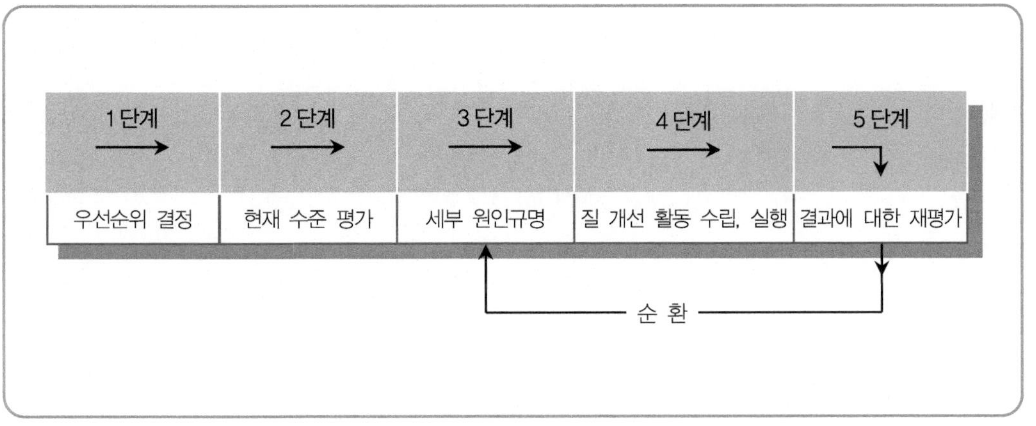

[그림 9-3] 의료 질 관리의 시행단계

(2) 분류

Quality Assurance는 시행 주체, 대상 및 시행방법, 접근법과 지향점 등에 따라 다음과 같이 분류될 수 있다.

---

1) Quality Assurance라는 용어는 외국의 문헌에서는 Quality Assessment, Quality Control, Quality Improvemnt, Medical Audit, Quality Management, Quality Development 등의 용어와 혼용하여 사용되고 있으며, 우리말로는 적정진료보장, 양질의 의료관리, 의료(진료)의 질 관리 등으로 번역하여 쓰이고 있다. Quality Assurance 보다는 Quality Improvemnet 또는 Quality Management가 보다 적극적이고, 긍정적인 의미를 가지고 있으므로(Berwick, 1989 : 한달선, 1992), 필자는 '진료의 질 향상'이라는 용여를 사용하기로 하였다.

2) 일부 논문에서는 Quality Assessment와 Quality Assurance를 혼용함으로써 개념적인 측면에서 여러 가지 혼돈을 야기시키기도 한다.

시행주체	외부시행(External evaluation) • 정부기관(health authority) • 전문가단체(professional assoc.)	내부시행(Internal evaluation) • 관리부서(administrative body) • 전문가(profession)
시행방법 및 대상	의료기관 • 진료비 지급거절(Payment denial) • 신임(accreditation) • 유인(incentive)	제공자 • 교육 • 환류(feedback) • 유인(incentive) • 자원사용/자격제한(restriction) • 참여(participation)
접근법	구조 과정 결과	
지향점	효과 효율 기술 수준 접근성 및 지속성 가용성	

7 병원내 진료의 질 향상 활동

(1) 진료의 질 향상 활동이란 무엇인가(What)?

'진료의 질 향상' 활동은 전술한 바와 같이 진료의 질적 수준 평가(Quality Appraisal)와 평가에서 발견된 문제를 해결하기 위한 활동(Quality Action)으로 구성된다. '진료의 질 향상' 활동은 진료에 관련된 문제를 탐색 및 해결하여 가는 과정(problem exploring and solving process)으로 이해할 수 있다. 또한 '진료의 질 향상' 활동은 ① 표준의 설정, ② 평가, ③ 개선계획, ④ 개선활동의 4가지 기본 단계가 지속적으로 진행되는 과정(continuous process)이다[3].

이러한 활동이 성공하기 위해서는 조직내에서 진료의 질 향상 활동을 실제로 행 할 수 있는 체계와 관리 노력이 수반되어야만 한다. 구체적으로는 다음과 같은 조건이 필요하다.

---

3) 관리의 순환과정(Manegement Cycle)과 유사한 개념으로 이를 'Quality Assurance cycle' 또는 'Quality Wheel'이라고 한다(Marwick et al, 1992 : Wright & Wittington, 1992).

① 최고경영층의 확고한 의지 및 위임
② 전직원의 변화에 대한 수용
③ 질 향상 활동에 대한 명확한 책임 부여
④ 기록의 명확성, 상세함 및 정확성
⑤ 조직의 모든 수준에서의 효과적인 의사 소통
⑥ 최신 지식 및 기술과 질 향상에 대한 지속적인 훈련

(2) 진료의 질 향상 활동이 왜 필요한가(why)?

Graham(1990)은 미국에서 '진료의 질 향상'에 대한 관심이 최근 증가하고 있는 요인으로 ① 정부의 보건의료에 대한 투자 증가, ② 의료비의 급격한 상승, ③ 의과학의 급속한 발전, ④ 질적 수준이 낮은 의료의 표출, ⑤ 소비자의 기대증가와 소송의 증가, ⑥ 의료기관의 급속한 증가를 지적하고 있다. 우리나라의 보건의료계가 처해 있는 상황도 이와 크게 다르지 않음을 볼 때, 머지 않아 어떠한 형태로든 질 향상 사업이 시작되리라는 것을 예상할 수 있다.

병원내 '진료의 질 향상' 활동의 필요성은 의료제공자 개인과 조직의 두 측면으로 구분하여 살펴볼 수 있다.

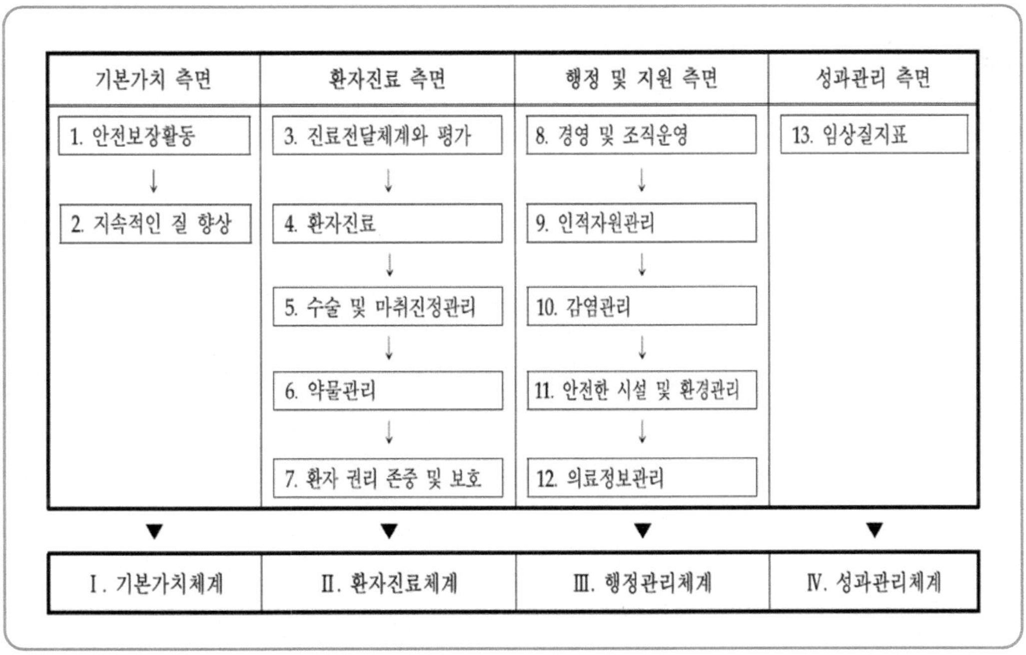

[그림 9-4] 우리나라 의료기관 인증기준 틀

첫째, 의료제공자 개인의 측면에서는 직업 윤리상 전문직으로서 누리는 자율성에 대한 책임이 강조되고 있다. 또한 법적인 측면에서도 환자를 진료함에 있어 선량한 관리자로서의 주의의무를 가지고 있기 때문에 진료의 질적 수준을 유지하고 향상하기 위한 활동이 필요하다.

둘째, 의료기관간 경쟁이 심화되어 의료시장이 점차 공급자 주도(seller's market)에서 소비자 주도시장(buyer's market)으로 변화되고 있으며, 의료서비스의 질적 수준에 대한 이용자의 기대감이 증가하고 있어 의료서비스 개선을 위한 조직적 노력이 필요하다. 또한 앞으로의 정부의 정책 방향에 있어서도 의료의 질적 수준 유지는 의료비 절감(cost cintainmet)과 함께 중요한 정책 과제로 대두될 것이다.

(3) '진료의 질 향상' 활동은 언제 하는 것인가(When)?

'진료의 질 향상' 활동에는 두 가지의 기본 전제 조건이 있다. 첫 번째 전제 조건은 모두 최선의 진료(best care)를 위하여 노력한다는 것이며, 두 번째 전제 조건은 현재의 진료에는 개선의 여지가 있다는 것이다. 즉 '진료의 질 향상 활동'은 개선의 여지가 있는 한 계속되는 끝없는 과정(never ending improvment)임을 의미한다.

Continuous Quality Improvement(CQI)라는 용어는 이러한 개념을 잘 표현하고 있다. '진료의 질 향상' 활동은 기존의 Quality Assurance와는 달리 표준(Standard)의 충족 및 유지에 만족하지 않고, 변이를 감소시킴으로써 지속적으로 진료의 질을 향상시키기 위하여 노력하는 활동이다.

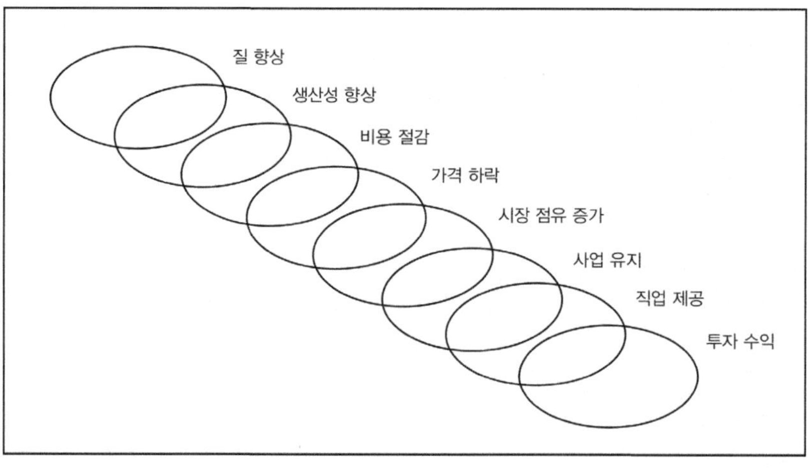

[그림 9-5] 데밍의 질향상에 따른 연쇄반응

(4) '진료의 질 향상' 활동은 어디에서 수행하는 것인가(Where)?

병원내에서 '진료의 질 향상' 사업은 활동이 수행되는 수준에 따라 병원 전체, 특정 부문 및 과별 질 향상 활동으로 구분하여 볼수 있다.

① 전 병원적 질 향상 활동

병원 전체를 대상으로 시행하는 진료의 질 향상 사업을 의미하며, 진료의 질관리위원회(Quality Assurance Committe), 의료이용 검토계획(Utilization Reviem Plan) 및 신임위원회(Credentials Committe) 등이 이 범주에 속하는 것으로 볼 수 있다.

진료의 질관리위원회는 병원내 진료의 질 관리 업무 전반을 총괄하는 역할을 수행하는 조직이다. 외국의 경우 보통 부문별 및 과별 질 향상 활동의 대표자로 구성되며, 병원 전체의 질 관리 사업의 계획, 수행 및 평가에 관한 의사결정권을 가진다. 또한 산하에 peer review subcommitte, legal subcommittee, incident report and patient complaint subcommittee, risk managemeng subcommittee 등의 소위원회를 두고 있다. 우리나라에서는 대한병원협회가 주관하고 있는 병원신임평가에서 적정진료보장위원회(QA committee)를 설치하도록 되어 있다. 이에 따라 대부분의 수련병원에 이 위원회가 설치되어 있으나 실직적인 활동이 매우 미약하며, 별도의 하부조직도 없는 상태이다.

의료이용 검토는 의무기록을 근거로 하여 병원 진료의 적절성 및 효율성을 평가하는 활동을 의미한다. 보통은 1차 검토는 훈련을 받은 비의사요원이 명시적인 기준[4]을 이용하여 시행하고, 정밀 검토는 전문의료인이 시행한다. 우리나라에서는 병원 내부에서 본격적인 의료 이용 검토를 시행하고 있는 병원은 아직 없으나, 일부 병원에서 적용한 경험이 있다.

신임위원회는 의료인력 특히 의사 인력의 질적 수준을 관리하는 조직이다. 외국의 경우에 이 위원회는 의료인력의 임명, 임상적 권한의 부여, 재임명 및 재평가 등의 임무를 담당한다. 우리나라의 경우 이와 유사한 조직은 병원의 인사위원회가 있으나, 진료의 질 향상 활동과는 별 관련이 없이 운영되고 있다.

병원 전체적으로는 진료의 질 향상에 관련된 활동이 매우 광범위하기 때문에 외국의 경우에는 이를 통합하려는 시도들이 진행되고 있다[5]. 또한, 진료의 질 향상을 위해서는 기존

---

4) 의료이용 검토에 이용되는 기준은 병원 자체에서 개발하여 사용하기도 하며, 외부기관에서 개발된 것을 이용하기도 한다. 미국에서 흔히 이용되는 도구로는 Approriateness Evaluation Protocol(AEP), Intensity of services, Severity of Illness adn Discharge Screens-Appropriateness(ISD-A)와 Standatdized Medreview Instrument(SMI) 등이 있다.

5) 그 일례로 Integrated Quality Assessment(IQA) model이 있다. 이 모형에서는 의료이용 검토(Utilization Review), 안전관리(risk management), 감염관리(infection control)와 진료의 질 관

의 병원 관리로부터의 패러다임의 변화(paradigm shift)가 필요하다는 주장이 최근 활발히 제기되고 있다. Total Quality Management(TQM)는 이러한 주장 중 대표적인 것이다[6].

② 부문별 질 향상 활동

병원 전체를 대상으로 한 활동이 아니라, 병원의 일정 부문만을 대상으로 한 진료의 질 향상 활동을 의미한다. 병원의 전 부문이 진료의 질 향상 활동의 대상이 될수 있으나, 외국의 경우 흔히 이루어지는 활동으로는 약품사용 평가(drug usage evauation), 혈액사용 평가(blood usage evauation), 의무기록 감사(medical record review), 감염관리(infection control), 간호부문 질 관리(nursing services QA), 급식 영양부문 질 관리(dietetic services QA) 등이 있다.

③ 과별 질 향상 활동

병원내 진료과, 진료지원 및 관리 부서의 각 과 단위 또는 과간 합동으로 시행하는 질 향상 활동이 있을 수 있다. 이에 속하는 활동으로는 각 과별로 시행하는 평가 모임(case review mortality conference 등), 자체 교육(grand round, 세미나, 연수교육 등), 정도 관리(quality control) 등과 몇 개 과의 합동 평가 모임(clinico-pathological conference 등)이 있다.

(5) 진료의 질 향상 활동은 누가 하는 것인가(who)?

'진료의 질 향상' 활동은 전술한 바와 같이 기본적으로 병원의 전 직원이 수행하는 것이지만, 병원 전체의 질 향상 활동의 방향을 설정하고 조정하는 역할을 담당할 사람(quality assurance person)이 필요하다. 이 사람에게는 반드시 질 향상 활동에 대한 권한이 확실하게 부여되어야 한다. 또한 능숙한 의사소통과 타협의 기술을 가지고 있으며, 자료의 처리 능력이 있고, 성격이 성실하고 참을성이 있는 사람이 바람직하다. 이외에도 진료에 종사한 경

리(Quality Assurance)를 통합하여 운영할 것을 제안하고 있다(Graham, 1990).

6) 이 이론에서는 다섯 가지 요소를 강조하고 있다. 첫째는 고객(환자)에게 촛점을 두고 있으며(customer focus), 둘째는 진료의 질 향상에 대한 모든 직원의 책임을 강조하고(total involvement), 셋째는 우리가 현재 행하고 있는 진료의 질을 평가하기 위하여 측정(measurement)을 한다는 점이다. 넷째로는 예산, 기획 등의 조직적인 체계가 질 향상 노력을 지원(systematic support)하여야 하며, 마지막으로는 지속적으로 진료의 질 향상(continuous omprovement)을 위한 노력을 한다는 점이다(Kirk, 1992).

험이 있으며, 조직 내에서 신뢰를 받고 있는 사람이 좋다(Pawsey, 1990).

병원내에서 이러한 역할을 담당하는 사람을 QA cordinator/facilitatior 라고 한다. 병원에 QA cordinator 역할을 담당할 전임 직원의 배치는 병원의 규모를 고려하여 결정한다. 병원에 질 향상 활동을 전담할 직원이 있다고 해서 병원내의 모든 질 향상 활동을 하는 것은 아니다. 전담 직원의 역할은 병원 전체에 관련된 질 향상 활동을 수행하며, 부서별 질 향상 활동을 조정하고 지원하는 것이다.

진료의 질 향상 사업이 성공하기 위해서는 의사들을 포함한 병원 전직원의 참여가 필수적이다. 그러나 비교적 진료의 질 향상 활동의 경험을 가진 외국의 경우에도 의사들의 참여에는 다음과 같은 것이 대부분을 차지하고 있었다고 한다.

① 개념을 이해할 수 없다.
② 나 또는 환자에게 도움이 될 것 같지 않다.
③ 나는 이미 case review를 하고 있다.
④ 구체적인 방법을 모른다.
⑤ 나는 다른 사람이 나의 일을 분석하기를 원하지 않는다.
⑥ 조직하기가 너무 어렵다.
⑦ 시간이 없다.

이러한 현상은 병원내 진료의 질 향상 사업이 태동기에 있는 우리나라에서도 거의 같은 것으로 예측된다. 병원 내에서의 QA coordinator는 의사를 포함한 병원 전 직원에 대하여 질 향상 활동의 필요성을 인식시키고, 나아가 질 향상 활동의 기법을 교육시키는 역할까지를 담당하여야 할 것으로 판단된다.

(6) 진료의 질 향상 활동은 어떻게 하는 것인가(How)?

진료의 질 향상 활동은 이미 앞에서 기술한 바와 같이 질 평가 활동과 질 개선 활동으로 구분할 수 있다. 이를 임상의사가 환자를 진료하는 과정에 비유하며 질 평가활동은 환자에 대한 각종 정보를 근거로 하여 진단을 내리는 과정에 해당하며, 질 개선활동은 환자에 대한 진단을 근거로 치료를 하는 과정으로 이해할 수 있다.

진료의 질 향상 활동을 임상적 연구 활동과 비교하여 보면 임상적 연구는 진료의 효능과 효과를 검정하여 그 결과를 일반화하는데 주 목적을 두고 있음에 반하여, 진료의 질 향상 활동은 결과보다는 어떠한 과정을 통하여 그러한 결과가 나타나게 되었는지에 중점을 두고 있는 일종의 사업활동(action programme)으로 분류 될 수 있다.

① 질 평가(Quality Appraisal)

진료의 질 평가 활동은 질 관리 주도 집단의 구성, 표준의 설정과 합의, 측정 방법의 선택과 자료의 수집 및 관찰된 진료 내용과 표준의 비교의 4단계로 구분하여 볼 수 있다.

㉠ 질 관리 주도 집단의 구성(setting QA group)

질 관리주도 집단은 병원 내에서 진료의 질 향상 활동을 주도하는 역할을 담당한다. 팀 접근을 하는 경우 효과적인 업무수행에 장애가 될 수 있으나 여러 관점을 종합적으로 고려할 수 있다는 장점이 있다.

집단의 크기는 수행하고자 하는 질 향상 활동의 범위에 따라 다르지만 토론과 문제해결에 구성원이 충분히 참여하기 위해서는 통상적으로 8명 정도가 적당한 것으로 알려져 있다. 구성원에는 이용자 집단, 질 향상에 따라 영향을 받을 것으로 생각되는 모든 사람과 질 향상 활동에 필요한 자원의 동원에 영향을 미칠수 있는 사람이 포함되는 것이 바람직하다. 집단이 효과적으로 운영되기 위해서는 자주 만나야 하고, 공식적인 만남 뿐만 아니라 비공식적인 만남이 이루어져야 하며, 태도와 가치를 공유하여야 하고 목표에 대한 합의가 있어야 한다. 또한 업무의 분담에 대한 합의를 도출할 수 있어야 하고, 건전한 토론을 진행할 수 있는 기술을 갖추고 있어야 하며, 토론을 주도할 수 있는 사람이 포함되는 것이 이상적이다.

1회의 모임 시간은 1시간 30분이내로 하고, 명확한 의제가 사전에 설정되어야 하며, 구성원에게 모임의 시각 및 장소에 대한 공지가 충분하여야 한다. 모임의 장소는 불필요한 개입을 피하기 위하여 근무 장소로부터 떨어진 곳을 택해야 하며, 참석자 및 결정사항에 대한 기록을 충실히 하고 후에 지원이 필요한 사람에게 모임의 결과를 알릴 필요가 있다.

㉡ 표준의 설정과 합의(Setting and agreeing standards)

이 단계에서는 주제, 소주제, 대상집단, 표준과 기준에 대한 충분한 토론을 통하여 합의가 도출되여야 한다.

주제는 질 관리 주도 집단이 표준을 설정하기를 원하는 활동영역 또는 진료의 측면을 의미하며, 소주제는 특별히 관심을 두어야 할 주제의 특정 영역을 뜻한다. 소주제에 관하여 표준을 설정하게 되므로 소주제는 명확하고 정확하게 정의하며 모든 구성원이 이해하고 동의할 수 있는 형태로 설정하여야 한다. 대상집단은 표준에 따라 진료에 영향을 받는 집단을 의미한다.

표준은 질 관리 주도 집단이 합의를 통하여 설정한, 선정된 관련 소주제에 대하여 대상 집단에게 제공되어야 할 적절한 진료의 수준을 의미하는 것이다. 표준은 달성 가능하며, 의료제공자들이 수용할수 있는 수준에서 결정되어야 한다.

기준은 달성하고자 하는 표준을 만족시키기 위하여 도달하여야 할 항목들을 구체적으로 명시한 것이다. 이 기준은 Donabedian의 질 평가 접근법에 따라 구조, 과정 및 결과에 관한 기준으로 분류될 수 있다. 구조에 관한 기준(structure criteria)은 표준을 달성하는데 필요한 자원의 구비 수준을 의미하는 것으로 인력, 시설, 장비, 소모품, 기록 시스템, 재원 등이 이에 속한다. 과정에 관한 기준(process criteria)은 표준을 달성하기 위하여 해야 할 활동을 명시한 것을 말한다. 결과에 관한 기준(outcome criteria)은 진료의 최종결과로, 이용자의 만족도, 지식, 순응도(compliance), 기능 및 회복지표 등이 있다.

㉢ **측정방법의 선정과 자료의 수집**(Selecing and measurenent technoques)

표준의 달성여부를 평가하는 시점과 진료 제공 시점과의 관계에 따라 후향적 평가(retrospective appraisal)와 동시 평가(concurrent appraisal)로 구분할 수 있다. 후향적 평가에 속하는 자료 수집 방법은 의무기록 검토(감사), 면접, 설문, 집담회가 있으며, 동시 평가에 속하는 자료 수집방법에는 직접관찰이 있다. 각 자료 수집 방법에는 상대적인 장단점이 있으므로 이러한 특성을 고려하여 자료 수집 방법을 택하도록 한다.

㉣ **관찰된 진료내용과 표준의 비교**(Comparing observed pratices with standards)

표준의 달성 여부는 계획에 의거하여 평가할 수 있고, 문제가 발생하였을 경우 또는 임의의 시점에 평가할 수도 있으나, 적어도 1년에 1회 이상 시행하는 것이 좋다. 일단 평가 일시가 정해지면 이 사실을 널리 알리는 것이 보통이다. 평가를 시행하는 주체는 질 관리 주도 집단, 최고 경영층, 동료 또는 외부 인사가 모두 될수 있으나, 각각에 대하여 상대적인 장단점이 있으므로 이를 고려하여 평가 주체를 결정한다.

표준의 달성여부는 순응도(compliance rate)를 이용하여 정량적으로 평가하는데 이를 단계별로 나열하면 다음과 같다.

- 진료에 대한 기준을 모두 나열한다.
- 기준들의 상대적인 중요성에 따라 각 기준에 대하여 가중치를 부여한다.
- 각 기준별로 기준의 충족여부를 기록한다.
- 가중 평균을 구하여 기준의 전체적인 충족도(순응도 관찰치)를 구한다.
- 사전에 설정된 순응도 기대치와 관찰치를 비교한다.

② 질 개선활동(Quality Action)

질 개선 활동은 관찰된 진료내용과 표준간의 차이의 이유 발견, 개선 대안의 설정, 최선의 개선 활동 선택, 개선 활동의 실행 및 재평가의 5단계로 구분할 수 있다.

㉠ 차이의 이유 발견(Identifing reasons for difference)

진료내용과 표준을 비교하기 전에 측정이 타당하게 이루어졌는지, 결과에 영향을 미친 특별한 여건은 없었는지 등을 검토하여, 의심이 되는 경우에는 평가를 다시 하는 것이 바람직하다.

관찰된 진료내용이 계속적으로 표준을 상회한 경우에는 표준이 낮게 설정된 것인지의 여부를 검토할 필요가 있으며, 이번 평가만이 순응도가 높은 경우에는 절차나 자원에 있어서 어떠한 변화가 이현상을 초래하였는지를 규명할 필요가 있다. 또한 진료의 다른 측면에 미친 긍정적, 부정적 영향이 있었는지도 종합적으로 검토하여야 한다.

관찰된 진료내용이 표준에 미달된 경우에는, 이러한 결과를 긍정적인 태도로 수용하여 개선책을 강구하여야 한다. 이를 위해서는 표준에 미달된 업무 영역 또는 진료의 측면들을 명확히 하고, 이러한 격차를 나타낼만한 이유를 찾아 가장 가능성이 높은 이유들을 나열함으로써 개선 대안을 설정할 준비를 하여야 한다. 이유를 찾는 단계에서 brainstorming의 기법이 매우 유용하게 이용될 수 있다.

㉡ 개선대안의 설정(Identifying possible action plans)

개선 대안을 설정하는 역할을 하는 집단을 개선 활동 주도집단(action group)이라고 하며, 변화에 따라 영향을 받게 되는 사람과 개선 대안을 실행에 옮기는 관리 부서의 대표자가 구성원에 포함되는 것이 바람직하다. 가능한 개선 대안을 찾는 과정에서도 이전 단계와 마찬가지로 brainstorming의 방법을 사용할 수 있다.

ⓒ **최선의 개선활동 선택**(Selecting the best action plans)

최선의 개선 활동을 선택할 때는 다음과 같은 점들을 고려하여야 한다.

- 이용 가능한 자원 범위내에서 현실적인 활동인가
- 적절한 시간 내에 문제의 해결이 가능한가
- 적절한 노력으로 문제의 해결이 가능한가
- 최고 경영층이 수용할 수 있는가
- 동료들이 수용할 수 있는가
- 기존의 조직내 방침에서 벗어나는 것은 아닌가
- 실행되면 주가, 어떠한 영향을 받게 되는가
- 책임지고 계획을 수행하기에 적합한 열성적인 사람이 있는가
- 활동의 결과를 측정할 수 있는가
- 성취하고자 하는 것에 비하여 너무 많은 비용이 드는 것은 아닌가

실재적인 개선 활동 계획에는 ① 명확한 일정, ② 각 단계를 수행하는데 소요될 것으로 예상되는 시간, ③ 경과 보고 일자, ④ 공표 일자, ⑤ 최종 완료 일자, ⑥ 표준의 재평가 일자, ⑦ 표준의 검토 일자를 명시하여야 한다.

ⓓ **개선활동의 실행**(Implementing the action plans)

진료의 질이 지속적으로 향상되기 위해서는 모든 사람이 변화를 수용할 준비가 되어 있어야 하며, 변화가 일어나기 위해서는 원활한 의사소통이 필수적이다. 의사소통을 촉진하기 위하여 다음과 같은 방법을 사용할 수 있다.

- 동료들과의 모임을 조직하여 표준 설정 및 평가, 개선 활동 전략에 대한 토론 유도
- 개선 활동 주도 집단의 회의록을 관련자들에게 회람
- 개선 활동에 의해 영향을 받을 것으로 예상되는 사람들과 개인적 접촉
- 진료의 질 소식지 제작
- 눈에 잘 띄는 장소에 진료의 질 게시판 설치
- 진료의 질에 대한 경쟁 유발

진료의 질 개선 활동이 제대로 진전되고 있는지를 확인할 필요가 있으며, 이러한 역할을 담당하는 사람을 개선 활동 조정자(action coordinator)라고 한다.

㉤ 재평가(Reappraisal)

재평가를 통하여 개선 활동의 효과를 확인하여야 한다. 재평가는 처음 평가에서 적용하였던 것과 동일한 기준 및 측정기법을 이용하여 표준을 다시 평가하는 것이다. 적어도 1년에 1번 정도는 진료의 질 관리 주도 집단이 이전에 합의하여 설정한 표준 자체를 전반적으로 검토하여, 수정이 필요한 경우에는 표준, 기준 및 측정방법을 다시 정하여야 한다.

참고문헌

강명근, 김건엽, 김상아, 박웅섭, 유원섭, 이무식, 조희숙, 최용준. 학습목표에 맞춘 보건의료관리, 보문각, 2012

고창순. 보건의료정보학. 현문사. 2003

김춘배, 유태욱, 고광욱, 최헌, 이정애 역. 의료의 질 경영 따라잡기, 계축문화사. 2001,

대한예방의학회. 예방의학과 공중보건학 I, II, III. 계축문화사. 2017.

신영수, 김용익 등. 개정판 의료관리, 서울대학교출판문화원, 2017.

유승흠. 병원경영. 계축문화사. 2005.

조우현. 손명세 옮김. 질 중심의 병원경영, 학연사. 1997.

Marwick et al. Wright & Wittington. 1992

Detels R, Beaglehole R, Lansang MA, Gulliford M. Oxford Textbook of Public Health, Oxford University Press, 2009

Robert B. Wallace. Maxey-Rosenau-Last Public Health and Preventive Medicine. McGraw-Hill Education, 15 edition, 2008.

제10장

병원관리

1 병원의 개념

병원[病院, hospital]의 사전적 의미를 살펴보면, 병원은 많은 환자를 수용하여 진단하고 치료하는 일을 제1의(第一義)로 하고, 또한 질병의 예방과 재활(再活) 서비스를 제공할 수 있는 시설을 갖춘 곳이라 요약된다. 세계보건기구에서는 최소한 1명 이상의 의사가 지속적으로 근무하면서 입원환자를 위한 시설을 구비하고 진료와 간호를 하는 것이라고 정의하였다. 미국병원협회에서는 최소한 6개 병상을 구비하고 조직화된 의사들이 환자를 진단 · 치료하며, 등록간호사의 지도 감독 하에 지속적인 간호서비스를 하도록 인증을 반은 기관이라 정의하였다[1].

1) 24시간 이상 입원하는 환자용 병상(최소한 6병상)
2) 환자진료와 안전을 보장하는 시설과 의료기기
3) 의사(doctors of medicine), 치과의사(doctors of dentistry)와 조직화된 의료진 (organised medical staff)
4) 의무기록(evidence of regular care : records of clinical work)
5) 항시 가능한 간호서비스와 간호사(registered nurse)
6) 최소한의 수술, 분만시설(minimal surgical or obstetrical facilities)
7) 항시 이용 가능한 방사선진단서비스(diagnostic X-ray services)와 임상검사서비스 (clinical laboratory services)

우리나라 의료법 제3조 제1항에서는 의료기관을 "의료인이 공중 또는 특정 다수인을 위하여 의료 · 조산의 업(의료업)을 행하는 곳"이라 폭넓게 정의한 후, 종별에 따라 ① 상급종합병

1) 유승흠, 병원경영, 제1장, 병원의 개념. 계축문화사, 2005

원, ② 종합병원, ③ 병원 · 치과병원 · 한방병원, ④ 요양병원, ⑤ 의원 · 치과의원 · 한의원, ⑥ 조산원으로 분류하였는데, 진료과목 · 수용 시설 및 입원 · 외래기능에 따라 구분한다.

[표 10-1] 우리나라 요양기관 개설 현황 (단위 : 개소)

구 분	2013	2014	2015
상급종합병원	43	43	43
종합병원	281	287	294
병원	1,451	1,474	1,496
요양병원	1,232	1,337	1,372
의원	28,328	28,883	29,488
보건기관	3,470	3,481	3,477
조산원	34	35	31
치과병원	203	205	213
치과의원	15,727	16,172	16,609
한방병원	212	231	260
한의원	13,100	13,423	13,613
약국	20,890	21,058	21,267
전체	84,971	86,629	88,163

출처 : 건강보험심사평가원, 2017.

1) 병원의 기능

(1) 병원

병원은 입원환자를 진단하고 치료한다는 점에서 의원과 구분된다. 현대적 의미의 병원은 의료센터, 교육, 연구, 지역사회 봉사의 기능을 갖는다. 외래진료부 · 입원진료부 · 진료지원부 · 보조부문으로 구성된다. 병원에는 여러 직종의 인력이 종사한다. 진료와 진료지원기능을 담당하는 인력에는 전문의 · 전공의 · 일반의 등의 의사, 간호사 · 약사 · 의료기사(醫療技士) · 영양사(營養士) · 기공사(技工士) · 조리사(調理士) · 의무기록사(醫務記錄士) 등이 있고, 보조부문에는 관리직 · 사무요원 · 기술요원 · 의공 · 영선 · 기계 · 전기 · 운전 · 교환 · 타자 · 원예 등 기능요원과 그 밖에도 잡무를 맡아보는 고용원이 있다. 최근에는 의학과 관련학문의 발전에 따라서 물리학 · 생물학 · 화학 · 생체공학 · 건축공학 · 경영학 · 사회학 · 심리학 등 많은 인접 학문분야의 과학자가 병원에 참여하는 추세이며, 병원 종사자들의 직종이 전문화 또는 다분화(多分化)되고 있다.

(2) 외래진료부와 입원진료부

외래진료부와 입원진료부는 임상의사(臨床醫師)가 직접 환자를 진단·치료하거나 간호를 행하는 부문으로서 임상진료 각과와 간호부서로 구성된다.

(3) 임상과

전문의의 전문과목은 내과, 신경과, 정신건강의학과, 외과, 정형외과, 신경외과, 흉부외과, 성형외과, 마취통증의학과, 산부인과, 소아청소년과, 안과, 이비인후과, 피부과, 비뇨의학과, 영상의학과, 방사선종양학과, 병리과, 진단검사의학과, 결핵과, 재활의학과, 예방의학과, 가정의학과, 응급의학과, 핵의학 및 직업환경의학과 등이다(전문의의 수련 및 자격 인정 등에 관한 규정).

그러나 각 나라마다 임상 각과의 구분이 여러 가지로 다르며, 병원들이 그 규모나 성격에 따라 진료과목 중 일부를 개설하기도 하고, 진료과목을 더욱 세분해서 전문분과(專門分科)를 설치하기도 한다. 간호사는 환자의 간호업무를 담당하며 각 병동(病棟)과 외래진료실의 간호사실 등이 기본 구성단위가 된다.

(4) 진료지원부서

진료지원부서는 환자의 질환에 관한 각종 검사 · 투약 · 영양 · 의무기록(醫務記錄) · 진료용재료 · 기구공급 등 임상진료를 직접 지원하는 기능을 수행하며, 방사선실 · 임상검사실 · 병리검사실 · 동위원소실 · 치과기공실 기타 특수검사실과 약국 · 영양실 · 의무기록실 · 중앙공급실 · 의료사회사업실 등이 포함된다. 보조부문은 병원의 운영과 환자진료를 간접 지원하는 원무행정(院務行政) · 일반사무 · 시설관리업무 등 보조적 역할을 담당한다.

(5) 원무행정부서

원무행정부서는 주로 환자의 접수·수속·안내와 진료비관리를 담당하고, 일반사무부서는 주로 서무·인사·경리와 재산관리를 담당하며, 시설관리부서는 건축 · 구조물의 영선(營繕), 설비의 유지 · 관리, 의료기기의 관리, 청사관리와 시설의 안전관리 등을 담당한다. 병원의 운영에 관한 의사결정책임(意思決定責任)을 지고 병원을 전체적으로 기획 · 통제하는 기능은 병원장 · 부원장과 참모역할을 담당하는 보좌부서(補佐部署)의 장 등, 최고 경영층이 담당한다.

2) 병원의 유형

(1) 진료내용에 따른 구분

① **특수병원** : 특정 질병을 대상으로 하는 병원(예 : 정신병원, 결핵병원, 한센병원, 암전문병원 등) 또는 특정집단을 대상으로 하는 병원(예 : 소아병원, 노인병원, 보훈병원, 군인병원 등)

② **일반병원** : 특수병원 이외의 병원

(2) 재원일수에 따른 구분

① **장기요양병원** : 노인병원(요양소)이나 정신병원처럼 장기간의 입원치료를 필요로 하는 병원

② **단기요양병원** : 일반적으로 대부분의 일반병원이 여기에 속한다.

(3) 의료전달체계 내에서의 역할에 따른 구분

① **1차 진료** : 의원급의 진료와 병원 서비스 중 하위 의료기관에서의 의뢰가 필요하지 않은 안과, 이비인후과, 피부과, 가정의학과, 재활의학과의 진료

② **2차 진료** : 입원과 전문 외래의사의 진료서비스를 필요로 하는 진료

③ **3차 진료** : 세분화되고 전문화된 외래진료와 고가 의료장비 고난이도의 시술을 요구하는 진료

(4) 교육제공의 여부에 따른 구분

① **대학병원** : 임상실습, 교육과 전공의 수련기능을 갖춘 병원

② **수련병원** : 전공의(專攻醫) 수련기능을 갖춘 병원을 말하며, 다시 인턴 수련병원, 레지던트 수련병원, 인턴 및 레지던트 수령병원으로 나눌 수 있다.

③ **비수련병원** : 전공의 수련기능을 갖지 못한 소규모의 병원

(5) 설립주체에 따른 구분

① **국공립 병원** : 정부나 지방자치단체 또는 공공단체에 의해 설립된 병원(예 : 국립의료원, 국립대학병원, 시 · 도립병원)

② **의료법인 병원** : 의료법 제30조와 민법 제32조에 의거하여 설립된 병원

③ **재단법인 병원** : 일정한 목적을 위하여 출연한 재산을 개인의 권한에 귀속시키지 않고 독립된 별개의 실체로 운영하기 위하여 그 재산을 구성요소로 법률상의 권리 능력을 부여 받아 설립한 법인의 병원으로 일반적으로 종교단체의 병원은 여기에 속한다.

④ **사단법인 병원** : 일정한 목적을 위하여 결합된 사람의 집단으로 법률상의 권리와 의무의 주체를 인정받은 병원

⑤ **학교법인 병원** : 사립학교법을 근거로 설립된 학교법인이 운영하고 있는 병원(예 : 사립대학교 의과대학병원)

⑥ **특수법인 병원** : 특별한 법률을 근거로 설립한 병원(예 : 서울대학교병원, 적십자병원)

⑦ **공사병원** : 지방공기업법에 근거하여 설립된 병원(예 : 지방공사의료원)

⑧ **사회복지법인 병원** : 사회복지사업법에 근거한 병원으로 비영리성이 강하다. 그러므로이러한 병원은 대부분의 경우가 독립재산이 안되고 정부 또는 공공단체로부터 보조금에 의존하고 있다(예 : 삼육재활부속 아동병원).

⑨ **회사법인 병원** : 특정회사가 직원과 가족의 진료를 목적으로 설립되어 회사에 부속되어 있는 병원(예 : 한국전력의 한일병원, 대우중공업의 부속병원 등)

⑩ **개인병원** : 개인이 설립한 병원으로 대부분 소규모이며 우리나라 전체 병원의 약 50% 정도를 차지하고 있다.

(6) 영리추구 여부에 따른 구분

① **영리병원** : 모든 개인소유의 병원

② **비영리병원** : 법인형태의 병원

3) 병원의 설립 목적

(1) 우리나라 의료기관의 유형

설립형태에 따른 의료기관의 종류는 설립주체에 따라 다섯 가지로 나눌 수 있지만, 이를 크게 민간의료기관과 공공의료기관으로 구분할 수 있다.

① **공공의료기관** : 국가 및 지방공사 등이 개설한 의료기관을 의미하며 설립주체가 국가 및 지방자치단체인 국 · 공립병원에는 국립의과대학부속병원, 국립병원, 시립병원, 공사병원 등이 있다.

② **민간의료기관** : 학교법인, 사단법인, 재단법인, 의료법인, 사회복지법인 등이 설립한 법

인병원과 개인이 개설한 개인병원이 있다. 같은 민간의료기관에서도 병원의 성격, 관련 법률, 법인 운영형태, 세제혜택 등에서 차등화 되어 있다. 또한 각 법인마다 관계되는 법률이 다르고, 그에 따른 관리부서가 다르게 나타나고 있다. 현재 법인 운영과 관련된 행정부서로는 보건복지부를 비롯하여 교육부 등이 있다.

(2) 의료법인[2]의 설립목적

① 의료법인

의료법인은 의료업을 목적으로 의료법에 의해 설립된 법인이라 정의할 수 있다.

② 사업내용

의료법인은 법이 정하는 바에 따라 의료기관을 개설하고, 의료업을 시행하는 법인으로서, 의료업은 의료 · 조산 · 간호 등의 의료행위를 통하여 질병이나 부상을 예방 또는 치료할 목적으로 시행되는 사업이라고 정의할 수 있다.

③ 부대사업

의료법인은 의료사업 외에도 의료인 · 의료관계자의 양성 · 보수 교육이나 의료 · 의학에 관한 조사연구 등의 부대사업을 시행할 수 있다(의료법 제42 조).

그러나 기본적으로 그 설립목적이 의료업을 시행하는데 있다는 점이 민법이나 다른 특별법에 의하여 설립된 법인의 목적과 다른 점이라고 말할 수 있다.

(3) 의료법인의 공익성

의료법인은 공익성의 추구를 그 사명으로 하고 있다. 이와 같이 말할 수 있는 근거는 의료법 시행령 제18조에서 의료법인은 의료업과 부대사업을 시행함에 있어 공중위생에 기여하고 영리를 추구하여서는 아니 된다고 규정한 데 있다. 따라서 의료법인은 그 성격을 비영리법인이라고 규정할 수 있으며, 이익을 출연자(들)에게 배당하지 않고 재투자해야 한다는 점이나, 위법·부당한 수익이나 이익을 추구하지 않아야 한다는 점에서 그 사명을 공익성의 추구라고 말할 수 있다. 의료법인은 비영리이기 때문에 의료법인을 출자한 사람은 다시는 출자금을 회수할 수 없으므로 건실하게 의료법인을 운영하지 않는 한 궁극적으로 국가소유로 돌아가게

2) 의료법 제 30조 제2항

된다. 비영리법인에 출자한 사람은 다시는 출자금을 회수해 갈 수 없고, 동 출자금을 개인 상속할 수 없으며, 또한 출자지분을 임의로 처분하거나 폐업할 수 없도록 하고 있다.

2 병원조직과 특성

병원조직의 특성은 의료전문분야의 직원들이 사회의 구성원들인 사람들의 건강을 지켜달라는 사회적 요구에 의한 사명감으로 의료서비스를 제공하는 조직체라 할 수 있다. 병원조직은 진료를 직접 실행하는 의료팀과, 의료팀을 지원하는 의료지원팀으로 분류되어 있다. 의료행위를 실행하는 조직체이기 때문에 인간의 생명존엄을 중시하는 사명감이 절대적으로 필요한 조직이라 할 수 있다. 특히 조직의 전문성에 대한 특성과 기능을 고려해 볼 때 ① 진료부문, ② 진료지원부문, ③ 간호부문, ④ 행정부문 기능으로 구분되어 있다. 이 부문의 협력체계가 원만히 체계적으로 이루어질 때 병원을 찾는 환자의 의료서비스가 완벽하게 실행 될 수 있다고 볼 수 가 있다.

1) 사업목적과 목표

병원관리란 병원이라는 조직에서 목표로 하는 산출을 얻기 위해서 인적 · 물적자원을 투입하여 기획하고 조직하고 업무를 수행 · 지휘하는 등의 전환과정을 거치는 것을 말한다. 병원은 환자를 대상으로 질병의 진단과 치료를 하고 예방을 하여 건강을 회복하고, 유지 증진시킴으로서 지역사회와 지역사회구성원의 건강을 향상시키도록 하는데 그 목표가 있다.

(1) 경영체로서의 특성

① 고도의 자본집약적이며, 노동집약적인 경영체이다.
② 다양한 사업목적을 가진 조직체이다.
③ 유기적이고 복잡한 전환과정을 거쳐서 서비스를 제공하는 기관이다.
④ 생산된 서비스의 품질관리나 업적평가가 곤란한 사업체의 특징을 가지고 있다.

(2) 조직요소의 특성

① 조직목적의 상충성

㉠ 양질 진료의 저렴한 서비스
㉡ 진료목적과 경영목적의 불일치

② 조직구성원의 다양성
㉠ 다양한 직종, 교육배경 및 신분
㉡ 급여차이
㉢ 면허, 자격 보유인력 중심
㉣ 전문 여성인력의 높은 비중

③ 과업의 복잡성
㉠ 진료의 불확정성
㉡ 소량 다종의 개인적 서비스
㉢ 긴급성과 낮은 대체성

④ 이원적 지배구조
㉠ 관리체계와 진료체계
㉡ 지시권한의 상충성

2) 조직의 자원

(1) 보건의료자원의 개념

병원의료서비스를 소비자에게 제공하기 위해, 인력과 장비 및 시설 등이 확충, 개발, 운영되어야 하며, 자원개발은 인력, 시설, 장비 등의 양적 확보와 자원의 질적인 측면인 자원 간의 인적, 물적, 지리적 구성비의 적정성이 달성되어야 한다.

(2) 병원의료자원 구성요소

① 병원의료인력(manpower, human resources)
② 의료시설(facilities)
③ 의료장비 및 물자(equipment and supplies)
④ 의료지식(knowledge)과 정보(information)

⑤ 의료재정(health finances)

병원의료자원 = 인적요소 + 물적 요소

(3) 병원의료인력

① 의료인력

의료인력이란 의료소비자의 필요와 요구에 부응하기 위하여 병원 의료분야에 종사하는 자를 말한다.

㉠ **의료인** : 의사, 치과의사, 한의사, 간호사, 조산사(의료법 제2조)

㉡ **의료기사 등** : 의료기사(임상병리사, 방사선사, 물리치료사, 작업치료사, 치과기공사, 치과위생사), 의무기록사, 안경사(의료기사법 제2조)

㉢ 약사(약사법 제3조)

㉣ 간호조무사(의료법 제58조)

㉤ **의료유사업자** : 접골사, 침사, 구사(의료법 제60조)

(4) 의료시설

병원 의료시설이란 의료서비스를 소비자에게 제공하기 위한 구조물을 말한다. 따라서 의료법상의 의료기관보다는 넓은 의미로 사용된다. 의료법상 의료기관은 의원, 병원, 종합병원, 요양병원, 조산원을 의미한다. 병원시설은 일반사무실과 달리 각각의 공간은 의료서비스에 맞는 특수한 건축적 조건을 만족시켜야하며 24시간 최상의 상태를 유지해야 한다. 대부분 병원 건물의 유지관리 및 보수차원에서 신뢰, 안전성 향상, 유지, 운영비용 절감, 청결한 이미지 등을 목적으로 10~15년에 한번씩 대규모 수선이 이루어지는 경우가 많다. 최근에는 의학, 의료기술의 발달과 고객만족 중심경영 등과 같은 주변 환경 변화에 따른 경영개선, 병원기능의 변화와 같은 요구에 의하여 이루어지는 경향을 보이고 있는데, 병원 설비유지관리 및 보수는 단순히 병원시설과는 달리 병원운영시스템과 시설의 특성을 살린 종합적인 유지관리 및 보수체계를 필요로 한다. 또한 병원설비 유지관리는 건축물 전반에 대한 효율을 극대화하고 수명을 연장시키며 건축물 유지비용에 거의 절반을 차지하는 에너지 비용도 크게 줄일 수 있다. 이를 위해서는 사전준비와 기기특성 조사 등 사전작업이 반드시 이루어져야 하며 다양한 데이터 관리 등 과학적인 접근이 요구되어 진다.

(5) 의료장비 및 물자

① 의료장비

의료장비란 질병의 진단, 치료, 경감, 처치 또는 예방을 목적으로 사용되는 기계나 기구를 의미한다. 최근에는 질병의 예방, 진단, 치료, 재활 등의 모든 의료분야에 최첨단의 의료장비(medical equipment)가 도입되고 있으며, 흔히 의료기술(medical technology)하면 의료장비 또는 의료기기라 할 정도로 의료장비의 존재는 현대의 병원조직에 많은 변화를 초래하고 있다. 환자의 건강증진이나 이익, 의료장비의 효과와 생산성에 대해 의문시하는 사람들도 많지만 현대의학하면 최첨단의 의료장비를 연상하게 할 정도로 의료장비는 이제 보건의료분야에서 절대적 존재로 군림하고 있다고 해도 과언이 아니다. 국민생활수준의 향상에 따라 건강에 대한 관심이 높아지면서 양질의 의료서비스에 대한 욕구가 증대되고, 의료공급자의 입장에서도 진단의 정확성과 치료의 효과를 위해 더욱 의료장비에 의존할 수밖에 없어 의료장비의 중요성은 앞으로 더욱 증대될 것으로 예상된다.

② 물자

병원들의 가용예산 중 가장 큰 비중을 차지하는 것은 인건비로 전체예산의 50%를 차지한다. 다음으로 큰 비중을 차지하는 단일 항목으로는 물품의 공급과 보관장소에서 사용장소로 이동하는데 소요되는 시스템의 관리비용이다. 의료서비스의 제공을 위하여 투입된 의약품비, 진료재료비, 급식재료비 등 재료비와 고정자산 투자, 이를 소비하고 관리하기 위하여 소요되는 인건비 등을 감안한다면 물자관리 비용은 훨씬 늘어날 것이다.

병원에서 물자관리개념을 도입하면 과다한 재고를 줄일 수 있고 가치처분방법을 도입하여 물품의 모델과 물품자체를 교체할 수 있으며 생산성을 향상시켜 인건비를 줄일 수 있고 의료서비스에 영향을 주지 않고서도 물품소비량과 총비용을 줄일 수 있을 것이다. 전체물품과 물료관리비용에 영향을 주는 요인을 살펴보면 그 영향력의 대부분은 물류비용임을 알 수 있다. 재고관리에 많은 노력을 기울이고 있지만, 재고는 전체 물류관리비용 중에서 일부만 차지한다. 그러나 재고는 현금의 가치를 지닌 현재의 중요한 자산이기 때문에 저장장소를 중요시하는 것은 옳은 생각이다. 창고재고를 최소화하면 많은 이익을 가져온다. 그러나 창고재고는 전체 재고의 일부분에 불과하며 재고관리가 중요한 곳은 수술실, 혈관 조영실, 임상병리과, 약국 그리고 창고이다. 완전한 물류관리조직은 개개의 물품과 물류관리비용에 대한 올바른 이해가 필요하며 상호관계에 대하여 더 중점을 두어야 한다. 뿐만 아니라 조직은 노력의 최대의 효과를 가져올 수 있도록 중점관리 품목과 항목을 선정하여 우선적인 노력을 기울여야 한다.

(6) 의료 지식과 정보

① 병원정보의 개념

최근 급격한 정보통신 기술의 발달과 인터넷 보급으로 빠른 속도로 정보화, 디지털 사회로 진입하고 있다. 이러한 변화는 의료분야에서도 예외가 아니어서 급격한 정보화사회로의 이행에 따라 새로운 환경에 적응해야하는 상황을 맞이하고 있다. 일부에서는 이러한 의료분야의 정보화가 기존의 의료제공 방식 자체를 변모시킬 것이라는 전망을 하기도 한다.

병원의 변화를 주도하는 것은 인터넷 기술, 이미지 처리기술, 데이터웨어하우스 기술, 그리고 유비쿼터스 기술 등이다. 인터넷 기술은 의료분야의 전자상거래와 사이버 병원 등을 발전시켰으며, 이미지 기술은 PACS를 전국적으로 보급하는데 기여했다. 그리고 데이터웨어하우스 기술은 방대한 의료정보를 처리하여 의사결정에 필요한 다양한 정보를 제공하는데 활용되고 있다. 또한 PDA나 바이오센서 등의 이동형 장비를 이용한 병원정보시스템도 속속 개발되어 정보환경의 유비쿼터스 환경으로 변화하고 있다. 이에 병원의 지식 경영 즉, 전통적인 의료서비스에 디지털기술을 접목시켜서 서비스의 부가가치를 높여야 할 것이다[3].

② 병원정보의 필요성

㉠ 환자차원

- 의료정보의 습득, 환자의 알권리 충족
- 의료기관 서비스 평가
- 병원의 정보를 병원입장 외에 환자입장도 고려하여 관리할 필요성 증대

㉡ 병원차원

- 어려운 병원경영 환경

3) 디지털화된 병원정보를 이용하여 환자진료를 지원하고, 치료의 질 평가, 의사결정, 관리, 기획, 의학연구를 향상시켜서 궁극적으로 환자를 만족시키면서 비용-효율적인 병원이될 수 있도록 지식경영을 실현하는 병원만이 살아남을 수 있는 시대 도래

• 병원정보를 이용하여 부가가치를 창출할 수 있는 분야
• 진료분야 : 근거중심의학
• 병원경영분야 : BSC, CRM, SCM, 6 Sigma

㉢ 보험자
• 심사평가원에서 의료서비스 질 평가
• 국민들의 건강증진 사업을 위한 병원정보의 활용

③ 병원경영과 정보

㉠ 병원경영환경에서 정보의 중요성
• 의약분업, 의약품 실거래가 상한제, DRG제도의 도입, 의료보험의 통합 일원화, 특진 진료 제도의 요건강화, 신용카드의 수납제 등 의료정책의 변화에 따라 병원경영이 악화
• 대형의료기관의 신증설로 병원간의 경쟁 심화
• 국가차원의 의료비 절감을 위한 각종 대책 마련
• 병원의 마케팅, 의료의 질 관리 활동, 비용절감을 할 수 있는 인사 및 물류관리 활동의 필요성
• 병원경영은 누가 병원정보를 보다 효율적으로 관리하느냐에 따라 성패가 좌우
• 병원경영에 있어 정보의 역할이 중요
• 정보기술 위주의 병원경영

④ 병원경영에 있어 정보의 역할
㉠ 불확실성(Uncertainty)과 다의성(Equivocality)의 해결
㉡ 병원이 운영되는 환경에 관한 정보
㉢ 병원이미지, 분위기, 문화 등과 같은 병원의 실체에 관한 정보
㉣ 병원활동을 통하여 처리되고 가공되는 정보로 병원활동에 관련된 정보
㉤ **경영관리 기능** : 계획(Plan), 실행(Do), 평가(See), 조정(Act)
㉥ 병원경영계획 수립 → 병원의 외부환경과 병원조직이 가지고 있는 장단점 등에 관한 객관적인 정보 필요

ⓢ 실행과정 → 현재 수행되고 있는 업무의 진행과정과 문제점 그리고 향후에 계획된 작업에 관한 정보가 필요

ⓞ 조정과정 → 평가를 통하여 계획과 실행 간에 차이가 발생한 것에 대해 그 원인이 무엇인지를 밝히는 정보가 필요하다.

⑤ 병원기능과 정보

㉠ 처방전달시스템, 전자의무기록시스템 등을 도입하여 정확한 진단 및 치료가 신속하게 이루어지도록 하여 궁극적으로는 비용-효과적인 의료서비스가 시행되도록 하여야 한다.

㉡ 마케팅의 기능 : 조사분석, 기획 및 전략, 마케팅 믹스의 개발과 실행

㉢ 의료의 패러다임이 진단 및 치료중심에서 예측 및 관리모형으로 변화

㉣ 병원의 마케팅전략 수립에 의료정보의 중요성이 커짐

㉤ 환자의 충성도 제고, 지역사회 및 국민의 건강증진과 향상이라는 사회가치 구현을 위해 의료정보의 역할이 증대

㉥ 재무관리의 기본적 기능 : 적절하고 원활한 자본조달, 합리적이고 효율적인 투자 의사결정, 자산관리, 병원의 경영성과를 측정 평가하는 재무분석 기능

㉦ 병원회계는 이러한 기초정보 제공

㉧ 병원재무분석은 병원의 재정상태와 경영성과를 분석, 평가

㉨ 의료원가는 의료서비스를 생산하는 과정에서 발생한 인건비, 재료비, 관리운영비 등에 대한 정보

㉩ 자금운용은 자산의 구입과 관리(유동자산, 고정자산)

(7) 병원정보관리의 개념 및 응용분야

① 병원정보관리의 개념

병원정보시스템은 병원조직 내부와 외부환경에서 발생되는 정보자료를 처리하고 조직구성원에 필요한 정보를 제공해주는 정보시스템을 의미한다. 즉 병원정보시스템은 조직구성원의 의사결정에 필요한 정보처리와 정보제공에 관련된 모든 인력과 기술, 제도 등을 포함한 인간 · 기계 · 조직의 종합시스템이다[4]. 경영환경과 사용자의 요구가 변하면서 정보시스

4) 채영문, 병원정보관리, 2005

템의 개념도 변하여, 정보시스템의 개념이 변하게 되면 이에 따라 활용분야, 개발방법, 관리방법, 비용 등 모든 면이 영향을 받게 된다.

② 업무처리시스템

지식경영시스템은 의사결정의 질향상이 목적인데 비하여 업무처리시스템(Transaction Processing System, TPS)은 업무처리과정의 효율성 향상이 주목적이다. 현재 병원에서 사용 중인 처방전달시스템, 전자의무기록시스템, PACS, 원무행정 시스템, 경리회계 시스템, 자원관리시스템(Enterprise Resource Planning, ERP) 등이 이에 속한다. 현재 병원 업무를 지원하는 TPS 중 가장 최신의 개념이 ERP 이다. ERP는 구매와 생산관리, 물류, 판매, 회계 등의 기업활동 전반에 걸친 업무를 통합하여 경영자원을 최적화한다는 개념으로 기업의 모든 자원에 대해서 계획, 활용하는 통합 시스템이다.

③ 지식경영시스템

지식경영시스템이란 조직적 차원에서의 지식은 물론 개개인의 지식을 체계적으로 발굴하여 조직내부에 축적 · 공유하고, 이 지식을 조직의 경쟁력 제고를 위해 활용하는 경영을 의미한다.

지식경영시스템(Knowledge Management System, KMS)은 업무처리시스템과는 달리, 컴퓨터에 저장된 데이터뿐 아니라 문서, 그래픽, 동영상, 모델, 노하우 등 다양한 형태로 조직 내에 분산되어 있는 지식을 효과적으로 저장 · 관리 · 활용하여 관리자의 의사결정을 지원하는 정보시스템이다.

㉠ Sigma

지속적인 기업문화의 변화관리를 추진하기 위해 고객을 중심으로 프로세스의 효과와 결함을 측정하고 이를 기초로 경쟁력확보를 위한 적극적인 목표 설정을 통하여 사업의 모든 부문에 혁신의 개념과 방법을 활용하는 경영철학으로 기업이나 생산하는 제품이나 서비스 중에서 불량품이나 결점이 발생할 수 있는 기회를 100만 개당 3~4개로 줄이는 것을 목표로 하는 것이다.

㉡ 의사결정지원시스템(Decision support system, DSS)

경영진 등의 의사결정권자가 데이터 모델을 활용할 수 있도록 지원해주는 시스템으로 미래 예측 및 경영정책 수립에 있어서 일반 경영정보시스템을 이용하여 생성된 정보만으로는 만들기 어려운 경우에 보다 과학적인 접근법인 DSS를 사용할 수 있다.

㉢ 데이터마이닝(Data mining)

데이터마이닝이란 방대한 양의 데이터에 함축적으로 들어있는 데이터 간의 관계, 패턴을 컴퓨터를 이용하여 탐색하고 이를 모형화 하여 업무에 적용할 수 있는 유용하고 의미 있는 정보로 만들어 내어 여러 가지 의사결정에 적용하고 미래를 예측하는 기법을 말한다. 보건 분야에서도 처방전달시스템(OCS), 전자의무기록(EMR) 등으로 축적된 다량의 진료관련데이터를 데이터마이닝을 이용하여 분석함으로서 환자진료, 병원행정, 의학연구, 의료의 질 관리, 환자관리 등 여러 면에서 유용한 정보 또는 규칙을 만들어 내고 이를 지식으로 전환하여 지식경영을 할 수 있는 것이다.

㉣ 데이터웨어하우스(Data warehouse)

데이터웨어하우스란 운영계시스템(On-line Transaction Processing, OLAP)을 운영하면서 생성된 운영계 데이터와 필요 시 외부 데이터까지를 주제별로 통합하여(subject-oriented) 별도의 프로그래밍 없이(end-user computing), 즉시(on-line), 여러 각도에서 분석을 가능하게 하는(multi-dimensional analysis) 통합시스템이다.

④ 전자상거래

병원의 전자상거래는 일반적인 민간부분에서의 전자상거래 유형과 동일한 유형으로 구분하여 볼 수 있다. 대개 전자거래의 유형은 기업 대 기업간 전자거래의 형태인 B2B, 기업 대 정부간 전자거래의 형태인 B2G, 소비자 대 정부간 전자거래의 형태인 G2C 또는 G4C로 나누어지는데, 특히 G4C는 현재 정부에서 민원업무를 인터넷으로 처리하고 있는 전자정부를 말한다. 원외처방전으로 병원과 약국과의 의약품을 거래하는 것과 병원과 의료소모품 회사간의 거래는 B2B라고 할 수 있다.

⑤ 유비쿼터스 병원정보시스템

유비쿼터스 컴퓨팅은 Ubiquitious와 Computing이 결합된 단어로 “언제 어디서든 어떤 기기를 통해서도 컴퓨팅할 수 있는 것”을 의미한다.

3) 조직의 과업

경영의 세 가지 과업에서 어떤 조직이든 조직은 그 고유한 목적과 사명을 달성하기 위해 그리고 사회적 기능을 수행하기위해 존재한다. 특히 기업이라는 조직체에 있어서 경제적 성과가 지닌 가치는 무엇보다 중요하다. 기업경영이 수행하는 세 가지 주요한 과업에 대한 피터 드러커[5]의 견해는 기업을 비롯한 여러 종류의 조직들은 사회의 기관들이다. 조직은 자신을 위해 존재하는 것이 아니다. 특수한 사회적 목적을 달성하고 사회와 개인의 구체적인 욕구를 충족시키기 위해 존재한다. 조직은 그 자체로는 목적이 될 수 없고 보다 넓은 의미의 사회를 구성하는 요소로서 사회적 필요에 의해서 의미를 부여받는 것이다. 이러한 점에서 조직과 관련한 질문은 "조직이란 무엇인가?"이기보다는 "조직이 해야 하는 일은 무엇인가? 그리고 조직의 과업은 무엇인가?"가 되어야 하는 것이다. 경영은 조직으로 하여금 맡은 바 역할을 다하고 또한 사회에 공헌할 수 있도록 하기 위해서 다음의 세 가지 과업들을 수행해야만 한다.

(1) 경영의 첫 번째 과업 : 조직의 사명 달성

어떤 조직이든 조직은 그 고유한 목적과 사명을 달성하기위해 그리고 사회적 기능을 수행하기위해 존재한다. 특히 기업이라는 조직에 있어 그것은 경제적 성과를 의미한다. 조직의 사명을 달성하는 과업은 그 조직이 이윤을 추구하는 영리조직인지 아니면 비영리조직인지에 따라 다르다. 각각의 과업들은 서로 비슷하기도 하다. 그러나 경제적 성과를 달성하는 것은 오직 기업만의 특수한 사명이다. 만일 기업을 정의하고자 한다면, '경제적 성과달성을 목적으로 하는 존재'가 될 것이다. 기업 이외의 모든 조직들, 예를 들면 병원, 교회, 대학 또는 군대에 있어서 경제적 측면은 제약조건으로 작용한다. 하지만 기업에 있어서는 경제적 성과달성이야말로 존재 이유이자 목적이다. 기업경영은 기업의 모든 활동과 의사결정과정에서 항상 경제적 성과를 고려해야 한다. 기업 경영의 존재의의와 권한은 오직 그 자신이 창출하는 경제적 성과에 의해서만 정당화될 수 있다. 경제적 성과를 창출하지 못하는 기업은 사실 실패한 것이다. 예를 들어, 소비자가 원하는 제품과 서비스를 소비자가 기꺼이 지불하고자 하는 가격에 공급하지 못하는 기업은 결국 도산하고 만다. 기업경영은 자신에게 맡겨진 경제적 자원의 이익 창출능력을 향상시키거나 최소한도로 유지할 수 있어야 한다. 이는 사회의 경제적, 정치적 구조 혹은 이데올로기가 무엇이든지 간에 기업경영은 이익창출 이라는 자신의 특수한 사명을 도외시해서는 안 된다는 의미이다.

5) 피터 드러커, 오스트리아, 1909~2005, "변화리더의 조건"

(2) 경영의 두 번째 과업 : 조직의 생산성

경영의 두 번째 과업은 조직이 수행하는 작업의 생산성과 그 작업을 수행하는 사람들의 성취능력을 높이는 것이다. 다른 조직과 마찬가지로 기업이 보유하고 있는 단 하나의 진정한 자원은 바로 사람이다. 모든 조직은 인적자원을 더욱 생산적으로 조직함으로써 성과를 달성할 수 있다. 즉 모든 조직의 성과는 그 구성원이 수행하는 작업을 통해서만 달성될 수 있다. 그러므로 작업의 생산성을 높이는 것은 모든 조직의 본질적인 기능이다. 동시에 오늘날 사회에 있어 조직은 개인이 생계를 유지하는 수단, 사회적 지위를 획득하는 수단, 공동체에 접근하는 수단 그리고 개인적 성취와 만족을 추구하는 수단이 되고 있다. 조직의 역할에서 그 구성원으로 하여금 성취감을 느낄 수 있도록 해주는 것이 더욱 중요해지고 있으며, 그것은 또한 조직의 성과를 평가하는 척도가 되고 있다. 구성원들의 성취감을 충족시켜 주는 것은 경영이 수행해야 할 과업으로서 점점 더 높은 비중을 차지하고 있다. 경영에 있어서 작업을 그 자체의 논리에 따라 조직하는 것은 첫 번째 단계에 불과하다. 두 번째 단계이자 보다 더 중요한 단계는 작업을 인간에게 적합하도록 조직하는 것이다. 게다가 인간의 논리는 작업의 논리와는 근본적으로 다르다. 구성원들에게 성취감을 느낄 수 있게 해준다는 것은 인간을 독특한 생리적, 심리적 속성, 능력, 한계 그리고 고유한 행동양식을 갖고 있는 유기체로서 인식한다는 것을 전제로 한다는 것을 주지할 필요가 있다.

(3) 경영의 세 번째 과업 : 조직의 사회적 책임 이행

경영의 세 번째 과업은 조직이 사회에 미치는 영향들과 조직의 사회적 책임들을 파악하고 적절한 대응조치를 취하는 것이다. 어떤 조직도 혼자 독자적으로 존재하지는 못하며, 또한 스스로 목적이 되지도 못한다. 모든 조직은 사회의 한 기관이고, 또한 사회를 위해 존재한다. 기업도 예외는 아니다. 자유기업은 사업을 잘하는 것만으로 그 존재의 정당성을 인정받을 수 없다. 자유기업은 오직 사회에 유익한 존재임이 증명되었을 때에만 정당성을 인정받을 수 있다. 기업은 근로자와 경영자들에게 일자리를 제공하거나 혹은 주주들에게 배당을 나누어주기 위해서라기보다는 고객에게 재화와 용역을 위해 존재하는 것으로 바라보는 것이 본래 기업의 취지에 부합한다. 병원은 의사와 간호사를 위해서만 존재하는 것이 아니라 병이 완치되기를 소망하는 환자들을 위해 존재한다. 심리적으로도 지리적으로도 문화적으로도 그리고 사회적으로도 조직은 지역사회의 한 부분이다. 기업은 그 과업을 이행하는 과정에서, 즉 경제적 재화와 용역을 생산하는 과정에서 불가피하게 사람들과 지역사회에 그리고 사회에 영향을 미친다. 기업은 사람들, 예를 들면 종업원에게 권력과 권한을 행사한다. 그러나 종업원의 존재 이유나 목적은 그 기업에 의해 또는 그 기업 내에서만 결정되는 것은 아니다. 기업은 지역사회에 대해 이웃으로서, 일자리를 제공하는 원천으로서 그리고 세금의 원천으로서 영향을 미치지만, 한편으로는 폐기물과 오염의 원천으로서 피해를 끼치기도 한다. 동시에 기업은 오늘날 다원적인 조직사회에서 인간이 필요로 하는 양적 수요, 즉 경제적 재화와 용역을 제공하는 기본적 과업뿐 아니라 인간의 질적 수요, 즉 현대인과 현대사회의 물리적, 사회적 환경에도 점점 더 많은 관심을 기울여야만 한다.

(4) 사회적 책임의식

'기업이 무엇인가?'라는 질문에 대한 답을 하기 위해서는 우리는 먼저 기업의 '목적(purpose)'이 무엇인지부터 밝혀야 한다. 초기 자본주의시대와는 달리 이제 점점 더 기업은 단순한 이윤추구로부터 벗어나 기업 외부적인 사회적 책임달성으로 그 존재의 가치를 확장 시켜가고 있다. 이제 기업의 목적은 더 이상 기업내부에 국한되지 않는다. 기업은 사회의 한 기관으로서 기업의 목적에 관한 타당한 정의는 오직 단 하나뿐이다. '기업의 목적은 고객을 창조하는 것이다.' 시장을 창조하는 것은 신이나 자연 혹은 경제적 힘이 아니다. 시장을 창조하는 것은 기업이다. 기업이 충족시키고자 하는 욕구들 가운데 어떤 것들은 이미 존재하기도 하고 어떤 것들은 아직 인식되지 않은 것들도 있다. 이러한 상황에서 기업이 무엇인지를 결정하는 것은 이제 고객의 역할이다. 왜냐하면 제품과 서비스에 대해 대가를 치를 의향이 있는 고객만이 기업의 경제적 자원을 부로, 다시 말해 단순한 자원을 재화로 전환시켜 주기 때문이다. 그러한 측면에서 이와 같은 기업의 중요한 역할들에 대해서 제대로 인식하지 못하고 단순한 영리추구의 기관으로 기업을 바라보는 것은 시대착오적인 발상이다. 수많은 기업 경영자들은 아직도 그들이 중요한 권한을 갖고 있다는 사실을 아직 인식하지 못하고 있는 듯하다. 보다 중요한 문제는 그리고 그들이 지닌 권한에는 책임이 따르며, 또한 사회적으로 타당한 근거를 가지고 있어야 한다는 것이다. 기업경영은 사회적 책임의식 없이 수행될 수 없는 과업임을 직시할 필요가 있다.

(5) 병원조직의 과업

병원의 다양한 이해관계집단의 요구를 조화롭게 수용하여 의료이용자(환자)에게 양질의 의료를 가급적 저렴하게 제공하고 병원종사자에게 직업생활의 질 보장하며, 병원설립자에게 설립목적의 달성과 투입자본의 안정성을 보장하는 동시에 지역사회(국가)의 의학발전, 의료인 공급, 의료제도 개선 등 사회조직의 일원으로서 임무수행을 하는 것이다.

① 진료(진단과 치료)
- 외래, 입원
- 임상병리검사, 방사선 촬영
- 조제, 투약, 물리치료, 영양관리

② 진료지원업무
- 의료기기, 의료재료, 물품의 공급유지(중앙공급, 의공)
- 의무기록관리
- 세탁, 린넨류 공급, 환자 운송

③ 교육 · 연구업무
- 의료인 교육
- 직원교육
- 의학연구
- 지역주민 교육

④ 사무관리
- 원무관리
- 의료사회사업
- 인사, 노무, 회계, 재무, 물자, 비상계획
- 기획, 예산, 경영분석, 감사 등

⑤ 기술업무
- 건축, 토목, 원예
- 시설설비

⑥ 기능 · 보조 업무
- 영선, 경비, 청소, 운전, 교환, 조리, 취사, 영안 등

4) 조직의 구조

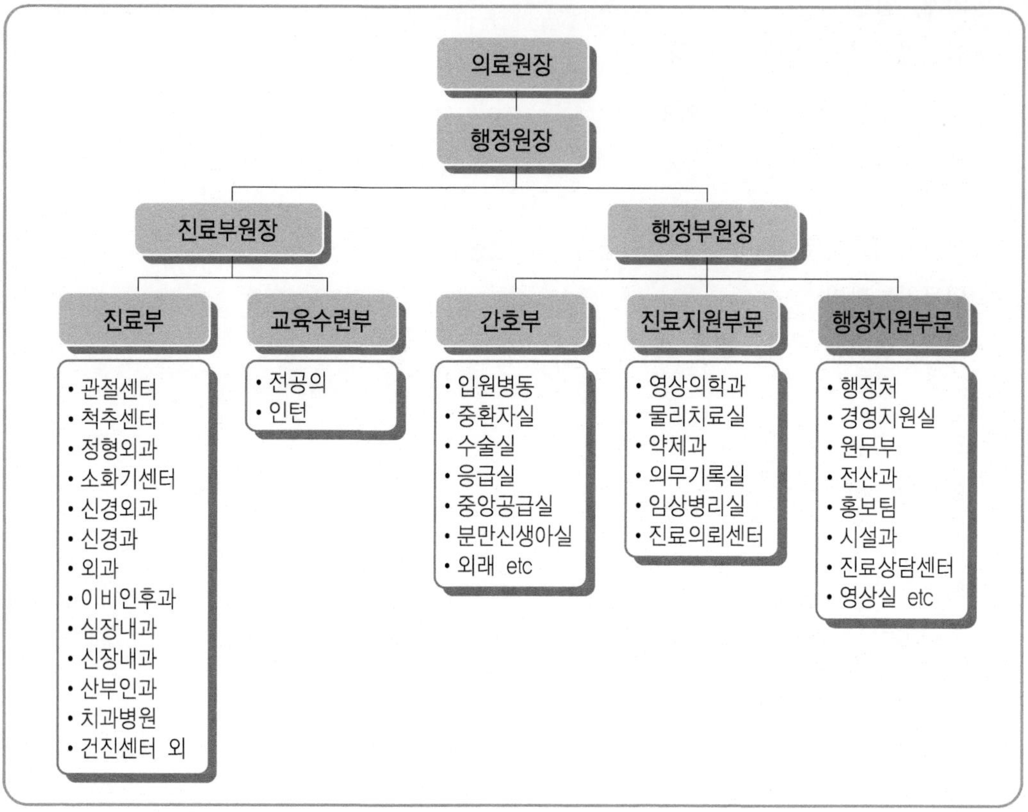

(1) 조직구성원

① **의료직** : 의사, 인턴, 레지던트, 임상의사, 임상강사, 전임의

② **간호직** : 간호사, 조무사 등

③ **약무직** : 약사 등

④ **의료기사직** : 의료기사, 의무기록사, 영양사 등

⑤ **행정직** : 행정사무관리직종 등

⑥ **기술직** : 의공, 건축, 기계, 전기, 소방 등

⑦ **기능직** : 운전, 조리, 배선, 경비 등

(2) 관리체계

① 의사결정 및 통제체계

② **지휘체계** : 경영과 진료

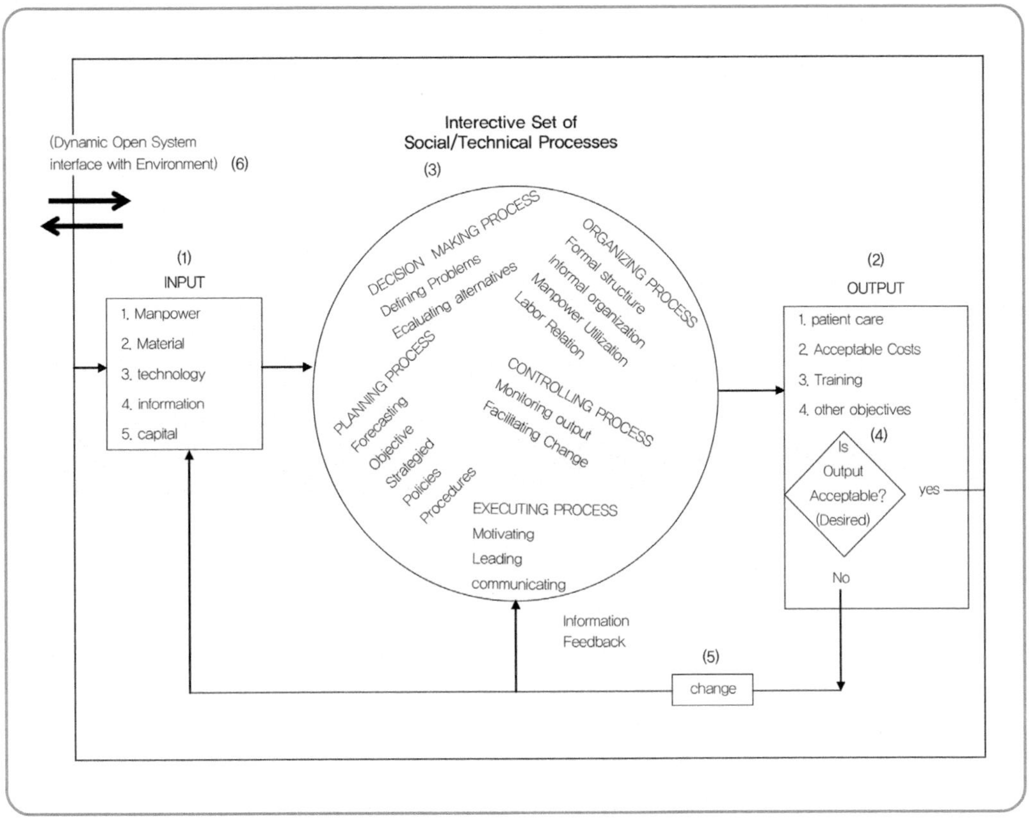

[그림 10-1] 병원의 관리모형

(3) 병원조직의 상호관계

조직목적의 달성에 필요한 과업과 과업수행권한 책임을 조직구성원들이 체계적으로 분담하고 협동체계와 전체목적에 통합기전을 형성한 결과로 이루어진 전체적인 직능분담관계를 말한다.

(4) 병원조직의 구조

① **횡적 분화**

임상진료부문, 중앙진료부문, 교육연구부문, 관리사무부문, 통제부문

㉠ **임상진료부문** : 진료각과, 간호
㉡ **중앙진료부문** : 약제, 방사선, 임상검사, 특수검사, 영양, 재활
㉢ **행정관리부문** : 인사, 서무, 원무, 경리, 관리, 시설
㉣ **통제부문** : 기획, 감사

② **종적 분화**
㉠ 최고경영자(원장, 감사, 부원장, 참모부서의 장)
㉡ 중간관리자(부장, 과장, 기사장)
㉢ 감독자(수간호사, 계장, 주임기사) – 담당자 – 보조자

3 병원관리의 의의와 과제

1) 병원산업과 병원관리 연구발전의 역사적 배경

(1) 병원의 역사적 발전사

병원은 인류의 출현과 함께 오랜 과정을 거쳐 오늘에 이르렀다. 인류사회의 초기에 관한 유물, 유적들을 종합 검토하여 보면, 수술을 시행한 흔적들을 엿볼 수 있어 병원의 역사는 인류의 역사와 함께 오랜 내력을 갖고 있으리라 짐작할 수 있다. 종교는 신석기시대 인류의 정신생활에 관한 제도로서 주목된다. 종교는 초월적인 힘에 대해 무지한 인간의 의존심의 한 형태가 표출된 것으로, 창조와 파괴의 힘을 함께 소유한 대자연에 대한 인간의 의존심은 종교의식을 갖게 되었으며, 정령신앙의 형태로 초자연을 숭배하고 있다. 종교의 가장 중요한 기능 중의 하나는 질병(疾病)을 퇴치하는 일로서, 죄악의 근원과 이로 인한 정신적 · 육체적 병의 소재를 진단하고, 병을 퇴치하는 의식을 치루게 된다. 이와 같은 치유의식(healing cult)을 집행하는 자는 제사장이었으며, 집행하는 곳은 물론 신전이었다.

종교의 이와 같은 기능 때문에 병을 고치지 못하는 제사장은 이미 지도자가 될 수 없었고, 치유의식으로 병을 제거하지 못하는 종교(宗教)는 더 이상 존재할 수 없었다. 고대 이집트의 임호텝(Imhotep)이나 그리스의 아스큘레피우스(aesculapius)가 신(神)으로 승격된 연유도 이와 같은 맥락에서 이해될 수 있다.

인류 최초로 치유의 도구로 이용된 것은 물이었다. 물로 깨끗이 씻고, 몸을 단정하게 지키

는 목욕재계는 결국 물이 각종 질병발생의 원인인 세균을 퇴치하여, 질병을 예방하거나 치유할 수 있게 하므로, 인류 최초의 귀중하고도 지혜로운 발견이라 할 수 있다. 고대 인도 바라문교의 경전인 베다는 '물은 치유자다. 물은 모든 질병을 몰아내고 치유(治癒)하는 영능을 갖고 있다'고 말하고 있다.

신석기시대 또는 청동기시대에 샘물이 질병을 치료하는 장소로 이용된 많은 흔적을 프랑스의 세인트 사우브나 이탈리아의 포브리 등에서 볼 수 있다. 또한 모든 신전이 좋은 물이 있는 곳에 지어졌다는 것은 시사하는 바 크다. 따라서 병원의 시초는 신전(神殿)이며 치유자는 제사장, 치유도구는 물이었다.

중세초기인 4세기부터 중세 후기인 15세기까지 환자의 치유의 책임은 종교집단이 떠맡고 있었다. 히포크라테스 주도로 발전된 그리스 의학에 의하여 확립되었던 합리적이고도 비종교적인 의학은 실종되고 병원은 교회의 성직의식장소로 변모되었다.

르네상스 시대는 르네상스(Renaissance)란 어휘가 「다시 태어남」이란 뜻의 이탈리아어 리나시토(Rinascita)에서 발원한 것처럼, 의료도 고대 그리스나 로마의 과학적 접근방볍에 의한 의료기술로 되돌아가는 시기라고 할 수 있다. 중세기가 대단위 병원들이 건립된 시기라면 르네상스 시기는 의학교의 발전 시기라 할 수 있다. 의학교는 독일과 동유럽에서 번창했으며 인체해부학에 대한 지식은 동물실험 등으로 용이해졌다. 1506년 영국에서는 왕립 외과대학이 설립되었으며, 뒤이어 1528년에는 왕립 의과대학이 창립되었다. 르네상스 시기의 병원이 병원발전에 기여한 공헌은 병원관리가 진보되고 질병에 따른 환자의 분리 수용과 양질의 의약 또는 기구들이 병원에 비치된 것이다. 이탈리아와 프랑스에서는 이 기간에 외과술이 크게 발전하였는데, 특히 프랑스에서는 암브로스 빠레(Ambrose pare)의 지도아래 고대 그리스 시대의 의술이 재도입되어, 출혈정지를 위해 쇠를 달구어 뜸질하는 야만적인 의료술이 지양되는 대신, 봉합술을 시행하게 되었다. 당시 매독은 횡횡하였으나, 무도병 · 도루병 · 나병 등은 거의 자취를 감추게 된다. 로마 카톨릭 교황의 지배를 벗어나 영국식의 독자적인 교회를 창도한 영국왕 헨리(Henry) 8세는 영국 종교개혁(English Reformation, 1536~1539년)기간 동안 가톨릭교회 부속 병원들을 일반민중을 위한 병원으로 전용하거나 폐쇄해 버렸다. 이에 따라 지방에 있는 많은 병원들이 문을 닫은 채, 거의 200년 동안 의료업무를 중단하게 되는 데, 다만 런던에 있는 성 바르톨로메오 병원, 성 토마 병원, 그리고 베들레헴 성모 마리아 병원만이 런던시민의 탄원으로 명맥을 유지하게 되었다. 이것이 최초의 비성직자의 병원설립 지원 사례로 여겨진다.

17세기는 과학혁명의 시기로 병원과 의료의 역사에 중요 전환점이었다. 17세기의 기운은 무엇이 왜 일어났는가 하는 데 있지 않고 어떻게 일어났느냐에 있었다. 사색은 중단되고 실험이 과학의 공통 분모가 되었다. 하아비(W. Harvey, 1578~1657년)의 혈액순환원리는 17세기의 생리학 또는 의학에 있어 최대의 업적이었으며, 실험과학은 임상의학의 체온측정을 발전시켰다. 일반과학뿐만 아니라 의학에 있어 중요한 발명은 현미경의 출현이다. 마르셀로 말피기(Marcello Malpighi, 1628~1694년)와 안토니 레벤호크(Anthony Van Leeuwenhoek, 1632~1723년)는 현미경 사용으로 과학을 발전시킨 17세기의 두 거장이다. 1661년 죤 그랜트(John Graunt)의 저서 「Natural and Political Observation Made upon the Bill of Mortality」는 최초로 인구는 국가의 자산이며 따라서 공중보건은 국가의 발전을 위해 필수적이라는 것을 주장하였는데, 이를 성취하기 위하여 건강증진을 위한 각종 시설, 즉 전염병 예방병원, 모자전문병원, 산업보건을 위한 정부의 관심, 공중보건을 위한 보건조직 등을 설치할 것을 주장하였으나, 17세기의 환경은 이 주장을 받아들이기에는 시기상조였다. 17세기에 미국에서는 병원건축이 활발하였으나, 유럽은 개화된 왕실에 의하여 병원이 신축된 덴마크나 또는 오스트리아를 제외하고는, 병원의 발전은 이탈리아의 경우처럼 교회의 품 안에서 동면하거나 정부나 지방자치단체로 그 관리가 넘겨진 프랑스와 에스파니아처럼 부실한 경영으로 발전이 지체된다.

18세기에 들어선 영국에서는 부분적으로 병원들이 신축되고 개축되어 병원발전의 리바이벌 붐이 일어난다. 1732년에 한 교구에 한 병원을 짓는 운동이 전개되어 115개 병원이 신축되는데, 이 중 유명한 병원은 브리스톨의 성 베드로(St. Peters of Bristol) 병원이다. 또한 자선사업가에 의해서도 병원들이 설립되는데 토마스 거이(Thomas Guy)는 지불능력이 있는 환자와 시료환자들을 동시에 수용하는 병원들을, 1724년에는 Guy's Hospital, 1740년에는 The Great London Hospital 등 세 병원을 설립하였으며, 퀘이커 교도들도 병원건축에 열성이 대단하여 York Retreat 같은 정신병 환자 요양소 등을 짓는 등 민간 자선가들에 의한 병원건축이 활발하였다. 종두의 발견은 18세기의 중요한 의학적 성취였다. 몽테뉴(Mary Wortley Montaigne, 1689~1762년) 부인은 터키 여행시 습득한 천연두 치료기법을 영국에 도입하였는데, 그녀는 천연두 환자의 상처에서 채취한 혈청을 다른 사람의 피부에 주입하므로써 항체가 형성되게 하여 천연두를 예방하는 아시아식의 의료기법을 사용한 것이다. 18세기는 새로운 병원의 출현과 함께 병원의 조직체계를 강화하는 시기였다. 의사들과 병원들은 17세기에 성취된 여러 발견들에 압도되어 새로운 의학기술을 도입하고 이용하는데 전력을 다하는 용기를 보였다. 19세기는 병원발전의 디딤돌을 다지는 시기였으며 현대 병원이 발원하는 중요한 전환점이었고, 여러 사건들이 현대 병원들의 뼈대를 이루는데 기여한다.

산업상의 기술과 생산의 다변화는 공장도시를 형성하였고, 도시의 확장, 인구의 도시집중 등은 산업혁명기(1790~1825년)의 사회발전현상이었다. 산업 근로자들의 건강은 생산성과 업무의 효율성에 밀접한 연관을 갖게 되어, 도시집중으로 인한 각종 전염병과 직업병의 발생은 도시에 병원건립을 촉진시켰다.

병원발전의 계기가 된 또 다른 사건은 질병발생의 원인이라고 볼 수 있는 박테리아의 발견이었다. 그 전에는 병원에서의 예방의학과 전염병 퇴치의 기본원리로서 위생개념을 강조하여 먹는 물과 오물의 깨끗한 처리가 질병발생을 억제하는 유일한 방법이었다. 이나즈 스멜웨이즈(Ignaz Semmelweis, 1818~1865년)는 19세기에 보건통계의 개념을 도입하였는데 그는 비엔나의 크랑켄하우스(Krankenhaus) 병원의 산과병동의 여러 가지 진료기록들을 수집, 분석하여 산모의 산후 감염원인을 입증하고는 의사들과 의과대학생들에게 진료실 또는 병실을 출입할 때 손을 깨끗이 씻고 염소석회수로 손을 헹구도록 권유한 바, 3개월 후에는 산과환자 사망률이 18%에서 1.5%로 하락하였다. 수년 후 프랑스의 루이스 파스퇴르(Louis Pasteur, 1822~1895년)는 박테리아가 복제에 의하여 생산이 가능하며, 그때까지 알려졌던 자연발생적이 아님을 입증했다. 그는 세균학의 아버지로 불리웠고, 그의 뒤를 이어 요셉 리스터(Joseph Lister, 1827~1912년)가 그의 업적을 계승해 나갔는데 뼈가 부러졌을 경우 피부가 손상되지 않았으면 합병증이 없이 회복되나, 뼈가 노출되면 골절부위가 감염되어 절단을 하거나 수술을 해야만 된다는 것을 확인하였다.

1870년 이후 독일의 병원들은 리스터의 이론에 깊은 관심을 갖고 실제 그 이론을 적용하여, 수술실에서 의사나 환자 모두 콜타르수로 소독을 하여 감염의 우려가 있는 큰 수술을 시행할 수 있었다. 마취술의 발견과 증기소독술은 수술을 보다 용이하게 시행할 수 있게 하였는데, 1831년경에 사용된 에테르(ether)와 니트로스 옥시드 가스(nitrous oxide gas), 그리고 클로로포름(chloroform)이 그것으로서 실제 환자의 고통을 줄이는 데는 응용되지 못하였다. 황산에테르(sulfuric ether)를 사용하여 최초로 수술을 시행한 의사는 1842년의 클라리포드 롱(clariford W. Long, 1815~1878년)으로 알려졌다. 질병의 원인으로서 박테리아와 마취제 그리고 증기소독술 등 세 가지 발견물은 병원을 현대화하는데 디딤돌이 되었으며, 1895년 뢴트겐(W.K. Roentgen, 1845~1923년)의 X-ray 발견은 병원 현대화의 기초가 되었다. 병원은 더 이상 무의탁자나 죽음을 앞둔 환자의 대기소가 아니었으며 정확한 진단과 과학적 의기술로 환자의 건강을 회복하는 명실상부한 병원의 참모습을 19세기 말에 부각시키고 있다.

한국 병원의 역사는 네 가지 시기로 나누어 설명하고 있다[6].

첫째는 대한제국 말기(1885~1910년)로 서양의학이 한국에 도입되는 시기이며,

둘째는 일본통치시대(1910~1945년)로 일본의학이 한국 의료를 주도하게 된 시기

셋째는 대한민국 수립초기(1945~1969년)로 대한민국 수립 전후와 6 · 25동란, 그리고 전화(戰火)로 인한 피해로부터 회복될 때까지의 시기이며,

넷째는 1970년대 이후로 급격한 경제성장을 바탕으로 사회 각 분야가 자주적인 발전과 성장을 이룩하는 시기이다.

2) 병원관리의 중요성

병원관리란 병원이라는 조직에서 목표로 하는 산출을 얻기 위하여 인적 · 물적 자원을 투입하여 기획하고 조직하고 업무를 수행, 지휘하는 등의 전환과정을 거치는 것을 말한다. 병원은 환자를 대상으로 질병을 진단하고 치료하고 예방을 하여 건강을 회복하고 유지 증진시킴으로서 지역사회와 지역사회구성원의 건강을 향상시키도록 하는데 그 과제가 있다.

현재 병원산업은 급변하는 상황과 경쟁 속에 있다. 어떤 나라든지 의료정책은 접근도의 제고, 의료의 질 향상, 의료비 안정의 세 과제가 중심이 되어 있고 시대상황에 따라 중요성이 달라지고 있다. 지난 30년 동안 우리나라는 의료서비스의 접근도를 올리기 위해 의료 인력의 증원, 시설의 확충, 전국민 의료보험 실시 등에 우선순위가 주어져 왔다. 앞으로는 의료의 질 향상과 의료비 안정이 주요 정책과제가 될 것으로 전망된다. 국민의료비의 전체 규모를 보면 우리나라의 경우 GDP의 5~6% 수준으로 선진국의 8~12%에 비하면 아직 낮은 수준이다. 그러나 의료비 증가 추세가 매우 빠르고 특히 최근에 와서 보험재정이 크게 악화되는 상황에서 의료보험 관리체계가 통합되고 있어 보험재정 안정을 위한 수가통제와 진료비 지불방법의 변화 등 의료비 안정을 위한 규제정책들이 강화될 것으로 예상된다. 과거에 환자들은 진료결과에 대해 별 의의를 제기하지 않았다. 최악의 사망했을 경우까지도 운명으로 받아들이고 최선을 다해준 의료인에게 감사를 표시했다. 그러나 이제는 사망의 경우뿐 아니라 진료결과가 기대한 것과 다를 때는 법적소송도 불사하고 서비스가 나쁘기만 해도 적극적으로 항의한다. 또한 보험자는 진료비 심사과정을 통해 병원의 진료행위에까지 적극적으로 개입하게 된다. 소비자들의 권리의식과 의료의 사회조직화에 따른 피할 수 없는 흐름이라 할 수 있다.

6) 김일순, 연세대, 1984

3) 병원관리의 과제

(1) 미래의 병원환경[7)]

2005년 병·의원의 경영전망은 낮은 수가구조에다 건강보험의 급여확대 시책으로 그나마 경영보전책의 방편이 되었던 비급여 항목이 대부분 사라져 대다수 의료기관들은 고전적 경영 방식으로는 유지관리에도 힘겨운 상황이 전개되고 있다. 설상가상으로 환자들의 권리의식은 높아지고, 가까운 장래에 외국의 자본까지 국내 밀려들 정황이어서 의료계의 장래를 더욱 어둡게 하고 있다. IMF 관리체제 이후 우리나라 모든 산업분야에서 경쟁력 강화를 위해 공통적으로 요구되는 주문이 이제 국내에서만 통하는 수준을 벗어나 세계 기준(global standard)에 맞추어 제품과 서비스 그리고 지식의 질을 향상시켜 나가야 한다는 것이다. 또한 2006년으로 예정된 의료서비스 시장개방은 그동안 국내 병원들끼리의 경쟁에만 몰두해온 우리나라 병원들이 외국병원들과 진료수준 및 고객서비스의 질적 경쟁을 하게 되는 것을 의미한다. 따라서 선진국 병원들이 보유하고 있는 진료 및 경영 그리고 고객서비스의 수준에 맞추어 우리나라 병원들의 경쟁력을 향상시켜 나가야 할 것이며, 이는 기본적으로 병원서비스를 이용하는 고객에 대한 근본적인 인식의 변화와 첨단의료기술 및 디지털 정보기술의 적극적인 활용이라는 두 가지 대전제를 바탕에 두고 시작되어야 한다.

(2) 병원경영 주요 재무지표

재무비율분석은 재무제표 각 항목간에 비율을 산출하여 병원의 재무상태나 경영성과를 분석하는 것을 말한다.

① 안전성지표

안전성지표는 경영주체로서 병원의 자본구조의 건실성, 지불능력, 부채상환능력 및 자금운용의 적정성 여부를 판단하기 위한 지표를 말한다.

자기자본비율은 총자본 중에서 자기자본이 차지하고 있는 비율로서 이 비율이 높을수록 재무안전성이 높다.

유동비율은 단기채무의 변제능력이 충분한가를 측정하기 위한 비율로서 유동자산을 유동부채로 나누어 계산한다. 따라서 유동비율이 높을수록 단기채무 지불능력이 양호하다고 할 수 있다.

---

7) 서영준, 무한경쟁시대 병원의 생존전략, 2006

타인자본의존도는 자기자본인 기본재산에 타인 자본을 합친 금액에 비하여 유동부채와 고정부채의 합계가 얼마가 되는가를 나타내는 비율이다.

부채비율은 부채를 자기자본으로 나눈 비율, 이 비율이 높을수록 원금상환과 이자부담이 커진다. 부채총액에는 대손충당금이나 감가상각 충당금과 같은 평가성 충당금은 포함하지 않는다.

㉠ 기본재산(자가자본)비율(%) = 기본재산/총자본 × 100
　　　= (총자본−부채)/총자본 × 100

㉡ 타인자본의존도(%) = 부채/총자본 × 100

㉢ 유동비율(%) = 유동자산/유동부채 × 100

㉣ 부채비율(%)= 부채/ 자기자본 × 100

㉤ 당좌비율(%) = 현금예금+유가증권+의료미수금+받을어음 등의 당좌자산/유동부채 × 100

㉥ 고정비율(%) = 고정자산/기본재산 × 100

㉦ 고정장기적합율(%)=고정자산/기본재산+고정부채 × 100

② 수익성지표

수익성지표는 투입된 자본과 이익과의 비율이 적정한가를 판단하기 위한 지표를 말하는 것으로 병원의 경영성과를 나타내는 것이다. 병원이 내 · 외부로부터 조달한 자본을 이용하여 어느 정도의 성과를 실현하였는지를 측정하는 지표이다.

의료수익에 비해 이익의 크기를 비교하는 의료수익의료이익률과 의료수익 순이익률, 투입자본에 비해 이익의 규모를 측정하는 총자산의료이익률, 총자산순이익률, 자기자본순이익률 등이 있다.

수익성 지표의 각종 이익률은 높을수록 수익성이 양호하다는 것을 의미한다. 의료수익과 이익간의 비율을 산출하기 위한 것으로 의료이익률은 의료수익에서 인건비, 재료비 등의 의료비용을 차감한 의료이익을 의료수익으로 나누어 계산하며, 의료 순 이익률은 의료이익에 의료외 수익과 특별이익을 더하고, 의료외 비용, 특별손실, 법인세 등을 차감하여 계산된 단기 순이익을 의료수익으로 나누어 계산하게 된다.

㉠ 총자본의료이익률(총자본순이익률)(%) = 당기순이익/총자본 × 100

㉡ 자기자본의료이익률(자기자본순이역률)(%) = 당기순이익/자기자본 × 100

㉢ 의료수익의료이익률(의료수익순이익률)(%) = 당기순이익/의료이익 × 100

㉣ 의료수익대의료원가비율(%) = 원가구성항목/의료수익 × 100
㉤ 인건비비율(%) = 인건비/의료수익 × 100
㉥ 재료비비율(%) = 재료비/의료수익 × 100
㉦ 관리비비율(%) = 관리비/의료수익 × 100
㉧ 총자본경상이익률(%) = 경상이익/총자본 × 100
㉨ 자기자본경상이익률(%) = 경상이익/자기자본 × 100
㉩ 총자본의료이익률(총자본순이익률)(%) = 의료이익/총자본 × 100
㉪ 의료수익의료이익률(%) = 의료이익/의료수익 × 100
㉫ 의료수익경상이익률(%) = 경상이익/의료수익 × 100

③ 활동성지표

활동성지표는 병원에 투입된 자본이 의료수익의 증대에 얼마나 효과적으로 기여하였는가를 판단하고, 재고자산과 미수채권관리 등 업무활동의 성과를 평가하는 지표로서 재정자립도로 볼 수 있다. 병원이 보유하고 있는 자산을 얼마나 효율적으로 활용하고 있는 가를 측정하는 지표로서 총자산회전율, 의료미수금회전율, 의료미수금평균회수기간 등이 있다. 활동성지표 산출에서의 의료수익에는 입원수익, 외래수익 및 기타 의료수익에 의료부대수익을 더하고 의료수익조정계정을 가감한 의료사업수익이 쓰여진다. 자본회전율이 높을수록 효율적으로 활용되었음을 의미하나 너무 높을 경우에는 과소투자 하지 않았는지 검토해야 한다.

㉠ 총자본회전율(회) = 의료수익/총자본
㉡ 총자본회전기간(일수) = 총자본/의료수익 × 365
㉢ 재고자산회전율(회) = 의료수익/평균재고자산 = 의료수익/((기초제고 + 기말제고)/2)
㉣ 의료미수금회전기간(일) = 의료미수금 잔액/의료수익 × 365
㉤ 재고자산보유일수(일) = 평균재고자산/(재료비 + 소모품지 + 연료비 + 피복침구비) × 분석 대상기간

④ 성장성지표

성장성지표는 병원의 경영규모 및 병원운용의 결과가 당해연도에는 전년에 비하여 얼마나 증감하였는가를 나타내는 외형성장 지표이다. 일정기간동안 병원의 수익 규모, 환자수, 경영성과 등이 그전에 비해 증가한 정도를 나타내며, 병원의 경쟁력이나 미래의 이익 창출능력을 간접적으로 나타내며, 지표의 비율이 높을수록 병원의 규모 또는 성과가 커지

고 있음을 의미한다.

의료수익 증가율은 전기에 비하여 의료수익이 얼마나 증가하였는가를 알기 위한 비율이다. 조정환자수 증가율은 의료수익 증가율은 전기에 비하여 환자수가 얼마나 증가하였는가를 알기 위한 비율이다.

㉠ 총자본증가율(%) = (당기총자본 - 전기총자본)/전기총자본 × 100
㉡ 자기자본증가율(%) = (당기총자본 - 전기자기자본)/전기자기자본 × 100
㉢ 순수익증가율(%) = (당기순이익 - 전기순이익)/전기순이익 × 100
㉣ 의료수익증가율(%) = (당기의료수익 - 전기의료수익)/전기의료수익 × 100
㉤ 입원수익증가율(%) = (당기입원수익 - 전기입원수익)/전기입원수익 × 100
㉥ 외래수익증가율(%) = (당기외래수익 - 전기외래수익)/전기외래수익 × 100

⑤ 진료실적지표

병원이 제공한 의료서비스를 받은 환자 수나 진료 건수를 말하며, 병원에서 진료를 제공받은 환자의 수를 병상, 인원, 기간 등의 일정한 단위에 의하여 진료과별, 환자수(일반, 보험, 보호, 산재, 교통 등), 입원 및 외래 등의 환자종류별 의료수익별로 분류하고 비교분석하는 지표이다. 이들 지표는 병원의 수익성이나 생산성과 밀접한 관련이 있으며, 진료의 질적 수준과도 관련이 있다.

100병상당 일(월) 평균 외래환자수는 하루(한달) 평균 외래환자수가 얼마되는지 측정하는 지표이다. 100병상당 일 평균 재원환자수: 하루평균 입원환자수가 얼마되는지를 측정하는 지표이다. 외래환자초진율: 일정기간동안 외래환자 중 초진환자가 차지하는 비율로 병원의 신규환자 비율을 나타낸다. 외래환자 입원율: 일정기간 동안의 외래환자 중 입원한 환자의 비율로 내원환자의 중증도나 입원환자의 증가 가능성을 간접적으로 나타낸다. 병상이용률(병상점유율): 일정기간 동안 병원의 가동병상 중 입원환자가 차지하는 비율로서 입원자원(가동병상)의 운영 효율성을 나타낸다. 병상회전율: 일정기간동안의 실제 입원환자(퇴원환자)수를 가동병상 비율로 나는 비율로서, 병상당 입원환자를 몇 명 수용하였는지를 나타내는 병상 이용의 효율성 측정지표이다. 평균재원일수: 입원환자의 총재원일수(연입원환자 수)를 실제 입원(퇴원)한 환자 수로 나눈 비율로서 환자가 병원에 입원한 평균입원일수를 의미한다. 병원에서는 평균재원일수가 길면 병상이용률이 높아지고 병상회전율이 낮아지므로 1인당 일당 진료비가 감소되므로 병원에서는 수익증대를 위해 평균재원일수를 단축하려고 한다. 반대로 입원대기환자가 없는 기관은 병상 가동률을 높이기 위해 가능한 오

래동안 환자를 입원시키려는 경향이 있다

㉠ 외래환자초진율(%) = 초진환자수/연외래환자수 × 100

㉡ 외래환자입원율(%) = 실입원환자수/연회래환자수 × 100

㉢ 병상이용률(%) = 재원환자연인원수 × 100 / 기간중 날 수 × 가동병상수
총재원일수 - 실퇴원환자수/연병상수 × 100

㉣ 병원이용률(%) = {재원일수+연외래환자수×(외래환자1인당1일당진료비/입원환자1인당1일당진료비)} × 100

㉤ 병상회전율(회) = 퇴원실인원수/병상수 = {퇴원실인원수+입원실인원수)/2}/병상수

㉥ 병상회전간격(일) = (연병상수 - 퇴원환자총재원일수)/퇴원실인원수

㉦ 응급환자율(%) = 응급환자연인원수/외래환자연인원수 × 100

㉧ 평균재원일수 = 퇴원환자재원일수누계/연실퇴원환자수 = 총재원일수/{(입원실이원+퇴원실인원)/2}

㉨ 입원대외래환자율(%) = 연외래환자수/총재원일수

㉩ 100병상당 1일평균외래환자수 = (연외래환자수/외래진료일수)/(병상수/100)

진료수익 지표는 입원외래별, 진료과별, 환자별로 의료수익을 구분하여 의료수익의 규모, 구성비, 환자 당 평균진료비 등을 분석한다.

㉠ 외래(입원)환자 1인당 일평균 진료비= 외래(입원)수익/ 연외래(입원) 환자수

⑥ 생산성 지표

생산성이란 단위당 투입량에 대한 산출량의 관계로서 병원운영에 투입된 생산요소가 창출한 서비스의 양이나 부가가치를 분석하여 물적 생산성과 가치적 생산성을 측정한다.

㉠ **노동생산성** : 직원 1인당 부가가치를 의미하는 데, 부가가치를 직원 수로 나누어 계산한다.

⑦ 진료권 분석 지표

병원의 진료권을 특정 병원을 이용하거나, 이용할 사람들의 지역적인 분포 범위를 나타낸다. 병원의 의료수요를 측정(추계)하는 기초자료가 되며 지역사회에서 특정병원이 차지하는 중요성을 파악 할 수 있게 해 준다. 진료권의 설정은 병원을 중심으로 생각하는 내원환자의 지역별 구성도(commitment index, CI)와 지역사회를 중심으로 생각하는 친화도

(relevance Index, RI)에 의해 접근이 가능하다.

특정병원 내원환자의 지역별 구성도 구성도(commitment index ; CI)는 병원에 내원하는 환자들의 지역별 구성 백분율로서 해당 병원을 방문하는 환자들의 지역별 선호도와 병원의 진료권 범위를 파악 할 수 있음 있다.

반면에 친화도(relevance index ; RI)는 해당병원이 소재하는 지역에서 해당 병원을 이용한 구성 백분율을 의미하며, 지역내 주민들의 해당병원에 대한 선호도를 의미한다.

㉠ CI: 특정병원을 이용한 환자의 총이용량 중에서 특정지역에 거주하는 환자가 이용하는 비율을 말한다.

CI ij(%)=(i병원을 이용한 j지역 환자의 의료이용량 ÷ i병원을 이용한 환자 총의료이용량) × 100

㉡ RI: 특정지역에 거주하는 주민의 총이용량 중 특정병원을 이용한 의료이용량의 비율

RI ji(%)= (j지역주민의 i병원 이용량 / j지역주민의 총의료이용량) × 100

[표 10-2] 지역유형별 의료이용지표 RI와 CI의 기준

지역유형	RI	CI	기준
거점형	높음	낮음	CI〈(0.5×RI+30) & CI〈(2×RI-90)
자체충족형	높음	높음	CI≥(0.5×RI+30) & CI〈(2×RI-30) & CI≥(150-RI)
혼합형	낮음	낮음	CI〈(RI+30) & CI≥(2×RI-90) & CI(150-RI)
유출형	낮음	높음	CI≥(RI+30) & CI≥(2×RI-30)

(3) 우리나라 병원서비스의 실태와 문제점

① 진료측면의 문제점

진료측면의 문제점으로 2006년 말 현재 국내 병원은 총 51,286개이고 그중 종합병원이 295개, 요양병원이 363개, 일반병원이 850개, 의원이 26,078개이며, 병상수는 410,581개이다[8]. 이는 선진국과 비교할 때 인구대비 양적으로는 크게 뒤지지 않는 것으로 평가되고

있으나, 전체 병원의 65%가 서울과 경기도 및 부산, 대구, 인천광역시에 밀집해 있어 지역간 병원분포의 불균형으로 인한 문제가 오히려 심각한 것으로 지적되고 있다. 또한 의료전달체계가 제대로 정립되지 않아 의원과, 병원, 종합병원간 무한 경쟁체제를 보임으로 인해 불필요한 자원의 낭비를 가져오고 있으며, 특히 고가의료장비의 지나친 보유경쟁은 과잉진료의 소지를 원천적으로 제공하고 있다. CT(컴퓨터단층촬영장치)의 경우 우리나라는 인구 100만 명 당 34.6대로 OECD국가 중에서 일본을 제외하고는 가장 많이 보유하고 있으며, 멕시코보다는 보유 대수에서 무려 10배 이상 많은 것으로 나타났다. 이 같은 수치는 OECD국가 평균인 15.6대보다 거의 두 배 이상 많은 것이다. 고가진단장비인 MRI(자기공명영상촬영장치)도 우리나라는 인구 100만명 당 13.5대로 OECD국가 평균 8.1대 보다 1.67배 많은 것으로 집계됐다. 체외충격파쇄석기(ESWL)는 인구 100만명 당 10.1대로 가장 많았을 뿐 아니라, OECD국가 평균보다 무려 4배 이상 많은 것으로 파악됐다. 단층촬영장치(Mammography)도 우리나라가 인구 100만 명당 34.6대로 핀란드 다음으로 많았다[9].

② 질적인 문제점

질적인 문제점으로 국내의 일부 부유층 소비자들이 외국병원에 가서 진료를 받는 이유는 선진외국 병원들의 진료수준이 국내 병원보다 우수할 것이라는 막연한 믿음 때문이다. 이러한 질적 차이가 실제 임상적인 측면에서 객관적으로 입증된 바는 없지만 아직도 많은 국내 의사들이 외국병원에서 연수를 받고 있는 현실은 이러한 믿음을 사실로 받아들이게 하는데 일조를 하고 있다. 최근 국립암센터에서 발표한 미국과 한국간의 암 종류별 5년 생존율 비교 자료를 보면 한국의 암 생존율이 미국에 비해 손색이 없음을 보여주고 있다. 그러나 실제 외국병원의 진료를 경험한 환자들이 공개하는 경험담을 들어보면 질병치료의 결과 못지않게 치료과정에서의 질적 서비스의 차이가 많이 언급되고 있다. 이러한 차이에 대해 국내 병원들은 낮은 의료보험수가로 인한 불가피한 현실로 돌리고 있으나 소비자 입장에서는 그러한 면에 대한 이해보다는 국내 병원들이 의사와 환자간의 신뢰를 바탕으로 한 인간적인 진료보다는 고가의 기계에 의존하는 수익지향적 진료에 더 신경 쓰는 영리집단이라는 부정적 인식을 가질 뿐이다. 따라서 이러한 질적인 차이에 대한 소비자의 인식이 개선되지 않는 한 국내 병원들의 국제경쟁력은 취약함을 면할 수 없을 것이다.

---

8) 2008년, 보건복지통계연보. 2006년 12월 31기준

9) 보건복지가족부에서 보건사회연구원에 의뢰해 2006년 10월 9일부터 11월 11일까지 국내 보건의료자원 실태를 조사한 결과

③ 경영측면 문제점

경영측면 문제점으로 대한병원협회 통계에 의하면 2002년도 전국 병원 975개 중 9.5%인 93개가 경영난을 견디다 못해 문을 닫거나 소유권을 넘긴 것으로 나타났다. 이는 우리나라 전체 산업의 평균부도율 0.23%의 40배를 넘는 것으로 현재 우리나라의 많은 병원들이 어려운 경영환경에 처해 있음을 보여 주고 있다. 도산 현황을 병원 종별로 보면 종합병원급은 276곳 중 6곳으로 2.2%인 반면, 병원급은 699곳 중 87곳이 도산하여 12.4%를 기록했다. 특히 이 가운데 100병상미만 병원의 경우 416곳 중 68곳(16.3%)이 도산하여 소규모 병원들의 심각한 경영난을 반영하고 있다. 특수병원을 제외한 대부분의 병원에서 의료수익 순이익률이 적자상태를 보이고 있으며, 의약분업 이후 외래환자의 감소까지 이어져 이러한 현상이 더욱 심화되고 있는 실정이다. 그러나 전체적으로 병원의 수는 계속 증가하고 있어 외국병원의 진출까지 가시화 된다면 의료시장에서의 경쟁은 더욱 치열해지고 도산하는 병원도 증가될 전망이다.

④ 인적자원관리 측면

인적자원관리 측면으로 우리나라 병원의 의료원가 중 인건비 비중을 보면 전체평균으로 39.6%를 차지하고 있다. 병원별로는 160병상 이하의 일반종합병원군이 43.7%로 가장 높고, 160～300 병상군이 37.5%로 가장 낮은 비율을 보이고 있다. 그러나 단순한 인건비의 비중보다는 인건비 지불제도에 있어 대부분의 병원들이 근로자의 업무성과와 별 관계없이 연공서열적인 임금제도를 유지하고 있다는 것이 문제로 지적될 수 있다. 미국 병원들의 경우 기본적으로 업무성과에 비례한 임금제도를 유지하고 있어 근로자의 생산성과 임금액이 비례하는 반면, 우리나라는 그렇지 못해 장기근속자가 늘어날수록 인건비 비중이 늘어나 병원의 경영에 압박요인으로 작용하게 되고 장기적으로 병원의 경영효율성을 떨어뜨리는 한 요인으로 작용하게 된다.

⑤ 마케팅 측면

마케팅 측면으로 우리나라 병원들의 경영전략에 있어 취약한 분야의 하나가 병원마케팅이라고 할 수 있다. 최근 "환자중심의 병원"이라는 구호 아래 많은 병원들이 고객서비스 개선에 노력하고 있으나 이는 아직 병원에 내원한 환자들만을 대상으로 제공하는 서비스를 개선하는 수준에 머무르고 있다. 즉 마케팅의 기본전략이라고 할 수 있는 마케팅 환경분석, 소비자 행동분석, 경영구조 분석 등을 통한 시장기회 분석과 표적시장 선정 그리고 그에 따른 의료서비스 품질(product), 가격(price), 유통(place), 소비촉진(promotion)을 이용한 마케팅 믹스 전략의 개발 등 과학적 접근이 제대로 이루어지지 않고 있는 실정이다. 따라서 전문경영체제를 갖춘 외국영리병원들이 진입하였을 때 마케팅 경쟁에 있어 매우 불리한 위치에 처할 가능성이 높다. 또한 병원 내부의 고객서비스도 주로 시설 개선과 친절도 향상에 초점이 맞추어져 있어 환자 눈높이에 맞춘 의사와 간호사의 행태 전환, 대기시간 단축, 환자중심의 동선 재배치 등 다양한 고객요구에 적절히 대응하지 못하고 있는 실정이다.

(4) 우리나라 병원경영전략 실태[10)]

① 전국민 의료보험제도의 도입 이후

우리나라의 병원들도 경영합리화를 위해 나름대로의 노력을 기울여 오고 있다. 2000년 말 현재 전국 98개 병원을 대상으로 경영개선 전략 실태를 조사한 한 연구결과를 보면, 환자서비스 향상을 위한 노력을 가장 많은 90.8%의 병원들이 전개하고 있었으며, 다음으로 다각적인 비용절감(88.8%), 조직개편을 통한 효율화(83.3%), 직원 교육훈련 강화(79.6%), 구매제도의 합리화(75.2%), 의료서비스의 전문화(75%), 진료의 질 향상(73.4%), 지역사회 이해집단과의 유대강화(69%), 홍보 및 마케팅 활동 강화(65.3%), 의료서비스 다각화(61.2%), 병원정보체계의 구축(56.2%)의 순으로 경영전략을 시행하고 있었다. 반면에 팀제, 수익성 낮은 의료서비스의 폐쇄 또는 감축, 성과중심 보상체계, 원가분석체계 구축 등의 전략은 50% 이하의 상대적으로 저조한 실시율을 보이고 있었다.

② 디지털 시대

디지털 시대의 흐름에 부응하여 병원들이 정보기술을 활용한 경영개선 전략은 어느 정도 실행하고 있는지를 조사한 결과를 보면, 최근의 인터넷 활성화에 힘입어 병원소개 홈페이지 구축이 67.3%로 가장 높은 실시율을 보이고 있었고, 다음으로 전자처방전달시스템(58.8%), 전자문서교환방식(EDI) 보험청구(54.7%) 등이 50% 이상의 실시율을 보이고 있었다. 그러나 전반적으로 정보기술관련 경영개선 전략은 매우 저조한 상태인 것으로 나타났으며, 특히 원격진료, 고객 이메일 주소의 관리 및 이용, 전자상거래, 전자물류시스템, 전사적 자원관리시스템 등 일반 기업체에서 많이 도입하고 있는 정보기술을 활용한 경영개선

10) 서영준, 무한경쟁시대 병원의 생전전략 무한경쟁시대 병원 생존전략, 2006

기법들은 10% 이하의 실시율로 아직까지 병원계에서는 미미한 상태인 것으로 나타났다.

(5) 병원서비스 국제경쟁력 강화방안

① 의료시장 개방

의료시장 개방에 대비하여 병원서비스의 국제경쟁력을 강화하기 위해서는 정부차원의 제도적 지원 못지않게 개별 병원차원에서의 경쟁력 강화 노력도 필요하다.

첫째, 병원경영의 전문성이 제고되어야 한다. 국제적인 수준의 진료 경쟁력을 갖추고 있는 국내 대형병원들도 경영의 전문성 측면에서는 아직 국제적 수준에 도달하지 못하고 있는 실정이다. 기획, 재무관리, 고객관리, 마케팅 및 홍보, 총체적 서비스 질 관리, 인력관리 등 전반적인 경영 측면에서 유능한 전문경영인(의사든 비의사든 관계없이)이 책임지고 경영하는 시스템이 구축되어야 한다.

둘째, 진료기능의 전문화 및 특성화가 이루어져야 한다. 도시의 중소병원들은 경쟁력 있는 핵심 진료과 중심으로 전문병원 체제로 운영하는 것이 바람직하며 대형병원들도 평범한 진료과별 체제보다는 질병별 또는 표적시장별로 진료기능을 재설정하여 진료경쟁력을 강화해 나가야 한다.

셋째, 의료서비스의 질적 차별화가 이루어 져야 한다. 의료시장개방 후 국내에 진입할 외국의료기관들의 경우 대부분 국내병원과 차별화된 고급 진료서비스 전략으로 공략할 가능성이 높다. 예를 들어 첨단 기술과 장비를 이용한 비급여 중심의 진료서비스, 과학적인 대안의학 진료서비스, 고객중심의 one-stop 원무관리 시스템, 편안하고 안락한 내부 인테리어 및 편의시설, 직원들의 고객중심 마인드 및 커뮤니케이션 등으로 상류층 고객들을 집중 공략할 것으로 예상된다. 따라서 국내병원들도 이에 대비하여 외국병원들이 쉽게 모방하기 어려운 양한방협진 등 한국적인 특성을 살린 진료서비스의 차별화뿐만 아니라 홍보 및 마케팅, 고객서비스의 차별화를 통한 경쟁력 강화에도 관심을 기울여야 할 것이다.

넷째, 병원 수입의 다각화를 모색할 필요가 있다. 우리나라의 건강보험 수가는 병원들이 진료수익에만 의존하여 병원을 유지하기에는 충분한 수준에 미치지 못하고 있는 것이 사실이다. 따라서 많은 병원들이 장례식장, 의료용구점, 보호자 식당, 서점, 편의점, 선물가게 등을 운영하여 병원수익에 보태고 있다. 다각화 전략(diversification)에는 건강증진센터, 외래 위성클리닉(satellite clinic), 방문진료, 회복/요양시설 등 진료서비스와 직접 관계있는 다각화(related diversification)와 장례식장, 식당, 편의점, 문화공간 등 직접 관계가 없는 다각화(unrelated diversification)로 나눌 수 있는데 기본적으로 병원과 일상생활을 연결하는 복합의료생활공간(medical mall)의 개념을 도입하는 것으로 볼 수 있다. 이는 원스톱 서비스를 강조하는 시대적 조류에 맞추어 고객편의증진과 병원수익 향상이라는 두 가지 목표를 모두 달성할 수 있는 전략으로서 적극 고려할 가치가 있다.

다섯째, 의료기관간 통합 및 네트워킹이 적극적으로 이루어져야 한다. 의료개방시대의 병원은 과거의 외형확대 중심의 단순한 "규모에 의한 경제(economies of scale)" 효과보다는 병원, 의원, 약국, 회복 및 재활센터, 요양원, 호스피스 시설 등을 연계하는 수직적 통합(vertical integration)과 병원들끼리의 연계망을 구축하는 수평적 통합(horizontal integration) 등 네트워킹(networking) 전략을 적극 모색해야 할 필요가 있다. 또한 병원을 둘러싸고 직간접적으로 관계를 맺는 기관 또는 개인들, 즉 지역개원의, 약국 및 제약회사, 민간의료보험회사, 의료기기회사, 지역사회 기관, 정부, 소비자단체, 경쟁병원, 개별 고객 등과 사안별로 네트워크를 형성하고 필요한 정보의 수집과 공유, 의사결정 및 집행과정에서의 공동참여 등을 통해 외국병원과의 경쟁에 대비해 나가야 할 것이다.

여섯째, 고객서비스의 질 향상을 위한 총체적 질 관리가 이루어져야 한다. 최근 병원서비스 전반의 질을 향상시키기 위한 총체적 질 관리(Total Quality Management : TQM) 활동이 많은 병원에서 전개되고 있는 것은 바람직한 현상이다. 특히 총체적 질 관리 활동의 주된 과제는 진료 및 고객서비스 제공과정에서의 비효율성과 의료사고를 방지하는 것인데 이는 표준임상진료지침(clinical practice guideline) 및 표준업무지침(work manual)의 개발, HPR (Hospital Process Reengineering), 6시그마, 비용절감 등의 활동을 통해 개선할 수 있다. 한편 병원서비스의 불량한 질에 대한 원인을 조사해 보면 병원 근로자 개인의 문제보다 시스템의 문제에 기인하는 경우가 더 많다. 접수, 수납, 진료시의 오랜 대기시간, 동선의 불편, 예약부도로 인한 혼선, 직원과 고객 간의 다툼 등의 문제들은 대부분 시스템의 개선으로 해결할 수 있는 문제들이다. 예를 들면 환자는 내원 즉시 빈 진료실로 안내되고 의료진이 진료실을 옮겨 다니면서 진료하는 진료실의 개방화, 자주 이용하는 진료 및 검사 공간의 집중화, 대기순번 및 소요시간 안내, 예약 및 검사결과의 문자서비스 통보(short message service : SMS), 주차 및 환자안내 도우미 배치, 층별 원무직원 배치 등을 고려해 볼 수 있을 것이다. 또한 환자들의 권리 의식이 빠르게 확대되고 있는 추세에 발맞추어 감염관리 및 의료사고 예방과 관련된 안전관리(safety management)에도 관심을 기울여야 한다.

일곱째, 고객의 정보를 체계적으로 관리하고 이를 마케팅에 활용하는 노력이 필요하다.

데이터베이스, 마케팅, 사이버 마케팅, 관계 마케팅 등 고객의 욕구에 적극적으로 부응하고 다가가려는 노력과 아울러 병원이 자리 잡고 있는 지역사회와의 유대관계를 돈독히 해 나가는 노력이 병행되어야 한다.

여덟 번째, 경영의 투명성을 바탕으로 경직된 노사관계가 해소되어 고용의 유연성이 확보 되어야 하며 성과중심 보상 및 선택적 복리후생 제도, 비정규직 및 용역직의 체계적 관리, 교육훈련의 강화, 여성인력의 개발 등 합리적인 인력관리를 통한 노동생산성의 향상이 필요하다.

참고문헌

강명근, 김건엽, 김상아, 박웅섭, 유원섭, 이무식, 조희숙, 최용준. 학습목표에 맞춘 보건의료관리, 보문각, 2012

대한예방의학회. 예방의학과 공중보건학 I, II, III. 계축문화사. 2017.

서영준, 무한경쟁시대 병원의 생전전략 무한경쟁시대 병원 생존전략, 2006

신영수, 김용익 등. 개정판 의료관리, 서울대학교출판문화원, 2017.

이덕구, 병원정보시스템, 계축문화사, 2005.

채영문, 병원정보관리, 2005

Detels R, Beaglehole R, Lansang MA, Gulliford M. Oxford Textbook of Public Health, Oxford University Press, 2009

Robert B. Wallace. Maxey-Rosenau-Last Public Health and Preventive Medicine. McGraw-Hill Education, 15 edition, 2008.

제11장 보건의료정보

1 보건의료정보시스템의 개념

1) 보건의료정보시스템의 정의

(1) 의료정보학이란 무엇인가?

"의료정보학"이란 환자의 진료, 의학교육, 의학연구 및 의료경영에 필요한 각종의 "정보"를 효율적으로 체계화하여 관리하는 학문으로 정의한다. 따라서 인지과학, 교육심리학, 의사결정이론, 정보과학 및 컴퓨터과학 등이 망라된 복합적인 학문분야이다. 의료정보학의 응용은 컴퓨터와 통신기술을 실제 임상에 어떻게 적용하느냐로 귀결 지을 수 있다. 미국의료정보협회(AMIA : American Medical Informatics Association)는 전략적 계획과정 기법을 이용하여 1993년에 의료정보학이 미래의 의료행위에 영향을 줄 수 있는 잠재력에 대해서 개괄적인 목표를 설정하였다. 그 목표는 의료관리에 있어서 발생될 수 있는 여러 가지 형태의 문제점들을 의료정보학의 관점에서 파악, 분석하여 그 문제점을 해결할 수 있는 능력을 키우는데 두고 있다고 하였다.

그간의 여러 연구에 따르면 의료인들이 이러한 정보를 관리하고 접하는데 있어 여러 가지 어려움이 있었다. 그 문제점들을 살펴보면 ① 임상정보의 수집, ② 임상적 추론에 있어서의 확률적용, ③ 다른 임상의와의 정보교환방법, ④ 새로운 의학 지식의 보수·유지, ⑤ 의료 시술시에 접하게 되는 여러 가지 의문에 대한 해답, ⑥ 예측하지 못한 상황에 접했을 때 대처하는 방안 등이다. 이러한 문제점들은 일상의 의료행위나 의료연구에 항상 직면하게 된다.

2 주요한 정보기술

1) 컴퓨터의 발달

(1) 컴퓨터의 세대별 발달 단계

① 제1세대(~1950년대 후반)

진공관을 주요 소자로 사용했으며 연산속도는 103초(밀리초) 정도의 속도를 가진 컴퓨터 시대를 말한다. 부피가 크고 가격이 비쌌으며 온도의 영향을 많이 받아 제대로 연산 결과가 출력되지 않는 등의 컴퓨터 신뢰도가 적었다.

② 제2세대(50년대 후반~60년대 중반)

트랜지스터를 주요 소자로 사용했으며, 진공관 보다는 부피가 작고, 소비전력이 적었으며 신뢰도가 훨씬 높았다.

1대의 컴퓨터에서 여러 개의 프로그램을 실행할 수 있는 다중 프로그래밍(Multi programming) 기법이 개발되었다.

통신 회선을 연결하여 정보를 전송할 수 있게 되어 일반 은행에서 사용하는 온라인 실시간처리가 가능하게 된 시대이다.

③ 제3세대(60년대 중반~70년대 중반)

집적회로(IC)를 주요 소자로 활용했으며 반도체를 주기억 장치로 활용하여 속도 향상과 신뢰성이 높아졌고 대형 컴퓨터에서 여러 사용자가 동시에 1대의 컴퓨터를 사용하는 것과 같은 효과를 지닌 시분할(Time sharing system)을 사용하였다.

④ 제4세대(70년대 중반~80년대 말)

고밀도 집적회로(LSI)가 사용되고 컴퓨터의 소형화가 이루어져 개인용 컴퓨터인 PC가 개발되어 일반인들에게도 컴퓨터를 이용할 수 있는 기회가 늘어나기 시작했다.

개인용 컴퓨터에는 마이크로 프로세서(Micro Processor)라는 중앙처리 장치가 하나의 칩으로 만들어져 사용되었고, 가격과 신뢰성에 많은 향상이 있었다.

⑤ 제5세대(90년대 초~?)

병렬처리가 가능한 슈퍼컴퓨터가 개발되어 우주공학에 이용되거나 인공지능(Artificial intelligence)을 가진 컴퓨터가 등장하여 사람이 하기 어려운 제조공장이나 첨단의료장비 등에 이용되기 시작했다. 클라이언트/서버 구조의 개발되어 사용자로 하여금 여러 컴퓨터 시스템의 자료를 찾아다닐 수 있도록 하드웨어, 소프트웨어, 통신기술의 장점을 통합하여 시스템 간의 자유로운 정보의 흐름이 가능해졌다.

(2) 보건의료분야에서의 컴퓨터 역사

① 1950년대

㉠ 몇 몇 첨단병원이 컴퓨터 설치와 응용프로그램의 직접개발을 시작

㉡ Baylor **대학의** John Deibold**와 동료연구원** : 병원전산화의 타당성 및 요구도 조사 전산화 필요영역-사무와 재정분야, 병원전체 간호사실과 각 부서의 온라인 터미널

㉢ 의사의 처방과 검사결과를 목적지까지 전달해주는 통과 메시지 교환기

㉣ 비용관련 정보와 환자의 의학정보를 수집하는 자료수집기

㉤ 간호사실의 투약 스케줄과 같은 일정관리기

㉥ 보고서를 준비하고 질의할 수 있는 데이터베이스 관리자의 역할

㉦ 이러한 기능이 통합되어 HIS(Hospital Information System), MIS(Medical Information System), HMIS(Hospital Medical Information System)가 됨

② 1960년대

㉠ 1960년 **중반** : IBM, Burroughs, Honeywell, UNIVAC, NCR, CDC 등의 하드웨어 업체들이 병원의 임상, 행정, 통신, 재무 시스템을 지원하기위해 대형의 범용 컴퓨터를 판매

㉡ 정보시스템의 핵심이라 할 수 있는 데이터베이스 관리시스템이 없어 통합적 기능이 어려웠으나 임상 시스템 중에서 가장 성공적인 것은 임상병리검사실에 구현

㉢ 1965년**부터 미국병원협회의 적극적** HIS**를 위한 활동** : 학술대회, 학회지 발간, 수요시장의 구체화와 시장성 확보

③ 1970년대

㉠ **대형 병원간의 정보시스템의 공유** : 소프트웨어, 프로그램의 공동감사, 전문인력 양성, 새로운 프로그램의 개발 및 추가

㉡ **중형 컴퓨터와 개인용 컴퓨터의 등장** : 근거리 통신기술을 사용하여 개인 컴퓨터를 연계하여 새로운 대안을 제시

㉢ 재무와 환자의 데이터베이스를 필요로 하는 임상분야 응용 프로그램 개발

④ 1980년대

㉠ 개인용 컴퓨터 기반의 특수한 시스템이 개발되어 다양한 보건의료 환경에서 사용

⑤ 1990년대

㉠ **휴대용 개인 컴퓨터의 등장** : 지역사회 간호분야에서 활용

㉡ 네트워크와 데이터베이스 기술발달로 넓은 지역에 흩어진 보건의료자료를 연계

㉢ 개인의 일생 보건의료기록 가능

2) 네트워크

(1) 네트워크의 정의

네트워크는 흔히 우리가 망이라 하면 그물처럼 연결된 컴퓨터들간의 조합을 이야기한다. 이렇게 이야기하면 상당히 어려운 것으로 생각되지만 실을 그렇지 않다. 우리는 회사에서 네트웍을 쉽게 접할 수 있다. 전자결제(그룹웨어), 이메일, 채팅, 인터넷, 그리고 파일공유, 예를 들어 경리계의 미스김이 어떤 파일을 그 부서 전체에 돌리고자 할 때 디스켓으로 돌릴 수도 있지만 NFS기능을 이용하여 마우스 클릭만으로 파일을 옆의 PC로 copy할 수 있다. 처음에 네트웍은 장치공유에서 시작했다. 팩시밀리, 프린터 등등...고가였던 장비를 여러 명이서 사용하기 위해 네트워크가 발전했던 것이다. 물론 예전에는 장치공유였지만 지금은 정보공유로 바뀌어 가고 있다.

네트워크의 기본 철학은 '공유'이다. 공유에 대해 다시 한번 말해보자. 우리는 왜 매일 텔레비전을 보고 뉴스를 보는 것일까? 그것은 바로 새로운 정보를 접하기 위해서다. 과거의 정보에 대한 가치와 달리 현대의 정보에 대한 가치는 한 기업의 흥망을 좌우할 정도의 힘을 갖는다. 정보를 지배하는 자가 세상을 지배한다는 말도 있지 않는가. 정보는 정보 그 자체의 가치 때문에 많은 또 다른 가치를 창조한다. 세상의 모든 일들이 점점 정보에 민감해져 간다는

것을 굳이 예를 들지 않더라도 알 수 있듯이 정보는 우리들의 일상생활에서 겪는 많은 현상의 파생물 이다. 특히 정보의 공유차원이 지역적이었던 과거와 달리 점점 세계적으로 전역화되어가는 글로벌 네트워크 차원의 정보공유는 각 기업의 인터넷 사업의 참여와 전용선 설치로 가속화되고 있다.

유닉스 서버 전문업체인 SUN에서는 "Network is computer. Computer is network." 란 말로 현재의 네트워크를 설명하고 있다. 인터넷이 보편화된 요즘은 거대한 네트워크에 연결된 수많은 컴퓨터가 서로 연계되어 있기 때문에, '네트워크가 곧 컴퓨터'란 이 말이 적절한 설명인 것 같다. 결론적으로 네트워크는 여러 정보통신자원이 연결되어 어떤 일을 수행하는 것이라 할 수 있겠다.

(2) 네트워크를 구성하는 요소들

네트워크는 단순하게는 송신장치, 전송매체, 수신장치로 이루어진다고 할 수 있다. 네트워크에서의 기능을 가진 장치라고 하면 크게 나누어서 이 세 가지 중의 하나이다. 이 세 가지를 묶어서 통신링크라고 하는데 통신링크는 네트워크에서 공유되는 요소들이다. 통신링크 공유의 중요성은 바로 비용과 연결되는 민감한 요소이다.

이 통신 링크의 공유는 보통 네트워크에서 백본(Backbone)이라는 기술로 적용된다. 백본이란 우리 몸에서 척추를 이루는 뼈들을 의미하는데 보통 등뼈라고 한다. 우리 몸에 복잡하게 퍼져있는 각 신경들은 모두 뇌를 향하게 되어 있다. 하지만 모든 신경이 곧바로 뇌로 연결되어 있는 것이 아니라 일단 중추신경계로 향하게 되어 있고 이 중추신경이 모두 모아져서 뇌로 이어지는 것이다.

이와 같이 우리 몸은 그야말로 정교한 네트워크의 구성으로 모든 지역 신경망들이 뇌로 향하는 백본망 공유형태이다. 우리 몸에서 백본 신경망과 지역 신경망의 분리를 실험하는 예가 바로 무릎의 반사 신경을 이용한 실험이다. 무릎의 가운데에서 받은 충격에 대한 신경 반응이 백본을 거쳐 뇌로 가지 못하고 다시 무릎으로 되돌아가는 현상이라고 하겠다. 여하튼 통신링크의 공유 목적은 하나의 공유 백본을 구축하여 각 지역의 연결을 구현하는 것이다. 만약 모든 통신링크의 객체들 간에 직접 연결을 해야 한다면 통신 링크의 객체가 추가될 때 매번 기하급수적인 연결이 필요하게 될 것이다.

(3) 데이터 통신 개요

통신이란 한 지점에서 원하는 다른 지점까지 의미 있는 정보를 보다 적절히 빠르게 상대방이 이해가 될 수 있도록 전송하는 것을 의미한다. 데이터 통신이란 통신 선로에 연결된 하나 또는 그 이상의 단말기 및 컴퓨터에 의한 정보의 전달을 의미한다. 컴퓨터 네트워크는 지리적으로 분산되어 있는 위치에서 상호간에 자원의 공유를 가능하게하기 위하여 상호 연결된 동질적인 혹은 이질적인 컴퓨터 시스템의 집단을 말한다.

① 기본적 네트워크의 구성

컴퓨터에 네트워크 카드나 모뎀 등의 장치를 붙이게 되면 가장먼저 물리적으로 컴퓨터에 장착을 하고 물리적 연결이 끝나면 논리적으로 컴퓨터가 네트워크 카드나 모뎀 등의 장치가 있다는 것을 인식시켜야 한다. 이렇듯 네트워크를 이해를 할 때도 논리적 구성과 물리적 구성으로 나누어서 보면 훨씬 이해하기 쉽다.

㉠ 논리적 구성

네트워크를 논리적으로 나누면, node, link, station으로 나눌 수 있다. node는 보통 교환기를 말하고, link는 전송로를 말하는데 일반적으로 통신회선으로 이해를 하면 된다. 그리고 station은 보통 Teminal을 말한다. Teminal의 종류는 컴퓨터, FAX등의 장비로 실제 운영하는 장비를 말한다.

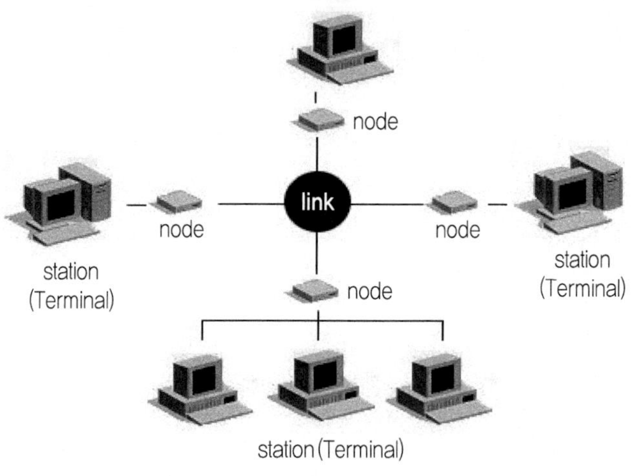

[그림 11-1]

• FDDI 란?

Fiber Distributed Data Interface의 약자로 광케이블 또는 트위스트 페어 케이블을 이용한 100Mbps의 LAN을 말한다.

㉡ 물리적 구성

네트워크를 물리적 구성을 나누면 크게 단말시스템, 교환시스템, 전송시스템으로 나눌 수 있다.

ⓐ 단말시스템

단말시스템은 문자나 기타의 정보를 실제 통신회선으로 전송하기 쉬운 전기적신호로 변환시키거나 반대로 통신회선으로 전달된 전기적신호를 문자나 기타의 정보로 변환시켜주는 역할을 하는 시스템이다.

ⓑ 교환시스템

교환시스템은 통신서비스, 라우팅, 스위칭, 망 관리 등의 역할을 하는 시스템을 말한다.

ⓒ 전송시스템

전송시스템은 단말시스템에서 보낸 전기적신호로 상대측으로 전송하는 기능을 가진 시스템이다. 전송매체로는 동축케이블, 광파이버케이블과 같은 유선 전송계과 마이크로파 등을 이용한 무선 전송계가 있다

ⓓ Cable

전송매체는 LAN 장치 또는 스테이션 간에 물리적 채널을 형성해 주는 전송로로써 신호가 전송되는 회선을 말한다. LAN을 구성하고 있는 모든 요소 중에서 전송 매체는 여타의 하드웨어 장비보다 수명이 길뿐만 아니라 스테이션의 위치 변경이나 증감에 따르는 비용에 중요한 요인으로 작용하고, 네트워크의 구성에 절대적인 영향을 미치기 때문에 장기적 측면에서 매우 중요하다. 전송매체에는 데이터 전송 속도, 전기적 특성, 전송 거리, 대역폭, 전송 방식 등의 특성을 달리하는 여러 가지 종류의 케이블이 존재하고 특성에 따라 용도를 달리하고 있다. LAN에서 사용하는 전송 매체는 전화회선용으로 흔히 사용되는 twisted pair cable을 비롯해 동축케이블, 광케이블의 세 가지가 대표적이다

ⓔ 논리채널(logical channel)

논리적 통신로로 데이터 전송시에 데이터 송신장치와 수신장치 사이에 확립되는

논리상의 통신로를 말한다. 다시 말해, 하나의 물리적인 선로를 통하여 다수의 상대방과 통신할 수 있는 여러 개의 채널로 구성하여 사용할 수 있는데 이런 각각의 채널을 논리채널이라 한다.

② 단말시스템

단말장치(Terminal)란 디지털 데이터 전송시스템의 끝에 서서 데이터를 보내거나 받는 역할을 하는 장치로 인간과 가장 친숙하게 communication을 하는 장치이다. 따라서 단말장치는 매우 중요한 역할을 담당하는 장치로 발전을 하면서 초기 저속 TTY Mode Termianl에서 현재는 자체처리능력을 가진 Intelligent Terminal로 발전하게 되었다. 한편 통신업체에서 만들어지는 데이터단말장치(DTE : Data Teminal Equipment)를 상호간에 연결시켜주기 위해 접속규격 표준을 CCITT(국제전신전화자문위원회), EIA(미국전자공업회), ISO(국제표준기구)에서 권고하였다. 이것은 데이터 회선 종단장치(DCE : Data Circuit Terminating Equipment) 와 데이터 단말장치사이의 전기적, 기계적특성들이 이들의 표준기구들이 규정을 하게 되었다는 뜻이다. 이러한 표준들이 정해지지 않았다면 현재 아날로그 신호를 주고받을 때 25pin, 37/9pin을 사용하고 디지털 전송을 할 때는 15pin을 사용한다는 규정이 만들어지지 않았을 것이다.

㉠ 단말시스템 구성

단말시스템은 나눌 때 보통 음성, 데이터, 화상으로 나눌 수 있다. 음성단말시스템으로는 가장 이해하기 쉬운 장치로는 전화기가 있다. 그리고 화상단말로는 FAX나 TV 등이 있다. 마지막으로 데이터단말시스템으로 DSU 등이 있다.

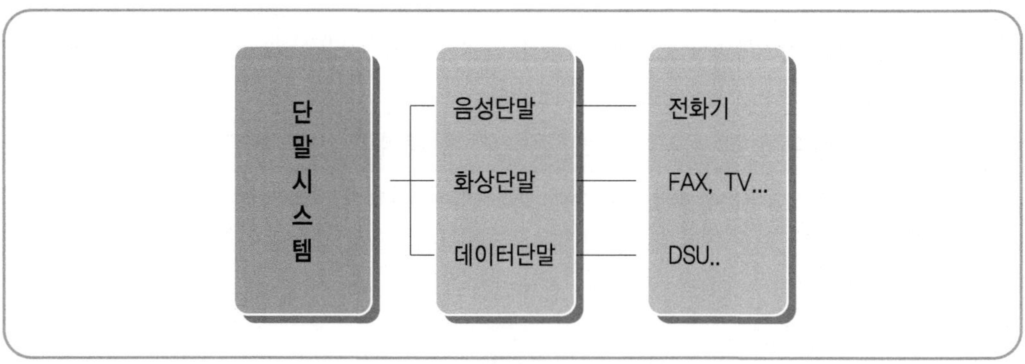

[그림 11-2]

ⓐ 데이터 단말(DTE : Data Terminal Equipment)

시스템은 크게 입출력장치와 전송제어장치로 나눌 수 있다. 각종 정보를 받아들일 수 있는 입력장치와 이것을 출력할 수 있는 출력장치로 되어 있고 전송제어장치는 입출력제어장치, 오류제어장치, 기억장치, 공통제어장치, 회선제어장치로 나누어져 있다.

- DTE
  - 입출력장치
    - 출력장치(디스플레이, CRT, 모니터)
    - 입력장치(키보드...)
  - 전송제어장치
    - 입출력제어장치
    - 오류제어장치
    - 기억장치
    - 공통제어장치
    - 회선제어장치(회선제어장치, 회선접속장치)

[그림 11-3]

ⓑ 입출력장치

입출력장치는 인간이 식별 가능한 데이터(문자, 숫자 등)를 컴퓨터로 처리 가능한 디지털 신호로 변환하는 역할을 한다. 입력장치로는 키보드 등이 있고 출력장치로는 모니터나 프린터 등이 있다.

ⓒ 전송제어장치

전송제어장치는 문자 등의 정보를 송신할 때 병렬 비트를 직렬 비트로 배열하고 수신을 할 때는 직렬 비트를 병렬 비트로 배열하는 역할을 한다, 그리고 HDLC 절차 등의 전송제어절차를 실행하고 DCE 사이에 정해진 인터페이스 절차에 의한 제어를 한다.

※ Terminal의 기능

- 입출력기능

  인간이 식별 가능한 데이터(문자, 숫자 등)를 컴퓨터로 처리 가능한 직류2진 신호(디지털 신호)로 바꾸거나 역으로 실행하는 일을 주로 한다,

- 전송제어기능

  Terminal은 데이터회선에 연결되므로 전송제어기능은 꼭 갖고 있어야 한다. 이것

은 지정된 전송제어절차에 따라 정확하게 데이터의 송수신을 하기 위해서이다. 그러나 통신제어장치(CCU : Communication Control Unit) 기능에 비교하면 매우 적은 기능을 갖고 있다.

또한, 데이터회선에서 직렬신호를 수신하여 문자로 조립하거나 ETB(End of Transmisson Block), EXT(End of Text) 등의 제어문자를 검출하여 수신 데이타를 검사후 기기에 필요한 동작을 취하는 송수신제어기능과 에러제어기능이며, 여기에 다시 출력기능을 작동시키거나 데이터의 송수신을 제어하기 위한 입출력제어기능이 포함된다.

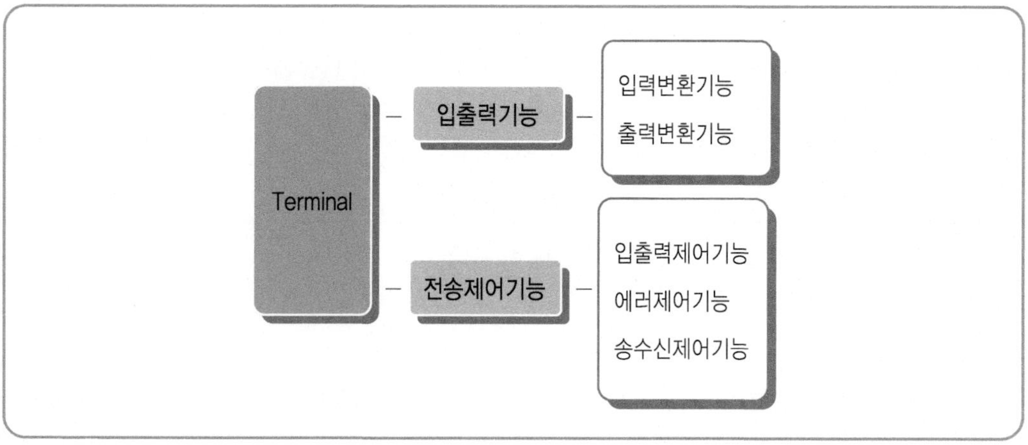

[그림 11-4]

㉡ **단말 인터페이스**(Terminal Interface)

ⓐ 단말 인터페이스의 국제표준

단말장치(DTE)의 접속규격(interface)은 통신망을 구성함에 있어서 매우 중요하다. 이것은 물리적 장치의 규격을 정의하기도 하지만 논리적으로 보면 통신을 원활하게 통신규약(Protocol) 등의 까지도 정의한다. 특히 DTE/DCE 사이의 인터페이스에 대한 기준 없었다면 세계각국의 통신장비 생산업자들은 각자 독자적인 방식으로 DTE/DCE를 생산하게 될 것이다. 그러면 이들 서로 다른 회사에서 생산된 장비들을 서로 연결을 할 때 서로 매우 혼란하게 될 것이다. 한 예로 현재 56Kbps Modem만 보더라도 알 수 있다. 현재는 v.90으로 표준이 정해졌지만 얼마 전까지 만해도 56Kbps 통신방식은 3Com의 X2방식과 Roackwell의 K56Flex

방식으로 나누어져 있었다. 그렇기 때문에 이 두 회사에서 나온 56Kbps Modem끼리 서로 연결해서 통신을 하려고 해도 제대로 통신이 되지 않았다. 이러한 문제점을 해결하기 위한 표준화작업이 필요하게 된다. 이러한 일련의 작업들을 하는 곳으로는 단말 인터페이스의 조건을 다루는 곳은 ISO(International Organization for Standardization : 국제표준화기구)와 ITU-T(International Telecommunication Union : 국제전기통신협회)가 있다.

ⓑ DTE/DCE 인터페이스

DTE/DCE Interface(접속규격)은 아래 그림과 같이 DTE(Date Terminal Equipment) 와 DCE(Data Circuit Terminating Equipment) 사이의 물리적 접속규격을 정의하고 조금 더 나가면 단말장치와 호스트컴퓨터사이에서 데이터를 원활히 교환할 수 있게 해주는 Protocol까지 정의를 한다.

DTE는 통신제어장치(CCU : Communication Control Unit)나 여러 종류의 터미널들이 이에 속한다. 그리고 이 장치들을 이용하여 공중회선이나 전용회선에 2진 데이터 신호를 전송하려면 회선의 대역폭이나 전기적 신호에 맞도록 신호를 변환하는 신호장치가 필요하게 된다. 현재 잘 알려져 있는 장치로는 Modem이나 DSU등이 있다. 이와 같이 Modem이나 DSU와 같은 장비를 CCITT에서는 데이터회선 종단단치(DCE)라고 말한다.

DTE와 DCE 사이에는 기계적인 측면과 전기적인 측면 그리고 기능적인 면을 상호접속 처리해주는 장치를 DTE/DCE 인터페이스가 한다. 인터페이스의 기계적인 특성은 상호 접속회선의 숫자와 연결용 커넥터, 치수 등을 규정하는 것을 말하며 전기적인 특성은 상호 접속회로의 전압레벨과 관련되는 특성을 그리고 기능적인 특성이란 상호접속회로에 나타나는 신호와 관련되는 특성을 말한다.

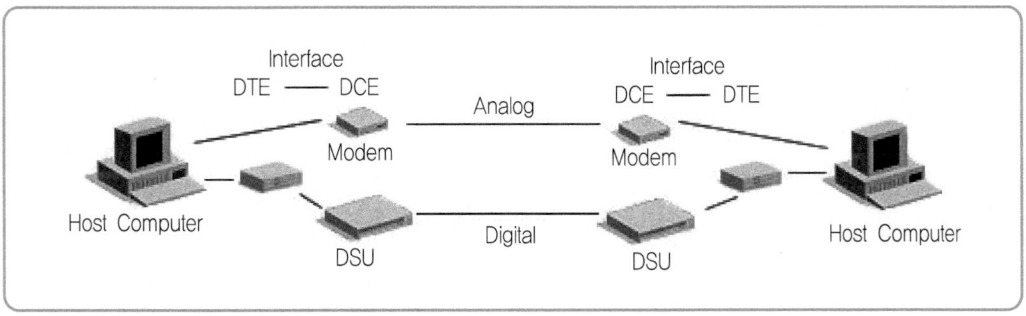

[그림 11-5]

3) 데이터베이스

(1) 데이터베이스의 정의

데이터베이스란 특정분야의 데이터를 일정형태로 수집, 축적, 보존한 데이터파일로 적합한 정보를 정확하게 검색할 수 있도록 논리적으로 결합하여 만든 데이터의 집합이다. 데이터베이스라는 용어는 1950년대에 미국에서 생겨났다. 당시 미국 정부는 전세계적인 군비 상황을 집중 관리하기위해 컴퓨터 기술을 이용한 도서관을 개발하였다. 이것을 "데이터(data)의 기지(base)"라는 의미로 데이터베이스(database)라고 부르게 되었다. 종전의 데이터베이스 서비스인 문자 위주의 데이터베이스에서 그림, 음성, 동화상 등 모든 데이터를 처리하는 멀티미디어형 데이터베이스로 발전해가고 있으며, 21세기를 향한 고도정보화사회에서 전자도서관(electronic library), 디지털도서관(digital library)의 구현을 위한 핵심요소로도 그 중요성은 더해가고 있다.

(2) 데이터베이스의 특성

① 실시간 접근성

어떠한 질의에 대해서도 즉각적인 응답이 가능하도록 실시간 처리가 가능해야 한다.

② 계속적인 변화

현실성 반영을 위해 새로운 데이터의 삽입, 삭제, 수정 등에 의해 유의내용이 지속적으로 변화할 수 있어야 한다.

③ 동시 공유

목적이 서로 다른 응용프로그램들이 동시에 동일한 데이터에 접근하여 공동으로 이용할 수 있어야 한다.

④ 내용에 의한 참조

데이터베이스 데이터는 사용자가 요구하는 데이터의 내용(=값)에 의해 참조가 가능하다.

(3) 데이터베이스(DB) 시스템

데이터베이스 시스템은 DB마케팅을 효율적으로 운용하기 위한 물리적 저장장소로서 컴퓨터를 활용하여 데이터를 축적하고, 데이터베이스 파일을 생성하고, 생성된 데이터베이스를 이용자에게 전달될 때까지의 모든 시스템으로, 데이터베이스와 함께 데이터베이스의 관리를 위한 데이터베이스 관리시스템(DBMS : Database Management System), 그리고 사용자가 실제로 접촉하게 되는 응용 프로그램으로 구성된다.

① 데이터베이스

데이터를 모아 둔 것으로 기업에서의 고객 정보나 판매정보 등으로 하나의 데이터베이스에는 서로 관련된 데이터들이 컴퓨터가 처리할 수 있는 형태로 저장되어 있다.

② DBMS

데이터베이스를 생성하고, 관리하며, 데이터로부터 사용자의 물음에 대한 대답을 추출하는 집합으로 데이터베이스 관리시스템의 최우선 목표는 바로 데이터를 저장하고 이 데이터로부터 유용한 정보를 얻어내기 위한 효율적이면서도 편리한 방법을 사용자에게 주는데 있다.

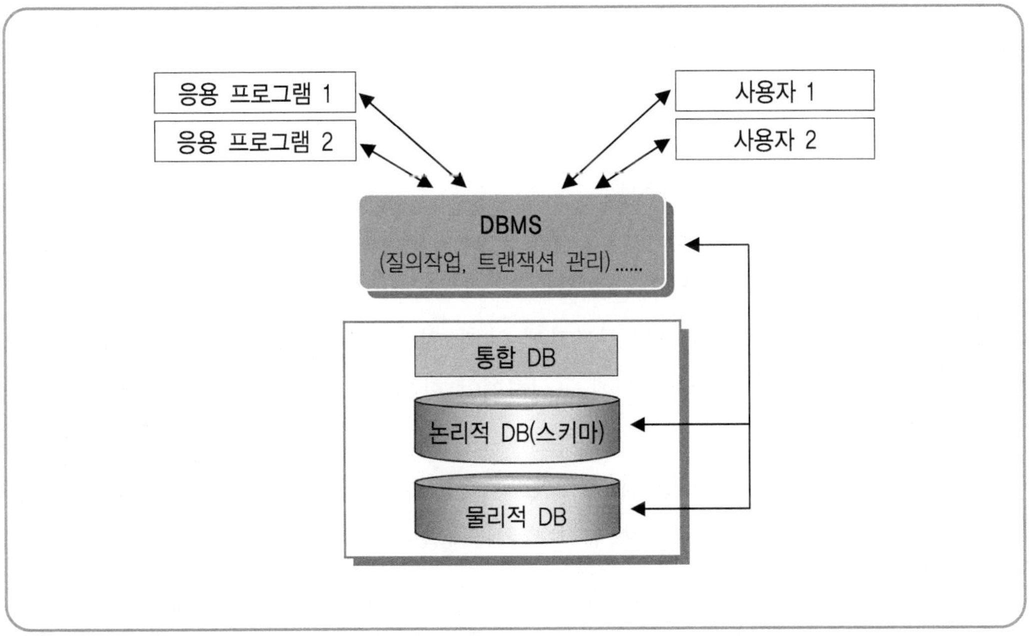

[그림 11-6] 데이터베이스시스템의 구성요소

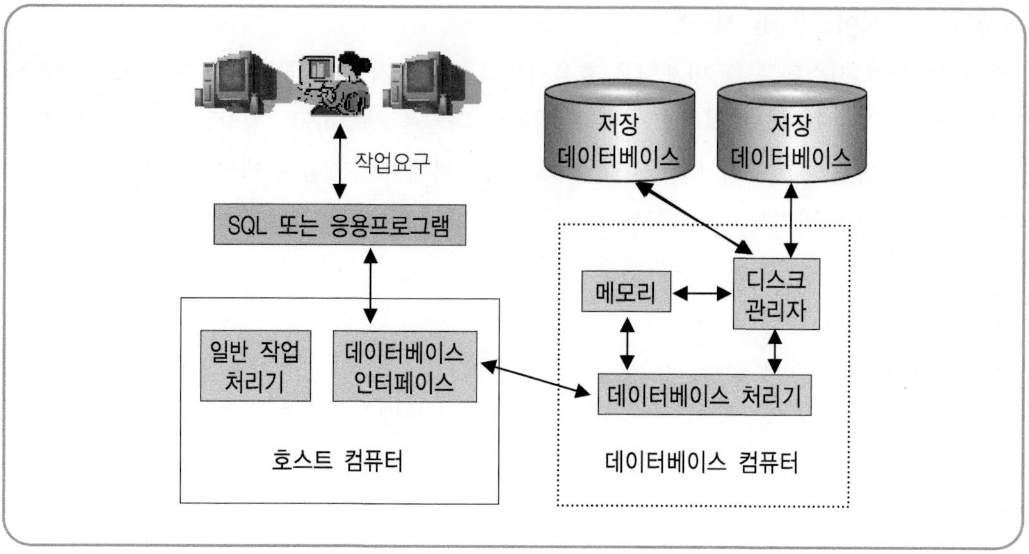

[그림 11-7] 데이터베이스 컴퓨터 구성도

③ 응용 프로그램

대부분의 사용자가 데이터베이스를 사용할 경우 편리하고 쉽게 접근하여 사용할 수 있도록 만들어 놓은 프로그램을 통해서 데이터베이스 관리시스템에 명령을 전달하게 된다. 예를 들어, IRFM 프로그램이나, 항공사의 로열고객 프로그램 등은 DB마케팅에서 많이 이용하는 응용 프로그램이다.

(4) 데이터베이스(DB) 관리시스템

① 종래의 자료처리(DP) 시스템의 문제점

논리적 파일 구조와 물리적 파일 구조간에 일 대 일(1 : 1)로 사상된다. 물리적 데이터 구조에 대한 접근방법을 응용프로그램에 구현하여야 한다. 응용프로그램은 하나의 파일만을 단독으로 사용하게 된다. 자료 처리 시스템(DP)의 문제점은 데이터의 종속성과 중복성이다. 데이터 종속성(Data Dependency)이 있다. 응용프로그램과 데이터간에 상호 의존관계로 이루어져 있다. 데이터의 구성 방법이나 접근 방법의 변경으로 관련된 응용프로그램도 같이 변경된다. 데이터 중복성(Data Redundancy)이 있다. 한 시스템 내에 같은 내용의 데이터가 중복되어 저장된다. 문제점으로는 내부적 일관성(Internal Consistency), 보안성(Security), 경제성(Economics), 무결성(Integrity) 등이 있다.

② 데이터베이스 관리시스템의 정의

응용프로그램과 데이터의 중재자로서, 모든 응용 프로그램들이 데이터베이스를 공유할 수 있도록 관리해주는 소프트웨어 시스템(Software System)이다.

③ DBMS의 필수 기능

㉠ 정의 기능(Definition Facility)

하나의 저장 형태로 여러 사용자의 관점을 만족시키기 위해 데이터를 조작하는 기능으로, 응용프로그램과 데이터베이스 사이의 인터페이스를 위한 수단을 제공한다. 정의 기능의 요건으로는 데이터 모델 기술, 물리적 저장에 관한 명세, 물리적/논리적 사상 명세 등이 있다.

㉡ 조작 기능(Manipulation Facility)

체계적 처리를 위한 데이터의 접근 지원 능력(검색, 갱신, 삽입, 삭제)으로 사용자와 데이터베이스 사이의 인터페이스를 위한 수단을 제공한다.

㉢ 조작 기능의 요건

사용이 쉽고 자연스러운 도구, 연산의 완전한 명세 가능, 효율적인 접근 등의 요건이 있다.

㉣ 제어 기능(Control Facility)

데이터의 정확성과 안전성을 유지하는 기능을 제공한다. 주요 제어 기능은 무결성(Integrity), 보안(Security), 회복(Recovery) 등이 있다. 병행 수행 제어 및 회복 작업의 논리적 단위를 트랜잭션(Transaction)이라고 한다.

(5) DBMS의 구성 요소

① DDL 파일러

DBA가 DDL로 명세한 스키마를 내부 형태(메타 데이터)로 처리하여 시스템 카탈로그에 저장한다.

② 질의어 처리기(Query Processor)

터미널을 통해 일반 사용자가 요청한 고급 질의어를 파싱하고 분석한 뒤 컴파일하여 런타임 처리기를 호출하면서 이것을 실행할 수 있게 만든다.

③ 예비 컴파일러(Precompiler)

응용 프로그래머가 호스트 프로그래밍 언어로 작성한 응용 프로그램속세 삽입시킨 DML 명령어(DSL)를 추출한다.

④ DML 컴파일러

예비 컴파일러가 추출한 DML 명령어를 목적 코드로 변환시켜 데이터베이스를 접근할 수 있도록 한다. 이 DML에 대한 목적 코드는 호스트 프로그래밍 언어 컴파일러에 의해 처리된 나머지 응용 프로그램과 연결되어 런타임 데이터베이스처리기에 의해 처리된다.

⑤ 런 타임 데이터베이스 처리기

실행 시간에 데이터 베이스 접근을 취급한다. 즉, 검색이나 갱신과 같은 데이터베이스 연산을 저장 데이터관리자를 통해 디스크에 저장된 데이터베이스에 실행시킨다.

⑥ 저장 데이터 관리자

디스크에 있는 데이터베이스나 카탈로그 접근을 책임진다. 디스크의 접근은 주로 디스크

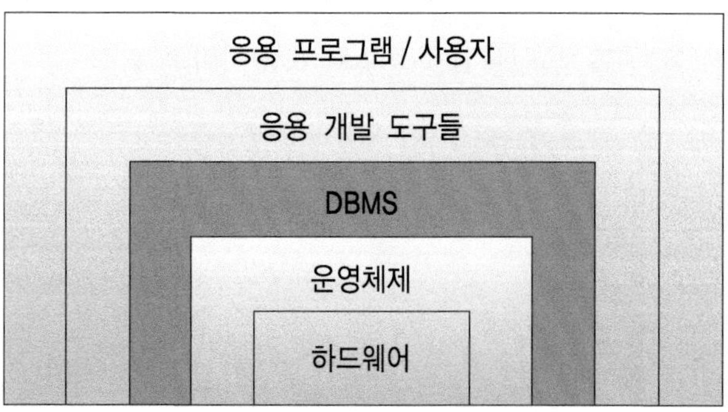

[그림 11-8] 컴퓨터 시스템에서 DBMS의 위치

입출력을 관할하는 운영체제(디스크 관리자)에 의해 수행되기 때문에 저장 데이터 관리자는 디스크와 메모리(버퍼) 사이의 데이터 전송을 이 운영체제의 기본적인 모듈을 활용하여 수행한다. 일단 데이터가 메모리 버퍼에 들어오면 책임 하에 처리된다.

(6) DBMS의 장단점

① 장점

데이터 중복(Redundancy)을 최소화한다. 데이터 공용(Sharing)을 할 수 있다. 일관성(Consistency)을 유지할 수 있다. 무결성(Integrity)을 유지할 수 있다. 표준화(Standar-dization)가 가능하다.

② 단점

운영비의 오버헤드가 발생한다. 자료 처리 방법이 복잡해질 수 있다. 예비(Backup)와 회복(Recovery) 기법이 더 어려워진다. 시스템에 취약성이 존재한다.

3 지역보건의료시스템

1) 개념

인구구조의 노령화, 급속한 경제성장 등으로 인한 만성질환 중심의 질병양상변화 및 건강에 대한 주민의 다양한 욕구 증대는 지역사회를 기반으로 한 지원을 필요로 하게 되었다. 세계보건기구(WHO)에서는 "2000년까지 전 인류에게 건강을(Health for All by the Year 2000)"이라는 목표를 달성하기 위하여 "일차보건의료에 기초한 지역보건의료체계(District Health Systems based on Primary Health Care)" 전략을 제시하여 지역단위의 보건정책의 필요성과 중요성을 강조하였다.

지역단위의 보건정책을 수립하고 그 결과를 평가하여 시행하기 위해서는 적시에 필요한 정보가 정확하게 제공될 수 있는 지역보건의료정보체계가 수립되어야 한다. 우리나라에서는 이를 위하여 1980년대 중반부터 학계를 중심으로 지역보건의료부문에 있어서 가장 근간이라 할 수 있는 지역단위 보건소를 대상으로 보건소정보시스템에 대한 연구와 모형이 개발되기 시작하였다. 그 후 1992년 2월 국민복지망이 제2차 행정전산망 추진계획의 7대 우선사업으로 확정됨에 따라 1994년 12월 "국민복지망 구축을 위한 기본계획"이 수립되었으며, 제1단계 사업으로써 지역의료분야의 '보건소업무전산화'가 보건복지가족부 주도하에 본격적으로 추진되기 시작하였다.

이러한 보건소정보시스템은 보건소업무를 전산화하여 보건소의 생산성 및 대민 서비스의 질 향상, 중앙과 지방자치단체의 합리적인 정책결정을 지원하기 위한 기초자료 제공을 목표로 하며 전국 보건소를 하나의 통신망으로 통합·연계함으로써 향후 국가보건정보시스템의 근간이 될 보건행정정보시스템의 핵심이 될 것이다. 또한 최근 들어 지방자치제 실시, 1997년 OECD에의 가입 등으로 지역보건의료정보의 파악 및 교류의 필요성이 증폭되어 보건소정보시스템의 중요성은 날로 증가하고 있다.

그러나 1998년 현재 제1차, 제2차 사업결과로 '보건소정보시스템'의 표준소프트웨어인 Version 1과 Version 2가 개발되었고 이를 전국에 확산하기위해 각 보건소에 보급하여 이에 대한 사용을 적극 권장하고 있는 시점에서 다음과 같은 문제점들이 부각되고 있다. 첫째, 보건소정보시스템의 효과성평가에 대한 체계적인 연구가 거의 이루어지지 않았으며, 둘째, 정보통신기술의 급속한 발달로 시스템 개발과 확산보급시 정보화 환경이 일치하지 않아 시스템의 재개발, 확대보급의 지연 등의 문제점을 야기하기도 하였다(DOS환경에서 WINDOWS 환경으로). 셋째, 각 보건소별 정보화에 대한 사용자의 의지, 욕구, 능력 등이 상이하여 확대보급에 있어 일률적인 정책을 반영하기에는 무리가 있다.

[표 11-1] 국가보건의료 정보화 추진 전략

전략 목표	수행 전략
Ⅰ. 소비자 중심의 정보화 Custom-centered Healthcare Information Ⅱ. 국민건강관리 정보화 Improve Population Health Ⅲ. 의료기관 서비스의 정보화 Inform Health Care Professionals Ⅳ. 보건의료 정보 교류 활성화 Interconnect Health Care Ⅴ. 정보화 인프라 조성 Build Healthcare Information a Communication Tchnology Infrastructure Ⅵ. 정보화 운영관리 기반 조성 Forster Information Peration Leadership	• 의료서비스 접근성 향상 • 선택권 강화 • 자기관리 능력 강화 • 공공보건시스템 고도화 • 공공보건감시체계 강화 • 질병관리의 체계화 • 의료서비스 질 관리 강화 • 협력적 연구환경 조성 • 의료기관 정보화 추진 및 지원 • 양질의 의료서비스 지식기반 구축 • 보건의료정보교류 기반 구축 및 활성화 • 정보화 표준 개발 및 관리 • 개인정보보호 및 보안 강화 • 보건의료 정보화 추진 및 운영체계 구축 • 보건의료정보산업 경쟁력 강화

2) 지역보건의료정보시스템의 발전방향

① 국가 보건의료정보화 이행계획 수립

이행계획 수립에서 전략영역 별로 도출된 각 추진과제를 효과적으로 달성하기 위하여 추진과제의 우선순위 평가, 국가의 역할 정의 및 과제별 이행일정을 정의하고, 이에 수반되는 소요예산과 경제적 편익을 제시하였다.

② 보건의료 정보화 방향

의료서비스의 패러다임이 질병의 사전 예방 및 관리체계로 변화하므로 개인의 효율적인 건강관리를 위해 보건의료정보의 활용과 그 중요성이 부각되었다. 우리나라는 의료기관 내

[표 11-2] 보건의료 정보화 일정

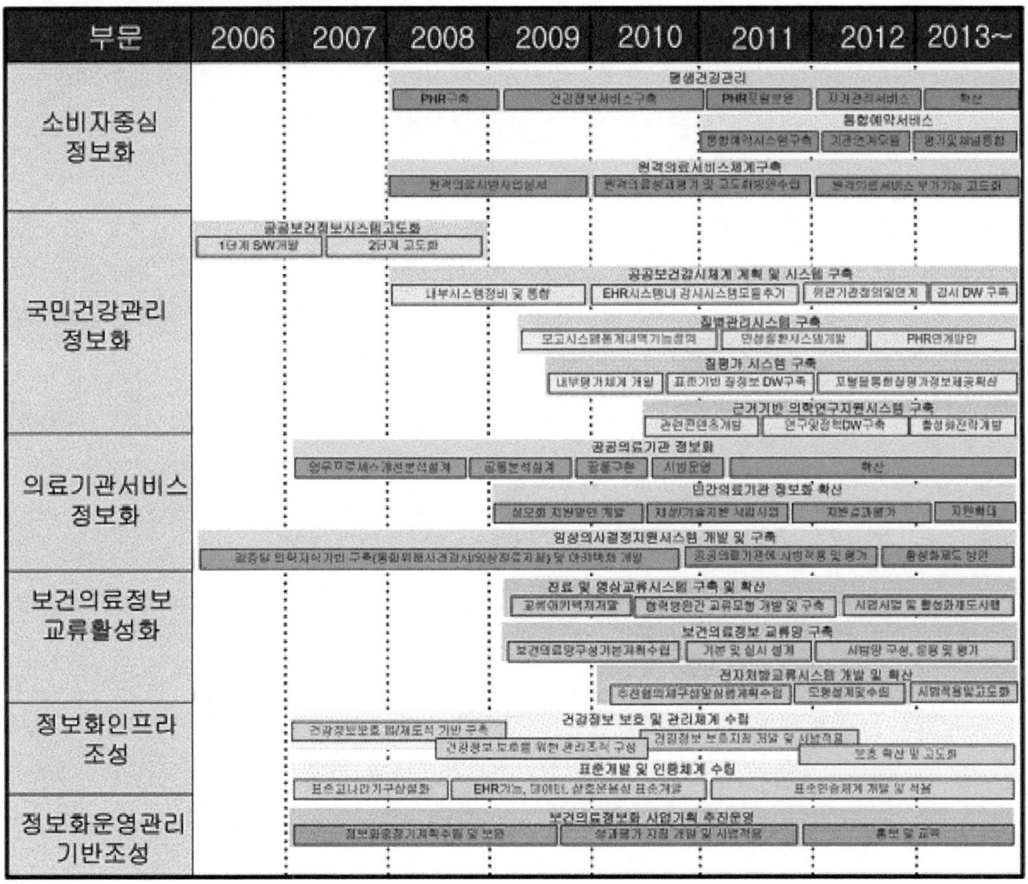

의료정보 전산화율은 높으나 의료기관간 및 지역보건의료정보시스템의 구축은 미미하고, 그 교류 또한 일천하며 그 격차가 매우 크다. 따라서 우리나라는 의료기관 및 지역 간의 정보체계의 활성화를 위한 정책을 추진하고 있다. 효율적인 건강관리를 위하여 의료기관 간의 정보교류에서 나아가 개인 건강정보의 축적과 활용을 위한 기반구축이 필요하며, 개인정보보호 및 활용 관련 정책과 법규를 개선할 필요가 있다.

4 병원정보시스템

1) 병원정보시스템의 중요성

(1) 병원정보시스템의 의미

각 부서(영양과, 간호부, 약국, 임상병리과, 방사선과 등) 간의 커뮤니케이션 시스템으로 정보를 전송, 수신, 저장, 검색하는 중앙정보시스템이면서, 빠르고 경제적인 데이터처리를 통해 가장 유용한 형태로 정보를 제공할 수 있는 초고속 자료처리시스템

(2) 병원정보시스템의 목적

① 원 내 정보의 커뮤니케이션을 촉진시키기 위해 컴퓨터 기반 시스템을 제공하는 것

② 환자진료나 서비스 영역에서 터미널과 출력장비를 모든 진료활동을 조정하는 중앙처리단위로 연결하는 통신 네트워크 구축

③ 적시에 완전하고 정확한 데이터 전달로 더 효율적인 비용으로 질 높은 진료를 제공함, 즉 중복검사와 재진단을 없애고 환자진료에 참여하는 의료인 간의 의사소통을 증진

(3) 병원정보시스템의 유형

① 첫째 유형 : 제한적 시스템

㉠ 독립형 모듈로 운영, 한 분야의 응용영역을 다룸

㉡ 이 범주에 속하는 시스템 : 간호업무측정, 임상검사, 재정전용, 방사선, EKG, 폐기능 검사, 약국, 영양급식 등의 독립적 시스템

② **둘째 유형 : 네트워크 시스템**

㉠ 통신, 임상진료, 재정/행정 구성요소 이루어진 통합 네트워크 시스템

㉡ 간호단위뿐만 아니라 병원의 모든 부서와 커뮤니케이션 할 수 있는 터미널을 가짐

③ **셋째 유형 : 전사적 보건의료정보시스템**(Enterprise Health Information System)

㉠ 환자의 전 생애에 걸친 포괄적인 정보수집과 저장

㉡ 이러한 기록은 오디오, 이미지, 애니메이션, 프린트 등의 다양한 매체를 통해 수집, 저장됨

㉢ 데이터웨어 하우스 접근을 통해 요약된 형태나 전문으로 중앙에 집중되어 저장

(4) 병원정보시스템 주요관건

① **기술개발** : 하드웨어와 소프트웨어

② **인력개발** : 개발자와 사용자

③ 경제적 지원

(5) 병원정보시스템의 4가지 기능

① 메시지의 송수신처를 파악하고, 메시지 경로를 관리(메세지 스위치)

② 메시지의 질 보장을 위해 각 메시지를 검사하고 편집

③ 위의 두 기능을 수행하기 위해 필요한 모든 하드웨어와 소프트웨어를 통제

④ 취급하는 데이터를 모아 원무 시스템과 커뮤니케이션

2) 병원정보시스템의 구성요소

(1) 행정·재정 모듈

① **범위** : 수취계정, 지불계정, 자료관리, 급여, 인력관리 프로그램

② **수취계정의 구성요소** : 의료기관 이용률, 청구, 수익할당, 정산과 지불, 거래내역, 체납 거래내역, 수금, 환경 통제, 에너지 관리, 마케팅, 기금모금, 홍보

③ **관리기능의 구성요소** : 물품, 약품, 소모품의 재고관리, 검체, 챠트, 필름과 같은 물건의 위치추적, 재정내역, 업무량 분석, 인력 스케쥴링, 인력자원 파악, 급여

(2) 입원/퇴원/전과전동 모듈

① 병원정보시스템의 핵심, 환자의 진료기록이 시작됨

② **입원절차** : 예약사항, 환자고유의 진료번호부여, 입원시 진단, 현재의 검진 상태, 인구학적 자료수집, 의료보험과 지불능력확인, 병실 및 침상지정, 환자진료와 관련된 모든 과에 환자의 입원사실 통보, 담당 간호사와 의사 지정, 입원교육

③ **퇴원절차** : 퇴원처방확인, 퇴원 약 및 물품준비, 퇴원교육, 가정간호제공자 지정, 외래예약, 퇴원기록, DRG통계, 후불지불검토

④ **전과전동** : 전원/전과/전동 의뢰자료 및 사유, 전과/전동 지정, 관련부서에 연락

⑤ **기타자료** : 병상의 이용률, 대기순서 등

(3) 처방입력 모듈

① 처방과 수술준비절차

② 치료절차, 응급여부, 의료행위 수행자, 처방검증/수행/결과, 청구비용, 처방의 목록과 유효기간, 부적당한 처방체크, 처방빈도

(4) 검사결과 보고 모듈

검사청구확인, 검사절차, 검사물, 검사물 채취여부, 검사취소, 완료여부, 검사결과입력, 정상 혹은 비정상 범위검색, 결과보고

(5) 스케쥴링

① 입원, 수술, 외래방문, 진단절차 스케쥴

② 입원/외래방문, 검사 예약

③ 입원 전 검사와 수술 전 진단검사 및 검사일정 조정, 환자방문시간조정, 진료예약일 통보

(6) 특수기능지원

① **임상병리과** : 수납번호, 검사물목록, 검체추적, 검체등록, 검사결과의 자동입력, 검사의 평균값과 표준편차 계산, 환자별 검사결과 추이 분석, 검사요원의 확인서명, 프로토콜

② **방사선과** : 결과보고(임시결과, 최종결과, 수정된 결과), 전자서명, 다양한 형태의 이미지, 프로토콜

③ **약제과** : 약사의 의사처방확인, 약국(조제번호)과 간호사(투여번호)에 의한 이중결과 보

고, 단위용량추적, 수액혼합, 화학요법 프로토콜

④ **간호부서** : 의사처방확인, 간호사정, 간호진단, 간호계획, 간호중재 및 투약, 간호평가, 간호기록, 간호업무량분석, 간호수행 프로토콜

⑤ **의무기록과** : 모든 진단목록, 외래방문별 요약노트, 시간대별 요약노트, 병상이용율, 병동, 진료과의 이용률, 환자 만족도

⑥ **영양과** : 식사처방확인, 식단계획, 메뉴선택, 식사배급, 식품목록, 식품주문, 영양관리, 약물-음식 상호작용, 칼로리 계산, 영양사의 전자서명

⑦ **중환자실** : 환자상태 모니터링과 기록, 전자형태의 데이터 자동입력

⑧ **환자지원기능** : 환자 데이터 보완, 사생활보호 및 기밀 유지, 환자교육을 위한 정보문서, 전반적인 복지와 관련된 내용, 건강유지정보제공, 예약/입원일/검사일을 알려주는 기능, 환자상담

5 보건의료정보시스템의 최근 동향

1) 통합의료정보시스템의 운영

(1) 병원정보시스템(Hospital Information System, HIS)

합리적인 병원경영과 환자의 진료를 위해 컴퓨터를 활용한 정보처리 및 통신시스템으로 병원 내에서 정보를 통합하여 병원 내·외부로 통신을 하고 병원내의 모든 사용자에게 공통적인 정보 기능을 제공하는 일종의 개방적인 시스템이다. 병원정보시스템은 병원 내 하부 시스템 간에 통신이라는 필수적인 매개체를 통해 상호작용을 한다. 병원 전산화시스템은 진료행정시스템과 진료정보제공시스템으로 크게 나눌 수 있으며 과거 행정지원(청구) 중심에서 현재 진료지원 중심으로 변해가고 있다.

① 국내 병원정보시스템의 문제점

㉠ 병원경영층의 정보화 인식 부족

㉡ 병원사용자의 전산화에 대한 이해 부족

㉢ 의사들의 진료환경 변화에 대응하는 소극적 자세

㉣ 전산전문가의 정보화 접근자세와 업체 영세성

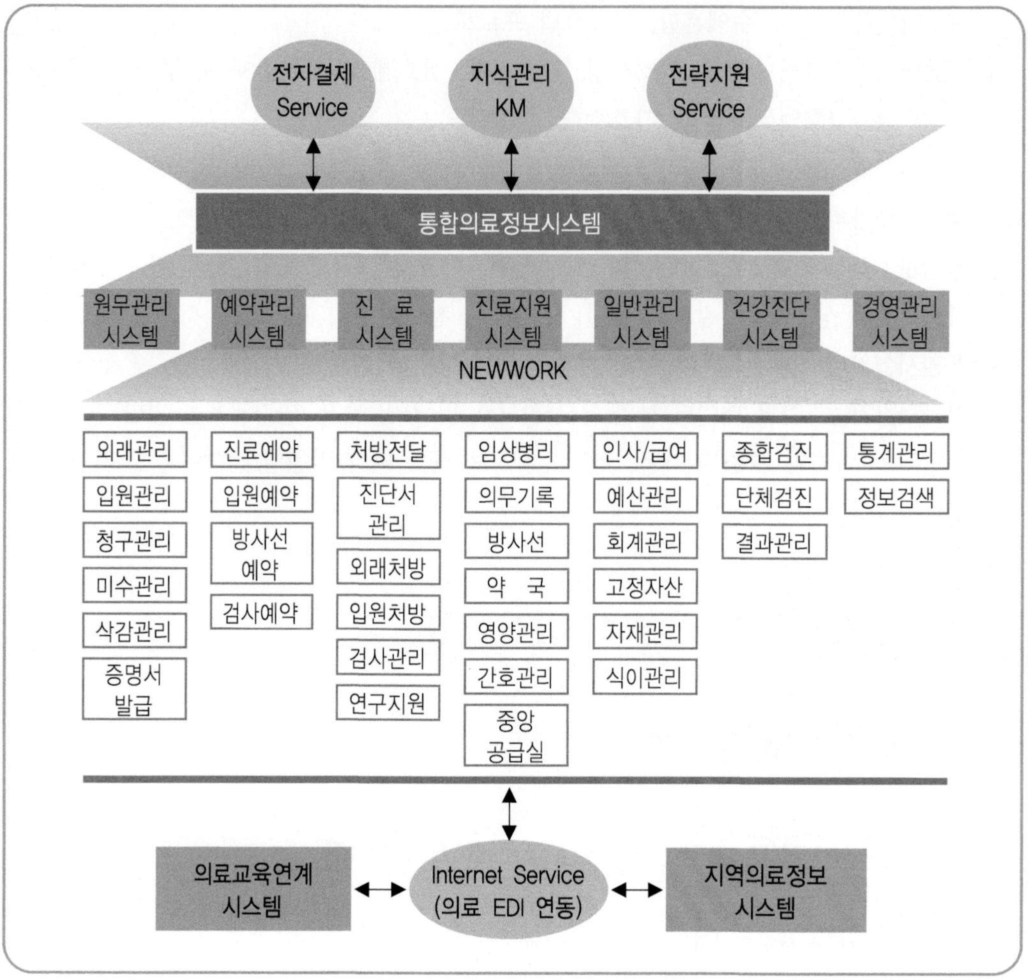

[그림 11-9] 통합의료정보시스템의 구성

ⓜ 병원정보시스템 표준화 미개발된 프로그램의 현업 적용률 저조

② 병원종합정보시스템의 도입의 필요성

㉠ 늘어나는 환자 수에 따른 절차의 복잡화, 시간의 낭비의 문제점이 대두

㉡ 환자기록 차트를 보고나할 수 있는 장소의 확대요구

㉢ 영상자료와 문서자료의 함께 존재의 필요성 증대, 영구 보관 가능한 기록차트의 필요성 증대

㉣ 빠른 시간 내에 자신의 의무기록을 다른 사람과 교류해야 하는 필요성 증대

③ 병원정보시스템의 기능

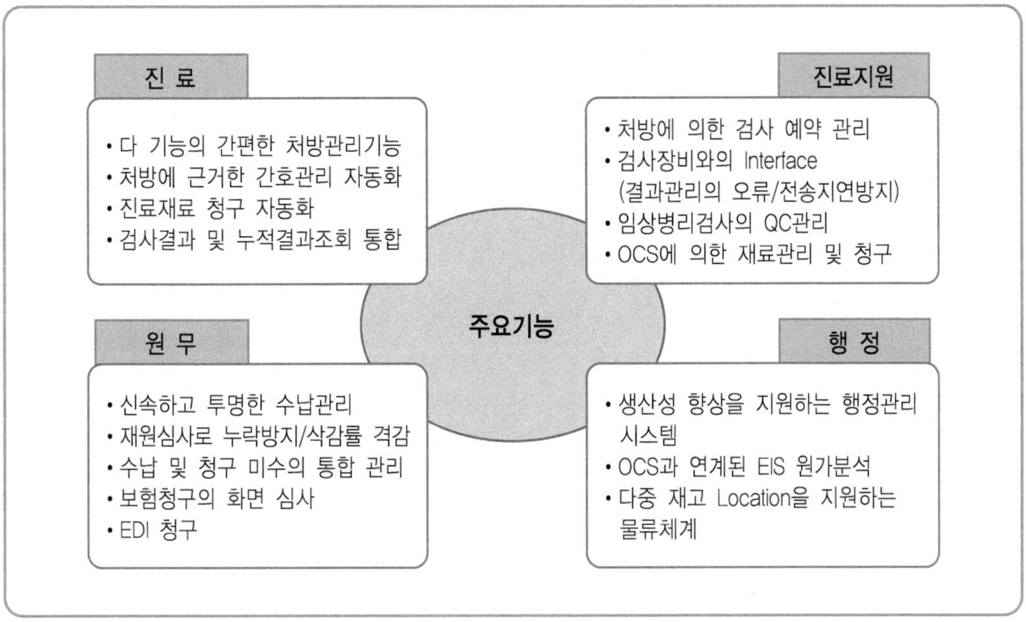

[그림 11-10]

[표 11-3] 통합 의료정보시스템의 기대효과

도입목적	기대효과
사무작업의 효율화	1. 환자정보, 진료정보, 회계정보의 부문간 상호이용 2. 기록작업과 집계작업의 감소 및 신속화, 정도 향상 3. 처방전 작성작업의 간소화 4. 업무의 공통화, 자동화로 사무능력 제고 5. 업무량 증가에 용이하게 대처 6. 전화한통에 의한 확인업무 감소 7. 전문직의 잡무배제로 전문업무에 전념 8. 사무습득 기간의 단축
환자 서비스 향상	1. 대기시간 및 재(내)원시간의 단축 2. 환자에 충분한 설명가능(진찰, 검사, 투약 등) 3. 중복 검사, 중복 투약의 방지 4. 신뢰성 향상, 질문 건수의 감소 5. 내원일수 감소(On Day Service 가능)

도입목적	기대효과
의료서비스의 효율적 제공	1. 검사 예약, 결과확보의 정확화, 신속화 2. 처방정보의 신속, 정확한 실행부서 전달 3. 검사의뢰정보의 신속, 정확한 실행부서 전달 4. 식이 정보의 신속, 정확한 전달 5. 차트정보 검색의 신속, 정확화 6. 전문직 직원이 고유업무에 전념-의료서비스의 향상
병원 경영 지원	1. 정보공유에 의한 상호이용으로 병원경영의 효율화 2. 경영관리자료의 신뢰성 향상 3. 필요시 언제라도 경영관리 데이터 제공
의학 연구 지원	1. 의학연구용 데이터의 검색, 가공 및 활용으로 의학연구지원
기타	1. Lost Charge 방지 2. 미수금 집계, 관리의 신속화, 정확화 3. 각종 통계자료의 신속성, 정확성 개선

(2) 병원정보화 시스템의 종류

① OCS(Order-Communication System)

㉠ 각종 의학정보 및 환자들의 진찰자료를 보관한 DB와 의사가 환자를 진단한 후 처방전을 통신망을 통해 각 해당 진료부서로 전달해주는 시스템이다. 이 시스템은 환자의 등록에서 진료, 수납까지 원내의 모든 DATA를 관리 · 전달하는 것은 물론 병원의 모든 행정을 효율적으로 관리할 수 있도록 하는 통합의료정보시스템이다.

㉡ OCS의 구축목표

ⓐ 환자서비스의 극대화 : 자동화 및 통합의료정보시스템의 구축

ⓑ 진료생산성의 극대화 : 진료지원 시스템 구축

ⓒ 병원운용의 효율성 : 경영자 정보시스템 구축

㉢ OCS 구축후의 기대효과

ⓐ 환자서비스 개선

[표 11-4]

	현 전산화 형태	향후 전산화 형태
관심분야 치중	공급자 중심(원무관리, 일반관리)	소비자 중심(진료/진료지원)
정보이용자	전산 전문요원 행정관리 직원	관리자 및 경영자 의사, 간호사, 환자
보고 체계	일정기간후 DATA수집 및 분석	ON-LINE화(즉시보고)
활용 컴퓨터	소형 및 대형(중앙집중식)	DOWNSIZING화(분산처리)

- 외래접수, 수납 · 진료 · 투약 등의 대기시간 단축
- 간호사 사무업무의 감소로 인한 재원환자의 간호서비스 개선
- 진료정보의 활용 및 정확한 전달체계를 통한 진료의 질적 향상

ⓑ 진료생산성 향상
- 외래 대기시간 단축을 통한 외래환자증가
- 병상 회전율 증가, 지역의료 서비스를 통한 환자증가

ⓒ 수익의 증가
- 처방의 누락방지, 고의적 누락의 최소화
- 의료물품의 철저한 관리를 통한 손실 최소화

ⓓ 경영 효율화
- 전산을 통한 인원증가 요인 억제
- 효율적 재료관리를 통한 진료재료비율 감소
- 각종 경영통계를 통한 재무구조 개선

ⓔ 의사결정 지원
- 원내 활동의 변화추이 분석을 통한 미래예측
- 진료, 사무, 경영 등의 오류에 대한 근거 추적

② U-Health

㉠ 정의 : 유비쿼터스 헬스(ubiquitous Health)의 약자로서, 정보통신과 보건의료를 연결하여 언제 어디서나 "예방, 진단, 치료, 사후 관리"의 보건의료서비스를 제공하는 것으로 u-Health는 산업의 IT화가 진전되면서 등장한 e-Health를 보건의료 소비자를 중심으로 보다 발전시킨 패러다임으로 볼 수 있다.

[표 11-6] U-Health의 성공 요인 및 해결과제

분야	성공요인	해결과제
보건의료 제공기관	u-Health 도입 이후 안정적 수익 모델 창출	u-Health 의료정보의 품질과 정확성 제고
의료 솔루션업체	의료 솔루션의 국내외 표준화 체계 마련	신규 솔루션과 기존 솔루션과 호환. 신규 솔루션의 오작동으로 인한 피해 제거
통신사업자	네트워크 중심의 비즈니스 모델 창출	u-Health 사업 진입의 법과 제도 장벽 제거
정부 정책	u-Health 산업육성을 위한 법과 제도정비 u-Health 공공확보를 위한 지원 정책 u-Health 참여자간 이해관계 조정 u-Health의 효율적 활용체계 구축	u-Health 이용 및 비이용 집단간 격차해소 및 보험체계 정비
이용자	u-Health 서비스에 대한 신뢰	개인정보 보안 강화 및 사생활 보호

ⓛ U-Health의 등장 배경

ⓐ 기술 발전 : 유 · 무선의 통신기술 진화, 멀티미디어 처리와 저장기술 발전, 정보통신과 의료기술의 통합화

ⓑ 보건의료 공급자 : 의료기관의 환경에 대한 적응, 정부의 의료선진화 촉진 정책

ⓒ 보건의료 이용자 : well being의 건강증진 욕구, 고수준의 보건 의료 서비스 수요

ⓒ U-health의 차별화 요인

e-health, 원격의료, 원격진단 개념포괄, 이용자 중심적인 패러다임 지향, 의료의

[표 11-5] U-Health 진료시스템

	예방과 건강증진	진료와 사후 관리
보건의료 기관내부 정보화	FFD를 응용한 의료기관 자산관리 시스템, 환자/대상자 정보 시스템	
보건의료 기관과 기관의 연결	• 의료 텔레매틱스 • 건강정보 보험사 이용 시스템	• 전자처방전 서비스 • 원격EDI 부가서비스
보건의료 기관과 이용자의 연결	• 건광관리 포털 서비스 • 온라인 휘트니스 서비스 • 모바일 건강관리 서비스 • 노약자 보호 서비스	• 화상상담 • 예약관리 에이전트 시스템 • 의료 스마트카드 서비스 • 모바일 간호관리 서비스 • 적외선 응급구호 서비스

물리적 공간과 전자적 공간의 연결

㉣ U-health의 특징

ⓐ 안전성과 적시성 : 적정한 보건의료 서비스를 적시에 안전하게 제공

ⓑ 효율성과 효과성 : 보건의료 제공자와 이용자 모두에게 시간과 비용의 절감

ⓒ 보건의료 대상자 중심 : 병원 중심에서 건강한 시민중심으로 의료환경 변화촉진

ⓓ 균형성 : 예방에서 진단, 치료, 사후관리의 전 보건의료 과정을 균형적으로 발전

③ PACS(Picture Archiving and Communication System)

㉠ 의료영상전달시스템으로 방사선전단에 관계된 의학영상을 디지털 영상상태로 획득하고, 이를 네트워크를 통하여 전송한 후, 디지털 자료로 영상을 저장하고 진단방사선과 판독의사나 임상의사가 시스템을 통하여 환자를 진료할 수 있는 포괄적인 '디지털 영상관리 및 전송시스템'이다.

㉡ PACS의 특징

- 근본적으로 필름을 사용하지 않는다.
- 디지털 형태의 의학영상을 취급한다.
- PACS시스템을 위하여서는 고속의 통신망이 필요하다.

㉢ PACS의 구성

- 영상획득 부문, 영상저장 및 데이터베이스부문, 영상조회부문, 네트워크와 통신부문

④ DW (Data Warehouse)

병원 내에서 산재된 수년간의 진료과정에서 축적된 내/외부 데이터를 주제별(Subject Oriented : 진료, 환자, 통계, 경영)로 통화하여 시간중심으로 저장해놓는 데이터 저장고를 말한다. 이를 통해 하나의 논리적인 뷰(View)를 창출함으로써 다각적 분석이 가능한 환경을 제공하고 경영진이 손쉽게 활용할 수 있는 의사결정 정보를 제공한다. 즉, 왜(Why)라는 물음에 대한 지식 제공을 목표로 한다.

⑤ CDSS(Clinical Decision Support System)

의사의 의사결정 과정에서 컴퓨터가 직접적 혹은 간접적으로 지원할 수 있는데 이러한 시스템을 임상적 의사결정지원시스템(CDSS) 이라고 한다. 병원의 처방전달시스템이

[표 11-7] DW 구축의 기대효과

환자중심의 병원으로 전이 촉진	적시에 적절한 환자관련 지식 제공 과거 전산기록 및 여러 상병을 가진 환자를 효과적으로 치료하기 위한 병원 내 협진체제 구축 촉진
병원과 관련된 이해 관계자들의 의견교환과 의사소통의 확인	병원을 투명하게 운영할 수 있는 인프라 구축 → 정보를 바탕으로 병원전략수립 및 환자 마케팅을 위한 인프라 제공
진료의 품질을 고양	환자의 신상, 의사처방 데이터, 약국의 투약 데이터 등 산재되고 연동되지 않은 데이터들을 통합 인터페이스를 통해 총체적 인식
정보생성 검색 관리 비용절감	병원연보, 통계정보 등 오랜 시간이 걸리는 작업이 수분내로 단축 현업위주의 정보활용 기반 체계 확립(EUC)
임상, 연구, 교육의 유기적 순환 관계 정립	지식의 창출, 공유, 확산, 재창출의 SPIRAL PROCESS촉진

처방전달이라는 업무를 주로 다루는 업무처리시스템(TPS)인데 비해 CDSS는 환자진료에 필요한 의사결정 과정을 직접적으로 지원하는 것을 주목적으로 하는 시스템이다. 이를 위해 CDSS는 주어진 환자의 특정문제에 대한 의학지식을 적용해 최상의 해결방안을 도출하고 이를 사용자에게 편리한 형태로 제공한다. 특히 지식습득 방법으로 주로 인공지능기술을 이용해 문제의 해를 제공함으로써 의사결정을 보다 직접적으로 지원한다. 그동안 국제적으로 알려진 CDSS는 난청 진단시스템, 알레르기성비염 진단시스템, 기관지천식진단시스템, 백혈병 진단시스템, 고혈압관리시스템 등 약 1만개로 추정되는데 실제 임상에 적용되 사용되고 있는 예는 많지 않다. 그 이유는 여러 가지가 있지만 주원인으로 부적절한 대상 질병의 선정, 지식습득 방법상의 LANS제, 사용자의 거부반응, 법적인 문제 등이 있다.

⑥ EMR(Electronic Medical Record)

EMR은 병원에서 사용되는 종이 문서를 없애고 모든 데이터를 전산매체에 저장하는 방식이다. 현재까지 널리 사용되고 있는 종이 의무기록은 오랜 동안 모아지면 언젠가는 관리 및 보관상에 한계가 오기 때문에 의무기록을 영구보존하는 대부분의 병원에서는 진료 후 일정기간이 지난 비활용 의무기록을 과거에는 마이크로 필름에, 최근에는 광디스크, 컴팩트디스크 등에 수록하여 관리하고 있다. 이들을 전산과 연계시키고 네트워크를 연결하면 이미지로만 구성된 전자의무기록이 보관 및 검색 목적으로 제한적으로 활용될 수 있는 초기 단계의 전자의무기록이 구성된다.

⑦ CPR(Computer Based Patient Record)

환자의 진료정보를 필요시에 어느 병원이나 보건기관에서 즉시 사용할 수 있도록 전국적인 의무기록 정보시스템을 구축하는 것을 말한다. 또한, 사용자들에게 환자에 대한 완전하고 정확한 의무기록의 사용을 가능하게 하고, 더 나아가 환자의 진료에 대한 결정을 도울 수 있는 의학지식(Medical Knowledge) 연계된 전산화된 의무기록(Electronic Patient Record)을 말하는 것이다. 의무기록전산화에 관련된 개념 중 가장 포괄적인 개념으로서 모든 진료 정보의 입력은 텍스트(Text) 형태로 입력되는 것으로 기존의 차트를 스캐닝(Scanning)하여 컴퓨터에 입력하여 진료에 활용하는 것은 제외되는 개념이다.

⑧ EPR(Electronic Patient Record)

CPR과 EMR은 기존의 차트를 스캐닝(Scanning)하여 진료정보를 활용하는 것을 인정하지 않는 것인데 반해 EPR은 실제 병원에 종사하는 사람들이 모든 정보를 텍스트 형태로 입력하는 것이 용이하지 않으므로 EMR로 가기위한 전단계로 텍스트 형태로 입력할 수 있는 것은 텍스트(Text)로 입력하고, 이의 실현이 용이하지 않는 것은 스캐닝(Scanning)을 통하여 입력한 다음 이들을 체계적으로 연결하여 활용하는 시스템을 말한다.

2) 의료표준화

(1) 보건의료표준화의 의의 및 필요성

최근 우리나라는 인구의 고령화로 인해 만성질환과 사고에 의한 사망률이 증가하고 있다. 이러한 인구고령화 및 만성질환자의 증가 등 의료 환경의 변화에 보다 능동적으로 대응하기 위해서 국가적 차원의 질병의 예방 및 관리체계 구축, 그리고 보건의료서비스간 기능 연계를 통한 국민의 생애주기별 특성에 맞는 보건의료서비스의 개발의 필요성이 높아지고 있다. 또한, 국민의 소득수준 향상에 따라 소비자 중심의 양질의 보건의료, 환자 개개인에 대한 맞춤형 보건의료서비스 제공에 대한 국민들의 욕구도 꾸준히 향상하고 있다. 이에 각 보건기관이 지역주민들의 건강정보를 보다 적극적으로 축적·활용하며 국민건강보험공단 등 관계기관과

정보연계를 통한 다양한 통계 및 정책 정보를 생산하여 활용하는 필요성은 지속적으로 증가하고 있다.

이에 따라 최근 우리나라에서도 보건의료표준화의 필요성을 인식하고 보건의료산업의 육성과 국제 경쟁력을 강화하고자 하는 정책의 일환으로 2004년도부터 보건의료정보 표준화 및 관련 법·제도 마련 등 적극 추진하고 있다. 이와 함께 공공보건의료의 연계를 강화하고 서비스 수준을 향상하며 국민 평생건강관리체계를 확립하기 위한 공공보건의료체계 개편 정책을 추구하고 있다.

이러한 사업의 일환인 EHR사업은 궁극적으로 국가 보건의료서비스 수준향상에 기여하고 국가 보건의료정보화의 발전에 이바지하는데 의의가 있다.

(2) 보건의료표준화의 기대효과

보건의료표준화 사업의 일환인 EHR의 기대효과는 다음과 같다.

① **의료의 질 향상**

㉠ **의료사고의 방지** : 의사가 직접 쓴 글을 오독할 가능성이 있음

㉡ **신속 · 정확한 진단** : 단순히 업무 효율을 높여주는 것이 아니라, 환자의 병력과 처방된 약품, 검사 결과 등을 한 눈에 살펴볼 수 있어 보다 정확한 진단을 내릴 수 있게 도와주는 것

㉢ **부작용방지** : 기존에 축적된 약물상호작용 데이터베이스를 통해 서로 다른 진료부서나 다른 병원에서 각각 처방된 약물들이 상호작용을 일으켜 예기치 못한 부작용이 생기는 것을 방지할 수 있는 것

㉣ 고령화 사회로 이동해가면서 만성질환자가 증가함에 따라, 단편적인 질병정보가 아닌 환자의 지속적인 병력정보에 대한 필요성이 점차 높아져가고 있는 현 상황은 곧 체계적인 정보의 축적 및 보관, 공유의 필요성으로 이어지게 됨

② **시간, 공간 그리고 인력의 효율적 활용**

㉠ 전산화로 인해 조회시간의 단축

㉡ **비효율적인 관리의 개선** : 환자의 주 호소, 혈압이나 체온, 맥박 등은 어떤지에 관한 기초적이지만 중요한 진료정보는 일일이 종이차트에 적어 보관해 왔기 때문에 따로 보관 공간이 필요하며 매번 찾아야 하는 등 관리가 쉽지 않음

㉢ 공간과 인력에 대한 비용이 상당함

③ 교육 · 연구 활동에 도움

각종 진료 및 검사 등에 대한 자료가 자동적으로 생성되면서 의료연구에 필수적인 다양한 research 자료를 얻을 수 있어, 의료진에 대한 교육과 논문발표 등에 다양하게 활용될 수 있게 됨.

(3) 선진국의 해외동향

① 영국

영국은 1998년 9월 NHS 현대화를 위하여 2003년부터 National Programme for IT(NPfIT) 계획을 본격적으로 추진하고 있다. 이러한 NPfIT는 세계 최대 규모의 보건의료정보화사업으로 2003년부터 10년간 30,000명 이상의 GP(일반 개원의)와 300군데 이상의 병원을 단일 보안 NHS(National Health Service) 네트워크로 묶는 프로그램으로서 모든 국민의 진료기록 및 건강정보를 서비스하고 의사, 간호사 등의 보건의료전문인력이 필요한 정보에 쉽게 접근할 수 있도록 하는데 목표를 두고 있다. NHS(National Health Service) 네트워크는 아래의 그램과 같이 NHSnet을 통해 6,000개 이상의 GP들과 약 1,000개 정도의 다른 NHS조직이 NHSnet에 연결되어 보건의료인 국민들에게 양질의 보건의료정보서비스를 제공하고 있다.

NPfIT의 주요내용은 일반 국민들이 필요한 정보에 온라인으로 접속이 가능하게 하는 국가 NHS 네트워크를 구축하며, 국가 의료기록 서비스(Care Record Service)인 전자적 평생건강가록(lifelong, electronic health record)을 생성 및 유지하며, 통합진료예약(e-booking), 전자처방전(e-prescription), PACS(영상저장전달시스템), 진료에 대한 품질관리 및 평가시스템을 제공한다. 아래의 그림과 같이 전자건강기록(EHR)은 환자의 출생에서 사망까지 보건 및 보건의료에 대한 종합적인 기록으로서, 환자가 보건의료기관에서 서비스 받은 정보와 전자(EPR)의 정기진료 결과들에 대한 정보가 집적된 것이다.

NPfIT의 주요내용은 일반 국민들이 필요한 정보에 온라인으로 접속이 가능하게 하는 국가 NHS 네트워크를 구축하며, 국가 의료기록 서비스(Care Record Service)인 전자적 평생건강가록(lifelong, electronic health record)을 생성 및 유지하며, 통합진료예약(e-booking), 전자처방전(e-prescription), PACS(영상저장전달시스템), 진료에 대한 품질관리 및 평가시스템을 제공한다. 아래의 그림과 같이 전자건강기록(EHR)은 환자의 출생에서 사망까지 보건 및 보건의료에 대한 종합적인 기록으로서, 환자가 보건의료기관에서

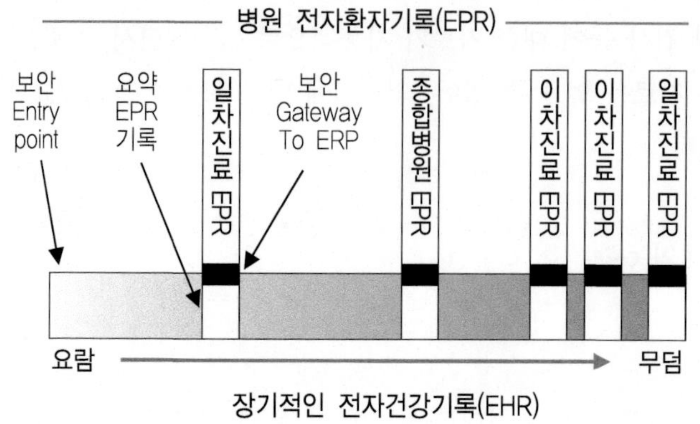

[그림 11-12] NHS의 평생전자건강기록(EHR)

서비스 받은 정보와 전자(EPR)의 정기진료 결과들에 대한 정보가 집적된 것이다.

또한 NHS는 환자 및 일반 국민들에게도 새로운 정보서비스를 제공하고 있는데, 전화상담 NHS Direct에서는 간호사가 24시간 상주하고 있으며 전화로는 의료상담이나 수진상담, 긴급 시 사고 응급센터를 안내하고 웹사이트에서는 질병이나 치료에 관한 정보와 건강에 관한 최신정보와 뉴스를 제공한다. 웹사이트 정보는 의료전문가에게 재검토되고 있어

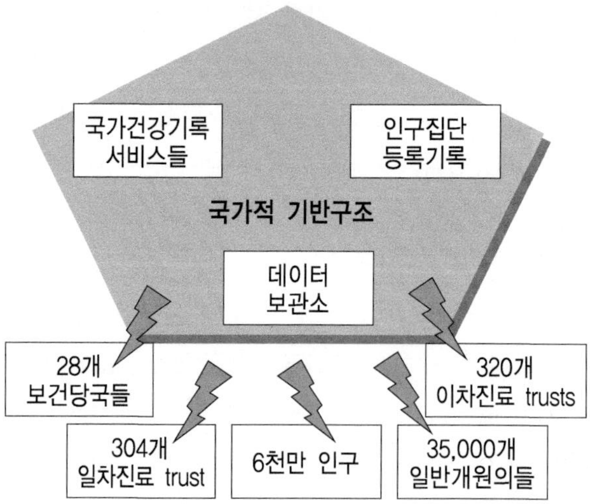

[그림 11-11] 영국 NPfIT의 가상적인 Healthcare 목표

안전하게 사용할 수 있는 것이 특징이다. 아래의 그림과 같이 NHS에서는 환자에 대한 전자건강기록을 통하여 응급 및 일상적인 진료에 있어서 약물부작용을 방지하는 등 효과적으로 사용하고 환자가 원할 경우 최신 건강 및 의학정보 및 사전예약 서비스를 제공받고 개인정보를 제외하고 자료를 분석하여 각종 보건정책 및 임상진료 개선, 의학연구 등에 활용하는 EHR의 모델을 수립하였다.

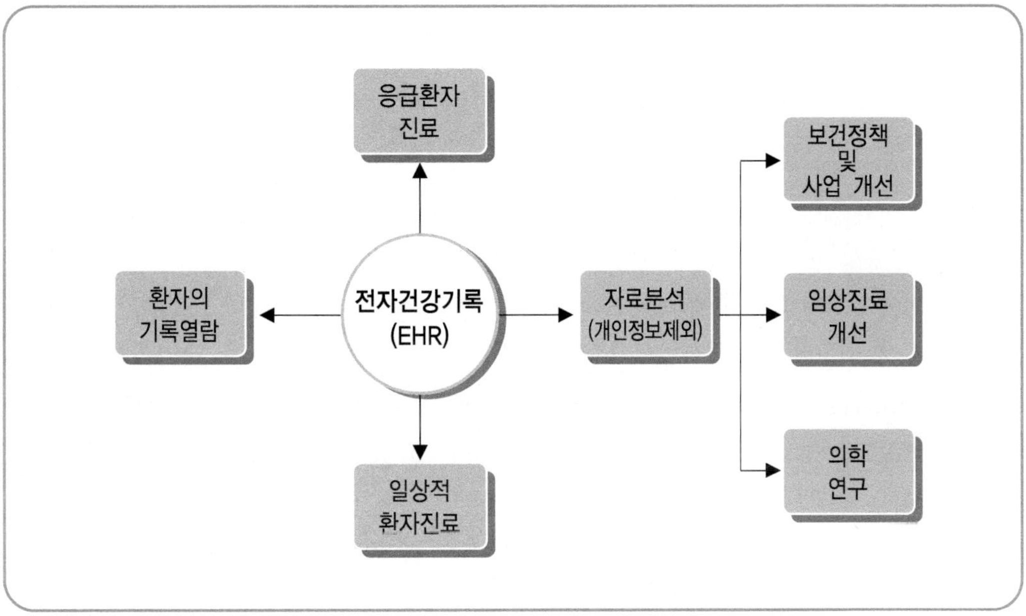

[그림 11-13] NHS의 평생전자건강기록의 활용

② 미국

미국은 NIH(National Institutes of Health)와 DHHS(Department of Health & Humal Servicesm)가 보건의료정책을 추진하는 주요 기관이라고 볼수 있다. DHHS에서 NHII 계획을 수립하고 이를 통하여 지역 주민들은 양질의 보건의료 및 민원서비스를 제공받을 수 있고, 개인적인 보건과 건강정보를 제공받아 건강에 대한 의사결정을 지원받을 수 있으며, 보건의료공급자의 측면에서는 진료 시 환자정보를 제공받는 임상의사결정을 지원받으며, 공중보건 전문인들 측면에서는 인구집단의 보건영향요소 및 건강영향을 평가하며 건강위험요소를 파악하고 교육연구를 지원한다는 목적으로 적극 추진하고 있다.

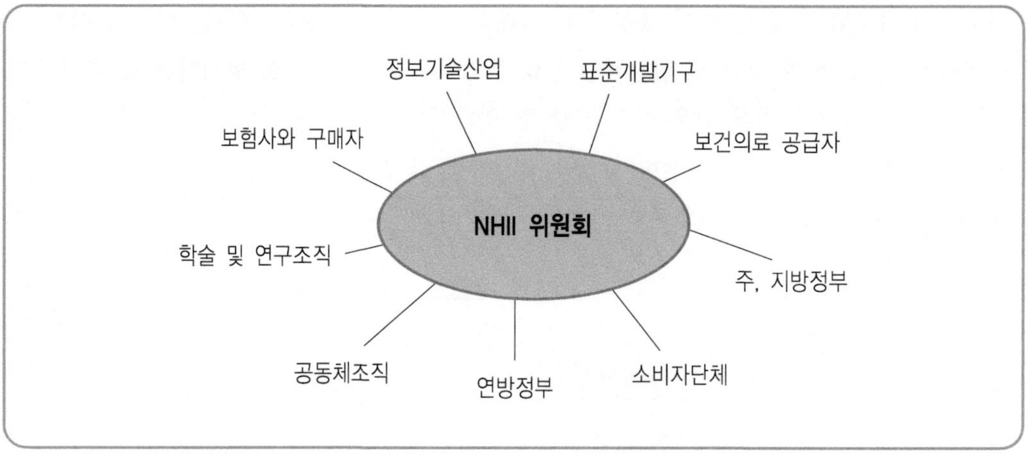

[그림 11-14] 미국 NHII 위원회의 구성도

2004년에 "향후 10년 안에 모든 미국 국민이 전자건강기록을 갖도록 하겠다."라는 목표로 조지부시 대통령의 정책추진의지를 발표하고 이를 추진할 차관급의 국가의료정보조정관(National Health Information Technology Coordinator)를 신설하고 아래의 그림과 같은 NHII(The National Health Information Infrastructure) 위원회를 구성하여 NHII 계획을 적극 추진하고 있다.

NHII 계획을 추진하기 위하여 DHHS에서는 공공과 민간에 걸쳐 NHII를 구성하는 각 영역들의 활동을 조정하고 개인보건, 공공보건, 의료공급자의 진행활동과 정보기술 개발 및 정보흐름을 지원하며 민간-공공의 회의 주관, 인프라 실행에 역할, 우선순위 공감대를 형성하고, 데이터 표준 개발, 국제적 협력을 담당한다. 한편, 연방의회에서는 주 및 지방의 인구보건 정보 역량 개발을 지원하고 민간 영역 및 주-지방정부 내 보건담당인력들을 대상으로 정보기술 분야의 전문적 교육을 지원하며 보험사 사이의 정보흐름을 촉진시키기 위한 호환시스템 개발에 대한 공급자들의 투자를 지원하며 보건의료 영역의 정보기술을 도입하는 어플리케이션의 개발을 위한 연구를 지원한다. 그리고 주 및 지방 차원의 데이터 취합, 인구보건 차원에서 활용하는 파일럿 프로젝트를 지원한다. 연방보건 데이터 기구에서는 주 및 지방정부, 표준화 기구와 협조하여 데이터 보고 형식, 전송방법 등 표준을 개발한다. 의료공급자와 보험사에서는 NHII 규정을 준수 등 개인정보 보호과 관련 감독기능 등을 수행한다. 소비자 및 환자 권리집단에서는 모든 인구집단이 평등하게 정보기술에 접근할 수 있도록 주장하고 권익집단이 표준개발 등 사업추진 과정에 참여한다.

NHII의 정보교류방식은 아래의 그림과 같이 연계체계형으로 LHⅡ(The Local Health Information Infrastructure)에 환자의 의무기록 인덱스를 기록하여 두고 이를 통하여 환자의 자료요구에 따라 병원의무기록, 검사결과, 전문의 기록 등으로 환자의 진료정보를 즉시 생성하여 필요시 타 LHⅡ로 제공하여 정보를 공유한다. 이러한 NHⅡ사업의 핵심 구성요소로는 메시지 및 내용의 표준, EHR, 소비자 건강정보시스템, 진료지원시스템, 통신/네트워크 시스템, 의사결정지원/교육, 보안체계 구축이 있다.

한편, 미국은 온라인을 통해 처방전 약을 구입할 수 있는 시스템이 구축되어 있다. 특히 동 서비스는 만성질환자들이 주로 많이 이용하고 있는데 만성질환으로 인해 동일한 약을 계속 복용해야 하는 경우 의사의 확인을 받아 온라인으로 약을 주문하면 해당되는 약을 환자의 집까지 운송해 준다.

③ 호주

호주정부는 의료개혁의 핵심으로서 정보관리 및 정보통신기술(IM&ICT)의 향상을 추진하고 있다. 2004년 NHIC(국립건강정보그룹)와 AHIC(건강정보위원회)가 범국가적 핵심 IM&ICT의 활용/개발의 우선추진과제를 도출하고 이의 추진을 위해 NEHTA(National E-Health Transition Authority)를 구성하였다. NEHTA는 e-Health의 도입을 통한 의료개혁을 촉진하기 위해 구성되었으며, 범국가적 의료 IM&ICT 우선추진과제의 자원과

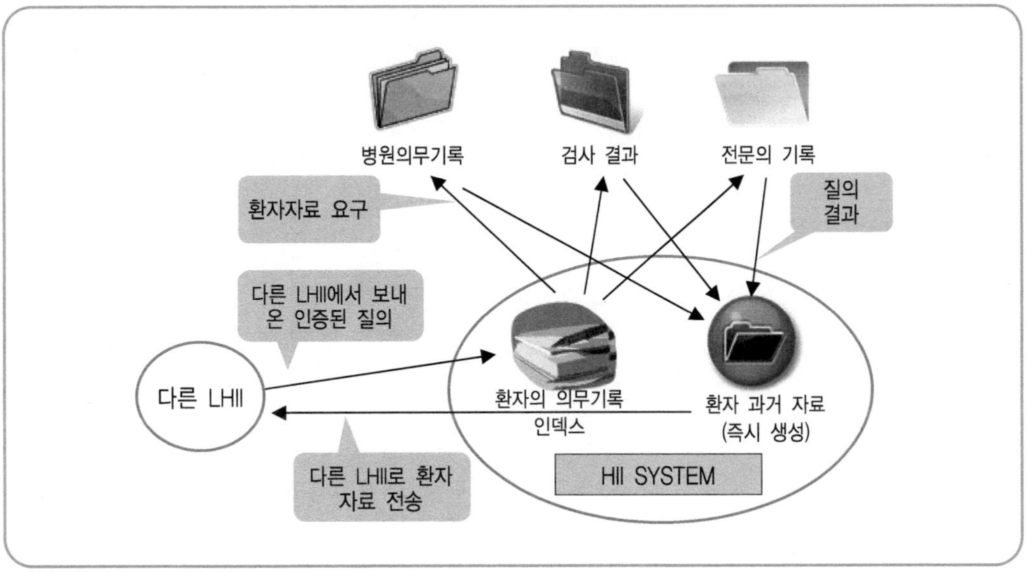

[그림 11-15] 미국 NHII 시스템의 구조

프로젝트를 감독하고 관리하는 기능을 수행한다.

호주의 EHR 관련 대표적인 프로젝트는 HealthConnect이다. HealthConnect는 허가 받은 의료서비스 제공자간의 보건정보의 안전한 수집, 축적, 교환을 위한 공유 가능한 EHR로 구성된 보건정보 네트워크(HIN)로서, 중앙, 주, 지방정부 공무원으로 구성된 HealthConnect Program Office에서 이 프로젝트의 연구, 개발, 구현을 관리한다. 2003년 비즈니스 아키텍처(현재 버전 1.9)와 시스템 아키텍처(1.0)가 발표되어 Tasmania, South Australia, Northren Territory에 시범 구현하여 실제 상황에서 HealthConnect의 실현가능성을 실험하고 적절한 모델을 도출하고 보다 큰 지역으로 범위를 확대하고 있다(한국보건산업진흥원, 2004).

(4) 우리나라 EHR 사업단 현황과 추진 동향 및 사업일정

① EHR(Electronic Health Record) 사업단 비전 및 목표

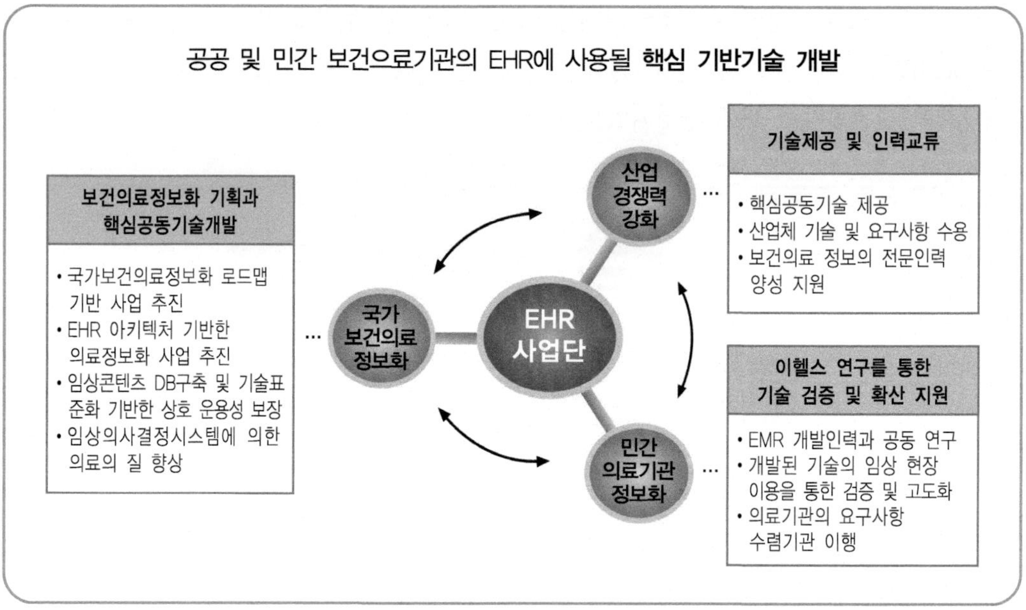

㉠ 산업경쟁력 강화

기술제공 및 인력 교류

㉡ 민간의료기관 정보

이행 연구를 통한 기술 검증 및 확산 지원

㉢ 국가보건의료정보화

보건의료정보화 기획과 핵심공통기술 개발

② EHR(Electronic Health Record) 사업단의 추진체계

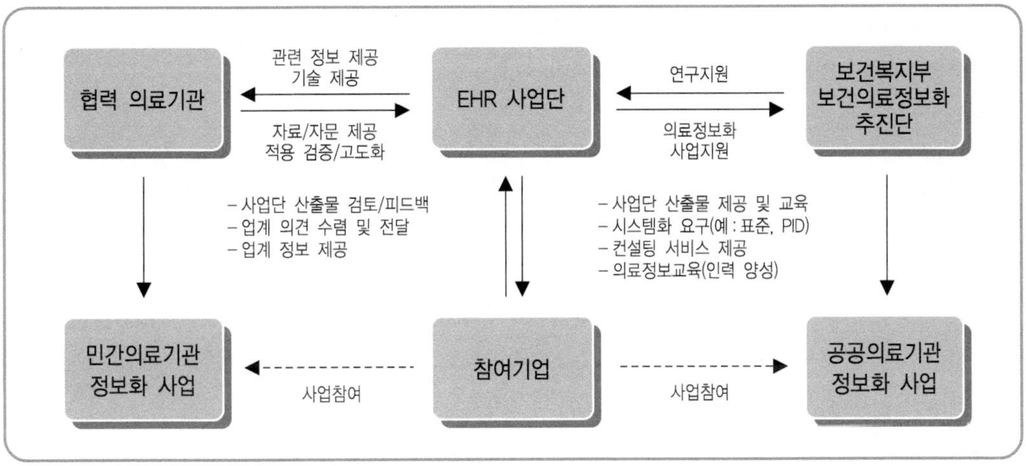

☞ 국가보건의료정보화사업과 국공립, 민간병원들이 협력함으로써 시너지 효과를 창출시킨 것으로 실제 사용자들이 현장에 적용할 수 있는 실용적인 성과물을 만들어내고, 의료기관간 안전한 진료정보 교류를 통하여 국민 모두가 언제 어디서나 의료서비스의 혜택을 편리하게 누릴 수 있게 함을 목적으로 한다.

3) 인트라넷의 도입

(1) 인트라넷의 개념

① 정의

현재 인터넷의 활용측면에서 보면 주로 기업체나 기관 혹은 개인의 홍보차원에서 많이 활용하고 있는 상태입니다. 그러나 인터넷의 범주가 이러한 홍보차원에서 그치는 것이 아니라 좀더 다양한 서비스 지원을 위하여 통신 판매를 위한 네트워크상에서의 상품판매도

점차적으로 이루어 지고 있는 상태이고 전화번호 안내, 구직정보안내, 증권거래현황, 인구분포현황 서비스 등 그 활용범위가 점차 증가하고 있는 현실입니다.

이러한 상황에서 기업체간의 정보공유나 각 기업체의 전자메일, 전자결재시스템과 같은 업무처리에 필요한 사항을 기존의 별도의 시스템을 구축 이용하던 구조적인 체계에서 인터넷을 통하여 모든 업무처리를 동일한 인터넷 브라우즈를 통하여 수행할 수 있는 방법의 필요성이 대두되게 되었고 이로 인해 인트라넷(Intranet)이라는 개념이 탄생하게 되었습니다.

인터넷의 웹(Web)기술을 이용, 기업 및 특정 단체의 내부 정보시스템을 구축하는 것이 인트라넷(Intranet)으로, 정보검색시스템인 WWW(World Wide Web)와 브라우저 SW기술로 정보 공유시스템을 구축, 기업 및 특정 단체의 내부(Intra) 관련자들이 필요한 정보를 공유하게 하는 네트워크 시스템을 의미합니다.

② 목적

㉠ 기업내 신속한 의사교환

㉡ 모든 조직원들과의 정보공유

㉢ 정보공유를 통한 전사적 정보 축적

③ 인트라넷의 출현 배경

인트라넷의 출현은 거대한 사회조직체제에서 정치적으로나 경제적으로 치열한 경제 상황에서 경쟁력의 우위를 점유하기 위하여 보다 빠른 정보를 확보함으로 이에 대처해 나아감으로 성공적인 조직체제를 이끌어 나갈 수 있고 정보획득의 실패는 조직의 붕괴에 크나큰 영향을 미치게 되었습니다.

이러한 상황에서 기업체의 존립 여부의 중요한 요인으로는 신규 상품에 대한 신속한 홍보와 타 제품에 대한 성능적인 차별화가 되어야 하고, 제품의 경쟁력의 유지기간이 점점 단축되고 있고, 이에 대처할 제품의 품질 향상에 대한 기술적인 향상을 위하여 보다 신속한 정보 획득이 필요하게 되었습니다.

또한 제품에 대한 가격경쟁의 우월성과 고객의 제품선호도를 파악하게 위하여 제품 단가를 계속 절하해야 하며 소비자에 대한 제품선호도 파악이 신속한 정보를 통하여 파악되어야 합니다. 나아가서는 국내외적으로 미치는 경제 상황의 파악이 기업의 성쇄에 중요한 영향을 미치게 됩니다.

이러한 상황에서 정보의 공유와 신속한 정보 획득이 없이는 치열한 경쟁사회에서 이겨낼 수 가 없는 것이 현실입니다.

따라서 이러한 정보의 획득은 한 기업체에서 주도할 수 없는 상태임으로 기업체간의 정보의 공유가 활성화되어야 하고 다양한 정보의 창고인 인터넷의 활용을 통한 업무처리의 필요성이 대두되어 인트라넷이라는 개념이 도입되게 되었습니다.

④ 장점

㉠ 비교적 저렴한 비용으로 조직내의 업무처리를 위한 그룹웨어 구축이 가능하다.
㉡ 일반적인 TCP/IP의 LAN 환경이면 된다.
㉢ 내부의 하드웨어나 운영체계에 관계없이 표준화된 소프트웨어 개발 환경을 제공한다.
㉣ 각종 서류의 표준화를 비롯한 조직의 표준화를 가속화 할 수 있다.
㉤ 그림이나 음성을 첨가한 멀티미디어 문서나 하이퍼링크를 활용한 문서들을 제작할 수 있다.
㉥ 그룹웨어를 활용함에 있어 웹 브라우즈의 운영과 비슷하여 사용하기 용의하다.
㉦ 조직의 홍보나 고객지원을 위해 만들어진 웹페이지를 통해 마케팅에 필요한 정보를 얻을 수 있다.
㉧ 조직의 업무에 필요한 내부데이터와 고객들로부터 얻은 외부데이터를 이용하여 마케팅이나 의사 결정에 필요한 정보를 가공해 낼 수 있다.
㉨ 고객지원을 위해 만들어진 홈페이지를 통해 마케팅에 필요한 정보를 얻을 수 있다.
㉩ 비즈니스 정보 수집, 정보 분석, 의사 결정에 이르는 경영 사이클을 자동화한 온라인 경영정보 시스템을 구축할 수 있다.

⑤ 인트라넷의 주요 기능

㉠ **전자메일, 게시판 기능** : 의사 소통 방법으로 전자메일과 게시판이 이용된다.
㉡ **원격 회의 기능** : 인터넷의 강력한 통신 기능을 이용한 음성 및 화상 회의 가능
㉢ **문서 결재 기능** : 전자문서로 결재를 시도
㉣ **데이터베이스의 이용** : 데이터베이스가 구축되어 있다면 이를 쉬운 방법으로 조회 및 추가할 수 있다.
㉤ **온라인 출판물에 의한 전체 교육 기능** : 구성원 전체 및 일부에게 온라인 교육 가능 및 사내회보의 회람 기능
㉥ **정보 검색(웹 브라우징)** : 업무간에 웹 브라우저를 이용한 정보검색에 사용된다.

⑥ 인트라넷의 두 가지 모형

㉠ 그룹웨어의 변형

현재 그룹웨어 벤더들 쪽의 방법으로 기존의 그룹웨어를 변형시켜 인터넷에 적용시키는 방법입니다. 이는 인터넷의 개방성과 효율성 측면에서 그룹웨어가 모든 것을 대처하지 못하는 단점을 안고 있고 비용이 많이 듭니다.

㉡ 독자적인 웹 이용

가장 일반적인 추세로 내부의 네트워크를 인터넷과 연계시켜 내외부 전자우편과 게시판 기능, 간단한 회의 기능 및 결재 등의 기능을 웹을 이용하여 구현한 시스템입니다. 가장 큰 장점은 모든 클라이언트들의 대화 수단은 웹 브라우저만으로 이루어진다는 것이며, 가격이 매우 저렴하다는 것입니다.

⑦ 인트라넷의 전망

인터넷의 시장이 점점 확산되어 있는 시점에서 등장한 인트라넷의 등장은 전세계 컴퓨터 산업의 크나큰 영향을 미치게 되었습니다.

인터넷과 인트라넷 관련 제품들이 속속들이 출품되고 있고 세계의 주요 업체들에서도 인트라넷의 도입을 위한 체제를 구축하고 있는 실정입니다. 또한 산업 표준화를 위한 노력이 몇몇 주력 기업들에서 이루어지고 있습니다.

Business Research Group의 발표에 따르면 97년말 까지 미국내 기업의 82%가 웹서버를 구축 사용할 계획이라고 전망하고 있습니다. 또한 Information Week지의 조사에서도 미국내 각 기업의 정보 관리 책임자중 약 60%가 올해 정보처리 기술 분야에 투자를 계획을 가지고 있으며 이중에서 75%가 웹이나 온라인 서비스를 채택하겠다고 응답하였다고 발표하였습니다.

결국 인터넷과 인트라넷의 시장은 향후 수년 내에 전세계 컴퓨터 시장에 가장 주력 세력으로 등장 할 것으로 전망됩니다.

(2) 그룹웨어의 개념

① 정의

그룹웨어라는 용어는 1978년 Peter와 Trudy에 의해서 “그룹상호간의 프로세스에 그들을 지원하는 소프트웨어를 결합한 것이다"라고 최초로 정의되었다. 그룹웨어에 관한 정의는 기술적 측면과 조직적 측면 중에서 어느 한쪽 혹은 양자를 동시에 고려하여 살펴볼 수 있습니다.

일반적으로 그룹웨어는 다양한 정보기술을 조직의 문화, 업무절차 및 제반 환경에 접목시켜서 그룹의 업무활동을 지원하는 사고 혹은 개념이라고 할 수 있습니다.

그룹웨어는 정보시스템 자체라기보다는 정보시스템 활용을 위한 개념적인 프레임워크로 이해해야 한다는 것입니다. 즉, 그룹의 업무활동을 지원하는 주요 정보기술과 조직적 기반구조(업무절차, 조직문화 등)의 통합적 복합체라는 것입니다.

② 기능 및 사용

일반적인 그룹웨어의 기능으로 ① 전자우편기능, ② 정보공유기능, ③ 문서관리기능, ④ 사무자동화기능(워크플로우기능) 등이 그룹웨어의 일반적인 기능이라 할 수 있습니다.

추가적으로 전자회의 기능과 스케줄 관리 기능, 정보공유와 관리 기능 등을 말할 수 있습니다.

또한 그룹웨어가 갖추어야 할 기능을 요약해 보면 첫째, 그룹웨어는 공동의 문제에 내재된 불확실성을 해소하기위한 서로간의 정보교환, 즉 커뮤니케이션 지원기능을 갖추어야 합니다. 둘째, 그룹웨어는 사람들간에 문제를 바라보는 서로 다른 관점(선호도)들을 조율하고 통합할 수 있는 선호기술(preference technology) 기능을 갖추어야 합니다.

③ 그룹웨어의 역할

그룹웨어가 조직에 미치는 가장 큰 영향은 "정보의 공유"로 인한 업무의 생산성 향상입니다. 또한 전자메일과 전자결재를 통한 조직의 프로세스 혁신입니다. 이로 인해 프로세스의 시간이 단축되고 업무의 질이 향상되며 비용이 절감되고 유연성이 증가되어 기업의 유연성을 강화하는데도 크게 도움이 될 것입니다.

(3) 인트라넷과 그룹웨어

① 인트라넷과 그룹웨어의 비교

회사에서의 모든 업무들를 사내 자동전산망을로 해결하는 방법으로 대두되는 것은 그룹웨어와 인트라넷의 전쟁으로 축약되고 있습니다.

기존의 대표적인 사무자동화와 그룹웨어시스템이 빠른 속도로 인터넷영역으로 발전하고 있기도 합니다.

기존 클라이언트 서버(CS)형 그룹웨어보다 가격이 싼 인트라넷형 그룹웨어가 경비절감 시대를 맞아 폭발적인 인기를 끌고 있습니다.

인트라넷형 그룹웨어와 기존 C/S형 그룹웨어의 기본적인 차이점은 전산망이 다르다는 점입니다.

C/S형은 LAN(구역내통신망)등 폐쇄망에서 구동되는데 비해 인트라넷형은 인터넷을 통해 움직이며, 회사내 전산망과 외부전산망을 인터넷을 통하여 연결시키는 것을 다른말로 엑스트라넷이라고도 말합니다.

양자는 그러나 전자결재, 전자메일, 게시판 등 그룹웨어의 일반적인 기능을 갖추고 있으며, 스케줄링, 약속, 자기정보, 고객정보관리등의 정보를 담고 있습니다.

② 인트라넷과 C/S 기반의 그룹웨어간의 비교

㉠ 가격이 50% 이상 저렴하다.

㉡ 브라우저가 설치하면 되므로, 네트워크관리와 사원들의 교육에 있어서 용이하다.

㉢ 확장성이 무척 뛰어나고, 개선 및 수정이 용이하다

㉣ 인터넷과 연결되고, 원격지 근무자나 회사간의 공동업무도 용이하다.

㉤ 외부에 공개되는 기업사이트 시스템과 자연스럽게 연계되어, 미래지향적이다.

㉥ 인터넷을 통한 사업을 준비하는 경우, 매우 유리하다.

㉦ 서버용량을 확대해 사용자수를 무한대로 늘릴 수 있다.

㉧ 국내의 인트라넷기술은 세계에서도 기술력을 인정받고 있다.

4) 초고속 정보망과 Web의 실현

(1) 초고속정보통신망이란?

초고속통신망이란 초고속 전송속도를 갖춘 통신망을 구축, 대량의 정보를 주고받을 수 있는 정보고속도로를 말한다. 이를 통하여 종래의 고속도로가 사람과 물자의 흐름을 원활히 해 주었듯이 정보고속도로는 오늘날 사회, 경제, 정치, 문화의 핵심이라 일컬어지는 정보를 원활하게 소통시키는 것이 그 목적이 있다. 이를 통하여 우리는 음성, 데이터, 영상 등 멀티미디어 형태의 모든 정보를 아주 신속하게 소통시킬 수 있게 된다. 초고속망은 국가정보의 기간망이자 행정전산망, 교육 연구망 등의 백본 (backbone)이 되는 기간통신망으로, 이 망은 개별 전산망과 이를 이용하는 이용기관 사이의 보다 효과적인 정보채널 역할을 담당하게 되는 것이다. 초고속망은 T3(45Mbps), T1(1.544Mbps), E1(2.048Mbps)회선을 사용한다.

(2) 초고속정보통신망의 구성

① 초고속국가정보통신망

초고속국가정보통신망은 공공기관, 연구소, 대학 등 국가경쟁력 강화와 직결되는 주도그룹이 저렴한 요금으로 이용할 수 있도록 공공재원을 기초로 정부가 구축하는 통신망으로 2010년까지 국가와 지방자치단체 등 공공기관을 광케이블을 중심으로 연결하는 백본에 해당한다. 이에 따라 전국의 공공기관이 초고속정보통신서비스를 이용할 수 있도록 행정구역별 중심도시에 노드(node)와 접속점(access point)을 설치, 공공기관이 다양한 형태의 정

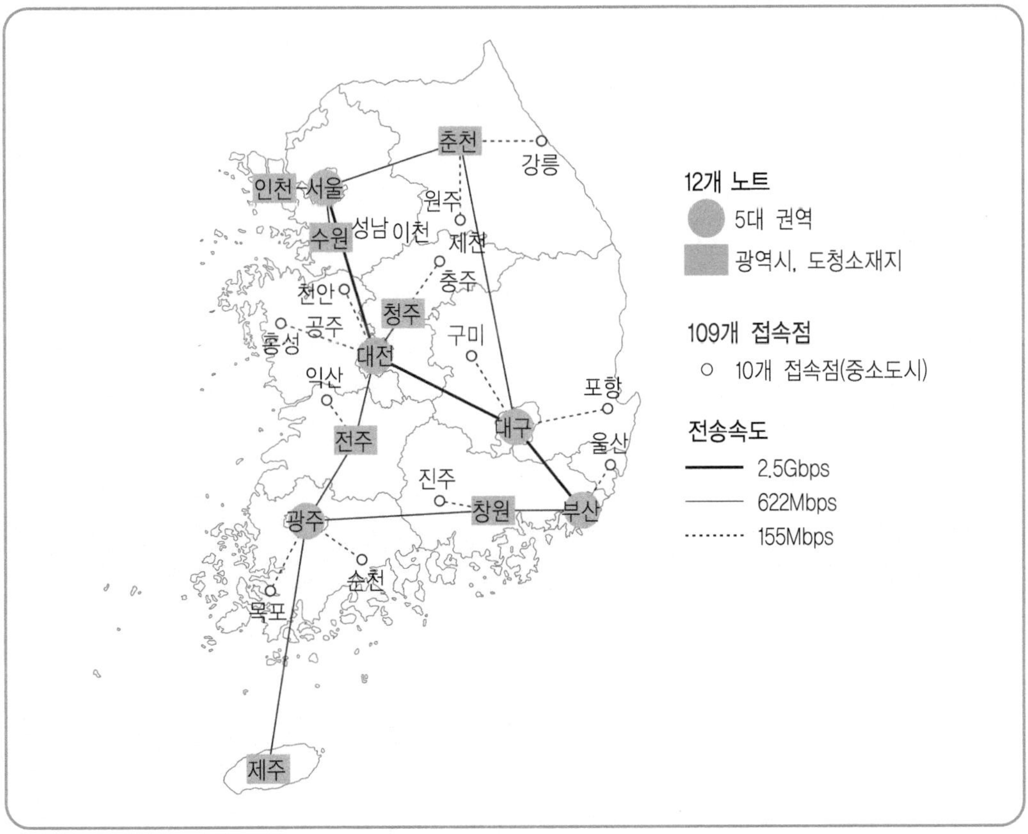

[그림 11-16] 초고속 국가망 구성도

보를 저렴한 통신요금으로 자유롭게 이용할 수 있는 여건을 조성한다. 여기서 한가지 주의할 점은 초고속국가정보통신망이 노드와 접속점을 상호연결하는 백본에 해당하지만 이용기관의 측면에서 보면 End-to-End 서비스의 제공이 보장된다는 것이다.

2010년까지 3단계로 나누어 총 8,114억원의 투자계획을 수립하고 있는 초고속국가정보통신망 사업의 현재 제1단계 '95~'97의 추진내용을 살펴보면, 우선 정보의 활용과 서비스 개발의 기반조성에 역점을 두고 전국을 권역화해 구축하며, 전송망은 도시규모별 정보량을 고려해 계층화한다. 즉 서울, 부산, 대전, 대구, 광주 등 5개 대도시간은 전화(최대 64Kbps)의 약 8,000~32,000배인 622Mbps급~2.5Gbps급 용량의 고속전송로로 구축하고, 5개 대도시와 인천, 수원, 춘천, 청주, 전주, 창원, 제주 등과 같은 거점도시간은 622Mbps급으로, 거점도시와 중소 도시간은 155Mbps급~622Mbps급으로 구축한다. 그밖에 주요기관의 가입자에게는 전화의 700배(45Mbps)까지의 전용회선 서비스를 제공하며, 정보전달의 고속화와 광대역화를 위해 동기식 광전송로를 구축하도록 한다. 교환망은 초고속국가정보통신망의 안정성과 효율성을 고려해 기존 통신사업자의 데이터 통신망을 활용하고 ATM 교환망으로의 진화를 위한 환경정비와 조기구축방안을 수립해 추진하며, 주요 대도시간의 효율적인 정보전달을 보장하기 위해 데이터통신 중계망의 고속화(45Mbps급)를 점진적으로 추진해 나간다. 또한 국가기간전산망 등의 효율적인 수용을 위해 교환회선이나 전용회선 서비스 등과 같이 다양한 정보통신서비스를 제공하고, 이동중에도 정보처리를 신속하게 할 수 있는 무선데이터통신 서비스제공을 검토해 추진한다. 서비스의 제공속도는 저속(기존 PC통신 속도)에서부터 고속에 이르기까지 수용기관의 현황과 사용가능한 서비스를 고려해 제공하며, 기타 특수목적으로 초고속이 필요한 경우에는 통신망이 허용하는 범위내에서 최대한 지원한다. 결국 이와 같은 1단계 사업의 결과로 제공할 수 있는 서비스는 45Mbps급의 LAN간의 고속접속서비스와 건축허가나 자동차관리, 부동산 관리 등과 같은 일회방문 종합민원서비스, 전자도서관, 전자박물관 등의 멀티미디어 서비스, 위치확인, 대중교통수단 운영 및 이용안내 정보 등의 육상교통종합서비스, 그리고 원격진료와 원격교육서비스 등이 될것이며, 행정전산망이나 교육·연구망 등과 같은 국가기간망을 주요망으로 해 대도시와 시·군·구 및 전국 읍·면·동, 주요 대학, 정부출연 연구기관, 검찰청, 경찰서 등을 이용기관으로 수용할 것이다.

② **초고속공중정보통신망**

초고속공중정보통신망은 초고속국가정보통신망의 유용성과 기술력을 바탕으로 일반 이용자의수요를 고려해 통신 사업자가 구축하는 통신망에 해당한다. 이때 통신망은 유·무선, 위성통신 등 다양한 기술과 자원을 최대한 활용하고 기술과 시장여건을 고려해 단계적으로 추진한다. 통신사업자에 의해 구축되는 초고속공중정보통신망은 2015년까지 이용자간의 모든 통신방식을 광대역화, 쌍방향화, 디지털화해 공공기관과 기업은 물론 일반가입자의 가정에까지도 멀티미디어 정보서비스를 제공하는것을 목표로 하고 있다. 초고속공중정보통신망을 효과적으로 연계해 민간의 창의와 활력을 적극적으로 도입하고 둘째, 가용자원을 최대한 활용하며 기술개발 및 수요동향 등에 탄력적으로 대응하고 셋째, 정보통신망의 고도화를 위한 각종 제도정비 등 여건을 확충해 나갈 것이다.

③ 초고속선도시험망

초고속선도시험망의 주요기능은 초고속정보통신 응용서비스 및 이용기술의 연구개발을 위한 초고속, 원거리 시험환경을 제공하는것과 초고속정보통신망과 관련해 연구개발된 각종 기술의 표준과 규격을 검증함으로써 초고속 환경에의 적합성 및 상호연동성, 호환성 등을 확보할 수 있는 시험수단을 제공하는 것, 그리고 연구개발된 이용기술과 응용서비스 등의 시연환경을 제공하고 기존의 통신환경에서는 불가능한 고성능, 고품질의 초고속정보통신 이용환경을 제공하는 것으로, 1995년부터 2010년까지 3단계로 나누어 추진하며, 시험망구축(605억원), 공동이용센터 구축 및 운영(154억원) 등 총 759억원의 공공자금을 투자해 구축할 예정이다.

(3) 초고속통신망의 이용 현황 및 실례

현재 국내 초고속정보통신망의 실태를 보면 종래에 비해 혁명적인 변화가 이루어지고 있다는 것을 알 수 있다. 종래 주요 도시간의 광케이블망을 완성하고, 도시 내 대형빌딩이나 아파트 단지로 광통신망을 확대하고 있어 초고속정보통신망의 완성이 일반 국민에게까지 해택을 주는 상황이 되었다. 특히 제 2시내전화사업 자로 새롭게 돌입하고 있다. 이에 따라 한국통신, 하나로통신, 데이콤, 두루넷 등 통신업체들은 종합 정보통신망, 고속디지털 가입자회선, 케이블 TV망, 위성 인터넷, 광가입자망, 문선가입자망 등 일반 가입자를 대상으로 다양한 고속통신 서비스를 선보이고 있다.

(4) 초고속정보통신망 구축에 따른 기대효과

초고속정보통신 기반구축의 기대효과는 국가사회 부문과 지역사회 부문, 경제 · 산업 부문, 교육 · 연구 부문 등으로 나누어 볼 수 있다.

우선 국가사회 부문에서는 전자정부의 실현으로 정부 자체의 경쟁력이 강화되어 국민부담을 줄일 수 있고 정부와 기업, 그리고 정부와 국민간에 전자거래가 일반화됨으로써 행정비용을 대폭 절감할 수 있게 될 것이다. 또한 민원행정의 간소화가 가능해지며, 지하경제의 차단, 부동산투기 억제와 같은 전반적인 국가관리 능력이 크게 향상될 것이다.

지역사회 부문에서는 농어촌지역에서도 도시와 같이 신속하고 균등한 내용의 정보를 제공함으로써 정보의 도시집중 현상을 해소할 수 있고 이에 따라 국토의 균형적 발전을 꾀할 수 있다. 또한 산업의 지역분산으로 인하여 지역간, 계층간의 불균형이 완화되고 보다 나은 생활환경이 조성될 것이다.

경제 · 산업 부문에서는 초고속정보통신 관련시장의 수요와 공급이 획기적으로 창출되어 정보통신산업과 관련산업이 육성될 것이며 첨단 정보통신기술의 개발을 촉진할 수 있고, 반도체와 신소재, 초고속컴퓨터 등 타분야 첨단기술의 개발 유도, 정보통신 관련 산업 이외의 기존 산업의 경쟁력을 강화시켜 노동이나 기술에 주로 의존하던 제조과정을 혁신하고, 그로 인해 생산성을 증대하며 다품종소량 생산체제로의 전환을 용이하게 해줄 것이다. 그리고 대기업과 중소기업이 동등하게 정보통신기반으로 접근해 이용할 수 있는 기회를 제공함으로써 물류와 유통비용을 절감할 수 있게 하고, 대 · 소형 컴퓨터와 음향, 영상을 처리하는 멀티미디어 장비 등의 수요확대와 오디오, 비디오, 게임 등의 새로운 서비스 산업의 창출로 고부가가치 산업이 발달하게 될 것이다.

교육 · 연구 부문에서는 원격교육 등의 구현으로 개성에 맞는 교육과 평생교육의 기회를 제공함으로써 학생들이 지리적인 장소나 거리, 신체장애에 관계없이 최고 교사의 강의를 수강할 수 있고, 농어촌지역의 복식수업 해소로 전반적인 교육수준의 향상을 기대할 수 있을 것이다.

그리고 영상시스템을 이용한 쌍방향 교육시스템이 보편화될 것이며, 연구 부문에 있어서는 초정밀 영상이나 3차원 시뮬레이션 등의 첨단 연구환경을 제공함으로써 획기적인 연구결과를 기대할 수 있게 될 것이다. 또한 전세계 대학이나 연구기관과의 네트워크 연결을 통해 최신의 연구자원을 공유할 수 있고 공동연구의 기회도 더욱 다양화되어 국제교육의 활성화에도 일익을 담당할 수 있을 것이다.

(5) 초고속정보통신망의 파급 효과와 향후 과제 및 확충계획

① 파급 효과와 향후 과제

초고속정보통신망은 정부 · 기업의 생산성과 경쟁력을 높이는 21세기 가장 중요한 인프라로 앞으로 초고속망과 정보기술을 이용한 정부와 기업 정보화가 더욱 가속화될 것이다. 특히 정부는 정보기술을 활용한 정부업무 혁신과 온라인 민원처리에 중점을 두어 추진할 방침이다.

세계 최고의 초고속인터넷 보급률을 바탕으로 국내 온라인콘텐츠, 소프트웨어, e비즈니스 등 인터넷 신산업분야가 세계적인 경쟁력을 갖춰 21세기 중추산업으로 성장할 수 있을 것으로 보인다.

아울러 초고속망 구축을 통해 축적된 세계적 기술력은 해외로 수출되고 있으며 특히 아파트용으로 개발된 xDSL계열의 장비들은 경쟁력을 갖추고 있어 많은 수출이 기대된다.

반면 중요한 거래 등이 초고속망으로 이뤄지는 만큼 정보보호분야 기반 구축과 국민들간 새로운 정보윤리를 확립·확산하는 일이 새로운 과제로 떠오르고 있다.

② 향후 확충계획

오는 2005년까지 3단계사업을 마무리 지어 '지식정보강국'으로 도약하는 확고한 기틀을 다질 계획이다. 이를 통해 공공기관의 정보화를 촉진시켜 국가행정체제의 생산성을 높이고 지식정보산업 중심의 고부가가치 업종으로 산업구조를 전환시켜 국가 경쟁력을 높이는 밑거름이 되도록 할 계획이다.

참고문헌

강명근, 김건엽, 김상아, 박웅섭, 유원섭, 이무식, 조희숙, 최용준. 학습목표에 맞춘 보건의료관리, 보문각, 2012

대한예방의학회. 예방의학과 공중보건학 I, II, III. 계축문화사. 2017.

고창순. 보건의료정보학. 현문사. 2003

김연홍외. 데이터베이스모델링. 프리렉. 2002

신영수, 김용익 등. 개정판 의료관리, 서울대학교출판문화원, 2017.

이덕구, 병원정보시스템, 계축문화사, 2005.

이상헌. 병원정보시스템. 2008.

조진호. 보건의료표준화의 의의 및 필요성. 2004

채영문, 병원정보관리, 2005

lamer@kebi.com

Detels R, Beaglehole R, Lansang MA, Gulliford M. Oxford Textbook of Public Health, Oxford University Press, 2009

Robert B. Wallace. Maxey–Rosenau–Last Public Health and Preventive Medicine. McGraw–Hill Education, 15 edition, 2008.

제 3 편

사회보장과 건강보장

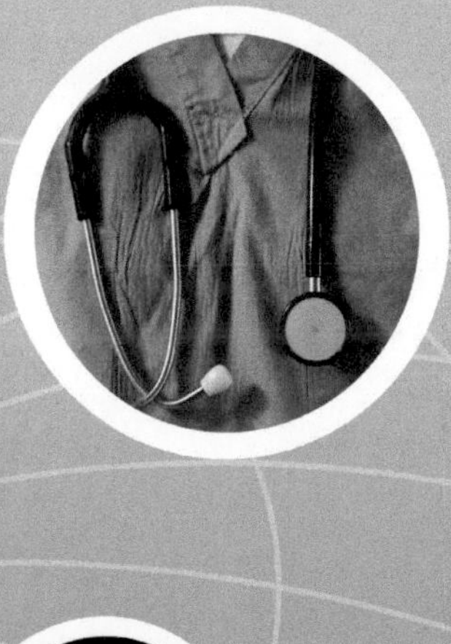

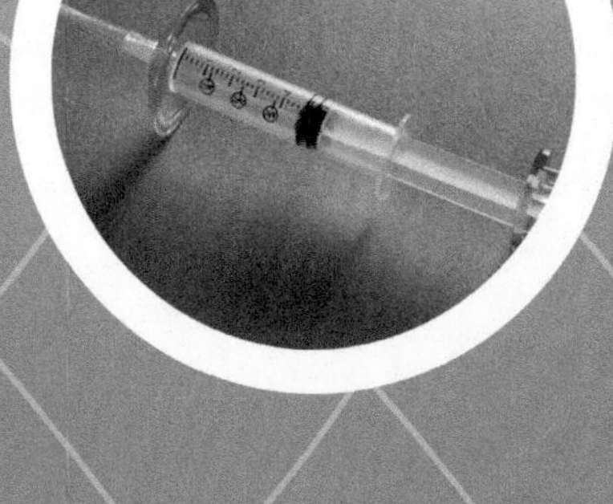

제12장

사회보장

1 사회보장의 개념 및 원리

1) 사회보장의 개념

사회보장의 정의는 사회보장 최저기준회의(1952)와 같은 해 국제노동기구(ILO) 회의에서 채택한 정의에 따르면 다음과 같다. "사회보장이란 질병 · 실업 혹은 노령이나 사망으로 말미암아 일어나는 경제적 어려움으로부터 대중을 보호하고, 이들이 의료를 받도록 해주며 어린이를 양육하는 가족을 보조해 주기 위한 총괄적이고도 성공적인 방안에 의하여 성취되는 결과"를 말한다.

우리나라 헌법에서는 사회보장에 대하여 다음과 같이 명시하고 있다.

제34조 ① 모든 국민은 인간다운 생활을 할 권리를 가진다.
② 국가는 사회보장 · 사회복지의 증진에 노력할 의무를 가진다.
③ 신체장애자 및 질병 · 노령 기타의 사유로 생활능력이 없는 국민은 법률이 정하는 바에 의하여 국가의 보호를 받는다.

제36조 ① 혼인과 가족생활은 개인의 존엄과 양성(兩性)의 평등을 기초로 성립되고 유지되어야 한다.
② 국가는 모성의 보호를 위하여 노력하여야 한다.
③ 모든 국민은 보건에 관하여 국가의 보호를 받는다.

최초의 사회보장의 실시는 독일의 비스마르크에 의하여 1883년에 사회보험의 성격을 가진 의료보험을 만든 것이다. 독일의 사회보험은 세 단계로 시도되었는데, 1883년에 질병보험,

1884년에 산업재해보상보험 및 1889년에 폐질 및 노령보험을 실시하였다. 이 세 가지 모두 산업활동에 참여하였던 모든 임금노동자에게 강제(당연적용)로 시행되었다.

최초의 사회보장에 관한 법은 1935년 미국에서 도입된 사회보장법(Social Security Act)의 제정이다. 우리나라에서는 1963년 사회보장에 관한 법률이 제정되었으며, 이후 사회보장에 대한 다양한 관련법령 등의 제정이 이루어졌다.

2) 사회보장의 필요성

사회보장의 필요성에 대하여 여러 가지를 논할 수 있으나, 몇가지로 요약해 보면 전통적 상호부조제도의 붕괴, 도시 근로자수의 증가, 사회체제 및 국민생활의 안정, 국민의 생존권 실현 등이 있다.

(1) 전통적 상호부조제도의 붕괴

상호부조제도는 국가와 시대에 따라 차이가 있고, 각종 종교단체, 공제조합, 기타 혈연, 지연, 직업을 중심으로 다양하게 이루어져 왔다. 이러한 전통적인 상호부조제도는 개인주의의 발달 등으로 점차 붕괴되기 시작하였고 그 대신 근대 사회보장 제도가 그 기능을 대신 수행하지 않을 수 없었다. 또한 산업사회에 있어서 대도시의 형성, 취업과 주거의 분산으로 종래의 대가족제도가 해체되어 이른바 핵가족제도가 불가피하게 되었다. 이에 따라 가족간의 연대감이나 책임감이 상대적으로 약화되는데 이러한 사조가 현대 사회보장제도를 출현하게 하는 하나의 요인이라 할 수 있다.

(2) 산업구조 변화로 근로자수의 증가

산업이 발달할수록 산업구조가 변화되어 1차 산업의 종사자 수보다 2차·3차 산업에 종사하는 근로자의 수가 증가하게 된다. 이에 따라 세대주가 상병으로 일을 못하게 되거나 사망하였을 경우, 가족 가운데 누가 대신 일을 할 수 없어 세대주의 수입중단으로 인해 가족의 생계가 어렵게 되기 때문에 산업화과정에서는 필수적으로 사회보장제도의 병행이 요청되고 있다.

(3) 사회체제 및 국민생활의 안정

독일은 1870년 근대적 국가로서 통일에 성공하고, 자본주의의 새로운 발전단계에 진입하였지만 도시에 집중된 근로자들은 고물가와 주택난에 시달리면서 각 지역에서 파업을 일으키고 사회주의를 주장하는 근로자 수가 증가하였다. 이에 독일 정부는 근로자들의 불만과 사회적 불안을 해소시킬 목적으로 비스마르크형 사회보험을 실시하였다.

개인의 기본적 욕구를 충족하지 못하는 자는 사회에 대한 불만을 가지게 되며, 이러한 자들이 많아지면 집단행동으로 발전하여 사회적 안정이 깨지게 된다. 따라서 사회구성원간의 연대의식을 제고시켜 국민들의 생활을 보장하고 사회적 안정을 유지하기 위해서 사회보장제도가 필요하다.

(4) 국민의 생존권 실현

생존권은 인간의 생존 또는 생활에 필요한 조건의 확보를 요구하는 권리로, 국가는 국민의 생존권 확보를 위하여 국민생활에 위협을 주는 사유에 대해서는 건강하고 문화적인 생활을 유지하는 데 필요한 사회적 급부를 제공해야 한다. 오늘날에는 생존권 실현수단의 하나로 사회보장제도가 세계적으로 확대, 실시되고 있다.

3) 사회보장의 목적

(1) 최저생활의 보장

의료가 필요한 사람이 경제적 이유로 의료혜택을 받지 못할 경우 인간다운 생활을 향유 할 수 없으며, 생활에 필요한 최저의 생계비마저 갖지 못한 사람은 또한 인간다운 생활을 누리지 못한다. 사회보장제도는 개인에게 의료와 적어도 최저의 소득을 보장함으로써 인간의 존엄성을 유지할 수 있는 기본조건을 마련해 주는 데 그 기본 목적이 있다.

(2) 국민경제의 안정

사회보장은 국민경제를 성장시키고 경제변동을 완화하는 기능도 있다. 사회보험의 경우 재원의 갹출과 급여 사이에 시간적인 격차가 있기 때문에 조성된 기금이 산업발전을 위한 자금으로 이용될 수 있으며, 잉여구매력을 흡수하거나 구매력을 유지시킴으로써 경제안정에 기여할 수 있는 것이다.

(3) 소득재분배 효과

사회보장제도는 여러 가지 상이한 소득계층간의 소득을 재분배 또는 이전시키는 수단으로써 중요한 의의가 있다. 사회보장제도에 의한 소득재분배의 형태는 계급간 소득재분배, 수직적 소득재분배, 계층내 소득재분배, 시간적 소득재분배 등이 있다.

(4) 사회통합

사회보장의 목적 중에 하나는 모든 사람들이 지역사회의 다른 사람과 마찬가지로 동일한 생활수준을 누림으로써 지역사회에 소속되고 참여를 느낄 수 있도록 하는 것이다. 빈부의 격차가 심할 경우에는 불평등이 형성되어 공동체적 연대의식을 느낄 수 없으며, 빈곤층은 부유층을 시기하고 질투하게 되어 사회연대성이 파괴된다. 따라서 사회보장을 통하여 이러한 갈등과 반목을 줄이는 사회통합을 조성해야 한다.

4) 사회보장의 원칙

세계적으로 대부분의 국가에서 사회보장제도를 실시하고 있지만 그 성격이나 내용, 보장의 정도에는 차이가 있어, 사회보장을 어떻게 실시할 것인지에 대한 문제가 대두된다. 이것이 바로 사회보장의 기본원칙이다. 사회보장의 기본원칙으로는 비버리지의 원칙, 국제노동기구의 원칙, 세계노동조합연맹의 원칙 등이 있다.

(1) 비버리지의 원칙

비버리지는 1942년 '비버리지 보고서'라고 불리어지는 사회보험과 관련 서비스의 6대 기본원칙을 다음과 같이 제시하고 있다.

① 정액 생계급여

실업 · 장애 · 퇴직으로 인하여 수입이 중단 또는 종료된 경우, 수입의 다소에 관계없이 모든 피보험자에게 균일한 정액의 보험급여를 지급한다는 원칙이다. 다만 산업재해나 직업병으로 인한 장기 장애자와 임산부, 과부는 예외가 인정된다.

② 정액기여

부자든 빈자든 모든 피보험자가 같은 보험에 대하여는 같은 금액의 보험료를 낸다는 원칙이다.

③ 관리운영 책임의 통합 또는 일원화

이 원칙은 업무처리의 능률과 보험재정의 경제성을 위해 모든 보험료 기여와 모든 급여가 하나의 '사회보험기금'(Social Insurance Fund)에서 관리되어야 한다는 원칙이다.

④ 급여의 적정성

정액 생계급여를 행함에 있어 그 급여금액과 급여기간이 여타 다른 소득원이 없더라도 생계에 필요로 하는 만족할 만한 적정수준이 되어야 한다는 원칙이다.

⑤ 적용대상과 급여의 포괄성

이 원칙은 두 가지 면에서 포괄적이어야 한다. 첫째, 사회보장의 대상은 신분이나 수입에 관계없이 전 국민을 대상으로 해야 하고, 둘째, 개개인의 선택에 의한 사보험(임의보험)처럼 면책의 범위를 넓게 하거나 면책 조항을 엄격하게 제한적으로 해석해서는 안 된다는 것이다. 즉, 모든 국민 및 모든 사회적 사고와 위험이 포괄적으로 강제보험에 적용되어야 한다는 원칙이다.

⑥ 피보험자의 계층분류

사회보험은 원칙적으로 단일화되고 포괄적이어야 하지만, 사회 각 부문의 다양한 계층성이 고려되어야 한다는 원칙이다. 피보험자를 구분·분류한다는 것은 경제적 또는 사회적 계급에 따른 분류가 아니라 최저생활 유지비의 차이, 또는 발생할 사고종류가 다르기 때문에 피고용자, 가정주부, 취업연령 미달자, 정년퇴직자 등으로 구분하는 것을 말한다.

(2) 국제노동기구의 원칙

국제노동기구는 1919년 제1차 세계대전 후 국제협력을 통한 근로자들의 근로조건 향상을 위하여 국제연맹의 한 기구로 발족되었으며, 근로자들의 근로조건 개선과 지위향상을 위한 노력은 물론 여러 차례 사회보장에 관한 권고, 결의, 선언 등을 통하여 사회보장제도의 확장 및 보급에 그 역할을 다해 왔다고 할 수 있다.

국제노동기구의 사회보장 원칙은 1952년 '사회보장의 최저기준에 관한 조약(Convention Concerning Minimum Standards of Social Security)' 등에서 몇 차례 정리된 것으로 보험의 급여수준에 관한 세 가지 기본원칙과 아울러 사회보장 비용부담의 공평성 원칙으로 구성되어 있다.

① 보험의 급여수준에 관한 원칙

㉠ 급여비례의 원칙

급여의 모두 또는 일부는 수급자 종전의 소득에 비례시킨다. 이는 각 개인이 사회적으로 영위하는 생활의 정도가 다르기 때문에 그것에 상응하는 정도의 급여수준을 제공하기 위한 것이다.

㉡ 급여균일의 원칙

대상자의 직종이나 숙련·미숙련 등을 구분하지 않으며 법정 최저액의 균일액으로 한다. 이는 최저 기준선까지는 모든 수급자에게 동일하게 일정액을 지급함으로써 최저생활을 보장하기 위한 것이다.

㉢ 가족 부양수준의 원칙

사고기간 중 수급자의 가족이 최소한의 생활을 영위하기 위한 원칙이다. 보험사고의 종류와 기준 가족 수에 따라 40~50%의 비율로 지급한다. 사회보장의 현금급여에 있어서 부득이한 일시 급여를 제외하고는 가족의 계속적인 생활이 유지될 수 있도록 정기적인 급여를 권장하고 있다.

② 비용부담의 공평성 원칙

사회보장비용은 공동부담 원칙을 채택하되 그 방법으로 보험기여금 또는 과세 또는 양자에 의해 집단적으로 부담되어야 한다. 또한 사회보장비용은 자산이 적은 자에게 부담이 가중되지 않도록 하며 피보험자계층의 경제적 상태를 고려하여 결정한다는 것이다.

피용자가 부담하는 보험기여금의 합계는 할당되는 재원의 50%를 초과하여서는 안 된다고 규정함으로써 사회보장비용의 공동부담을 통한 비용부담의 공평성 원칙을 제시하고 있다.

5) 사회보장의 형태

사회보장은 사회보험, 공적부조 및 공공서비스로 대별할 수 있다. 사회보장제도의 형태는 국가에 따라 매우 다양하게 나타나고, 학자들에 따라 다양하게 분류되고 있다. 사회보험은 제공되는 내용에 따라 소득보장과 의료보장으로 구분되며, 사회보장의 접근방법에 따라 사회보험, 공적부조, 사회복지서비스로 구별한다(그림 12-1). 우리나라에서는 1995년 제정된 '사회보장기본법'에서 사회보장제도의 형태를 사회보험, 공적부조, 사회복지서비스로 구분하고 있다.

(1) 사회보험(Social Insurance)

사회보험이란 미래에 다가올지도 모르는 노령 · 폐질 · 사망 · 상병 · 출산 · 실업 · 산업재해 등의 사회적 사고에 대처하기 위하여 미리 보험금을 갹출하고 이들이 사고를 당하였을 때 급여를 해 주는 사회적인 조치로써 비영리적이며 또한 강제성을 띠게 된다. 그리고 사회보험에 있어서 피용자와 고용주는 법령에 의하여 기여하고 참여하게 되고, 자격요건과 급여의 권리 등도 행정의 자의성이 없도록 법령에 의하여 규정되어 있다.

사회보험의 종류에는 소득보장으로 연금보험과 실업보험이 있으며, 의료보장으로는 건강보험과 근로자를 위한 산업재해보상보험이 있다.

우리나라에서 실시되고 있는 사회보험으로는 건강보험, 국민연금, 산업재해보상보험, 고용보험 등이 있다. 사회보험을 실시하는 데 중요한 4요소는 기여제도, 급여제도, 자격관리, 관리운영이라고 할 수 있다.

① 기여제도

사회보험에 있어서 기여제도는 사회보험의 재원을 마련하는 데 매우 중요하다. 사회보험은 기여를 할 수 있는 어느 정도 능력이 있는 사람들에게 적용된다. 일반적으로 기여제도는 피용자와 고용주에게 적용되고 이들의 기여율은 나라에 따라 상이하다.

우리나라에서 실시되고 있는 건강보험, 국민연금, 산재보험, 고용보험은 모두 기여제도로 산재보험은 고용주가 부담하지만 나머지 일반적으로 피용자와 고용주가 소득에 따라 각각 반분하여 기여하고 자영자는 등급에 따라 정액 기여하며 또 정부의 재정도 기여하고 있다. 특히 건강보험의 지역가입자에 대해서는 정부가 보험비용의 절반 정도를 지원하고 있다.

② 급여제도

사회보험에서 급여란 사회적 사고를 당했을 때 받는 혜택(benefit)을 말한다. 급여의 수준을 어느 정도로 할 것인지를 결정하기란 쉬운 일이 아니다. 재원이 한정되어 있고 사람들에 따라 욕구와 서비스 수준이 매우 다양하기 때문에 이러한 욕구를 해결하기 위하여 무한정의 급여 또는 서비스가 제공될 수는 없는 것이다. 그러나 급여의 수준은 인간다운 생활을 영위할 수 있는 최저 수준은 제공되어져야 한다.

급여제도는 이론상으로 사회보장의 평등주의와 능력주의의 입장에서 이야기할 수도 있을 것이다. 평등주의에서 보면 국가는 모든 사람들에게 차이가 없는 기본적 필요인 최저생활만의 급여를 행하고 그 이상 필요의 충족은 각자에 따라 다르기 때문에 본인들에게 위임

한다는 것이다. 평등주의가 타당성을 인정받기 위해서는 각자의 소득이 균등할 것과 각자의 필요도에 차이가 없어야 한다.

한편, 능력주의란 보험료는 소득에 비례하여 징수하고 그 대신 급여도 소득에 비례하여 지급한다는 제도이다. 능력주의는 소득에 비례하여 또는 사고위험의 정도에 따라 급부와 반대급부에 차이를 두는 것을 의미하는데, 이것은 사보험의 원리에 입각한 것이므로 사회보장의 합리성이 그만큼 상실되는 결과가 된다. 사회보장의 이념에서 보면 영국형의 평등주의가 합리적이지만, 점차 수정을 가하여 능력주의를 가미하려는 경향이 있다.

③ 적용대상

사회보험에는 강제성의 원리와 보편성의 원리가 있다. 강제성의 원리는 사회보험이 법령에 의하여 실시되기 때문에 적용이 불가피한 것이고, 보편성의 원리는 모든 국민들이 사회보험에 참여할 수 있는 균등기회가 마련되어야 한다는 것이다.

④ 관리운영

사회보험의 행정제도는 나라에 따라 매우 다양하다. 사회보험의 행정제도는 경제적 효율성과 공공의 관심과 참여의 촉구, 인간적인 서비스를 제공하여야 한다.

현재 우리나라 건강보험의 운영방식이 다수의 보험자에 의하여 운영되는 조합주의에서 하나의 보험자로 통합된 통합주의로의 전환은 관리운영비를 절감함으로써 경제적 효율성을 추구하기 위한 것이라 할 수 있다.

(2) 공적부조(공공부조)

공적부조(public assistance)는 일반적으로 소득이 낮고 수입이 적은 사람들을 대상으로 생존권을 보장하는 방법으로 국가나 지방자치단체에서 재정을 부담하여 그들의 생활을 보호하여 주는 일종의 구빈제도이다.

공적부조에는 저소득으로 인한 생활의 어려움을 보장해 주는 기초생활보장과 의료에 대한 보장을 하는 의료급여로 구분되며, 사회보험과 상호보완관계를 유지한다.

공적부조는 사회보험의 영향이 미치지 않는 분야에서 발생하는 생활 곤궁자에 대하여 그 욕구(need)에 따라서 개별적으로 생계의 유지를 가능하게 한다는 점에서 그 존재 의의가 있다.

공적부조의 특징은 첫째, 생활 곤궁자의 요보호성을 확인하기 위하여 자산조사(means test)를 행한다는 점이다.

둘째, 개인과 가족의 소득 및 재산이 공식적인 결정기준 이하로 떨어졌을 때 다양한 급여가 제공된다. 우리나라의 경우 국민 기초생활보장 수급자들에게 생계급여, 주거급여, 의료급여, 교육급여, 해산급여, 장제급여, 자활급여 등 다양한 형태의 급여가 주어진다.

셋째, 정부의 일반조세에 의하여 재원이 마련된다는 점이다.

공적부조는 생존권의 보장이란 측면에서 볼 때 단지 최저한의 생활을 경제적으로 유지시키는 것만으로는 부족하며, 사람으로 하여금 그의 능력과 가능성에 부합되는 상태로 사회생활에 적응시키는 것이야말로 참다운 의미의 생존권 보장이라 한다면, 공적부조는 사회복지와 관련되는 제도라 할 수 있을 것이다. 우리나라에서 실시되고 있는 공적부조에는 기초생활보장, 의료급여, 재해구호, 보훈사업 등이 있다.

(3) 사회복지서비스

사회복지서비스의 개념은 매우 다양하며 여러 가지 의미로 사용되고 있기 때문에 사회복지서비스를 정의하기란 쉬운 일이 아니다. 소득의 많고 적음에 관계없이 대상자에 대하여 국가나 지방자치단체에서 직접서비스를 하는 것으로 사회복지서비스와 보건의료서비스로 나누어 진다.

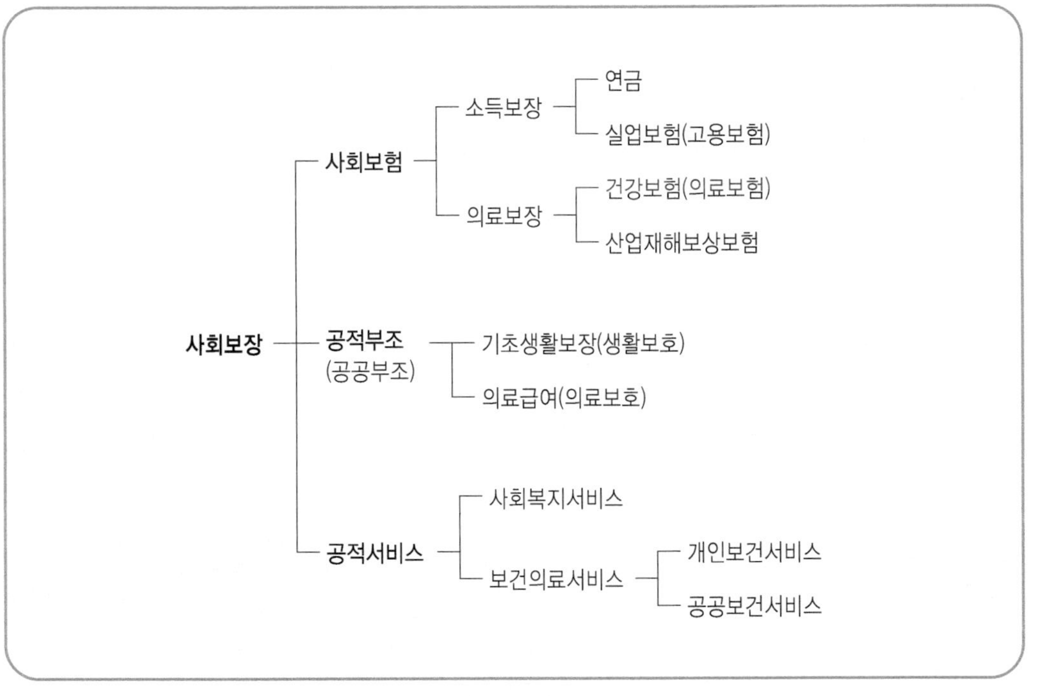

[그림 12-1] 사회보장의 형태

일반적으로 좁은 의미의 사회복지서비스란 신체장애자, 아동, 노인 등 국가부조의 적용을 받는 자가 자립하여 그 능력을 발휘할 수 있도록 필요한 생활지도, 원호, 육성을 행하는 것을 말한다. 즉, 특정한 범주에 있는 사람들이 자립하여 생활할 수 있도록 필요한 지도 및 서비스를 제공하는 것이다.

즉, 모든 국민이 보다 나은 생활을 할 수 있도록 서비스를 제공하는 것으로, 경제적인 능력에 관계없이 일정 연령 이상의 노인들에게 연금의 지급, 자녀를 양육하는 부인에 대한 모성보조금, 전 국민에 대한 의료서비스 제공, 쾌적한 생활환경의 조성 등이 이에 해당된다.

사회보험 및 공적부조는 경제적 보장을 주 내용으로 하지만 사회복지서비스는 경제적 보장뿐만 아니라 생활의 원호, 육성 및 갱생을 위한 비경제적 보장까지 포함하는 것이 특징이라 할 수 있다.

6) 의료보장의 유형

OECD는 의료보장제도의 형태를 크게 3종류로 구분하고 있다. ① 사회보험형태의 국민건강보험방식(National Health Insurance : NHI), ② 조세에 의한 재원 조달을 통해 국민에게 무상으로 보건의료서비스를 제공하는 국민보건서비스방식(National Health Services : NHS), ③ 민간보험방식(Consumer Sovereignty Model) 등이다.

이들 의료보장제도의 3가지 형태 중 공적 의료보장제도로는 국민건강보험방식과 국민보건서비스방식이 있다. 국민건강보험방식을 취하고 있는 국가로는 독일, 프랑스, 일본, 한국, 대만 등이 있으며, 국민보건서비스방식으로 의료를 제공하고 있는 국가로는 영국, 스웨덴, 이탈리아 등이 있다(표 12-1).

(1) 국민건강보험방식

국민건강보험방식은 의료비에 대한 국민의 자기 책임의식을 견지하되 이를 사회화하여 정부기관이 아닌 보험자가 보험료로 재원을 마련하여 의료를 보장하는 방식으로 비스마르크방식이라고도 한다. 독일의 비스마르크가 창시한 이래 독일, 프랑스, 일본, 우리나라 등이 이와 같은 방식을 취하고 있다.

국민건강보험방식을 채택하고 있는 나라에서는 조합원이 대표 의결기구를 통해 건강보험 운영에 관한 의사결정에 참여함으로써 제도운영의 민주성을 기할 수 있고, 국민의 비용의식이 강하게 작용하며, 상대적으로 양질의 의료를 제공할 수 있다는 장점이 있으나 소득유형 등이 서로 다른 구성원에 대한 단일 보험료 부과기준 적용의 어려움, 의료비증가에 대한 억제기능이 취약하여 보험재정 안정을 위한 노력이 필요하다.

(2) 국민보건서비스방식

국민보건서비스방식은 국민의 의료문제는 국가가 책임져야 한다는 관점에서 정부의 일반 조세로 재원을 마련하여 모든 국민에게 거의 무상으로 의료를 제공하는 방식이다. 이는 국가의 직접적 의료 관장방식으로 일명 조세방식, 또는 영국의 비버리지가 제안하였기 때문에 비버리지방식이라고도 한다. 이러한 방식을 채택하고 있는 국가로는 영국, 스웨덴, 이탈리아

[표 12-1] 국민건강보험과 국민보건서비스의 비교

구 분		국민건강보험(NHI)	국민보건서비스(NHS)
적용대상관리		국민을 근로자, 공무원, 자영자 등으로 구분 관리(극빈자는 별도 구분)	전국민을 일괄 적용 (집단 구분 없음)
재원조달		보험료, 일부 국고지원	정부 일반조세
의료기관		• 민간 의료기관 중심 • 의료의 사유화 전제	• 공공의료기관 중심 • 의료의 사회화 전제
급여		치료 중심적	예방 중심적
의료보수 산정방법		의료기관과의 계약에 의한 행위별 수가제 또는 총액계약제	• 일반 개원의는 인두제 • 병원급은 의사 봉급제
관리기구		보험자(조합 또는 금고)	정부기관(사회보험청 등)
국가		독일, 프랑스, 네덜란드, 일본, 한국 등	영국, 스웨덴, 이태리, 캐나다 등
장단점	기본철학	의료비에 대한 국민의 1차적 책임의식 견지(국민의 정부의존 최소화)	국민의료비에 대한 국가 책임견지, 전국민 보편 적용(국민의 정부의존 심화)
	국민의료비	의료비 억제기능 취약	의료비 통제효과 강함
	재원조달 형평성	• 보험자간 보험료 부과의 형평성 부족 • 보험자간 재정 불균형 우려	• 조세에 의한 재원조달로 소득재분배 효과(선진국) • 조세체계가 선진화 되지 않은 경우 소득역진 초래
	의료서비스	• 기술적인 측면에서 상대적으로 양질의 의료 제공 • 첨단 의료기술 발전에 긍정적 영향	• 의료의 질 저하, 입원 대기환자 급증(대기시간 장기화, 개원의의 입원의뢰 남발)
	관리운영	보험자 중심 자율적 운영(대표기구를 통한 가입자의 조합운영 참여보장) 상대적으로 관리운영비 많이 소요(보험료 징수 등)	• 정부기관 직접관리(가입자의 운영참여 배제) • 직접 관리운영비 부분적 절감(보험료 징수비용이 조세관리 비용으로 전가)

등이 있다.

국민보건서비스방식을 채택하고 있는 나라에서는 소득수준에 관계없이 모든 국민에게 포괄적이고 균등한 의료를 보장하고 있다. 정부가 관리주체이므로 의료공급이 공공화 되어 의료비 증가에 대한 통제가 강하고 조세제도를 통한 재원조달로 비교적 소득재분배효과가 강하다는 장점이 있다. 반면에 의료의 사회화를 초래하여 상대적으로 의료의 질이 낮고, 조세에 의한 의료비 재원조달에 많은 어려움을 겪고 있다. 한편 정부의 과다한 복지비용 부담이 문제가 되고 있으며, 의료수요자 측의 비용인식 부족, 장기간 진료대기 문제 등 부작용이 나타나고 있어 이에 대한 제도개혁의 필요성이 증가되고 있다.

(3) 민간의료보험제도

미국은 의료보장에 있어 민간의료보험의 역할이 대단히 큰 대표적인 국가로 대부분의 의료보장을 민간의료보험에 의존하고 있다. 미국의 민간의료보험은 생명보험회사나 손해보험회사 등 영리보험회사와 지역주민의 의료보장을 목적으로 하는 Blue Cross, Blue Shield 등 비영리 단체, 그리고 HMO(Health Maintenance Organization), PPO(Preferred Provider Organization) 등이 있다.

공적의료보험제도가 발달되어 있는 유럽에서도 민간의료보험의 역할은 크지만 국가에 따라 그 비중이 약간씩 다르다. 독일은 총인구의 약 9.5%가 민간보험에 가입하고 있으며, 이들의 대부분은 고소득자이다. 공적의료보험이 일정이상의 소득이 있는 자를 임의로 가입시키고 있기 때문에 이들 고소득자 등을 대상으로 하여 포괄적인 의료보험상품이 개발되고 있다.

프랑스에서는 국민의 거의 100%가 공적의료보험에 가입하고 있으나 공적제도의 급여율이 낮기 때문에 환자 본인부담분을 대상으로 하는 민간보험이 성행하고 있다. 이처럼 민간의료보험은 공적보험의 보완적 역할을 담담하고 있기 때문에, 민간보험의 급여는 공적보험의 급여가 실시된 후에야 비로소 제공되어야 하는 것과 민간보험의 급여는 공적제도에 있어 환자부담의 존재의의가 상실되지 않도록 환자부담 전액을 급여하는 것을 법으로 금지하고 있다.

7) 사회보험과 사보험

(1) 보험의 정의 및 종류

보험이란 우연한 사고발생에 대비하여 위협을 받는 사람들이 미리 일정한 기금을 적립해 두었다가 사고를 당한 사람들에게 일정한 손해를 보상해 주는 경제적 제도이다.

보험은 민간보험과 사회보험으로 나눌 수 있는데, 민간보험은 보험관계자의 경제적 이익을 목적으로 한 영리적 보험으로써 생명보험, 화재보험, 교육보험, 자동차보험 등이 이에 해당되며, 자본주의 경제의 소산으로서 국민의 경제적, 사회적 발전을 반영하고 있다.

한편, 사회보험은 사회적으로 정형화된 사회적 사고에 대처하기 위하여 보험방식을 이용하여 미리 갹출을 하고 이들이 사고를 당하였을 때 급여를 해 주는 제도로써 건강보험, 연금보험, 산재보험, 고용보험 등이 이에 해당된다.

(2) 사회보험과 민간보험의 비교

사회보험과 민간보험은 제도의 목적이나 운영에 있어 큰 차이를 보이고 있으나, 몇 가지 유사성을 가지고 있다.

첫째, 위험분산에 기초하여 위험의 광범위한 공동분담을 기초로 하며, 둘째, 적용범위나 급여 및 재정에 관련한 모든 조건들이 규정되어 있다는 점이 유사하다. 단, 사회보험은 관련 법령에 구체적인 내용이 규정되어 있으나 민간보험은 계약서에 대한 내용이 상세하게 규정되어 있다는 점은 다르다.

셋째, 급여 및 반대급여에 대한 보험의 수리적 계산에 기초하고 있으며 넷째, 개인의 욕구에 기초하여 급여가 결정되는 것이 아니라 사전에 법령이나 계약서에 규정된 급여를 제공한다는 점이 유사하다.

반면 사회보험과 민간보험은 주요한 몇 가지 차이점을 가지고 있다. 사회보험은 이타적이고 강제적인 제도이지만 민간보험은 이윤추구의 자발적인 임의제도라는 것이다. 또한 사회보험은 법적관계로 성립되지만, 민간보험은 보험자와 피보험자간의 완전한 계약관계라는 것이다. 그리하여 사회보험은 사회적 공평성에 기초하고 있지만 민간보험은 개인적 필요성에 기초하고 있다. 이것은 사회보험의 재원이 기여금에서 마련되지만 민간보험은 가입자의 보험료로만 마련되기 때문이다.

자본주의 경제 성장과정에서 민간보험과 사회보험은 처음에 각각 다른 목적에서 출발하여 다른 주체에 의하여 운영되어 왔으나 사회보험의 범위가 확대되고 재정압박 등 여러 가지 문제점이 발생함에 따라 앞서가고 있는 민간보험의 기술을 도입하지 않을 수 없었다. 반면에 민간보험의 입장에서도 보험의 공공성과 공익성이 요구되어 사회보험의 취지를 부분적으로 도입하지 않을 수 없었다. 오늘날 민간보험 중에서 자동차보험의 책임보험은 사회보험에 완전히 접근하고 있다고 볼 수 있다(표 12-2).

[표 12-2] 사회보험과 민간보험의 비교

구분	사회보험	민간보험
제도의 목적	최저생활보장 또는 기본적 의료보장	개인적 필요에 따른 보장
가입방식	강제	임의
수급권	법적 수급권(법적권리)	계약적 수급권(계약적 권리)
독점/경쟁	정부 및 공공기관 독점	자유경제
부담원칙	공동부담의 원칙	본인부담 원칙
보험료부담방식	주로 정률제(능력비례)	주로 정액제(동액)
급여수준	균등급여	차등급여
인플레이션 대책	가능	취약함
성격	사회적 공평성	개인적 필요성

8) 우리나라 사회보장의 역사

우리나라에서의 사회보장에 관하여 마련된 제도는 주로 가난을 구제하기 위하여 만들어진 제도였다. 고구려의 진대법, 고려의 의창, 조선의 상평창 및 활인서 등은 주로 가난을 구제하는데 목적을 두고 있었다.

사회보장에 관하여 1960년대에 들어와서 관계법령이 제정되기 시작하였다. 1960년에 공무원연금법, 1961년 생활보호법, 군사원호보상법, 아동복리법 등이 제정되었다. 1962년에는 선원보호법, 재해구호법, 국가 유공자 및 월남귀순자 특별보호법 등이 제정되었다.

1962년에 사회보장 연구를 담당하기 위하여 보건사회부에 사회보장제도심의위원회를 두도록 규정하였으며, 사회보장에 관한 법률이 1963년에 제정되었다. 대표적으로 사회보장에 관한 법률, 군인연금법, 산업재해보상보험법, 의료보험법 등이 있다. 우리나라의 의료보험은 1963년에 의료보험법을 제정하였으나 그 당시의 의료보험법은 강제규정이 없는 임의규정으로써 사회보험의 성격이 아니었다.

1977년 1월부터는 의료보호사업을 실시하였으며, 그간 강제규정이 아니었던 의료보험법은 1976년에 전면 개정하여, 1977년 7월 당시 500인 이상을 고용하는 사업자에 대해서는 강제적용 형태로 의료보험을 실시하였다. 이후 1979년에 공무원 및 사립학교교직원의료보험, 1988년에 농어촌(군지역) 지역의료보험을 실시하였고, 1989년 7월에 도시지역 (시지역) 자영업자를 대상으로 의료보험을 실시함으로써 의료보험 실시 12년 만에 전국민 의료보험이 실현되었다.

그러나 의료보험의 일원화에 대한 논의가 계속되었으며, 이에 따라 의료보험 통합의 전 단계로 지역의료보험과 공무원 및 사립학교의료보험을 통합한 국민의료보험법이 1997년 12월에 제정되었다. 의료보험 통합에 대한 많은 논란을 거듭한 결과 2000년 7월에는 관리운영을 통합하여 2003년 7월부터는 재정이 통합되었다.

[표 12-3] 우리나라의 사회보장의 실시 연도

연도	내 용	비 고
1960	공무원 연금법 제정	
1961	생활보호법, 군사원호법, 아동복리법 제정	
1962	선원구호법, 재해구호법, 국가유공자 및 월남귀순자 특별보호법 제정	
1963	사회보장에 관한 법률, 군인연금법 산업재해보상보험법, 의료보험법 제정	의료보험법 : 강제규정이 아닌 임의규정임
1973	국민복지연금법, 사립학교교원연금법 제정	
1976	의료보험법 전면개정	강제규정(사회보험)
1977	1월 의료보호 실시 7월 의료보험 실시 : 500인 이상 사업장	직장(제1종)의료보험
1979	공무원 및 사립학교교직원의료보험 실시	
1986	국민연금법 제정	국민복지연금법 전면개정
1988	국민연금제도 실시	당연적용(100인 이상 사업장)
1988	농어촌 지역의료보험 실시	
1989	7월 도시 지역의료보험 실시 10월 약국의료보험 실시	전국민의료보험 실현
1997	국민의료보험법 제정·공포	지역조합과 공·교 공단 통합
1988.10	국민의료보험법 시행	
1999.2	국민건강보험법 제정	직장조합과 국민의료보험관리공단 통합
1999.4	도시지역 주민 국민연금 실시	전국민연급시대 실현
1999.9	국민기초생활보장법 제정	생활보호법 폐지
2000.7	국민건강보험법 시행	지역, 공·교, 직장의료보험의 완전 통합
2001.5	의료급여법	의료보호법을 의료급여법으로 개정
2003.7	직장의료보험과 지역의료보험의 재정 통합	
2008. 7	노인장기요양보험제도 시행	
2014. 7	노인장기요양보험 등급체계 개편	3등급 → 5등급 체계로 개편

제13장

건강보장

1 건강보험의 본질 및 유형

1) 건강보험의 정의

원래 건강보험은 의료보험이라는 용어로 사용되다가, 상병을 치료하는 데 그치는 것이 아니라 질병을 예방하고 건강을 증진시키는 것까지 포함해야 한다는 의미에서 건강보험(Health insurance)이란 용어로 바뀌어 사용되고 있다.

건강보험이란 질병, 부상, 분만, 사망 등에 대하여 보험방식에 의거, 가입자들이 평소에 보험료를 내어 기금화 하였다가 보험사고가 발생힐 경우 보험급여를 해 주는 제도이다. 즉 건강보험은 질병, 부상이라는 불확실한 위험의 발생과 분만, 사망 등으로 인해 개별 가계가 일시에 과다한 의료비를 지출함에 따라 겪게 되는 어려움을 덜어 주기 위해 보험가입자에게 보험료를 갹출하여 보험급여를 함으로써 국민의 경제적 부담을 덜어 주고 건강을 유지·향상시켜 주는 제도이다.

진정한 의미의 건강보험은 상병 자체의 치료를 위한 의료서비스의 제공은 물론 상병으로 인한 노동 불능시 소득상실 부분에 대하여 상병수당금(Sickness benefit)까지 지급하는 것을 의미하는 것이나, 우리나라에서는 상병수당금을 지급하지 않고 있다.

2) 건강보험의 필요성

(1) 과중한 의료비 부담의 경감

건강보험은 일시에 과중한 의료비 부담으로부터 보호하는 데 일차적 목적이 있다. 의료기술이 발달하고 인구의 노령화 및 만성퇴행성 질병의 증가는 의료비의 상승을 가져오게 되므로 위험분산의 기능을 통하여 상병으로 인한 일시에 과중한 경제적 부담을 덜어주는 역할을 한다.

(2) 국민 간 균등한 의료혜택의 제공

지역, 직업, 연령 등에 따른 경제적인 차이로 의료서비스를 제대로 받지 못하는 계층이 생겨난다. 계층간 의료수혜의 불평등이 존재하면 사회적 불만의 원인이 되므로 사회구성원 모두에게 골고루 의료서비스의 혜택을 누릴 수 있도록 하고, 의료이용의 접근성을 높이기 위해서는 건강보험의 실시가 필요하다.

(3) 국민의 건강권 실현

보건의료서비스는 국민이 마땅히 누려야 할 기본적 생존권의 하나로 국민의 건강권을 실현하기 위해서는 건강보험 실시의 필요성이 더욱 커지게 된다.

3) 사회보험으로서 건강보험의 특징

(1) 법률에 의한 강제가입

일정한 법적 요건이 충족되면 본인의 의사에 관계없이 강제 적용된다. 이는 질병위험이 큰 사람만 가입할 경우 보험 역선택(Adverse Selection) 현상이 나타나게 되어 보험재정이 파탄되므로 원활한 건강보험 운영이 불가능하기 때문이다. 따라서 일정 법적요건이 충족되는 경우 강제적으로 적용함으로써 국민 상호간 위험분산을 통해 의료비를 공동으로 해결하고자 하는 건강보험제도의 본래 목적의 실현을 가능하게 한다.

(2) 능력에 따른 보험료의 차등부과

사회보험방식인 건강보험에서는 사회적인 연대를 기초로 의료비 문제를 해결하는 것이 목적이므로 소득수준 등 보험료 부담능력에 따라 형평성 있게 부담하게 된다.

(3) 보험급여의 균등한 혜택

사회보험은 보험료 부담수준에 관계없이 필요에 따라 관계 법령에 의하여 균등하게 보험급여를 한다.

(4) 보험료 납부의 의무성

가입이 강제적이라는 점에서 건강보험제도의 실효성을 확보하기 위하여 피보험자에게는 보험료 납부의 의무가 주어지며, 보험료 징수의 강제성이 부여된다.

(5) 보험료의 분담

사회보험에 있어서는 노사가 분담하거나 정부가 일부를 부담한다. 우리나라에서는 지역가입자의 경우 정부가 보험비용의 약 50%를 부담하고 있다.

4) 건강보험의 유형

건강보험은 다른 보험과는 달리 의료서비스 자체가 급여의 대상이 되기 때문에 피보험자와 보험자 사이에 의료공급자인 의료기관이 존재한다. 이들 3자간의 관계에 따라 건강보험의 유형은 현금배상형, 제3자 지불제형, 그리고 변이형으로 나눌 수 있다.

(1) 현금배상형

현금배상형(cash reimbursed type) 건강보험이란, 피보험자가 자유의사에 따라 의료기관을 이용하고 진료비를 지불한 후 영수증을 보험자에게 제출하면 약정한 비율의 현금을 보험급여로 상환 받게 되는 형태를 말한다. 이를 상환제 또는 환불제라고도 하며 이 유형의 대표적인 나라가 프랑스이다. 이 유형은 피보험자의 의료기관 선택권을 최대한으로 보장 할 수 있으나 의료 이용시 현금을 지녀야 한다는 단점이 있으므로 저소득층의 의료이용에 제약을 주게 된다. 피보험자가 의료공급체계에 대한 영향력이 거의 전무하여 의료공급체계의 합리화를 촉진시킬 수 없다. 의료기관은 환자로부터 진료비를 바로 받게 되기 때문에 진료비를 청구해야 하는 불편이 없게 된다(그림 13-1).

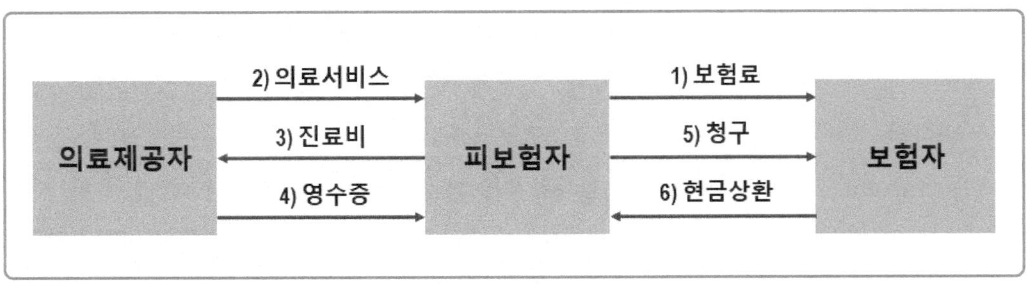

[그림 13-1] 현금배상형 건강보험

(2) 제3자 지불제형(직접 서비스형)

제3자 지불제형(third party payment type) 건강보험은 피보험자가 의료기관을 이용할 때 진료비를 부담하지 않거나 일부만을 부담하고 의료기관이 나머지 진료비를 보험자에게 청구하면, 보험자가 이를 심사하여 지불하는 유형이다. 제3자 지불방식을 직접 서비스형 이라고도 한다. 우리나라를 비롯하여 독일, 일본 등 사회보험 방식의 건강보험을 실시하고 있는 나라들이 가장 보편적으로 채택하고 있는 유형이다.

이 유형은 피보험자들의 의료기관 선택권이 제한될 소지가 있으나, 의료이용시 환자 본인부담이 없거나 아주 적어서 저소득층의 의료이용에 대한 제약이 현금배상형보다 적다. 환자들은 진료비에 대한 인식이 약하므로 과도한 진료를 받으려하는 수진남용이 문제가 될 수 있다. 또한 의료기관에서 진료비 청구업무가 발생하므로 행정관리비가 많이 소요된다.

의료기관은 제3자인 보험자로부터 진료비를 받게 됨으로써 과잉진료 및 부당청구의 문제가 생길 수 있고 진료비심사에 대하여 보험자와 의료기관간의 갈등이 나타날 수 있다. 보험자는 의료서비스의 질, 양 및 비용에 다한 영향력을 행사할 수 있으므로 의료공급체계의 합리화를 촉진할 수 있다(그림 13-2).

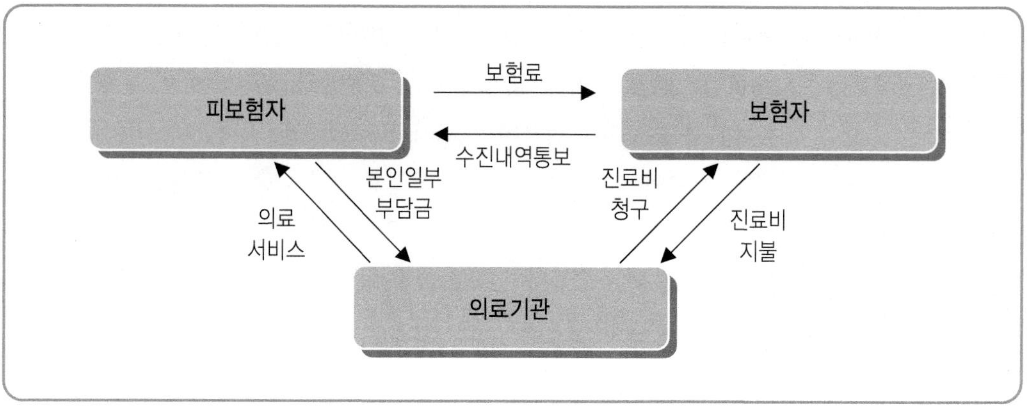

[그림 13-2] 제3자 지불자형 건강보험

(3) 변이형

변이형(variant type) 건강보험은 보험자가 의료기관을 직접 소유하거나 타 의료기관과의 계약에 의하여 피보험자들에게 포괄적인 의료서비스를 제공함으로써 의료비를 절감하고자 하는 유형이다. 즉, 건강보험 가입자는 필요가 있을 때 의료보험에서 직영하거나 계약을 한 의료기관에 가서 진료를 받는 형태로 주로 남미 국가들이 채택하고 있으며, 미국의 건강유지가구(Health Maintenance Organization)도 여기에 속한다. 이 유형은 보험자가 의료기관의 경영에 직접 참여함으로써 의료비절감의 효과를 거두는데 주목적이 있다. 이 유형의 장점은 진료비심사가 필요 없고 행정절차가 간편하다. 그러나 직접서비스형에 비하여 피보험자들의 의료기관 선택권 제한과 의료서비스 제공량의 최소화 등이 문제될 수 있다(그림 13-3).

우리나라에서 보험자가 직영하던 의료기관의 예로는 부산청십자의원이 있었으며, 국민건강보험공단 일산병원이 이 유형의 하나라 할 수 있다.

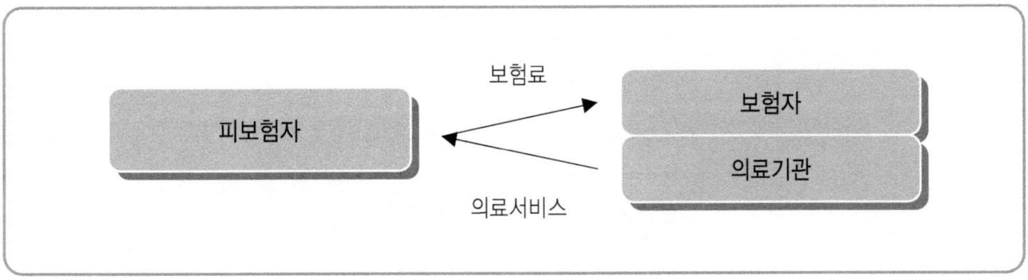

[그림 13-3] 변이형 건강보험

5) 의료급여

의료급여는 기초생활보장수급자와 일정 수준이하의 저소득층을 대상으로 그들이 자력으로 의료문제를 해결할 수 없는 경우 국가재정으로 의료서비스를 하는 공적부조의 한 방법으로서 건강보험과 더불어 국민의료보장정책의 중요한 수단이 되는 사회보장제도이다.

(1) 의료급여 대상자

의료급여 대상자는 보건복지가족부장관이 정한 기준에 따라 시장 · 군수 · 구청장이 의료급여 신청자의 소득재산 등을 조사하여 기준에 맞는 자를 1종 및 2종으로 구분하여 매년 책정한다.

1종대상자는 국민기초생활보장법에 의한 수급권자 중 근로능력이 있는 수급권자에 해당하지 아니하는 자만으로 구성된 세대의 구성원 · 이재민 · 북한이탈주민 등이며, 2종대상자는 국민기초생활보장법에 의한 수급권자 중 1종 수급권자에 해당하지 아니하는 자이다. 의료급여에 관한 업무는 수급권자의 거주지를 관할하는 시장 · 군수 · 구청장이 행하며, 의료급여의 내용은 다음과 같다.

① 진찰 · 검사

② 약제 · 치료재료의 지급

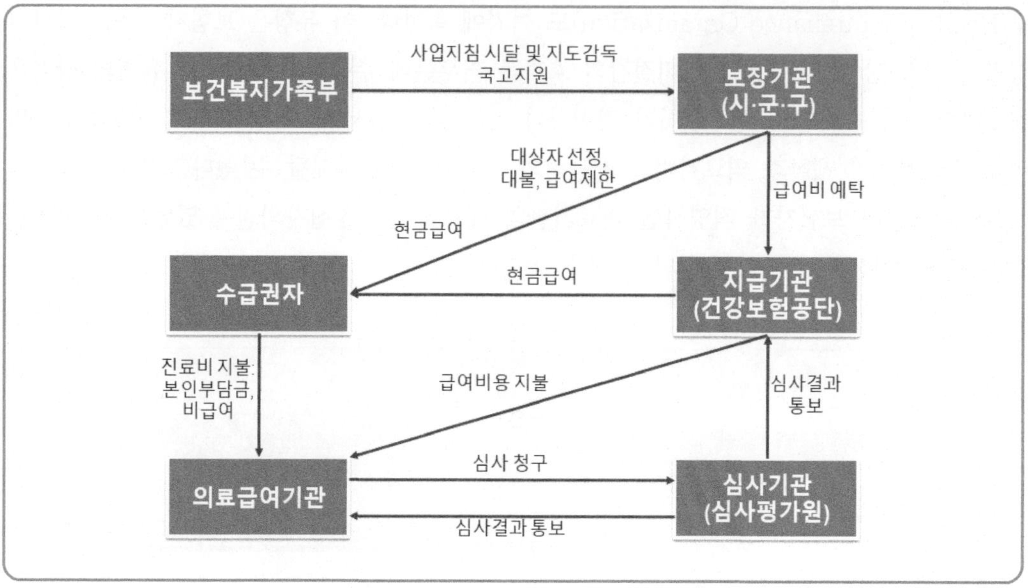

[그림 13-4] 우리나라 의료급여제도 운영관리체계

③ 처치 · 수술과 그 밖의 치료

④ 예방 · 재활

⑤ 입원

⑥ 간호

⑦ 이송과 그 밖의 의료목적의 달성을 위한 조치

[표 13-1] 의료급여 대상자의 종별

구분	대 상 자
1종	① 국민기초생활보장법에 의한 수급권자 중 근로능력이 없는 자 ② 국가유공자, 인간문화재, 이재민 ③ 의상자 및 의사자 유족 ④ 북한이탈 주민 ⑤ 18세 미만 국내 입양 아동 ⑥ 차상위 계층 희귀 · 난치병 환자
2종	① 국민기초생활보장법에 의한 수급권자 중 근로능력이 있는 자 ② 차상위 계층 만성질환자 ③ 차상위 계층 12세 미만 아동

자료 : 보건복지부, 2018

[표 13-2] 의료급여 대상자의 종별 본인부담(2018)

구 분		1차 (의원)	2차 (병원, 종합병원)	3차 (지정병원)	약국	pet(ct)
1종	입원	없음	없음	없음	–	없음
	외래	1,000원	1,500원	2,000원	500원	5%
2종	입원	10%	10%	10%	–	10%
	외래	1,000원	15%	15%	500원	15%

2 의료보수 지불방법 및 수가체계

1) 의료보수 및 지불방법

의료보수란 의료인이 환자에게 의료서비스를 제공하고 이에 상응하는 대가로 받는 돈을 말한다. 의료비의 지불형태는 각 나라마다 차이가 있는데, 의료비의 지불형태에는 굴신제, 행위별 수가제, 인두제, 봉급제, 포괄수가제 등이 있다. 의료비 지불형태는 각각의 장단점이 존재하므로 적용하는 국가에 따라 각기 다른 형태를 유지하고 있다. 우리나라는 현재 행위별수가제를 주된 의료비 지불형태로 채택하고 있고, 일부 질병에 대해서는 포괄수가제를 적용하고 있으나 의사단체와 정부, 일반 국민들 각각의 다른 시각의 차이로 인해 끊임없이 제도의 개선을 요구하고 있다.

2) 의료보수 지불방법

(1) 굴신제(屈伸法 : sliding scale method)

굴신제는 의료행위에 대하여 여유 있는 환자에게는 넉넉히 받고 여유가 없는 환자에게는 저렴하게 받거나 무료로 진료를 해주는 것을 말한다. 과거에 의료비 지불에 대한 규정이 마련되기 전에 실시되었다.

(2) 진료행위별수가제(fee for service)

진료행위별수가제는 제공된 의료서비스의 단위당 가격에 서비스의 양을 곱하여 보상하는 방식이다. 즉, 진료에 소요된 약제, 재료대 및 의료인이 제공한 진료행위마다 일정한 가격을 정하여 의료비를 지급하는 제도이다.

의사들이 제공하는 서비스의 양에 따라 환자에게 받는 보수의 양도 증가하므로 적극적인 진료가 이루어지며 환자의 입장에서도 치료받은 만큼에 대하여 그 비용을 부담하므로 의사 및 환자가 이를 수용하기 쉽다. 그러나 서비스의 양에 비례하여 진료수익 또한 증가하므로 간혹 과잉진료가 행해지기도 한다.

① 장점

㉠ 의사의 재량권과 자율성이 크므로 일반적으로 의사들이 선호한다. 일반의보다는 전문의 보수지불에 더욱 적합하다.

㉡ 의료서비스의 양과 질을 최대화하는 경향이 있어 의료의 발전에 기여한다.

㉢ 양질의 의료서비스를 충분히 제공하려고 하기 때문에 의사와 환자간의 관계가 돈독해진다.

② 단점

㉠ 과잉진료와 의료 남용의 소지가 있다. 진료행위별수가제에서 의료공급자는 수입을 높이기 위하여 서비스의 양을 늘리게 될 우려가 있다.

㉡ 행정적으로 복잡하여 관리 운영비가 많이 들어간다. 행정비용 측면에서 보면 행위별수가제는 복잡한 청구절차를 거치므로 처리비용이 많이 들게 된다.

㉢ 의료비 상승의 직접적인 요인으로 작용하게 된다.

㉣ 예방서비스보다는 치료서비스에 치중하게 된다.

(3) 봉급제(sallary method)

병원에 근무하는 의사들은 전통적으로 봉급제로 근무하는데, 이는 일정 근무시간에 대하여 정기적으로 같은 금액의 보수를 지불하는 것을 말한다. 즉, 의료인들에게 그들 각자의 경력, 기술수준 및 직책에 따라 보수가 결정되는 방식으로 서비스의 양이나 환자 수에 관계없이 일정기간에 따라 보수가 지불된다.

대체적으로 사회주의 국가에서는 1차 의료에 적용되고 있으며, 자본주의국가에서는 병원급 의료기관에 고용된 의사들에게는 이러한 봉급제를 적용하고 있다.

봉급제의 장점은 의사들이 자기의 수입이 일정하므로 적정수준의 서비스를 제공하며, 진료에 전념할 수 있는 점이다. 또한 의사의 수입과 직장이 안정되어 불필요한 경쟁이 없어지게 된다. 그러나 단점으로는 개인적인 경제적 동기가 적기 때문에 진료의 질을 높인다거나 효율성을 높인다든가 하는 점에서 열의가 적을 수 밖에 없다. 따라서 진료가 형식적으로 이루어지거나 관료주의화 되는 경향이 있다. 또한 의사들이 환자의 진료보다 승진이나 보직을 갖는 데 더 관심을 기울이게 된다.

(4) 인두제(人頭制 : capitation method)

인두제란 방문당, 질병당 또는 사람당 일정액을 보상하는 방법으로 전형적으로 영국의 개업 의사들에게 사용되고 있다. 즉 일정지역의 주민 수에 주민 1인당 단가인 일정금액을 곱하여 의료인에 대한 보수를 지불하는 방식이다. 영국, 네덜란드, 덴마크 등에서 인두제를 채택하고 있다.

인두제의 장점으로는 미리 사람당 일정액을 지불받으므로, 의사들은 가능한 적은 자원과 서비스를 제공하고자 하므로 서비스의 최소화 문제가 제기되기도 하나 예방서비스에 치중하고 자원의 낭비가 적다는 장점이 있다.

① 장점

㉠ 질병의 치료보다는 질병예방에 관심을 기울인다.
㉡ 환자와 지속적인 관계를 유지하게 된다.
㉢ 행정적 업무나 절차가 간단하여 관리운영이 간편하다.

② 단점

㉠ 의료서비스의 양을 최소화하여 과소진료의 우려가 있다.
㉡ 환자의 후송이 늘어나게 된다
㉢ 의사의 수입이 제한적이다.

(5) 포괄수가제(case payment)

포괄수가제는 의료서비스의 항목을 분리해서 가격을 산정하지 않고 건당 일정액을 산정하는 방식이다. 즉 제공되는 서비스의 양에는 관계없이 일정액을 지급하는 방법으로 우리나라에서도 일부 질병에 대하여 포괄수가제를 수행하고 있다. 흔히 진단명 기준 환자군(DRG) 분류체계에 기초를 둔 포괄수가제를 이용하고 있다.

포괄수가제의 장점으로는 수가의 계산이 복잡하지 않아 행정비용이 적게 든다는 점과 표준화된 진료를 제공받을 수 있다는 점이다. 반면 단점으로는 최소한의 서비스만을 제공하게 될 우려가 있으며, 질병을 여러 가지로 분절하는 DRG분절이 있을 수 있다는 점이다.

① 장점

㉠ 의료비 상승을 억제하게 된다. 꼭 필요한 의료서비스만 하게 되고 불필요한 투약, 입원기간의 연장을 막음으로써 의료비의 절감을 도모할 수 있다.

㉡ 진단명에 따라 진료비를 미리 정해 놓기 때문에 불필요한 진료를 줄이게 된다.

㉢ 진료비 심사, 청구 업무가 간편해진다. 행정비용 절감과 보험자 및 의료인 사이의 적정진료에 대한 마찰을 감소시킬 수 있다.

② 단점

㉠ 최소한의 의료서비스만을 제공하려고 하기 때문에 의료서비스 제공량이 적정선 이하로 내려갈 수 있으므로, 의료의 질적 수준 저하를 가져올 수 있다.

㉡ 의료서비스가 최소화되거나 규격화되는 경향이 있다.

㉢ 의료기관의 환자 선택 또는 기피현상이 나타날 우려가 있다.

㉣ 합병증이 심할 것으로 예상되는 환자 또는 많은 의료서비스가 필요할 것으로 예측되는 환자들은 병의원에서 기피대상이 될 것이다. 비용–효과가 가장 좋은 환자만 선택하여 치료하려는 경향이 생길 수 있다.

(6) 총액계약제(negotiation system)

총액계약제란 보험자단체와 의사단체가 사전에 진료보수 총액에 대하여 계약을 체결하고 지불하면 의사단체에서는 이를 각 의사들에게 진료량에 따라 지불하는 방식이다. 이 방식은 독일에서 실시되고 있는 의료보수 지불방식으로 일정지역의 보험자단체와 의사단체가 월별 또는 분기별로 총 진료비를 분할하여 의사단체에 지불하면 의사단체는 자율적으로 정한 진료보수 평가기준에 의하여 그 진료비를 배분하는 방법을 말한다.

총액계약제는 진료행위별 수가제와 인두제의 장점을 취합한 혼합형 의료보수 지불방식으로 과잉진료나 과잉청구의 문제가 거의 해소된다 할 수 있다. 또한 보험자 업무 중에서 큰 비중을 차지하고 있는 진료비에 대한 심사지불 업무를 의사단체에 위임함으로써 의사들이 스스로 이와 같은 기능을 수행하게 되는 장점이 있다.

① 장점

㉠ 자율적인 규제를 통하여 적정진료를 촉진하게 된다. 한 의사가 과잉진료로 부당청구를 하게 되면 다른 의사의 진료비 배분액이 감소되므로 자율적으로 규제할 수밖에 없다.

㉡ 지역간 의사수의 편중문제를 자율적으로 해소할 수 있다.

㉢ 진료비 심사지불을 의사단체에서 하기 때문에 분쟁이 비교적 적다.

② 단점

㉠ 연간 진료비 총액을 계약할 때 보험자단체와 의사단체 간에 합일점을 찾기가 쉽지 않다.

㉡ 진료비 총액을 일정 수준으로 묶어 놓게 되면 현실적인 보수지불이 어렵게 되고, 이에 대한 의사단체의 저항이 커지게 된다.

(7) 성과에 따른 지불(pay for performance, P4P)

의료 질과 지출한 비용의 가치에 대한 관심이 증가되면서 성과에 따른 지불이 의료제공자와 환자에 대한 새로운 지불방식으로 주목받고 있다. 그러나 현재까지 국제적인 합의된 정의와 방법은 없다. 이 프로그램의 기보 틀은 질의 측정, 효율성의 측정, 보상의 근거, 보상 등

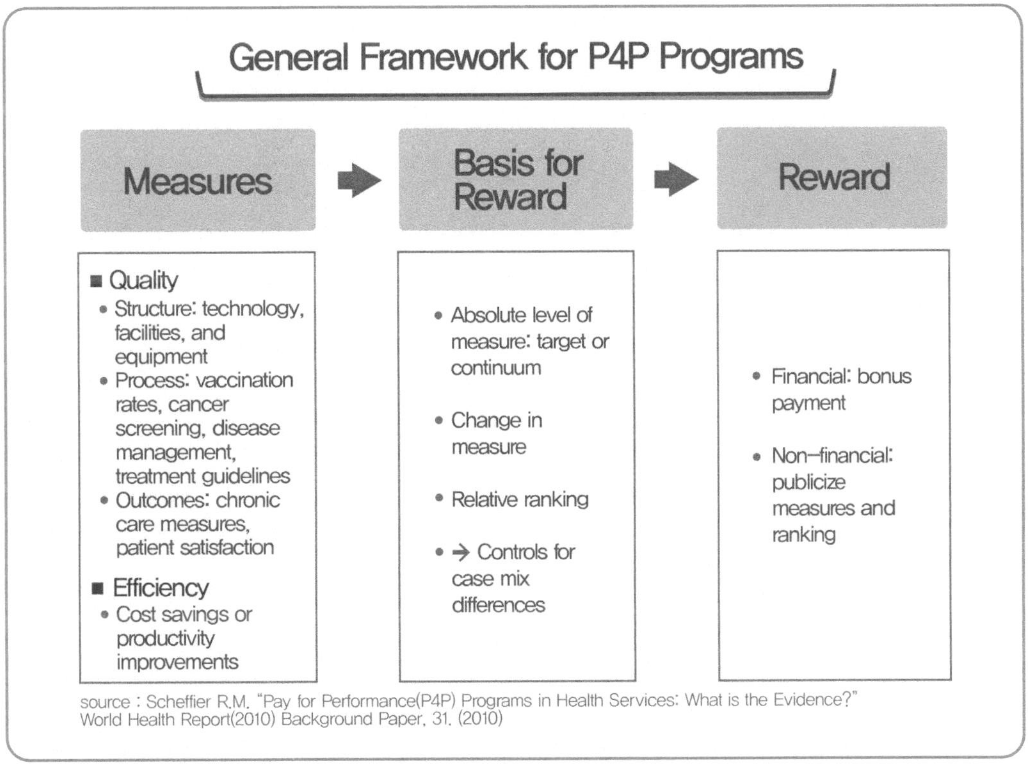

[그림 13-5] 성과에 따른 지불 틀

으로 구성되어 있다.

참고문헌

강명근, 김건엽, 김상아, 박웅섭, 유원섭, 이무식, 조희숙, 최용준. 학습목표에 맞춘 보건의료관리, 보문각, 2012

대한예방의학회. 예방의학과 공중보건학 I, II, III. 계축문화사. 2017.

신영수, 김용익 등. 개정판 의료관리, 서울대학교출판문화원, 2017.

Detels R, Beaglehole R, Lansang MA, Gulliford M. Oxford Textbook of Public Health, Oxford University Press, 2009

Robert B. Wallace. Maxey–Rosenau–Last Public Health and Preventive Medicine. McGraw–Hill Education, 15 edition, 2008.

제14장

노인장기요양보험

1 노인장기요양보험

2007년 4월 「노인장기요양보험법」이 국회를 통과하면서 우리나라도 국민연금, 건강보험, 고용보험, 산재보험과 더불어 5대 공적 사회보험체계를 구축하는 계기를 마련하였다.

국민건강보험은 질환의 진단, 입원 및 외래 치료, 재활치료 등을 목적으로 주로 병의원 및 약국에서 제공하는 서비스를 급여 대상으로 하는 반면, 노인장기요양보험은 치매 및 중풍의 노화 및 노인성 질환 등으로 인하여 혼자 힘으로 일상생활을 영위하기 어려운 대상자에게 요양시설이나 재가 장기요양기관을 통해 신체활동 또는 가사지원 등의 서비스를 제공하는 제도이다.

노인장기요양보험은 가정에 큰 부담이 되는 중증 이상 노인의 수발보호에 초점을 두고 있으며, 직징 부담과 적정 급어를 통해 지속가능한 세도 바련하고, 예방 및 재가 중심의 서비스 제공, 국가 · 지역사회 · 가정 · 민간의 체계적인 역할 분담(공동책임), 이용자의 편의와 만족도를 높일 수 있는 서비스 환경구축 등을 통한 노인의 삶의 질을 보장하고, 가정의 부담을 덜어 주는 제도 실현을 목표로 하고 있다.

전국민(건강보험 가입자 및 의료급여 수급권자)을 가입대상자로 하고 있으며, 급여대상은 65세이상 노인 및 64세이하의 자로서 치매 · 뇌혈관성질환 등 노인성질병을 가진 자이다. 2008년 치매 · 중풍 등 중증노인(1 · 2등급)부터 시작하여 '10년 중등증 이상(1~3등급) 노인으로 확대하였다.

관리운영주체는 국민건강보험공단이며, 2007년 7월부터 시작되었다(표 14-1).

장기요양의 신청자격은 65세 이상의 노인 또는 65세 미만으로서 치매, 뇌혈관질환 등 대통령령으로 정한 노인성 질병을 가진 자에 한하여 신청자격이 주어진다. 장애인복지법에 따

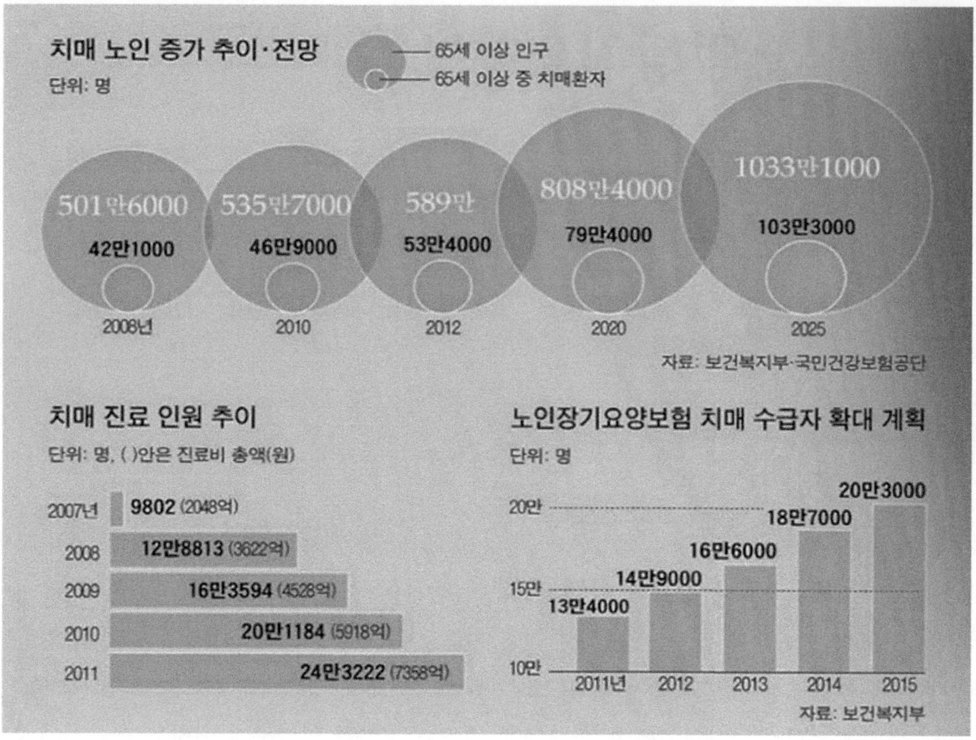

[그림 14-1] 치매노인 현황과 노인장기요양보험 치매 수급자 확대계획

른 1~3급 등록 장애인이 활동지원 급여를 이용 중이거나 이용을 희망하는 경우, 장기요양 등급이 인정되면 장애인 활동지원 신청이 제한되며, 장애인 활동지원 신청을 위해 이미 인정된 장기요양 등급을 취소할 수 없다.

장기요양인정 신청의 조사는 소정의 교육을 이수한 공단직원이 신청인의 거주지를 방문하여 이루어진다. 인정조사는 신청인의 심신상태를 조사하는 것이므로 조사자가 신청인을 직접 방문하여 90개 항목으로 구성된 「장기요양인정조사표」에 의한다.

장기요양인정조사표에 따른 90개 항목은 신청자의 일반사항, 신체기능영역, 사회생활기능영역, 인지기능영역, 행동변화영역, 간호처치영역, 재활영역, 복지용구, 지원형태, 시 · 청력상태 및 질병상태 등 인정신청자의 건강 및 기능상태와 개인욕구 및 환경 등을 함께 파악 할 수 있는 문항을 포함하고 있다. 이 가운데 아래 5개영역의 65개 항목은 장기요양인정점수를 산정하는데 활용한다. 신체기능영역은 신청인의 최근 한 달간 일상생활에서 다른 사람의 도움을 받는 정도와 도움이 필요한 이유를 조사하며, 인지기능 및 행동변화 영역은 최근 한 달

[표 14-1] 우리나라 노인장기요양보험제도 연혁

연도	세부내용	개요
2001.08.15	광복절 대통령축사에서 노인요양보정제도 제시	노인요양제도 도입발표 (2001~2001)
2002	대통령 공약사항에 포함	
2003.03~2004.02	'공적노인요양보장 추진기획단' 설치 운영	노인요양보장제도 시행 준비체계 구축(2003~2004)
2004.03	'공적노인요양보장 제도 실행위원회' 구성 운영	
2005.10~2006.02	입법 예고/정부 입법 국회제출	노인장기요양보험법(안) 입법추진/시범 사업 추진
2007.04	국회통과	
2005.07~2006.03	1차 시범사업 실시	(2005~2007)
2006.04~2007.04	2차 시범사업 실시	
2007.05~2008.06	3차 시범사업 실시	
2008.07	노인장기요양보험제도 시행	노인장기요양보험 시행+ 5년 단위의 장기요양기본 계획을 수립하도록 의무화(노인장기요양보험법 제6조)-2018~2022 제 2처장기요양 기본계획
2010.03	장기요양기관장 의 무 및 공단 장기요양기관 설치 근거 신설	
2013.08	장기요양기관 운영질서 확립 및 관리 강화	
2017.07	노인장기요양 등급체계 개편 : 5등급 치매 특별등급 신설 등 3등급체계에서 5등급체계로 개편	
2018. 01	장기요양 인지지원등급 신설	

간 신청인이 보였던 증상여부를 조사하며 간호처치영역은 최근 2주간 증상유무를 조사하고, 재활영역은 운동장애 정도와 관절제한 정도 두 부분으로 나누어 조사한다.

장기요양 신청인에 대한 인정조사 결과와 의사소견서, 그 밖의 심의에 필요한 자료를 바탕으로 지역별로 설치된 「장기요양 등급판정위원회」에서 신청인의 「요양필요도」가 등급판정 기준에 적합한지를 판단하여 최종적으로 장기요양 등급, 유효기간, 장기요양급여의 종류 및 내용 등을 결정하는 것으로 등급판정이라고 한다(그림 14-2).

요양필요도란 신청인이 일상생활을 유지하는데 필요한 도움의 정도(서비스량)를 말하며, 도움을 받아야 할 서비스 시간이 길수록 요양필요도 수준이 높음을 의미한다.

장기요양등급판정위원회의 구성은 시군구청장이 위촉한 위원장 포함하여 15인으로 구성하며, 이 가운데 의사 또는 한의사가 각각 1인 이상 포함되어야 하며, 이 위원회의 기능은 등급판정기준에 따라 장기요양인정신청자의 등급을 결정함으로써 수급자여부를 판정하는 것이다.

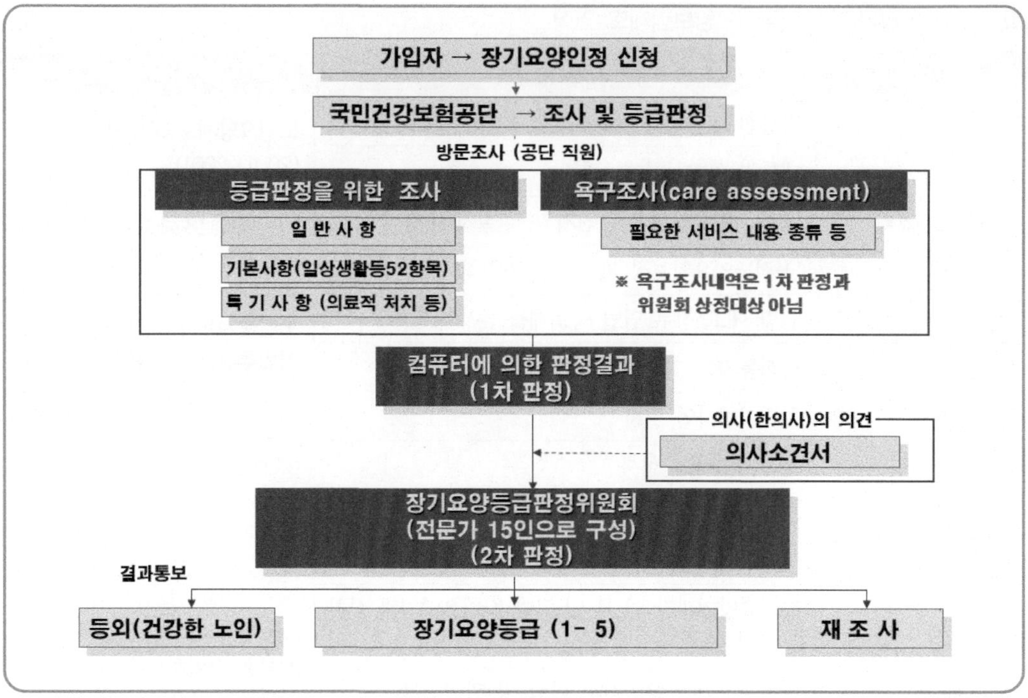

[그림 14-2] 우리나라 노인장기요양보험제도 인정신청 및 등급판정 절차

재원조달은 보험료, 정부지원 및 이용자 부담(20%)으로 하고 있으며, 보험료는 건강보험료액 × 수발보험료율(건강보험료와 통합징수)로 이루어진다. 이용자 부담은 수발급여비용의 20%, 기초수급자 무료, 저소득층 감면 등이다.

장기요양보험료를 살펴보면, 노인장기요양보험 가입자는 건강보험 가입자와 동일하며, 공단은 장기요양보험료와 건강보험료를 통합하여 징수한다. 단, 이 경우 공단은 장기요양보험료와 건강보험료를 구분하여 고지한다. 공단은 통합징수한 장기요양보험료와 건강보험료를 각각 독립회계로 관리하며, 장기요양보험료는 건강보험료액에 장기요양보험료율을 곱하여 산정한다. 장기요양보험료율은 보건복지부장관 소속 장기요양위원회의 심의를 거쳐 대통령령으로 정한다.

국가 및 지방자치단체의 부담(법 제58조)에서는 국가는 매년 예산의 범위 안에서 당해 연도 장기요양보험료 예상수입액의 100분의 20에 상당하는 금액을 공단에 지원하며, 국가와 지방자치단체는 의료급여수급권자의 장기요양급여비용 중 공단이 부담하여야 할 비용과 관리운영비의 전액을 대통령령이 정하는 바에 따라 부담한다.

본인일부부담금(법 제40조)을 살펴보면, 일반 수급자의 경우에는 재가급여일 경우, 당해 장기요양급여비용의 100분의 15, 시설급여는 당해 장기요양급여비용의 100분의 20을 부담한다. 국민기초생활수급권자는 본인일부부담금이 없으며, 국민기초생활수급권자를 제외한 의료급여 수급권자 및 감경적용 대상자는 일반 수급자 본인 일부부담금의 100분의 50을 감경한다.

수발급여수가는 등급별 일당 정액수가 또는 방문시간당 정액수가로 이루어진다.

장기요양인정서가 도달한 날부터 장기요양급여를 받을 수 있다. 단, 돌볼 가족이 없는 등 대통령령이 정하는 부득이한 사유가 있는 경우에는 장기요양인정신청서를 제출한 날부터 장기요양인정서가 도달되는 날까지의 기간 중에도 장기요양급여를 받을 수 있다.

급여이용 대상은 1~5등급 및 인지지원등급의 장기요양 인정을 받은 자이며, 장기요양수급자의 장기요양급여 이용은 장기요양수급자는 시설 또는 재가 장기요양기관과 계약을 체결하고, 공단은 수급자가 자율적으로 장기요양기관을 선택할 수 있도록 객관적인 정보제공 및 안내, 상담하며, 장기요양인정서와 표준장기요양이용계획서에 따라 수급자와 가족이 자율적으로 장기요양기관을 선택하여 급여계약체결을 하며, 장기요양기관에서는 표준장기요양이용계획서와 계약 내용을 반영하여 세부급여제공 계획(일정)을 수립하고 급여를 제공한다(표 14-2).

[표 14-2] 장기요양등급별 인정점수 및 기능상태

등급	심신의 기능상태	장기요양인정점수
1등급	일상생활에서 전적으로 다른 사람의 도움이 필요한 상태	95점 이상
2등급	일상생활에서 상당 부분 다른 사람의 도움이 필요한 상태	75점 이상 95점 미만
3등급	일상생활에서 부분적으로 다른 사람의 도움이 필요한 상태	60점 이상 75점 미만
4등급	심신의 기능상태 장애로 일상생활에서 일정부분 다른 사람의 도움이 필요한 상태	51점 이상 60점 미만
5등급	치매(제2조에 따른 노인성질병으로 한정한다)환자	45점 이상 51점 미만
인지지원등급	치매(제2조에 따른 노인성질병으로 한정한다)환자	45점 미만

급여종류는 재가 수발급여(가정수발, 목욕, 간호, 주야간보호, 단기보호 등) 및 시설 수발급여(노인의료복지시설), 특별 현금급여(가족수발비, 특례수발비, 요양병원 수발비) 등이다(표 14-3).

[표 14-3] 장기요양급여

급여		내용
재가급여	방문요양	장기요양요원이 가정을 방문하여 신체 · 가사활동 지원
	방문목욕	장기요양요원이 목욕설비를 갖추고 가정을 방문, 목욕서비스 제공
	방문간호	장기요양요원(간호사)이 의사, 한의사, 치과의사의 방문간호지시서에 따라 가정을 방문, 간호 · 진료보조 · 요양상담 · 구강위생서비스 제공
	주 · 야간 보호	하루 중 일정시간 동안 장기요양기관에 보호, 신체활동 및 심신기능 유지 · 향상을 위한 교육 · 훈련 제공
	단기보호	일정기간 동안 장기요양기관에 보호, 신체활동 및 심신기능 유지 · 향상을 위한 교육 · 훈련 제공
	복지용구 (16품목)	이동변기, 목욕의자, 보행차, 보행보조차, 안전손잡이, 미끄럼방지용품, 간이변기, 지팡이, 욕창예방방석, 자세변환용구, 수동휠체어, 전동침대, 수동침대, 욕창예방매트리스, 이동욕조, 목욕리프트 등 제공
시설급여		노인의료복지시설(노인요양시설, 노인공동생활가정 등)에 장기간 입소, 신체활동 · 심신기능의 유지 · 향상을 위한 교육훈련 제공
특별현금급여		가족요양비(도서벽지 거주자 등에게 지급), 특례요양비(장기요양기관이 아닌 노인요양시설 이용시 요양급여비용의 일부 제공), 요양병원간병비(노인전문병원, 요양병원 등에 입원시 장기요양비용 일부 지급) 등 제공

참고문헌

김병환. 건강보험의 이론의 실제. 계축문화사. 2008.

대한예방의학회. 예방의학과 공중보건학 I, II, III. 계축문화사. 2017.

부르스제이 프리드 외. 지역보건연구회. 세계 각국의 보건의료체계. 계축문화사. 2003.

신수식. 사회보장론. 박영사. 2000.

이규식. 의료보장과 의료체계. 계축문화사. 2002.

이인재. 사회보장론. 나남출판사. 2006.

제 4 편

역학과 질병관리

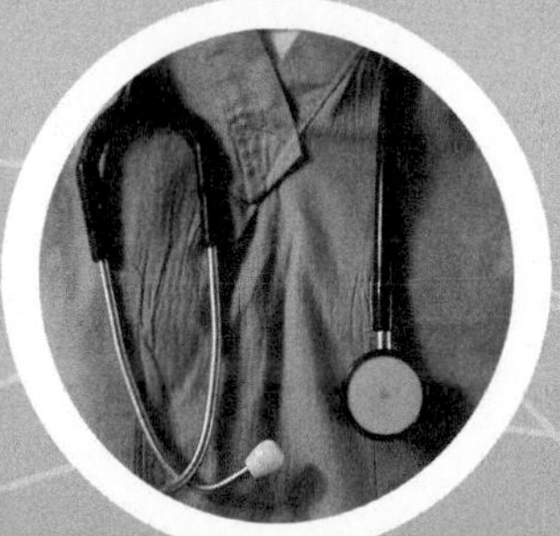

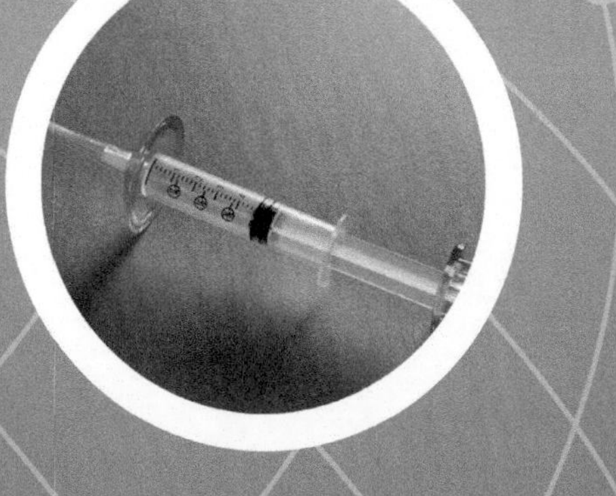

제15장 보건학 연구방법과 역학

1 보건학 연구방법

1) 보건학 연구와 연구방법

(1) 연구의 정의

웹스터 사전에서는 연구(research)란 '정성을 들이는(studious) 탐구(inquiry)나 시험(examination), 특히 새로운 사실을 발견하여, 그것을 바르게 해석하는 것이거나 현재까지 알려진 결론, 이론 또는 법칙을 실제로 응용하는 것을 목적으로 한 비판적이고(critical), 철저한(exhaustive) 탐색(investigation) 또는 실험(experiment)'으로 정의내리고 있다.

공중보건협회 특별위원회(Public Health Association Task Force)에서는 '연구는 정확한 방법을 이용한 계속적인 탐구이며, 일정한 변수 이외의 인자를 합당하게 조절한 후, 특정한 목표에 도달하기 위해 하나의 문제를 고찰(study)하여 올바른 통계 방법으로 해석하는 것이다'라고 정의하였다.

(2) 보건학 연구방법

보건학 분야에서 다루어지는 연구는 화학물질이나 미생물 등과 같은 관찰과 실험의 대상일 수도 있지만, 대부분이 인간집단을 대상으로 한다. 이 경우에 통계 분석방법은 필수적이며 자연과학적 접근은 물론 사회과학적 접근이 필요하게 된다.

인간을 대상으로 하는 연구는 실험실 위주의 연구조건을 만족시키기는 불가능하다. 살아있는 사람을 대상으로 하는 연구는 대부분 관찰연구로서 비뚤림과 오류를 가질 위험이 높다. 그러므로 보건학 연구방법론이 안고 있는 내재적 결함들을 극복하고자 하는 창조적인 노력이 더욱 중요하며, 이는 정당함과 성실한 과학철학 정신을 견지하고 있을 때 좋은 성과를 얻게 된다. 타당한 연구방법의 설계와 적절한 통계처리기법의 적용은 연구결과의 타당성을 보증하는 최소한의 조건이다. 보건학은 과학의 다른 어느 분야에서 보다 그 연구방법의 중요성이 강조되는 분야이다.

보건학에서 연구방법의 중요성은 조직상황에 있어서의 문제해결, 연구조사 결과의 이해와 적용, 다른 사람의 주장에 대한 타당성의 평가, 이론의 건전성에 대한 평가 등에 있다.

통계학과 통계 방법은 방대한 자료의 내용을 요약하고 전달하는 데 매우 중요한 역할을 한다. 또한 측정치의 타당성과 신뢰성을 이해하는 데도 매우 중요하다.

(3) 보건학 연구에서의 과학성과 윤리성

보건학 연구에서는 그 대상이 인간이라는 점에서 과학성과 함께 윤리성이 보장되어야 한다. 윤리적이라 함은 일반적으로 '인간에게 이득이 되어야 하며 사회정의에 합당하여야 하고 자유의지(autonomy)가 보장되는 것'이다. 따라서 보건학을 연구한다는 것은 과학적 활동의 하나이며 동시에 윤리적 실천의 하나이다.

2) 보건학 연구에서의 인과성

(1) 인과성 개념의 진화

과학 특히 보건학에서 다루는 주요 내용은 두 사건(events)간의 인과성이다. 인과성을 어떻게 이해하여야 할 것인가를 위하여 그 동안 많은 과학자들이나 철학자들은 어떻게 생각하여 왔는가를 살펴보자.

① 아리스토텔레스의 4원인설

아리스토텔레스(384~322 B.C.)는 만물(특히 생물체)은 나름의 목적을 갖고 있다는 소위 목적관(目的觀, teleological concept)에 입각한 4원인설을 주장하였으며, 이는 거의 2,000년 동안 진리로 여겨져 왔었다.

② 뉴턴의 필연성 개념(idea of necessity)

뉴턴(1642~1727)은 아리스토텔레스의 주장을 부정하고 모든 움직임이 사전에 계산된 운명에 의하여 창조되었으며 그 움직임에 변화가 있을 때 원인과 결과의 관계가 성립하는

데, 그 사이에는 시간이라는 고리가 필연적으로 연결되어 있다고 설명하였다.

흄(Daivid Hume)은 우리가 인과성이 있다고 하는 것은 심리적 결정이지 논리적인 정당성은 없다는 것을 주장하면서 필연성은 전적으로 심리적 추론의 문제라고 하였다. 그리고 반복적인 상관성이 곧 인과성이라는 확률적 개념을 도입하였다.

③ Mill의 귀납적 인과관계 추론법

Mill은 인과성을 추론해 낼 수 있는 요소로는 3가지가 있는데 ① 원인은 시간적으로 앞서야 하고(precedence of cause), ② 변동이 서로 관계가 있어야 하며(have to be related, covariation), 그리고 ③ 다른 가능한 설명이 배제되어야 하는데, 이는 일치성 여부와 차이성 여부, 그리고 동시변화의 여부를 확인함으로써 할 수 있다. Mill의 방법에서 주요한 변화는 세 번째 요소로서 대조군(control group)의 개념이 도입된 것이라고 할 수 있다.

④ 확률론적 인과성 개념

갈릴레이와 뉴턴에 의하여 부활된 결정론은 양자역학의 출현으로 다시 와해되었다. 그리하여 한편으로는 모든 운동의 법칙은 무원칙 또는 무작위성(behave at random), 즉 확률법칙에 따른다는 주장이 제기되었으며, 인과성도 확률적 연관으로 인식하게 된다. 즉, 통계적인 상관성에서 인과과계를 인식할 수 있다는 것이다.

⑤ 실행적 인과성 개념(activity theory of causation)

현대의 과학철학자(Collingwood, Gasking, Suppes, Write, Madden, Whitbeck)들은 인과성은 영원히 풀리지 않는 문제이기 때문에 일상생활의 언어로서 쉽게 이해하자는 주장을 하고 있다. 그러나 이들의 주장은 인과성에 대한 근원적인 답을 구한 것이 아니라 현실에 적응하는 방법으로 우회한 것으로 볼 수 있다.

실행적 개념에서의 원인은 어떤 무엇이 일어나도록(something to happen)만들기 위하여 연구자가 조작할 수 있어야 한다는 것이다. 조작가능성의 개념도입은 앞서 확률적 인과성에서 문제가 되었던 단순한 상관관계를 구분해내는 해답을 주고 있다. 인위적인 조작을 통하여 통계적 연관이 인과 관계인지 아닌지를 현상적으로 판별할 수 있게 된 것이다.

이러한 견해는 사회과학의 목적이 사회현상을 설명하고 예측하는 과정을 통해 인류의 복지를 향상시키는 것이라는 개념에 잘 부합하는 것이라 할 수 있다.

특히 보건학 연구에서 파악하고자 하는 사회현상에 대한 인과관계를 추론하는 데는 같은 결과에 대해서도 많은 원인이 존재할 수 있으므로, 신뢰할 만한 인과관계에 대한 지식을 얻는다는 것은 매우 어려운 일이며, 인과 관계가 단순히 하나의 예에서 다음 것으로의 반복을 의미하는 것도 아니다. 모든 복잡한 관계를 이해하는 것이 불가능하므로 보다 많은 연구와 다른 경험을 통하여 인과 관계에 대해서 영향을 주는 상황변수를 규정하고, 인과관계지식의 신뢰성을 증진시켜야 할 것이다

(2) 보건학 연구에서 인과관계의 판단

보건학 연구에서 한 변수가 다른 변수의 원인이라는 결론을 도출하기 위해서는 다음과 같은 기준 및 절차를 따를 수 있다.

① 변수들 간의 통계적 유의성 검정을 한다.
② 시간적 선 · 후 관계를 파악한다.
③ 기존연구들과의 일치성을 파악한다.
④ 상관의 강도, 즉 용량–반응 관계를 분석한다.
⑤ 특이성이 있는지를 파악한다.
⑥ 실험을 통하여 분석한다.

보건학의 경우 사회과학적인 접근이 필요하므로, 사회과학에서 필요한 인과관계의 개념을 소개하면 다음과 같다. 첫째, 원인으로 추정되는 변수와 결과로 추정되는 변수가 동시에 존재하며, 상호연관성을 가지고 변화하여야 한다. 둘째, 원인과 결과를 추정하기 위해서는 원인이 결과보다 시간적으로 우선하여야 한다. 셋째, 사회과학에 있어서 인과관계는 미시매개체수준을 전제로 하지 않는다. 넷째, 사회현상을 연구하는 것은 통제된 조건하의 폐쇄시스템이라기보다는 개방시스템(open system)을 전제로 할 수밖에 없다. 다섯째, 사회현상을 연구하는 것이 개방시스템을 전제로 하므로 인과관계 에 있어서 결과를 발생시키는 원인이 여러 가지가 있을 수 있다. 여섯째, 사회과학 연구는 개방시스템에서 이루어지고 여러 가지 원인이 작용하므로 이론이 완벽할 수 없고, 확률적일 수밖에 없다. 일곱째, 사회과학에서 많은 외생(exogenous) 변수가 존재하여 이론이 100% 정확히 맞을 수는 없으므로 가능하면 원인과 결과간에 작용하는 외생 변수들을 통제하여야 한다. 아홉째, 사회과학에 있어서의 인과관계는 원인의 조작이 가능하면 보다 바람직하게 된다 등이다.

3) 보건학 연구의 단계

(1) 연구의 주요 단계

연구방법론은 타당성 있는 연구 자료의 수집에 더 중점을 둔다. 즉, 일반성보다는 타당성을 더 중요시한다(Good statistical analysis do not salvage poor data).

① 연구의 첫 단계

보건의료분야의 일반적인 조사연구의 목적은 즉각적이든 장기적이든 어떤 활동의 기초를 제공하기 위한 정보의 축적이다. 연구자는 연구를 통해 문제점을 인식하고 이를 해결할 수 있는 방안을 제시하며, 최종적으로는 연구의 결과가 보건 분야에 기여할 수 있도록 노력해야 한다. 만약에 연구주제가 창조적이고 연구계획이 건전하다면 연구결과는 과학적 관심을 충분히 가지게 될 것이다. 또한 연구내용이 실제 중요한 문제를 다루고 있고 연구계획이 건전하다면 연구결과는 유용한 것이 될 것이다.

계획이 시작되기 전에 문제 즉, 연구주제는 반드시 정의되어야만 한다. 문제에 대한 연구자의 관심은 실제적인 것으로부터 또는 지적 관심, 조심스러운 의문, 경험 등으로부터 도출된다. 연구주제는 연구자의 관심분야 뿐만 아니라 관심 밖의 분야에서 얻을 수도 있다. 예를 들면 흡연연구의 결과를 보고 음주에 대한 연구에 관심을 가지게 되는 경우이다.

연구조사의 주요목적이 문제를 해결하기 위한 정보를 수집하는 것이지만 부수적으로 연구자에게는 교육의 기능을 가지게 된다. 조사는 특별한 주제에 대한 많은 사람의 관심을 자극할 수 있으며 공공활동을 자극하기도 한다. 한편, 지역사회 구성원에 의해 수행된 조사는 지역사회 활동을 고무시키기도 한다.

보건학 연구의 목적은 자원 이용에 대한 의사결정, 질환의 위험요인을 줄이기 위한 예방활동 및 질환의 원인규명이나 공공의 교육을 위한 것, 복지활동, 병 · 의원 관리활동, 지역사회 보건 프로그램 등이 될 수 있다. 연구목적은 좀 더 명확하게, 자세히 기술하여야 하며 이를 위해서 연구자는 그 주제에 대한 이전의 연구 등을 살펴보아야 하며, 현재의 지식수준을 기술하고 제안된 연구의 중요성을 설명하여야 한다.

또한 선입관은 편위된 결과를 가져올 가능성이 있으므로 연구자는 연구목적의 명확성에 솔직해져야만 한다.

명확한 연구목적을 가지고 있으면 연구자는 연구주제를 쉽게 정의할 수 있다. 만약 대상집단의 영아 사망률이 매우 높고, 이를 개선하기 위한 활동 프로그램의 기획을 위한 충분한 정보가 없다면 연구주제는 정의된 대상에서 영아사망의 원인이 될 수 있다. 또한 금연 교육의 효과가 낮은데 대한 연구라면 좀더 효과적인 새로운 방법의 제시를 연구목적으로 고려할 수 있고 기존 교육에 대한 비교연구가 조사될 수 있을 것이다.

연구의 초기단계에서 연구주제의 선택결정은 좀더 전향적이라야 한다. 연구기획과 예비조사가 진행될 때 예상치 못한 어려움을 겪게 되므로 연구주제의 선택은 연구문제를 해결하기 위한 실제적인 것이어야 한다.

② 조사연구의 단계

연구의 목적을 명확히 하고 주제를 선정한 후 연구자는 상세한 연구계획을 세울 수 있다. 제안된 연구방법을 시험하고 자료를 수집할 준비를 한 다음 필요한 실제적인 업무를 조정해야한다. 수집된 자료는 가공, 분석한 다음, 연구결과에 대하여 의미를 부여하고 이론적, 실제적 의의를 결정할 수 있다. 마지막으로는 연구자는 다른 사람에게 연구결과를 알리기 위한 방법으로 논문 또는 보고서를 준비하게 된다(표 15-1).

[표 15-1] 조사연구의 단계

1. 예비단계
   연구목적의 명확화
   연구주제의 형성
2. 기획
3. 자료수집의 준비
4. 자료의 수집
5. 자료의 분석
6. 자료의 해석
7. 논문작성

③ 연구목적의 결정(표 15-2, 표 15-3)

이미 연구자는 왜 연구를 하는지를 알고 있다. 연구자는 좀더 상세한 연구의 목적을 결정해야하며, 좀더 정확하게는 연구자가 얻어지길 바라는 지식이 무엇인지를 정하여야 한다.

또한 연구자는 연구의 결과가 추후 연구의 기획을 결정하는 것과 연구방법이 연구목적에 적절한지를 판단하여야한다.

[표 15-2] 연구의 기획단계

1. 연구목적의 결정
2. 연구방법의 기획
   1) 연구대상집단
      - 선정 및 정의
      - 표본선정
      - 크기
   2) 연구변수
      - 선정
      - 정의
      - 측정의 범위
   3) 자료수집방법
   4) 기록 및 분석방법

④ **연구방법의 기획**(표 15-2)

㉠ **연구대상 집단**

누구를 대상으로 할 것이며, 연구대상 인구 모두를 조사할 것인지 아니면 표본으로 할 것인지? 표본으로 할 경우 어떻게 선정할 것이며, 연구대상의 집단 또는 표본은 어느 정도 크기로 할 것인지?

㉡ **연구변수**(표 15-4)

어떠한 특성을 측정할 것이며, 연구변수를 어떻게 정의하며 측정의 척도를 무엇으로 사용할 것인지?

㉢ **자료수집방법**

자료를 직접관찰로 얻을 것인지, 문서자료를 사용할 것인지, 면담 또는 자기기입식 설문지를 사용할 것인지, 자세한 방법은 무엇이며 어떤 질문을 사용할 것인지?

㉣ **기록 및 분석방법**

어떻게 자료를 기록할 것이며, 자료분석기술은 무엇을 사용할 것이며, 분석계획은 무엇인지?

[표 15-3] 연구목적

1. 연구가 의도하는 바와 일치하는지?
2. 명확한가?
3. 측정가능한가?

[표 15-4] 평가연구의 기본 문항

1. 필요성
   어느 정도 요구되어지는가?
2. 질
   (1) 결과가 어느 정도 만족스러운가?
      - 의도한 효과를 달성하였는가(효과성)?
      - 바라지 않는 효과는 없었는가(유해성)?
   (2) 업무활동의 성과가 만족스러운가?
   (3) 서비스 이용과 순응도는 만족스러운가?
   (4) 기관과 조건은 만족스러운가?
3. 효율성
   자원이 효율적으로 사용되었는가?
4. 만족도
   관련된 사람들이 얼마나 만족하는가?
5. 다른 가치
   위에서 언급된 양상이 다른 범주, 다른 집단, 다른 상황에서도 얼마나 다른가?

㉤ 자료의 수집

조사 자료는 크게 1차 자료와 2차 자료로 구분한다. 1차 자료는 조사자가 조사를 시행하는 가운데 직접 수집해야 할 자료이며, 2차 자료는 조사를 수행하고 있는 조사자가 아닌 다른 사람에 의해 이미 정리되어 있는 자료를 의미한다. 1차 자료의 수집은 일반적으로 직접 방법과 간접방법으로 구분된다, 직접방법은 조사대상자에게 직접 질문을 하여 얻어내는 방법으로 면접, 전화, 우편, 인터넷 등을 이용하는 방법이 있으며, 간접방법은 관찰에 의한 방법을 포함하여 내용분석법 등의 방법이 있다. 어느 방법이든 조사대상자로부터 협조와 승낙이 선행되어야만 한다. 자료수집방법이 결정되고 나면 의사결정에 도움이 되는 정보를 획득하기 위해 설문지를 작성하게 된다.

자료수집방법이 정해지고 설문지가 작성되면 구체적인 조사대상자를 선정하여야 한다. 조사대상자를 선정하는 방법에는 크게 조사대상자들이 속해 있는 집단 전체를 조사하는 전수조사와 그 중에서 일부분을 추출해서 조사하는 표본조사가 있다. 이 두 가지 방법 가운데 어느 것을 선택하느냐는 조사를 시행하는 데 드는 시간과 비용, 조사결과로부터 얻어지는 정보의 정확성 등을 고려하여 결정하게 된다. 그러나 전수조사가 꼭 필요한 경우를 제외하고는 대부분 표본조사를 하는 것이 효과적이다. 표본조사를 위해서는 적절한 표본을 선정해야 하는데 조사내용과 지역적인 범위, 조사대상자들의 특성에 따라서 달라지게 된다.

설문지가 완성되고 조사목적에 맞는 표본이 추출된 후에는 실제의 자료를 얻는 과정인 자료수집이 실시된다. 2차 자료만을 활용할 경우에는 이 과정이 생략될 수도 있으나 대부분의 조사는 1차 자료를 수집하므로 이 과정을 거치게 된다. 자료수집은 의미 있는 분석결과를 얻을 수 있는 자료를 수집하는 과정이므로 전체 조사과정에서 차지하는 비중이 높다. 조사목적에 적합한 자료수집을 위해서는 실사를 담당할 조사원들을 통제하고 조사과정에서 발생할 수 있는 문제점을 해결하는 담당자가 선발되어야 한다.

자료수집을 감독하는 임무를 담당하기 위해서는 조사의 목적과 내용을 명확히 알고 있어야 하므로 대부분은 처음부터 조사와 관련된 사람이 이를 담당하게 된다. 자료수집 담당자는 매일 수집된 자료를 확인 · 정리하여야 하며, 조사지역에 대한 사전답사를 통해 문제 파악과 해결을 위한 협조를 구해야 한다. 또한 유능한 조사원을 모집하고 철저한 교육을 실시함으로써 조사과정에서 발생할 수 있는 오류를 최소화해야 한다.

자료수집 과정에서 가장 신경을 써야하는 것 중의 하나는 윤리적인 문제이다. 윤리문제에서 꼭 해결해야 하는 두 가지는 '사전 동의의 획득'과 '비밀보장'이다. '사전 동의'는 연구대상자(개인 또는 조직체 단위)가 그 연구에 참여함으로써 어떤 결과가 나타날지, 또는 연구 참여 자체가 무엇을 뜻하는지 당사자가 정확히 이해하도록 도와주어야 하며, 이를 위해서 필요한 정보를 정직하게 제공한 다음 그에 입각하여 조사대상자 스스로가 아무런 강제도 받지 않고 조사연구에 참여하기로 동의하여야 한다는 원칙이다. '비밀보장'은 연구의 결과로 얻은 자료가 개인의 사생활의 권리와 자유를 침해하지 않도록 그 비밀이 보장되어야 한다는 것이다. 연구자는 해당 개인이나 조직체가 허용하는 경우를 제외하고는 자료의 비밀보장을 반드시 해야 한다.

자료 수집과정과 관련된 업무는 자세히 계획을 세워 수행하는 것이 예기치 않은 혼란과 지연을 방지할 수 있다. 이 계획안에는 자료수집과 관련된 각종 업무들을 포함한다. 예를 들어 실제적인 자료 수집의 방법, 연구 참여자들에 대한 설명, 참여자의 동의서 등을 포함한다. 자료 수집과정에서는 수집을 담당할 별도의 인력을 활용하여야 하는 경우가 많이 있다. 조사원에 대한 교육과 조사원의 업무수행 내용 등도 연구계획에 포함되어야 할 주요 사항의 하나이다. 자료 수집과정 중에는 상당한 행정적, 사무적인 업무에 부딪히게 되며 연구자는 이에 대하여 충분한 대비를 하여야 한다. 연구 수행에 소요되는 물품이나 경비는 부족하지 않은지, 또 연구 참여자들에 대한 안내는 되고 있는지, 연구관계자들의 업무연락이 제대로 되는지, 일정은 겹치지 않는지 등에 대하여 점검해나가야 한다.

ⓑ 자료의 입력, 분석 및 해석 및 이용

A. 자료의 입력

1) 먼저 입력지침을 만들어야 한다(coding guide 작성).

입력지침은 조사한 항목을 Excel등에 넣을 때 어떤 변수명으로 어떻게 넣을지, 누락된 자료나 응답 거부 등을 어떻게 입력할지, 그리고 조사서 외의 정보는 어떻게 입력할지 등을 일목요연하게 정리한 표이다. 입력지침은 누구나 작성할 수 있으나 통계지식이 있는 사람이 담당하면 더 좋다. 입력지침이 명확하게 제시되지 않으면 잘못된 결과를 도출하게 되어 전혀 엉뚱한 결론에 도달할 수 있다. 입력도중에 수정하거나 추가해야 하는 것들이 계속 생기게 되므로 이때는 입력하는 사람들 모두 동일하게 지침을 바꿀 수 있도록 해야 한다. 그렇게 하기 위해서는 입력용 컴퓨터는 같은 장소에 놓여져 있는 것이 좋다.

2) 자료를 입력하는 사람들은 표준화된 입력지침을 교육받아야 한다.

3) 당일 조사서는 당일 입력하고 분석해야 한다(특히 역학조사의 경우).

조사서를 조사팀이 가지고 오면 이 조사팀이나 아니면 입력팀이 바로 입력해야 한다. 조사를 하다보면 밤늦게까지 진행하는 경우가 많고 그럴 경우 자료입력을 꺼리게 된다. 특히 전염병 역학조사의 경우는 자료입력이 늦어 분석이 되지 않으면 다음 날 전략을 세우는데 지장을 받게 되므로 그날 자료는 그 날 입력하고 그날 분석하는 것을 원칙으로 해야 한다. 지역사회진단같은 경우는 바로 입력할 필요는 없으나 가능하면 스스로 입력해 보아야 조사시 무엇이 문제인지, 무엇이 잘 누락되는지를 알 수 있다.

4) 입력후 반드시 제대로 입력했는지 검사한다(data cleaning).

힘든 입력 작업이 끝나면 자료를 다시 쳐다보기도 싫은 것이 인지상정이다. 그러나 제대로 입력했는지 검사를 하지 않으면 입력이 끝난 것이 아니다. 아무리 숙련된 사람이 입력을 했어도 자료입력의 5%는 오류가 있다. 더욱이 익숙하지 않은 사람이 입력한 것을 검사해 보면 입력한 사람 자신이 믿기 힘들 만큼 입력에 오류가 많다는 것을 알고 놀랄 것이다. 제대로 입력했는지를 검사하는 것은 이중점검(double-check)이 가장 이상적이나 현장에서 너무 시간과 인력이 소모될 수 있으므로 Excel의 경우 필터링(Filtering) 기능을 사용해서 최소한 엉뚱한 숫자가 들어간 것은 찾아내서 수정하도록 한다.

5) 조사지와 입력 자료는 관계자 외에 다른 사람이 보거나 만져서는 안 된다.

입력 자료를 조사팀이 누구나 보고 참고할 수 있으나, 수정하는 것은 특정 관리인을 통해서 하는 것이 절대 바람직하다. 입력된 자료를 수정한 후에는 반드시 백업(back-up)해 놓는다. 특히 조사 자료는 개인신상에 대한 정보들이 들어 있으므로 보안에 주의해야 한다.

6) 자료 백업과 바이러스 검사를 잊지 말아야 한다.

자료의 백업과 바이러스 검사는 아무리 강조해도 지나치지 않다.

B. 자료의 분석

자료의 처리가 끝나면 통계기법을 이용한 분석이 실시된다. 통계분석을 실시할 때에는, 조사목적과 자료를 얻기 위해 사용한 표본추출방법, 자료수집방법 및 측정방법을 고려하여 선택한다. 통계 분석방법은 그에 맞는 자료의 형태를 갖추어야 하므로 조사 설계를 계획할 때부터 수집할 자료의 성격과 분석을 일관성 있게 결정해야 한다.

자료 분석은 3단계로 거쳐서 진행된다. 첫 번째는 기술적인 분석이고 두 번째는 단변량분석이며, 세 번째는 다변량 분석이다. 즉 처음에는 각 변수의 평균, 표준편차, 빈도 분포와 같은 기초 통계량을 산출하도록 하는데, 이는 열외군(예를 들어 연령난에 100이 넘는 숫자가 있는 것) 등을 찾아냄으로서 자료 처리 과정이 제대로 되었는지를 검토하고, 답변의 기본 분포를 파악하고자 하는 것이다. 다음에는 두 변수 간의 단순 상관계수를 구하거나 분포도를 그림으로서 변수들 간의 관련성을 파악한다. 여기서 나타난 변수의 상관성을 기초로 하여 층화분석이나 다변량 분석 등을 시행하여 혼란변수를 파악하고 주요 독립변수를 선정한다. 최종적으로 연구 가설을 검정할 수 있는 통계분석방법을 사용하여 연구과제에 대한 해답을 이끌어내는 순서를 밟는다.

자료에 맞는 분석방법을 선택하는 데에는 다음과 같은 기준, 즉 분석하고자 하는 변수의 수(한개, 2개 이상) 척도의 수준(명목 척도, 등간 척도), 모집단의 수(1개, 2개 이상), 표본의 독립성(독립적, 종속적), 분석의 성격(종속관계, 상호관계) 등에 따라 결정된다.

많은 경우에 기술적인 분석과 단변량분석으로도 원하는 바를 충분히 나타낼 수 있으며, 컴퓨터 프로그램이 잘 발달된 요즘에는 약간의 훈련만 받으면 기술적인 분석과 단변량분석은 어려운 것이 아니다. 그러나 다변량분석은 반드시 전문가의 도움을 받아야 한다. 다변량분석도 컴퓨터 프로그램을 통하면 방법은 쉬우나 기본 가정과 결과해석, 그리고 가능한 다양한 모델들의 분석과 모델진단 등을 제대로 거치지 않으면 엉뚱한 결론을 낼 수 있다. 다변량분석이 필요한 경우는 반드시 전문가에게 도움을 청하라.

C. 결론의 유도

수집된 자료들에 대한 분석이 끝난 후에는 이러한 결과에 대한 의미 있는 해석이 이루어 져야 한다. 해석은 연구자 자신이 연구의 결과를 이해하고 보다 넓은 맥락에서의 연구 결과의 의미를 찾는 과정이라고 할 수 있다. 해석은 연구에서 발견된 사항을 설명하는 데에서 시작한다. 동일한 과정을 통해 얻어진 분석결과들도 분석자의 통계기법에 대한 이해의 차이나 분석관점에 의해 결과가 달라질 수 있으므로 분석자의 통계기법과 보건학 전반에 대한 명확한 이해가 있어야 한다.

연구결과가 미리 예측한 대로 즉 설정된 가설을 입증하는 쪽으로 나왔다면, 결과 해석에 어려움이 없을 것이다. 그러나 결과가 예상한 것과 다르다면 연구자는 이에 대한 설명을 찾아야 한다. 기존의 다른 연구들과 차이가 나타난 원인은 무엇인지, 또는 결과의 의미는 무엇인지 등에 대해 답하여야 한다. 특히 관심을 쏟아야 할 사항은 연구방법론에 관해서이다. 자신의 연구 방법론의 약점을 정확히 파악하고 이것이 연구결과에 미치는 영향에 대하여 충분히 고려하여야 한다. 연구자는 결과의 해석과정에서 자신의 연구결과에 대하여 비판적인 안목을 잊지 말아야 한다.

ⓢ **보고서 작성**(표 15-5)

조사보고서는 조사결과와 결론을 문자나 도표로 정리해 놓은 것이다. 일반적인 논문 작성은 표 15-5의 순서를 따른다.

[표 15-5] 일반적인 연구보고서의 내용

Ⅰ. 서론(Introduction)
  1. 연구문제의 선정 또는 제기
  2. 시안적 연구문제의 서술
  3. 관계문헌의 조사연구
  4. 본 연구문제의 서술
  5. 검증할 가설의 설정
  6. 중요 용어의 정의
Ⅱ. 연구방법(Methods)
  1. 연구계획 또는 설계
  2. 자료의 수집
  3. 수집된 자료의 분석 및 검토
Ⅲ. 연구결과(Results)
  1. 자료 검토결과(신뢰도 · 타당도) 제시
  2. 가설들의 검증결과의 제시
  3. 연구결과들의 요약
Ⅳ. 연구결과에 대한 논의(Discussion)
  1. 연구결과에 대한 해석 및 견해
  2. 연구상의 제한점 제시
Ⅴ. 요약 및 결론(Summary and Conclusion)
  1. 연구 전체의 요약
  2. 발견사항 결론의 제시
  3. 앞으로 타 연구를 위한 제언

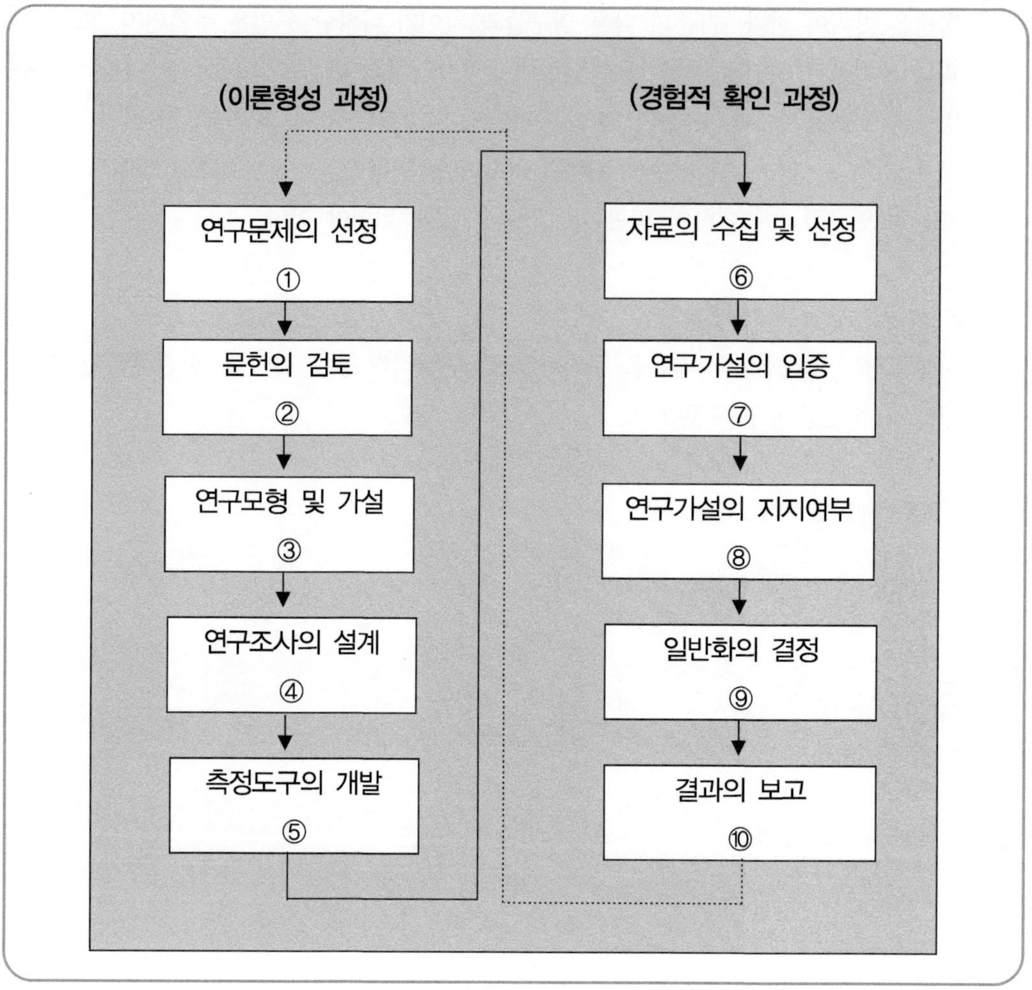

[그림 15-1] 연구조사의 일반적인 절차

이상에서 과학 조사를 위해서 시행되어야 할 각 단계에 대해 간단히 살펴보았으나 이상의 단계가 항상 순차적으로 이루어지는 것은 아니며 어느 단계는 거치지 않고 조사가 진행되는 경우도 있다.

4) 보건학 연구의 유형

보건학 연구의 유형에는 연구하고자 하는 문제가 어떤 것인가, 즉 조사의 목적과 내용에 따라 결정되어지고, 이에 따라 필요한 자료의 성격을 결정하고 자료의 수집방법과 분석 방법을 정하게 된다. 즉 조사의 종류에 따라 조사목적을 달성하기 위해 어떠한 자료가 필요하고 어떠한 절차를 통해서 자료를 얻을 것이며 분석을 위해서는 어떤 기법이 사용되어야 하는가가 결정되므로 해결해야 하는 문제의 특성에 따라 올바른 조사목적과 조사조건을 규명하고, 이에 맞는 조사방식을 선택하여야만 효과적인 조사를 실시할 수 있다.

(1) 연구 설계의 유형

① **변수의 조작가능성에 의한 분류** : 실험설계, 비실험설계

㉠ 실험설계

실험설계란 연구에 사용된 독립변수(실험변수)를 조작하여 그 조작의 결과가 종속변수에 어떠한 영향을 미치는가를 평가하는 방법이다.

㉡ 비실험설계

독립변수가 연구자에 의해 조작되는 것이 아니라, 이미 노출된 상태이거나 인위적으로 조작이 불가능한 상태에서 독립변수와 종속변수의 관계를 사후적으로 파악하는 연구 설계이다.

② **조사상황에 따른 분류** : 실험연구, 현장연구

㉠ 실험연구

순수한 독립변수와 종속변수간의 인과관계를 밝히기 위하여 외생변수를 철저히 통제할 수 있는 실험실 내에서 연구하는 경우이다.

㉡ 현장연구

외생변수의 영향을 철저히 통제할 수 있는 실험실 연구가 불가능할 때 실제로 현상이 일어나는 현장에서 연구를 실시하는 경우이다.

③ **조사목적에 따른 분류** : 탐색연구, 기술연구, 가설검증연구

㉠ 탐색연구

탐색적 연구의 주된 목적은 연구문제의 발견, 변수의 규명, 가설의 도출에 있다. 이

것은 연구하려는 주제의 내용이 거의 알려지지 않은 상태에서 소규모로 짧은 기간 동안 하는 연구를 말하며, 사전연구에 의한 축적된 자료가 부족한 경우에 주로 수행된다. 탐색조사 방법에는 문헌조사, 전문가 의견조사, 사례조사 등이 있다.

㉡ 기술연구

이것은 특정 상황에 대한 명확한 설명을 하기 위하여 조직적으로 자료를 모으고 설명을 시도하는 연구로서, 소규모가 될 수도 있고 대규모가 될 수도 있다. 이러한 기술적 연구는 현상이나 모집단의 특성에 대한 분포, 발생빈도, 평균 등의 특성파악을 위해서 실행된다.

기술연구는, ① 연구목적과 연구문제를 분명히 하고, ③ 탐색연구보다는 많은 사전지식을 가지며, ③ 사전에 철저한 계획과 체계적인 절차에 의해 실시되며, ④ 대표적 표본이 요구된다는 점에서 탐색연구와 다르다. 그러나 실제로 탐색연구와 기술연구는 많은 경우 겹치는 경우가 많아 두개를 뚜렷하게 구분하는 것이 무의미하기도 하고 불가능할 수도 있다.

㉢ 가설검증을 위한 연구

가설검증을 위한 연구는 변수들 간의 관계를 규명하기 위한 연구로서 상관관계 연구와 인과관계 연구 등이 있다.

④ 연구의 시점에 따른 분류: 횡단적 연구, 종단적 연구

㉠ 횡단연구

특정시점에서의 집단간 차이를 연구하는 방법이다. 즉, 종단조사는 시간의 흐름에 따른 조사대상의 특성 변화를 측정하지만, 횡단조사는 특정시점에 다른 특성을 지니고 있는 집단들 사이의 차이를 측정하고자 하는 것이다.

㉡ 종단연구

종단조사(longitudinal study)는 동일한 현상을 동일한 대상에 대해 반복적으로 측정을 하는 조사방법이다. 따라서 각 기간 동안에 일어난 변화에 대한 측정이 목적이다. 이러한 종단조사에는 패널조사(panel study), 추세조사(trend study), 그리고

코호트조사(cohort study)가 있다.

⑤ 기타 연구 설계

㉠ 사례연구

사례연구는 특수한 상황, 사건, 프로그램, 현상 등의 구체적인 현실세계의 문제에 초점을 맞추어 연구의 결과를 자세히 기술하는 것으로서 새로운 해석과 의미를 얻어내는 것이 최종 목표이다.

㉡ 평가연구

- 순수평가연구 : '참평가'라고도 하며, 과학적 평가속성을 발견하는 것이 목적이다.
- 유사평가연구 : '준평가'라고도 하며, 관리 지향적 평가로서 의사결정에 많은 도움이 되는가를 알기 위한 평가이다.
- 가평가연구 : '거짓평가'라고도 하는데, 이것은 고객 지향적인 관점에서 주로 많이 이용되며, 고객이 무엇을 원하는가에 따라 내용을 수정할 수 있다.

㉢ 방법론적 연구

연구방법을 기술 · 설명하고, 나아가 연구방법의 타당성을 연구 · 검토하는 연구이다.

㉣ 메타연구

'메타분석'이라고도 하며, 이는 이미 나와 있는 각종 연구결과와 자료들을 종합적으로 정리해 재평가 분석하는 방법으로 연구결과의 누적을 단순화시킬 수 있는 경제적인 분석방법이다. 메타분석은 기존연구의 발견사항들에 대한 통합을 목적으로 일련의 개별연구들로부터 수립된 다양한 여러 연구결과들을 통계 분석하는 것으로 '분석에 대한 분석', '간접분석'이라고도 한다.

(2) 연구 설계 결정시 고려사항

① 문제에 대한 지식정도

그 연구 주제에 대하여 이미 많은 과거의 연구 결과들이 있고 그것을 보완하는 차원의 연구를 시행하려고 하는 것인지, 아니면 이런 주제에 대한 연구가 처음 있는 것으로 이미 알려져 있는 지식이 거의 없어 이 연구에 어떤 식으로 접근해야 하는지부터 결정해야 할 정도인가가 연구 설계 결정에 있어 중요한 요인이 된다.

② 문제의 성격과 그 주어져 있는 환경

연구의 목적이 인과관계를 규명하려는 것인지, 상황의 해석과 의미를 밝히는 것인지에 따라서 연구 설계를 결정하여야 하며, 연구는 주어져 있는 환경과 조건에서 이루어지므로 제반 환경들을 반드시 고려하여야 한다.

③ 연구에서 사용할 수 있는 자원

연구팀의 능력과 인원, 연구기간 등 연구에 동원될 수 있는 자원을 정확히 파악하고 그에 맞추어 연구 설계를 하여야 한다.

④ 연구자의 능력과 창조성

이 연구가 연구자의 능력 범위 안에 있는 것인지, 연구와 관련된 많은 어려움을 해결해 나갈 마음의 자세와 창조적 태도를 가지고 있는지 등에 대한 것들을 고려하여야 한다.

2 역학

1) 역학의 정의

역학(epidemiology, 疫學)이란 연구집단 내에서 발생하는 질병 및 상해의 분포와 결정인자에 관하여 연구하는 학문이다(the study of the distribution and determinants of disease and injuries in human population). 어원상 epidemiology는 epidemic에 logos(=science)를 합한 말이다. 즉, 역학은 인구집단에서의 질병과 상해의 빈도(frequency)및 종류(types)와 이러한 분포에 영향을 주는 요인들에 대하여 연구한다는 의미이다. 역(疫)이라는 것은 역병 또는 역질을 의미하는 말로 전염병의 집단적인 발생을 말하는 용어이다. 따라서 역학의 정의는 학자에 따라 다양하지만 이러한 표현에는 서로 다른 특성을 지니는 소집단 간에 질병이 동일하게 분포하는 것이 아니고 서로 다른 분포를 보이고 있다는 가정을 내포하고 있다. 더 나아가서 이러한 불균등한 분포를 이용하여 원인요인을 규명할 수 있으며, 따라서 예방 및 관리프로그램 수립에 필요한 기초 자료로 사용할 수 있게 된다.

2) 역학연구의 종류

역학적 연구설계 방법은 검증하려는 가설의 유무에 따라 기술연구((descriptive study)와 분석연구(analytic study)로 나누고, 분석연구는 다시 확률할당과 개입이 있으면 실험연구(experimentation)라 하고, 이 두 가지가 모두 없으면 관찰연구(observation)라 한다. 흔히 역학적 연구방법을 관찰에 기초한 관찰연구와 실험의 요소가 반영된 실험연구로 분류될 수 있다.

일반적으로 역학연구는 ① 기술역학(descriptive epidemiology) ② 분석역학(analytic epidemiology) ③ 개입역학(interventional epidemiology) 등 3군으로 분류할 수 있다.

기술역학이란 여러 인구 군에 있어서 서로 다른 조건하에서 질병의 발생이 대상자의 특성, 시간 및 장소(person, time, place)에 따라 어떻게 다른지를 관찰하는 것이다. 이러한 방법은 작업장의 집단건강문제파악, 위험인자 규명, 보건문제에 대한 감시, 정상치의 결정, 그리고 인과관계 연구를 위한 가설의 설정 등에 사용된다. 역학의 가장 기본적인 목적은 질병의 빈도와 발생의 분포를 기술하는 것이다. 이는 발생률(incidence) 또는 유병률(prevalence)로 측정할 수 있다.

분석역학은 질병과 여러 유전적 또는 환경적 요인간의 원인적 관련성을 보고자 하는 연구이다. 이러한 관련성은 직접 관찰할 수 있는 것은 아니고 추론(inference)으로 이루어진다. 분석역학은 주로 건강 위험요인에 대한 폭로와 인체에 미치는 영향 사이의 원인적 연관성을 찾는 연구에서 사용한다. 즉, 여러 요인을 가진 질병에서 직업성 요인은 무엇이고 또 질병을 예방(억제)하는 요인은 무엇인지를 밝히며, 임상 양상을 완성시키고, 원인결과 관계를 규명하고, 그 다음 단계로 알려진 독성 물질에 대하여 노출-효과(exposure-effect) 및 노출-반응(exposure- response) 관계를 밝히는데 사용된다. 개입 역학은 실험 연구와 유사한데 인과관계에 대한 추론을 확인하는 면에서, 또 보건관리 사업에 대한 평가를 하는 면에서, 그리고 드물게는 질병 예방사업의 성공여부를 평가하는 면에서 사용된다.

그러나 역학이란 과학적인 문제를 해결하거나 보건사업업무를 수행하는데 사용되는 하나의 접근방법일 뿐이라는 것을 항상 염두해 두어야 한다. 그러므로 역학연구는 실험연구, 임상시험을 비롯하여 이들 외에 지식을 넓히고 업무수행의 질을 향상시키는데 사용되는 다른 연구들과 밀접한 관련을 맺어야 한다. 역학을 제대로 이해하려면 역학을 통하여 할 수 있는 가능성에 대한 통찰 뿐 만 아니라 역학이 갖고 있는 제한점이나 결함에 대해서도 이해하여야 한다.

가설(Hypothesis)은 아직 정설로 인정되지 못한 것으로 검증할 만한 가치가 있어서 여러 가지 형태의 방법으로 연구 중인 설을 말한다. 역학 분야에서 가설의 내용은 흔히 '인간의 건강과 질병 그리고 사망양상에 영향을 주거나 또는 결정하는 요인은 어떠하다'라는 것이 된다. 검증할 만한 가설은 흔히 임상의사가 환자를 대하는 과정에서 관찰 또는 직관에 의해 얻어지나, 체계적인 것으로는 Mill(1856)이 제창한 것을 중심으로 하는 다음 네 가지 방법에 의해서도 구할 수 있다.

첫째는 공통점에 근거하는 방법(method of agreement)이다. 예를 들면,폐암에 걸린 사람들의 대부분이 흡연자라든가, 어느 마을에서 콜레라에 걸린 사람들의 대부분이 그 지역 내 상가집에 조문을 갔다가 음식을 대접받은 사람들이라면, 전자는 흡연, 후자는 상가집 음식이 해당 질병의 원인일 것이라는 가설을 얻을 수 있다.

둘째는 차이점에 근거하는 방법(method of difference)이다. 관찰하고자 하는 사건이 일어난 집단과 일어나지 않은 집단과의 차이점이 존재한다면 그 차이점이 바로 해당 사건의 원인일 가능성이 있다는 논리이다. 예로 같은 지역에서 사는 여성들 중에서도 자궁경부암 발생률이 높은 군과 낮은 군 사이에 차이나는 요소 중 하나가 성생활이라면 이것이 자궁경부암의 발생과 관계가 있을 것이라는 가설을 얻을 수 있는 것이다.

셋째는 동시에 변화하는 점에 근거하는 방법(method of analogy)이다. 연구하고자 하는 사건이 어떤 다른 사건이 변화함에 따라 변한다면 후자는 전자의 원인일 가능성이 있다는 논리이다. 흡연을 많이 할수록, 흡연기간이 길수록 폐암 사망률이 높아진다면 흡연은 폐암의 강력한 원인후보가 될 수 있다는 것이 좋은 예이다.

넷째는 유사점에 근거하는 방법(method of concomitant variation)이다. 어떤 감염성 질환의 호발연령, 호발계절, 전파방법, 증상 등이 이미 알려져 있는 질병과 비슷하다면 이병의 원인균도 비슷한 동류의 것으로 유추할 수 있다는 논리가 좋은 예가 된다.

3) 역학의 목적과 활용영역

인구집단을 대상으로 건강 · 질병 현상에 대한 양상을 파악하고 그 양상에 영향을 주는 결정요인에 관한 지식의 개발은 다음과 같은 일반적인 사항을 달성할 수 있다.

(1) 질병 또는 질병군의 원인 및 전파기전 규명

역학에서 가장 중요한 목적이다. 이 목적을 달성하기 위하여 먼저 질병양상을 시간, 지리 그리고 인적 특성변수에 따라 변동이 있는지 등을 파악하고 그러한 차이성에서 집단의 특수한 속성이나 경험여부에 의하여 질병양상을 설명할 수 있는지 검토하고 가설을 설정한다. 그 가설의 타당성을 특별하게 고안된 분석적 연구를 통하여 검정한다. 그리고 가설증명이 되었다 하더라도 이들의 예방적 효과를 시험적으로 확인하여 그 실효성이 인정될 때 원인규명의 목적이 이루어졌다고 할 수 있다.

(2) 인구집단의 건강수준 또는 질병양상 파악

질병의 원인을 밝히는 주요한 목적과 함께 특정지역 또는 인간집단에서의 질병양상, 즉 다발하는 또는 드물게 발생하는 질병이 무엇인지 그리고 주요한 건강문제는 무엇인지 등에 관한 현상을 기술하는 것도 중요한 역학의 목적 중에 하나이다.

(3) 질병 자연사 규명

질병의 발생에서 끝날 때까지의 모든 경과 즉, 자연사에 관한 내용을 관찰 기술하는 것을 포함한다.

(4) 질병관리를 위한 보건정책 기획 및 평가

질병의 빈도, 중증도 혹은 질병의 특성 등에 관한 정보는 의료시설이나 자원의 분배 등을 계획하는데 타당한 근거자료를 제공한다. 또한 질병원인과 양상에 관한 지식들은 한정된 여건 속에서 효율적인 보건사업 수행을 계획하는 데 필수적인 정보를 제공한다.

3 역학에서의 측정

1) 질병빈도의 측정

역학연구에 있어서 필수적인 요소는 질병의 발생을 수량화하는 것이다. 질병빈도의 측정에서 기본적인 첫 번째 과정은 질병에 걸린 사람들을 단순히 세는 것이다. 이렇게 얻어진 정보는 공중보건사업을 기획하는데에 있어서나 어떤 특정한 지역사회에서 의료자원의 배분을 결정하기를 원하는 보건행정가들에게는 중요한 것이다. 그러나 환자수를 세는 그 자체는 역학연구에서 제한적으로 사용될 수밖에 없다. 질병의 분포와 결정인자를 연구하는 면에서는 이러한 환자들이 발생하게 된 그 배경의 분모인구의 크기를 아는 것이 필요하며 또한 어느 기간동안 이러한 자료가 수집되었는지를 아는 것도 중요하다. 이러한 개념들을 포함하는 측정치를 통하여서만이 두 군의 질병의 빈도를 비교하는 것이 가능해 진다.

예를 들어 두 지역의 간염의 빈도를 비교하고자 하는 경우에 A지역에 1년간 간염발생률은 25,000명당 58명이고, B지역에서는 2년에 걸쳐 7,000명당 35명일 경우에 이들을 동일한 조건으로 환산하면 A시의 발생률은 인구 10만명당 232명, B시는 인구 10만명당 250명이 된다. 그러므로 동일한 시간대와 인구단위를 통하여서만이 두 지역의 직접적인 질병발생의 비교가 가능하여 진다. 역학분야에서 가장 흔하게 사용되는 질병빈도의 측정값은 유병률과 발생률이므로 이를 설명하면 다음과 같다.

2) 유병률(prevalence)과 발생률(incidence)

(1) 유병률

유병률은 어떤 특정한 시간에 전체인구 중에서 질병을 가지고 있는 분율을 나타내는 것으로 한 시점에서 한 개인이 질병에 걸려있을 확률의 추정치를 제공하며, 다음과 같은 공식으로 표현한다.

$$\text{유병률} = \frac{\text{이환된 환자의 수}}{\text{인구의 크기}}$$

(2) 발생률

발생률은 유병률과는 달리 특정한 기간 동안 일정한 위험인구집단(population at risk) 중에서 새롭게 질병이 발생하는 환자 수를 의미한다. 발생률은 두 가지 종류가 있는데 누적발생률(cumulative incidence rate)과 발생밀도(incidence density)이다. 누적발생률은 일정기간동안에 질병에 걸리는 사람들의 분율을 나타내며 아래와 같이 표현된다.

$$\text{누적발생률} = \frac{\text{일정한지역에서특정한 기간내에 새롭게 질병이 발생한 환자수}}{\text{동일한 기간내에 질병이 발생할 가능성을 지닌 인구수}} \times 10^{x} \times \text{시간}$$

그래서 대개의 경우 누적발생률은 백분율(%)로 표신된다. 예를 들어 20년의 기간 중 1,000명의 인구에서 70명의 환자가 생겼다면 누적발생률은 7%이다. 누적발생률은 특정한 기간 동안 한 개인이 질병에 걸릴 확률 또는 위험도를 추정한다. 누적발생률을 보고할 때에는 해당되는 기간을 명확히 표현하는 것이 중요하다.

한편 모든 관찰대상자가 같은 기간에 관찰이 시작되었다 하더라도 일부는 추적 불가능하여짐으로써 연구가 끝난 시기에 이들에 대한 정보를 입수하기가 어려워질 때가 있다. 이렇게 되면 각각의 개인에 대한 관찰기간이 모든 개인마다 일정하지 않게 될 수 있다. 이러한 관찰기간이 각각 다른 것을 감안하고 모든 가능한 정보를 이용하기 위한 것이 발생밀도이다. 이것은 어떤 일정한 인구집단에서의 질병의 순간발생률을 추정하는 것이다. 누적발생률의 측정치와 마찬가지로 분자는 해당집단에서 발생한 새로운 환자의 수가 된다. 그러나 분모는 각 개인의 관찰기간의 합이 되며 이는 각 개인이 질병에 걸리지 않은 상태로 남아있던 관찰기간의 합을 의미한다. 관찰률을 표현할 때 적합한 시간단위를 구체화하는 것이 필수적인데 이는 인년(person-year), 인월(person-month), 인주(person-week), 인일(person-day) 등으로 표시된다. 발생밀도은 아래와 같이 표현된다.

$$\text{발생밀도} = \frac{\text{일정한지역에서특정한 기간내에 새롭게 질병이 발생한 환자수}}{\text{총관찰인년(인월, 인주, 인일가능)}}$$

(3) 발생률과 유병률의 용도

유병률은 특히 만성질환의 경우에 질병관리에 필요한 인력 및 자원소요의 추정에 유용한 도구이다. 유병률을 대상자들의 특성에 따라 몇가지 군으로 구분하여 표현하면 어떠한 특성을 가진 소집단이 특히 많은 부단을 수고 있는지를 알 수 있다.

발생률은 급성질환이나 만성질환에 관계없이 질병의 원인을 찾는 연구에서 가장 기본적인 도구로 사용한다. 왜냐하면 발생률은 어떠한 집단에서 질병이 발생하는 정도를 그대로 나타내고 있으므로 질병발생의 확률을 표현하는 기초가 되기 때문이다. 즉 어떤 특정한 요인을 지니는 집단에서의 발생률과 요인을 지니지 않는 집단에서의 발생률을 비교함으로서 그러한 요인이 질병발생에 영향을 주는지를 검정할 수 있다.

3) 율의 표준화

두 집단의 사망률을 비교할 때 조율의 한계점을 극복하면서도 전체집단을 한 값으로 나타낼 수 있는 지표가 필요하게 된다. 이러한 율을 보정률 또는 표준화율이라고 부른다. 모든 질환의 측정값은 연구대상 집단의 기본적인 특성, 즉 예를 들어 연령 및 성의 분포에 따라 달라진다. 조율은 이러한 인구집단의 특성을 고려하지 않고 구한 것이다. 이것은 유병자 수 또는 발생자수를 모집단의 수로 단순히 나누어서 얻을 수 있다. 그러나 두 군의 조율을 비교할 때 의미가 있으려면 대상 집단들의 연령, 성, 지역 등과 같은 기본적인 특성의 문포가 유사하여야 한다는 전제가 있어야 한다. 만일 기본적인 특성들이 같지 않다면 비율들은 표준화되어야 한다.

표준화라는 것은 두 집단 이상의 집단들이 나타내는 율을 동일한 분포를 가지는 표준집단에 대응하도록 각각 보정하여 비교 가능한 표준화된 율을 산출하는 방법으로서 교란요인이 주는 영향을 제거하기 위함에 그 목적이 있다. 위와같은 표준화방식에 의하여 산출된 표준화율 보정률은 전체 인구집단을 한 개의 종합적인 값으로 나타내어 주는 면에서는 조율과 같으나. 비교 대상 집단들의 특성의 분포가 다름으로 인하여 오는 영향들을 제거하기 위하여 통계적인 기법을 적용한 후 산출된 인위적인 값이라는 점에서 다르다.

사망률과 질병발생률에 가장 큰 영향을 주는 요인으로서 연령을 생각할 수 있기 때문에 '연령'이 가장 흔하게 보정되는 변수이다.

4) 비교위험도와 귀속위험도

유병률이든 발생밀도이든 또는 누적 발생률이든지 서로 다른 두 집단에서 얻어진 비율, 즉 노출군의 발생률을 비교군의 발생률로 나눔으로써 이 두 집단의 비율들을 비교할 수 있다. 비교위험도(RR ; risk ratio, relative risk)는 노출군의 비율을 비교군의 비율로 나눈 값이다.

만일 비교위험도가 1보다 크다면 노출군에서 특정 질환에 걸릴 위험도가 더 크다는 것이고 1보다 작다면 그 위험도도 낮다는 것이다. 연구가 정확하였다면 연구의 결과가 1보다 큰 경우에는 노출에 의하여 질병이 생기고, 1보다 작은 경우에는 노출이 질병에 대한 예방효과가 있는 것으로 추론할 수 있다.

$$\text{비교위험도} = \frac{\text{노출군의 발생률}}{\text{비교군의 발생률}}$$

이러한 비교위험도는 점 추정치(point estimater)이어서 임의적으로 변화하기 쉽다(즉 연구를 반복하여 계속한다면 위험비는 무작위적으로 변할 것이다). 그러므로 '참값'의 비교위험도가 어떤 범위 안에 있을 확률(95% 또는 99%확률)을 나타내는 신뢰구간을 함께 나타내어야 한다. 만일 비교위험도의 추정치가 1보다 큰 경우에 해당 신뢰구간(confidence interval)의 최저치(lower limit)가 1보다 크다면 그 비교위험도가 통계적으로 유의하다고 할 수 있다.

귀속위험도(attributable risk)는 두 군의 비율의 차로서 노출군의 발생률에서 비교군의 발생률을 감하여 산출한다.

귀속위험도 = 노출군의 발생률 − 비교군의 발생률

비교위험도는 어떠한 요인을 지니는 사람이 질병에 걸릴 확률을 나타내지는 못한다. 예를 들어 어떠한 인자의 유무와 질병과의 비교위험도가 10이라고 하면 이것은 단지 인자를 지니는 사람이 지니지 않는 사람에 비하여 질병에 걸릴 가능성이 10배 높다는 의미일 뿐이다. 만약 질병이 매우 드문 경우에는 비교위험도가 10이라고 할지라도 인자를 지니는 사람 역시 질병에 걸릴 확률이 매우 낮은 상태이다. 또한 비교위험도는 요인과 질병간의 관련성의 강도를 나타낸다. 그러므로 비교위험도가 높으면 원인적 관련성일 가능성이 높아지며, 따라서 비교위험도는 질병의 원인을 규명하는 연구에서 유용한 지수이다.

귀속위험도는 노출군의 발생률에서 대조군(비노출군)의 발생률을 감하여 계산하기 때문에 어떠한 요인(예를 들어 흡연)이 기여하는 절대적인 위험률(absolute risk)의 정도를 나타내어 준다. 귀속위험도는 공중보건 당국에 큰 의미를 부여하는데 왜냐하면 이 요인이 인구집단에서 감속될 경우에 얻게 되는 가능한 이익을 추정하여 주기 때문이다.

4 역학연구의 유형

기술역학은 인구집단 내 질병, 병적 상태, 사망 등의 규모와 분포를 사람, 장소, 그리고 시간의 세 가지 측면에서 기술한다. 이 분야는 특정지역의 건강수준과 보건의료수요 등의 추정에 필요한 정보를 제공할 뿐만 아니라 분석연구에서 검증할 가설을 제공하기도 한다. 또한 특정 질병의 지리적, 계절적 분포와 그리고 어떤 특성을 갖고 있는 사람에게 흔한가를 기술하여 임상의사로 하여금 진단을 용이하게 한다. 질병의 자연사나 치료 방법 도입에 따른 질병경과의 변화 등도 기술역학에서 하는 일이다.

기술역학에서 사람이라는 측면에서는 사람이 갖고 있는 수많은 속성 중에서도 일반적으로 연령, 성별, 결혼상태, 경제 사회수준, 직업, 종교 그리고 종족 등을 중요한 속성으로 하여 기술한다. 장소의 측면에서는 지대(열대, 온대, 한대지대), 국가, 국내의 지역, 그리고 도시, 농촌 등을 주된 속성으로 기술한다. 시간의 측면에서는 토착성(epidemic) 여부, 계절, 주기 그리고 장기적 변동의 측면에서 기술한다.

분석역학은 기술역학적 정보 등을 기초로 하여 얻은 가설을 검증하기 위하여 수행하는 연구 방법을 포함한다. 질병의 원인 또는 위험요인을 찾는 것을 주목적으로 하는 분석역학 연구는 크게 다섯가지 방법으로 분류한다. 첫째, 생태학적 연구(ecological study), 둘째, 단면연구(cross-sectional study), 셋째, 환자-대조군연구(case-control study), 넷째, 코호트연구(cohort study) 그리고 다섯째, 실험연구가 있다.

단면조사연구란 어떤 한 시점에서 원인과 결과를 동시에 관찰하는 것이고, 추적연구란 원인과 결과가 일정한 시간 간격을 두고 일어나는 것을 관찰하는 것이나, 경우에 따라서는 자료의 수집은 동시에 하는 경우도 있다.

단면조사연구는 유병률에 대한 연구이기 때문에 흔히 기술적인 연구이어서 주로 보건행정에 이용된다. 예로 직원 중 정기적인 관리를 요하는 당뇨병환자의 유병률을 파악하기 위한 연구가 이에 속한다. 반면 원인결과 관계를 가려내고자 하는 연구는 대개 추적연구를 필요로 한다. 단면조사연구도 원인결과 관계를 가려내는 연구에 사용될 수 있으나 이는 아주 제한된 경우에만 적용된다. 예를 들어 효과가 노출에 더불어 곧 나타나는 경우(예, 자극성가스의 급성효과), 노출이 효과에 비해 비교적 지속적으로 있는 경우(예, 지속적인 연폭로와 신경생리학적 이상), 또는 결과가 오래동안 계속되고 누구에게나 결과가 나타날 수 있을 경우(예, 여러 직종에서의 소음성 난청)에만 원인적 연구를 하는데 도움이 된다. 그러므로 원인결과 관계를 가려내고자 하는 역학연구에는 추적연구가 기본이 된다.

1) 단면조사연구

단면조사연구는 원인(노출)과 결과를 어느 한 시점에서 측정하여 보는 것이다. 즉 노출군과 비노출군의 질병률 또는 증상의 발현 비율을 비교하는 것인데 예를 들어 염소에 노출된 펄프 근로자 집단과 염소에 노출되지 않은 근로자 집단에서 기관지 자극 증상의 발현율(유병률)을 비교하는 것이다. 이러한 연구 유형은 시간간격이 없는 코호트 연구로 볼 수도 있다. 보건행정에 쓰이는 완전히 기술적인 단면조사연구에는 노출에 대한 측정이 필요하지 않을 수도 있다. 예로 피고용자에서의 당뇨병 유병률 추정과 같은 경우이다. 그러나 다른 면을 고려한다면 노출에 대한 측정이 비록 자세한 정보가 아닌 '주거지역'과 같이 광범위한 정보일지라도 포함되어야 한다. 이 연구방법에서는 정의상 결과가 측정되는 시점에서 노출상태도 동시에 같이 평가하기 때문에 두 측정치 간에 시간적인 관계를 가정하려면 생물학적으로 타당한 논리가 있어야 한다. 예를 들어 주물공장에서의 규폐증 유병률은 현재의 분진 농도와는 관계가 거의 없을 것이다. 그러나 혈중이나 요중의 연농도로 측정된 연에 대한 현재의 노출은 요중의 델타-아미노레뷰린산(delta-aminolevulinic acid)의 배설과 관계가 있을 수 있으므로 이러한 변수간의 관계에 대한 단면조사연구는 의미가 있다. 또한 지난 수년간 노출에 대한 변화가 크지 않았다면 현재의 혈중 연농도는 말초신경의 전도장애와 원인적으로 관련될 수 있다. 만일 노출강도 변화가 있었다면 혈중 연의 시간가중평균치 같은 다른 변수가 더 타당성이 있을 것이고 따라서 단면적인 조사연구방법은 이러한 상황에서는 적절하지 않을 것이다.

2) 추적연구

(1) 코호트 연구

코호트 연구에서는 조사대상군, 즉 노출군과 비노출군은 노출 여부에 의하여 규정된다. 노출코호트에 들어올 때 대상자는 반드시 연령, 성, 최소노출량 등 이미 설정한 기준에 맞아야 한다. 그 후 일정기간 코호트를 추적하게 되고 연구하고자 하는 질병의 발생을 기록하게 된다. 결과의 분석은 노출코호트의 발생률을 일반인구의 경험에서 나온 기댓값과 비교함으로써 구한다. 이때 연령, 성, 해당 연도 등에 대해 보정한다. 그러나 위와 같이 일반인구에 기초한 기댓값과 비교하는 방식보다 더 좋은 방법은, 노출이라는 점을 제외하고는 여러 면에서 이들 노출군과 유사한 비노출군의 발생률과 비교하는 것이다(그림 15-1, 표 15-6). 코호트는 노출유무에 기초하여 정하여지기 때문에 대개 한 번에 한 가지의 노출에 대하여만 관찰하게 되는 반면, 동시에 여러 가지 다른 질병에 대한 연구를 할 수 있다.

전통적으로 산업보건역학에는 고정된 코호트 유형(fixed cohort design)이 많이 사용되며, 대개 어느 한 시점에 고용되어 있는 모든 사람(단면조사에 기초)또는 어떤 기간 중에 고용된 사람(입사에 기초)으로 코호트를 구성한다. 어느 방법을 택하느냐에 따라 차이가 있는데 단면조사에 기초한 코호트 연구는 노출효과가 희석될 수 있고 입사에 기초한 코호트 연구는 높은 이직률 때문에 대상자 중 많은 사람이 노출기간이 짧아지게 된다. 코호트에 들어오게 된 모든 사람은 노출상태에 관계없이 추적기간 끝까지 추적하고 그들의 건강상태가 기록된다. 고정된 코호트 유형과는 달리 연구대상 집단이 동적인구(dynamic population)일 때는 조사기간 중에도 새로 코호트에 들어올 수 있다. 그리고 중도 탈락되는 사람은 더 이상 고려하지 않기 때문에 추적할 필요가 없다. 그러나 불행하게도 산업보건조사연구에서는 이직이 대개 건강상의 문제 때문에 생기기 때문에, 이를 무시할 경우에 경로에 영향을 줄 수 있으므로 이렇게 노력을 절약할 수 있는 연구유형이 거의 쓰이지 못한다. 반면 공중보건연구에서는 동적인구연구유형이 더 적절할 수 있다.

코호트 연구는 후향성(retrospective)과 전향성(prospective)연구로 나눌 수 있다. 양자에 있어서 과학적인 논리는 같으며 주된 차이점은 시기와 방법론이 다르다는 것이다. 후향성코호트 연구에서는 예를 들어 20~30년전의 과거의 한 시점내지는 한 시기에 코호트가 정하여진다. 그리고 그 구성원들을 현시점까지, 실제적으로는 등록부에 관련되는 질병자료가 완전히 모아질 수 있도록 하기 위해 현시점에서 1~2년 전까지 추적하게 된다. 후향성코호트 연구에서는 사망외의 다른 과거의 자료는 믿을만하지 못하기 때문에 대개 사망률에 초점을 두고 하게 된다. 전향성코호트는 현시점에서 정해져서 수년 동안을 앞으로 추적하는 것인데 이 연구 유형은 사망 뿐 아니라 여러 가지 질병발생에 대하여 이용할 수 있다.

이 연구유형에서는 비교위험도와 귀속위험도를 구할 수 있다(표 15-6 참조).

[표 15-6] 코호트 연구의 일반적인 자료유형

	질병 발생			질병 발생률
	예	아니오	계	
위험요인 노출군	a	b	a+b	a / (a + b)
비노출군	c	d	c+d	c / (c + d)

비교위험도 = [a / (a + b)] / [c / (c + d)]
귀속위험도 = [a / (a + b] −[c / (c + d)]

비교위험도가 1이면 코호트군간에 분명한 차이가 없다. 만일 1보다 크면 노출군에 질병이 더 많다는 것이고 1보다 작으면 노출군에 질병이 더 적다는 것이다. 이와는 다르게 경제적인 이유 등으로 비교코호트군을 정하기 어려울 때 노출코호트의 조사망률 및 원인별 사망률(드물게 유병률)을 일반 인구와 비교하고 연령, 성, 연도 등을 보정할 수 있다. 이러한 경우에 있어서의 비교위험도를 표준화 사망비(standardized mortality ratio)라 한다. 표준화 사망비가 100을 넘으면 노출 코호트의 위험도는 증가된 것을 의미한다. 100이 안되면 그 위험도는 감소한 것이나 이 경우에는 '건강한 근로자 효과'에 유의하여야 한다.

(2) 환자-대조군 연구

환자-대조군 연구에서는 대상자를 질병이 있는 군(환자군)과 질병이 없는 군(대조군)으로 나눈다. 그 후 환자군과 대조군에 있어서 노출 빈도를 비교함으로써 위험비의 간접적인 추정치를 얻으려는데 목적이 있다.

짝을 짓지 않은 환자-대조군 연구의 자료를 구분하여 보면 표 15-7과 같다. 비슷한 표들이 연구하고자 하는 요인별로 각각 만들어질 수 있다. 여기에서 환자군과 대조군의 노출에 대한 교차값(exposure odds)을 비교할 수 있다. 교차값이 환자군에서는 a/b, 대조군에서는 c/d이다. 결국 교차비(odds ratio)는 다음과 같이 나타낼 수 있다.

[표 15-7] 환자-대조군 연구의 일반적인 자료유형

	질병 발생	
	환자군	대조군
위험요인 노출군	a	b
비노출군	c	d
질병여부에 대한 오즈	a/c	b/d

질병여부에 대한 교차비(오즈비)=(a /c) / (b / d) = ad / bc
위험요인에 대한 교차비(오즈비)=(a / b) / (c / d) = ad / bc

일반적으로 모집단에서의 해당 질병에 대한 비교위험도(rate ratio, relative risk)를 교차비를 가지고 추정할 수가 있다. 이러한 추정이 가능하려면 두 가지 조건을 만족하여야 한다. 첫째 환자군과 대조군이 각각의 모집단을 대표하는 것이어야 한다. 즉, 선택편의(selection bias)가 없어야 한다는 것이며, 둘째 대상질환이 모집단에서 드물게 발생하는 질병이어야 한다는 점이다.

환자-대조군 연구에는 3가지 형태가 있다. 발생밀도형(density type)의 환자-대조군 연구에서는 일정한 시기 동안에 발생되는 환자군을 모아서 개방되고 동적인 모집단에서 얻은 대조군과 과거 노출 여부에 대하여 비교하는 것이다. 대조군은 일반 인구에서 질환이 없는 사람들을 선정하거나 '해당 질환과는 다른(noncase)' 진단을 받은 사람들에서 선정할 수 있다. 다른 질환자를 대조군으로 한다면 조사하고자 하는 노출에 의하여 그 질환이 초래되거나 예방되어서는 안되는 질환이어야 한다. 발생밀도형 환자-대조군 연구에서는 드문 질환이어야 한다는 가정에 관계없이 교차비가 위험비를 대신할 수 있다.

대조군의 선정을 폐쇄된 집단에서 일정한 연구기간 끝에 건강한 상태로 있는 사람들에서 뽑는다면 이 연구는 누적발생형(cumulative incidence type) 환자-대조군 연구라고 할 수 있을 것이다. 이러한 형태는 또한 '코호트내 환자-대조군 연구(nested case-control study)'로 생각될 수도 있다. 이때 ad/bc의 비는 단지 교차비일 뿐이고 비교위험도로 해석될 수 있기 위해서는 '드문 질환'이라는 가정을 필요로 한다.

세 번째 유형이 유병률형(prevalence type) 환자-대조군 연구이다. 현재 질병을 갖고 있는 환자군과 대조군을 같이 선택한다. 편의(bias)가 없으려면 질병이환기간이 요인 노출과 관계가 없어야 한다.

때로 대조군은 연령, 성 및 지역 등의 변수들로 환자군과 짝을 지어 선정한다. 각 환자 사례마다 한 명 또는 그 이상을 짝짓기할 수 있다. 이 짝짓는 대조군의 수는 얼마나 쉽게 자료를 이용할 수 있느냐에 달려 있다. 그러나 각 사례마다 5명 이상의 대조군을 선정하는 경우 대조군을 늘린다고 해도 연구에 있어서 통계적 효율성은 거의 증가되지 않는다.

짝지은 자료에 대한 분석은 노출이 서로 다른 쌍(discordant pairs)에 초점을 두는데 환자는 노출되고 대조군은 노출되지 않거나 대조군은 노출되고 환자는 노출되지 않은 경우를 가지고 분석하는 것이다. 환자와 대조군이 모두 노출되거나 모두 노출되지 않은 경우는 분석대상에서 제외된다.

환자– 대조군 연구는 어떤 질병의 존재유무에 의해서 대상군이 정해지기 때문에 한 번에 한 가지 질병만을 연구할 수 있다. 반면에 여러 종류의 노출을 동시에 연구할 수 있는 장점이 있다(코호트 연구에서는 이와 반대다). 환자–대조군 연구에서 노출 자료는 대개 인터뷰나 설문지를 통하여 얻는다.

'코호트내 환자–대조군 연구'가 요즘 경비를 줄이기 위하여 많이 이용되고 있다. 이러한 조사연구에서는 먼저 코호트를 정하고 난 다음에 이들을 추적 관찰하게 되면 추적기간이 끝나기 전에도 이미 몇 명의 환자가 발생하게 된다. 이 때 이들을 환자군으로 하고 그 외의 건강한 사람들 중에서 일부 표본 추출한 사람들을 대조군으로 하게 되면 환자–대조군의 형태를 띄게 되므로 이들의 노출에 대하여 비교하는 방법을 말한다.

이러한 방법은 환자의 수가 충분히 나올 만큼 질병이 흔하거나 또는 대상인 구집단이 클 경우에만 효과가 있다. 코호트 연구보다 뛰어난 장점은 환자도 아니고 대조군도 아닌 사람들의 노출력을 조사할 필요가 없으며 그럼으로써 많은 노력을 아낄 수 있다는 것이다. 또한 보통의 환자–대조군 연구에 비하여 노출의 측면을 보강해서 효율성을 높일 수 있다는 장점이 있다. 그러나 질병이 흔할수록 교차비가 실제 위험도를 과장해서 나타낼 수 있다.

환자–대조군 연구는 직접 질병 발생률을 얻을 수 없으며, 원인과 결과간의 시간적 선후관계가 모호한 경우가 있고, 대조군의 선정과 과거정보의 수집에 따라 결과가 달라져 그 한계가 있다.

(3) 개입연구(Intervention Studies)

지금까지 서술한 연구 유형은 자연적으로 일어나는 일을 연구자가 관찰하는 형태였는데 비하여 개입 연구는 연구자가 능동적으로 조작하여 보는 것이다. 이러한 능동적 접근 방법은 실험과 유사하기 때문에 개입 역학을 실험 역학이라 하기도 한다. 여기에서의 개입 연구란 노출 코호트들에 대하여 노출수준을 변화시켰을 때 일어나는 현상을 조사 연구하는 것을 말한다. 원칙적으로 노출 수준의 변화란 노출의 증가나 감소 또는 노출중지일 수 있다. 그러나 실제에 있어서 의도하지 않은 노출의 변화는 어느 방향으로나 생길 수 있지만 노출 조건을 의도적으로 변화시키려고 할때는 윤리적인 이유로 대부분 노출을 감소시키는 방향이어야 한다. 그러므로 실제 실험과 일치하는 유일한 점은 노출 조건의 변화와 노출 전후의 비교라는 점뿐이다.

반면 임상시험(clinical trial)이란 이것과는 달리 실제 실험이다. 즉 대상자를 치료를 받는 군과 받지 않는 군으로 무작위로 할당하는 실험 연구(experimental study)이다. 치료를 받지 않는 군은 약효가 없는 '위약(placebo)'처방을 받는다. 대상자와 연구자 모두 누가 치료군에 속하고 누가 위약투여군에 속하는지를 몰라야 하며 이를 이중맹검법이라고 한다. 또한 기존의 오래된 치료법이 위약처방 대신 사용될 수 있다.

3) 실험연구(experimental study)

실험이란, 실험군과 대조군을 추적관찰하여 조작(manipulation, intervention)의 효과를 비교하는 역학적 연구 방법이다. 따라서 연구대상자를 장기간 추적관찰 한다는 점에서 코호트연구와 비슷하나, 관찰역학적인 방법과는 달리 연구자의 조작이 개재된다는 점이 다르다. 일반적으로 실험은 역학적 연구의 마지막 단계에서 수행된다. 왜냐하면, 이를 수행하는데 있어 많은 비용이 들고 어려움이 많으며, 관찰역학적인 방법을 통해서 얻어진 특정한(specific) 가설을 검정하고자 하기 때문이다.

실험의 주요한 장점은 이것에 의해 얻어진 결과는 다른 어떤 관찰역학적 방법에서 얻어진 결과보다 타당성이 높다는 점이다. 왜냐하면, 교란변수의 영향을 가장 잘 통제할 수 있기 때문이다. 따라서 위험요인과 질병과의 인과 관계에 가장 결정적인 정보를 제공한다.

폐렴 환자에게 페니실린을 투여하면 투여하지 않은 환자에 비해 치료율이 60배쯤 높다. 그러나 조작인 효과가 이처럼 확연한 경우는 드물고 대부분은 약간의 차이만을 보인다. 따라서 관찰역학적인 방법에서는 비록 위험요인 실제로 질병에 영향을 준다 하더라도 그 영향의 정도가 낮기 때문에 통제되지 않은 혼란변수의 영향으로 위험요인의 영향력을 정확히 측정하기 어려워진다. 과거의 실험은 대개 소수의 조작집단에서 얻은 결과를 과거의 다른 조작에 의한 결과와 비교하거나 조작 전후의 결과를 상호 비교하였다. 이러한 연구는 대조 집단이 없거나 적절하지 못한 대조집단을 사용하므로 인해 실험의 장점을 살릴 수 없었다. 그러나 불행하게 현재까지도 이러한 형태의 연구가 종종 시행되고 있다. 과학적인 임상연구 설계에는 반드시 대조군이 포함되어야 하며, 조작군과 대조군을 선정하는 가장 좋은 방법은 확률할당법이다.

(1) 실험의 종류(Types of Experiment)

실험역학은 임상 실험(clinical trial)과 지역사회 실험(community trial)으로 나눌 수 있다. 임상 실험이란, 연구대상을 실험군과 대조군으로 나눌 때에 개개인을 확률적으로 할당하는(randomization)방법이며, 지역사회 실험은 집단을 단위로 할당하는 방법이다. 지역사회 실험의 예로는 불소에 충치를 예방하는 효과가 있는지를 알아보기 위해 몇개의 2개의 집단으로 확률할당한 후, 이중 한쪽 집단의 수원지에만 불소를 투여함으로써 그 수원지의 물을 마시는 사람들이 자동적으로 실험군이 되게 하는 방법이 있다. 임상 실험은 다시 치료 실험(therapeutic trial)과 예방 실험(preventive trial)으로 나뉜다.

치료 실험이란, 환자들을 대상으로 치료제나 치료행위의 효과를 측정하는 실험이다. Coronary Artery Surgery Study(CASS) 연구에서는 경 · 중등도의 협심증 환자들을 두 집단으로 확률할당하여 한 집단에는 관상동맥 우회술을 실시하고, 다른 집단에는 약물치료를 하여 5년간 추구 관찰하였으나 두 집단 간에 유의한 사망률의 차이를 볼 수 없었다. 다른 예로는 1970년대까지 유방암에는 유방 외에 주위의 임파절과 근육을 모두 제거하는 근치적 유방절제술이 표준 치료법이었다. 그러나 Fisher등(1985)이 재발률과 5년간 사망률을 단순 유방절제술(simple mastectomy)과 비교한 결과 차이를 볼 수 없었다.

예방 실험이란, 연구하려는 질병에 이환되지 않은 사람을 대상으로 어떤 약품이나 행위가 예방효과가 있는지 측정하는 실험이다. 예를 들면, Francis등(1954)이 급성 회백수염 예방접종(Salk 백신)의 효과를 측정하기 위하여 약 180만명의 어린이를 두 집단으로 나뉘어 한쪽 집단에는 예방접종을 하고, 다른 집단에는 위약을 접종한 바, 예방접종 집단의 급성 회백수염 발생률이 위약집단에 비해 50% 수준이었다. 다른 예로는 Coronary Primary Prevention Trial(CPPT)이 있다. 이 연구에서는 혈청콜레스테롤치를 낮추는 약인 콜레스티라민(cholestyramine)을 투여하고, 다른 집단에는 위약을 투여하여 7~10년간 추구관찰한 결과 콜레스티라민 투여군의 심혈관 질환 사망률이 유의하게 낮았다. 이 연구의 특징 중 하나는 연구대상자의 숫자를 적게 하기 위하여 심혈관 질환 사망률이 높은 위험집단인 콜레스테롤치가 높은 사람들을 실험대상으로 하였다는데 있다.

(2) 연구수행 과정

실험을 수행하는 과정은 5단계로 나뉜다.

첫째, 연구대상자를 모집하고, 둘째, 그들의 특성에 대한 기초조사를 실시하고, 셋째, 연구대상자를 둘 혹은 그 이상의 집단으로 확률할당하고, 넷째, 조작을 가하면서 계속 추구 관찰하고, 다섯째, 결과를 측정하여 분석한다.

① 연구대상자 모집

실험을 시작할 때는 먼저 이 연구에 적합한 연구대상자들의 특성과 모집 방법을 결정하여야 한다.

첫째, 연구대상자의 선정기준을 연구가설을 검정하는 데 적합하도록 설정하여야 한다. 만약 선정기준이 광범위하다면 연구결과를 보다 큰 외부 모집단에 일반화하여 적용하기 좋을 것이다. 그러나 선정기준이 광범위하므로 인해 서로 다른 결과를 초래할 집단이 뒤섞여 있게 된다면 기대하는 결과를 얻기 어렵게 된다. 예를 들면, CPPT에서 연구대상자의 나이를 35~59세로 제한하였는데 이는 35세 이하는 심혈관 질환 사망률이 낮으며, 60세 이상은 동맥경화가 상당히 진행되어 예방적인 노력의 효과가 잘 나타나지 않기 때문이다.

둘째, 배제기준을 설정하여야 한다. 예를 들어 심혈관 질환 예방 실험시에는 장기간의 추적 관찰이 필요하므로 연구 시작시에 이미 심하게 앓고 있는 말기 암환자는 배제하는 것이 좋다, 또한 실험약물 사용이 금기인 사람과 알콜중독자, 정신질환자 등 실험지침을 따르기 어려운 사람과 다른 지역으로 이사갈 예정인 사람들도 배제하여야 한다.

셋째, 적절한 표본수를 산정하고 대상자 모집계획을 수립하여야 한다. 과거에 시행된 많은 연구들이 표본수가 적으므로 인해 실험의 효과를 제대로 측정하지 못하였다. 따라서 연구계획시에 가장 중요한 것 중에 하나가 표본수 산정이다. 일단 목표모집단이 결정되면 그들에게 연구의 목적을 충분히 설명한 후 연구에 참여할 것을 권유하여야 한다. 그러나 관찰역학시에 비해 실험시에는 대상자를 모집하기가 더 어렵다. 따라서 목표모집단을 충분한 크기로 설정하고 충분한 시간과 연구비를 확보하여야 한다.

② 기초조사

대상자가 모집되면 다음 단계로 주소, 성명, 연령, 성 등 대상자들의 특성과 연구하려는 질병의 유무를 조사하여야 한다. 이 자료는 첫째, 확률할당된 집단들이 서로 비슷한 특성을 가졌는지 비교할 때 이용될 수 있으며, 둘째, 연구시작 전에 이미 질병을 가진 사람을 제외시키는데 이용되며, 셋째, 연구하려는 질병에 영향을 줄 수 있는 변수들을 조사함으로써 우연에 의해서 두 집단 간에 생길 수 있는 변수들의 분포차이를 분석단계에서 통제해

줄 수 있으며, 때로는 별도의 연구가설을 검증하는 데 이용되기도 한다.

③ 확률할당

세번째 단계는 실험대상을 각기 다른 조작을 가할 둘 혹은 그이상의 집단으로 확률적으로 나뉘는 일이다 .이중 가장 간단한 형태는 실험대상을 두 집단으로 나뉘어 한 집단에는 조작을 가하고 다른 집단은 비교집단으로 하는 방법이다. 확률할당이란, 실험대상자 각각이 각 집단에 배정될 확률이 똑같은 상황 하에 할당하는 방법이다.

집단을 나뉠 때에 반드시 확률할당을 하는 이유는 혼란 작용을 할 가능성이 있는 변수들의 집단별 분포를 동일하게 하는데 있다. 혼란변수란 두 가지가 있다. 하나는 그 혼란작용을 연구자가 알고 있는 경우이고, 또 하나는 실제로는 혼란 작용을 하지만 그 사실을 모르고 있는 경우이다. 알고 있는 교란변수는 관찰의 경우처럼 집단별 분포가 동일하지 않다 하더라도 분석시 그 영향을 어느 정도 통제할 수 있으나, 모르는 교란변수는 분석시 그 영향을 통제할 수 없다. 확률할당은 알고 있는 혼란변수 뿐 아니라 모르는 혼란변수도 집단별 분포를 같게 해줌으로써 혼란 작용을 효과적으로 제거해 주며 집단 간의 비교성을 높여준다. 그러나 확률할당을 한다 하더라도 변수들의 집단별 분포가 완전히 같아지는 것은 아니고, 확률적인 변동은 남아 있으므로 혼란 작용이 완전히 제거되는 것은 아니므로 최소화시키는 것으로서 남은 부분은 분석시 통제하게 된다.

확률할당은 관찰과 실험을 구별하는 중요한 특성 중의 하나이므로 이를 실행할 때에는 편의(bias)가 개재되지 않도록 특히 주의하여야 한다.

④ 조작

실험의 가장 간단한 형태는 두 집단에 서로 다른 조작을 시행한 후 그 결과를 비교하는 것이다. 이때 이중 새로운 치료법을 적용한 실험군이 되고, 다른 한 집단은 아무런 치료를 하지 않거나 종래의 치료법을 적용한 대조군이 된다.

㉠ 맹검법

연구자는 실험수행시 연구대상자는 물론 이들과 접촉하는 어떤 연구 인력도 연구대상자 개개인이 실험집단에 속하는지 비교집단에 속하는지를 모르게 하여야 하며 이를 이중맹검법이라 한다. 만약 맹검법을 적용하지 않아 연구대상자나 연구 종사자가 연구대상자 개개인이 어떤 집단에 속하는지 안다면 연구대상자는 자신이 실험집단이냐 혹은 비교집단이냐에 따라 추구기간 동안의 행태가 달라질 수 있다. 아무런 치료도 받지 않는 비교집단은 다른 데서 치료를 받으려고 할 것이며, 이러한 현상을 비의도적 조작이라 한다. 이러한 비의도적 조작은 연구 종사자에 의해서도 일어나는데, 연구 종사자도 연구계획시 예상하였던 결과에 대한 기대감이 무의식속에 잠재하여 실험집단과 비교집단에 대한 관심도가 달라짐으로써 연구결과에 영향을 미치게 된다.

이중맹검법이 적절히 적용되려면 연구대상자나 연구 종사자가 각 연구대상자가 어느 집단에 속하는지 몰라야 하므로, 실험군과 대조군에 투여하는 약품도 모양, 크기, 무게, 색깔, 맛, 냄새 등이 서로 같아서 서로 구별이 되지 않아야 하며, 이때 대조군에 투여하는 약품을 위약이라 한다. 실험군에 적용하는 조작의 예를 들면, 새로운 치료법을 실험군에 적용하고 대조군에는 기존의 치료법을 적용하는 경우도 있으나, 가장 이상적인 방법은 대조군에는 치료효과는 없으나 외관상 실험군에 적용하는 치료법과 구별이 되지 않는 위약을 투여하는 방법이다. 그러나 연구기간 동안 내내 맹검법을 충실히 적용한다는 것은 매우 어려운 일이며, 연구의 성격에 따라 처음부터 맹검법을 적용할 수 없는 경우도 있다. 예를 들면, 암을 치료하기 위한 수술법, 방사선치료, 약물요법을 비교할 때가 있다.

㉡ 지침 실천도

실험은 그 성격상 연구대상자들의 적극적인 참여와 협조가 필요하다. 그러나 처음에는 참여하기로 동의하였더라도 실험이 진행되는 동안 부작용이 생긴다든지, 깜박 잊고 약을 먹지 않는다든지, 마음이 바뀌어 참여를 거부한다든지 등의 여러 이유로 연구지침을 따르지 못하는 경우가 발생한다. 따라서 추구관찰기간 동안 어떻게 연구지침을 잘 따르도록 하는 것이 실험의 큰 관심사 중 하나로서 계획 단계에서부터 이에 대한 고려가 있어야 한다.

지침 실천도에는 지침의 복잡성 여부와 실험기간의 장단이 영향을 준다. 콜레스티라민처럼 하루에 여러 번 복용하고 맛도 좋지 않은 약은 지침실천도도 낮아지며, 설령 실험결과 효과가 있다 하더라도 널리 사용되기 어렵다. 지침 실천도를 향상시키기 위한 방법에는 여러 가지가 있다. 흔히 쓰이는 방법은 대상자 선정시 그 실험에 관심이 있고 신뢰성이 높은 사람을 선정한다. 예를 들면, CPPT에서 혈청콜레스테롤이 높은 사람을 연구대상으로 하였는데, 이는 심혈관 질환 발생위험이 높은 진단을 선정하기 위한 것이 1차적 목적이지만 이러한 집단은 대개 치료지침에 잘 따른다. 또다른 방법은 가정방문, 우편, 전화 등으로 대상자를 자주 접촉하거나 투약지침이 적혀 있는 달력을 나눠주거나 나눠 주는 약에 투약시기를 명시하는 방법이 있다.

⑤ 결과측정

연구가설 검증시 적당한 결과변수를 선정할 때 다음 몇 가지 사항을 고려하여야 한다.

첫째, 결과변수가 흔하지 않은 현상일 경우, 결과변수와 관련된 다른 변수를 결과변수로 삼는다. 예를 들면, 약품과 선천성 기형과의 관계를 검증하고자 할 때 선천성 기형은 드문 현상이므로 대신에 출생시 체중을 결과변수로 삼는 경우이다. 물론 이런 경우는 약품이 출생시 체중에 미치는 영향을 증명할 수는 있으나, 선천성 기형에 미치는 영향은 증명할 수 없고 다만 그 가능성만 제시할 수 있게 된다.

둘째, 결과변수의 정의가 명확하여야 하며 가능한 연변수로 측정하는 것이 좋다. 정의가 명확하지 않으면 이를 정확히 측정할 수 없다. 결과변수를 측정하면 명목변수로 측정하면 명목변수로 측정할 때 보다 통계학적 검정력을 증가시켜 표본수가 적어도 된다. 그러나 이분변수가 불가피할 경우, 통계학적 검정력은 전체 표본수 보다는 사건수에 더 큰 영향을 받는다. 즉, 사건발생률이 50% 정도가 되면 통계학적 검정력이 높아진다.

셋째, 한 가지 결과변수 보다는 가능한 한 여러 측면에서 여러 개의 결과변수를 측정하는 것이 좋다. CPPT에서 제일 큰 관심사는 심혈관 질환 사망률이었으나, 이외에도 심혈관 질환 발생률과 총사망률(all-cause mortality)도 결과변수로 측정하였는데, 그 결과가 모주 비슷한 양상을 보임으로써 연구결과의 타당성을 높일 수 있었다.

넷째, 결과변수를 정확히 측정하려면 코호트연구처럼 연구대상자를 완벽하게 추구관찰하여야 한다. 급성 심근경색증을 치료한 후 병원 사망률을 측정하는 경유와 같이 추구관찰기간이 짧은 연구는 별 문제가 되지 않으나, 앞에 예로 들었던 여러 연구처럼 장기간의 관찰기간을 요하는 연구에서는 중도 탈락자 등으로 인해 추구관찰을 완벽하게 하기 어렵다. 추구관찰률을 높이기 위한 방법으로 연구대상자와 가까운 사람의 주소, 성명, 전화번호 등을 같이 조사하는 방법도 있다.

⑥ 결과분석

실험결과 분석 방법은 기본적으로 코호트연구와 비슷하다. 즉, 실험군과 비교군의 결과변수 발생률을 비교하는 것이다. 결과변수가 이분변수일 때 흔히 사용되는 가설검정법은 카이자승 검정법이다. 결과변수가 연속변수일 때는 t-검정을 사용하며, 만약 결과변수가

정규분포를 하지 않을 때는 비모수검정법을 사용한다. 조사대상자 마다 관찰기간이 다를 때는 생존분석법(survival analysis)을 사용하며, 이때 혼란변수의 영향을 통제하려면 콕스의 비례위험 모형(Cox's proportional hazard model)을 사용한다.

(3) 실험수행상의 고유한 문제점

관찰역학적인 연구에서 연구자는 단순히 일어나고 있는 현상을 관찰한 따름이지만, 실험에서는 연구자가 능동적으로 조작을 가하게 됨으로써 이로 인한 윤리적 문제가 따르게 된다. 윤리적 문제는 실험을 수행하는 데 커다란 제약점이 됨으로써 관찰역학적인 방법을 통하여 얻어진 많은 가설들이 실험으로 검증되지 못하고 있다. 이미 해롭다고 알려진 약품이나 행위를 실험에 적용하는 것이 윤리적인 문제가 있다는 것은 명백하다. 다만 흡연 중 단 실험처럼 해롭다고 생각되는 인자를 제거함으로써 이 인자의 영향을 간접적으로 측정할 수 있다. 마찬가지로 치료에 도움이 되는 약품을 실험에 적용할 경우 비교집단에는 이를 투여하지 않게 되는데, 이 또한 윤리적인 문제를 내포하게 된다. 그러나 대부분의 경우 약품이나 행위의 작용 방향이 확실하지 않다. 이런 경우는 실험을 하므로 인한 윤리적 문제보다는 실험을 안하는 것이 더 비윤리적일 것이다.

실험을 수행하는데 따르는 두 번째 문제점은 비용이다. 실험은 많은 사람들을 대상으로 조작을 가하고, 주기적으로 광범위한 신체검사를 시행하기 때문에 관찰역학적인 방법보다 많은 비용이 든다는 것은 자명하다. 그동안 미국에서 시행된 예방 실험의 결과를 보면 일인당 3,000$에서 15,000$이 소요되었다고 한다. 최근에는 실험계획을 능률적으로 수립함으로 시간과 비용을 줄이려는 노력이 시도되고 있다.

(4) 표본수 산정

모든 분석역학에서 연구계획 수립시 반드시 적절한 표본수를 산정하여야 하지만 실험시 이 점이 특히 중요하다. 왜냐하면, 분석역학은 대부분 위험인자의 영향이 큰 경우에 시행되지만, 실험은 위험인자의 영향은 적으나(실험군과 대조군의 질병발생률이 차이가 적은 경우) 임상적으로 의의가 큰 경우에 시행되기 때문이다. Peto는 현제 지구상에서 시행되고 있는 2000개의 임상실험 중 대부분이 실험의 효과를 적절히 측정하기에는 표본수가 부족하다고 지적하였다. 이렇게 되면 실제는 영향이 있는 인자가 영향이 없다고 잘못 해석되는 결과를 초래함으로써 과학의 발전을 오히려 저해하게 된다. 그러므로 연구설계시 비록 위험인자의 영향력이 클 것으로 예상되더라도 이를 낮게 잡아 표본수를 크게 함으로써 계획기간 보다 일찍 실험을 중단하는 것이 좋다. 실제로 많은 연구자들이 연구대상자의 수를 증대시키기 위하여 많은 시간과 노력을 바치고 있다.

4) 각각의 연구유형의 장점과 단점

인과관계를 보기 위한 연구에서는 추적연구가 단면조사연구보다 일반적으로 좋다고 할 수 있다. 그러나 원칙적으로 볼 때 한 가지 조사연구 형태만이 가장 뛰어난 것은 아니다. 접근방법을 선택할 때는 몇 가지 요소들을 고려해야 한다.

(1) 전향적 연구와 후향적 연구

시간의 개념과 연구형태의 개념은 서로 별개의 개념이라는 것을 이해하기가 쉽지는 않지만 그 차이점은 분명히 알아야 한다. 전향성 추적 연구와 개입연구는 지금부터 시작해서 미래로 나가는 연구이다. 반면 후향성 추적연구와 환자-대조군 연구는 과거의 사건을 다루는 연구이다. 때때로 환자-대조군 연구에서도 환자 사례를 발생사례로 하여 모을 수 있는데 이러한 경우는 사실 미래의 사건을 다루는 연구이다. 이러한 후향성 추적조사 연구의 연구형태는 전향적이다. 왜냐하면 과거의 어떤 시점에서부터 지금까지 추적하여 온 연구이기 때문이다. 반면 환자-대조군 연구는 이점에 있어서도 후향적이다.

과거의 사건을 다루는 연구는 결과를 아주 빨리, 대개 몇 년 안에 얻을 수 있는 장점이 있다. 연구의 시적점이 과거인 후향성 코호트 연구에서는 추적을 종결시키는 사건(질환발생)이 이미 생긴 뒤에 연구하는 것이기 때문에 문제는 질병 발생을 기다리는 것이 아니라 코호트 구성원을 추적하여 노출군과 비노출군을 나누는 것이다. 마찬가지로 일반적이 환자-대조군 연구에서도 환자사례는 이미 자료를 갖고 있다. 그러나 과거에 대한 노출을 조사하기 때문에 과거노출자료가 대개 부족하고 , 믿을 수 없으며 심지어는 존재하지도 않는다는 문제가 있다. 이것은 혈액화학검사나 혈당 같은 의학적인 지표에 있어서도 마찬가지다.

전향성 연구는 다음과 같은 장점이 있다.

① 연구자의 의도에 맞게 연구계획을 세울 수 있다.
② 노출자료를 조직적으로 모을 수 있다.
③ 몇 가지의 질병에 대해서 볼 수 있다.
④ 필요할 경우 일정한 시간간격을 두고 측정을 반복할 수 있다.
⑤ 방법론을 표준화할 수 있으며 그 정확도를 알 수 있다.
⑥ 추적 조사와 함께 개입한 결과도 볼 수 있다.

(2) 코호트와 환자-대조군 연구의 선택

이에 대한 선택에서는 첫째, 가설의 형태가 중요하다. 'A가 B를 일으킨다'라는 형태의 구체적 가설은 원칙적으로 노출에 기초한 연구(코호트 연구)나 질병에 기초한 연구(환자-대조군 연구)에 있어서 모두 연구될 수 있다. 두 가지 연구 유형 모두 이 문제를 해결하는데 있어서 똑같이 유효하며 어느 것을 선택하느냐는 어느 것이 더 적절한지에 따라 결정된다. 예를 들어 흡연과 폐암사이의 원인적 연관성에 대한 처음의 증거는 환자-대조군 연구에서 도출되었다. 후에 여러 추적 검사들을 통하여 같은 결론에 도달하였으며 나중에 개입연구에 의해 그 연관성이 확정되었다.

중요한 차이는 환자-대조군 연구는 질병이 드문 경우에 적절하고 추적 검사는 노출이 드문 경우에 좋다는 점이다. 그렇지 않다면 어느 경우에든지 방대한 양의 자료가 필요하게 될 것이다. 그러나 그 반대의 경우 즉 환자-대조군 연구는 흔한 질병에는 부적절하다는 말이 항상 옳은 것은 아니다. 추적연구에 비해 환자-대조군 연구가 갖는 중요한 장점은 비교적 간단하다는 것과 비용이 적게 든다는 것이다. 추적연구에서 대부분의 코호트 구성원들이 문제의 질병을 일으키지는 않지만 그래도 이들을 추적하여야 되고 이들의 노출력을 기록하여야 한다.

가설이 노출이나 질병의 어느 한 쪽만을 구체적으로 명시하였거나 기존의 가설이 명확하지 않다면 선택의 여지는 줄어들게 된다. 만일 가설이 'A에 대한 노출이 질병 B1, B2, ..., Bi를 일으킨다'라거나 'A에 대한 노출로 어떠한 질병이 생기는가?'라는 것이라면 이때의 유일한 역학연구 유형은 노출에 기초를 둔 코호트 연구가 되는 것이다. 마찬가지로, 기존의 가설이 '질병 B는 A1, A2, ..., Ai 등의 노출에 의하여 생긴다' 또는 'B 질병의 원인은 무엇인가?'라는 것이라면 이때는 질병의 유무가 연구의 기초를 이루므로 환자-대조군 연구가 유일한 연구가 된다.

노출 대상자가 드문 경우에는 연구를 수행하기가 어려울 수 있다. 이러한 문제는 환자군과 대조군을 정할 때 특정 노출이 다른 지역 또는 다른 도시보다 더 많이 일어나는 곳에서 선정한다면 해결될 수 있다.

(3) 실험연구의 장단점

실험은 시간과 비용을 많이 필요로 한다. 심혈관 질환처럼 발생률이 낮은 질환을 대상으로 할 경우 더욱 그러하다. 때로는 윤리적인 문제가 실험을 수행하는 데 커다란 장애가 되기도 한다.

실험의 장점으로는 혼란변수의 여향을 통제함으로서 역학적 연구 중 가장 결정적인 정보를

[표 15-8] 분석역학 연구 방법의 장단점

	장점	단점
생태학적 연구	(1) 비교적 단시간내에 결과를 얻을 수 있다. (2) 기존 자료를 이용할 수 있다. (3) 비교적 비용이 적게 든다.	(1) 생태학적 오류의 발생 가능성이 있다. (2) 시간적 선후 관계에 의한 오류가 있다. (3) 개인을 단위로 한 연구보다 항상 상관계수가 크게 계산된다.
단면연구	(1) 비교적 단시간내에 결과를 얻을 수 있다. (2) 동시에 여러 종류의 질병과 요인과의 관련성을 연구할 수 있다. (3) 해당 질병의 유병률을 구할 수 있다.	(1) 질병과 관련요인과의선후 관계가 불분명하다. (2) 복합요인들 중에서 원인에 해당하는 요인만을 찾아내기 어렵다. (3) 대상 인구집단이 비교적 커야 한다. (4) 특별히 강인하거나 위중도가 낮은 사람들이 과다히 대표되는 선택편견의 위험이 있다. (예 ; 추수효과(harvesting effect, Neyman bias)
환자-대조군 연구	(1) 비용이 적게 든다. (2) 필요한 연구대상자의 숫자가 적다. (3) 단기간내에 연구를 수행할 수 있다. (4) 희귀한 질병 및 잠복기간이 매우 긴 질병도 연구할 수 있다. (5) 연구를 위해 피연구자가 새로운 위험에 노출되는 일이 없다.	(1) 필요로 하는 요인에 대한 정보수집이 제한되어 있다. (2) 기억력 또는 과거의 기록에 의존하므로 정보편견의 위험이 크다. (3) 대조군 선정이 어렵고 항상 문제의 소지가 있다. (4) 통제가 필요한 변수에 대한 정보를 구하지 못할 때가 많다. (5) 의료 분야에서 사용하는 연구설계 방법 중 임상의사들이 이해하기 힘든 설계이다.
코호트 연구	(1) 위험요인 노출에서부터 질병진행의 전과정을 관찰할 수 있다. (2) 위험요인 노출수준을 여러번 측정할 수 있다. (3) 연구하고자 하는 요인을 연구자 뜻에 따라 포함시킬 수 있고 높은 수준으로 측정할 수도 있다. (4) 위험요인에 노출된 군과 그렇지 않은 군별로 발생률과 비교위험도를 구할 수 있다. (5) 원인-결과 해석에 선후 관계가 비교적 분명하다.	(1) 노력, 비용이 대규모로 소요된다. (2) 장기간 계속 관찰하여야 한다. (3) 추적불능의 연구대상자가 많아지면 연구가 실패할 가능성이 있다. (4) 진단 방법과 기준 그리고 질병분류 방법이변화할 가능성이 있다. (5) 드문 질병일 경우 이 연구설계를 사용할 수 없다. (6) 피연구자의 위험요인 노출새태가 변할 수 있다. (7) 질병의 자세한 발생기전을 밝히는 연구는 할 수 없다.

제공하며, 어떤 연구가설은 실험을 통해서 만이 검증할 수 있는 경우도 있다. 예를 들면, 지방섭취와 혈중콜레스테롤과의 관계는 관찰역학적인 방법으로 검증하기에는 식이습관이 너무 다양하다.

5 정확도와 편견

역학연구는 인간집단을 대상으로 한다. 따라서 윤리, 그리고 경비의 문제 등으로 실험에 의해 연구할 경우는 많지 않다. 설령 실험연구를 한다해도 인간을 대상으로 하기 때문에 연구의 여러 단계에서 연구가 당초에 목적한 바를 옳게 얻기는 매우 어렵다. 연구가 목적한 바를 옳게 얻는데 지장을 주는 것을 통틀어 연구의 오차라고 하며, 어느 한쪽 방향으로 치우친 결과를 낳게 하는 요인들을 총칭하여 편견(bias, 또는 편위, 비뚤림, 바이아스, 치우침)라 한다.

정확도란 구조적인 오류(systemic error), 즉 편의(bias)가 없는 것을 의미한다. 구조적 오류란 연구를 가상적으로 반복할 때 동일하게 잘못된 조건에서는 동일하게 잘못된 결과를 가져옴으로써 연구의 결과를 왜곡하는 오류로, 이로 인하여 잘못된 결론에 이르게 된다. 정확도에는 내적 정확도(internal validity)와 외적 정확도(external validity)의 두 가지 종류가 있다. 전자는 그 연구자체에 있어서 연구결과가 얼마나 '참값(true value)'을 나타내는지를 말하는 것이고, 후자는 시공을 초월하여 연구결과를 다른 상황에까지 일반화할 수 있는지를 말하는 것이다. 정확도와 함께 문제가 되는 것은 신뢰도(reliability)이다.

편견(bias)은 연구의 모든 단계에서 수많은 형태와 방법으로 나타날 수 있다. 실제로 역학분야에서 언급된 편견은 수십 가지나 된다. 그러나 흔히 이것을 크게 선택편견, 정보편견, 혼란편견의 세 가지로 나누어 설명한다.

선택편견(selection bias)은 연구목적을 달성하기 위해서는 이론적으로 전체 인구에 대해 자료를 수집해야 하지만 실제로 자료수집된 사람들이 한정되어 있을 뿐만 아니라 연구 결과가 잘못된 방향으로 치우치게 하는 효과가 잇는 사람들이 과다히 포함된 것을 말한다. 좋은 예로 종합병원에 온 환자를 대상으로 자료수집된 경우, 그 자료는 위중한 경우를 과다히 대표하기 때문에 실제보다 경과가 위중한 방향으로 잘못 기술될 가능성이 큰 것이다. 한마디로 표현하면 2X2 표의 4가지 cell이 모두 동일한 확률로 표본추출(sampling)되지 못하고 각각 다른 확률로서 불규칙하게 추출될 때 선택편의는 발생한다.

정보편견(information bias)은 연구에 필요한 정보를 바르게 측정하지 못하기 때문에 소기의 연구목적을 제대로 달성하지 못하게 되는 기전을 총칭한다. 여기에 해당하는 수많은 예들을 정보편견이라는 하나의 범주에 묶는다는 것이 무리가 없지 않다. 이 편견의 좋은 예로 감수성과 특이성이 낮은 검사 방법을 이용한 연구 그리고 환자-대조군 연구에서 환자군이 대조군보다 고거의 위험 노출여부를 기억하는 데 더 열심이기가 쉽다(recall bias)는 것을 들 수 있다.

혼란편견(confounding bias)은 설명변수(독립변수)와 피설명변수(종속변수)사이에 끼어 있으면서 설명변수가 마치 피설명변수의 발생을 잘 설명하거나 원인-결과 관계에 있는 것으로 잘못 판단하게 하는 혼란변수가 있을 때 발생되는 편견을 말한다. 보건의학 분야에서는 흔히 연령과 성별이 혼란변수로 작용하므로 통제 또는 표준화를 하게 된다. 그 이유는 보건의학 분야의 주된 피설명변수인 질병이환, 사망에 연령과 성별은 거의 언제나 독립적인 위험요인으로 작용할 뿐만 아니라 설명변수 각 수준내의 이들의 분포가 같지 않기 때문이다. 교란은 관련요인의 측면에서 표적 연구대상군과 비교성이 있는 비교(대조)군을 발견하지 못하였을 때 발생한다. “관련요인(relevant characteristics, risk factors)”이란 말은 일반적으로 발병위험을 예측하는 특성을 말하는 것으로 예를 들어 연령, 성별 및 어떤 생화학적 특성뿐만 아니라, 식이 및 흡연 같은 생활행태와 관련된 요소 그 외 화학적 노출 및 교대작업(외재적)같은 것이다. 만약 연구집단이 그 같은 점에서 비교성이 없다면, 그것은 해당 위험인자들에 관하여 비대칭적으로 분포했음을 의미하며 결국 교란이 있는 것이다. 다시 말해서 교란인자란 표적그룹과 대조군을 비대칭적으로 분배시킨 외부의 결정인자이다.

6 역학연구의 해석을 위한 지침

역학연구의 해석은 대개 판단의 문제이기 때문에 주관적인 요소를 많이 내포하고 있다. 저자의 평가가 항상 옳은 것은 아니다. 독자들은 주어진 자료를 비판적으로 조사할 수 있어야 하고 또 이러한 조사 결과 그들 자신의 의견이 만들어질 수 있어야 한다. 또한 대상에 대해서 잘 알아야 한다는 것 외에도 역학에 대한 통찰력이 있어야 하고 전반적으로 과학적 사고를 할 수 있어야 한다. 역학연구를 비판적으로 평가하기 위한 몇 개의 기본적인 지침들은 다음과 같다.

1) 정확도 점검

자세한 연구계획, 연구대상 및 방법 등이 나와 있다면 독자들은 그 연구의 정확도를 평가할 수 있을 것이다. 구체적인 방법이 설명되어 있지 않거나, 불완전하거나 결함이 있는 방법으로 수행된 논문을 대하면 독자들은 정확도를 어떻게 평가해야 되는지 관심이 없어지거나 또는 모르고 지나가기가 쉽다. 이러한 논문은 과학적으로 정보를 제공하는데 불충분하다.

2) p값

p값은 모든 사람들에게 잘 알려진 통계량이긴 하지만 이를 제대로 이해하여야 한다. 이 값은 분석자료에 대한 통계검정에서 계산하게 되는데 낮은 p값은 연구가설이 올바르다는 쪽이고 높은 p값은 귀무가설(null hypothesis)이 옳다는 것을 지지한다. p값은 두 군간의 차이의 크기 뿐 아니라 자료에 있어서 정보의 양과도 관계가 있다.

연구대상자 수가 아주 작을 경우 위험비의 점추정치(point estimate)는 임의 변동량이 크기 쉽고 p값도 그 의미가 적어진다. 반면 연구 대상자수가 아주 많다면 두 군간에 차이가 적다고 하여도 p값이 아주 작게 계산된다. 그러나 이러한 적은 차이는 대개 생물학적인 의의가 없는 경우가 많으며 그 외에도 이것은 발견되지 않은 교란변수나 기타 편의에 의하여 생길 수도 있다. 그러므로 이러한 상황에서도 p값은 의미가 없게 된다.

통계적 검정은 계통오차가 있지 않다고 가정하고 하는 것이다. 아무리 의미있는 검정에서도 실제 효과와 편견을 구분할 수는 없다. 편견이 있다면 통계적 검정은 의미를 잃게 된다. 그러므로 p값이라는 것은 결코 참값에 대한 요약된 결과가 아니며 단지 자료를 평가할 때 쓰는 여러 도구 중 하나일 뿐이다.

3) 인과관계 추론을 위한 증거

비실험적 연구에서는 인과관계에 대한 분명한 결론에 도달하기 어렵다. 그러므로 인과관계는 '확률(probability)'의 측면에서 살펴보아야 한다. 원인적 연관성을 판단하기 위한 몇 가지 원칙들은 다음과 같다.

① 연관성이 클수록(stronger the association) 원인적 연관성의 확률이 커진다. 그러나 규모가 작은 연구에서는 위험비의 임의적인 변동이 상당히 심할 수 있기 때문에 해당되지 않는다. 그러나 중간 정도의 크기거나 대규모의 연구에서 위험비가 높게 나온다면 원인적 연관성의 확률도 크다. 또한 대규모의 연구에서는 위험비의 신뢰구간이 작기 때문에 그런 경우 위험비가 작더라도 통계적인 유의성은 쉽게 얻을 수 있다.

② 지속적인 관련성(consistency)이 있다면 원인적 연관성일 가능성이 크다. 서로 다른 사람에 의하여, 다른 장소에서 또는 다른 환경, 다른 시간에 행하여진 연구들에서 반

복해서 관련성이 있는 것으로 나타난다면 원인적 연관성일 가능성이 크다.

③ 연관성의 특이성(specificity)이 중요하다. 연관성이 특수한 근로자(즉, 비스코스 레이욘 공장의 방적공)에 국한되고 또 질병의 부위 및 유형이 특정하게 정해져 있으면 인과관계를 뒷받침 해준다.

④ 원인이 결과를 앞서야 하는 시간적 관계(temporal relationship)가 중요하다. 효과가 바로 나타나는 경우에는 연관성의 시간적 관계가 분명하지만 잠재기간이 있을 때는 불분명해진다.

⑤ 노출-반응 관계(exposure-response relationship)가 있으면 연관성의 인과관계를 뒷받침해준다. 그러나 교란 변수가 노출과 같이 섞여 있을 때는 이 두 개의 영향을 분리할 수가 없다. 실제 발견되지 않은 어떤 교란 변수가 강한 관계를 나타낸다고 보기는 어렵다 하더라도 이러한 경우에 이론적인 힘은 크게 약화된다. 특히 산업장에서 여러 유해 인자에 대한 동시 노출은 분리하기가 어렵다. 예를 들어 여러 제련소에서 생기는 혼합노출 상황에서 한 금속의 발암효과는 다른 것의 효과와 분리할 수는 없다. 이런 경우 노출-반응관계에는 교란변수가 크게 작용하여 암과 특정 금속 사이의 원인적인 관련성을 뒷받침할 수 없는 것이다.

⑥ 생물학적인 타당성(biologic plausibility)이 중요하다. 예를 들어 이황화탄소가 관상동맥에 작용할 수 있는 적어도 다섯 가지의 생화학적 기전이 있다고 한다면 이황화탄소 노출과 관상동맥질환 사이의 원인적 연관성은 더욱 타당성이 있다. 반면 이러한 생물학적인 기전을 잘 알지 못할 때는 타당성이란 말을 사용하기 어렵다. 그러나 오늘날에도 생물학적인 기전을 모르는 경우가 많이 있다.

⑦ 실험결과에 의한 증거와 부합된다면(coherence of evidence) 원인적 연관성을 강력하게 뒷받침해준다. 반면 설명되지 않는 연관성은 신뢰하기가 어렵다. 확률적으로 보면 아무런 의미가 없다고 할지라도 20개의 연관성중 한 개는 0.05수준에서 유의하고 100개중 한 개는 0.01수준에서 유의하다. 컴퓨터가 널리 사용됨에 따라 이러한 의미 없는 연관성을 내는 것이 크게 증가하였다. 통계적인 의미를 무조건 믿는 것보다는 올바른 판단을 하는 것이 훨씬 중요하다.

⑧ 노출량이 변화함에 따라 질병이 변화한다면(a change in the exposure brings about a change in the illness) 원인적 연관성의 가장 결정적인 증거가 될 것이다. 이러한 증거는 개입역학연구에서 볼 수 있는데 그 증거의 강도는 앞에서 논의한 실험과 유사하다.

⑨ 어떤 경우에는 비교에 의한 추론(reasoning by analogy)이 원인적 연관성을 정하는 데 도움이 된다. 알려진 발암물질과 구조적으로 유사한 화합물이 암 발생 증가와 관련이 있다고 알려졌을 때 구조적으로 유사하지 않은 물질보다 암증가의 원인으로 보기가 쉽다.

[표 15-9] 요인과 질병간의 원인되는 관련성을 발견하기 위한 일반적 순서

1. 요인과 질병 사이에 있을 수 있는 원인적 연관의 임상적 관찰
2. 모집단 수준에서 관련성을 확립하는 기술역학적 분석
3. 각 개체 수준에서 관련성을 확립하는 분석역학적 연구
4. 위험인자에 의한 질병의 실험적 재현 그리고 질병에서 요인의 병인작용에 대한 설명
5. 위험인자의 제거(또는 그것에 대한 숙주반응의 조절)가 질병발생을 감소시키는 것을 관찰

4) 통계적으로 유의하지 않은 결과에 대한 해석

역학은 정교한 방법이 아니기 때문에 작은 위험률을 발견하지 못하는 것이 대부분이다. 작은 위험률을 찾기가 어려운 이유는 코호트 연구 및 단면 연구들이 지니는 대부분의 오류가 실제 존재하는 결과를 나타내지 않는 방향으로 작용하고 있기 때문이며, 환자 대조군 연구의 일부 오류도 이러한 경향을 나타내기 때문이다. 지금까지는 일반적으로 음성 편견보다는 양성 편견을 통제하는 것에 강조를 두었고, 엄격하게 위험률을 평가하는 것이 옳은 것으로 인식되어 왔다. 그러나 역학 연구가 적절히 시행되지 않고 또 잘못 해석되어짐으로 인하여, 실제 존재하는 위험률을 무시하거나 과소평가하면 반대로 많은 위험을 초래할 수 있다. 이러한 오류들에 의하여 피해를 당하는 사람은 바로 근로자들일 수 있다.

참고문헌

권근상, 김건엽, 김남송, 나백주, 오경재, 이무식. 보건학 연구방법, 계축문화사. 2004.
김남송, 오경재, 이무식 옮김. 의학자료 통계분석, 계축문화사, 2008.
김정순. 역학원론. 증보5판. 신광출판사. 2000.
대한예방의학회. 예방의학과 공중보건학 I, II, III. 계축문화사. 2017.
안윤옥, 유근영, 박병주, 김동현, 배종면, 강대희, 신명희, 이무송. 역학의 원리와 응용. 서울

대학교출판부. 2005.
이무식, 김남송. 보건학 연구방법론. 계축문화사, 2002.
질병관리본부. 역학과 관리, 2017.
Gordis L. Epidemiology. 3rd ed. Pennsylvania : Elsevier Saunders Co., 2004.
Last JM. A Dictionary of Epidemiology, 4th Ed, Oxford Uni Press Inc., 2001.
MacMahon B, Pugh TF. Epidemiology : principles and methods, Little, Brown and Company, 1970.
Rothman KJ, Greenland S. Modern Epidemiology, 2nd Ed, Lippincott-Raven Publishers, 1998.
Detels R, Beaglehole R, Lansang MA, Gulliford M. Oxford Textbook of Public Health, Oxford University Press, 2009
Robert B. Wallace. Maxey-Rosenau-Last Public Health and Preventive Medicine. McGraw-Hill Education, 15 edition, 2008.

제16장

감염병 관리

1 감염병 질환의 유래

인류는 오랫동안 질병은 사람이 알 수 없는 초자연력(超自然力), 특히 신의 노여움에 의해 발생한다고 믿어 왔다. 그러나 BC 3세기에 이르러 의성(醫聖) 히포크라테스가 그의 저서에서 질병발생의 원인이 온도와 습도, 주거지의 조건, 계절 등의 환경요인과 깊이 관련되었음을 주장하였다. 그 후 불명확한 공기의 변화가 역질(疫疾)을 유발한다는 '미아즈마설(說)'이, 16세기 중엽 이탈리아의 의사 프라카스토리우스의 전염설(傳染說)이 주장되었으며, 19세기 말에 이르러 파스퇴르와 코흐에 의해 주장된 미생물병인설(微生物病因說)이 인정을 받을 때까지 계속되어왔다.

따라서 과거 질병에 대한 원인이 밝혀지기 이전에는 감염병 관리가 미신적인 방법에 의존할 수밖에 없어서, 제물(祭物)을 바쳐 신에게 제사 드리는 것이 질병 치료의 한계였다. 그러나 병인(病因)과 그 전파양식(傳播樣式)이 발견됨으로 인해 각종 치료제 및 예방접종이 개발되었으며, 환자와 접촉을 강제하는 격리, 사회 환경의 위생적 관리, 교통차단 등 새로운 예방법이 점점 발달하여 왔다.

현재 감염의 생태학적(生態學的) 개념은, 사람이 지구(地球)라는 자연환경을 근거지로 대(代)를 이어가듯, 또 모든 생물이 나름대로 살 곳을 찾아 번식하듯이 병원체도 인간을 생존의 터전으로 종(種)의 영속(永續)을 꾀하는 과정이라고 보는 것이다. 오랫동안의 상호 접촉을 통하여 기주(寄主)인 인간과 기생체(寄生體)인 병원체는 서로 살아남기에 유리한 방향, 즉 공생(共生)의 방향으로 진화하여 가면서, 또 평형(平衡)과 불평형의 상태를 반복하면서 상존(相存)하고 있다.

천연두와 같이 무섭던 전염병도 전 세계의 인류가 협력하여 철저한 예방접종으로 지구상에서 박멸되었지만, 이상과 같이 생태학적 견지에서 볼 때 언제 어디서 새로운 병원체가 출현하여 인류를 위협할지 모른다. 병원체의 대부분은 인체를 떠난 외계에서 오랜 기간 생존이나 증식을 할 수 없을 뿐 아니라, 사람 이외의 동물에 감염이 되지 않기 때문에 이들이 종을 영속시키려면 사람이 필요하다.

2 관리대상 감염병

우리나라는 2018년 현재 '감염병의 예방 및 관리에 관한 법률'에 의하여 법정감염병을 법으로 정하여 관리하고 있으며, 이러한 법정감염병은 다음과 같다(표 16-1).

(1) 법정감염병의 체계

제1군 감염병은 전파속도가 빠르고 국민건강증진에 미치는 위해정도가 너무 커서 발생 또는 유행 즉시 방역대책을 수립해야하는 수인성, 식품매개성 감염병이다. 콜레라, 장티푸스, 파라티푸스, 세균성이질, 장출혈성대장균감염증, A형간염 등으로 6종류가 지정되어 있다.

제2군 감염병은 예방접종을 통해서 예방 또는 관리가 가능하여 국가예방접종사업의 대상이 되어있는 감염병으로 디프테리아, 백일해, 파상풍, 홍역, 유행성이하선염, 풍진, 폴리오, B형간염, 일본뇌염, 수두, B형헤모필루스인플루엔자, 폐렴구균 등으로 12가지가 지정되어 있다.

제3군 감염병은 간헐적으로 유행할 가능성이 있어 지속적인 그 발생을 감시하고 예방대책의 수립이 필요한 감염병으로 말라리아, 결핵, 한센병, 성홍열, 수막구균성수막염, 레지오넬라증, 비브리오패혈증, 발진열, 발진티푸스, 쯔쯔가무시증, 렙토스피라증, 브루셀라증, 탄저, 공수병, 신증후군출혈열(유행성출혈열), 인플루엔자, 후천성면역결핍증(AIDS), 매독, 크로이츠펠트-야콥병(CJD) 및 변종 크로이츠펠트-야콥병(vCJD), C형간염, 반코마이신내성황색포도알균(VRSA), 카바페넴내성자내세균속균종(CRE) 등 22종이 지정되어 있다.

제4군 감염병은 국내에서 새로 발생한 신종전염병증후군, 재출현 전염병, 또는 국내 유입이 우려되는 해외 유행 감염병으로서 방역대책의 긴급한 수립이 필요하다고 인정되어 보건복지부장관이 정하는 전염병으로서 페스트, 황열, 뎅기열, 바이러스성 출혈열, 두창, 보툴리눔독소증, 중증 급성호흡기 증후군(SARS), 동물인플루엔자 인체감염증, 신종인플루엔자, 야토병, 큐열(Q熱), 웨스트나일열, 신종감염병증후군, 라임병, 진드기매개뇌염, 유비저(類鼻疽),

치쿤구니야열, 중증열성혈소판감소증후군(SFTS), 중동호흡기증후군(MERS) 등 19종이 지정되어 있다.

제5군 감염병은 기생충 감염증으로 회충증, 편충증, 요충증, 간흡충증, 폐흡충증, 장흡충증 등 6종이 지정되어 있다.

지정 감염병은 제1군 내지 제5군 전염병 외에 유행여부의 조사를 위하여 감시활동이 필요하다고 인정되어 보건복지부장관이 정하는 감염병 17종 등이다.

2020년 아래와 같이 우리나라는 1-4급 감염병체계 등으로 개편될 예정이다.

제1급감염병 : 생물테러감염병 또는 치명률이 높거나 집단 발생의 우려가 커서 음압격리와 같은 높은 수준의 격리가 필요한 감염병으로, 발생 즉시 신고해야 한다. 에볼라바이러스병, 페스트, 탄저, 중동호흡기증후군(MERS) 등

제2급감염병 : 전파가능성을 고려해 발생 또는 유행 시 24시간 이내에 신고해야 하고, 격리가 필요한 감염병을 지정한다. 결핵과 수두, 홍역, 콜레라, 장티푸스, A형간염, 폴리오 등

제3급감염병 : 발생 여부를 계속 감시할 필요가 있어 발생 또는 유행 시 24시간 이내에 신고해야 하는 파상풍, B형간염, 일본뇌염, C형간염, 말라리아, 레지오넬라증, 비브리오패혈증 등

제4급감염병 : 1~3급까지 이외에 유행 여부를 조사하기 위해 표본감시 활동이 필요한 감염병을 지칭한다. 인플루엔자, 매독, 회충증, 편충증, 수족구병, 장관감염증, 급성호흡기감염증 등

감염병 '급'과 연계해 1~3급은 전수감시를 원칙으로 하고, 1급은 발생 즉시 신고토록 했다. 2~3급은 발생 후 24시간 이내에 신고토록 하고, 4급은 표본감시를 원칙으로 발생 후 7일 이내에 신고토록 규정

[표 16-1] 2018년 기준 법적 규정 감염병 구분

구분	제 1 군	제 2 군	제 3 군	제 4 군	제 5 군
특성	물 또는 식품매개 발생 즉시 방역대책 수립(6종)	국가예방접종사업 대상 (12종)	간헐적 유행가능성 계속 발생 감시 및 방역대책 수립(22종)	국내 새로 발생 또는 국외유입 우려(20종)	기생충 감염증 정기적 조사(6종)
질환	1. 콜레라 2. 장티푸스 3. 파라티푸스 4. 세균성이질 5. 장출혈성대장균 감염증 (O-157) 6. A형감염	1. 디프테리아 2. 백일해 3. 파상풍 4. 홍역 5. 유행성이하선염 6. 풍진 7. 폴리오 8. B형간염 9. 일본뇌염 10. 수두 11. b형헤모필루스인플루엔자 12. 폐렴구균	1. 말라리아 2. 결핵 3. 한센병 4. 성홍열 5. 수막구균성수막염 6. 레지오넬라증 7. 비브리오패혈증 8. 발진티푸스 9. 발진열 10. 쯔쯔가무시증 11. 렙토스피라증 12. 브루셀라증 13. 탄저 14. 공수병 15. 신증후군출혈열 (유행성출혈열) 16. 인플루엔자 17. 후천성면역결핍증 (AIDS) 18. 매독 19. 크로이츠펠트-야콥병(CJD) 및 변종 크로이츠펠트-야콥병(vCJD) 20. C형간염 21. 반코마이신내성황색포도알균 (VRSA) 감염증 22. 카베페넴내성장내세균속균종 (CRE)감염증	1. 페스트 2. 황열 3. 뎅기열 4. 바이러스성출혈열 (마버그열, 라싸열, 에볼라열) 5. 두창 6. 보툴리눔독소증 7. 중증급성호흡기증후군(SARS) 8. 동물인플루엔자 인체감염증 9. 신종인플루엔자 10. 야토병 11. 큐열 12. 웨스트나일열 13. 신종감염병증후군 14. 라임병 15. 진드기매개뇌염 16. 유비저 17. 치쿤구니야열 18. 중증열성혈소판감소증후군 (SFTS) 19. 중동 호흡기 증후군(MERS) 20. 지카바이러스 감염증	1. 회충증 2. 편충증 3. 요충증 4. 간흡충증 5. 폐흡충증 6. 장흡충증

구분	지정 감염병
특성	유행여부 조사 · 감시(17종)
질환	1. C형간염 2. 수족구병 3. 임질 4. 클라미디아 감염증 5. 연성하감 6. 성기단순포진 7. 첨규콘딜롬 8. 반코마이신내성황색포도알균(VRSA) 감염증 9. 반코마이신내성장알균(VRE)감염증 10. 메티실린내성황색포도알균(MRSA)감염증 11. 다제내성녹농균(MRPA)감염증 12. 다제내성아시네토박터바우마니균(MRAB)감염증 13. 카바페넴내성장내세균속균종(CRE)감염증 14. 장관감염증 15. 급성호흡기감염증 16. 해외유입기생충감염증 17. 엔테로바이러스 감염증

(2) 법정감염병의 목적

감염병으로부터 국민의 생명을 보호하기 위해 국가는 감염병을 관리대상으로 선정하여 관리하고 있다.

(3) 감염병 감시 체계

법정감염병을 인지한 의사, 한의사 및 기타 신고의무자(학교장, 기관장, 부대장, 세대주, 각종 시설의 장 등)는 보건소장을 통하여 시 · 군 · 구청장에게 신고한다. 그 후 행정체계에 의해 시 · 도지사, 보건복지부장관에게 보고된다.

3 감염병 관리대책

감염병의 관리는 전염병 생성과정의 요소가운데 한 요소 이상을 제거하여도 관리가 된다. 그러므로 감염병 관리대책은 이러한 요소들을 어느 시점에서 차단하느냐에 따라 효율적인 결과를 가져올 수 있다. 이러한 방법으로 전파예방과 숙주의 면역증강이 있다(그림 16-1).

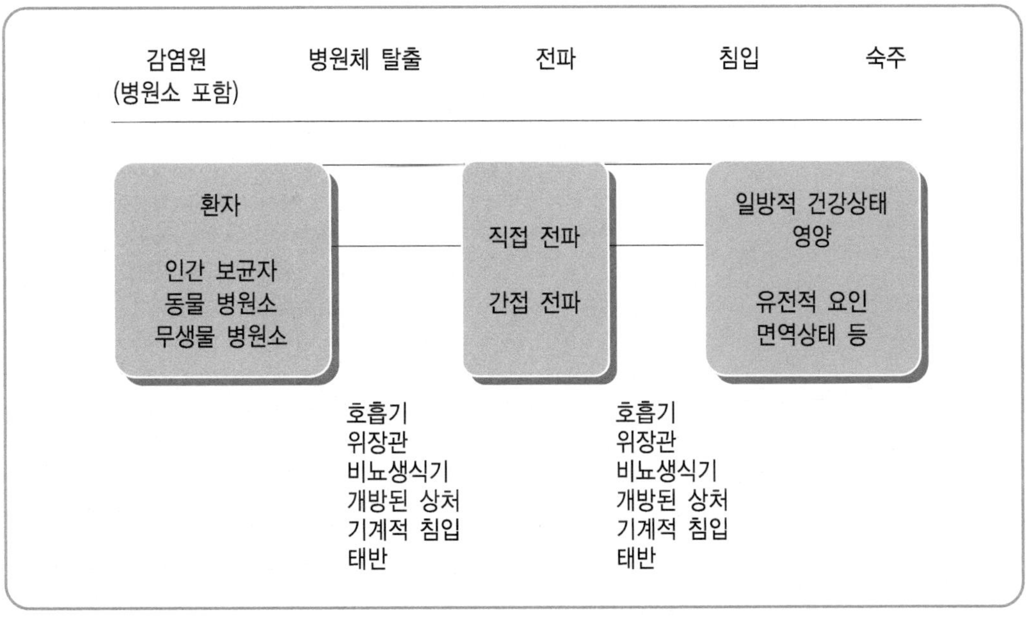

[그림 16-1] 감염병 발생 과정도

[표 16–2] 21세기에 대비한 주요 감염병 및 관리 방법(보건복지부, 2000)

사전 예방	대상 전염병	관리기관	사후 확산차단
살 충 소 독 예 방 접 종 홍 보 교 육 위 생 점 검 보 균 검 사 건 강 검 진 유 행 예 측 검 역 정 보	**즉시조치 전염병** 콜레라, 장티푸스, 세균성 이질 페스트, 0157H7, 파라티푸스 등 **예방접종관리 전염병** 홍역, 볼거리, 풍진, 일본뇌염디프테리아, 소아마비, 파상풍, 백일해, B형간염 **집중모니터 전염병** AIDS, 말라리아, 결핵, 탄지병, 브루셀라, 인플루엔자, 비브리오, 렙토스피라, 유행성출혈열 등 **신종 및 유입 전염병** 에볼라열, 조류독감, 뎅기열, 열대열말라리아, 샤가스병, 기타 해외유입 전염병 등	· 의료기관 · 학교 · 사업장 · 단체급식소 · 보건소 · 시도보건과 · 시도보건환경연구원 · 국립보건원 · 국립검역소 · 중앙 및 시도역학 조사반 · 식품의약품안전청	· 조기발견/조기치료 · 표본감시의 사망 · 정밀 역학조사 실시 · 과학적 원인규명 – 병원균 유전자 검사 – 전염병전문가 양성 · 확산예방조치 – 환자격리조치 – 업무종사제한 – 집회금지 – 유통식품수거, 폐지 – 시설폐쇄 – 교통차단 – 매개동물구제 – 어로제한, 금지 등 · 각종 전염병 DB 구축 – 전염병 전산신고 – 전염병 조기경보망 · 보건요원 지속적 교육

(1) 전파예방

감염병의 전파를 예방하는 방법으로는 병원소를 제거하는 방법과 전염경로를 차단하는 환경적인 부분을 관리하는 방법으로 나눌 수 있다.

병원소 관리에서의 첫째 동물이 병원소인 인수공통전염병은 병원소를 제거함으로서 전파를 예방할 수 있으며, 광견병, 우형결핵(Bovine Tuberculosis), 페스트, 탄저, 브루셀라병 등이 여기에 속한다.

둘째 사람이 병원소인 경우는 감염균이 존재하는 장기를 제거하거나 환자를 신속하게 격리함으로 전파를 예방할 수 있다. 결핵, 나병, 콜레라, 페스트, 디프테리아, 장티푸스, 세균성이질 등이 이에 속한다.

전염경로를 차단하는 방법은 병원체가 병원소를 탈출하여 새로운 숙주로 이동하는 과정을 차단하기 위함이며, 식품관리, 상하수도관리, 구충 · 구서 등 매개동물의 관리, 소독 등을 통하여 효과를 얻을 수 있다. 그러나 환경개선으로 효과를 얻을 수 없는 전염병으로는 홍역, 인플루엔자 등이 있다.

(2) 숙주의 면역증강

숙주의 질병에 대한 면력 증강은 전염을 차단할 수 있으며, 이는 주로 인공능동면역이 사용된다. 또한 말라리아, 결핵, 임질, 매독과 같은 감염병은 화학약품이나 항생제를 투여함으로 예방하는 화학적 방법을 사용하기도 한다. 숙주의 면역력을 높이기 위한 영양관리, 운동, 휴식 등의 관리도 중요하다.

[표 16-3] 면역의 구분, 종류 및 예

<table>
<tr><th>구 분</th><th colspan="4">종류 및 예</th></tr>
<tr><td>선천면역</td><td colspan="4">종간 면역, 종족 간 면역 및 개인 간 면역의 차이</td></tr>
<tr><td rowspan="5">후천면역</td><td rowspan="3">능동
면역</td><td>자연능동면역</td><td colspan="2">천연두, 홍역, 장티푸스 등</td></tr>
<tr><td rowspan="2">인공능동면역</td><td>백 신</td><td>천연두, BCG, 홍역, 디프테리아 등</td></tr>
<tr><td>독 소</td><td>파상풍, 독소</td></tr>
<tr><td rowspan="2">수동
면역</td><td>자연수동면역</td><td colspan="2">경태반(transplacental) 면역(소아마비, 홍역, 디프테리아 등)</td></tr>
<tr><td>인공수동면역</td><td colspan="2">B형 간염 글로불린, 파상풍 항독소</td></tr>
</table>

4 감염병 관리의 원칙

감염병 관리는 발생기전에 따른 관련요인들을 변화시키는데 초점을 맞추어야 한다. 그러므로 감염병의 관리는 그 역학적 특성을 고려하여 개발되어야 한다. 즉 숙주의 감수성을 약화시키는 예방접종, 병원체의 매개체를 제거하기 위한 환경변화, 질병의 전파 기회를 최소화, 그리고 병원체의 불활화(不活化) 등이 있다(표 16-2).

1) 예방접종사업

예방접종은 감염병 예방과 관리를 위해 가장 효과적인 방법이며 비용이 적게 드는 장점이 있다. 이러한 예방접종으로 두창 바이러스는 지구상에서 박멸되었으므로 더 이상 백신의 접종을 할 필요가 없어졌으며, 홍역, 폴리오, 디프테리아, 백일해 등의 백신도 안전성과 효과성을 인정받고 있다. 이러한 결과로 선진 각국에서는 유효백신의 체계적 투여 및 사회 환경적 개선에 힘입어 감염병 예방과 관리가 이루어지고 있다. 그러나 이들 병원체가 지구상에서 완전히 박멸되지 못했기 때문에 지속적으로 예방접종이 요구된다.

또한 최근 예방접종사업에서 문제로 지적되는 것 가운데 하나는 매우 드물게 발생하는 뇌염과 마비와 같은 합병증의 발생이다. 특히 이러한 질병의 자연적 발생이 전혀 없는 지역에서는 아무리 드물더라도 이런 위험을 무릅쓰고 계속적으로 예방접종을 시행하는 것이 합당한 것인가에 대한 의문이 있다. 따라서 신중한 고려가 필요하다.

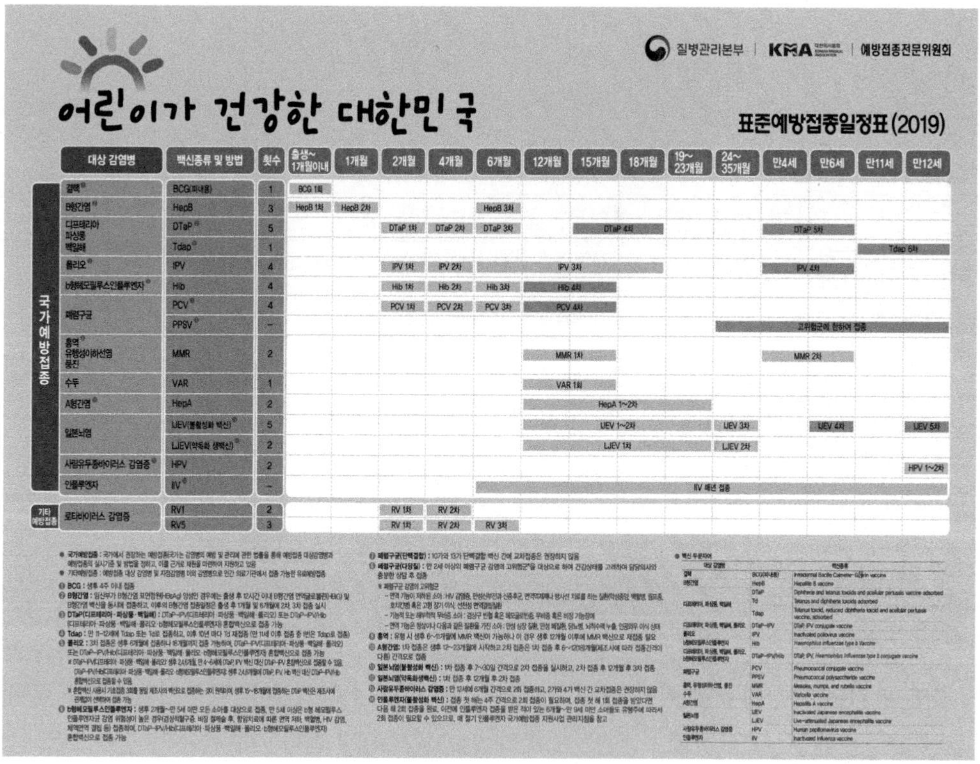

[그림 16-2] 우리나라 표준예방접종 일정표(2017)

2) 우리나라의 감염병 관리

감염병 관리 및 예방은 첫째, 국가적 차원에서 온 국민을 감염병으로부터 보호하기 위한 법적 조치, 둘째 지역사회 자원에서 자기가 속한 지역사회로의 감염병 침입을 사전에 방지하기 위한 모든 구성원에 의한 조직화된 노력, 셋째, 개인적 차원에서 감염되지 않도록 스스로 노력하는 책임이다.

감염병의 예방과 관리에는 세 가지 방법이 있다.

(1) 검역

교통수단의 발달은 감염병의 국제간 전파의 문제를 야기하고 있다. 따라서 지역 간 또는 국제간의 전염병의 전파를 막기 위한 검역의 중요성이 강조되고 있다. 검역이란 유행지에서 들어오는 사람들을 유행지를 떠난 날로부터 계산하여 병원체의 잠복기 동안 그들이 유숙하는 곳을 신고하도록 하거나 일정한 장소에 머물게 하여 감염여부를 확인할 때까지 감시하는 체계를 말한다.

예방접종으로 예방이 가능한 질병은 발생예상지역으로의 입 · 출국시 예방접종카드 소지를 의무화하거나, 국가내의 지역에서 발생된 감염병은 출입을 통제하는 방법 등도 검역의 한 방법이 된다.

(2) 전파방지

한 숙주에서 새로운 숙주로 옮아가는 과정을 차단하므로 질병의 전파를 방지할 수 있다. 이러한 전파방지 방법으로는 첫째, 환자와 보균자의 치료를 통하여 병원체를 배설하지 못하게 하는 방법, 둘째, 병원체를 배설하는 환자나 보균자와 감수성이 있는 건강인의 접촉을 막는 방법, 셋째, 숙주 밖으로 나온 병원체를 사멸시키는 방법이 있다.

(3) 면역 증강

숙주가 어떤 병원체에 대한 저항력을 가지고 있는 방어력을 면역이라고 하는데, 병원체와 결합하여 그를 사멸시킬 수 있는 특이항체를 보존하기 때문에 감염되지 않는 상태가 된다.

이러한 특이 면역은 특정 병원체에 자연적으로 감염되거나 예방접종에 의한 체내에 생성된 항체로 방어하는 능동면역(active immunity)과 감염경험이 있는 모체의 태반을 통해 얻었거나 예방목적으로 다른 개체가 가진 항체를 주입받아 방어력을 얻은 수동(피동)면역(passive immunity)이 있다. 능동면역은 면역체계의 계속적인 반응으로 오래 지속되지만 다른 개체의 항체를 주입받은 수동면역은 수주일 밖에 효과가 없다.

참고문헌

김정순. 역학원론. 증보5판. 신광출판사. 2000.

대한예방의학회. 예방의학과 공중보건학 I, II, III. 계축문화사. 2017.

안윤옥, 유근영, 박병주, 김동현, 배종면, 강대희, 신명희, 이무송. 역학의 원리와 응용. 서울대학교출판부. 2005.

질병관리본부. 역학과 관리, 2017.

Gordis L. Epidemiology. 3rd ed. Pennsylvania : Elsevier Saunders Co., 2004.

Last JM. A Dictionary of Epidemiology, 4th Ed, Oxford Uni Press Inc., 2001.

MacMahon B, Pugh TF. Epidemiology : principles and methods, Little, Brown and Company, 1970.

Rothman KJ, Greenland S. Modern Epidemiology, 2nd Ed, Lippincott-Raven Publishers, 1998.

Detels R, Beaglehole R, Lansang MA, Gulliford M. Oxford Textbook of Public Health, Oxford University Press, 2009

Robert B. Wallace. Maxey-Rosenau-Last Public Health and Preventive Medicine. McGraw-Hill Education, 15 edition, 2008.

제17장

만성질환 관리

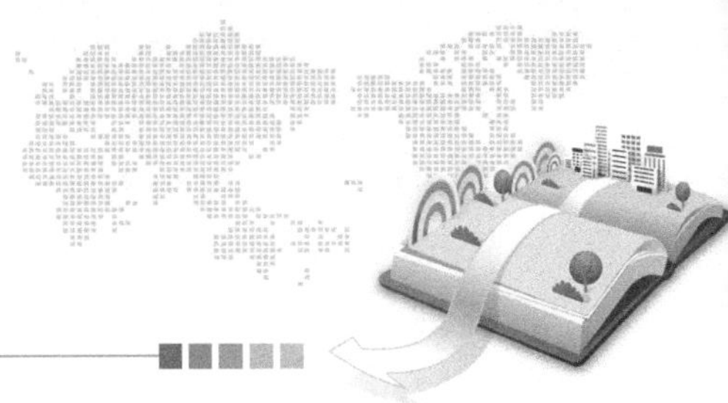

1 만성질환 정의와 역학

만성질환이란 “정상이 아닌 모든 손상(impairment)과 이상(deviation)을 포함한다. 즉 영속적인 불구상태, 회복 불가능한 병변, 재활을 위한 특별한 훈련의 필요성이나 장기간 보호와 감시의 필요성 중에서 최소한 한 가지 이상을 갖고 있는 상태”[1] 또는 “최소 3개월 이상 연속되는 병적상태”[2]라고 정의하였다.

일반적으로 만성질환이 과거에는 성인들에게 주로 발생한다하여 성인병으로 불리기도 하였으나 소아당뇨 등 만성질환이 반드시 성인에게만 발생되는 질병은 아니므로 성인병으로 불리는 것은 올바르지 않다.

우리나라는 2000년에 이미 고령화 사회(65세 이상 노인인구 7%)로 진입하였으며, 2005년 9.1%, 2026년 인구 5명 중 1명이 노인이 되는 초고령사회로 진입할 것이며, 2030년 24.3%, 2050년 노인인구의 비율은 전인구의 38.2%로 세계 최고수준에 도달할 것으로 예측되고 있다. 한편, 국민영양, 위생상태의 개선과 보건의료 수준의 향상으로 1971년 62.3세에서 2014년에는 81.5세로 증가되었으며, 기대수명이 지속적으로 늘어나고 있다. 이러한 고령화는 만성질환자의 증가를 수반하고 있어 건강수명을 위협하고 있다.

2008년 보고된 세계보건기구 자료에 따르면 전 세계 사망의 위험요인 1~7위는 고혈압 · 흡연 · 당뇨병 · 운동 부족 · 비만 · 고지혈증이며[3], 이들은 모두 심뇌혈관질환의 주요 위험 요인과 일치하지만, 요인들의 조절과 생활습관의 개선을 통해 80%이상[4] 예방이 가능하다.

1) 미국 National Commission on Chronic Illness의 정의
2) 미국 National Health Survey
3) WHO. Global Health Risks: Mortality and Burden of Disease Attributable to Selected Major Risks, 2009.

WHO는 대부분 심혈관 질환, 암, 만성 호흡기 질환, 그리고 당뇨병들과 같은 만성질환들은 전 세계적으로 60%의 죽음에 기여했고 이 죽음들 중 80%이상은 낮거나 적당한 수입을 보이는 나라에서 발생하였다고 보고하였다[5]. 고혈압, 당뇨병 관련 사망이 전체 사망원인의 31.6%를 차지할 정도로 만성질환으로 인한 질병 부담이 매우 크다[6]. 또한 심뇌혈관질환이 전체 사망원인의 21.5%를 차지(통계청, 2013)하며, 1위인 암의 28.3%에 이어 단일질환으로서 1위는 뇌혈관질환이 9.6%에 달한다.

2011년 우리나라 국민건강영양조사에 따르면, 연령별 고혈압 · 당뇨병의 유병률은 30대에는 각각 9.1%, 2.5%에 불과하나 70대 이상에서 66.6%, 21.5%로 크게 늘어나고 있으며, 부적절한 식생활, 운동부족, 음주 등 생활습관의 변화로 인해 국민건강 위험요인도 점차 증가하고 있으며, 비만, 대사증후군의 발생 또한 급격히 증가되고 있다. 19세 이상 성인비만 유병률은 29.2%('01년)에서 30.8%('10년)로 늘어나 건강위험요인도 점차 증가하였으며, 2010년도 국민건강보험공단 건강검진 결과를 대사증후군은 수검자 중 25.6%(265만 명)에 이르고 있다.

2008~2010년 만성질환자는 전체 건강보장인구의 22.0~22.5%를 차지하고 있다. 50세 미만의 청 · 장년층의 비율은 34.7%이었으며, 50~65세가 34.6%, 65세 이상 노인의 비율은 30.7%로 50~80세가 59.7%를 차지한다. 만성질환자의 질환별 점유율을 보면, 고혈압 환자가 약 41%, 신경계질환 약 21%, 정신 및 행동장애 약 19%, 당뇨병 17~18%, 간질환 14~15% 등의 순으로 나타나고 있다. 고혈압, 당뇨병, 심장질환과 대뇌혈관질환을 합하면 71.6%이다[7]. 2009년 한국의료패널 기초분석보고서에 따르면 만성질환이 있는 65세 이상 노인은 전체의 89.70%이고, 만성질환을 1개 이상 보유하고 있는 65세 이상 고령자를 대상으로 분석한 결과, 평균 4.1개의 만성질환을 가지고 있으며, 만성질환 보유자 중에서 70.9%가 복합만성질환을 가지고 있는 것으로 조사되었다.[8]

세계적으로 만성질환은 2020년까지 전체 사망원인의 73%, 전체 질환의 60%를 차지하게 될 것으로 예측되어, 신뢰성 있고 지속적인 환자-의사 관계 속에서의 복합만성질환관리의 중

4) 보건복지부. 주요 만성질환관리사업 지침, 2009.
5) Abegunde, D.O., C.D. Mathers, T. Adam, M. Ortegan, and K. Strong. The Burden and Costs of Chronic Disease in Low-Income and Middle Income Countries. *Lancet* (2007):370:1929-1938.
6) 임준, 고광필, 한은아, 정원, 박미주, 한진옥. 고혈압, 당뇨병 환자를 대상으로 한 의원기반 만성질환 등록관리사업의 효과평가, 한국건강증진재단, 2012.
7) 김명화. 만성질환자의 의료이용 현황. 건강보험심사평가원 HIRA 정책동향 (2008):6(1):pp.42-49.
8) 서남교, 안수지, 한은정, 황연희, 정영호, 고숙자. 2009년 한국의료패널 기초분석보고서(III). 한국보건사회연구원. 국민건강보험. 2011.

요성이 강조되고 있다[9]. 만성질환자들은 입원이용일수의 24~26%, 외래이용일수의 약 8%를 이용하며, 질환에 따라 외래와 입원 이용양상이 다르게 나타난다[10]. 만성질환자들의 진료비는 전체 진료비의 약 31%를 차지하는데, 만성질환자들은 입원진료비의 비중이 높으며, 질환에 따라 다르게 나타난다[11].

현재 우리나라는 천만이 넘는 인구가 고혈압·당뇨병 유병자이며, 향후 고령화 진행과 함께 이 비율은 급속히 증가할 것으로 예측되고 있다[12]. 국민건강영양조사(2010~2011년) 데이터를 분석한 결과, 고혈압 유병자는 약 939만 명, 당뇨병은 298만 명으로 추정되며, 30세 이상 인구 중 고혈압이나 당뇨병을 가진 비율이 34%에 이르며, 연령과 성별로 구분한 인구그룹별 유병률이 현재와 동일하게 유지된다고 가정하면, 2030년 고혈압·당뇨병 유병자 규모는 1,679만 명, 30세 이상 유병률은 42.8%에 이를 것으로 추정되고 있다. 고혈압과 당뇨병 유병자 중 증상을 적정 수준에서 관리하고 있는 비율은 43.3%와 29.7%에 불과하여 중증질환으로의 악화와 경제 파탄의 위험을 예고하는 적신호라 할 수 있다[13]. 유병자 중 조절률은 고혈압 43.3%, 당뇨병 29.7%에 불과하며, 30~64세 유병자는 36.6%, 28.2%로 더 낮아 만성질환 관리에 관한 시스템 차원의 취약성이 노출되고 있는데 이는 현재 의료시스템이 고령화에 성공적으로 대비하지 못하고 있다는 것을 보여주는 단면이며, 향후 국민건강과 의료비 관리 측면에서 초래될 부담을 예고하고 있다.

2 만성질환의 특성

만성질환은 전염성 질병에 비해 역학적 연구가 용이하지 못하여 연구에 어려움도 있으나 다음과 같은 특성을 가지고 있다.

만성질환은 직접적인 요인을 가지고 있지 않으며, 원인이 매우 다양하며, 복잡하다. 또한 잠재기간이 길며, 질병의 발생시점이 불분명하다. 발생요인이 질병의 발생과 이환 경과에 다르게 영향을 미치는 것 등이 감염성 질병과 역학적으로 다른 특성을 가진다. 즉 만성병은 병

9) 정영호. 고령자의 복합만성질환 분석: 외래이용을 중심으로. 한국보건사회연구원. 보건 · 복지 Issue & Focus 196호. 2013.06.28.
10) 김명화. 만성질환자의 의료이용 현황. 건강보험심사평가원 HIRA 정책동향 (2008):6(1):pp.42-49.
11) 김명화. 만성질환자의 의료이용 현황. 건강보험심사평가원 HIRA 정책동향 (2008):6(1):pp.42-49.
12) 통계청. 국민건강영양조사 5차 원자료; 통계청 추계인구
13) 윤희숙, 고령화를 준비하는 건강보험 정책의 방향, 한국개발연구원. KDI경제동향 KDI현안분석, (2013.2) : pp.34-43.

원체가 없이도 발병하는 질병이다.

만성질환의 발생 요인으로는 첫째 유전적 요인이다. 일반적으로 혈우병, 당뇨병, 원인불명의 본태성 고혈압 등이 유전적 요인과 관계가 있는 것으로 알려져 있으며, 암의 유전성에 대해서는 부정적인 경향도 있으나 최근 들어 유전적인 측면을 중시하는 학자들도 많은 것이 사실이다. 둘째는 사회경제적 요인이다. 직업, 교육정도, 거주환경, 소득에 따라 만성질환의 발생률 차이에 대한 연구 결과들을 많이 볼 수 있다. 셋째는 생활 습관적 요인이다. 식습관을 비롯한 규칙적인 운동실천 여부는 각종 만성질환의 중요한 요인으로 잘 알려져 있다. 넷째는 지역적인 요인이다. 지역적으로도 만성질환의 발생률에 많은 차이를 보이고 있으며, 이는 인종별 차이로 표현될 수도 있으나 반드시 지역의 차이가 인종의 특성과 일치하지는 않는다. 다섯째는 기호의 요인이다. 기호의 요인 중 흡연은 위험요인으로 잘 알려져 있으며 많은 연구에서 흡연과 폐암과의 인관관계가 있는 것으로 알려져 있다. 또한 과다한 알코올 섭취는 간경화를 유발할 수 있는 요인으로 알려져 있다.

미국 만성병질병위원회(1949)에서는 만성병을 다음과 같이 규정하였다.

① 영구적인 질병

② 기능장애가 남는 질병

③ 비가역성 질병

④ 환자의 재활에 특별한 치료방법이 요구되는 질병

⑤ 장기간의 환자진료와 간호를 필요로 하는 질병

즉 긴 이환기간을 가지며, 여러 기간 동안 치료를 필요로 하는 질병으로 심장병, 고혈압, 암, 관절염, 결핵, 당뇨, 간경화증, 그리고 폐기종 등이 여기에 포함된다.

미국만성병위원회의 분류는 다음과 같다.

① 조절 가능한 만성병 : 당뇨병, 성병 등 17가지

② 부분적으로 조절 가능한 만성병 : 류마티스열, 기관지천식, 간질 등 27종

③ 거의 조절이 불가능한 만성병 : 선천성 기형, 신경질환. 정신병, 종양 등 7종

3 만성질환의 종류

1) 고혈압증(Hypertension)

(1) 정의

혈압이란 혈관 속을 흐르는 혈액이 혈관 벽에 미치는 힘을 말하며 이를 측압력이라고 말한다. 혈압은 혈관의 장소에 따라 압력에 차이를 보이는데 일반적으로 혈압이라 함은 상완동맥(brachial artery)의 혈압을 말한다. 또한 혈압은 심장의 수축 이완에 따라 수축기 혈압과 이완기 혈압으로 나뉘며, 이는 최고혈압, 최저혈압이라고도 한다. 세계보건기구에서 정의한 혈압의 기준은 아래 표와 같다.

[표 17-1] 세계보건기구 혈압기준

구분	저혈압	정상혈압	경계혈압	고혈압
최고혈압(mmHg)	100 이하	140 이하	140~160	160 이상
최저혈압(mmHg)	60 이하	89 이하	90~95	95 이상

(2) 원인

고혈압은 여러 가지 원인이나 질환으로 발생하는데 90%이상은 원인이 불분명하다. 고혈압은 속발성 또는 2차성 고혈압과 본태성 또는 1차성 고혈압으로 분류하며 속발성 고혈압은 원인이 알려져 있으며, 그 증상의 하나로 고혈압이 나타나는 것을 말하며, 본태성 고혈압은 원인이 불명확하다. 85~90%의 고혈압은 본태성 고혈압이다. 본태성 고혈압은 유전적 요인이나, 스트레스, 비만, 식염섭취량, 환경요인 등의 요인에 의해 발생되는 것으로 생각되어지고 있다.

(3) 증상

고혈압의 증상으로는 두통, 이명, 현기증, 불면증, 불안, 피로감 및 신경질적인 증상이 나타나기도 한다. 또한 고혈압은 비정상적인 출혈이 잦으며, 출혈시 잘 멈추지 않는다. 이러한 초기 증상이 지속되면서 고혈압이 심해지게 되는데 이때 좌심실이 커지게 되어 결국 심부전의 합병증을 유발하게 된다. 호흡곤란, 흉부통증 등의 증상이 나타날 수도 있다.

고혈압에 의해 동맥경화가 발생되면 코피, 혈뇨, 어지러움, 시야흐림 등의 현상이 나타날 수도 있으며 심부전에 의한 협심증, 호흡곤란 등의 증상이 나타나기도 한다.

(4) 예방

고혈압 예방을 위한 방법으로는 먼저 생활습관의 변화, 스트레스 해소, 식이요법, 표준체중유지, 규칙적인 운동, 금연, 절주 등이 필요하다.

생활습관을 개선하는 것은 고혈압의 예방 및 관리에 매우 중요하다. 혈압을 예방하거나, 낮추기 위해서는 비만 또는 과체중인 사람에게서 체중을 줄이며, 칼슘이 풍부한 과일과 채소의 섭취를 늘리며, 소금섭취를 줄이며, 규칙적인 운동을 통해 고혈압을 예방할 수 있다. 또한 고혈압을 조기에 발견할 수 있도록 조기 건강검진을 실시하며 고혈압 발생시 항고혈압제 복용과 함께 규칙적인 운동 및 생활습관을 개선함으로써 고혈압으로 인한 합병증을 예방할 수 있다.

2) 당뇨병

(1) 정의

당뇨병은 제1형, 제2형, 임신성 당뇨병으로 구분된다. 제1형(인슐린 의존형) 당뇨병은 만 14세 이전에 발생하는 특징이 있으며 대표적인 당뇨병 증상인 다뇨(polyuria), 다음(polydypsia), 다식(polyphagia)이 나타난다. 이와 같은 당뇨병의 증상과 함께 고열이 동반되어 종종 독감으로 오인되는 경우가 있다. 특히 제1형 당뇨는 질병진단과 함께 신속한 인슐린 치료가 이루어지지 않을 경우 케토산혈증(ketoacidosis)으로 인한 사망의 위험이 나타날 수도 있다.

제2형 당뇨병(인슐린 비의존형)은 당뇨병의 95%에 해당된다. 제2형 당뇨의 특성은 주로 40세 이후 성인에게서 발병하며 다음, 다뇨, 다식 등의 증상이 나타나며, 진단방법으로는 세계보건기구와 미국당뇨학회에서 추천하는 공복혈당(≥120mg/dl)이 사용되고 있다.

임신성 당뇨병은 임신 중 당뇨병 증상이 처음 나타나거나 발견되며, 대부분의 경우 임신기간 동안 일시적으로 나타나지만, 관리가 소홀할 경우 제2형 당뇨병으로 발전할 가능성이 있다. 임신성 당뇨병의 특성은 제2형 당뇨병과 동일하다.

(2) 원인

제1형 당뇨병의 90%이상은 만 14세 이전에 발병하며 하절기 보다는 동절기에 많이 발생하는 것으로 알려져 있다. 또한 제1형 당뇨는 지역적으로 발생률의 큰 차이를 보이고 있다. 핀란드의 경우 인구 10만 명당 27명으로 세계에서 가장 높게 나타났으며, 한국은 인구 10만 명당 0.7명으로 나타났다.

McCarthy 등은 후향성 연구에서 아버지가 제1형 당뇨병 환자일 경우 어머니가 환자인 경우보다 교차비가 약 1.5배 높다고 보고하였다. 또한 제1형 당뇨병의 위험요인으로 우유를 섭취한 아이들이 모유를 섭취한 아이들에 비해 발생률이 4.5배 정도 높게 나타난 것으로 연구되었다. 제1형 당뇨병에서 흔히 볼 수 있는 현상 가운데 하나는 유행성 이하선염이나 풍진, 홍역에 걸린 후 당뇨병이 나타나기도 한다. 제2형 당뇨병은 대부분 성인에게서 발병한다. 과식, 나이, 비만도, 가족력, 인종, 운동량, 영양상태, 도시화 및 산업화, 스트레스, 외상이나 수술 후, 약물남용, 환경 변화 등이 위험 요소로 알려졌다.

당뇨병 이환율은 가족력과 강한 연관성을 보이고 있으나 구체적인 유전자는 아직도 밝혀지지 않고 있으며, 학자들은 당뇨병의 주된 병인으로 유전적인 요인보다는 환경적인 요인에 보다 더 관심을 가지고 있다.

임신성 당뇨병은 인슐린 분비의 저하 및 저항성 장애로 영양과다의 모태환경을 형성하게 된다. 이것은 모체 혈액 내의 증가된 포도당이나 아미노산, 지방 등의 영양소가 태반을 지나 태아에 전달되므로 태아에 영향을 미치게 된다.

(3) 증상

당뇨병의 초기증상은 거의 나타나지 않으며 신체검사 또는 다른 병을 검진하다가 우연히 발견되는 경우가 대부분이다. 증상으로는 심한 갈증, 배뇨 횟수의 증가, 음식섭취의 증가, 권태감, 갑작스런 체중의 감소가 나타난다. 특히 제2형 당뇨병의 경우 자각증상을 느끼는 시기가 매우 늦게 발견됨으로 건강의 어려움이 가중된다. 합병증으로는 고혈압, 신경, 망막, 신장 등의 기능장애를 가져오며, 시력감퇴, 백내장 등의 증상이 나타나기도 한다.

(4) 예방

제1형 당뇨병의 예방에 대해서 많이 알려져 있지 않다. 제2형 당뇨병의 예방으로는 체중조절, 적절한 운동, 절주, 건강 생활습관 등이 있다. 당뇨병의 2차 예방으로는 합병증이 발생하기 전에 혈당관리를 적절하게 수행해야 한다.

3) 신생물(cancer), 암

(1) 정의 및 역학

암은 비정상적인 세포가 성장 및 증식하여 정상적인 조직을 파괴하고 다른 부위로 전이하여 그 부위의 조직을 파괴시키는 질환으로서 신체 각종 부위에서 발생하는 100여개 이상의 악성종양을 총칭하는 질병이다. 세포의 과잉 성장으로 인해 혹 또는 덩어리가 발생하면 종양이라고 하는데, 그 양상에 따라서 악성과 양성으로 나눌 수 있다. 암은 유전자의 변형을 가지고 상대적으로 빠른 속도로 성장하는 악성종양을 말한다. 암세포는 파괴력이 매우 강해서 암세포가 다발성으로 분산하여 증식하게 되면 결국 사망에 이르게 된다. 이러한 암세포는 대개 20~30년에 걸쳐 여러 종류의 유전자 변이가 축적되어서 암이 발생하게 된다. 이러한 암은 처음 생겨난 부위에 국한되지 않고 혈관이나 림프관 등 여러 경로를 통하여 신체의 각 부분으로 이동하여 증식하게 된다. 암은 미국에서 사망의 주도적인 원인(첫째는 심혈관질환)으로 미국 전체 사망자 4명 중 1명이상, 그리고 매일 1,500명이 암으로 사망하는 것으로 추정되고 있다. 우리나라에서는 50~60대 연령에서 가장 많은 사망자 수를 나타내고 있으며 발생부위

[표 17-2] 성별 및 연령별 암 사망률

연 령	남	여	전 체	
	사망자 수(명)	사망자 수(명)	사망자 수(명)	사망률(10만 명당)
0세	8	11	19	4.3
1~9세	64	44	108	5.1
10~19세	109	64	173	5.4
20~29세	183	139	322	9.9
30~39세	558	697	1,255	31.3
40~49세	2,444	2,014	4,458	103.0
50~59세	7,595	3,918	11,513	303.3
60~69세	11,114	4,769	15,883	747.9
70~79세	17,056	8,927	25,983	1,801.1
80~89세	7,768	6,987	14,755	3,076.1
90세 이상	868	1,283	2,151	1,634.6
연령 미상	1		1	
80세 이상	8,636	8,270	16,906	1,515.2
계	47,768	28,853	76,621	151.5

* 출처 : 사망원인 통계 연보, 통계청 2013.

별 빈도수에서는 2005년도의 폐암 위암 간암 순에서 2013년 폐암, 간암, 위암 순으로 폐암과 간암에 의한 사망자 수는 증가하고 있으며 위암에 의한 사망자 수는 감소하고 있다.

[표 17-3] 암종류별 사망률 추이 (단위 : 인구 10만 명당)

암종류	2003	2005	2007	2009	2011	2012	2013
신생물	132.4	135.3	139.1	142.5	145.0	149.0	151.5
암(악성신생물)	131.1	133.8	137.5	140.5	142.8	146.5	149.0
식도암	3.1	2.9	2.9	2.8	3.0	2.8	2.9
위암	24.2	22.5	21.5	20.4	19.4	18.6	18.2
대장암	11.4	12.4	13.5	14.3	15.4	16.3	16.4
간암	22.6	22.3	22.7	22.6	21.8	22.5	22.6
췌장암	6.2	6.9	7.3	8.2	8.7	9.5	9.6
폐암	26.2	28.2	29.1	30.0	31.7	33.1	34.0
유방암	2.9	3.3	3.4	3.8	4.0	4.0	4.4
자궁암	2.9	2.8	2.5	2.5	2.6	2.4	2.4
전립샘암	1.6	1.8	2.3	2.5	2.8	2.9	3.2
뇌암	2.4	2.4	2.4	2.1	2.4	2.4	2.4
백혈병	3.0	3.0	2.9	3.1	3.1	3.3	3.2

* 출처 : 사망원인 통계 연보, 통계청 2013.

(2) 원인

암의 발생요인으로는 숙주요인과 환경요인으로 크게 나눌 수 있다.

숙주요인으로는 유전적 요인, 면역학적 요인, 호르몬 요인이 있으며, 환경적 요인으로는 인구학적 특성, 식이, 방사선, 바이러스, 흡연, 알코올, 직업적 특성, 오염, 약물 등이 있다. 특히 암의 요인 가운데 가장 잘 알려진 요인으로 흡연이다. 담배는 40여종의 암을 유발하는 발암물질을 가지고 있다. 흡연자는 다른 발암물질에 노출되어 있을 때는 상승효과가 나타나서 다발성 암을 초래할 수 있다. 흡연으로 인해 발생할 수 있는 암으로는 폐암, 후두암, 구강암, 식도암 등이 있다. 2004년 미국에서 흡연으로 인한 사망자 수가 44만 명에 이르는 것으로 나타났으며 그 중 159,000명은 암으로 사망하였다. 또한 159,000명 중 폐암으로 인한 사망자 78%로 보고되었다[14].

14) CDC. Surgeon General's Report. 2004

(3) 증상

암의 증상으로는 장 또는 소변습관의 변화, 잘 치유되지 않는 염증, 출혈 분비물, 유방이나 그 밖에 부위의 비후 또는 덩어리, 소화불량, 연하곤란, 사마귀의 뚜렷한 변화, 잦은 기침이나 쉰목소리 등이 나타나게 된다.

(4) 예방

암을 예방할 뿐만 아니라 일반적인 건강을 향상시키기 위한 생활습관으로는 다음과 같다.

첫째 : 담배를 피우지 말고, 남이 피우는 담배 연기도 피한다.

둘째 : 채소와 과일을 충분히 섭취하고, 다양한 식단으로 균형 잡힌 식사를 한다.

셋째 : 음식을 짜지 않게 먹고, 탄음식을 먹지 않는다.

넷째 : 절주를 한다.

다섯째 : 적절한 운동을 한다.

여섯째 : 자신의 체격에 맞는 건강 체중을 유지한다.

일곱째 : B형 간염을 예방한다.

여덟째 : 성 매개 감염병에 걸리지 않도록 안전한 성생활을 한다.

아홉째 : 발암성 물질에 노출되지 않도록 한다.

열번째 : 암 조기검진 검진을 실시한다.

4) 허혈성 심장질환

(1) 정의 및 역학

허혈성 심장질환은 심근경색, 협심증, 부정맥 등이 대표적이며, 이러한 심장질환은 미국 등 서구사회에 가장 높은 사망률을 보이는 질환으로 잘 알려져 있다. 이러한 허혈성 심장질환의 원인은 심혈관의 부분 혹은 전체가 막힘으로 심장 근육의 일부가 파괴되어 사망에 이르게 된다. 허혈성 심장질환 발생률은 남녀 모두에게서 연령이 증가할수록 높게 나타나며 남자는 40대, 여자는 60대 이후 높게 나타나고 있다. 최근 들어 우리나라에서도 허혈성 심장질환이 지속적으로 증가하고 있으며, 이러한 원인으로는 생활습관의 급속한 변화를 들 수 있다. 특히 여성과 청소년의 흡연율 증가와 식이습관의 서구화, 당뇨병의 증가, 스트레스의 급증은 허혈성 심장질환의 발생률을 계속적으로 증가시키고 있다.

(2) 원인

허혈성 심장질환의 위험요인으로 알려진 것들에는 흡연, 고지혈증, 고혈압이 중요한 3대 원인이다. 그 외에도 성별, 연령별, 조기폐경, 동맥경화증, 당뇨병, 스트레스, 성격, 비만, 운동부족 등이 심혈관질환의 원인이다.

(3) 예방

허혈성 심장질환을 예방하기 위해서는 무엇보다 위험요인을 제거해야한다. 흡연율을 낮추고, 동물성 지방의 섭취를 제한하며, 적당한 운동을 통한 비만을 예방하여 정상적인 체중을 유지하고, 절주 및 단주를 하고, 당뇨병과 고혈압 예방 및 적절한 관리가 필요하다. 또한 스트레스 관리기법을 개발하여 스트레스를 줄여나가야 한다.

허혈성 심장질환 관리 및 예방은 뇌졸중 관리 및 예방 프로그램과 함께 국가적으로 개발되어야 하며, 이를 통하여 국가적인 관리가 이루어지게 될 것이다.

4 손상 및 중독

손상과 중독은 전염병이나 만성질환은 아니지만 국민건강에 많은 영향을 미치며 경제적인 손실이 지대하여 보건학 분야에서 매우 중요한 과제 가운데 하나이다. 특히 자동차 사고와 관련된 손상은 미국 아동과 청장년층의 가장 흔한 사망원인이며, 모든 연령층의 고의가 없는 손상으로 인한 사망 중에서 가장 많다. 미국 내에서 자동차 사고로 매년 41,000명 이상이 사망하며, 350만 명이 크고 작은 손상을 당하며, 29만 건의 입원과 340만 건의 응급실 방문이 발생하고 있다. 보건학 분야에서 손상과 중독이 중요한 이유로 첫째는 손상과 중독이 우리나라 전체 사망의 약 15%를 차지한다. 둘째는 손상과 중독은 청 · 장년층의 사망원인 가운데 중요한 요인이다. 셋째는 손상과 중독은 개인수순, 지역사회수준 및 국가수준에서 예방의 여지가 크다. 넷째는 손상과 중독은 노동력의 상실과 의료비뿐만 아니라 사고로 인한 사망시 국가 또는 책임기관의 보상금 지불 등 경제적인 손실이 매우 크게 발생되기도 한다.

우리나라의 손상 및 중독에 의한 피해 가운데 교통사고가 많아지고 있으며, 가치관의 변화와 탈도덕성을 가속화하는 현대사회의 문화가 폭력과 자살의 증가를 가져왔으며, 그 결과 폭력과 자살이 사회적 문제로 나타나고 있다. 특히 우리나라의 자살 증가율은 OECD 국가 가운데 가장 높게 나타나고 있다.

2013년 연령별 질병이환 및 사망의 외인으로 인한 사망자 수는 그림(15-4)과 같다.

연령별에 따른 질병이환 및 사망의 외인에 의한 사망자 수는 20대에서부터 급격히 증가하고 있으며, 50대에 가장 많은 사망자 수를 나타내고 있다. 80세 이상에서는 남자보다 여자의 사망자 수가 현저하게 높게 나타나고 있다.

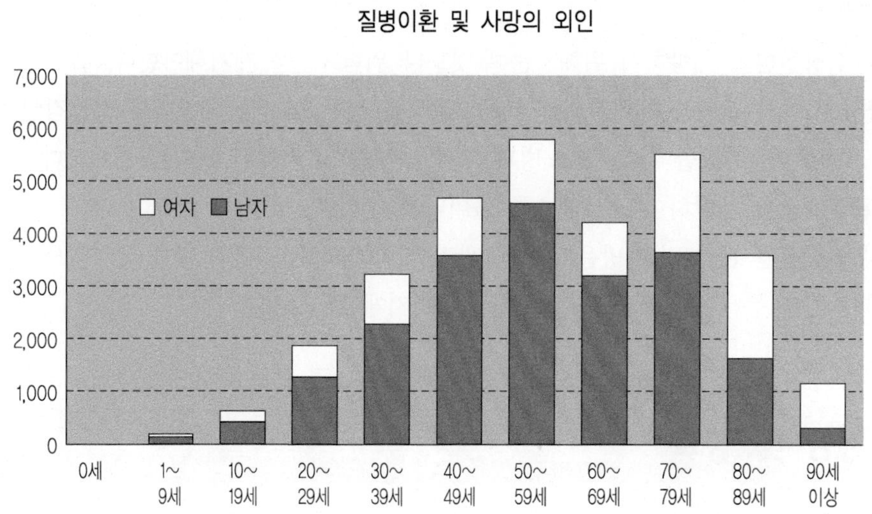

[그림 17-1] 연령별 질병이환 및 사망의 외인에 의한 사망자 수

사망원인통계. 통계청. 2013

5 우리나라 만성질환 예방관리사업의 방향[15)]

1) 만성질환 예방 및 관리전략과 모형

세계적으로 만성질환관리의 가장 큰 문제점으로 지적되고 있는 것은 분절화(fragmentation)와 조정의 실패, 특정보조와 같은 예산의 분절화(fragmented financing)와 행위별 수가제와 같은 수가보상체계의 문제, 일차의료에 대한 인식의 부족, 생의학적 모델에 의한 치료중심의 의료서비스 제공과 건강교육과 상담의 중요성에 대한 인식 부족과 수가체계의 부재, 만성질환

15) 이경수, 이무식 등. 만성질환 예방 및 관리모형 개발. 보건복지부. 2014. 보고서 자료 중에서 일부 발췌한 것을 정리하였음.

은 체계적으로 다루기 위한 시스템의 부재 등이 어우러져 나타나는 현상이라 할 수 있다.

첫 번째는, 만성질환 예방관리를 위한 모델 분석의 공통요소는 다음과 같다.

[표 17-4] 만성질환 모델의 공통 구성요소

구성요소	정의
표적 개입 (Targeted intervention)	모델의 특정 목적에 따라 위험군의 노인 또는 질병을 중심으로 삼음
대면 접촉 (Face to face contacts)	환자와 간병인과의 직접접촉 더 나은 환경 고려 사항을 평가하기 위해 가정에서 실시할 수 있다.
포괄적인 초기사정(Comprehensive initial assessment)	초기 평가는 특정 지침을 따르고, 의료, 사회적 지원, 장기 요양, 그리고 심리사회적 요구들의 조합을 포함한다.
팀 접근법 (Team approach)	학제적 접근 방식은 치료와 생활터를 아우르는 통합적 진료를 통한 진료조정(care coordination)의 근간을 제공한다.
가족 참여(Family involvement)	치료에 대해 사람 중심의 접근을 위한 가족, 간병인 지원 인식
지역 사회에 기반을 둔 서비스에 초점 (Focus on community-based services)	기관(시설) 기반의 치료와 가정 및 지역사회 기반의 서비스 제공

두 번째는, 만성질환 예방과 관리를 성공적으로 하기 위해서는 1) 복잡 다양한 요구를 충족시켜야 하고, 2) 분절화 된 보건의료체계를 극복하여야 하며, 3) 수시로 변화하는 환자의 상태에 대한 의료진과 전문가들이 충분히 인지하여야 하며, 4) 적시의 중재를 제공하여야 하며, 5) 환자중심의 진료를 위한 정보 축적, 6) 질과 효율의 보장, 7) 형평성을 개선 등이 필요한데, 정보시스템은 이를 실현시키기 위하여 필요하다.

미국의 경우 만성질환자는 보건의료비용의 약 75%를 사용하지만, 약 50%에서만 적절한 치료를 받는다. 이러한 문제는 복합만성질환자에서 더욱 심해지는데, Medicare 대상자 중 5개 이상의 질환을 가진 사람은 15명의 다른 의사를 만나기 위해 외래를 방문하고, 연간 50종의 약을 처방받는다. 진단받은 질환 수가 증가함에 따라 입원 위험은 기하급수적으로 증가한다. 의료서비스 제공자와 제공 의료기관의 변경 횟수가 증가할수록, 정보의 전달이 부적절한 경우와 치료계획이 상충되는 사례들도 증가한다. 이러한 위험들은 10%에 불과한 Medicare 대상자가 전체 비용의 63.5%에 달하는 막대한 비용을 사용하는 주된 이유이다. 이러한 비용은 코디네이션과 일차의료에 의해서 많이 감소시킬 수 있다. 만성질환 관리의 특성인 이러한 상황을 건강정보기술을 활용하면 보건의료체계와 지속적인 치료계획 사이의 상호작용과 불필요한 의료이용을 피하기 위해 환자의 위험요인을 추적하는데 사용될 수 있다. 또한 건강정보기술은 만성질환자의 치료계획을 세우고, 건강관리를 위한 목표를 설정하고, 추적하는데 활용하며, 환자의 자가 관리에 필요한 인력과 장비, 지식 등의 자원을 제공하고, 의사소통에 도움을 주고, 지역사회 인구집단을 관리하고 질을 측정하고 이를 향상시킬 수 있다. 핵심적인 기능들은 환자정보의 임상적 요약, 구조화(체계화)되고 유연한 평가, 자가관리 지원, 임상적 업무와 환자의 필요의 우선순위의 결정, 인구집단관리 등이다.

환자, 보호자와 간병인들은 의료제공자와의 의사소통과 따라야하고, 추적관리 해야 할 치료계획이 변화되어 어려움을 겪는다. 조정진료(care coordination) 팀과 정보체계는 다수의 제공자로부터의 치료계획을 통합하고, 지역사회자원과의 연계를 제공하고, 고위험 환자가 시기적절한 관리를 받을 수 있도록 하고, 병원 입원이나 응급실의 과다한 이용을 피할 수 있도록 하여 환자와 간병인들이 복잡한 보건의료체계를 순항할 수 있도록 도움을 줄 수 있다. 케어 코디네이터는 환자와 함께 자가관리 기술을 향상시키고, 보건의료서비스의 목표를 설정하고, 치료의 주도권을 환자가 가지도록 하여 응급실 이용을 감소시킬 수 있도록 한다. 건강정보기술이 제공하는 추적, 문서화 기술은 환자의 기록을 최신으로 업데이트하고, 다른 보건의료서비스 제공자간 건강정보의 교환을 쉽게 할 수 있다.

[표 17-5] HIT 시스템에 의한 평가와 프로토콜 지원

수행 분야	IT 기능
구조화된 면담양식 (structured encounter form)	• 다음 단계 및 권장 사항에 대한 피드백을 제공하기 • 정보를 정리하고 우선 순위정하기 • 진료팀의 구성원 간에 의사소통 및 방문에 대해 기록하기 • 의무기록 및 청구서에 대한 문서작성기준에 충족하기 • 치료지침의 역할 • 차기 진료에 연계
투약 관리 (medication management)	• 진료 시 투약관리 지원하기 • 케어코디네이터와 약사 간의 의견교환 연계 • 출력 가능한 약물 목록을 제공하기 • 투약 지속률 장애요인들에 대한 파악과 추적관리 • 처방전 약에 대한 추적하기
건강, 심리 사회적 및 기능적 상태에 대한 평가 (Assessments for health, psychosocial and functional status)	• 근거에 기반적인 지침 준수를 지원하기 • 구조화 된 데이터 항목과 채우기 쉬운 양식 제공하기 • 환자의 상태 변화를 쉽게 기록하여 업데이트하기 • 케어 코디네이터, 주치의 그리고/ 또는 기타 전문가에 의한 전자적 접근을 허용하기 • 다양한 사용을 위한 인쇄용 양식 제공하기

셋째는, 다음과 같은 시스템에 의한 평가와 프로토콜의 지원, 자가관리 지원 훈련과 추적관리, 대상자관리 지원 및 우선순위 설정을 위한 IT기능과 활용 등이 중요하다.

[표 17-6] 자가 관리 지원훈련과 추적관리 활동을 위한 IT 기능

수행 분야	IT 기능
목표 설정 (Goal-setting)	• 양방향 업데이트 및 수정을 용이하게 하기 • 케어코디네이터와 주치의 또는 기타 전문가에 의한 전산 접근을 가능하도록 하기 • 제안된 자가관리 활동들의 목록화하기 • 장기 및 단기 목표를 추적하기
전자적 환자 접근 (Electronic patient access)	• 임상 요약과 목표에 대한 전자적 접근 허용하기 • 환자와 양방향 질문과 기록의 업데이트 용이하게 하기 • 환자 진료일정, 실험실 및 기타 검사, 해야 할 일을 환자에게 상기시키기
사회적·교육적 자원 (Social and educational resources)	• 환자와 공유할 수 있는 인쇄 교육 제공하기 • 지역사회 및 사회적지지 프로그램의 활용 • 가용한 건강증진 활동에 대해 상기시키기

[표 17-7] 인구집단 관리활동을 지원하기 위한 HIT 기능

수행 분야	IT 기능
질보고 (Quality report)	• 근거에 기반을 둔 지침으로부터 질 측정을 추적하기 • 환자군, 서비스 제공자, 치료팀 및 의료기관의 각각의 보고서 작성
케어코디네이터 직무 추적 (Care coordinator task tracking)	• 작업 완료가 지연되는 사항 확인 • 연락의 빈도, 기간, 방법 및 결과 기록하기
포괄적 치료 계획 및 프로토콜 (Generic care plan and protocols)	• 구체적 활동, 작업, 목표, 각각의 진행에 대해 목록화하기 • 다른 진단을 위한 템플릿을 생성하기 • 사전에 계획된 면담 횟수에 대해 상기하기 • 케어코디네이터, 주치의 또는 기타 전문가들이 전산 접근가능하게 하기

넷째는, 만성질환 예방관리를 위한 대상자 분류와 접근전략이 필수적이다. 선진국의 거의 모든 만성질환 관리 틀과 모델은 대상자의 위험요인보유와 질병의 이환 및 중증도와 복잡성을 고려하여 계층화 한 후, 이를 근거로 한 중재서비스를 제공하고 평가하는 체계를 갖추고 있다.

진단받은 환자에 대한 케어 코디네이션에 중점을 두는 모델에서는 진단받은 환자를 기준에 따라 분류하여 서비스를 제공하고 있으며, 건강위험요인을 보유한 위험군과 환자를 모두 포함하는 모델은 고위험군과 환자를 분류하고, 이에 따른 서비스를 제공하는 전략을 구사하고 있다. 일본과 같이 전 국민을 대상으로 하는 경우에는 건강군에 대한 정보제공, 건강위험요인 보유군에 대한 동기부여, 질환자에 대한 적극적 개입전략을 택하고 있다.

다섯째는, 진료연계를 위한 구성요소와 포괄적인 서비스 제공을 위한 팀접근이 매우 중요하며, 그 내용은 다음과 같다.

[표 17-8] 만성질환관리 진료연계 중재 내용

- 포괄적 건강관리사 교육훈련(Comprehensive care coordinator training)
- 의료 코디네이터는 주로 정규간호사들(Registered Nurses)
- 일차의료 제공자와 협력 관계
- 근거기반의 가이드라인과 프로토콜의 사용
- 건강정보기술(IT) 및 전자 환자 기록의 사용
- 포괄적 평가
- 행동계획 및 문제파악
- 경시적인 환자관리 및 잦은 면담(longitudinal patient management with frequent face to face contacts)
- 지속적인 모니터링 및 평가
- 교육 및 코칭을 통한 환자/보호자 자가 관리
- 투약 관리
- 건강 및 지역사회 서비스 조정
- 전환관리(transitional care)
- 질 관리와 결과보고

포괄적인 서비스의 제공을 위한 팀접근은 사회적 지지와 장기 케어 서비스를 추구하는, 의사, 치과의사, 약사, 사회사업가, 치료사, direct care worker, 간병인 들을 포함한 "플레이어"를 주인공으로 관여하는 것을 요구한다.

포괄적 연계진료는 서비스 제공자들이 대상자들의 요구와 역량과 목표에 부합하는 포괄적 협진계획을 개발하고 실행하여 '대상자가 중심이 된, 평가에 기반을 둔, 통합된 보건의료의 다학제 간의 접근과 정신사회학적 지지서비스'로 정의할 수 있다.

장기요양치료와 병원중심의 급성기 치료와의 전통적인 분리, 의료서비스 전반의 분절화, 실제 진정성 있는 협업의 필요 등이 목표의 달성을 어렵게 한다. 특히 노인을 대상으로 한 포괄적 케어 협력을 위한 핵심역량은 2007년에 완성되었으며, 2007년 7월 미국의과대학협회(AAMC)/John A. Hartford Foundation(JAHF)의 “Consensus Conference on Competencies in Geriatric Education”에 포함되었다.

이 핵심역량의 최종판은 8개의 영역에 걸쳐 총 26개로 구성되었으며, 각 분야의 의과대학생들이 노인병학 분야에서 자신들의 핵심역량을 증명하기 위해서 이 핵심역량을 시행할 수 있어야 한다고 명시하였다. 이 프로젝트는 노인병학의 전문가 450명, 미국 의과대학에서 44%, 그리고 몇몇 주요 의학교육단체의 참여를 이끌어 낼 수 있었다.

의학협회는 다학제간팀의 교육은 증거에 근거한 치료, 측정이 가능한 산출물, 평가의 과정이 모두 충족되는 핵심역량이 요구된다고 하였다. 그리고 미국노인협회는 다학제 간 진료의 중요성에 대한 입장을 피력하였다. 다학제간 협동은 다학제간 접근의 성공을 위한 주요 요소가 공통의 목적과 의도, 분명한 역할 그리고 책임감, 활동의 조정 그리고 믿음이 존재하는 것이기 때문으로 팀이 진료를 연계하는 일의 핵심이다. 핵심역량에 대한 노인건강파트너십(PHA)의 주장은 간호사, 약사, 사회사업가, 직업치료사, 정신과의사 혹은 심리치료사, 의사, 물리치료사, 국립노인기관 등에 의해 구성되고 있는 단체들에 의해 후원을 받고 있다.

우리나라의 경우도 이러한 포괄적 서비스 제공을 위한 인식이 확산되고 공유되어야 하는데, 현재의 지불방식으로는 이러한 인식의 확산이 어려운 상황이라 할 수 있다. 행위별 수가제와 DRG 지불제도 하에서는 이러한 복합만성질환과 같이 포괄적 서비스가 요구되는 환자에 대한 케어 코디네이션하기 위한 노력이 인정받지 못하고 있으며, 이러한 조정을 위한 자원의 투입은 경영에는 불리하게 작용할 수 잇다는 인식이 팽배해 있다. 공공의료기관은 물론, 공공보건기관의 종사자들도 이러한 민간의 논리를 은연중에 수용하는 인식을 가지고 있어 문제가 크다고 할 수 있다. 우리보다 이러한 상황을 먼저 경험한 선진 외국의 경우는 비용절감과 효율적이면서도 환자의 건강에 효과성이 큰 케어 코디네이션을 위한 많은 모델을 개발하여 서비스를 제공하고 있다고 볼 수 있고, 전환관리(transitional care)의 개념도 이러한 맥락에서 나온 전략이라 할 수 있다.

마지막으로, 포괄적인 서비스의 제공을 위한 인력은 다음과 같은 필수역량을 갖추어야 하며, 우리나라의 경우는 이러한 인력을 양성하기 위한 체계와 기전을 갖추어야 만성질환 예방과 관리를 위한 가장 중요한 인적자원을 갖출 수 있다.

미국 뉴욕 주정부 보건부에서 수행한 2008년 연구에서 사회복지 리더십연구소(The Social Work Leadership Institute)는 ‘누가 케어 코디네이터의 역량을 갖추었는가?’라는 제목으로 케어 코디네이터의 핵심적 기능을 수행하기 위한 지식, 기술, 태도 및 가치에 대하여 기술하고 있다. 사회복지 리더십연구소의 정의와 같이 케어 코디네이터의 필수적인 기능은 7개 영역을 포함하고 있다. (1) 관계의 개발과 유지, (2) 환자, 가족, 의료서비스 및 사회서비스 제공자 교육 및 훈련, (3) 목표 설정, (4) 환자 관리 계획 수립, (5) 서비스의 연계 조정, (6) 질적 수준을 고려한 비용효과성을 보장, (7) 지속적 질 개선

[표 17-9] 케어 코디네이터의 필수적인 기능을 위한 권고

(1) **관계의 개발과 유지** : 환자, 가족, 전문가, 보험사, 다른 관련 기관과의 효과적이고 상호 존중하는 관계의 형성. 이것을 하는 한 가지 방법은 상호신뢰를 구축하고 유지한다.
(2) **환자, 가족, 의료서비스 및 사회서비스 제공자 교육 및 훈련** : 필요한 경우 환자, 가족, 서비스 제공자들이 사례관리의 목표, 기술, 기초 지식, 필요한 자원과 자가 관리에 대한 이해를 할 수 있도록 교육적 기법을 사용한다.
(3) **목표 설정** : 케어 코디네이터는 환자와 가족을 위해 적절한 목표를 설정하고 이 목표를 달성하기 위한 자문과 지도를 수행한다.
(4) **환자 관리 계획 수립** : 환자 및 필요할 경우 가족과 함께 치료관리 및 서비스 제공을 위한 개별화된 계획을 수립한다. 이 계획은 우선순위를 확인하고 바람직한 목표를 설정하고, 전략과 결과를 산출하기 위한 필요한 자원을 확인하는 것이다. 관리 계획을 지속적으로 모니터링하여 서비스의 질적 수준이 유지될 수 있도록 한다. 필요할 경우 관리 계획을 수정한다. 관리계획과 협력은 다른 팀들과 공동협력으로 수립되도록 한다.
(5) **서비스의 연계 조정** : 보건의료서비스와 복지서비스의 제공이 지체되지 않도록 이들 서비스가 유연하고 통합적으로 제공되도록 한다. 상황에 따라 케어 코디네이터는 서비스의 접근성을 촉진하며 환자 관리 계획에 있는 서비스를 직접 조정하기도 한다. 이후 치료연계관리사는 모니터링을 위한 체계를 수립하며 서비스의 제공을 모니터한다. 경우에 따라 갈등이 발생할 경우 이것을 해결하기 위한 중재자로서 역할을 한다.
(6) **질적 수준을 고려한 비용효과성을 보장** : 케어 코디네이터는 서비스의 경제적인 비용에 대하여 고려해야 하며 프로그램과 환자의 예산 범위 내에서 서비스의 질적 수준이 유지될 수 있도록 노력한다.
(7) **지속적 질 개선** : 케어 코디네이터는 개별 환자와 고객의 관점에서 결과를 평가하는데 참여하며 동시에 제공되는 서비스의 전체적인 질적 수준을 향상하기 위해 전 기관적인 평가 노력에 참여한다.

이 영역은 개인으로 또는 다학제적 팀의 구성원으로서 요구되는 자격의 시작이 되는 기본적인 것으로 뉴욕 주정부 보건부에 권고로 제시되었다. 이 작업은 노인을 대상으로 한 치료연계관리사의 역량을 개발하기 위한 시작점을 제공하는데 특히나 간호사, 사회복지사, 의사 등이 함께 사례관리자, 건강관리자 등이 함께 합의를 도출 하는데 있어서 더욱 이런 시작점으로 중요하게 될 것이다.

우리의 경우는 케어 코디네이터의 역량을 명시하여 양성하는 시스템이 없는데, 이는 만성질

환관리를 위한 핵심인력의 역량에 달려 있다고 볼 수 있기 때문에 관심을 가져야 한다. 현재는 보건소의 맞춤형 방문보건서비스 간호사나 종합병원의 전문간호사가 이러한 역할을 할 수 있는 가장 근접한 인력이라 할 수 있으나, 아직 구체적인 역량을 명시하지는 않고 있다.

노인건강관리로 일컬어지는 몇몇 전문 분야인 사회복지, 간호, 상담 등의 영역에서 허약한 노인들을 위한 케어 코디네이터의 역할은 실제적으로 발전되어 왔다. 이들 전문분야에서 노인 건강관리사들이 가질 수 있는 몇 가지의 학위나 면허들이 있다. 사회복지분야에서 대부분의 경우 LLCSW, MSW, BSW와 같은 학위를 갖고 있다. 반면 간호분야에서는 BSN, MSN, APN과 같은 것이 있다. 2002년 AARP의 전국노인건강관리사협의회 구성원을 대상으로 한 조사에서 3분의 2 이상이 전문가 면허를 갖고 있으며 3분의 1은 사회복지사 면허를 그리고 또 다른 3분의 1은 간호사 면허를 갖고 있다고 응답하였다. 더욱이 많은 현장 전문가들은 가족을 대상으로 한 업무, 고객의 대변 업무, 요양 간호의 경험, 심리요법 등의 경험을 갖고 있다. 사회복지분야나 간호분야에서 노인 건강관리분야로 전환하는 것은 논리적으로 당연한 것이다. 특히 사례관리의 경험이 있는 경우는 더욱 그렇다. 노인건강관리분야에 많은 자격인증이 제시되었으나 실제 다른 전문 분야에서 일반적으로 요구되는 것과는 달리 노인건강관리분야에 면허가 항상 요구되는 것은 아니다.

2006년 미국 전문노인건강관리 협회(National Association of Professional Geriatric Care Managers)에서는 4가지 전문 분야의 노인건강관리사를 인정하였다. 전국 건강관리자 학회에서 제공되는 건강관리자 인증(Care Manager Certified), 사례관리사 인증위원회(Commission for Case Manager Certification)에서 제공되는 사례관리사 인증(Certified Case Manager), 전국사회복지사협회(National Association of Social Workers)에서 제공되는 2가지 인증으로 사회복지 사례관리사(Certified Social Worker Case Manager)와 사례관리 전문사회복지사(Certified Advanced Social Worker in Case Manager)이다. 인증을 위한 이 프로그램은 사례관리와 치료연계관리사를 전문분야로 발전시키려는 전국적 움직임을 보여주고 있으며 사례관리사와 치료연계관리사의 자격에 대한 단일한 표준을 제시하고 실천 영역의 훈련과 표준을 제시하려는 움직임을 강화하고 있다.

이러한 필수 역량을 갖추는 것 이외에도 현장과 지역사회에서의 업무경험(Work experience)이 질 높은 케어 코디네이션을 제공하는데 있어 매우 중요한 결정 요인이 된다. 많은 사람들이 주장하듯 치료연계는 지식과 네트워크, 지역사회의 관계에 기초하여 성공할 수 있으며 이것을 형성하는 데는 시간이 걸린다. 그러나 많은 경험에 대한 엄격한 요구사항은 치료연계관리사의 경력 형성에 제약요인이 된다. 이 문제는 한 분야의 장점이 다른 분야의 단점이 될 수 있으므로 교육적 요구사항과 경험적 요구사항에 어느 정도 유연성을 갖추어야 해결할 수 있다. 업무경험의 경우 항상 근무연수로 측정이 된다. 그리고 대부분 교육적 수준과 연계되어 있다. 전국 전문노인건강관리 협회에서 인정하는 4가지 노인건강관리사에게 요구되는 적합한 역량은 이런 관점에서 제시된 것을 따르는 것이다. 일반적으로 인증을 받으려는 사람들은 보다 일반적인 형태의 학위 수준을 갖고 있지만 만성적인 장애를 갖고 있는 환자나 다른 인력을 지도 및 감독하는 경우에는 보다 직적접인 경험을 요구한다.

또한 여러 주 정부 수준에서 시행되는 치료연계관리사 프로그램은 사전 교육과 현장 훈련으로 구성되어 있다. 대부분의 프로그램은 사전교육 훈련이 필요한 시간, 훈련 일정, 관련된 지침을 갖추고 있다. 그러나 각 주마다 편차가 있었다. 조사된 프로그램 가운데 현장교육이 지속 교육으로 가장 적은 훈련 시간을 갖는 것으로 1년에 6시간이었다. 다른 사례로는 사전 교육훈련으로 8일의 교육과 2년 동안의 추가적인 20시간의 현장교육을 요구하는 프로그램도 있었다. 주 정부가 훈련의 내용과 관련된 지침을 제공하는 경우도 드물지는 않았다.

현재까지 케어 코디네이터의 자질과 훈련에 관한 단일 기준이 없는 것은 명확하다. 그러나 대부분 간호사, 사회복지사를 치료연계관리사로 고용하려는 경향이 있는 것은 확실하다. 그리고 이것은 건강협력에 관한 다양한 모델을 분석하더라도 이 경향이 나타난다. 특히 효능을 강조하는 모델의 경우 치료연계관리사에 의해 수행되어야할 필수적인 업무를 결정하는데 있어서도 마찬가지이다. 현재 상황은 자체 규제에 의한 업무 수행, 다양한 기관에서 제공하는 인증제도, 다른 교육훈련 프로그램, 이미 다른 전문분야의 면허를 갖고 업무를 하는 많은 인력 등으로 향후 대두되게 될 원칙과 규정에 대한 중요한 문제를 제기하고 있다. 이 주제와 관련하여 향후 지속적으로 중요하게 다룰 것은 소비자의 보호 필요성, 치료연계관리를 위한 보편적 표준, 업무의 범위, 규제 및 법적 조치로 인해 향후 이 서비스 제공자들이 받을 수 있는 잠재적 영향일 것이다.

현재 우리 보건의료제도는 행위별수가제도 구조로 되어 있어 다양한 장소에서 서비스 영역간 통합적인 질적 서비스 제공을 제공하기 어렵다. 보건의료와 복지 전문가들은 노인 인구를 대상으로 통합적이고 역량에 기초한 서비스를 제공하기 위한 기술을 갖추어야 하고 이를 위한 교육이 매우 중요하다. 그러나 이런 교육과 자격을 강화하려는 노력이 보건의료 서비스 제공체계에 대한 근본적 변화가 없다면 무용지물이 될 것이다. 현재까지 통합적 치료연계관리 프로그램은 자생적이고 일시적인 형태로 발전되어 왔으며, 노인을 대상으로 하는 통합적 치료연계관리사 프로그램은 많이 성장을 하였으나 시범사업이나 주 정부의 지원에 의한 프로그램이었으며 이와 같은 형태의 프로그램이 의미 있는 규모의 사업으로 제시되지는 못했다.

포괄적인 케어 코디네이션을 위한 인력양성을 매우 시간이 많이 소요되는 인력양성 과정이며, 경험이 요구되는 과정을 거친다. 포괄적인 서비스 제공을 위한 인력의 구성도 의사, 전문간호사, 영양사, 운동전문가, 사회복지사 등이 최소한 필요하며, 아래의 표는 미국의 다양한 케어 코디네이션을 담당하는 인력의 사례를 보여주는 것이다.

2) 한국형 만성질환 예방 및 관리모형

현재의 한국 상황을 요약하면 다음과 같다.

첫째, 보건의료체계의 구성요소 중 기획/관리와 모니터링/평가를 위한 정보체계를 구성할 수 있는가?하는 문제인데, 지금까지의 모든 만성질환 예방관리 모델에서 정보체계는 독자적으로 개발하여 운영한 경험이 있으나, 서비스의 통합성과 코디네이션을 위한 프로그램을 적용한 경험이 별로 없어 이에 대한 보완은 필요하다고 할 수 있다.

둘째, 서비스의 대상과 범위가 명확한가? 하는 문제이다.

서비스의 대상은 선진 외국의 사례를 비추어 볼 때, 건강인, 위험요인 보유군, 환자군(중증도에 따라 추가적으로 분류하기도 함) 등으로 구분하여 전략을 개발하는 것이 필요하다. 우리나라의 경우는 지금까지의 시범사업과 현재 진행 중인 모델을 주로 고혈압과 당뇨병 환자를 대상으로 한 모델이며, 서울특별시의 대사증후군 관리사업은 일본의 특정검진에서 채택하고 있는 대상자 분류를 적용하여 건강인에 대한 정보제공, 위험요인보유군(동기부여군), 환자군(적극적 개입군)으로 구분하여 서비스를 제공하였다. 국가적으로는 건강인을 대상으로 한 정기적인 정보의 제공이나 홍보 등이 미흡하여 산발적으로 이루어지고 있다. 위험요인 보유군에 대한 건강 상담과 동기부여는 전체 대상자를 고려할 때 매우 미흡한 실정이며, 모든 모델에서 서비스 대상자로 분류하고는 있으나, 실제 서비스를 제공할 수 있는 인프라와 기전이 없는 실정이다. 질환자에 대한 케어 코디네이션의 범위와 내용이 구체화 되어 있지 않으며, 행위별수가 지불체계 하에서 케어 코디네이션의 제공을 위한 인프라와 유인이 거의 없는 실정이다. 셋째, 서비스를 제공할 자원, 즉 인력과 시설 및 장비 등이 확보 또는 양성되고 갖추어져 있는가? 하는 문제이다. 이 점이 가장 심각한 문제 중의 하나이다. 미국이나 일본의 경우 전 국민 또는 환자군, 위험요인 보유군을 대상으로 한 서비스 모델을 구상할 시점에는 건강교육이나 전문상담을 담당할 인력은 상당히 확보되어 있었으며, 질이 보장되는 서비스를 제공하기 위한 자격요건 등을 제시하였다. 또한 이들의 역량을 인증하기 위한 기준과 경쟁력 있는 인력양성을 위한 교육훈련 프로그램도 여러 공공 또는 민간기관이 확보하고 있었다. 그러나 현재의 우리 상황은 개인 맞춤형 건강교육과 상담을 제공할 수 있는 역량을 갖춘 인력이 너무 부족하다는 점이다. 또한 이를 위한 핵심역량이나 교육훈련 프로그램이 극히 제한적으로 도입되어 운영되고 있는 실정이다.

또한 서비스 제공을 위한 시설을 확보하는 것도 인력만큼 중요하다. 등록관리사업의 경우는 보건소 내 또는 인접한 장소, 대구광역시의 경우는 광역교육정보센터를 운영하고 있는데, 이러한 물리적인 시설의 확보와 인력의 배치가 현 단계 우리나라 상황에서는 우선 필요한 상황이다. 미국의 경우는 다양한 방법으로 서비스 제공을 위한 시설을 갖추고 있으며, 이 시설을 거점으로 하여 가정방문을 통한 통합서비스 조정 업무가 이루어지는 것이 일반적이다. 일부에서는 의원 내에 전문상담사를 배치하여 서비스를 제공하는 경우도 있으며, 대구광역시의 한 내과의 경우도 영양 상담실을 설치하여 운영하고 있다.

넷째, 지역사회 유관기관이나 의료기관 내의 부서에서 각종 자원들이 조직화 되어 있는가? 하는 것이다. 지역사회에 보건의료기관과 보건의료인과 사회복지 분야의 인력이 충분하여도 이들 자운이 조직화 되지 못하면 특히 복잡한 만성질환자들의 요구를 충족시키고, 효과성을 입증할 수 있는 만성질환 예방과 관리 모델을 작동시키는 것은 불가능하다. 또한 지역사회의 자원을 조직화 하는 일은 인력을 양성하는 것만큼 쉽지 않은 과제이며, 조직화를 위한 다양한 전략도 필요하다.

다섯째, 모델의 운영을 위한 재원이 안정적으로 적절하게 확보될 수 있는가?하는 문제이다. 지금까지의 만성질환 예방관리 사업들은 예산의 불안정성으로 인하여 중기적인 성과도 평가하기가 어려유 경우도 있었다. 등록관리사업은 2007년도의 시범사업을 시작으로 일부 확대되어 가고 있으나, 이 사업이 지속적으로 추진될 것인가? 에 대한 참여자들의 불안감이 사업추진의 동력을 약화시키는 큰 요인으로 작용하고 있다.

여섯째, 우리나라의 상황에서는 사업 참여자들 특히, 의사회와의 정책적 신뢰가 확보되었는가? 가 중요한 결정요인이다. 2007년 대구광역시에서 시행한 심뇌혈관 고위험군 등록관리 시범사업이나 현재 진행 중인 보건소 고혈압, 당뇨병 등록관리사업의 경우도 지불제도 변화의 전초가 아닌가? 하는 불신과 이에 영향을 받은 보건소의 추진력의 약화 등으로 지역사회 기반의 만성질환 예방관리 사업의 추진동력이 약해지는 측면이 있다. 반대로 생각하면 환자의 전산등록에 의한 건강교육과 맞춤형 상담이 현재 한국 상황에서는 만성질환자에게 제공되는 새로운 서비스의 개발과, 진료와 자가 관리의 연계와 강화, 좀 더 포괄적인 환자 지원을 위한 방안 임에도 불구하고, 지불제도 변화에 대한 불신으로 인하여 필요성에 대한 인식이 왜곡되어 확산되지 못하고 있다. 현재 진행 중인 고혈압, 당뇨병 등록관리사업은 지불제도 정책과 관련한 의사들의 불신과 보건소의 추진동력의 약화 등으로 추진의 어려움을 겪고 있다.

그러므로 만성질환의 예방 및 관리를 위한 국가적인 모형(framework)을 구성하고, 지역사회에서 작동 가능한 모델은 전술한 상황을 고려하여 제시하여야 한다. IT를 활용한 건강관리와 U-health 기반의 건강관리 방안을 제시하고 있지만, 이 또한 주치의나 전문간호사, 영양사와 같은 건강교육과 상담이 개인에게 맞춤형으로 제공되고, 이를 코디네이션 할 수 있는 인력이 조직화 되고, 기전이 지속적으로 작동하여야 실현 가능하다.

이러한 고려사항을 종합할 때 현 단계에서의 '한국형 지역사회 만성질환 예방 및 관리사업 모형'을 다음과 같이 제시하고자 한다.

첫째, 국민 중 사업대상자의 분류는 '건강군'을 대상으로 하는 정보의 제공은 메스미디어를 활용한 홍보 전략을 고려한다. '위험인자 보유자'에 대해서는 동기부여를 위한 recall / reminder와 위험요인에 대한 건강교육과 상담을 온라인, 오프라인으로 선택하여 접하고 제공받을 수 있도록 한다. 오프라인의 건강교육과 상담은 현재로는 보건소, 건강보험 공단의 일부 전문인력, 민간의료기관의 전문인력 정도이며, 이들의 건강교육과 상담의 범위와 질을 조장하기 위한 기준의 설정 등은 추가적으로 개발하여야 한다.

둘째, 정보시스템을 활용하여 대상자의 분류와 모니터링 및 평가 기능을 가지도록 하되, 현재의 건강보험공단과 보건소가 주축이 되어 본인 동의를 얻은 만성질환자나 위험요인 보유자에 대한 서비스를 제공하도록 한다. 현재의 보건소와 관련한 각종 사업 - 예를 들면, 대사증후군 관리사업, 통합 건강증진사업, 원스톱서비스, U-health 사업 등의 사업 - 의 정보체계를 고려하여 이들의 정보체계가 원활하게 연계/호환되어 운영될 수 있도록 하는 것이 필요하다.

셋째, 현 단계에서는 케어 코디네이션을 위한 인력은 보건소의 방문간호사와 경험이 있는 간호를 재교육하여 활용하고, 공단에서 양성 중인 인력과 대학병원급 의료기관의 전문간호사 정도가 될 수 있다. 만약에 전면적인 사업의 확대를 고려한다면, 경력있는 일부 전문간호사와 임상영양사를 일정 기간의 보수교육을 통하여 자격을 인정할 수 있을 것이고, 문화체육관광부에서 공인한 체육지도사나 기타 운동전문가에 대한 인정의 문제는 부처 간 협의를 통하여 추진되어야 할 것이다.

장기적으로는 만성질환 예방과 관리의 활성화를 위하여 별도의 인력양성 기관이나 또는 기관을 지정하거나 하여 인력양성 교육훈련프로그램을 운영하여야 할 것이다. 추가적으로 사업의 확대를 꾀한다면 정부가 지원하는 광역 및 지역교육정보센터를 설치하고 인력을 양성 배치하는 방식을 취하여야 할 것이다.

넷째, 정보의 관리는 현재로는 질병관리본부가 담당하고, 향후 정보관리 전문기관의 참여를 고려할 수 있을 것이다.

IT를 활용한 만성질환관리 모델은 국민들이 가지고 있는 만성질환 예방과 관리를 위한 위험을 층화하고, 우선순위를 정하고, 모니터링과 평가를 하는 데에는 매우 유효한 수단이자, 포괄적 케어 코디네이션을 지원하는 중요한 도구로써의 가치는 크다. 그러나 케어 코디네이션 인력이 부족한 경우에는, 만성질환자의 다양하고 많은 요구들을 실시간으로 조정해 내고, 문제점을 해결해 내는 데에는 매우 취약한 부분이 있다. 즉, 이러한 IT기반의 만성질환관리 모델은 종합병원의 등록환자를 대상으로 병원에 근무하는 의사와 전문간호사, 영양사 등의 '기관 내 협력'을 기반으로 한 프로그램에서는 유효하게 작동할 수 있으나, 현재 우리나라의 일차의료를 담당하고 있 의원과 연계한 '지역사회 기반의 만성질환 예방관리 모델'에 그래도 적용하기에는 해결해야 할 난제가 많다.

의원환자의 정보가 종합병원과 실시간 공유되도록 하는 것은 개념적으로나 이론적으로는 매우 이상적인 모델이지만, 현재 한국의 지불제도나 의료기관 간의 기능과 역할이 분화되어 있지 않은 상황에서는 적용하기가 매우 어려운 측면이 있다. 대구광역시에서 자체적으로 시

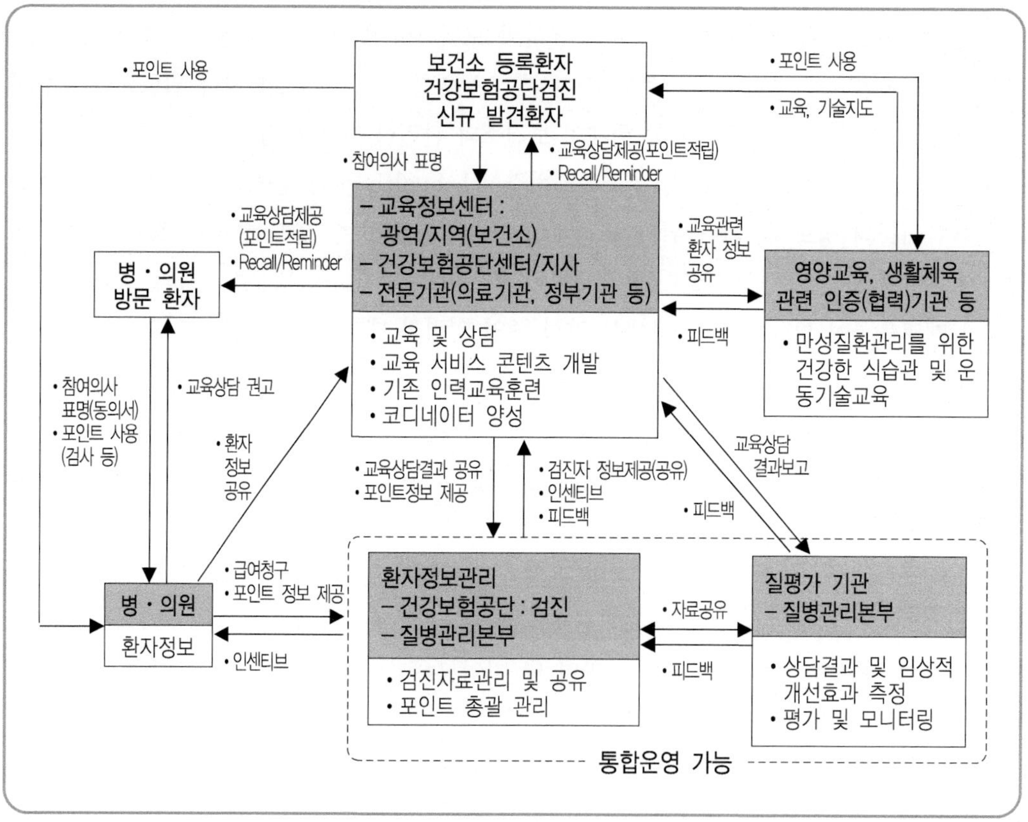

[그림 17-2] 한국형 만성질환 예방 관리 모형(환자)

행한 2003~2007년까지의 고혈압, 당뇨병 예방관리사업이나 그 이후의 국가시범사업에서도 지역 소재 대학병원을 제외한 것은 일차의료의 강화에 초점을 맞춘다는 논리적 배경과 개원의사 중심의 의사회가 대학병원 공동참여를 꺼렸던 측면도 있다.

그리고 '만성질환자나 위험요인 보유자에게 맞춤형 생활습관 개선가이드라인을 제공한다'는 것이 기술적으로는 가능한 일이다. 그러나 모든 선진외국의 질병관리, 사례관리, 통합적 케어 코디네이션 모델의 경우도 이러한 정보를 제공하는 것의 의미는 이해할 수 있도록 설명하고, 반복적으로 숙지시키는 것을 케어 코디네이터가 하여야 하고, 이 코디네이터는 일정 수준 이상의 건강교육과 상담 및 의사소통, 문화적 역량까지 갖추어야 하고, 이를 위한 기관의 지정과 인증제도 등을 도입하고 있는 것은 IT기반만으로는 충족시키기 어려운 요소이다. 특히 노인이나 문화적 이질성을 가진 다문화가정의 구성원들의 경우는 이러한 장벽이 더욱 커지는 문제를 유발시킬 수 있다.

호주 북부 원주민 지역에서 CCM모형을 적용하여 시행한 사업의 사례의 분석에서도 서비

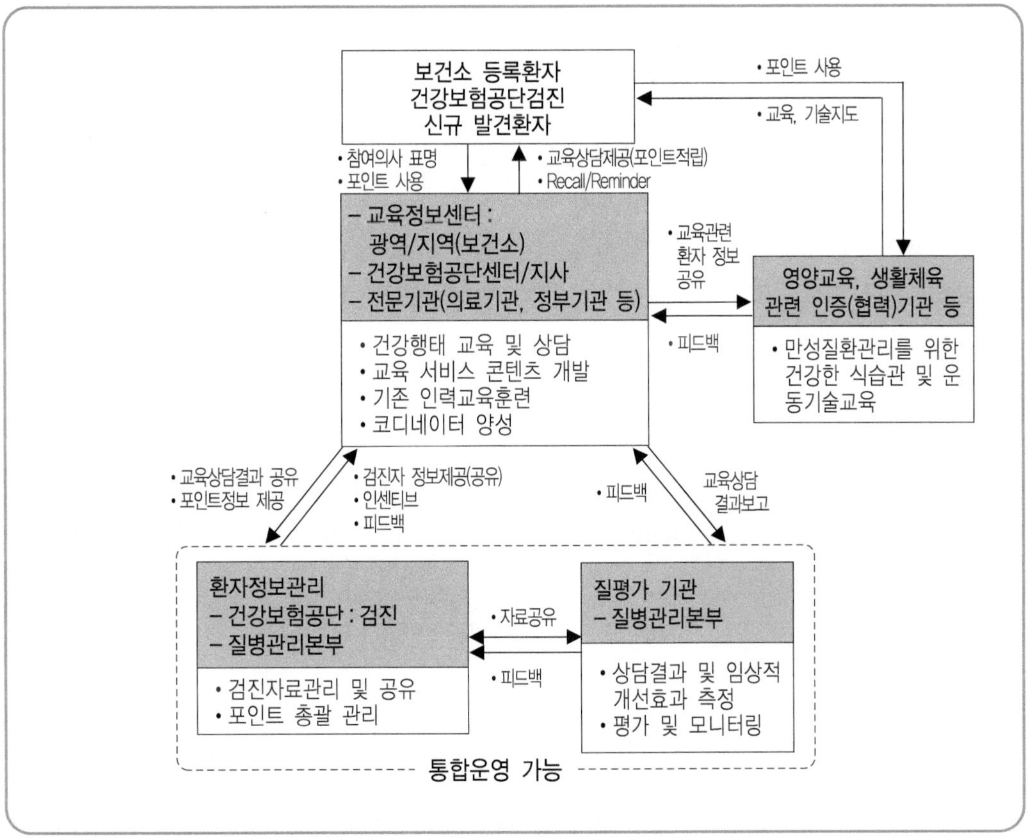

[그림 17-3] 한국형 만성질환 예방 관리 모형(위험군)

스 제공 조직에 대한 영향(organizational influence)에서 코디네이터에 의한 예약이나 의사결정지원(decision support)을 위한 daily care의 통합을 촉진하는 장점을 발휘한 반면, 지역사회 연계를 위한 보건요원의 부족, 인력부족에 의한 자가관리 지원의 어려움으로 인한 지역사회 중심의 프로그램 수행의 제한, 의사결정을 위한 전문가에 대한 접근성의 제한과 전달체계도 의사와 보건요원의 부족 등을 단점으로 들고 있다.

참고문헌

강성례 외. 공중보건학. 보문각. 2006.

김동석. 공중보건학. 수문사. 1999.

김정순. 역학원론 ; 만성병과 사고. 신광출판사. 1997.

김정순. 역학원론 ; 감염병. 신광출판사. 1998.

대한예방의학회. 예방의학과 공중보건학 I, II, III. 계축문화사. 2017.

박태남 외. 지역사회간호학. 현문사. 2003.

양재모. 공중보건학 강의. 수문사. 1990.

우선혜 외. 지역사회 간호학. 현문사. 2008.

유승흠 외. 예방의학. 계축문화사. 2007.

전국대학보건관리학교육협의회. 신공중보건학. 계축문화사. 2006.

지역보건연구회. 지역사회 예방서비스. 계축문화사. 2005.

통계청 홈페이지. http://kostat.go.kr

Gordis L. Epidemiology. 3rd ed. Pennsylvania : Elsevier Saunders Co., 2004.

Last JM. A Dictionary of Epidemiology, 4th Ed, Oxford Uni Press Inc., 2001.

MacMahon B, Pugh TF. Epidemiology : principles and methods, Little, Brown and Company, 1970.

Rothman KJ, Greenland S. Modern Epidemiology, 2nd Ed, Lippincott-Raven Publishers, 1998.

Detels R, Beaglehole R, Lansang MA, Gulliford M. Oxford Textbook of Public Health, Oxford University Press, 2009

Robert B. Wallace. Maxey-Rosenau-Last Public Health and Preventive Medicine. McGraw-Hill Education, 15 edition, 2008.

제18장 보건영양

1 보건영양학의 정의

1) 보건영양의 정의

인간이 일상생활을 하고 건강을 유지하기위해서 충분한 영양을 섭취하고 적절한 식생활을 영위해야 한다는 것은 당연한 사실이다. 충분한 영양섭취는 건강생활의 증진과 질병예방에 결정적인 요소가 되며, 질병으로부터의 회복, 재활 또는 문화생활을 향상하는데 있어서도 중요한 요소이다.

세계보건기구에서는 보건영양(Public health nutrition)을 "생명체가 생명을 유지하고 성장 · 발육하기 위하여 외부로부터 여러 가지 음식물을 섭취하여 건강한 체조직을 구성하고 에너지를 발생시켜 생명현상을 유지하는 과정이다"라고 정의하고 있다.

영양학의 영역은 음식물을 중심으로 연구하는 식품과학과 인간을 중심으로 연구하는 영양과학으로 구분할 수 있으며, 기초영양학, 임상영양학, 보건영양학의 영역으로 나누어진다.

보건영양은 지역사회주민을 대상으로 집단의 영양문제를 다루는 분야로 공중보건의 목표인 지역사회주민의 건강향상을 위하여 음식물과 인간과의 관계를 연구하는 학문이다.

지역사회의 영양과 관련된 문제는 개인의 기호, 경제상황, 자연조건, 문화, 관습 등 여러 가지 요소들이 복합적으로 상호작용하므로 영양상태를 향상시켜 주민들의 건강을 증진하기 위해서는 영양문제를 사회현상에 반응하고 인간집단의 행위로 이해하여야 한다. 따라서 보건영양 또는 지역사회 영양은 그 대상이 지역사회주민이고 궁극적으로 지역주민의 건강증진을 위하여 식생활의 결함을 개선하고 영양부족이나 결핍이 없도록 하는데 있다고 하겠다. 이것이 공중보건분야가 영양학중 기존의 기초영양학이나 임상영양학의 영역과 구분되는 개념이라 하겠다.

2) 보건영양관리의 중요성

국민의 건강은 음식물의 위생적 조건뿐만 아니라 음식물의 영양적 조건에 의해서도 영향을 받는다. 국민 영양관리는 국력향상 및 경제적 발전의 원동력이 되는 가장 중요한 요소로서 ① 국민의 건강유지, ② 근로자의 작업능력 향상 및 정신적 안정과 직업의욕 고취에 따른 생산성 향상, ③ 질병 이환율의 감소 및 결핍증 예방과 사망률 감소 등의 목적을 실현해 간다는 면에서 국민 영양관리는 대단히 중요하다.

3) 보건영양사업의 목표

영양은 건강증진과 질병예방 및 건강회복을 위해서 가장 중요한 요소이다. 국가마다 다소 차이가 있겠지만 보건영양사업의 목표는 다음과 같다.

① 영양소 결핍으로 인한 질병발생 예방
② 영양과잉 또는 불균형으로 인한 비만증과 과 · 저체중 관리
③ 임산부, 조산아 및 영유아 영양관리
④ 성인병 관리
⑤ 노인의 영양관리
⑥ 영양과 관련된 성인 만성질환의 예방 등 다양

2 영양상태 판정

인간의 영양상태는 적절한 영양상태, 영양부족 상태 및 영양과잉 상태로 나눌 수 있으며, 영양상태의 판정은 주관적인 판단과 객관적인 판단으로 나누어 볼 수 있다. 주관적인 판단 대상은 식욕, 수면, 피로도, 내구력, 저항력, 권태감, 정신상태 등을 들 수 있다. 객관적 판단으로는 신체계측에 의한 판정법(신체의 형태면에서 보는 방법)과 이화학적 검사에 의한 판정법(기능면에서 보는 방법)이 있다.

1) 주관적 판정법

의사의 시진이나 촉진 등의 진단으로 많은 경험에 의하여 판정하는 방법으로 빈혈, 구강염, 각화증, 부종, 건반사손실(Deep tendon reflex), 갑상샘의 변화 등 임상증상으로 판정하는 방법이다.

2) 객관적 판정법

(1) 신체계측에 의한 판정법(신체의 형태면에서 보는 방법)

신체의 형태와 구조가 실제의 체력과 일치하며 또한 잠재성 체력을 갖고 있을 때 평가가 타당하다. 신장, 체중, 흉위, 앉은키 등의 신체계측치를 기준치와 비교하여 판정하거나, 이들의 조합에 의한 계측방법이 쓰여지고 있다.

영 · 유아에게는 'Kaup 지수'가 사용되는데, 22 이상은 비만아, 15 이하는 마른아이로 판정하며, 초등학교 입학 전의 소아에게는 'Rohrer 지수'가 사용되는데, 160 이상은 비만, 110 미만은 마른아이로 판정한다.

성인의 비만증 판정에는 'Broca 지수'가 이용되거나 피하지방층의 두께를 측정하는 방법이 있다.

① Kaup 지수 = (체중 / 신장2) × 104

② Rohrer 지수 =(체중 / 신장3) × 107

③ Broca 지수 = (체중 / 신장 − 100) × 102

④ 비만도(obesity, index, %) = (실측체중 − 표준체중) / 표준체중 × 102

⑤ Vervaek 지수 = (체중 + 흉위) / 신장 × 102

① 표준체중

표준체중이란 동일 연량과 동일한 성에 있어서 사망률이 가장 낮은 체중을 말하는데, 표준체중의 산출은 신장에 따라 달리 계산하는 Broca 변법이 잘 이용된다.

㉠ 신장 150cm 미만일 때 표준체중은 (신장cm − 100) × 1.0

㉡ 신장 150~160cm일 때는 (신장cm − 150) ÷ 2 + 50

㉢ 신장 161cm 이상일 때는 (신장cm − 100) × 0.9로 산출한 값으로 하는데, 이 방법은 주로 성인의 경우 적용된다.

② 비만체중

㉠ 체질량지수(BMI)

세계보건기구(WHO)는 "비만이란 건강에 유해할 정도로 체지방이 과다하게 축적된 상태"라고 규정하고, 비만을 나타내는 지수로서 다음의 체질량지수(Body Mass

Index, BMI)를 제시하였다.

체질량지수(BMI) = 체중(kg) ÷ 신장(m)²

BMI 값이 20미만이면 저체중, 20이상이면 정상체중, 25이상이면 과체중, 30이상이면 비만, 40이상이면 극도 비만으로 분류한다.

예) 신장 165cm, 체중 82kg이라면, BMI는 82 ÷ 1.62 = 32로 비만군에 해당한다. 보건복지가족부 자료에 의하면 우리나라는 BMI 값이 25이상인 인구가 1995년에는 남자 11.7%, 여자 18%이었으나, 2000년에는 남자 33.1%, 여자 32.2%로 크게 증가되었다고 보고하고 있다. 기타 비만상태를 나타내는 지표로 다음과 같은 방법이 이용된다.

㉡ **표준체중 대비 비만도**

- 비만도(%) = (실측체중 − 표준체중) ÷ 표준체중 × 100으로 나타내는 방법이 이용되는데, 이 경우 실측체중이 20%를 초과하면 비만으로 판단한다.
- 비만도(%) = 실측체중 ÷ 표준체중 × 100으로 나타내는 방법이 이용되는데, 이 경우 90% 이하는 저체중, 109% 이하는 정상체중, 119% 이하는 과체중, 120% 이상은 비만, 200% 이상이면 극도 비만으로 분류한다.

㉢ **복부비만 측정**

복부비만은 성인병의 발생과 깊은 관계가 있어 성인의 경우는 다른 부위의 비만보다 중요한 지표로 사용된다.

복부비만은 '허리 둘레(cm) ÷ 엉덩이 둘레(cm)'로 측정되는데, 이 경우 허리둘레 측정은 배꼽 밑 2cm 부분, 엉덩이는 가장 넓은 부분을 측정하여 산출한다.

복부 비만증의 기준은 여자 0.83 이상, 남자 0.91 이상으로 하고 있다.

(2) 이화학적 검사에 의한 판정법(기능면에서 보는 방법)

최근에는 영양상태나 질병상태의 판정을 위해서 생화학적 검사방법이 많이 쓰여 지는데 혈액 비중의 측정, 헤모글로빈 미량 정량 등으로 단백질 및 철분의 영양상태를 판정하는 등 혈액검사, 소변검사 등 미량 정량검사와 간이 정량법이 발전됨에 따라서 임상 또는 집단검사에 응용되고 있다.

(3) 간접적 판정법

기존에 있는 생정통계를 수집 · 재분석하여 한 지역사회의 영양상태를 간접적으로 판정하는 방법이다. 영아 또는 1~4세 특정 연령의 사망률, 특정 전염병의 이환율, 식품의 섭취 종류 또는 양을 알아보는 식이섭취 평가 등을 판정한다.

3 영양소

영양소(Nutrient)는 외부로부터 받아들인 물질 중에서 생물체의 몸을 구성하거나, 에너지원으로 사용되거나 또는 생리작용을 조절하는 물질을 말하는데, 사람이 필요로 하는 영양소에는 탄수화물, 단백질, 지방, 비타민, 무기염류, 물 등이 있다. 이들 중에서 탄수화물 · 지방 · 단백질은 생물체의 영양에 가장 중요한 3가지 영양소로 이 세 가지를 3대 영양소(Three major nutrients)라고 한다. 섭취량이 많다는 점에서 3대 영양소 또는 주영양소(Macro-nutrients)라고도 한다. 5대 영양소는 비타민하고 무기질이 추가되지만 이들은 적은 양으로 물질대사나 생리작용을 조절하므로 이를 부영양소 또는 미량원소(Micronutrients)라고 한다. 생명체를 구성하는 성분 중 물이 가장 많은 성분으로 생물체의 약 60%를 차지하는데 물이 있어야 그 형태를 유지하고 대부분의 화학반응은 수용액상태에서 일어난다.

4 영양소의 3대 기능

영양소는 많은 작용을 하지만 그중에서도 신체의 조직을 구성하고, 신체에 생리작용을 하며 우리 신체에 열량을 공급하는 중요한 작용을 하게 되는데, 이를 영양소의 3대 작용이라고 한다.

1) 신체의 조직구성

인체를 구성하는 기본물질로는 유기물과 무기물로 구성되어 있는데, 유기물(Organic compounds)로는 단백질(Protein), 탄수화물(Carbohydrate), 지질(Lipid), 핵산(Nucleic acid) 등이 있는데, 이들을 생명분자(Biomolecule)라고 하며, 세포를 구성, 세포의 활동에 필요한 에너지 공급하는 무기물(Inorganic compound)은 물(Water), 무기염류(Mineral) 등이 있는데 무기물은 세포내의 삼투압(Osmotic pressure), pH 조절을 하는 역할을 한다.

탄소(C), 수소(H), 산소(O), 질소(N)등이 생명체의 99%를 차지하는데 이를 다량원소라고 한다. 소량원소와 미량원소는 적은 양이지만 생명현상에 매우 중요한 역할을 한다. 생명체에 구성하는 주요 구성원소는 다음과 같다.

2) 신체의 생리작용

신체의 기능을 원활하게 하기위해 작용하는 영양소는 물, 무기질, 비타민 등에 작용하게 되는데, 물은 생리작용을 하며 비타민과 무기질은 에너지 대사를 위한 산화작용 촉진 및 심장 운동 촉진을 하고, 기타 요오드(I2)는 갑상선 기능을 유지하는 역할을 한다.

3) 신체의 열량 공급

영양소는 신체가 활동할 수 있는 에너지를 공급하는데, 이 에너지의 직접적인 공급원은 주로 5대 영양소가 담당하고 있으며, 신체에서 영양소의 열량발생량은 세포내에서 영양소가 화학적인 변화를 거쳐 발생되는 것으로 열량의 단위는 칼로리(Calorie)로 측정하며 1g당 단백질과 탄수화물은 4kcal 전후, 지방질은 9kcal 전후의 열량을 발생한다.

우리나라 성인 1일 영양권장량은 2,500kcal 정도이다.

[표 18-1] 인체를 구성하는 주요 구성원소

원소	H	O	C	N	Ca	P	Cl	K	S	Na	Mg	기타
함량(%)	63	25.0	9.0	1.0	0.31	0.22	0.03	0.03	0.05	0.03	0.01	<0.01

5 영양불량과 질병

1) 영양장애

영양장애란 영양소의 과잉섭취나 부족으로 발생되는 비만증이나 결핍증 등의 건강장애 혹은 질병상태를 말한다.

결핍증(nutrition deficiency)은 필요양양소의 결핍으로 발생되는 병적상태이고, 저영양

(under nutrition)은 열량섭취 부족상태이며, 영양실조증(malnutrition)은 영양소 공급의 질적 · 양적 부족으로 나타난 불건강상태이다. 또한 기아상태(starvation)는 저영양과 영양실조증이 함께 발생된 상태를 말한다.

1차적 영양결핍증은 열량 · 단백질 실조증, 골연화증, 기아상태, 식욕부진증, 구루병, 펠라그라, 괴혈병, 안구건조증, 갑상샘종 등 매우 다양하다.

2) 열량 · 단백질 실조증

개발도상국이나 후진국 어린이들은 열량 · 단백질 실조증(protein-calorie malnutrition, PCM)이 잘 발생되는데 marasmus와 kwashiorkor의 형태가 있으며, 이 2가지가 혼합된 형태의 열량 · 단백질 실조증도 있다.

(1) Kwashiorkor(콰시오르코르증)

식생활에서 탄수화물이 주가 되고 단백질과 무기질이 부족한 음식물을 장기적으로 섭취함으로써 발생되는 단백질 결핍현상으로, 주로 이유기 이후 어린이에게 잘 발생한다. 체중이 평균보다 적고, 전염병에 감염이 잘 되는 것이 특징이다.

[표 18-2] 단백질 - 열량 영양불량 (Protein - Calorie Malnutrition : PCM) 분류

콰시오카 (Kwashiorkor)	피부 및 머리카탈색, 영양성 부종	체중 : 표준체중의 90% 미만 혈청 알부민 〈 30g/dl(부족), transferrin 〈 180mg/dl 원인 :단백질 섭취 부족, 상처나 질병으로 인한 대사과다
마라스무스 (Marasmus)	영양성 쇠약, 심한 열량 결핍 및 영양불량	체중 : 표준체중의 80% 미만, 6개월 내 10%이상 감소 혈청 알부민 〉 30g/dl(비교적 보유) 만성적 에너지 섭취부족 ⇒ 지방과 근육 조직 분해
심한혼합형PCM (Other severe protein-calorie malnutrition)	피부와 모발 탈색 없음 영양성 부종 발생	체중 : 표준체중의 60% 미만 혈청 알부민 〈 30g/dl 마라 스무스와 콰시오카의 복합증상 감염 위험 ↑, 상처회복 느림
중정도 영양불량(Malnutrition of moderate degree)		체중 : 표준체중의 60~75% 정도 혈청 알부민 3.0~3.5g/dl(비교적 정상)
가벼운 영양불량(Malnutrition of mild degree)		체중 : 표준체중의 75~90% 정도 혈청 알부민 3.5~5.0g/dl(정상)

(2) Marasmus증(소모증)

출생 직후부터 영유아기에 모유나 인공영양의 공급이 부족하거나 비위생적인 수유로 인해서 설사가 계속되는 경우에 발생되는 현상이다. 기아상태에서 발생하기도 하며, 근육이 소모되어 뼈만 남게 되고, 부족이나 지방간(Fatty Liver)이 되는 현상이다.

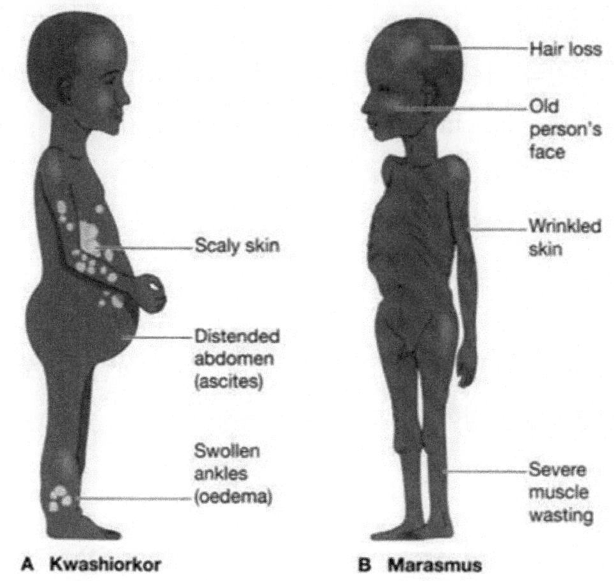

[그림 18-1] 콰시오커와 마라스무스 특성비교

3) 비만증(Obesity)

(1) 비만증

체내 지방의 과량 축적상태로서, 운동선수의 근육발달로 인한 체중과다는 비만증이라고 하지 않는다.

영양과다 섭취로 인한 비만 등 5D는 ① 용모손상(Disfigurement), ② 불편(Discomfort), ③ 활동불편(Disability), ④ 질병(Disease), ⑤ 사망(Death) 등을 말한다.

열량소의 과량섭취시 당질은 지방으로 전환 축적되고, 축적된 지방은 당질로 다시 환원되지 않기 때문에 비만의 원인이 된다. 실측체중이 평균체중의 20%를 초과하는 경우를 비만이라 하는데, 체지방이 체중의 25% 이상이면 비만증(obesity)이라 할 수 있다.

(2) 비만증의 원인과 예방대책

① 비만증의 발생원인

유전적인 요인, 운동부족, 지나친 초과열량의 섭취, 내분비계의 장애, 생리적 · 심리적 요인등으로 나타난다.

② 비만증 예방대책

비만증에는 고혈압이나 당뇨병의 합병증이 많아지는데, 체중감소를 위해 동물성 지방을 제한하고, 식물성 지방을 충분히 그리고, 주기적으로 섭취하고 정기적인 적절한 운동과 식생활습관의 개선, 지방질과 당질의 식품을 제한하고 열량가가 적은 단백질 식품의 섭취 등이 필요하다.

특히 비만증의 예방을 위해 식생활을 당류 · 지방 · 전분식품 · 알코올 음료를 제한하고, 인공 감미료 · 채소류 · 생선 · 쇠고기즙 등을 다량 섭취한다.

4) 조절영양소의 작용 및 결핍증

(1) 무기질의 작용과 결핍증

무기질은 무기염류, 광물질, 회분이라고 한다. 화학적 에너지는 없으나 신체의 기능조절에 있어 중요한 역할을 하고 있어 무기염류가 부족하면 여러 가지 생리적 이상을 초래하게 된다. 무기질은 다음과 같은 기능를 하며, 사람의 생존을 위해 필수 불가결한 요소이다(표 18-3).

① 뼈나 치아 등의 구성재료
② 생명 유지에 필요한 유기화합물의 구성재료
③ 체액의 성분으로서 pH나 삼투압의 조절작용
④ 효소반응의 활성화 등

(2) 비타민(Vitamin)의 작용과 결핍증

Vital amine의 어원을 가진 비타민은 그 뜻대로 인체의 정상 성장과 건강에 없어서는 안

될 영양소로서 세포와 조직에서 특수한 생명기능을 수행하는 것으로 체외로부터 섭취되어야 하고, 생물학적 활성이 있는 유기화합물이다.

비타민의 주역활은 신체기능조절로서 효소기능을 촉진하는 보조효소로서의 기능을 한다. 각기병, 괴혈병, 구루병, 펠라그라 등의 질병이 해당되는 비타민의 결핍시 나타난다(표 18-3).

[표 18-3] 무기질의 작용과 결핍증

종 류	작 용	결핍증	함유식품
칼슘 (Calcium)	99%가 골격, 치아구성, 혈액응고 관여, 심근 수축력, 장에서 흡수시 vit D 흡수	골다공증(osteoporosis), 구루병(rickets)	탈지분유, 우유, 치즈, 멸치, 참깨, 뱅어포, 사골, 새우젓, 강낭콩, 호두, 양배추
인 (Phoshorus)	Ca, Mg과 결합, 골격, 치아 형성, 체액의 산·염기 균형 유지, 열량 대사 관여, 당질 흡수를 도움	부갑상샘기능저하증 (Hypoparathyroidism)	치즈, 난황, 콩류, 간, 녹두
철 (Iron)	70%가 혈색소(Hemoglobin)의 구성, 근육의 헤모글로빈(myo-globin) 흡수시 vit C 필요	철결핍성 빈혈(iron deficiency anemia) : 영아, 학령전 아동, 임산부	간, 육류, 난황, 굴, 팥, 복숭아, 살구
마그네슘 (Magnesium)	60%가 골격, 치아구성, 효소생산, 신경의 자극 전달, 근육 수축작용	경련, 언어장애	호두, 고기, 우유, 녹색야채, 콩류, 코코아
소디움 (Sodium)	세포외액 구성, 체액의 삼투압 조절, 근육수축, 과량 섭취시 고혈압	소화액의 분비저하	우유, 계란, 해조류, 생선
포다시움 (Potassium)	97% 세포내액 구성, 단백질 합성 관여	근육의 흥분성 저하, 신장장애, 당뇨성 산성증(diabetic acidosis)	
옥소 (Iodine)	에너지 대사시 필요한 갑상선 호르몬의 성분인 티로신(thy-rozine) 형성	풍토성 갑상샘종(endemic goiter)	해초, 생선, 간유, 새우, 조개, 굴
불소 (Flurine)	치아 골격형성, 칼슘염 충치예방, 범랑질 보호, 과잉-반상치(mottled teeth)	충치(dental caries)	

6 국민건강영양조사

1) 국민영양의 중요성 및 문제점

(1) 국민영양의 중요성

정부에서는 1995년 1월부터 국민건강증진법을 제정, 공포하고 동년 9월 시행하여 국민건강증진을 위한 사업을 실시하였고, 경제발전으로 인한 식생활 변화에 따라 예전에는 영양보충에 중점을 두었던 영양관리에서 이제는 영양상태와 건강문제에 연계하여 국민영양개선사업을 실시하여 나가고 있다.

[표 18-4] 비타민의 작용과 결핍증

종 류		작 용	결핍증	함유식품
지용성비타민	비타민 A (Retinol)	정상성장, 발달촉진 : 골격, 치아형성, 상피조직(epithelial tissue), 세포유지, 눈(망막)의 건강유지, 어두움의 적응	피부점막의 각질화, 야맹증(nyctotalopia), 눈부심(xerophthalmia), 각막연화증(keratomalacia)	간, 난황, 전지분유, 마가린, 호박, 녹황색채소(당근, 시금치, 열무, 상추), 고구마, 김
	비타민 D (Calciferol)	정상성장 발달관여 : 골격, 치아 칼슘과 인의 흡수와 대사관계, 과잉시 : 고칼슘혈증(hypercalcemia)	영유아 : 구루병(rickets) 성인 : 골연화증(osteomalacia)	비타민 D 강화 우유, 간, 난황, 참치
	비타민 E (Tocopherols)	강한 항산화제(antioxidant) : 비타민 A의 흡수 촉진, 용혈(hemolysis)시 적혈구 보호	영유아 : 대적혈구성 빈혈(macrocytic anemia)로 적혈구 생존기간 감소 신생아 : 용혈성 빈혈(hemolytic anemia)	콩, 옥수수, 녹색야채, 난황, 호도, 식용유
	비타민 K (Menadione)	혈액응고 기전에 관여하는 Prothrombin 합성, 혈액의 정상적인 응고	혈액응고 시간 지연	간, 토마토, 녹색야채, 양배추
수용성비타민	비타민 B_1 (Thiamin)	정상식용상태, 소화기능 유지 탄수화물 대사반응 작용	각기병(beriberi), 식욕감퇴, 변비, 소화불량, 다발성 신경염(polyneuritis)	돼지고기, 간, 곡류(보리, 현미), 감자, 호두
	비타민 B_2 (Riboflavin)	단백질 에너지 대사관여, 구강, 코, 귀의 열상 방지	지루성 피부염, 구내염(stomatitis), 설염, 수명(photophobia), 각막충혈증(corneal vascularization), 저항력 저하	우유, 녹색야채, 곡류, 빵, 계란, 소간, 탈지분유

	종 류	작 용	결핍증	함유식품
수용성비타민	Niacin (nicotinic acid)	탄수화물, 아미노산 대사관여, 지방합성, 조직호흡에 작용, 펠라그라(pellagra), 신경염(neuritis) 예방	피부염(dermatitis), 설사(diarrhea), 치매(dementia), 구내염(stomatitis), 설염(glossitis)	육류, 간, 생선(고등어, 멸치), 계란, 땅콩, 곡류
	비타민 B_6 (Pyridozine)	필수지방산으로부터 불포화지방산의 합성과 분해의 조효소작용, 혈색소 감소성 빈혈(hypochromic anemia)의 예방, 지루성 피부염(seborrheic dermatitis)의 예방	홍반성 부종(erythredema), 피부 결체조직 부종, 경련, 근육 약화, 말초신경염	돼지고기, 난황, 우유, 보리, 옥수수
	Pantothenic acid	당질, 지방, 단백질 대사 관여	피부각화(cornification), 피부낙설(desquamation), 탈모증(alopecia)	계란, 간, 쇠고기, 탈지분유, 고구마
	Biotin	지방산과 아미노산의 합성 분해 작용		간, 땅콩, 난황, 토마토, 바나나, 딸기
	Folic acid	핵산의 합성, 지방대사, 적혈구의 정상성장 관여	악성빈혈(pernicious anemia)	녹색야채, 간, 곡류
	비타민 B_{12} (Cyanocobalamin)	핵산, 핵단백의 합성, 적혈구 형성 : 조혈기능	대사성 산혈증(matabolic acidosis), 핵산 합성장애, 대적혈구성 빈혈(macrocytic anemia)	간, 신장, 우유, 육류, 계란
	비타민 C (Ascorbic acid)	아미노산 대사, 철흡수를 도움, 치아, 골격형성 관여, 모세혈관벽의 보호, 교원질(collagen) 합성관여, 스테로이드(steroid)	괴혈병(scurvy), 빈혈, 전염병에 대한 저항력 감소	과일(귤, 딸기, 양배추, 파인애플, 토마토, 레몬), 야채(풋고추, 시금치, 열무, 미나리, 양배추)

(2) 국민영양의 문제점

경제발전과 생활수준의 향상으로 식생활 형태도 많은 변화가 왔으며, 아직도 계층별 및 지역간의 영양 불균형과 영양이 부족한 상태가 심각한 실정이다. 특히 영양소의 과잉공급 및 식생활의 서구화는 성인병을 야기 시키는 문제점을 일으키고 있으며, 국민영양 개선을 위한 행정체계의 기초자료 및 전문인력과 정부의 국민의 영양에 대한 인식 또한 부족하며, 국민영양과 자질향상을 위한 조기영양관리 및 지도 기능이 미약하다.

(3) 국민영양의 개선책

국민영양의 중요성과 문제점을 바탕으로 이를 개선하기 위한 방안으로는 다음과 같다.

① 지역사회의 특수성에 따라 농축산물의 현황과 식생활 양식 등의 실제적인 조사를 계절

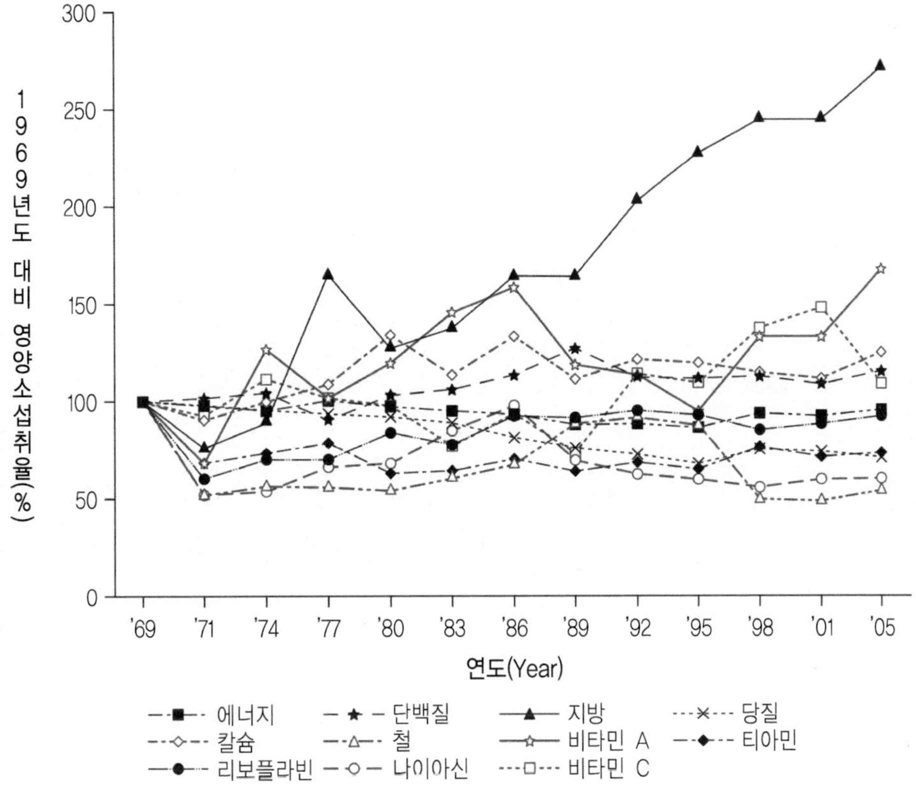

[그림 18-2] 영양소별 섭취량의 변화 추이(1969년 대비, 전국 1인 1일)

별로 실시하여, 그 지역사회에 알맞은 방향으로 국민영양을 개선 · 보완해 가는 방안이 강구되어야 한다.

② 농촌 식생활의 문제점은 경제적 어려움, 보수성이나 바람직하지 못한 전통적 식생활 양식, 비합리적 조리방법 등에 있으므로 잘못된 농촌 식생활의 개선향상을 위한 모든 노력과 보건교육이 실시되어야 한다.

③ 영양 상담실을 운영하고, 영양교육을 통한 영양지도가 실시될 수 있도록 영양 지도원의 배치가 지역사회내에 이루어져야 한다.

④ 단체급식 그리고 공동취사 등의 실질적이며 합리적인 운영, 이를 위한 교육 및 지도사업이 필요하다.

2) 국민건강영양조사의 개요

(1) 배경 및 역할

국민건강영양조사는 1969년 이래 매년 실시된 국민영양조사와 1962년에 시작된 국민건강 및 보건의식행태조사를 통합한 것으로서, 현행 조사는 국민건강증진법 제16조를 근거로 시행되고 있다.

국민건강증진법 제16조 (국민영양조사등)

① 보건복지부장관은 국민의 건강상태·식품섭취·식생활조사등 국민의 영양에 관한 조사(이하 "국민영양조사"라 한다)를 정기적으로 실시한다.
② 특별시·광역시 및 도에는 국민영양조사와 영양에 관한 지도업무를 행하게 하기 위한 공무원을 두어야 한다.
③ 국민영양조사를 행하는 공무원은 그 권한을 나타내는 증표를 관계인에게 내보여야 한다.
④ 국민영양조사의 내용 및 방법 기타 국민영양조사와 영양에 관한 지도에 관하여 필요한 사항은 대통령령으로 정한다.

새롭게 시행된 국민건강영양조사는 1998년도에 제1기 조사가 이루어졌으며 3년 주기로 국민의 전반적인 건강과 영양상태 및 그 추이에 대한 대표성과 신뢰성 있는 통계 산출을 위해 전국 조사로 진행되고 있다.

산출된 결과는 국민건강증진을 위한 목표설정 및 평가, 효과적인 건강증진사업 프로그램 개발에 필요한 기초 자료로 활용되고 있으며, OECD 회원국으로서 국제 비교가 가능한 통계치를 제공하는 데도 기여하고 있다.

국민건강영양조사는 전 국민의 건강과 영양상태와 그에 영향을 미치는 의식 및 행태에 관한 광범위한 통계 산출을 목표로 하며 우리나라의 보건관련 조사 중 가장 규모가 크다.

(2) 국민건강영양조사의 목적

① 국민건강증진종합계획의 목표 중간 평가 및 목표 수정
② 흡연, 음주, 영양 등 건강위험요인과 주요 질환의 관련성 분석
③ 주요 만성질환 유병률 및 주요 만성질환의 관리지표(인지율, 치료율, 조절률 등)를 파악
④ 질병이나 장애의 종류 및 정도에 따른 보건의료서비스 이용 현황
⑤ 국가간 비교 가능한 건강지표 산출

(3) 구성 및 시행기관

국민건강영양조사는 내용 및 조사방법상 크게 네 가지 조사로 구성된다(표 18-5). 건강면접조사에서는 조사원이 가구로 방문하여 건강수준, 의료이용, 사고 및 중독 등에 관한 사항을 면접을 통하여 조사한다. 건강검진조사는 당뇨병, 고혈압, 고지혈증 등 만성병을 직접 임상검사를 통하여 조사하고 체격을 측정한다. 마지막으로 영양조사에서는 식생활, 식품섭취량, 식품섭취빈도를 조사원이 가구를 방문하여 조사한다.

과거 한국보건사회연구원, 한국보건산업진흥원, 질병관리본부 등 여러 기관에서 나누어 하던 것을 2007년에 시행하는 제4기 조사에서부터는 질병관리본부에서 통합 시행한다.

[표 18-5] 국민건강영양조사의 구성

조사구분	조사대상 조사구(개)	조 사 내 용	조사방법
건강조사	600	• 질환이환조사 : 만성질환, 주요 질환 관리 • 사고·중독조사 : 발생원인, 기전, 장소, 손상유형 • 활동제한 및 삶의 질 조사 : 1달간 활동제한일수, 활동제한 기간, 원인, 시각, 청각, 씹기 기능의 제한, 장애인 등록, EQ-5D • 의료이용조사 : 입원, 외래, 약국, 한방 등의 사용량, 서비스 만족도, 비용, 치료지연 및 미치료 이유 등	면접조사
	200	• 보건의식행태조사 : 흡연, 음주, 운동, 비만, 안전의식 등	자기기입
검진조사	200	• 신체계측 : 신장, 체중, 허리둘레 • 혈압 및 맥박 측정 • 임상검사 : 콜레스테롤, 중성지방, HDL-콜레스테롤, 혈당, 간기능검사, B형 간염, 신장기능검사, 빈혈검사 등	이동검진센터 계측 및 검진
영양조사	200	• 식품섭취검사 : 식품의 섭취횟수·섭취량 • 식생활조사 : 규칙적인 식사여부·식품섭취의 과다 여부 등 일반적인 식습관, 외식의 횟수, 영유아의 수요기간·이유보충식의 종류 등 • 식품섭취빈도조사 : 주요섭취식품의 1년간 섭취빈도 파악	면접조사

(4) 조사 대상

전 국민을 모집단으로 하며, 최근의 인구주택 총조사를 기본으로 매년 전국 200개 조사구를 선정한다. 각 조사구 당 60여 가구를 대상으로 적합도를 고려한 다음 집단시설가구, 비혈연 6인 이상 가구, 외국인 등으로 구성된 가구, 빈집, 비거주 상가, 노숙 등의 특수사항을 제외한 23가구를 실제 대상가구로 삼는다.

대상으로 선정된 가구의 구성원은 모두 조사대상이 된다.

(5) 조사의 구성

① 제1~3기

㉠ **건강설문조사(건강면접조사 및 보건의식행태조사)** : 조사요원이 개별가구를 방문하여 조사대상자 현황표, 가구조사표, 건강면접조사 등을 면접으로 조사하고 자가기입 방식으로 보건의식행태조사를 실시

㉡ **영양조사** : 건강설문조사에 이어 실시하며, 훈련된 영양사가 개별가구를 방문하여 식습관, 식품섭취 빈도, 섭취 식품의 종류 및 섭취량 등을 개인별 면접으로 조사

㉢ **검진조사** : 영양조사에 이어 실시하며, 조사지역에 이동검진센터를 설치하고 혈압측정, 신체계측, 채혈, 소변 채취를 실시하며 중앙에서 취합하여 분석

② 제4기

㉠ **검진 및 건강설문조사** : 조사지역에 이동검진센터를 설치하고, 혈압측정, 신체계측, 채혈, 소변 채취와 구강검사, 폐기능 검사를 실시하며, 건강설문조사도 한 장소에서 실시

㉡ **영양조사** : 검진 및 건강설문조사 약 2주 후에 훈련된 영양사가 개별가구를 방문하여 식습관, 식품섭취 빈도, 섭취 식품의 종류 및 섭취량 등을 개인별 면접으로 조사

7 영양개선

1) 영양개선의 중요성

영양개선을 통해서 전 국민의 질병을 예방하고 건강을 증진시키며, 국민들의 체력을 향상시킴으로써 크게는 국가의 경제력에 기여할 수 있다. 국민의 영양개선의 중요성을 구체적으로 들면 다음과 같다.

① 국민들의 균형 잡힌 영양공급은 건강한 신체와 왕성한 창조력과 노동력을 증진시켜 높은 생산성을 보장하는 기초가 된다.

② 정부는 영양정책의 목표를 개인의 건강증진을 바탕으로 국가 사회의 발전은 물론 국민 전체의 복지증진에 목표를 두고 있다.
우리나라도 경제생활의 급속한 발전에 따라 국민들의 건강에 대한 욕구 증대에 알맞게 영양개선정책으로 전환해야 할 시점에 와있다.

③ 국민영양개선은 국민의 오랜 전통에 따른 식습관 자체의 변화가 있어야 하므로 국민들의 편식이나 조식을 예방하기 위해서는 외식에 대한 영양평가를 실시, 소비자의 기호와 영양을 고루 충족시키는 방안을 강구하여야 한다. 우리나라 국민영양 문제는 아래와 같은 문제점을 안고 있다.
㉠ 지역간 · 계층간의 영양상태 불균형
㉡ 국민영양개선 지도를 위한 행정체계와 각종 기초자료의 미비
㉢ 일반 국민들의 영양에 관한 인식 부족
㉣ 장래 국민 자질향상을 위한 조기 영양관리 및 지도 기능의 미약 등이다.

2) 한국인의 영양권장량

국민 개개인의 건강을 유지하고 생활활동을 원활하게 하는데 필요하고 충분한 영양섭취량의 이론적인 표준을 수치로 나타낸 것을 영양권장량이라고 하며, 영양권장량은 영양조사에서 얻은 지역주민의 영양섭취량 상태를 평가하고 식량 생산, 수입 정책등의 계획을 세우는데 있어서 기초자료로 이용된다. 영양권장량은 개인의 성장 환경이나 유전, 식사 습관, 나이, 성별, 활동량, 스트레스 정도 등에 따라 조금씩 차이가 있다.

한국의 경우 1962년 국제식량농업기구(FAO) 한국협회에서 처음 제정하였고, 그 뒤 여섯 차례의 개정을 거쳐 2000년 7차 개정되었다. 제정 당시에는 에너지를 비롯하여 단백질, 칼슘, 철분, 비타민 A, 비타민 B1, 비타민 B2, 니아신, 비타민 C, 비타민 D의 10개 영양소가 포함되었으나 6차 개정 째 비타민 E, 피리도신, 엽산, 인, 아연이 추가되어 15개로 늘어났다. 20~49세 표준 성인의 1일 에너지 권장량은 남자 2,500kcal, 여자 2,000kcal이며 성장기나 임신 수유부의 경우는 조금 늘어났다.

2015년 정부는 한국인 영양소 섭취기준을 발표하였다. 그간 한국인 영양소 섭취기준은 학회 등 민간차원에서 추진해왔으나, 「국민영양관리법」제정 이후 법률에 근거하여 국가차원에서 제정 작업이 이루어진 것은 이것이 처음이었다. 2015년 한국인 영양소 섭취기준의 주요내용으로 대상 영양소는 총 36종으로 에너지 및 다량영양소 8종, 비타민 13종, 무기질 15종 등이었다.

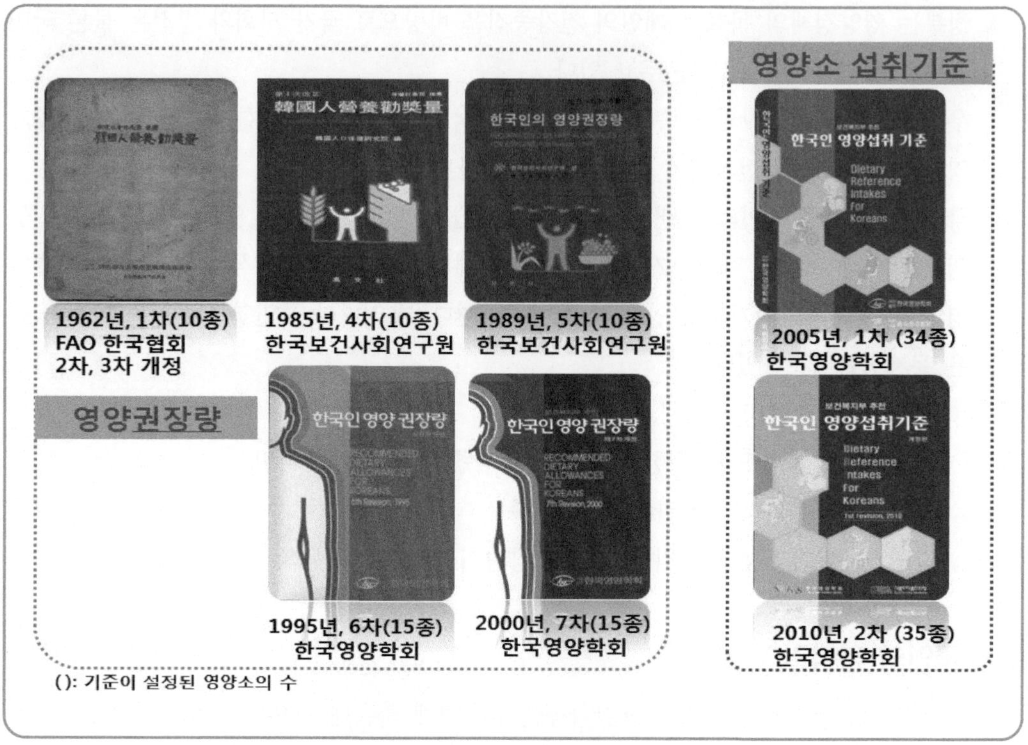

1962년, 1차(10종)
FAO 한국협회
2차, 3차 개정
1985년, 4차(10종)
한국보건사회연구원
1989년, 5차(10종)
한국보건사회연구원
영양권장량
1995년, 6차(15종)
한국영양학회
2000년, 7차(15종)
한국영양학회
영양소 섭취기준
2005년, 1차 (34종)
한국영양학회
2010년, 2차 (35종)
한국영양학회
(): 기준이 설정된 영양소의 수

[그림 18-3] 한국인 영양소 섭취기준 제정 역사

에너지필요추정량은 연령, 신장, 체중 및 신체활동수준을 고려한 추정 공식을 이용하여 산출하였으며, 그간 체위기준의 변화를 반영하여 일부 소아·청소년 연령군에서(남자 6~8, 9~11, 12~14세, 여자 9~11세) 상향조정하였다.

[표 18-6] 2015년과 2010년 에너지필요추정량(kcal/일) 비교

연령	2015년		2010년	
	남자	여자	남자	여자
0~5(개월)	550		550	
6~11	700		700	
1~2(세)	1,000		1,000	
3~5	1,400		1,400	
6~8	1,700	1,500	1,600	1,500
9~11	2,100	1,800	1,900	1,700
12~14	2,500	2,000	2,400	2,000
15~18	2,700	2,000	2,700	2,000

연령		2015년		2010년	
		남자	여자	남자	여자
19~29		2,600	2,100	2,600	2,100
30~49		2,400	1,900	2,400	1,900
50~64		2,200	1,800	2,200	1,800
65~74		2,000	1,600	2,000	1,600
75+		2,000	1,600	2,000	1,600
임신부	1기	+0		+0	
	2기	+340		+340	
	3기	+450		+450	
수유부		+320		+320	

우리 국민의 평균 에너지섭취량은 에너지필요추정량과 대체로 유사했으나 남자 1~8세, 30~64세, 여자 9~11세에서 다소 높았고(100~225kcal), 남자 청소년(12~18세)과 여자 15~29세에서 낮은 편이었으며(110~150kcal), 75세 이상은 남녀 모두 섭취량이 적었다.

[표 18-7] 에너지필요추정량 및 평균 에너지섭취량(kcal/일)

연령(세)	남자		여자	
	에너지필요추정량	에너지섭취량[1]	에너지필요추정량	에너지섭취량
1~2	1,000	1,193	1,000	1,055
3~5	1,400	1,504	1,400	1,401
6~8	1,700	1,859	1,500	1,576
9~11	2,100	2,133	1,800	1,927
12~14	2,500	2,352	2,000	1,964
15~18	2,700	2,588	2,000	1,886
19~29	2,600	2,632	2,100	1,949
30~49	2,400	2,625	1,900	1,830
50~64	2,200	2,323	1,800	1,748
65~74	2,000	2,061	1,600	1,598
75+	2,000	1,812	1,600	1,345

1) (자료원) 국민건강영양조사 제6기 1차년도(2013)

총 에너지섭취량에 대한 다량영양소의 섭취비율을 나타내는 에너지적정비율[1]의 경우 탄수

1) 총 에너지섭취량 중에서 탄수화물, 단백질, 지질을 통해 섭취하는 양의 적정범위로 건강유지 및 질병 예방에 적절한 섭취비율 제시

화물은 하향(55~70%→55~65%), 지질은 19세 이상에서 상향조정하였으며(15~25%→15~30%), 단백질은 기존의 7~20%를 유지하였다.

[표 18-8] 2015년과 2010년 에너지적정비율 비교

영양소		2015년			2010년		
		1~2세	3~18세	19세+	1~2세	3~18세	19세+
탄수화물		55~65%	55~65%	55~65%	55~70%	55~70%	55~70%
단백질		7~20%	7~20%	7~20%	7~20%	7~20%	7~20%
지질	총지방	20~35%	15~30%	15~30%	20~35%	15~30%	15~25%
	오메가-6 지방산	4~10%	4~10%	4~10%	4~8%	4~8%	4~8%
	오메가-3 지방산	1%내외	1%내외	1%내외	1%내외	1%내외	1%내외
	포화 지방산	-	8%미만	7%미만	-	-	4.5~7%
	트랜스 지방산	-	1%미만	1%미만	-	-	1%미만

탄수화물을 통해 총 에너지섭취량의 70% 이상을 섭취하면 당뇨병, 대사증후군 등의 건강위험이 증가한다는 보고에 근거해 탄수화물 적정비율을 하향조정하였으며 이에 따라 지질을 상향조정하였다.

※ 외국의 탄수화물 에너지적정비율 : 일본 50 ~ 65% (2015), 중국 50 ~ 65% (2013), 미국 45 ~ 65% (2005)

지질의 에너지적정비율 상향조정은 현재 섭취량보다 증가를 권장한다는 것이 아니라 탄수화물 비율 조정에 따른 것이며, 총 에너지섭취량 중 15~30% 범위에서의 섭취를 권장하는 것이다.

※ 외국의 지질 에너지적정비율 : 일본 20 ~ 30% (2015), 중국 20 ~ 30% (2013), 미국 20 ~ 35% (2005), FAO/WHO 15 ~ 30% (2010)

한편 지질 중에서 오메가-6 지방산의 에너지적정비율은 상향조정 (8% → 10%)하고, 아동·청소년(3~18세)의 포화지방산 및 트랜스지방산의 에너지 섭취비율은 각각 8% 미만과 1% 미만으로 새롭게 제정하였다.

※ FAO/WHO 2~18세 포화지방산, 트랜스지방 에너지적정비율(2010):
포화지방산 8%, 트랜스지방산 1% 미만
- 오메가-6 지방산 급원식품: 두류, 견과류 등
- 포화지방산이나 트랜스지방산을 과다 섭취할 경우 뇌·심혈관계질환 등 만성질환의 위험을 높일 수 있음

에너지 섭취비율 현황을 보면, 에너지적정비율 기준 대비 50세 이상에서 남녀 모두 평균 탄수화물 섭취비율은 높았고 65세 이상에서 지질 섭취비율은 낮은 편이었다.

[표 18-9] 다량영양소 평균 에너지섭취비율(%) 현황

연령(세) / 성별		탄수화물	단백질	지질			
				총지방	오메가-6 지방산	오메가-3 지방산	포화 지방산
1~2	전체	60.8	15.0	24.3	3.9	0.5	-
3~5	남자	62.7	13.4	23.9	4.0	0.6	8.9
	여자	62.4	13.3	24.2	4.1	0.6	8.8
6~11	남자	62.0	14.2	23.8	4.3	0.6	8.2
	여자	63.8	13.5	22.7	4.1	0.6	7.8
12~18	남자	61.6	14.7	23.7	4.7	0.6	7.4
	여자	61.0	14.6	24.5	4.8	0.6	7.9
19~29	남자	58.6	16.0	25.3	5.3	0.7	7.7
	여자	60.4	14.9	24.8	5.1	0.7	7.6
30~49	남자	62.2	15.8	22.0	4.7	0.7	6.4
	여자	64.5	14.5	21.0	4.5	0.8	6.1
50~64	남자	67.8	15.0	17.2	3.8	0.7	4.9
	여자	69.6	14.1	16.3	3.7	0.8	4.5
65+	남자	72.1	14.0	13.9	2.9	0.6	4.0
	여자	76.4	12.5	11.2	2.5	0.5	3.2

(자료원) 국민건강영양조사 제6기 1차년도(2013)
※ 에너지적정비율 기준은 6쪽 표 참고

50세 이상에서는 총 에너지섭취량에서 차지하는 탄수화물 비율을 보다 낮춘, 균형 잡힌 식사가 필요한 것으로 나타났다.

총당류[2]는 총 에너지섭취량의 10~20%이내, 그 중에서도 식품조리 및 가공에 사용하는 첨가당(시럽, 꿀, 설탕 등)[3]은 10% 이내로 섭취하는 것을 권장하였다.

총당류 급원식품 중 가공식품이 차지하는 비율 증가와, 최근 발표된 WHO의 당 섭취 기준을(유리당[4] 섭취는 총열량의 10% 미만) 고려하여 섭취기준을 정하였다.

우리 국민의 총당류 평균 에너지섭취비율은 9.7%~19.3% 수준으로 권장섭취기준 범위인 10~20%에 속했으며, 낮은 연령대일수록 높았다.

[표 18-10] 총당류로부터의 에너지섭취비율 현황

연령(세)	총당류로부터의 에너지섭취비율(%)	섭취기준(%)
1~2	19.3	10~20
3~5	16.4	
6~11	13.9	
12~18	13.0	
19~29	13.6	
30~49	12.7	
50~64	12.2	
65+	9.7	

* 이행신 등(2014). 한국인의 총당류 섭취실태 평가: 2008~2011년 국민건강영양조사 자료를 이용하여.

기타 영양소로 칼슘은 체위기준과 생애주기별 칼슘 흡수율을 고려하여, 평균필요량 및 권장섭취량을 산출하였다. 50세 이상 여자에서 폐경으로 인한 골손실 및 골절 예방을 고려해, 권장섭취량을 상향조정하였다(700mg/일 → 800mg/일).

우리 국민의 칼슘 섭취기준 대비 평균 섭취량은 6세 이상 남녀 모두에서 낮았으며, 특히 12~18세, 여자 65세 이상, 남자 75세 이상에서 부족하였다.

2) 총당류: 탄수화물 중 과당, 포도당과 같은 단당류와 자당, 맥아당, 유당과 같은 이당류를 말하며 식품에 내재하거나 가공, 조리 시에 첨가된 당류를 모두 포함.
3) 첨가당: 미국 농무성(USDA)에서 제안한 용어로, 식품의 제조과정이나 조리 시에 첨가되는 당과 시럽으로 백설탕, 흑설탕, 옥수수시럽, 고농도의 과당 시럽, 꿀, 물엿 등을 포함(USDA/DHHS, 2000).
4) 유리당: 식품의 제조과정이나 조리 시에 첨가하는 단당류와 이당류의 총량과 꿀, 시럽, 과일주스에 포함되어있는 천연당 포함(WHO 2003).

[표 18-11] 2015년과 2010년 칼슘 섭취기준 비교(mg/일)

구분	연령	2015년				2010년			
		평균 필요량	권장 섭취량	충분 섭취량	상한 섭취량	평균 필요량	권장 섭취량	충분 섭취량	상한 섭취량
영아	0~5(개월)			210	1,000			200	
	6~11			300	1,500			300	
유아	1~2(세)	390	500		2,500	390	500		2,500
	3~5	470	600		2,500	470	600		2,500
남자	6~8(세)	580	700		2,500	580	700		2,500
	9~11	650	800		3,000	670	800		2,500
	12~14	800	1,000		3,000	800	1,000		2,500
	15~18	720	900		3,000	750	900		2,500
	19~29	650	800		2,500	620	750		2,500
	30~49	630	800		2,500	600	750		2,500
	50~64	600	750		2,000	570	700		2,500
	65~74	570	700		2,000	560	700		2,500
	75이상	570	700		2,000	560	700		2,500
여자	6~8(세)	580	700		2,500	580	700		2,500
	9~11	650	800		3,000	670	800		2,500
	12~14	740	900		3,000	740	900		2,500
	15~18	660	800		3,000	660	800		2,500
	19~29	530	700		2,500	530	650		2,500
	30~49	510	700		2,500	510	650		2,500
	50~64	580	800		2,000	590	700		2,500
	65~74	560	800		2,000	570	700		2,500
	75이상	560	800		2,000	570	700		2,500
임신부		+0	+0		2,500	+230	+280		2,500
수유부		+0	+0		2,500	+310	+370		2,500

[표 18-12] 칼슘 섭취현황(mg/일)

연령(세)	남자			여자		
	평균필요량	권장섭취량	섭취량[1)]	평균필요량	권장섭취량	섭취량
1~2	390	500	561	390	500	492
3~5	470	600	528	470	600	469
6~8	580	700	578	580	700	426
9~11	650	800	545	650	800	559
12~14	800	1,000	521	740	900	434
15~18	720	900	528	660	800	429
19~29	650	800	547	530	700	463
30~49	630	800	605	510	700	474
50~64	600	750	563	580	800	480

연령(세)	남자			여자		
	평균필요량	권장섭취량	섭취량[1]	평균필요량	권장섭취량	섭취량
65~74	570	700	503	560	800	395
75+	570	700	424	560	800	283

1) (자료원) 국민건강영양조사 제6기 1차년도(2013)

비타민 D는 골격 건강을 위해 혈중 비타민 D가 적정수준을(20ng/mL) 이루는 섭취량을 근거로 하여 충분섭취량을 설정하였다. 한국인을 대상으로 비타민 D 필요량을 추정할 수 있는 과학적 근거가 부족하므로 충분섭취량[5])을 설정하였다. 비타민 D는 식품과 햇볕을 통해 공급받을 수 있으며, 한국인의 혈중 비타민 D 수준이 낮다는 보고와 햇볕 노출시간에 따른 국외 섭취기준 설정을 참고하여 충분섭취량을 상향조정하였다.

※ 미국/캐나다(2011) 햇볕을 거의 쬐지 않았을 때를 가정하여 15μg/일, 일본(2013) 2시간 햇볕을 쬔다고 가정하여 5.5μg/일 섭취 권장

※ 비타민 D 급원식품: 멸치, 고등어, 꽁치, 갈치, 청어 등의 생선, 달걀, 우유, 버섯류 등

[표 18-13] 2015년과 2010년 비타민 D 섭취기준 비교(μg/일)

연령(세)	2015년		2010년	
	충분 섭취량	상한 섭취량	충분 섭취량	상한 섭취량
0~5 개월	5	25	5	25
6~11 개월	5	25	5	25
1~2	5	30	5	60
3~5	5	35	5	60
6~8	5	40	5	60
9~11	5	60	5	60
12~14	10	100	5	60
15~18	10	100	5	60
19~29	10	100	5	60
30~49	10	100	5	60
50~64	10	100	10	60
65~74	15	100	10	60
75+	15	100	10	60

5) 영양소의 필요량을 추정하기 위한 과학적 근거가 부족할 경우, 대상 인구집단의 건강을 유지하는데 충분한 양을 설정

연령(세)	2015년		2010년	
	충분 섭취량	상한 섭취량	충분 섭취량	상한 섭취량
임신부	+0	100	+5	60
수유부	+0	100	+5	60

한국인 영양소 섭취기준 제정에 맞춰 이를 반영한 식사구성안을 함께 제시함으로써 활용도를 높이고자 하였다. 영양소 단위를 식품 단위로 전환한 모델인 식사구성안을 개발하여, 식품구성자전거, 대표식품의 1인 1회 분량 및 권장식사패턴을 제시하였다. 식품구성자전거를 통해 식품군별 균형 잡힌 식사와 충분한 수분섭취, 신체활동을 강조하였다.

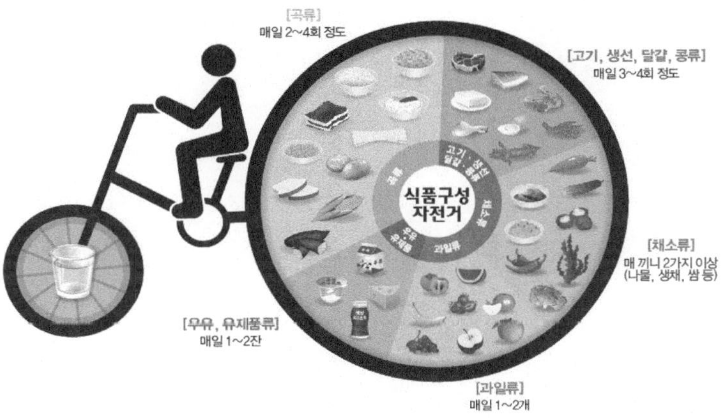

[그림 18-4] 식품구성자전거(2015)

※ 유지 · 당류를 제외한 5가지 식품군을 골고루 필요한 만큼 먹는 균형 잡힌 식사, 충분한 수분섭취(자전거 앞바퀴에 제시한 물 컵)와 신체활동의 중요성을 자전거를 통해 제시

참고문헌

강병우. 개정판 공중보건학. 현문사. 2005

김동석. 공중보건학. 수문사. 2007

김성미 외 7인 편저. 개정판 공중보건학. 현문사. 2006

김양호 외 편저. 개정3판 공중보건학. 현문사. 2007
대한예방의학회. 예방의학과 공중보건학 I, II, III. 계축문화사. 2017.
Detels R, Beaglehole R, Lansang MA, Gulliford M. Oxford Textbook of Public Health, Oxford University Press, 2009
Robert B. Wallace. Maxey-Rosenau-Last Public Health and Preventive Medicine. McGraw-Hill Education, 15 edition, 2008.
http : //knhanes.cdc.go.kr 국민건강영양조사
http : //kns.or.kr 한국영양학회

제19장

인구보건

1 인구의 정의

인구는 라틴어의 populotio(민중)에서 유래된 것으로 to population(거주케 한다) 또는 to People(주민을 증식시킨다)의 뜻으로, '어느 특정시간에 일정한 지역에 거주하고 있는 사람의 집단'으로 정의될 수 있다. 인구론은 인구학 및 인구분석학적인 연구를 의미하는 것으로 지역사회 인구의 정태적 특성이나 동태적 특성을 연구하는 학문이다. 인구는 활용 분야에 따라 폐쇄인구, 안정인구, 준안정인구 및 정지인구 등으로 분류할 수 있다.

2 인구학의 발전

인구학은 한 지역사회의 인구에 대한 정태적 및 동태적 특성을 규명하는 학문이다. John Graunt는 런던 시민의 사망표와 교회 세례기록을 30년간 관찰하여 1662년 '사망표에 관한 자연적 또는 정치적 제 관찰'이라는 논문에서 출생과 사망에 대하여 인구 통계학적인 수량적 분석을 처음으로 하였다. 이것이 인구학과 보건통계학의 최초의 논문이다. 이후 인구론은 말더스주의, 신 말더스주의, 적정인구론으로 발전하여 왔다.

1) 말더스주의

인구론을 체계화시켜 학문으로 성립한 것은 18세기말 말더스의 저서 인구원리론에 의해서이다. 그는 이 저서에서 인구는 기하급수적으로 늘고 식량은 산술급수적으로 증가하기 때문에 인구의 억제가 필요하다는 이론을 전개하였는데 이를 말더스주의하고 하며, 그의 이론은 다음과 같이 세가지로 요약할 수 있다.

① **규제의 원리** : 인구는 반드시 생존자료인 식량에 의하여 규제된다.

② **증식의 원리** : 인구는 특별한 방해 요인이 없는 한 생존 자료가 증가하면 인구도 증가한다.

③ **인구파동의 원리** : 인구는 증식과 규제의 상호작용에 의하여 균형에서 불균형으로, 불균형에서 균형으로 부단한 파동을 주기적으로 되풀이한다.

말더스는 인구를 생존 자료와 동일한 수준으로 유지하기 위한 인구규제의 방법으로 결혼은 자녀부양능력이 생길 때까지 연장토록 하는 만혼(여자가 30세 이후에 결혼)과 금욕, 성적 순결을 강조하였다. 적극적 억제정책인 피임법을 사용하는 것은 종교적 이유로 반대하여, 성범죄를 유발하는 원인이 되었으며 인구의 억제를 식량에만 국한했다는 문제를 갖게 되었다.

2) 신말더스주의

말더스주의가 인구규제를 위한 방법으로 만혼주의와 성적 순결을 강조함으로써 이에 대한 역기능으로서 각종 사회범죄와 사회악이 생기게 되었다. 플라스(Francis Place)는 말더스의 인구론을 지지하고 인구 억제방법으로 피임법을 장려하게 되었는데, 이것을 신 말더스주의라고 한다.

3) 적정 인구론

신 말더스주의를 발전시켜 인구의 과잉을 식량에만 국한할 것이 아니라 생활수준에 둠으로써 주어진 여건속에서 최고의 생활수준이 주어질 때 실질소득을 최대로 할 수 있다는 인구를 적정인구라고 하였다.

3 인구의 구성

인구의 구성단위를 분류하고 수적으로 표현한 것이 인구구성이다. 인구의 구성은 여러 가지로 나타낼 수 있는데 남녀별, 연령별, 인종별, 직업별, 사회계층별, 교육별 등으로 표시할 수 있다. 주로 연령별, 성별구성이 중요한 자료로 쓰이며 성별, 연령별 구성을 혼합하여 인구 피라밋이라는 그림으로 표시하는데 인구구성을 나타내는 자료로서 가장 많이 사용한다. 인구 구성에 미치는 요소는 출생, 사망, 인구유입, 인구 유출 등을 들 수 있다.

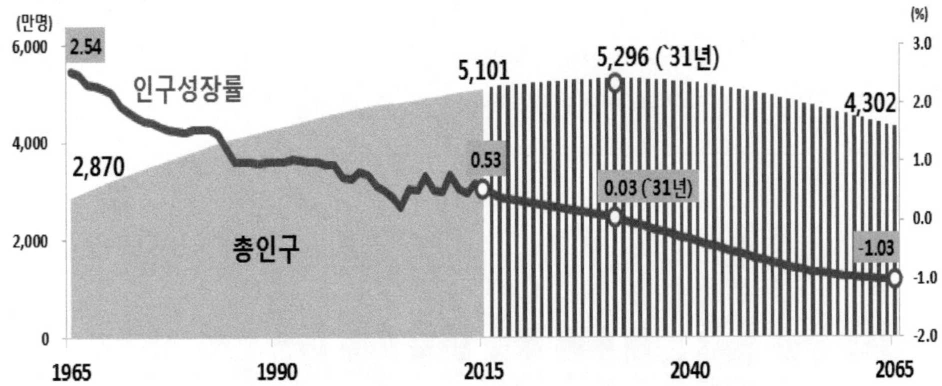

[그림 19-1] 우리나라 장래인구 추계(2065~2016)(통계청, 2016)

1) 성별 구성

성비(sex ratio)는 남녀별 구성비를 표시하는 방법인데 이는 여자 100명에 대하여 남자 인구비를 나타낸다. 성비에는 1차, 2차, 3차 성비가 있는데 1차 성비는 태아의 성비를 말하며 2차 성비는 출생시의 성비를, 3차 성비는 현재의 인구의 성비를 말한다.

성비 = (남자수 / 여자수) × 100

일반적으로 출생시의 성비는 여자 100에 대하여 남자가 105전후이지만 영아사망률이 여자보다 남자가 높아서 결혼적령기가 되었을 때는 성비가 거의 같게 되며, 노령기에는 남자 사망률이 높아 여자 인구가 많아진다.

[표 19-1] 출산순위별 출생성비, 1981~2025 (단위 : 여아 1백명당)

출생성비	1981년	1990년	2000년	2005년	2010년	2015년	2020년	2025년
전체	107.1	116.5	110.2	107.8	106.9	106.2	105.7	105.4
첫째아	106.3	108.5	106.3	104.8	106.4	105.1	105.1	105.0
둘째아	106.7	117.1	107.4	106.5	105.8	105.5	105.3	105.1
셋째아	107.1	189.5	141.9	128.0	111.1	113.1	109.7	107.0
넷째아 이상	112.9	209.5	167.6	132.4	109.8	114.8	110.1	109.2

통계청(2011), 「장래인구추계 : 2010~2060」

2) 연령별 구성

연령별 인구구성은 1세 미만의 영아인구, 1~14세까지의 소년인구, 15~64세까지의 생산연령인구, 65세 이후의 노년인구로 분류할 수 있으며, 소년인구를 유아인구, 학령기전, 학령기로 세분하기도 하며, 생산인구는 청년인구, 중년인구, 장년인구로 구분하기도 한다.

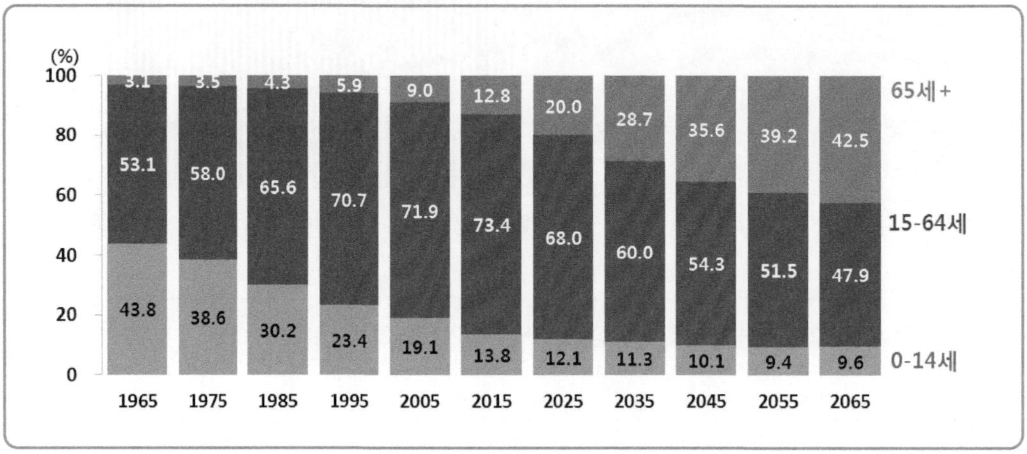

[그림 19-2] 연령계층별 인구 구성비, 1966~2065, 통계청(2016)

연령별 구성에 있어 사회, 경제적으로 큰 의미가 있는 지수는 부양비가 있다. 부양비는 경제활동연령층에 대한 비경제활동연령 인구의 비를 말한다. 비경제활동연령 즉, 비생산층연령층은 15세미만의 소년(유년)인구와 65세 이상의 노년인구를 말한다.

부양비(부양지수) = (15세미만 인구 + 65세이상 인구) / 15세이상~64세이하 인구) × 100

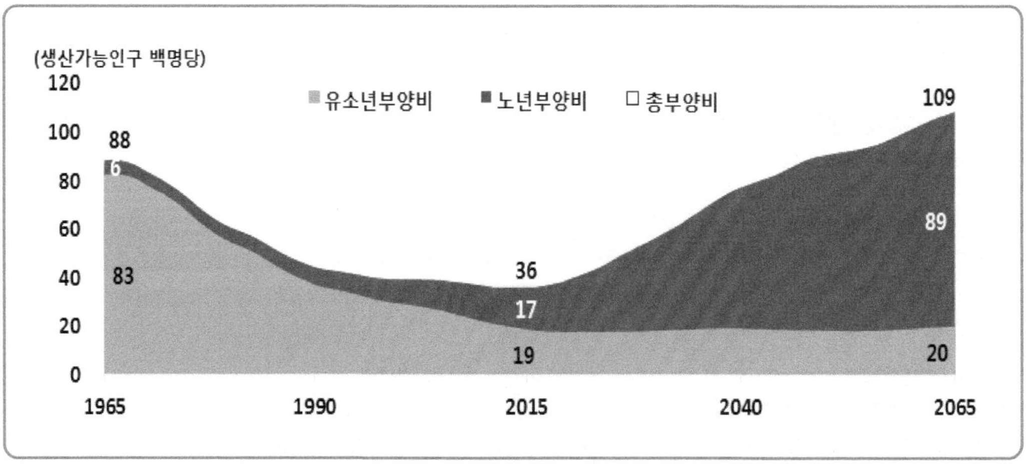

[그림 19-3] 유소년부양비 및 노년부양비, 1965~2065, 통계청(2016)

3) 인구 피라밋

인구 구성 중 남녀별 및 성별의 구성을 결합하여 그림으로 표시한 것으로 남녀로 나누어서 연령에 따라 표시하는데 보통 5세 간격으로 나눈다. 이러한 인구 피라밋에는 ① 피라밋형 ② 종형 ③ 항아리형 ④ 별형 ⑤ 호로형이 있으며 생산연령 인구의 유입, 유출에 따라 별형(성형), 기타형이 있다.

① **피라밋형** : 인구가 증가할 잠재력을 많이 가지고 있는 형으로 출생률이 높고 사망률이 낮은 형이며, 14세 이하 인구가 65세 이상 인구의 2배 이상이 된다.

② **종형** : 인구정지형으로 출생률과 사망률이 낮으며 14세 이하의 인구가 65세 이상의 인구의 2배 정도가 된다. 이상적인 인구형이다.

③ **항아리형** : 인구 감소형으로 출생률이 사망률보다 낮으며 평균수명이 높은 선진국에서

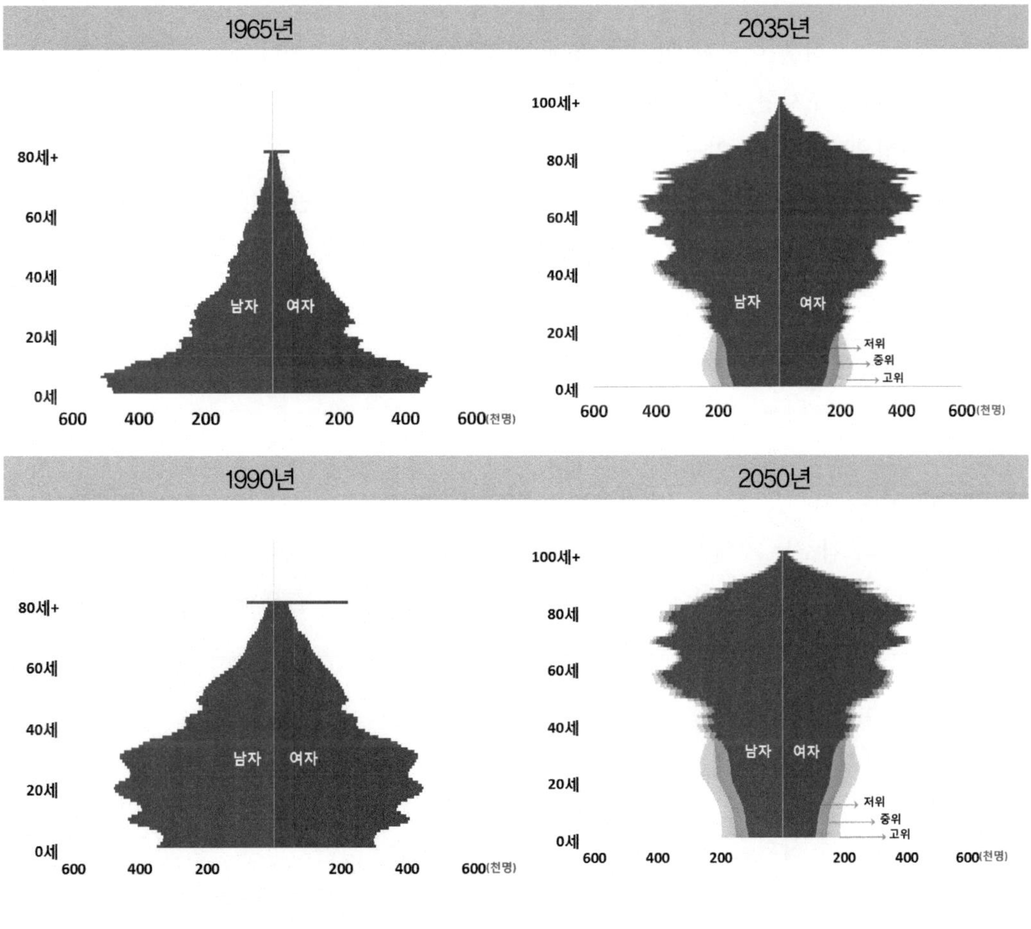

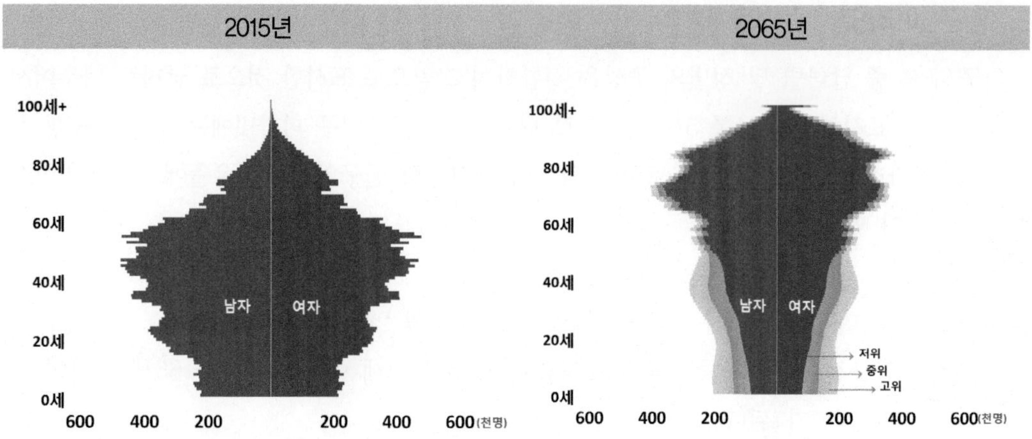

[그림 19-4] 성 및 연령별 인구피라미드, 2015~2065, 통계청(2016)

볼 수 있다. 14세 이하의 인구가 65세 이상의 2배 이하가 된다.

④ **별형** : 성형, 도시형, 유입형이라고도 하며 생산연령인구가 많이 유입되는 도시지역의 인구구성으로 생산층 인구가 전체인구의 50% 이상인 경우이다.

⑤ **호로형** : 농촌형, 유출형이라고도 하며, 인구가 다수 유출되는 농촌에서 볼 수 있는 형으로 15~49세 인구가 전체 인구의 50% 미만인 경우이다.

4 인구의 현황

1) 인구 성장론

인구의 성장과 감소는 자연적 요인과 사회적 요인에 의해 결정되는데, 한 나라의 인구성장은 주로 그 나라의 출생과 사망에 따라 결정된다. 인구의 변천은 출생과 사망 그리고 이동에 의해 결정되는데, 이들 3요소를 인구변수라고 한다.

(1) 인구증가

출생과 사망의 차이에서 오는 인구의 증가를 자연증가라고 하고 전입과 전출의 차이에서 오는 인구의 증가를 사회증가라고 한다.

① **자연증가**

자연증가는 출생수가 사망수보다 큰 경우에 일어나며 다음과 같이 설명한다.

조자연증가율 = (조출생률 − 조사망률)

인구증가지수(동태지수) = 출생수 / 사망수 × 100 또는 조출생률과 조사망률의 비

② **사회증가**

일정지역에서의 인구전입과 전출의 차이를 의미한다.

사회증가 = (전입인구 − 전출인구)

인구증가 = (자연증가 + 사회증가)

③ **인구증가율**

인구증가율은 자연증가 인구와 사회증가 인구의 합에 대한 연간 인구 1,000명당의 비율로 산출한다.

인구증가율 = (자연증가 + 사회증가) / 인구 × 1000

연간 인구증가율 = (연말인구 − 연초인구) / 연초인구 × 100

④ **재생산율**

재생산율은 여자가 일생동안 낳은 여자아이의 평균수이다. 생산율이 1.0은 인구의 증감이 없는 상태이며, 1.0이하는 인구의 감소를, 1.0이상은 증가를 나타낸다.

㉠ **합계생산율** : 한여성이 일생동안 낳은 아기의 수이다.

㉡ **재생산율** : 여자가 일생동안 낳은 여자아기의 평균수 또는 한여성이 다음 세대에 남긴 어머니의 수를 재생산이라고 한다.

㉢ **총재생산율** : 어머니의 사망률을 무시하는 재생산 또는 한 여성이 일생동안 낳은 여아의 총수(어머니로 될 때까지의 사망은 무시)를 말한다.

㉣ **순재생산율** : 어머니의 사망을 고려하는 경우에는 순재생산율이라고 한다(총재생산율에 모성까지 생존을 곱한 율).

2) 인구 조사

(1) 인구 정태

인구 정태란 인구의 조사를 어느 특정한 조사시점에 있는 인구상태를 말한다. 인구정태에서 산출되는 통계를 정태통계라 하며, 인구의 크기, 자연적(성별, 연령별), 사회적(국적별, 학력별 등), 경제적(직업별, 산업별 등) 구조에 관한 통계로서 국세조사는 일종의 정태통계에 속한다.

(2) 인구 동태

어느 일정한 기간에 있어서 인구의 변동사항을 말하는 것으로서 출생, 사망, 전입 및 전출 등이 있으며, 인구동태는 보건학적으로 중요한 의미를 갖고 있으며, 특히 출생률과 사망률이 중요하다.

(3) 국세 조사(National Census)

국세 조사를 최초로 실시한 나라는 1749년 스웨덴이었으며, 근대적인 의미의 국세 조사는 1790년 미국에서 실시하였다. 국세조사는 정부가 전 국민에 대해 시행하는 인구의 통계조사로 인구의 동정과 이에 관계되는 항목을 전국 일제히 조사, 국세의 우열을 명백히 하는 것이 목적이다. 우리나라의 국세조사는 1925년 처음 실시하였으며 현재 5년마다 실시, 발표한다.

(4) 인구통계 지표

통계법에 따른 인구총조사, 인구동태통계(출생 · 사망), 국제인구이동통계 등에서 사용되는 인구통계 지표를 소개하면 다음과 같다.

- **인구성장률(Population growth rate)** : 두 시점 간 연평균 인구증가율

$$\text{인구성장률} = \ln\left(\frac{P_t}{P_0}\right)/t \times 100$$ (단, Pt는 t시점의 인구)

- **성비(Sex ratio)** : 여자 1백명당 남자 수
  (출생성비는 여자 출생아 1백명당 남자 출생아 수)

- **중위연령(Median age)** : 전체 인구를 연령 순서로 나열할 때, 한 가운데 있게 되는 사람의 연령

- 중위연령 $= a + \left(\dfrac{\dfrac{N}{2} - \sum_{x=0}^{a-1} N_x}{N_a} \right)$ (단, a는 중앙값이 속한 연령, N_x는 x세의 인구)

○ **합계출산율(Total fertility rate)** : 한 여자가 가임기간동안 낳을 것으로 예상되는 평균 출생아 수

- 합계출산율 $= \sum_{x=15}^{49} \dfrac{B_x}{P_x}$ (단, P_x는 x세의 여자인구, B_x는 x세 모의 출산아수)

○ **기대수명(Life expectancy at birth)** : 0세 출생아가 향후 생존할 것으로 기대되는 평균 생존년수

○ **국제이동(International migration)** : 상주개념에 따라 국내 또는 국외에서의 체류기간이 90일을 초과한 국제이동자

– 국제순이동(International net migration)은 입국자수와 출국자수의 차이를 의미

○ **부양비(Dependency ratio)**

– 부양비는 유소년부양비와 노년부양비의 합

– 유소년부양비는 생산가능인구(15~64세)에 대한 유소년인구(0~14세)의 비

– 노년부양비는 생산가능인구(15~64세)에 대한 고령인구(65세이상)의 비

- 부양비 = 유소년부양비 + 노년부양비
- 유소년부양비 $= \dfrac{\text{유소년인구}(0 \sim 14\text{세})}{\text{생산가능인구}(15 \sim 64\text{세})} \times 100$
- 노년부양비 $= \dfrac{\text{고령인구}(65\text{세이상})}{\text{생산가능인구}(15 \sim 64\text{세})} \times 100$

○ **노령화지수(Aging index)**

– 유소년인구에 대한 고령인구의 비

- 노령화지수 $= \dfrac{\text{고령인구}(65\text{세이상})}{\text{유소년인구}(0 \sim 14\text{세})} \times 100$

5 생명표

인구집단에 있어서 출생과 사망에 의한 생명현상을 나타내는 방법으로 생존과 사망자의 비율과 생존할 수 있는 수명이 어떻게 되는가를 표시하는 것을 생명표라 하며, 생존수, 사망수, 생존율, 사망률, 사력, 평균여명이 있다.

① **생존수(Lx)** : 일정한 출생수가 어느 연령에 도달했을 때까지 생존할 것으로 기대되는 수를 생존수라 하고, 동시에 출생한 자가 절반으로 되는 때를 반감기라 한다. 일반적으로 1세 이후부터는 남자보다 여자가 많아지는 경향이 각국의 공통된 현상이다. 반감기는 선진국의 경우 60~70세에 나타나고 있지만 저개발국에서는 40~50세에서 나타나고 있다. 어느 시점에서 1만명이 동시에 출생하였다는 가정하에 현재의 연령별 사망률이 계속된다면 0세 인구 Lo = 1이며, L100에 거의 가까울 것이다. 즉 100세에는 생존자가 거의 없을 것이다.

② **사망수(dx)** : x세의 사람 중 x + 1에 도달하지 못하고 사망한 자의 수를 X세에서의 사망수라 하며, 이를 수식으로 표시하면 dx = Lx − Lx + 1이 된다.

③ **생존율(Px)** : X세의 사람중 x + 1세에 도달할 수 있는자의 율을 X세에서의 생존율이라고 한다.

④ **사망률(dx)** : X세의 사람중 X + 1세에 도달하지 못하고 사망하는 율을 X세에서의 사망률이라고 한다.

⑤ **사력(μx)** : X세에 도달한 자가 그 순간에 사망할 수 있는 확률이 1년간 계속된다고 가정한 것으로서 일반적으로는 생명표에서는 사용되지 않는다.

⑥ **평균여명(기대여명)** : X세의 생존자수가 X세 이후 생존할 수 잇는 연수의 평균을 X세에서의 평균여명이라하며, 평균수명이란 출생 직후 평균여명이다. 즉 평균여명이란 X세에 도달한 자가 앞으로 평균 몇 년을 더 살 수 있는가의 기대치이다.

6 보건지표

보건지표는 지역사회나 국가의 건강상태 및 보건 실태를 측정하고, 보건정책 결정 및 이와 관련된 의사 결정시 필요한 자료를 제공하며, 보건향상을 위한 사회적 변동의 유도 및 통제,

보건의료정보조직의 개발 및 활용을 위한 것이다.

보건수준을 표현하는 용어는 영어로 Health Indicator, Health Index, Level of Health 등으로 사용하고 있으며, 우리 용어로는 건강지표 또는 보건지표로 해석하고 있다.

1) 보건지표의 체계

보건지표의 체계는 그 목적에 따라 바람직한 획일적인 체계를 구하기가 쉽지 않으나 세계보건기구에서는 첫째, 인간의 건강, 건강상태 또는 삶의 질적인 사항을 측정하는 지표인 건강지표와 둘째, 건강관리 또는 보건관리에 관련된 여러 사항을 설명할 수 있는 지표인 보건지표를 제시하도록 하고 있다. 건강지표는 개인이나 지역사회의 건강수준을 가장 직접적으로 나타내는 지표로써 비례사망지수, 평균수명, 조사망률, 영아사망률, 질병이환율 등이 있다. 그러나 세계보건기구는 한 나라의 건강수준을 표시하여 다른 국가들과 비교할 수 있는 지표로써 다음의 세 가지를 제시하고 있다.

① 비례사망지수(Proportional mortality indicator : PMI)
② 평균수명(expectation of life)
③ 조사망률(crude death rate : CDR) : 보통사망률

한 나라의 건강수준을 나타내는 지표 중 세계보건기구가 제시한 시표를 중심으로 살펴보면 다음과 같다.

① **비례사망지수** : 비례사망지수 또는 비례사망비(PMR)는 연간 전체 사망자수에 대한 50세 이상의 사망자수의 구성비율로서 평균수명이나 조사망률의 보정지표가 된다.
비례사망지수가 낮은 것은 높은 영아사망율과 낮은 평균수명에 원인이 있는 것으로 건강수준이 낮은 것을 의미한다.
② **평균수명** : 평균수명이란 생명표상의 출생시 평균여명을 의미한다.
③ **사망률** : 사망은 출생 후에 영구적으로 생명력을 상실함을 의미함으로 사산(still-birth)은 포함되지 않으며, 인구 1,000명당 사망수로 표시되고, 조사망률, 영아사망률, 신생아 및 연령별 사망률을 계산할 수 있다.

2) 사망률

사망은 출생 이후에 영구적으로 생명력을 상실하는 것으로 영아사망이나 사산과는 구분되며 또한 사망은 출산과 동시에 어떠한 연령에서도 발생할 가능성을 갖는다. 사망의 발생은

질병이나 중독 및 사고 등의 생명유지에 부적합한 환경적 요인과 밀접한 관련을 가지며 이러한 사망 위험요인들을 제거함으로써 사망력을 저하시킬 수 있다. 보건 수준의 향상이나 건강 여건의 개선은 사망시기를 지연시켜 왔으며 따라서 사망지표들은 건강수준을 가늠하는 가장 중요한 지표가 된다.

(1) 보통사망률

보통사망은 조사망률이라고도 하며, 인구 1000명당 1년간의 발생 사망수로 표시하는 비율로 인구 구조에 따라 크게 영향을 받으므로 건강수준을 반영하는데 있어 민감하지 못하다는 결점이 있으나 비교적 구하기 쉬운 장점 때문에 건강지표로 흔히 사용된다.

(2) 영아사망률

영아사망률은 국가 사회나 지역사회의 보건수준을 나타내는 지표로서 특히 개발도상국가에서 어떤 연령계층의 사망률보다도 일반적으로 건강수준을 나타내는 지표로서 민감하다. 이는 영아사망은 모자보건, 환경위생 및 영양수준 등에 아주 민감하며, 생후 12개월 미만의 일정 연령군이기 때문에 일반 사망률에 비하여 통계적 유의성이 높으며, 국가간의 영아사망율의 변동범위가 조사망률에 비하여 통계적 유의성이 높으며, 국가간의 영아사망율의 변동 범위가 조사망률에 비하여 훨씬 크기 때문이다.

① α-Index

영아사망과 신생아사망과의 관련지표로써 α-index가 있는데 이는 어느해의 영아사망수를 신생아 사망수로 나눈 값으로 α-index가 1에 가까우면 거의 모든 영아사망이 신생아사망으로 그 지역 건강상태가 높은 것을 뜻하며, 그 값이 커지면 신생아기 이후의 영아사망이 크기 때문에 영아사망에 대한 예방대책이 필요한 것을 뜻한다.

(3) 사인별 사망률

① 사인별 사망률

사인별 사망률은 어떤 연도중에 연중 인구 100,000명에 대하여 그 연도중 특정 사인으로 사망한 수이다. 사망수준과 구조, 그리고 사인 통계는 보건의료 부문에서 아주 중요시되고 있다. 사인통계는 보건상태를 나타내줄 뿐만 아니라 앞으로 방지할 수 있는 사망을 파악하며 앞으로 예방이나 치료를 통해서 사망을 감소시키려는데 기초자료가 될 수 있다.

② 우리나라 사인별 통계

해방 전까지는 콜레라와 천연두 등의 유행으로 전염병이나 소화기계 질환 및 호흡기계 질환이 연대별로 약간 순위가 달라지기는 했으나 주종을 이루었던 것으로 보고된 바 있다. 그러나 해방후에는 사인도 크게 달라져서 1960년대에는 폐렴이나 기관지염 그리고 결핵 등에 의한 사망이 상위권을 점하고 있으며, 1990년대에는 악성 신생물이나 뇌혈관질환 및 심장병과 최근들어 문제가 되고 있는 교통사고 등으로 인한 사망이 전체 사망의 약 절반을 차지함으로써 선진국의 사망양상으로 바뀌게 되었다. 우리나라 사인별 통계변화는 인구의 노령화와 일반적인 공중보건서비스가 확대됨에 따라서 노령기의 사망인 고혈압 및 순환기계 질환 또는 악성 신생물 등에 관한 사인비율이 점차 더 높아질 것으로 전망된다. 그러므로 노인들에 대한 의료서비스의 확대가 필요한 것이다.

7 우리나라 인구정책[1)]

인구정책은 중앙정부 또는 지자체가 국민의 생존과 복지를 위하여 사회경제적 및 기타 수단을 이용하여 출생, 사망, 결혼, 이혼 등 현재의 인구과정에 직접 또는 간접적인 영향을 미치려는 의도나 그와 같은 의도를 가진 구체적인 행동을 말한다. 인구에 관한 사상과 정책은 장기적으로 보면 사회적인 요구에 따라 한때는 과소인구와 낮은 인구증가율을 걱정하다가 다른 시기에는 과잉인구와 높은 인구증가율을 우려한다. 지난 수천 년간 인구사상과 그 결과인 인구정책은 순환적인 양상을 보여주고 있다.

인구정책의 수단은 법적 강제력의 강도에 따라 세 가지로 구분한다. 첫째, 교육 및 홍보를 들 수 있다. 학교교육이나 매스컴을 통해서 인구문제나 피임기술에 관한 지식이나 정보서비스 등을 제공하고 국민을 정부가 의도하는 방향으로 유도하는 노력을 말한다. 인구교육이나 과거 시행한 '둘만 낳아 잘 기르자'는 가족계획 캠페인 등이 여기에 해당한다.

둘째, 보상과 징벌이다. 개인의 인구행위가 정부가 의도하는 방향과 일치할 경우 보상을 하고 반대될 경우 처벌을 가하는 방법이다. 처벌(벌금이나 조세제도 등)의 경우 강제적인 요소를 다소 포함하지만, 인구행위의 개인적 자유는 인정하기에 국민들도 수용하기 쉬워 가장 많이 쓰고 있는 정책이다.

셋째, 규제와 강제다. 개인의 인구행위에 국가권력이 본격적으로 개입하여 법적으로 조치

1) http://theme.archives.go.kr/next/populationPolicy/outline.do

하는 경우를 말한다. 예컨대 법정 혼인연령의 변경, 피임이나 인공임신중절의 금지는 물론 자녀의 수나 출산시기 등에 직접적으로 개입하는 일 등 인권침해와 윤리적 문제로 비난을 면하기 어려운 경우이다.

거의 모든 개발도상국의 인구정책은 상벌 중심으로 규제하고 일부 강제성을 포함하는 정책이 대부분이다. 이에 반해 선진국의 인구정책은 교육적 계발을 중심으로 하며 보수를 제공하거나 부담을 경감하는 등 강제성이 없는 정책이 대부분을 차지한다.

1945년 종전(終戰)과 더불어 국제연합(UN)에 설치된 인구위원회는 개발도상국에 인구 과잉대책으로 인구억제 정책을 채택하도록 제의함으로써 인구문제가 국제적인 관심사가 되었다. 빈곤문제와 인구과잉현상 간 서로 인과관계가 있는 후진국은 인구 억제정책에 동감, 출산 억제정책을 채택하였다. 그러므로 인구정책은 20세기 후반기에 들어와서 후진국 특유의 발전정책으로 등장하였고, 한국도 예외는 아니었다.

인구정책은 접근방법에 따라 '인구 조정정책'과 '인구 대응정책'으로 구분할 수 있다. 인구 조정정책인 출산 조절정책, 인구 분산정책, 인구자질 향상정책 등은 인구의 양과 질에 더 직접적으로 영향을 미친다. 인구 대응정책은 인구변동에 따른 사회, 경제, 교육, 문화 등 다양한 분야의 파급효과에 대처하기 위한 정책으로, 주택정책, 식량정책, 교육정책, 사회보장정책 등이 있다. 이와 같이 복지와 결부된 공공정책은 대부분 인구문제와 관련되기 때문에 인구정책을 사회경제정책과 동일한 의미로 해석되기도 한다.

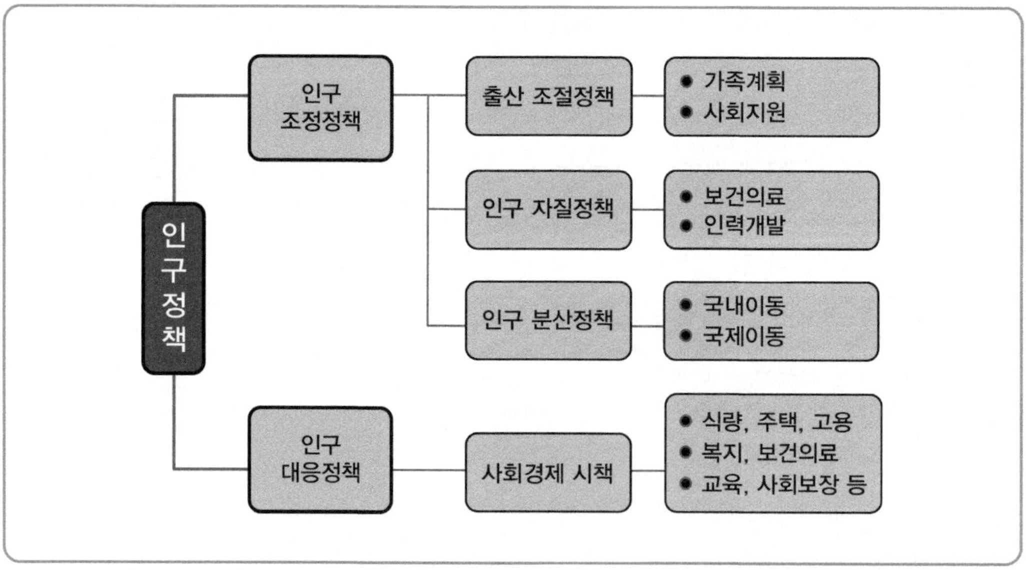

[그림 19-5] 인구정책의 틀

우리나라의 인구정책은 1962년 제1차 경제개발계획과 함께 도입되어 늘어나는 출생아수를 억제하여 사회발전을 도모하고, 개인의 삶의 질을 높이는 목적이었다. 출산 억제정책은 정부의 적극적인 노력과 국민의 능동적인 참여로 20여년 만인 1983년에 대체출산수준으로 낮추

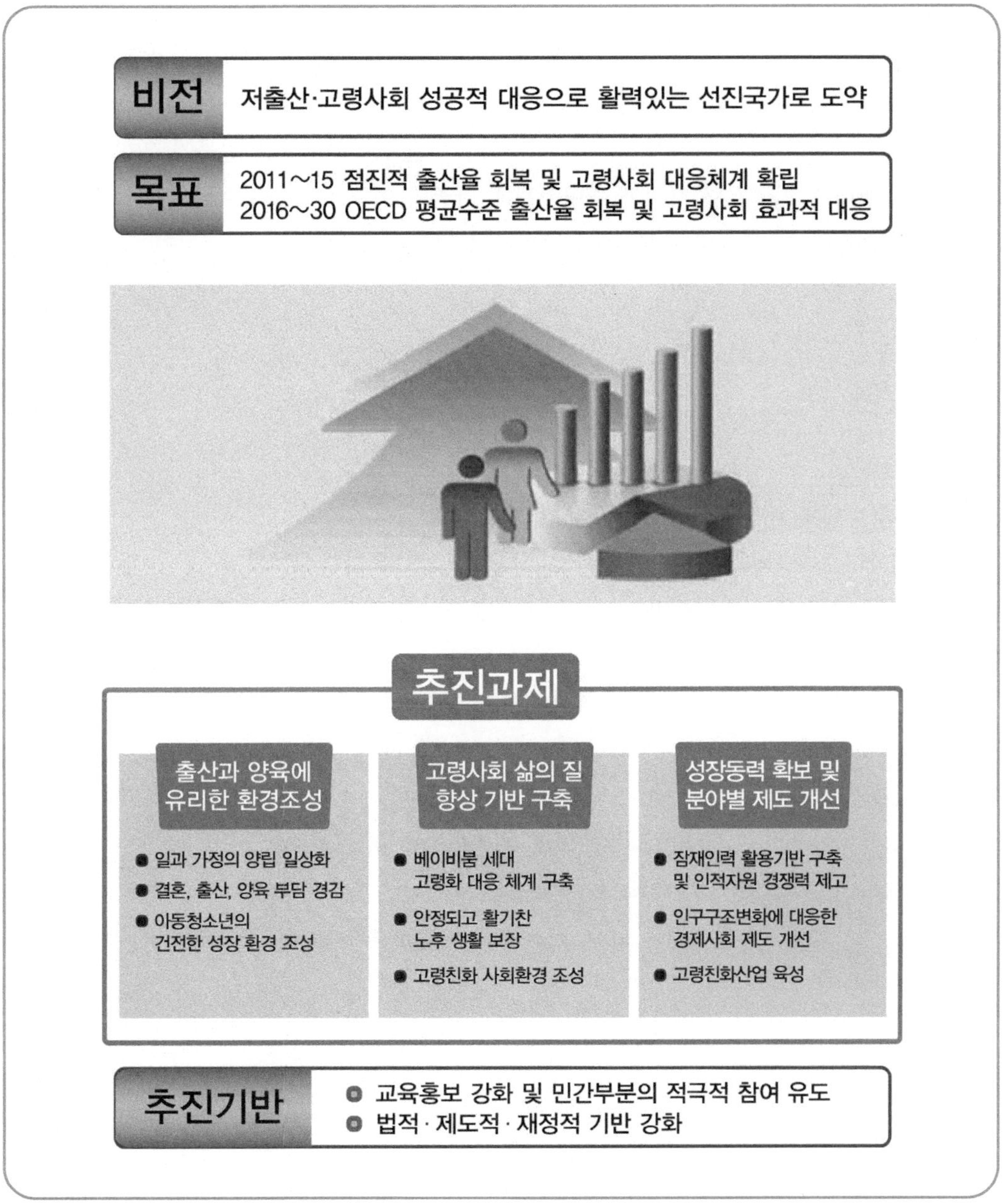

[그림 19-6] 제2차 저출산 · 고령사회 기본계획(새로마지플랜2015) 틀(대한민국, 2015)

는데 성공하였다. 합계출산율이 1.6~1.7명으로 충분히 낮아진 1980년대 중반 이후에도 출산억제정책은 꾸준히 지속되었으며, 1996년에 정부의 인구정책은 출산억제정책에서 인구자질 향상을 위한 보건·복지정책 중심으로 전환하였다. 그러나 1997년 IMF(국제통화기금, International Monetary Fund) 외환위기를 거치면서 출산수준은 1.5명 미만으로 낮아졌고, 2000년을 지나면서 1.1~1.2명이라는 세계에서 가장 낮은 출산율을 기록하면서 정부는 2006년부터 고령사회 대비를 위한 출산장려정책을 도입하여 현재 제2차 저출산·고령사회기본계획(2011~2015년)을 추진 중에 있다.

출산억제와 출산장려가 인구규모와 구조를 사회가 원하는 방향으로 만들기 위한 대표적인 대책이라고 한다면 인구 분산정책과 이민정책은 기존의 인구를 공간적으로 쾌적하게 하거나 해외이주로 인구규모(또는 구조)를 조정하는 노력이라고 하겠다.

참고문헌

김병환. 건강보험의 이론의 실제. 계축문화사. 2008.

대한예방의학회. 예방의학과 공중보건학 I, II, III. 계축문화사. 2017.

부르스제이 프리드 외. 지역보건연구회. 세계 각국의 보건의료체계. 계축문화사. 2003.

신수식. 사회보장론. 박영사. 2000.

이규식. 의료보장과 의료체계. 계축문화사. 2002.

이인재. 사회보장론. 나남출판사. 2006.

통계청. 장래인구 추계(2065~2016), 2016.

Detels R, Beaglehole R, Lansang MA, Gulliford M. Oxford Textbook of Public Health, Oxford University Press, 2009

Robert B. Wallace. Maxey-Rosenau-Last Public Health and Preventive Medicine. McGraw-Hill Education, 15 edition, 2008.

제 5 편

영역별 보건사업

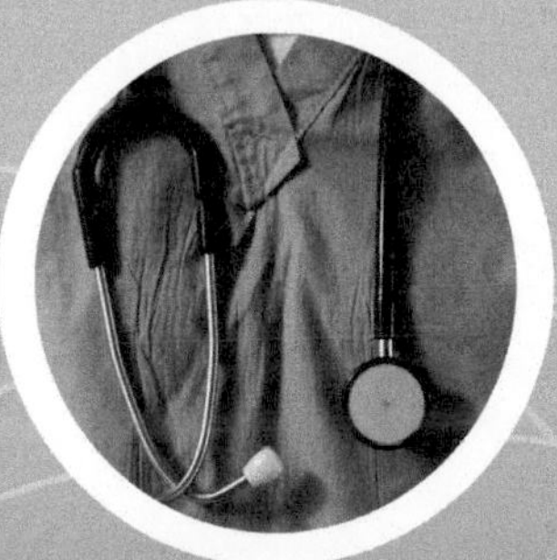

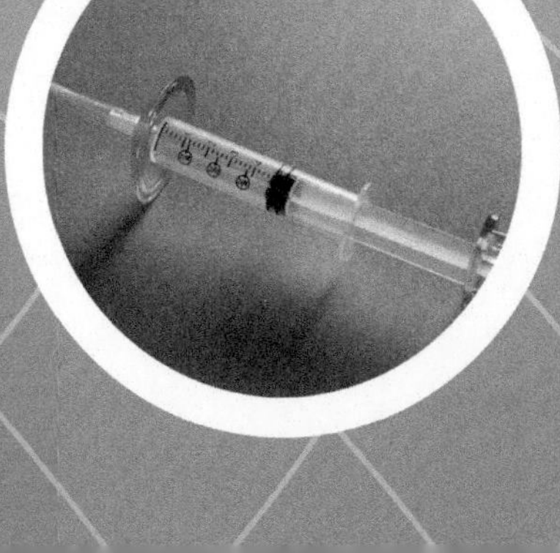

제20장

일차보건의료와 지역보건사업

1 지역사회의학과 지역사회보건이란?

새로운 접근방법으로 등장한 지역사회의학은 과거에 사용되던 의학, 공중보건학, 환경위생, 예방의학, 사회의학 등 다양한 용어가 의미하는 내용을 두루 담고 있었다. 이러한 다양한 활동을 포괄하기 위해 1960년대 말부터 쓰이기 시작한 지역사회의학이라는 용어는 의료기관을 중심으로 이루어지던 환자에 대한 치료를 넘어서서 관심을 지역사회 전체로 확대하고 개인에 대한 보건의료서비스 뿐 아니라, 환경문제의 해결, 사회경제적 측면에서 필요한 해결방안의 마련을 위해서 지역사회 안에 있는 자원을 최대한 활용해서 전개하는 보건의료 활동을 의미하게 되었다.

이처럼 지역사회의학은 지역사회를 대상으로 이루어지는 활동이다. 여기에서 말하는 지역사회는 여러 가지 측면에서 정의될 수 있지만 지역사회의학이 관심을 가지는 일차적 대상은 지역사회주민이다. 그러나 이 주민들은 추상적 존재가 아니라 일정한 지리적 영역과 생태계를 생활공간으로 공유하고 살아가면서 공통의 경험으로부터 형성된 고유한 문화, 규범, 관습을 바탕으로 해당지역사회에 대한 소속감과 지역사회주민으로서의 연대의식을 가지고 있는 특정한 지역사회의 구체적 주민집단이다. 따라서 지역사회의학에서 말하는 지역사회는 주민인 사람뿐만이 아니라, 일정한 지리적 영역, 생태계, 공동체 의식을 그 구성요소로 포함한다. 지역사회의학이 주민뿐 아니라 전체로서의 지역사회에 관심을 가지는 것은 이러한 특성들이 지역사회주민의 건강에 영향을 미치는 요인임과 동시에 지역사회의 문제를 해결하기위해 동원할 수 있는 자원이기도 하다는 점에 있다.

지역사회의학은 대상으로 하는 지역사회의 특성에 따라 다양한 유형과 내용활동을 담고 있었지만 공통되는 몇 가지 기본원리를 발전시켜 왔다.

먼저, 지역사회 중심성으로, 지역사회를 대상으로 제공되는 보건의료서비스는 주민이 가진 보건의료의 필요와 건강수준에 적합하도록 계획되고 실행되어야 한다는 의미이다. 이는 자유방임주의적인 의료체계 하에서 의사나 의료기관을 중심으로 보건의료서비스가 제공되던 관행과는 근본적으로 다른 원리라 할 수 있다.

두 번째 원리는 주민의 자주성으로서 지역사회의 문제는 지역사회 스스로 해결한다는 자치이념이 근간을 이루고 있다. 즉, 지역사회의 보건문제의 해결주체는 지역사회주민이며 전 주민의 참여의식을 바탕으로 한 자주적 활동을 통해 이를 해결한다는 것이다. 또, 건강의 증진과 보호, 질병의 예방과 관련된 최종적 책임을 전문적 의료제공자에게 귀속시키는 것이 아니라 개인과 가족 및 지역사회에 둠을 의미한다. 나아가 관련된 전반적인 의사결정과정에 주민이 적극적으로 참여함으로써 주민과 의료제공자의 협력과 조정을 통해 지역사회의 보건문제를 해결한다는 정신을 담고 있다.

세 번째 원리는 효율성으로서 지역사회의 보건의료자원은 항상 한정되어 있으므로 전 주민의 의료필요에 따르는 적정의료를 제공하기 위해서는 낭비를 피하고 자원의 활용을 극대화할 필요가 있다는 것이다. 이때, 무엇이 효율적인가, 어떻게 하는 것이 효율적인가에 대한 결정은 결국 자원의 배분과 관련된 의사결정으로 연결된다. 따라서 지역사회 안에 존재하는 다양한 욕구를 해결하는데 한정된 자원을 어떻게 활용할 것인가에 대한 결정을 내리기 위해서는 전문가가 판단한 필요와 아울러 주민의 욕구를 함께 고려하여 자원을 배분하고 조정할 필요가 있다.

네 번째 원리는 종합성으로서 지역사회 안에서 이루어지는 보건의료 활동은 주민의 삶의 질을 높이기 위한 다양한 활동의 일부이기 때문에 지역사회개발을 위한 사업의 일환으로서 종합적으로 추진되어야 한다는 의미이다. 보건사업은 보건의료 이외의 부문 개발사업을 망라하여 종합한 지역사회종합개발계획의 균형 잡힌 일부로서 추진되어야 한다.

이러한 원리에 따라 이루어지는 지역사회의학의 실천이 갖추어야 할 내용 중 기본적 요소는 다음과 같다.

첫째, 책임성(responsibility)으로서 지역사회의학은 지역주민에게 요구되는 필수적인 보건의료서비스를 지역사회의 전체 인구집단에 제공해야할 책임을 강하게 인식하고 있다. 이러한 책임성은 지역사회에서 지역사회의학의 원리에 입각한 사업을 자발적으로 시작한 대부분의 활동주체들에게 발견된다. 주민의 일부가 보건의료에서 소외되고 있는 현상에 대한 문제의식과 책임을 인식하지 못했다면 이러한 활동들은 시도조차 이루어지지 않았을 것이다. 또, 궁극적으로는 주민 개인과 가족, 지역사회가 자신의 건강문제를 스스로 해결해야 한다는 자신의 건강문제에 대한 책임의식으로 발전된다. 이러한 주민들과 지역사회의 책임의식이 형성되지 않으면 지역사회의학은 외부에서 주어지는 일시적 시혜로 끝나게 된다.

둘째, 효율성(efficiency)으로서 지역사회의학의 원리에서도 설명한 바 있지만 지역보건문제를 해결하는데 필요한 자원은 항상 부족하기 때문에 이를 잘 활용하여 최대한의 결과를 얻어낼 수 있도록 노력해야 한다.

셋째, 전 주민의 보건의료 상의 필요를 해결하기 위해서는 지역사회의학은 포괄성을 기본적 요소로 갖추어야 한다. 즉, 건강의 유지 · 증진과 질병예방에서부터 질병의 조기발견과 조기치료, 재활에 이르는 포괄적 보건의료(comprehensive health care)의 구성요소를 고루 갖추고 있어야 한다.

넷째, 질(quality)적 적정성을 유지해야 한다. 지역사회자원이 제한되어 있기 때문에 효율성이 중요하다고 해서 보건의료로서 반드시 갖추어야 할 질을 무시할 수는 없다. 효과에 대한 과학적 증거가 확보된 적정한 질의 의료서비스가 제공되어야 한다.

다섯째, 건전한 보건의료제공체계(health care delivery system)가 확립되어야 한다. 이는 지역사회의 보건의료자원을 효율적으로 활용하기위해 필수적인 사항으로서, 보건의료서비스를 지역화 개념에 따라 체계적으로 구축함으로써 달성할 수 있다. 개인과 지역사회의 역할과 체계화된 전문적 보건의료서비스의 역할을 명확하게 설정하고 이들 간의 관계를 잘 구축하는 것도 중요한 내용 가운데 하나이다.

여섯째, 지역사회의 참여(community participation)는 지역사회의학의 요소 중 가장 필수적인 것으로서 지역주민의 중심성이나 책임성과 밀접한 관련을 가진다. 참여에는 여러 수준이 있을 수 있지만 가장 중요한 것은 의사결정에 주민이 직접 참여하여 그 과정이 민주적으로 이루어져야 한다는 점이다. 책임의식을 가진 주민만이 자신의 문제에 스스로 참여하며, 참여를 통해 지역사회 중심성이 제대로 구현될 수 있으므로 관련된 보건문제가 내 문제임을 인식하게 하는 한편 지역사회 안팎의 자원을 잘 파악하여 주민의 참여가 이루어질 수 있는 기전을 마련해야 한다.

일곱째, 지역사회개발(community development)이다. 지역사회의학의 기본원리에서 지역보건사업은 지역사회종합개발사업의 일환으로 이루어져야 할 필요성이 있다고 설명했다. 지역사회 보건문제의 발생원인과 해결과정은 지역의 사회경제적 여건과 밀접한 관련성을 가지고 있어서 보건문제 자체의 해결만을 고립적으로 시도하게 되면 대부분 실패할 수밖에 없다. 과거에 지역사회의학이 실험되고 다양한 활동을 전개하던 지역의 예를 들어 보면 주민 스스로 운영하는 건강보험제도나 소득증대사업, 신용협동조합운동 등과 아울러, 환경위생을 위한 활동, 교육문제를 해결하기 위한 활동이 함께 전개되었던 것은 이러한 측면을 잘 말해 주고 있다.

여덟째, 부문간 협조(inter-sectoral collaboration)로서 보건사업이 지역사회개발의 일환으로 이루어져야 한다는 점에서도 엿볼 수 있지만 보건문제를 해결하기 위해서는 관련된 다양한 부분이 함께 노력해야 한다. 예를 들어 학동기 아동의 보건문제를 해결하기 위해서는 보건부문과 교육부문이 함께 머리를 맞대야한다. 환경, 사회복지, 노동 등 여러 관련 부문이 함께 함으로써 보건문제가 보건부문만의 고립된 섬으로 남아 고사하지 않도록 하는 것이 중요하다.

2 일차보건의료의 개념

세계보건기구가 인류 모두의 건강을 실현하기위한 접근방법으로 제시한 이래 대부분의 나라가 보건의료활동의 원리로 삼고 있는 일차보건의료는 지역적으로 이루어지던 지역사회의학의 경험을 모든 나라에 적용할 수 있는 일반원리로 종합한 것이라 할 수 있으므로 그 대두 배경은 지역사회의학과 비슷하다.

알마아타 선언이 그려내고 있는 일차보건의료의 역동적 패러다임은 인류가 안고 있는 건강상의 필요를 다루면서 인간의 건강과 복지에 관련된 문제들에 있어서의 자립, 자기결정, 사회정의를 강조하고 있다. 선언은 세계보건기구의 창립 이래 줄곧 그 활동 목적으로 설정되어 온 포괄적 의미에서의 건강을 인간이 누려야 할 기본적 권리로 천명하는 한편, 사회개발이 추구해야 할 으뜸가는 목적인 건강의 향상을 달성하고 사회정의를 실현하는 중요한 전략적 방법으로 일차보건의료를 제시하였다.

1) 일차보건의료의 개념

선언은 일차보건의료의 개념을 "과학적으로 건전할 뿐 아니라 실제적으로 적용가능하며 사회적으로 수용 가능한 접근방법들로서 지역사회에 거주하는 개인과 가족들이, 그들의 완전한 참여가 보장되고 자립과 자기결정의 정신에 따라 그 개발과정의 매 단계에서 지역사회와 국가가 지속적으로 부담할 수 있는 비용으로, 보편적으로 접근할 수 있는 기술들에 근거한 필수적 보건의료"로 정의했다. 일차보건의료는 생활공간이든 작업장이든 개인, 가족, 지역사회가 보건의료체계에 처음으로 접하는 관문으로서의 역할을 수행함으로써 지속적인 보건의료과

정의 가장 일차적인 구성요소가 된다. 또, 과거의 의학모형과 그에 따른 구조와 실천을 건강과 보건의료제공의 일부로서 포괄한다. 그러나 일차보건의료는 단순히 일차진료만을 의미하는 것이 아니라 제도적, 기술적으로는 개인, 가족 및 지역사회를 위한 건강증진, 예방, 치료 및 재활 등의 서비스를 두루 포함하는 포괄적 보건의료를 의미한다. 또, 그 목적은 통상적인 보건의료 보다 훨씬 광범위하여 정치적, 사회적 권리로서의 건강을 구현하기 위한 원리와 수단을 포함하고 있다.

알마아타 선언은 이를 위한 가장 기본적인 8가지 필수사업영역을 제시하였다. 이후에 한 영역이 더 추가되는 필수사업영역은 다음과 같다.

① 널리 퍼져있는 주요 보건문제의 예방 및 관리방법에 대한 교육
② 식량 및 적절한 영양 공급의 촉진
③ 안전한 식수와 기초 위생의 적절한 공급
④ 가족계획을 포함한 모자보건
⑤ 주요 전염성 질환에 대한 예방접종
⑥ 지역적 풍토병의 예방과 관리
⑦ 흔한 질병과 외상의 적절한 치료
⑧ 필수의약품의 제공
⑨ 심신장애자의 재활(추가 항목)

2) 일차보건의료의 가치체계와 기본원칙

그 기본개념에 드러나 있는 것처럼 일차보건의료를 개발하고 제공하는 과정은 다음과 같은 가치체계에 입각하여 진행되어야 함을 명시하고 있다. 즉, 보건의료의 주체로서의 주민, 형평성의 달성, 지역사회의 수용성과 효율성 등이 그것으로 일차보건의료는 지역사회 주민을 지역사회 보건문제에 대해 높은 책임의식과 능력을 지닌 보건의료의 주체로 설정하고 이를 위해 개인이나 지역사회의 잠재력과 자립도를 개발하고 극대화하는 것을 그 목적으로 하고 있다. 아울러 일차보건의료는 한정된 소수의 사람에게 최상의 보건의료를 제공하는 것이 아니라, 형평의 원칙하에 많은 사람에게 양질의 보건의료를 제공하는 것을 지향하고 있다. 이에 따라 보건의료가 필요한 주민과 사회적 혜택을 받지 못하는 취약계층에 우선순위가 두어지게 된다.

위에 제시된 개념과 가치체계에 따라 일차보건의료를 실현하기위해 알마아타 선언이 제시하고 있는 접근방법은 다음과 같은 4가지 기본원칙으로 요약될 수 있다.

첫째, 필요에 따른 보편적인 적용과 접근(universal accessibility and coverage in relation to need)이 이루어져야 한다. 이는 주민이 필요로 하는 보건의료자원과 보건의료서비스를 주민이 필요로 할 때 이용할 수 있도록 접근성이 보장되어야 함을 의미한다. 여기에서 의미하는 접근성이 보장되려면 현재 존재하는 보건 및 사회적 자원을 필요가 가장 큰 사람들에게로 재분배가 이루어져야 한다. 또, 보건의료기관이 제공하는 서비스뿐만 아니라 건강과 밀접한 관련성을 가지는 주거, 영양, 위생, 학교, 여성의 문맹 상태를 타파하기 위한 서비스 등 사회의 인프라에 대한 접근이 형평성 있게 이루어져야 한다.

둘째, 개인과 지역사회의 참여와 자립(community and individual participation and self-reliance)이 필요하다. 일차보건의료는 기획, 조직, 운영, 조정 등에 지역사회와 개인이 건강에 대한 책임을 자각하고 적극적으로 참여할 것을 요구한다. 이를 위해 지역사회에 권한과 역량을 부여(empowerment)함으로써 주민 스스로가 건강증진과정의 핵심적 활동가(key actor)로서의 역할을 수행할 수 있어야 한다. 지역사회의 권한의 강화는 두 가지의 의미를 가진다. 민주적이고 사회적으로 부여된 책임을 다하고자 하는 정부일수록 보건분야나 그 이외의 분야를 지역사회주민에게 개방하고 권한을 지역사회로 분권화하려고 할 것이다. 분권화는 다양한 수준에서 요구되는 사회적 조정을 위해 주민의 참여를 필요로 하게 된다. 다음으로 지역주민 개개인이 자신과 가족에 대한 더 큰 책임을 가져야 한다는 것이다. 이것은 개인의 행태와 생활습관의 변화를 통해 건강을 증진하도록 노력한다는 것 뿐 아니라 지역사회와 국가 차원의 건강을 증진하기위해서 사회적, 물리적 환경을 스스로 통제할 수 있는 권한을 보유한다는 것을 의미한다.

셋째, 건강을 위해 관련 분야들의 상호협력(inter-sectoral action for health)이 이루어져야 한다. 일차보건의료는 보건의료분야뿐 아니라 농업, 축산, 식품, 공업, 교육, 주거, 공공업무, 통신 등과 같은 다양한 분야와 관련되어 있다. 따라서 각 분야에 대한 종합적인 접근전략과 분야 간의 협력이 요구된다. 이는 지역사회의학에서 부문간 협조(inter-sectoral collaboration)가 강조되는 것과 동일한 맥락을 가진다.

넷째, 적절한 기술이 사용되어야 하고 이 기술이 가진 비용 – 효과성(appropriate technology and cost-effectiveness)이 강조되어야 한다. 비용 – 효과를 고려한 자원분배가 더 큰 편익을 가져올 것임은 자명하다. 이를 위해 최소비용으로 최대의 효과를 가져다 줄 수 있는 적절한 기술의 개발과 이용이 요구된다. 예방의료 및 건강증진 서비스를 강화하려는 것은 이러한 원칙에서 직접적으로 유도된 것이다. 또, 공공자원의 분배가 고비용의 병원서비스나 특수 서비스로부터 지역주민에게 필수적인 포괄적 서비스를 제공하고 조정하는 지역보건센터를 포함한 지역보건의료서비스로 옮겨가야 함을 의미한다.

선언은 이와 아울러 각 나라의 정부가 타 부문과의 협력을 이루면서 일차보건의료를 지속적으로 발전시키기 위한 정책, 전략, 실행계획 등을 수립해야 하며 정치적 의지를 가지고 자원을 동원하고 외부로부터 주어지는 자원을 합리적으로 이용할 것을 권고하고 있다. 나아가 한 나라의 건강수준 향상은 다른 나라에도 직접적인 편익을 가져다 줄 뿐 아니라, 건강은 인류 모두가 추구해야 할 보편적인 가치라는 측면에서 모든 국가는 일차보건의료의 강화를 위해 서로 협력해야 함을 규정함으로써 국제적 연대를 제안하였다. 2000년까지 가능한 수준으로 '모든 인류에게 건강'이라는 목표를 달성하기 위해서는 군사적 갈등과 군비확장에 낭비하

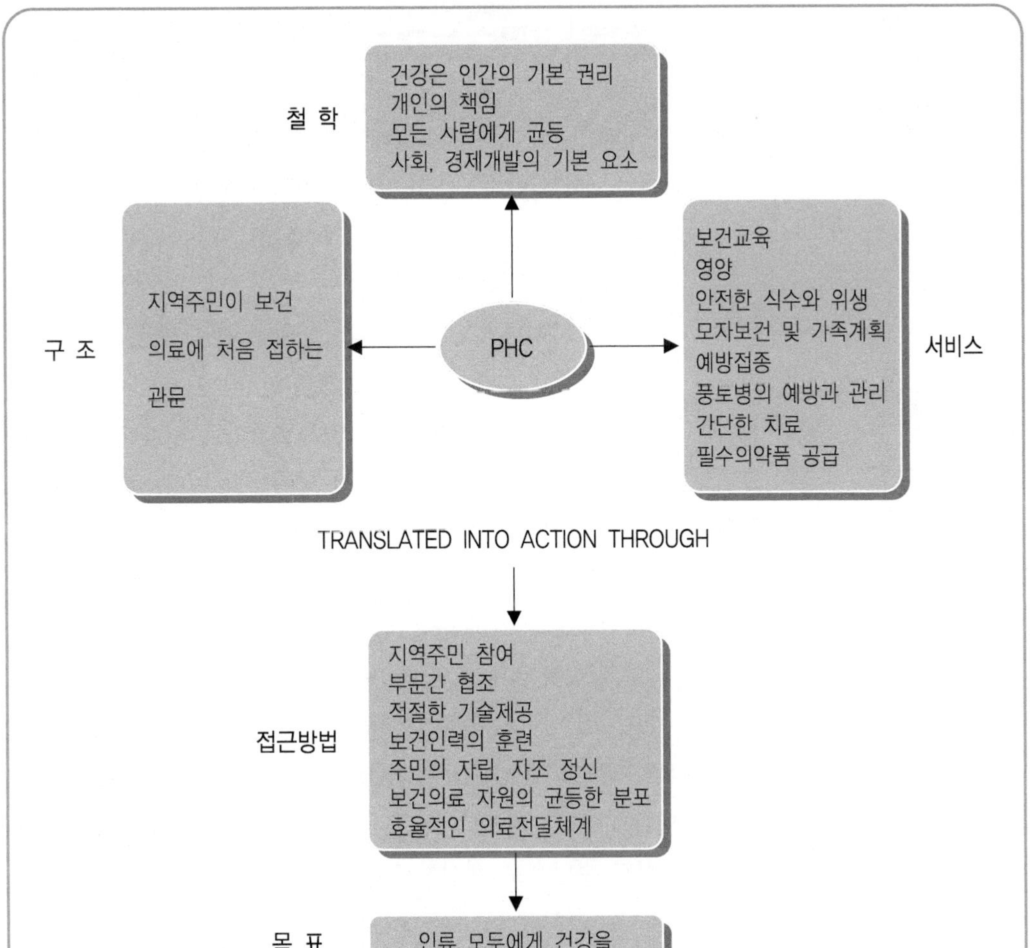

[그림 20-1] 일차보건의료의 개념적 틀

고 있는 자원을 세계 인류의 건강을 위해 더 많이 사용할 수 있는 조치가 필요하며, 독립과 평화, 군비감축과 냉전해체 등을 실현하여 보다 많은 자원을 평화적 목적으로 사용하게 만들고 사회경제적 발전을 가속화시킴으로써 일차보건의료를 위해 적절한 자원의 사용이 가능하도록 노력할 필요성에 대해서도 강조하고 있다.

위에 제시된 그림 20-1은 일차보건의료의 개념을 도식화한 것으로서 그 기본철학과 전체 보건의료체계에서 차지하는 위치, 포함되어야 할 필수적 서비스, 이를 위한 접근전략과 목표를 잘 보여주고 있다.

3 일차보건의료에 기초한 지역보건의료체계

1987년 짐바브웨 하라레(Harare)에서는 일차보건의료에 기반을 둔 지역보건의료체계의 강화에 관한 세계보건기구 국제회의가 개최되었다. 이 회의는 알마아타 선언이후 약 10년 간 일차보건의료의 기본원리에 따라 진행되어 온 다양한 활동을 점검하고 일차보건의료를 더욱 발전시키기 위한 과제와 실천전략의 도출을 그 목적으로 했다.

그동안 여러 국가에서 일차보건의료를 시행하기 위한 국가적 계획이 수립되었고 지역사회 보건일꾼이 양성되었다. 그러나 국가차원에서 수립된 계획을 실천하는 데 있어서 문제점들이 발견되었다. 우선, 지역사회의 기획 및 관리역량이 취약하고 일차보건의료 전략개발에 대한 관심도 소홀하다는 점이 드러났다. 국가적으로 보면 예방접종이 확대되고 일차보건의료의 필수영역과 관련된 서비스가 확대되고는 있으나 대부분의 지역사회 보건의료기관에서는 여전히 의료서비스를 강조하고 있어서 건강습관을 함양하기 위한 건강증진 활동은 거의 이루어지지 않고 있었다. 지역에서 건강수준을 평가하고 문제를 규명하기 위해서나 위험집단을 발견하기 위해 역학적 방법을 이용하는 경우도 찾아보기 어려웠다. 보건부문은 농업, 식수개발, 교육 등의 건강관련활동을 조정하는데 힘을 발휘하지 못하고 있었다.

문제는 분명했다. 일차보건의료를 제대로 실행하기 위해서는 지역의 자원을 확충하고 역량을 강화해야 했던 것이다. 이 회의는 1986년 세계보건기구 국제사업위원회가 정의한 지역보건의료체계를 문제해결을 위한 핵심적 수단으로 제시하였다.

1) 지역보건의료체계란 무엇인가

보건학에서 지역사회란 한 마을, 한 도시라는 지리적, 행정적 경계에 제한받지 않고 공동의 관심사에 근거하여 공동의 대책을 마련할 수 있는 보건문제를 중심으로 규정되는 것이 일반적이다. 이를 흔히 문제해결을 위한 지역사회(community of solution)이라고 한다. 그러나 이러한 지역사회의 정의는 다소 모호하여 사업의 실행단위로서 적합성을 가지기 어려운 점이 있다. 이로 인해 지역보건의료체계에서는 그 기본단위를 지역사회(community)가 아닌 지역(district)으로 설정하고 이를 다음과 같이 정의하고 있다.

지역은 그 규모나 권한이 위임되어 있는 정도는 나라마다 차이가 있을 수 있지만 대략 5만명에서 30만명 정도의 인구가 거주하고 있는 완전한 조직구조를 갖춘 지방행정구역 중 가장 말단의 단위이다. 이렇게 지역보건의료체계의 단위로 설정된 지역은 상대적으로 독립된 하나의 행정단위로서 적정한 규모를 가지고 있어야 한다. 즉, 밀집되어 있어서 지역 내의 모든 장소를 하루 만에 도달할 수 있는 거리에 있어야 하며 보건문제와 이와 관련된 사회, 경제개발에 따르는 장애요인을 잘 이해할 수 있을 만큼은 작아야 한다. 이를 위해서 지역의 규모는 작을수록 유리하지만 여러 사업을 기획하고 이 사업에 관리적, 기술적 기법을 적용할 수 있으려면 반대로 일정수준의 규모를 가지고 있어야 한다.

이러한 요건을 충족시키는 지역은 상향식 기획과 하향식 기획을 조정하고, 기획과 실행에 참여하도록 지역주민들을 조직하며, 정부와 민간의 보건의료활동을 조정하는 일을 하기에 가장 적합한 수준이다. 또, 지역은 지역사회수준의 문제점과 취약점을 이해하기에 가장 적합한 단위로서 많은 핵심적 개발 부문이 지역수준에서 활동하고 있으므로 지역의 역량을 개선한다면 부문간 협력과 모든 방향의 서비스 관리가 촉진될 수 있다. 실천적 관점에서 보자면 이러한 지역수준에서만 보건일꾼에 대한 지원을 가장 적절히 조직하고 제공할 수 있다. 지역보건의료체계가 단위로 설정하고 있는 지역은 이러한 요건을 충족시킬 수 있는 규모로서 우리나라의 경우에는 기초지방자치단체인 시 · 군 · 구가 이에 해당된다고 볼 수 있다.

지역을 단위로 한 지역보건의료체계는 국가보건의료체계의 한 부분으로서 상당수준까지 지역 스스로 자신의 보건문제를 충족시켜가는 단위로서 다양한 구성요소를 포함하고 있다. 해당지역이 도시든 농촌이든 일차적으로 지역보건의료체계를 구성하는 것은 행정적, 지리적으로 명확하게 구분되는 지역 안에 거주하는 인구집단인 주민이다. 지역보건의료체계에는 중앙정부의 부문이나 부서로부터 많은 책임을 이양받고 있는 특정 형태의 지방정부나 행정관청뿐 아니라 사회보장단체, 비정부조직, 민간부분 및 전통의료제공자 등 보건의료를 제공하는 기관과 개인이 모두 포함된다. 즉, 가정, 학교, 직장 및 지역사회에서 건강에 기여하는 서로 밀접한 관련이 있는 다양한 요소들이 그 구성요소에 포함되어 지역의 보건문제를 자체 충족적으로 해결할 수 있어야 한다. 이를 위해서는 지역사회차원의 스스로 돌보기에서부터 1차

의료를 위한 여러 종류의 보건요원 및 시설과 함께 첫 번째 의뢰수준의 병원(district hospital), 지역사회가 요구하는 적절한 검사와 기타 진단을 수행할 수 있는 시설과 인력 및 물자공급 등의 보조서비스가 지역보건의료체계에 포함되어야 한다. 마지막으로 지역보건의료체계는 위에서 제시된 모든 기관과 부문들이 포괄적인 보건의료 활동을 수행할 수 있도록 지도하고 유인함으로 이를 조정하는 보건관(health officer)이 포함되어 있어야 한다. 보건관은 우리나라의 시 · 군 · 구 보건소에 해당된다고 할 수 있다.

2) 지역보건의료체계의 핵심적 요소

위에서 제시한 지역보건의료체계가 구축되어 제 기능을 발휘하기 위해서는 두 가지 조건이 전제되어야 한다. 먼저, 국가차원의 공약과 지원이 필요하다. 또, 지역이 서비스를 기획하고 재정자원을 분배하고 인적자원을 관리하는데 있어 자율성과 권위를 가질 수 있도록 지방분권화가 이루어져야 한다. 이 두 가지 요소는 다음에서 제시되는 지역보건의료체계의 핵심적 활동을 순조롭게 이루어나가는 전제조건이 된다.

지역보건의료체계는 일차보건의료의 가치체계와 접근방법을 이어받고 있지만 이를 다음과 같은 5가지 중심지주(5 pillars of district health care system)로 재정리 할 수 있다.

첫째, 조직, 기획과 관리로서 일차보건의료를 수립하기 위한 조직적 구조와 관리과정을 의미한다. 일차보건의료와 비교할 때 지역보건의료체계는 지역차원의 관리기능 강화에 더 역점을 둔다. 조직과 기획 및 관리는 지역에 있는 여러 조직과 기관의 역할, 목표와 책임을 설정하는 활동과 사업기획, 인력기획, 보건 및 관리정보, 모니터링과 평가, 보건부문내 사업의 조정, 다른 비정부조직, 인간조직, 지역사회 보건조직 및 기관과 사업과 활동의 조정, 약제와 진료재료, 운송수단의 공급을 포함하는 포괄적 활동이다. 이렇게 변화하는 지역의 필요에 부응할 수 있도록 체계와 절차를 개발하여 적용하는 관리기능이 제대로 이루어지기 위해서는 다양한 차원에서 이루어지는 연구(action research)의 뒷받침이 있어야 한다. 지역에 존재하는 기회를 찾아내어 문제의 해결과 연계시키기 위한 모든 노력이 이에 포함되는데 이를 통해 기존 보건의료체계에 대한 개선책을 시험하고 개발할 수 있게 된다. 또 시행되는 사업을 모니터링하고 평가하기 위한 정보체계를 구축하여 보건사업을 기획할 때 적합한 대상을 선정하고 우선순위를 부여하여 사업을 효과적으로 추진할 수 있는 기본적 자료를 확보할 수 있어야 한다. 일차보건의료에서 병원의 역할을 재평가한 것도 관리와 관련하여 의미를 가진다. 그동안 일차보건의료를 수행하면서 여전히 잔존하고 있던 기관에 기초를 둔 서비스(institution-based services)를 선호하는 내부적 편견도 문제였지만 지역사회를 지향하는 서비스를 병원이 제공하는 서비스와 완전히 다른 것으로 간주하거나 병원서비스와 경쟁자이며 갈등관계에 있다고 보는 편향도 문제였다. 이를 극복하기 위해서는 지역보건의료체계 내에서 병원이 수행해야 할 고유한 역할을 재검토하고 병원 스스로는 지역보건의료체계 내에서 다른 동반자와 더 잘 통합될 수 방법을 고려할 필요가 있다. 지역보건의료체계는 일차보건의료에 대해 병원 직원의 관심과 역할을 강화하는 오리엔테이션 및 훈련프로그램과 아울러 재정과 자원배분 방식을 개발할 것을 권고하고 있다.

둘째, 재정 및 자원배분과 관련된 부분으로서 이는 보건의료서비스 개발과 유지에 핵심적 역할을 담당하는 기획과 관리의 영역이다. 특별히 강조되고 있는 것은 재정기획과 관리를 강화함으로서 자원배분 선택과 결정에 대한 검토에 기초하여 기존자원을 더 잘 이용하는 방법을 개발하는 한편 필요한 자원의 기반을 확대하는 것이다.

세 번째로 요구되는 부문간 협조 활동은 보건의료 이외의 부문이 지역주민의 건강과 삶의 질을 높이는데 더 기여할 수 있도록 하고 이를 위해 필요한 여러 활동을 조정하는 과정이다. 깨끗한 물의 공급과 위생설비 및 주택의 개량, 식량 공급의 증대, 건강증진의 수단이 되는 교육수준의 향상, 수입증대를 포함, 건강에 바람직하도록 지역 환경의 변화를 촉진하기 위해 모든 관련부문이 공통의 시각을 가지고 협조할 필요가 있다.

넷째, 지역주민 관여(community involvement)는 일차보건의료에서부터 줄곧 강조되어 오던 것으로 지역보건의료체계에서는 주민참여(participation)대신에 주민관여(involvement) 라는 용어로 이를 더욱 강조하고 있다. 전 주민참여가 주로 미리 결정된 지역사회 개발활동에 주민을 동원하기 위한 것이었다면 이를 넘어서 지역의 전반적 보건활동에 주민이 보다 적극적으로 관여할 필요가 있음을 인정한다. 지역 내의 여러 기관들과 조직들이 보건의료에 주민관여를 지원함으로써 이를 촉진할 수 있다. 주민관여에 대한 지원이 이루어지기 위해서는 공공부분이 변화할 필요가 있다. 즉, 주민관여에 대해 공공부문이 정치적 의지를 가지고 열려 있어야 한다. 아울러 공공부분의 관료적 관행을 타파하기 위해 방향을 재설정하는 한편 지역사회의 자기관리 역량을 다양한 수준에서 개발할 필요가 있다.

다섯 번째 지주는 인적자원의 개발이다. 지역의 보건일꾼을 개발하기 위한 훈련계획과 일정을 마련해야 한다. 이때, 실제 사업의 관리와 훈련 사이의 괴리로 인하여 훈련이 실제 사업의 향상으로 이어지지 못하던 기존의 관행을 극복해야 한다. 아울러 지역 내의 인력이 높은 의지와 능력을 가지고 사업을 수행할 수 있는 혁신적 보상방법을 연구하고 개발할 필요도 있다.

4 지역보건사업의 종류

1) 지역보건사업이란

개인을 대상으로 한 보건의료 활동은 주로 개인의 건강위험요인을 찾아내어 이를 해결하기 위한 처방을 내리거나 증상이 있을 때 진단에 따라 이루어지는 치료가 대부분이다. 우리나라에서 이러한 활동은 대개 민간의료기관에서 이루어지고 있다. 이 의료기관들은 아프거나 그 필요성을 인식하고 의료기관을 찾은 사람들만을 대상으로 하여 서비스를 제공하게 된다.

그러나 지역사회에 거주하는 전체 주민의 건강문제를 해결과제로 설정하는 경우에는 이와는 다른 접근이 필요하다. 주민들이 자발적으로 필요성을 인식하게 되는 문제와 지역사회의 건강수준에 영향을 미치는 중요한 보건문제가 늘 일치하는 것은 아니기 때문이다. 우리나라의 주요 사망원인이 되는 질병은 각종 악성 신생물과 뇌혈관질환이다. 이 질환으로 인한 사망률을 낮추기 위해서는 질병이 발생하기 전에 위험요인을 가지고 있는 사람들을 찾아내어 관리하는 것이 필요하지만 이를 주민들이 알아서 해결하도록 방치하면 이를 위한 활동이 사각지대로 남게 되는 경우가 많다. 병에 걸린 개인만이 고통을 받게 되는 것이 아니라 지역에 거주하는 전체 주민의 건강을 위협하게 되는 전염병의 경우도 이와 비슷한 문제가 생길 수 있다. 전염병의 관리를 위해서는 전염병 매개충의 서식처 등 환경을 관리하는 한편 주민들의 면역수준을 높일 필요가 있다. 환경의 관리는 개인의 이익과 직결되지만 다른 사람도 함께 편익을 보는 문제로서 이를 개인에게 맡겨 두면 아무도 이 일을 하지 않을 가능성이 높다. 면역수준을 높이는 방법으로 효과적인 예방접종방법이 있는 경우 그 접종이 권장되지만 이 역시 개인에게만 맡겨두면 외부효과 등으로 인해 과소소비가 일어난다. 이로 인해 전염병 예방법은 방역사업을 통해 지역 내의 환경을 관리하고 주민이 예방접종을 하도록 안내하고 관련 서비스를 제공하는 활동을 지방자치단체의 장이 수행하도록 의무사항으로 규정해 놓고 있다.

또, 지역주민 전체가 보유하고 있는 보건문제는 개인의 경우와 비교할 수 없을 만큼 다양하고 지역사회에는 경제력이나 지식, 건강에 대한 관심 등 보건문제의 해결을 위한 자원의 보유 면에서 차이가 있는 다양한 개인이 포함되어 있다. 따라서 지역주민 전체의 건강문제를 해결하기 위해서는 체계적으로 지역의 보건문제를 진단하고 자원을 우선적으로 투입해야 할 영역을 선정하여 이를 해결하기 위한 활동을 기획하여 실행에 옮길 필요가 있다. 이러한 활동을 흔히 보건사업(health program)이라고 하는데 지역사회수준에서 어떤 한 가지 건강문제에 초점을 맞추거나 건강문제 전반을 겨냥하여 이루어지는 조직된 보건의료활동으로서 예방서비스를 포함한 건강관리서비스의 제공을 위한 조직과 그 내용 모두를 일컫는다.

보건사업은 건강을 위한 전통적 접근방법으로서의 좁은 의미의 의료 또는 의학적 개입과 몇 가지 점에서 차이가 있다. 먼저, 의학적 개입은 건강문제를 해결하기 위해서 집단을 대상으로 하든 개인을 대상으로 하든 의사나 의료기관이 제공하는 의학기술의 적용만을 의미한다. 그러나 보건사업은 대상 면에서 인구집단을 더 강조한다. 또, 그 자원의 개발과 자원의 제공과정 면에서는 집단의 문제를 해결하기 위한 시설을 기반으로 여러 관련된 활동의 조직체가 관여하며, 건강관리 서비스를 체계적으로 제공하기위해 이를 계획에 따라 제공하게 된다는 점에서 차이가 있다. 수단 면에서는 의학기술의 적용뿐 아니라 대상이 되는 인구집단의 건강관리를 위한 모든 수단을 동원하며 이를 총체적으로 기획하는 행정과 인력을 필요로 한다는 점에서 차이가 있다. 이처럼 보건사업은 지역주민의 건강문제를 해결하기 위해서 목표를 설정하고 이를 달성하는데 효과적이고 효율성이 높은 수단들을 검토하여 이 가운데 실행 가능한 수단을 선택, 동원하는 체계적인 건강관리체계를 의미한다.

보건문제를 해결하는 수단으로서의 보건사업을 정의하는 데는 다음 네 가지 기준이 포함된다. 첫째, 밝혀진 보건문제를 해결하고자 한다. 둘째, 사업이 이를 수행하는 조직 전체 활동의 핵심적인 부분이다. 셋째, 공식적이든 암묵적으로 인정된 것이든 간에 목표와 이에 따른 세부목적을 가진다. 넷째, 인력을 포함하여 일정한 자원을 보유한다.

개발도상국의 경우에는 국민의 보건문제 해결수단으로서 보건사업을 채택하게 된 독특한 역사적 배경을 가지고 있었다. 지역사회의학이나 일차보건의료의 배경을 설명하면서 식민지 상황에서 독립하게 된 나라들이 처했던 경험을 설명했다. 국가를 관리하던 과거의 하부구조가 무너진 상황에서 독립된 새로운 사회를 건설하기 위한 재원이 필요했던 나라들에게 세계은행이나 미국은 다양한 원조를 제공했다. 원조에는 이를 제공한 국가나 기관의 의도라는 '끈이 달려 있었고', 불행히도 그 의도는 국가의 정치적 독립과 완전한 경제적 자립, 국민이 직면한 사회적 필요의 해결이 아니었다. 물자가 되었든 돈이 되었든 외부의 지원에 기댈 수밖에 없었던 많은 나라들이 당면한 문제를 해결하기위해 일시적인 원조를 이용하여 다양한 프로젝트를 시행하였다. 프로젝트는 대부분 일회적(one-off)이었고 돈을 필요로 했으며, 이 돈을 제공하는 측이 제시하는 방향이나 의도를 외면하기 어렵다는 점에서 제한점을 가지고 있었다. 보건사업은 이러한 프로젝트형, 또는 자본중심적인 보건문제 해결모형이 가진 한계를 극복하기 위해 제시된 접근방법이기도 했다. 국민의 보건문제를 주민이 놓여 있는 상황과 조건에 근거해서 해결하되, 지속적으로 이를 제공할 수 있는 체계를 구축한다는 문제의식이 이 나라들의 보건사업 역사 속에 담겨 있다.

현재 우리나라의 보건사업은 대부분 민간부문의 협조 없이 보건소만을 중심으로 이루어지고 있다. 이는 민간부문이 보건의료와 관련된 자원을 대부분 보유하고 있는 상황에서 보건사업을 통해 주민의 건강문제를 해결하는데 한계가 있을 수밖에 없음을 의미한다. 물론 민간기관이 이러한 사업의 주체가 될 수도 있는데 대개 공공보건기관과 파트너십을 형성하여 보건사업을 위한 체계의 일부로서 그 기능을 수행하고 있으며 이나마도 제한적이다.

2) 지역보건사업의 대상

인간의 건강은 환경과 인간의 상호관계에 의해서 결정된다. 인구집단 전체의 건강을 관리하기 위해서는 환경과 인구집단이 가지고 있는 문제를 모두 다루어야 하므로 보건사업 역시 인구집단 뿐 아니라 환경도 그 대상으로 한다. 다음에 살펴 볼 보건사업의 종류는 인구집단을 대상으로 하는 사업만으로 국한하고 있지만 환경 역시 중요한 보건사업의 대상이 됨을 잊지 말아야 한다. 우리나라는 이 사업을 담당해야할 기관이 환경부와 지방 환경사업소, 보건복지가족부와 보건소 등으로 이원화되어 있고 관련 기관들이 모두 환경보건사업을 자신의 사업영역으로 적극적으로 인식하지 않고 있어서 환경문제에 기인하는 지역의 보건문제의 해결방안을 쉽게 찾지 못하고 있는 실정이기 때문이다.

보건사업의 대상으로 설정되는 집단은 그 특성에 따라 다양하게 구분할 수 있고 또, 해당 집단이 보유하고 있는 건강문제에 따라서도 이를 세분할 수 있다. 동원되는 사업의 수단별로 보건사업을 세분화하기도 한다. 물론 지역주민의 포괄적인 건강문제 전체를 대상으로 보건사업을 개발하여 시행할 수도 있지만 효율성을 고려하여 세분된 동질적인 인구집단을 대상으로 한 보건사업이 많이 개발되고 있다. 이렇게 동질적인 인구집단이나 동일한 질병 등을 대상으로 분류하여 이루어지는 보건사업을 범주별 보건사업(categorical health program)이라고 부른다. 사업을 수행할 때 동일한 대상에 관계되는 여러 수준의 기관이 기능상 수직적으로 연계되기 때문에 수직적 보건사업(vertical health program)이라는 표현을 쓰기도 한다. 보건복지가족부에서 중요한 보건문제를 정하고 사업영역과 사업시행지침을 마련하여 지방과 지역사회 수준을 연계하여 이루어지는 활동을 떠올려 보면 '수직적'이 의미하는 바를 쉽게 이해할 수 있을 것이다.

(1) 대상인구집단에 따른 분류

인구집단을 분류하여 보건사업의 대상으로 하는 경우, 생애주기(life cycle)에 따라 이를 구분하는 것이 가장 보편적이다. 이는 생애주기에 따라 인구집단이 가지는 건강의 위험도나

처하는 환경이 다르기 때문이다. 보건사업의 대상으로 인구집단을 구분하는데 흔히 이용하는 기준은 두 가지가 있다.

먼저, 다른 집단에 비해 위험도가 더 높은 생애주기에 있는 집단을 보건사업의 대상으로 선정하는 경우이다. 영 · 유아나 모성, 노인집단이 대표적으로 이 집단은 다른 생애주기에 있는 인구집단에 비해 건강상의 고위험집단(high risk group)으로 인정되기 때문에 집중적인 건강관리의 대상으로 선정될 필요가 있다. 영 · 유아 보건사업, 모성보건사업, 또는 이 둘을 아우르는 모자보건사업은 어느 국가나 대표적인 보건사업에 속한다. 또, 최근에 평균수명이 증가하고 이에 따라 건강위험도가 높은 노인인구가 차지하는 비중이 늘어나고, 노인층의 경우에 복합적인 보건문제를 가지고 있기 때문에 이들을 대상으로 한 노인보건사업의 중요성이 증대되고 있다.

다른 집단에 비해 특별히 건강위험이 높다고 할 수는 없으나 해당 인구집단이 보건상 독특한 환경조건에 놓여 있다는 특성 때문에 이들을 보건사업의 대상으로 설정하는 경우도 있다. 학교보건사업의 대상이 되는 학동과 청소년은 생애주기 상의 동일한 시기를 경과하고 있다는 점 외에도 공통의 학교환경에 노출되고 있으며, 학교환경 하에서 이루어지는 집단적 행태가 건강문제의 중요한 결정요인이 되기 때문에 하나의 보건사업의 대상이 되는 경우이다. 건강의 위험요인이 되는 주요한 생활습관인 음주, 흡연, 약물남용, 성관계 등은 이 시기에 또래집단의 영향을 받아 형성되는 경우가 많고 일단 형성된 뒤에는 이를 변화시키는 것이 매우 어렵다. 따라서 이 시기의 문제에 접근하는 수단 면에서도 의학적 요소보다는 행태에 영향을 미치는 사회심리학적 요인을 고려한 보건교육을 더 중시하게 된다. 이러한 특수 대상의 또 다른 예로서 산업보건사업의 대상이 되는 노동자를 들 수 있다. 이들은 생애주기에서 대개 청 · 장년기에 속하는 사람들로서 생물학적 생애주기 가운데 특히 건강위험도가 높은 시기를 경과하고 있는 것은 아니나, 이들이 근로에 종사하는 사업장의 환경조건이 건강문제의 중요한 결정요인이 되기 때문에 작업환경에 대한 집중적인 관리를 통해 건강관리의 목표를 효과적으로 달성할 수 있다는 특성을 가지고 있다.

이렇게 특수대상을 겨냥한 보건사업들은 몇 가지 특수성을 가지고 있다. 먼저, 학교보건사업이나 산업보건사업은 보건소 등 보건기관을 중심으로 이루어지는 일반적인 보건사업과는 달리 별도의 체계를 가지고 있다. 또, 지역사회에 분산되어 거주하는 다른 보건사업의 대상과는 달리 학교나 사업장에 밀집되어 있어 집단적으로 접근하기 쉽다. 서비스 제공 면에서도 거주지역이 아니라 학교나 산업장 등 현장을 중심으로 이루어지고 있다는 특성도 가지고 있다. 아울러 부문간의 협조가 특히 요청되는 사업영역이기도 하다.

그 밖에도 인구집단을 세분화하는 기준은 여러 가지가 있을 수 있다. 인구집단을 생애주기 뿐 아니라 성, 거주지역이나 결혼상태, 직업 등 여러 분류기준에 따라 나눌 수 있다. 최근에 보건사업 등 공공보건활동의 전략을 개발하는데 마케팅기법을 응용한 사회마케팅(social marketing)의 적용이 권장되고 있는데, 이는 보건사업의 소비자인 주민의 욕구를 여러 특성에 따라 세분화하고 세분화된 대상자 중의 일부를 표적집단으로 선정하여 민간이나 기타 부문이 제공하지 못하는 특성화된 서비스를 개발하여 제공하자는 것이다. 이때 주민인 소비자를 세분화하는 기준으로는 인구학적 특성 외에도 지리적 특성, 심리적 변수, 행태적 변수 등을 이용한다. 이렇게 세분화된 인구집단의 특성별로 다양한 보건사업이 개발되고 있다. 그러나 이 기법을 적용할 때는 궁극적으로 보건사업의 중요한 주체이어야 할 주민을 보건사업의 소비자로 대상화하는 측면이 있다는 점을 고려해야 한다. 또, 인구집단을 세분화할 때는 그 결과를 이용하여 세분화된 대상에 접근이 가능한지도 고려해야 한다. 특수한 보건문제를 가진 동질적인 집단을 선별해 내더라도 이 집단이 전국적으로 분산되어 있어서 추적하여 접근하기 어렵다면 지역의 보건사업 대상으로 삼기에는 부적절할 것이다. 또, 심리적 변수를 이용하여 건강에 대한 특정한 개념을 보유하고 있는 집단을 이론상 고위험집단으로 선별해 내는 경우, 매스미디어를 이용한 캠페인의 내용을 결정하는 등 사업의 추진에 부분적인 도움을 줄 수는 있지만 구체적으로 서비스를 제공하기 위한 대상으로 선정하기는 어렵다.

(2) 대상 질병에 따른 분류

보건사업을 대상으로 하는 질병에 따라 분류하기도 한다. 이때, 어떤 질병이 보건사업의 대상으로 선정되려면 몇 가지 기준에 부합되어야 한다. 먼저, 질병의 발생률이나 유병률이 높아야 한다. 또 질병의 치명률 등 심각성이 높거나 지역사회의 관심이 높아 보건사업을 통한 관리대상 질병이 되기도 한다. 그러나 무엇보다도 보건사업의 관리대상이 되기 위해서는 그 질병을 효과적이고 효율적으로 관리할 수 있는 수단이 존재해야 한다. 이러한 기준에 부합되어 보건사업의 대상이 된 가장 대표적인 경우가 전염병으로 역사적으로 볼 때 가장 먼저 보건사업의 대상이 된 보건문제이기도 하다. 전염병은 집단적으로 발생하고 쉽게 전 지역으로 파급되기 때문에 집단적 대응이 필요했으며, 환경의 위생적 관리나 예방접종과 같은 효과적인 사업수단도 가장 먼저 개발되어 있었기 때문에 최초로 보건사업의 대상이 될 수 있었다. 전염병은 그 발생빈도가 예전에 비해 감소하여 보건사업 대상으로서의 중요성이 상대적으로 감소하였으나 전염병예방법이 규정하고 있는 예방접종을 통해 관리할 수 있는 전염병이나 AIDS와 같은 신종 및 재출현 전염병은 인구집단의 건강을 위협하는 요인으로 여전히 중요한 보건사업의 대상으로 남아있다.

최근에는 1차 예방의 효과적 수단이 존재하고 있었던 전염병의 감소추세와 발맞추어 급격히 증가하고 있는 생활습관병도 질병별 보건사업의 대상이 되고 있다. 이 가운데 우리나라 주요 사망원인인 뇌혈관질환이나 심혈관질환의 위험요인이 되는 고혈압이나 당뇨병과 같은 질병들이 보건사업의 대상으로 되고 있다. 이 질환의 관리는 이로 인한 합병증으로 발생하는 심각한 질병이나 사망의 2차 예방에 해당된다. 또, 일부 만성정신질환이나 치매, 보호자가 필요한 장애를 수반하는 질병을 보건사업의 대상으로 삼기도 한다. 이는 집단적 접근을 통해 가정의 부담을 줄이고 문제를 보다 효과적으로 해결할 수 있기 때문인데, 이렇게 3차 예방의 영역에 속하는 보건사업 역시 점차 늘어나고 있는 추세이다.

(3) 보건사업의 수단이나 내용에 따른 분류

사업의 수단이나 내용에 따라서 보건사업을 구분하기도 한다. 과거에는 가족계획사업이 사업의 수단이나 내용에 따라 구분할 수 있는 대표적인 보건사업이었으나 최근에는 그 중요성이 감소하고 대신 지역주민의 건강위험요인을 관리하기 위한 수단별 건강증진사업들이 늘어나고 있다. 현재 보건소에서 수행하고 있는 많은 건강증진사업은 대개 어떤 질병이나 인구집단을 특정하기 보다는 사업의 수단이나 내용에 따라 구별되고 있는데 금연사업, 절주사업, 운동프로그램, 영양프로그램 등이 그 예이다. 그밖에도 스트레스 관리프로그램 등도 개발되어 보급되고 있으며, 앞서 언급한 방문보건사업도 수단을 중심으로 구분된 보건사업이라 할 수 있다.

대상 인구집단이나 질병에 따른 분류와 수단이나 내용에 따른 분류를 조합하면 각 인구집단에 대해 중점적으로 시행되는 보건사업의 내용이 다양해진다. 중요한 것은 사업의 대상을 세분하여 접근하는 것은 수적으로 많은 사업을 열거하기 위함이 아니라, 주민의 특성에 맞는 수단과 내용을 잘 선택하여 보다 효과적이고 효율적인 사업을 수행하자는데 있음을 잊지 말아야 한다는 점이다.

또한, 보건사업의 대상을 세분화(segmentation)해서 접근하면 동질성이 높은 집단을 대상으로 하게 되므로 사업의 내용을 결정하거나 수단을 선택하고 관리하는 것이 매우 쉬워진다는 장점이 있다. 또 이로 인해 그 효율성을 높일 수 있는 경우가 많다. 그러나 이렇게 세분된 사업을 독립적인 단위의 보건사업팀이 따로 담당하게 되면 복합적 문제를 가진 동일한 대상에 여러 사업팀이 관계하게 되므로 효율성에 반하는 경우도 있다. 특정지역의 노인층이 가지고 있는 문제를 해결하기 위해 치매노인관리팀, 고혈압관리팀 등을 별도로 구성한 경우, 여러 문제를 동시에 가지고 있는 노인들에 대한 문제해결방법으로서는 오히려 효율성이 떨어질 수 있다. 이에 따라 문제를 가지고 있는 대상이 보유하고 있는 여러 영역의 사업과제를 담당하는 조직을 수직적 보건사업단위의 한계를 극복하기 위한 수평적 조직형태인 팀제의 운영을 통해 극복하려는 시도가 점차 늘어나고 있다. 사업수단을 중심으로 방문보건사업팀을 구성하여 이 팀이 방문보건으로 해결할 수 있는 여러 문제를 책임지고 담당하는 경우가 그 예에 해당된다. 지역사회의학이나 일차보건의료가 구 사회주의권의 초기에 활발히 시행되었던 수평적 보건사업이 거둔 높은 성취에 영감을 받았던 점을 고려한다면 그 정신이 수직적 보건사업으로 인해 훼손당하지 않도록 다양한 노력이 필요하다.

참고문헌

강명근, 김건엽, 김상아, 박웅섭, 유원섭, 이무식, 조희숙, 최용준. 학습목표에 맞춘 보건의료관리, 보문각, 2012

강병우. 개정판 공중보건학. 현문사. 2005

김동석. 공중보건학. 수문사. 2007

김성미 외 7인 편저. 개정판 공중보건학. 현문사. 2006

김양호 외 편저. 개정3판 공중보건학. 현문사. 2007

대한예방의학회. 예방의학과 공중보건학 I, II, III. 계축문화사. 2017.

Detels R, Beaglehole R, Lansang MA, Gulliford M. Oxford Textbook of Public Health, Oxford University Press, 2009

Robert B. Wallace. Maxey-Rosenau-Last Public Health and Preventive Medicine. McGraw-Hill Education, 15 edition, 2008.

제21장

건강증진과 보건교육

Ⅰ. 건강증진

1 건강증진의 개념 및 정의

건강증진사업에는 첫째, 건강한 생활양식을 기르는 것, 둘째, 서비스와 보건결정 개입에 대한 접근을 장려하는 것, 셋째, 건강을 위한 선택을 좀 더 쉽게 할 수 있는 환경조장을 추구하는 것, 넷째, 신체와 건강유지에 대해 교육하는 것 등을 포함한다.[1]

1980년대까지 이러한 사업들의 대부분은 '보건교육'으로 불렸으며 대부분이 예방의학 분야에서 수행되었고, 부분적으로는 교육 분야에서 수행되었다. 최근에는 '건강증진'이란 용어가 널리 사용되고 있으나 아직까지 건강증진이 무엇이고 건강증진사업 실무자들이 무엇을 해야 하는지, 성공한 결과는 무엇인지에 대한 일치된 의견은 없다. 보건영역의 많은 전문직들이 자신의 전문분야에서 확장된 한 부분으로 건강증진을 인식하고 있다. 이러한 변화는 여러 논쟁들을 반영하고 있으며, 건강증진 이름하에 업무종사자들이 하는 일은 너무나 다양하다. 이 글에서 건강증진의 개념과 범위를 알아보고 건강증진의 목적, 영역과 특성에 대한 다양한 견해들을 고찰하였다.

1) 서론

20세기 후반부터 증가되기 시작한 만성질환에 대한 지식이 증가하면서 생활양식, 환경, 사회정책 등 다요인에 의한 질병발생관이 정립되고 이들 요인들의 상호관련 속에서 질병을 이해하게 되었으며, 개인의 정신심리적인 측면을 강조하는 보건교육과 건강에 긍정적으로 작용하는 환경의 조성에 관심을 가지게 되었다(그림 21-1).

1) 제니 나이두와 제인윌스 저, 지역보건연구회 역 : 건강증진, 이론과 실제, 계축문화사, 2001.

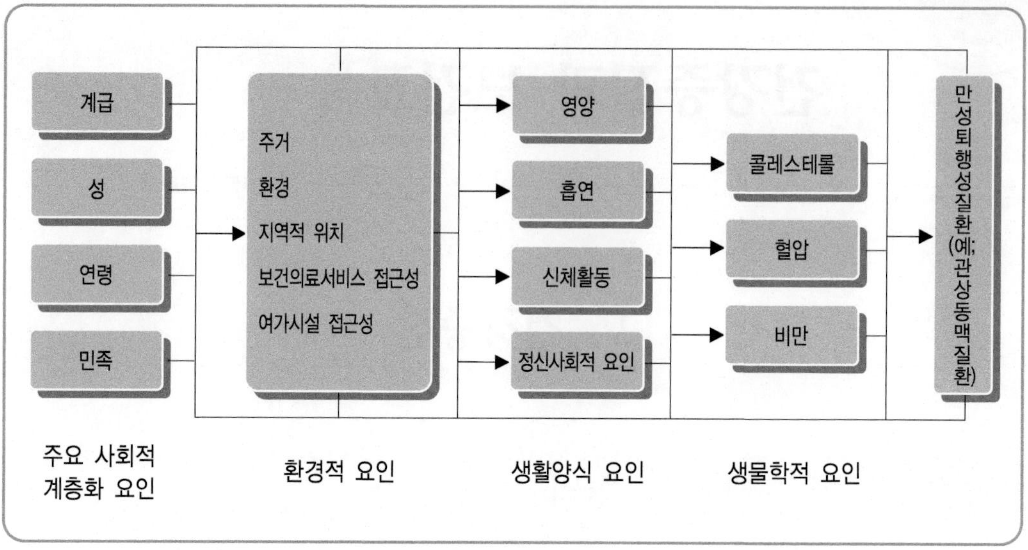

[그림 21-1] 만성퇴행질환(예 : 관상동맥질환)의 진행에 영향을 주는 요인[2)]

그러나 의료의 이용에서 건강이 보장될 수 있다는 예방의학적 관리관은 이제 건강한 환경의 조성과 건강습관의 규범화 속에서 건강이 보장될 수 있다는 건강증진관이 그 자리를 차지하게 되었다. 최근 20년 동안에 공중보건의 대책이 재출현하였고, 건강의 사회경제, 환경적 결정요인을 언급할 필요가 있음을 인식하고 있다(그림 21-2, 21-3).

세계적으로 건강증진(health promotion)이란 용어가 공식적으로 사용된 것은 1960년대 중반이며, 구체적인 정책과 사업, 프로그램의 영역에서 독자성을 가지게 된 것은 1970년대 말이며 건강증진의 개념은 서로 다른 몇 가지 배경과 흐름이 서로 영향을 주고받으면서 형성되어 오고 있는 상태이다(그림 21-4).

1986년 세계보건기구의 알마아타 선언이후 세계의 많은 나라들에서는 국민의 건강증진을 위하여 많은 연구와 투자를 하고 있으며 특히, 캐나다나 미국의 경우 국민건강증진을 위한 구체적 목표를 설정하여 근 10여년 이상의 사업성과를 보고하고 있다. 이러한 나라들의 경험에 비추어 국가 관리 영역 및 목표의 설정은 국민들의 건강수준 향상에 지대한 영향을 미친 것으로 결론짓고 있으며, 그간의 성과를 바탕으로 향후 2010년까지의 계획을 성안 중에 있음이 확인된다.

건강증진은 가끔 애매한 사업활동으로 생각되곤 하였다. 그러나 최근의 경험과 엄격한 결과평가로 건강증진사업이 효과적으로 건강을 개선하였음이 입증되었다[3)]. 우리나라에서는

2) 제니 나이두와 제인윌스 저, 지역보건연구회 역 : 건강증진, 이론과 실제, 계축문화사, 2001.

1995년 건강증진 사업의 본격적인 시행을 위하여 국민건강증진법을 제정 공포하였으며, 국민건강증진법(제2조)에서는 국민건강증진사업을 "보건교육, 질병예방, 영양개선, 건강생활실천 등을 통하여 국민건강을 증진시키는 사업"으로 정의하고 있다.

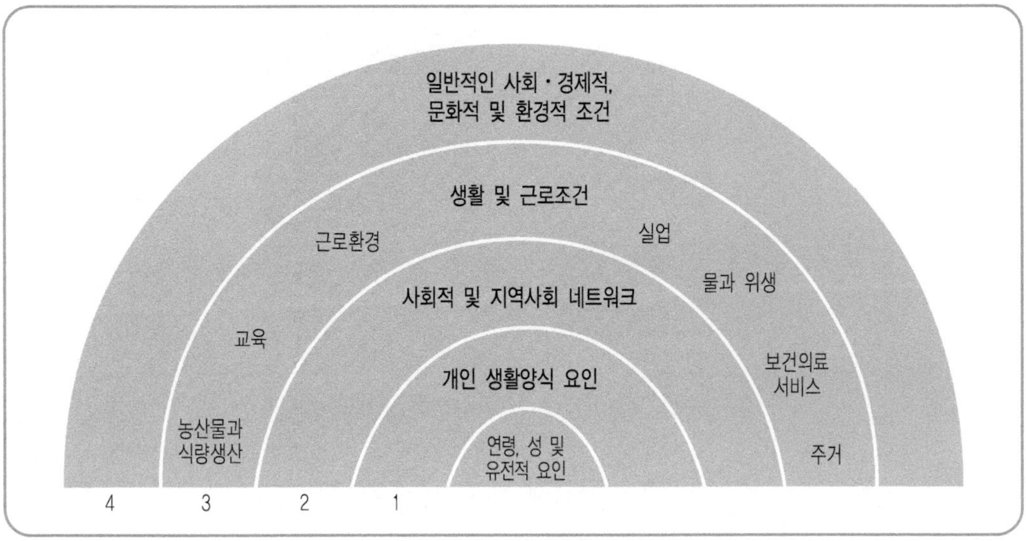

[그림 21-2] 건강의 주요결정요인

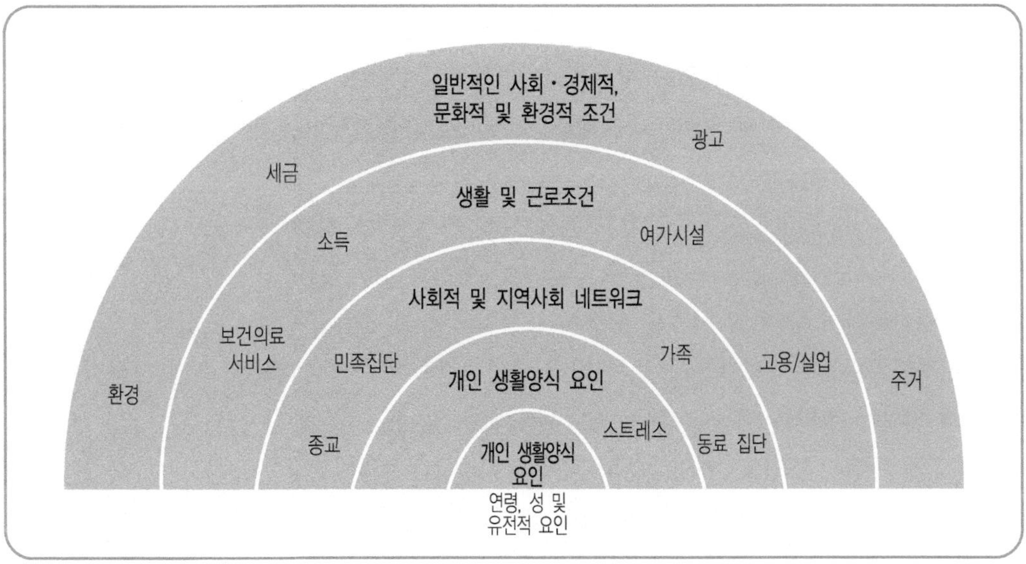

[그림 21-3] 흡연행태에 영향을 미치는 요인들

3) Green LW, Lewis FM : Measurement and Evaluation in health education and Health promotion, Mountain View, California, Mayfield 1986.

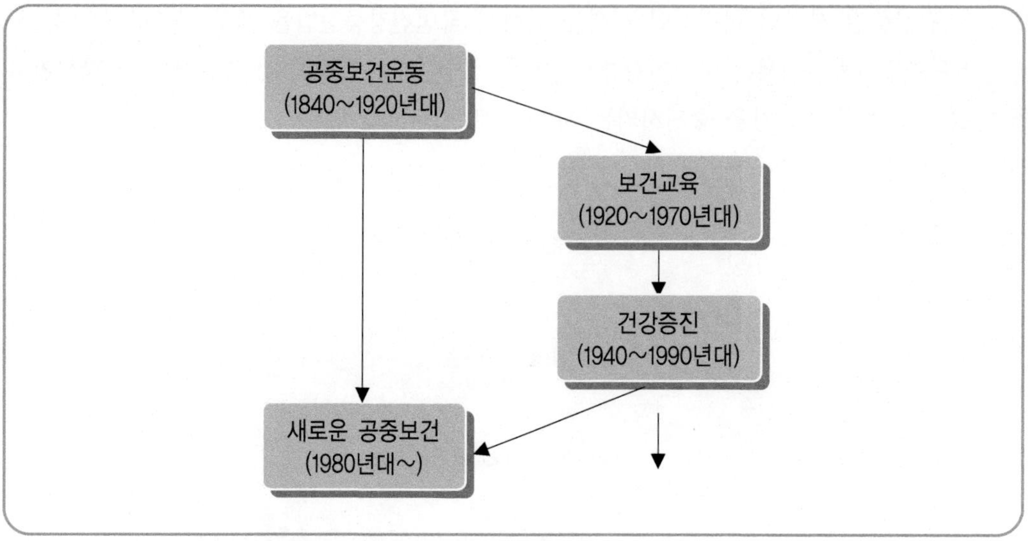

[그림 21-4] 공중보건 시각의 시대적 변화와 발전4)

1996년 고혈압, 금연, 운동 등 10개 분야에 걸친 우리나라 건강증진 목표와 전략을 수립, 발표하였고, 1998년 9월부터 20001년까지 일부 보건소에서 건강증진 시범사업(중심 보건소, 거점 보건소, 선도 보건소)이 진행되었으며, 2003년 전국 100여개 보건소로 확대추진, 2004년도에는 256개 보건소로 확대하였다. 2005년 계획 실행에 대한 중간 평가 실시 후 시대적 상황에 맞게 수정 · 보완해서 2006년 '새국민건강증진종합계획'을 발표하였으며, 최근에는 2020년까지의 국가수준의 기본 장기계획인 '국민건강증진종합계획 2020(Health Plan 2020)'을 발표하였다.

우리나라의 건강증진사업은 중앙의 보건복지부, 광역지방자치단체 담당부서 및 기초지방자치단체의 시 · 군 · 구 보건소 등 주로 공공보건 행정체계를 중심으로 전개되고 있으며, 건강증진사업지원단이 중앙 및 시 · 도 수준에서 설치되어서 사업을 지원하고 있다. 중앙수준의 건강증진사업지원단은 2001년에 구성되어서 국민건강증진기금의 효율적 운영과 국민건강증진사업의 원활한 추진을 위한 건강증진분야 정책수립 지원, 건강증진사업 평가 및 기술지원 등의 업무를 수행하고 있고, 지역수준의 시 · 도 건강증진사업지원단은 2005년에 구성되어서 지역 특성에 맞는 건강증진사업의 활성화를 꾀하고 광역자치단체 수준에서 시 · 군 · 구 보건소 건강증진사업의 평가 및 기술지원 등의 역할을 수행하고 있으며 16개 시 · 도에 설치된 건

4) Bunton R, Macdonald G : Health promotion : disciplines and diversity. Routledge, London, 1992.

강증진사업지원단 간에는 협조체계를 구축해서 효율적인 건강증진사업 지원체계를 구성하고 있다.

건강증진사업의 시행에서 문제점으로 목표의 설정이 구체화되지 못하고 있으며, 구체적인 사업의 평가계획 또한 막연한 실정이다. 또한 사업의 성과가 객관적인 평가를 통한 검증이 이루어지지 않아 사업의 확산도 제한받고 있다. 건강증진에 대한 개념의 미정립과 접근방법의 개발이 부족하여 건강증진사업의 평가도 단기적인 효과에 머무르고 있는 실정이다.

그러나 우리나라의 건강증진사업은 초기단계로 볼 수 있으므로 우리나라에 적합한 건강증진사업(그림 14-5)의 전략개발과 확산을 위한 건강증진 사업평가에 대한 구체적인 논의와 이론적 개념 정립 그리고 접근전략 개발 등에 대한 노력이 있어야 할 것이다.

(1) 건강증진의 역사

건강증진의 개념과 정의에 대한 논의에 앞서 건강의 정의를 살펴보는 것이 우선적 과제이다. 건강이란 소극적으로는 질병이 없는 상태에서 가장 적극적으로는 세계보건기구의 이상적이고 규범적인 정의인 신체적, 정신적, 사회적 안녕으로 정의된다. 건강증진과 관련해서 가장 많이 논의되는 건강 개념은 역시 건강의 연속성(continuum), 총체성(wholism, holistic approach), 안녕(well-being) 등이다. 그간 건강증진의 개념은 여러 관점에서 논의되어 왔는데 초기의 건강증진 개념은 생의학적 모형에 기초한 의학적 한계에 대응하여 대두되게 되었다.

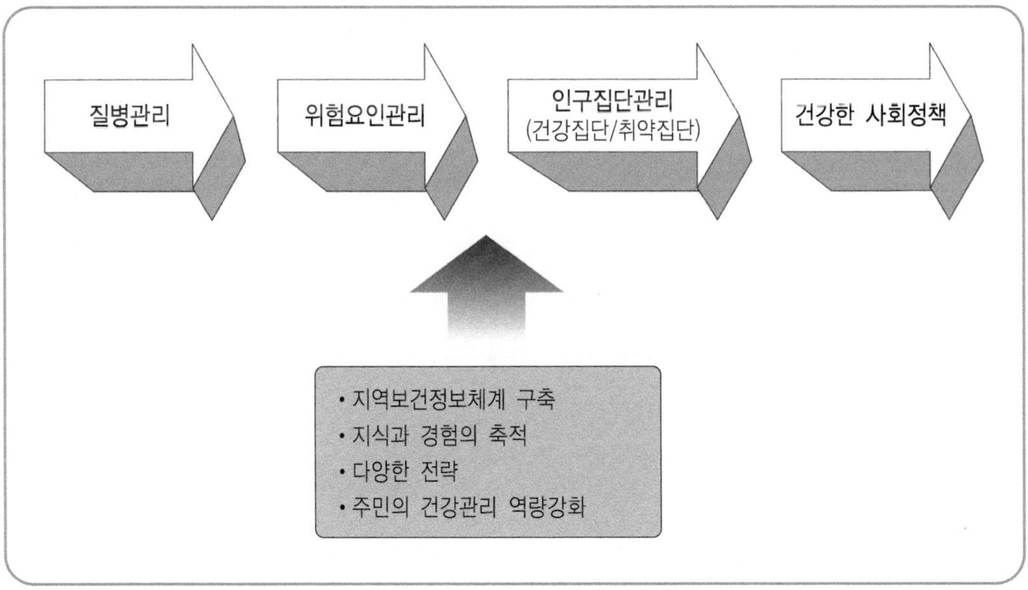

[그림 21-5] 보건소 실정을 감안한 건강증진사업의 전개 과정[5)]

1974년 캐나다의 Lalonde 보고서와 미국의 Healthy People(1979)에 의해 공식적으로 건강증진이라는 개념이 표명화 되었다. 미국 공중보건국(1979)에서는 건강한 사람들이 자신들의 안녕감을 유지, 증진시킬 수 있는 생활습관을 개발할 수 있도록 개인과 지역사회의 방법들을 개발하는 활동으로 정의하였다. Lalonde 보고서는 건강의 장(health field concept) 이론을 대중화시켰고, 생물학적인 요인, 환경, 생활양식을 향상시키는 것에 의하여 대책을 수립하였다. Healthy Peoples 또한 개인의 부주의한 습관 및 오염된 환경과 위해한 사회적 환경이 인간의 생명을 위협하고 있다는 주장을 전개하여 Lalonde 보고서와 비슷한 입장을 취하였다. 그러나 이들 초기 건강증진에 대한 개념의 한계로는 건강행위에 대한 개인의 책임을 강조하며, 개인의 능력(경제적, 접근성 등)과 요구 등이 고려되지 않았다는 점이다[6].

1970년대에 들어서자 보건정책이 비용은 많이 들고 주민의 건강상태 향상에 도움이 되지 않는 임상 의료서비스에만 국한되어서는 안 된다는 인식이 증가되었다. 보건교육과 질병예방은 비용절감의 수단이며 개인에게 책임을 부과하는 이데올로기로 대두되었다. 의료비 상승에 의한 경제적 부담, 치료중심의 의료제도에 대한 반성이 일기 시작했다. 이런 와중에 1974년 캐나다에서 당시 보건복지부장관이었던 라론드(Marc Lalonde) 명의의 보고서가 발표되었다. Lalonde 보고서의 기본 철학은 기존의 질병예방에서 건강증진으로 초점을 맞추고 숙주와 병원체, 환경으로 대별되는 기존 병인론에서 장기에 걸친 다수 요인에 기초한 병인론으로 재구축하는 것이었다. 즉 건강, 질병 그리고 사망을 결정하는 요인을 유전, 물리적 환경, 생활방식 그리고 의료의 네 가지로 분류하고 각각이 건강에 미치는 영향의 비중을 정하였다. 이 중 생활방식이 건강에 미치는 영향이 60% 이상을 차지한다고 함으로써 건강의 결정 요인으로서 올바른 생활 방식이 중요함을 강조하였다. 이 보고서를 기폭제로 하여 전 세계적으로 새로운 건강증진운동이 확산되어 나가기 시작했다. 또 당시 병인의 역학적 규명, 시민운동과 인권운동 등에 주민참여가 확대되면서 질병예방의 중요성이 재인식되면서 건강증진운동이 범세계적 조류를 타게 되었다. 즉 예방 사업은 보건의료관계자들 뿐만 아니라 다수의 사람들이 유기적으로 참여해야 한다는 새로운 요구가 제시된 것이다. Lalonde 보고서의 영향을 받은 세계보건기구에서는 1978년 소련의 알마아타에서 치료중심의 의료에서 예방을 강조하는 일차보건의료(Primary Health Care, PHC) 개념을 제창한 알마아타 선언을 채택하였다(표 21-1).

세계보건기구(WHO)는 건강증진의 광범위한 협약을 제안하는데 있어 주요한 역할을 하였

5) 이석구 : 보건소 보건사업전략의 변화, 충남 건강증진세미나 자료집, 2001.
6) 이경수 : 건강증진사업, 보건복지부 및 국립보건원훈련부 건강증진사업과정 선택전문교육교재 p.11~17.

[표 21-1] 일차보건의료 및 건강증진의 비교

	일차보건의료의 주요 아젠더	건강증진의 주요 아젠더
정책	지역사회 연계 : 참여 : 지방분권화 : 자기신뢰 : 자기결정 • 지역사회 발전	• 공중보건정책(health public policy)의 수립 • 지원환경의 구축 • 지역사회 활동 강화 • 개인기술의 개발
정책형성	• 부문간 협력 : 전반적 발전목표로써의 건강 : 토지, 주택, 교육과 바람직한 경제정책은 건강의 주요결정인자이다.	• 보건의료서비스 방향의 재설정 : 건강한 삶을 위한 개인과 지역사회의 요구(needs)를 지지하며 보건부문과 다른 사회, 정치, 경제 및 물리적 환경구성요소간 교류할 수 있는 통로를 제공
접근성	• "모든 이에게 건강을" : 건강형평성 • 범지구적 접근성 • 비용부담이 가능한 범위에서의 건강	• 형평성 : 건강형평성의 획득은 건강증진의 주요 목표이다. 건강증진 활동은 현 건강상태의 차이를 감소시키고 모든 이가 건강하도록 동등한 기회가 자원을 제공하는 것이다.
서비스제공방법	• 지역보건의료체계 : 양질의 의뢰체계를 갖춘 종적·횡적 통합의료서비스 • 실천적, 과학적이며, 사회가 수용가능한 방법과 기술을 이용 • 가정의 : 일반의 • 가정간호 : 지역간호	• 보건의료서비스 방향의 재설정 : 보건의료서비스 제공을 통한 건강증진은 개인, 지역사회 단체, 보건관련 전문가, 보건기관과 정부 모두의 책임이다. 보건부문의 역할은 임상과 간호서비스가 감당할 수 없는 건강증진이라는 목표를 달성하기 위한 것이다.
서비스내용	• 일차수준의 필수보건의료 : 흔한 질환과 상해의 적절한 치료 : 풍토병의 예방 및 관리 : 필수의약품 제공 : 모성 및 영유아 간호 : 가족계획 : 예방접종 : 적정하고 충분한 영양공급 : 안전한 식수 및 위생 : 장애인 재활서비스	• 생활습관행태의 변화 : 예, 신체활동과 흡연 등 • 상해예방

다. 1977년 알마아타에서 세계건강협회는 모든 회원 국가에게 '2000년까지 모든 이에게 건강을'(Health For All 2000 ~ 2000년까지 세계 인류는 사회적, 경제적으로 생산적인 삶을 영위할 수 있는 건강 수준에 달성하여야 한다) 선포하였다. 세계보건기구(WHO)는 건강증진을 위한 다섯 가지 주요 원칙을 만들었다.

① 건강증진은 특정질환에 위험이 있는 인구집단에 중점을 두기보다는 일상생활에서 전체로써의 인구집단을 포함한다.

② 건강증진은 개인의 조절을 뛰어 넘어 총체적인 환경이 건강의 원인이며 건강을 좌우한다고 확신하는 방향으로 나아가고 있다.

③ 건강증진은 의사전달, 교육, 입법, 재정측정, 조직적 변화, 지역사회 발전과 건강위험에 맞선 자발적 지역 활동을 포함하여 절충적인 것이 아니라 다양한 방법론과 접근법을 조합한다.

④ 건강증진은 자조 운동의 원칙을 지지하고 지역사회 주민 스스로가 지역사회의 건강을 관리하는 방법을 찾도록 격려하는 효과적인 대중 참여를 목표로 한다.

⑤ 건강증진은 건강과 사회분야에서의 기본적인 활동이다. 의료서비스가 아닌 보건전문가들은 – 특히 일차보건의료 – 건강증진을 양성하고 가능하게 하는 중요한 역할을 하고 있다.

광범위한 건강전략의 발전을 위한 구성내용은 형평성, 지역사회 참여, 부문 간 협조에 기반을 둘 필요가 있다. 또한 세계보건기구는 확실한 기본 조건이 충족되지 않는다면 생활양식의 개선, 환경 상태와 보건의료가 거의 효과가 없다고 규명하였다.

건강증진의 구체적 개념 설정은 1979년 제9차 국제보건교육학회(International Conference on Health Education)와 미국 보건부의 'Healthy People : The Surgeon General's Report on Health Promotion and Disease Prevention'(1979)을 내면서 사용이 보편화되었으며, 이후 건강증진 전략은 미국을 포함한 전 세계적으로 정부의 보건의료에 대한 접근에서 핵심적인 개념으로 확고하게 자리 잡게 되었다. 건강실천을 위한 행동영역과 구체적인 행

[표 21-2] 건강증진의 영역 및 구체적 행동[7]

영역	구체적 행동	
질병예방 서비스	• 고혈압 조절 • 가족계획 • 임신과 영아관리	• 예방접종 • 성인성 감염
건강보호	• 유독물질 관리 • 산업안전 및 건강 • 사고와 상해관리	• 상수원의 불소 처리 • 감염원의 제거
건강증진	• 금연 • 술과 약물의 오용 방지 • 영양개선	• 운동과 정상체중의 유지 • 스트레스의 대처

7) Healthy People : The Surgeon General's Report on Health Promotion and Disease Prevention. DHEW(PHS) Publ No 79-55071, Washington, DC, US Dept of Health, Education and Welfare, Public Health Service, 1979.

동은 질병예방서비스, 건강보호, 건강증진의 내용을 포함하고 있으며, 이중 건강증진 영역은 금연, 술과 약물의 오용 방지, 영양개선, 운동과 정상체중의 유지, 스트레스의 대처로 구성되어 있다(표 21-2).

Green(1984)은 건강증진을 건강에 유익한 행동을 유도하기 위한 보건교육과 건강과 관련된 조직적, 경제적, 환경적 지원의 조합으로 정의하였으며, Green(1991)은 건강에 영향을 미치는 행동과 환경에 대해 조직적, 경제적, 정책적 대책을 개발하고 보건교육 활동을 함으로써 변화를 이루어 가는 과정이라고 정의하여, 기획적 측면에서 건강증진의 개념을 제시하였다.

세계보건기구는 1984년에 건강증진을 위한 프로그램에 착수하였고 Ottawa(1986), Adelaide (1988), Sundsvall(1991), Jakarta(1997)에서 개최된 국제회의에서 행동 지침을 세웠다. 세계보건기구(1985)는 개인이나 지역사회로 하여금 건강결정인자들에 대한 통제를 증가시키게 하고 그렇게 함으로서 스스로의 건강을 향상시키게 하는 과정으로 정의하였으며, 1986년 11월 세계보건기구가 오타와 선언(제1차 건강증진에 관한 국제대회)에서 밝힌 건강증진의 개념은 건강불평등을 줄이고 모든 사람들의 건강잠재력을 최대한 발휘할 수 있도록 동등한 기회와 자원을 확보하는데 목적을 두고 "사람들이 건강에 대한 관리의 능력을 높이고 자신의 건강을 향상시킬 수 있게 하는 과정(the process of enabling people to increase control over, and to improve, their health)"으로 정의하고, 원칙적으로 건강증진을 보건의료와 건강수준 발전을 위한 사회적 실천의 차원으로 간주(Health promotion is the social action dimension of health development)하였으며, 구체적인 5가지 실행분야는 첫째, 건전한 공공정책의 수립(building healthy public policy) 둘째, 지원환경의 조성(creating supportive environment) 셋째, 지역 활동의 강화(strengthcning community action) 넷째, 개인 기술의 개발(developing personal skills) 다섯째, 보건의료의 방향 재설정(reorienting health services) 등이었다.

1988년 오스트레일리아 애덜레이드에서 개최된 제2차 국제건강증진회의에서는 건강은 인간의 기본권의 하나이며, 건전한 사회적 투자의 하나라는 명제를 가지고 출발하였다. 또한 경제사회 정책과 건강정책의 연계, 정부와 민간 그리고 지역사회 여러 집단들과의 연합을 통한 건강한 공공보건정책(healthy public policy)을 건강증진의 수단으로 강조하였다.

1991년 스웨덴 선드볼 제3차 국제건강증진회의에서는 건강지원 환경의 구축을 강조하였고, 환경적 요소로서 교육, 식량과 영양, 가정과 이웃, 직업, 사회적 지원 등 포괄적인 개념을 도입하였다. 이러한 환경을 변화시키는 전략으로 정책개발, 법제도, 조직 방향의 재설정, 옹호, 인식의 제고, 능력의 부여, 자원 동원, 지역사회역량의 강화를 선정하였다. 그중에서도

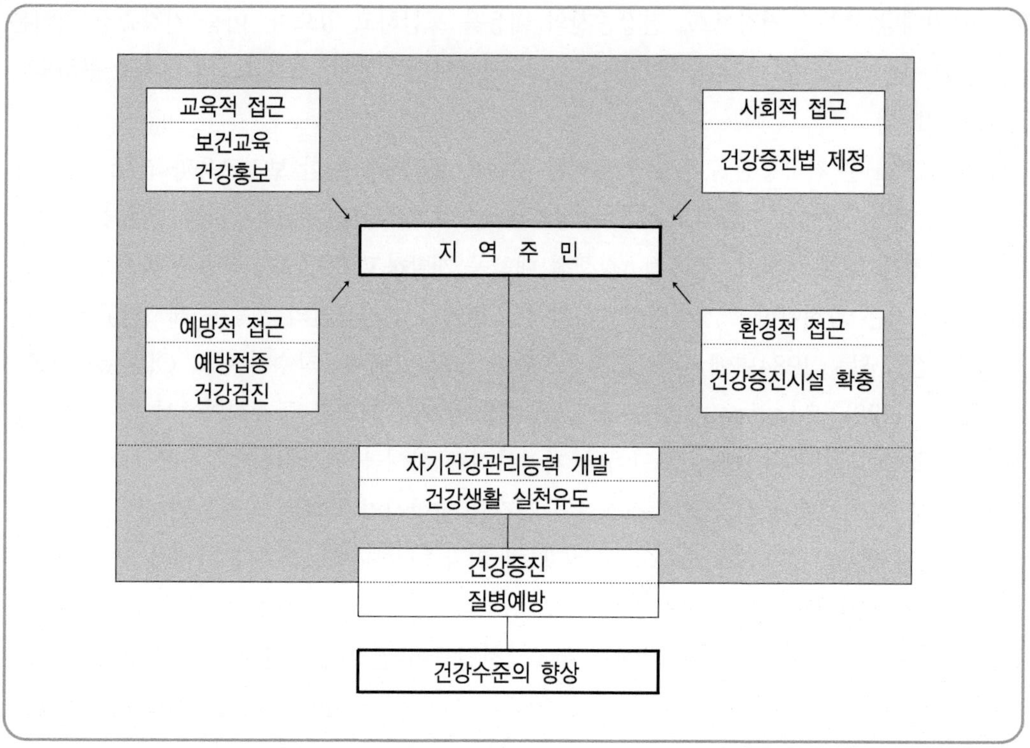

[그림 21-6] 건강증진과 질병예방을 위한 개념적 모형[8)]

사회적, 정치적, 경제적인 관점과 여성의 역할을 중시하는 관점에서 다양한 지역사회수준에서의 건강지원 환경전략이 강조되었다.

또한 1997년 인도네시아 자카르타에서의 제4차 국제건강증진회의에서는 "건강증진은 가치 있는 투자"라는 대전제 하에서 21세기 건강증진을 위하여 우선 사업으로 건강에 관한 사회적 책임제고, 보건발전에 대한 투자 증대, 민 · 관에 걸친 보건사업 동반관계 구축 및 확대, 지역사회의 능력 증대 및 개인 역량의 강화, 건강증진을 위한 하부구조 확충으로 하였다. 또한 건강증진의 전략이 생활양식과 사회, 경제, 환경조건을 발전, 변화시킬 수 있다고 밝히고, 포괄적 접근방법의 효과성과 이러한 포괄성의 기회를 제공하는 사업현장, 참여의 필수성 그리고 보건교육 · 정보에 대한 접근성을 강조하였다.

미국의 'healthy people 2000'에서는 '건강증진은 사람들로 하여금 안녕 상태를 유지 강화할 수 있도록 지역사회와 개인의 생활양식을 개선해 가는 대책'이라고 정의하였으며, Breslow (1987)와 같이 질병예방, 건강보호, 건강증진(행태변화)의 세 영역으로 구분하여 건강증진의

8) 양병국 : 국민건강증진사업의 과제, 국립보건원 교육연수 자료집, 2000.

접근법을 제시하였다. 건강보호와 질병 예방의 정의는 대상자의 현 건강 상태를 개의치 않고 상해로부터 대상자를 보호하기 위해 국가나 기관, 서비스 제공자에 의해 제공되는 행위나 서비스를 의미한다. 즉 병리적 원인에 대항하는 신체의 능동적 예방과 증상이 없는 단계에서 질병을 발견하여 질병의 발생 가능성을 감소시키는 행위이다. 그에 반해 건강증진은 건강인을 대상으로 안녕감이 증진된 적극적 균형 상태로 이동하는데 중점을 두는 행위라는 점에서 앞의 둘과 차이가 있다. 즉 건강증진과 건강보호/예방은 대상자의 특성이 다르며, 접근 방식에 있어서도 보호와 예방은 바람직한 관리 서비스를 제공자가 판단하여 제공하는데 비해, 건강 증진은 대상자의 자율성을 찾아주고 스스로 자유롭게 선택하여 자신의 건강을 관리할 수 있는 능력을 갖도록 지지해주는 것이다. 그러므로 신체적 사회적 잠재능력을 강화하는 적극적인 건강행위를 의미하며, 개인이나 집단의 요구에 입각한 중재를 하고 환경을 규제하고 조절함으로써 건강을 개선하고 조절할 수 있는 능력이 증강되도록 돕는 과정이다[9].

세계보건기구(WHO)는 건강증진의 정의를 특이질환의 예방이나 위험군의 발견으로부터 모든 사람들의 건강과 안녕으로 변화시켰다. 문제점을 진단하는 숙련가나 전문가들 대신에, 주민들은 그들이 속한 지역사회에서 자신들에게 적절한 건강문제를 정의한다. 교육가, 일차보건의료종사자, 현장 근무자(workplace manager), 사회복지사들은 건강 증진사업에 관여한다. 개인의 책임으로 건강상태를 바라보는 것 대신에, 건강을 결정짓는 사회적 요인을 고려하고, 정책결정을 함에 있어서 조직과 정부에 의해 우선 시 될 필요가 있는 사회의 집단 책임으로서 건강을 바라보고 있다.

보건교육과 건강증진의 용어는 종종 혼용되어서 사용되는데, 건강증진은 보건교육을 포괄하는 용어로서 보건교육보다 훨씬 더 광범위한 개념이다. 건강증진은 건강을 증진시키고 질병을 다루기 위해 신중하게 고안된 모든 방법을 통합한다. 건강증진의 주요 특징은 입법, 재정적, 경제적, 환경 공학의 여러 다양한 방식을 통해 사회를 변화시킬 수 있는 '건강에 좋은 공공 정책-healthy public policy'의 중요성이 바로 그것이다.

실제로, 건강증진은 개인적 접근인 동시에 구조적 접근으로써 규정될 수 있는 각기 다른 정치적 관심을 초래한다. 어떤 곳에서는, 건강증진은 개인의 생활양식과의 관계에 의해 건강상태를 설명해 주는 것처럼 보이는 협소한 활동 분야이며 전문가에 의해서 주로 결정되는 과정이다. 개인의 책임을 강조하는 면에서 건강증진은 국가를 위해서 최소한의 역할을 하고 보수적인 관점과 연관되어 있다. 다른 곳에서는, 세계보건기구를 포함하여, 건강증진은 건강과 부가 풀리지 않는 연관성이 있다는 것을 인정하며 근본적이고 도전적인 접근법을 사용하여

9) 이인숙 : 건강증진과 보건교육, 보건간호사회 2002년도 보수교육교재 p.11~19.

질병의 근본원인과 불평등의 문제를 언급하고 있다. 어떤 활동의 것이 더 좋고 나쁜지를 가리는 것은 도움이 되지 않는다. 둘 다 없어서는 안 된다. 건강증진은 로비와 정치적인 옹호를 포함해야 할지도 모른다. 그러나 건강에 영향을 미치는 요인에 대한 지식과 이해를 증진시키기 위해서 개인과 집단이 함께 작업을 해야 할 지도 모른다.

건강증진의 다양한 개념과 정의 속에서 공통적인 요소는 '개인의 역량강화(self-empowerment)'라고 할 수 있다. 개인의 생활습관 변화든 건강과 관련된 환경 변화든 건강증진은 각 개인 영역에서 스스로의 역량강화를 통하여 건강을 향상시키고자 하는 전략을 가진다. 즉, 질병에 걸리기 이전단계에 개인의 바람직한 건강의식 및 행동의 변화를 통해서 최고수준의 건강상태를 유지할 수 있도록 건강잠재능력과 질병의 저항력을 기르는 것으로 건강에 해로운 생활양식이나 습관 등을 건강에 유익한 생활양식 및 습관으로 바꾸어 건강향상을 도모하려는 예방적, 교육적, 사회적, 환경적인 접근방법 등을 동원하는 것이다.

건강증진의 범위를 나열하는 것만으로는 충분한 것이라 할 수 없다. 오히려 건강증진의 고유한 특성(혹은 독립적인 개념)은 사람들로 하여금 자기 자신 혹은 다른 사람의 건강에 영향을 미치는 생활(삶)의 여러 측면에 대한 통제력(control)을 증진시키고자 하는 것이라고 말할 수 있다. 이러한 의미에서 건강증진은 사람들의 건강에 대한 '역량 강화(empowerment)', 그것도 일방적으로 타인에 대한 것이 아닌 '상호 역량 강화(mutual empowerment)'라고 정의할 수 있다. 역량 강화는 불가피하게 개인과 사회(혹은 체계)와의 관련성 문제를 제기하게 된다. 단순히 환경의 변화 혹은 구조의 변화를 목표로 하는 것이 아니라, "삶의 여러 측면에 대한 통제력을 강화하는" 것을 목표로 하기 때문에 단순히 '개인의 삶' 또는 이와 분리된 '전체 구조'로 건강증진의 범위를 한정할 수 없기 때문이다. 결국 건강증진은 대상으로서의 범위로 그 내용을 한정할 수 있는 것이 아니라, 건강문제 해결의 접근방법으로서 이해되어야 할 것으로 보인다. 그리고 접근 방법의 핵심은 개인과 환경을 포괄하는 "건강을 위한 역량 강화"라고 할 수 있겠다.

이러한 건강증진의 개념에서 실제 보건소를 중심으로 한 건강증진사업 운영의 체계는 아래 그림의 예를 들 수 있다. 이는 서울시 건강증진사업 운영체계의 기본 틀로서 미국 CDC의 PATCH(Planned Approach to Community Health) 모형과 세계보건기구의 보건사업지침서를 활용하여 구성한 틀이다[10](그림 21-7).

이러한 건강증진의 개념 분류를 정리하면 ① 형태의 변화 즉, 위험요소의 감소 ② 지원체계의 개발 ③ 질병예방 ④ 건강보호 ⑤ 기타로 구분된다. 그러므로 건강증진의 개념 범위에 따라 실천영역이 달리 결정될 수 있다(그림 21-8).

10) 서울특별시, 한국보건사회연구원 : 서울시민을 위한 건강증진 프로그램, 2002. 6

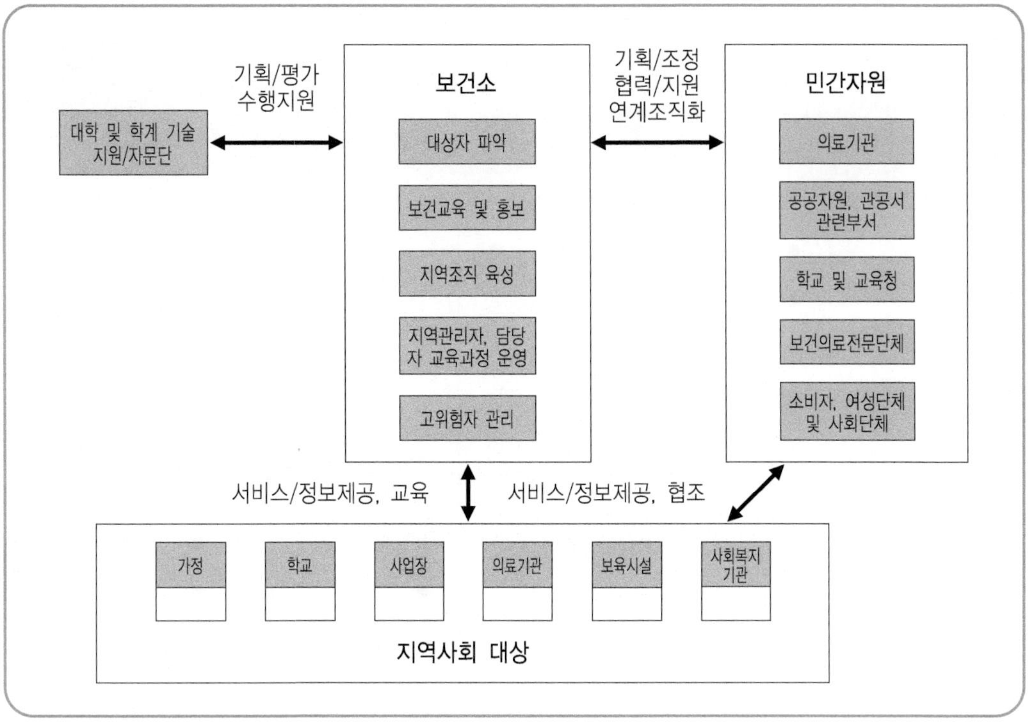

[그림 21-7] 건강증진사업의 운영체계 모형틀

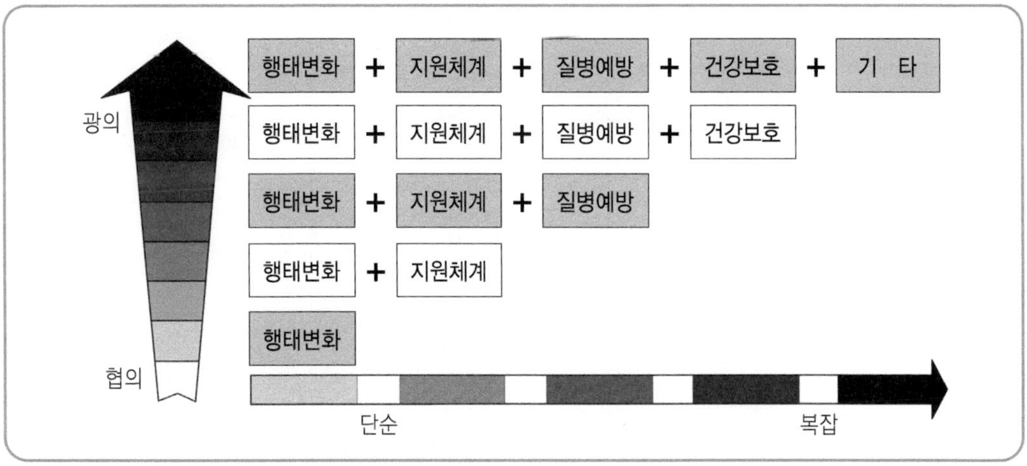

[그림 21-8] 건강증진의 개념에 따른 사업의 범위(건강증진의 스펙트럼-다양한 차원들)[11]
(행태변화 : 위험요소의 감소와 같은 의미로 해석되며 이를 통한 개인의 역량강화가 가능해짐,
지원체계 : 이를 통하여 집단 및 개개인 상호 역량강화가 가능해짐)

11) 보건복지부, 한국보건산업진흥원 : 21세기 국민건강증진을 위한 보건소 업무개선 및 사업평가방안 개발, 2000. 5

[표 21-3] 건강관련 행태 위험요인의 파악

위험 요인	사망 원인										
	심장질환	암	뇌졸중	단순사고	폐렴	교통사고	당뇨	간경화	자살	살인	AIDS
건강관련행태 요소											
흡연	●	●		●	●						
고혈압	●		●								
고콜레스테롤	●										
식이	●	●					●				
비만	●	●					●				
운동부족	●	●	●				●				
스트레스	●		●	●		●			●	●	
알콜남용		●		●		●		●	●	●	
약물남용	●		●	●		●			●	●	●
안전벨트미착용						●					
권총소지				●					●	●	
성행위											●
생물학적요소	●	●	●				●	●			
환경적요소											
방사선노출		●									
작업장 위험		●		●	●		●				
환경오염		●									
전염물질		●				●					
가정위험				●							
거리디자인							●				
속도제한							●				
의료기관의 접근성	●	●	●		●			●	●	●	●
생산물디자인				●							
사회적요소	●		●	●			●	●		●	●

[표 21-4] 건강증진의 영역 및 방법[12)]

대상	제창자	건강결정요인	건강증진의 대상이 되는 영역	건강증진의 방법	특기사항
일반국민	Lalonde (캐나다, 1974)	• 생물학적요인 • 환경 • Life style • 보건의료체제	영양, 운동, 담배, 알콜, 약물, 관상동맥질환, 정신질환, 성병	개인, 조직이 건강에 대한 책임을 갖고 행동을 하도록 정보의 제공, 개입, 지원	건강증진은 목표달성을 위한 전략
	Ottawa헌장 (WHO, 1986)	기본적 전제조건 정치적 · 경제적 · 사회적 · 문화적 · 환경적 · 행동과학적 · 생물학적 제요인	상품서비스, 환경, 자연자원, 생활, 노동, 여가, 건강	• 건강에 도움이 되는 공공정책 • 건강한 환경가꾸기 • 지역활동의 강화 • 개인기술의 개발 • 보건서비스의 방향전환	• 건강에서의 공정 • 비보건 부문과의 협력
	Healthy People 2000(미국, 1991)	• Life style • 환경 • 법제도 • 의료	운동, 영양, 담배, 알콜과 약물, 가족계획, 정신보건, 폭력과 학대, 교육프로그램	개인, 가족, 지역보건전문가, 언론, 정부 등과의 협력이 중요	
	Active 90 Health Plan(일본, 1988)	체력저하, 에너지의 상대적 과잉섭취, 고령화	• 영양 • 운동 • 휴식	운동지도프로그램, 운동지도자, 운동시설 · 설비의 정비, 민간활동의 도입	
근로자	Sloan, R.P. (미국, 1987)	• 생물학적 요인 • 환경 • Life style • 보건의료시스템	• 개인의 Life style • 회사의 조직 • 기업풍토	• 정보제공 • 이벤트 • 프로그램 • 방침이나 규정의 변경	
	Health Promotion for Working Populations (WHO, 1988)	유전자와 환경과의 상호작용 : 작업환경은 환경의 중요한 요소	흡연, 신체활동, 영양, 알콜, 약물남용, 스트레스, 인간공학	성공확률이 높은 것 선택, 모니터의 활용, 근로자의 자주성을 중시, 계획단계에서의 참가, 요구의 고려, 평등한 참가기회, 건강유지활동과의 조화, 비밀유지	
	THP (일본, 1988)	고령화, 기술혁신, 운동, 식생활, 스트레스	운동, 영양, 기타의 생활습관, 정신보건	건강측정, 운동지도, 정신보건, 간호, 영양지도, 보건지도	

12) 이경수 : 건강증진사업, 보건복지부 및 국립보건원훈련부 건강증진사업과정 선택전문교육교재 p.11~17.

2 건강증진의 모형과 접근전략

건강증진 및 건강행태 이론은 이같이 여러 분야의 학문적 토대와 실제 경험으로부터 산출된 지식 등을 토대로 지속적인 발전을 해 왔는데, 특히 지난 십여 년 간 많은 변화와 발전이 있었다. 이는 1980년대 중반 건강증진에 대한 개념이 정립되고 세계적으로 건강증진사업이 활발히 전개되면서 생태학적 개념 등 새로운 개념이 추가 보완되었기 때문이다. 그 이전에는 개인이나 집단의 행태 변화에 초점을 맞추어 개인이나 집단 수준의 심리적, 행동적 건강행태 결정요인에 관한 행동과학적인 접근이 주로 이루어졌는데, 이러한 한계를 넘어서 건강과 환경과의 상호 연관성을 새롭게 규명하고 건강과 행태에 영향을 미치는 여러 수준의 요인에 대한 인식과 이해를 넓히면서 생태학적 개념을 적용한 생태학적인 접근이 이루어졌으며, 이에 따라 지역사회 및 사회 전체차원에서의 접근에 관한 새로운 이론이나 모형이 많이 개발되었다[13].

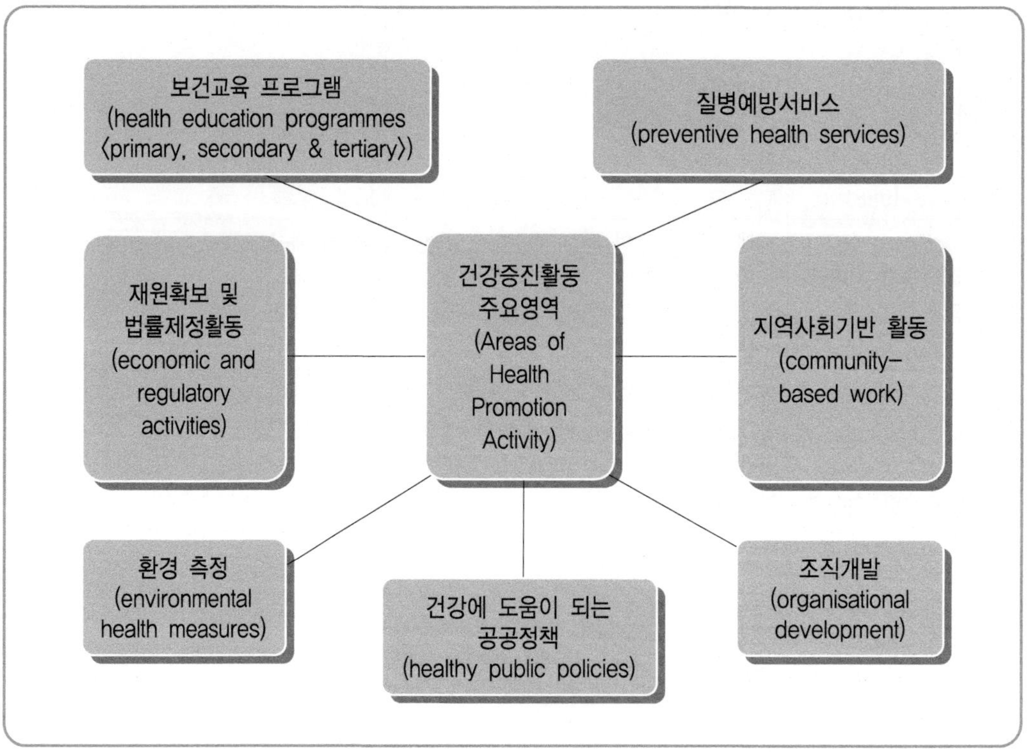

[그림 21-9] 건강증진의 주요활동

13) 이명순 : 건강행위의 중요성 및 행동변화 이론 – 건강행태와 이론의 활용, 질병관리본부, 연수교재, 2004.

개인의 행태 변화에는 많은 결정요인들이 관여하므로 개인이나 집단의 건강관련 행태 변화를 위한 효과적인 건강증진 사업을 전개하기 위해서는 그 주요 원인적 연관성이 있는 결정요인들에 대한 충분히 포괄적이며 체계적으로 계획된 접근이 필요하다. 따라서 건강행태 및 환경과 그 주요 결정요인들 간의 상호연관성을 설명해주는 건강행태 및 건강증진 이론 등을 통하여, 대상집단의 특정 건강행태 발생을 이해하고 이를 토대로 대상집단 중심으로 적절하게 건강증진 사업을 기획하고 전개할 수 있도록 검토, 반영되어야한다.

1) 건강증진모형

모델의 이용은 논리적으로 사고하도록 하고, 새로운 전략과 활동방식을 창출할 수 있도록 하기 때문에 도움이 될 수 있다. 모델을 이용하는 것은 사업양식의 우선순위를 정하고 어느

[표 21-5] 건강행태 결정요인 수준과 주요 건강행태 이론 분류

수준	주요내용	모형사례
개인 수준	개인의 건강문제 및 건강행태에 대한 지식, 믿음, 가치, 주관적인 인식정도, 태도 및 의견, 행동의도 및 건강행위 실천능력에 대한 자기효능감 등 개인의 내적요인을 중심으로 건강행태와의 관련성 및 건강행태 결정인자 상호 간의 관련성 등을 중심으로 접근하여 건강행태를 설명함	건강신념모형, 이성적 행동 및 계획된 행위이론, 행동변화단계모형, 스트레스 대처 및 상호작용 모형, 예방법 채택과정 모형 등
개인 상호 간	타인과의 상호 교류를 통한 관계형성이나 주위 사람들에 의해 구성되는 분위기 및 환경으로부터 자기 자신을 형성해 나가며, 또한 역할모형(role-model), 긍정적 및 부정적 강화요인(reinforcement)과 기타 자원 등을 제공받는다. 이러한 기전에 의해 개인상호 간의 요인들은 개인의 건강행태 및 건강문제에 영향을 주며 결과적으로 건강에 영향을 미침	사회인지이론(또는 사회학습이론), 사회적 지지와 네트워크, 사회영향과 개인상호 간의 영향이론 등
조직 및 지역 사회 수준	개인이 속해있는 조직 및 기관이나 지역사회는 개인의 건강행태에 사회적 규범이나 분위기, 문화, 생활양식 등을 통해 많은 영향을 미친다. 이러한 조직이나 지역사회 등 집단 차원에서의 건강행태 변화를 위해서는 조직개발 및 지역사회개발이 필요하고, 대중매체 등을 효과적으로 이용한 의사소통이 이루어져야 함	지역사회조직개발 혹은 지역사회조직이론, 새로운 변화 채택 및 확산이론, 조직변화이론 및 의사소통이론 등
사회 전체	건강증진을 위해 건강행태 변화를 지원해주는 건강한 생활여건 조성, 즉 건강 지원적인 사회적, 물리적 환경을 형성함에 있어서 보건의료분야를 포함한 사회 여러 분야의 공공정책은 중요한 역할을 함	생태학적 모형 및 정책개발 결정요인이론 등
보건 사업 관련	건강증진 프로그램 개발을 체계적 및 포괄적으로 접근하기 위해 프로그램 기획의 원칙이나 과정 등에 대해 제시해주는 이론적 모형	PRECEDE-PROCEED 모형 및 사회마케팅이론, 생태학적 모형 등

것이 더 바람직한지를 정하도록 도움을 줄 수 있다.

건강증진에 관한 문헌들에는 다양한 건강증진 모델들이 제시되어 왔는데, 용어나 범주 측면에서 중복되는 면이 많은 반면 이에 대한 합의는 없었다.

Beattie(1990)는 4가지 패러다임을 제시하기 위해 "사업방식(mode of intervention)" (권위적인–협상적인)과 "사업의 초점(focus of intervention)" (개인적인–공동체적인)의 범주 개념을 사용하였다(그림 21–10). 두 차원을 기준으로 한 Beattie의 유형도는 건강증진을 위한 4가지 접근전략을 제시하고 있다(표 21–6).

한편 Caplan과 Holland(1990)는 "지식의 원리(theories of knowledge)"와 "사회의 원리(theories of society)"라는 범주 개념을 사용하였다(그림 21–11). 모델에 사용된 용어 또한 다양하다. Ewles와 Simnett(1992)는 건강증진을 위한 "사회적 변화" 접근법을 제시하였다. French(1990)는 이것을 "건강의 정치학"으로 부른 반면 Caplan과 Holland(1990)는 이를

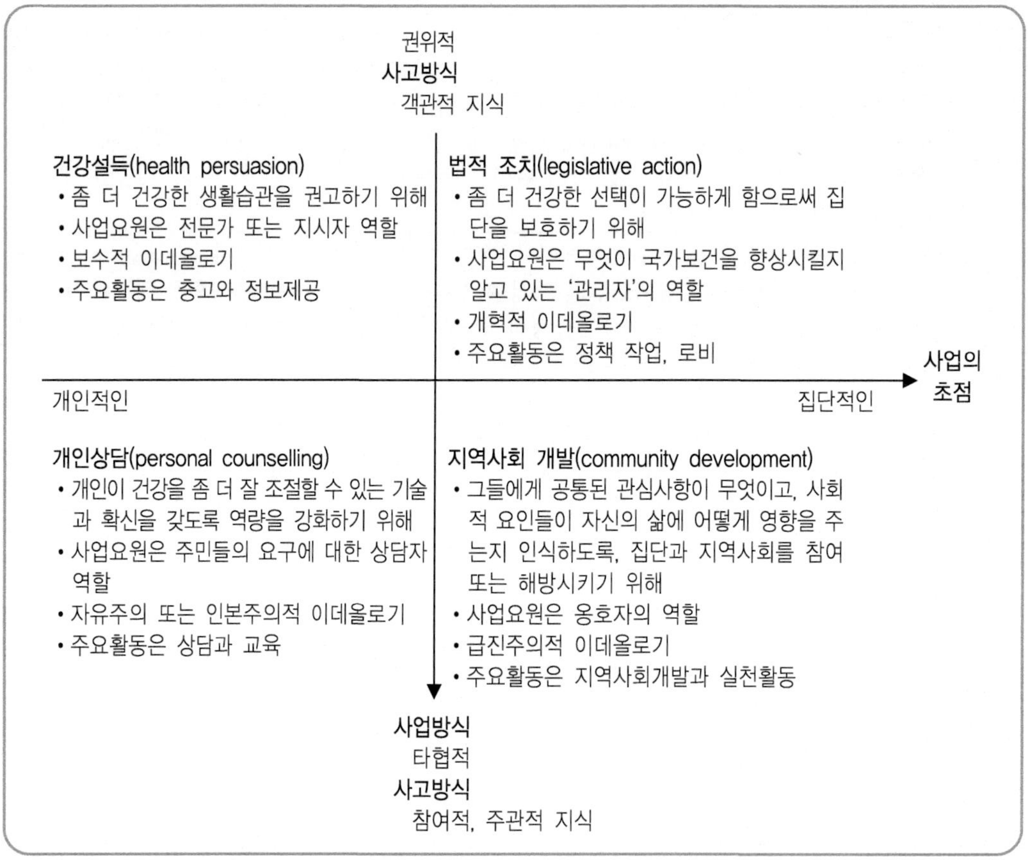

[그림 21–10] Beattie의 모델을 이용한 실천활동 분류(Beattie, 1991, 1993.)

급진적 모델과 막스주의 모델로 구분하였다(그림 21-11). 이러한 점은 큰 혼란을 줄 수 있으나, Rawson(1992)이 지적하듯이 건강증진모델에 대한 논쟁은 실천을 위한 안정된 이론적 토대를 발전시키고자 하는 직업적 관심사의 건강한 표시라고 볼 수 있다[14].

[표 21-6] Beattie의 건강증진을 위한 4가지 접근전략

구분	내 용	예
건강 설득	개인을 대상으로 하여 전문가가 주도하는 사업들이다.	진료의사가 임산부의 금연을 유도하는 경우
입법 활동	전문가에 의해 주도되지만 지역사회를 보호하고자 하는 사업들이다.	담배광고 금지를 위한 압력행사
개인 상담	주민이 주도하며 개인발전에 초점을 둔다. 건강증진가는 '전문가'라기보다는 '장려자'이다.	그룹 활동, 일대일 상담을 통해 주민들이 자신들의 보건문제를 깨닫도록 돕고, 자신감과 기술 향상을 위해 일한다.
지역 사회 개발	개인 상담과 유사한 방식으로 그룹이나 지역사회의 역량을 강화하거나 기술들을 높이고자 한다.	더 많은 교육과 활발한 여가활동 기회를 늘리기 위해 지역주민 모임에서 일하는 지역사회 사업가

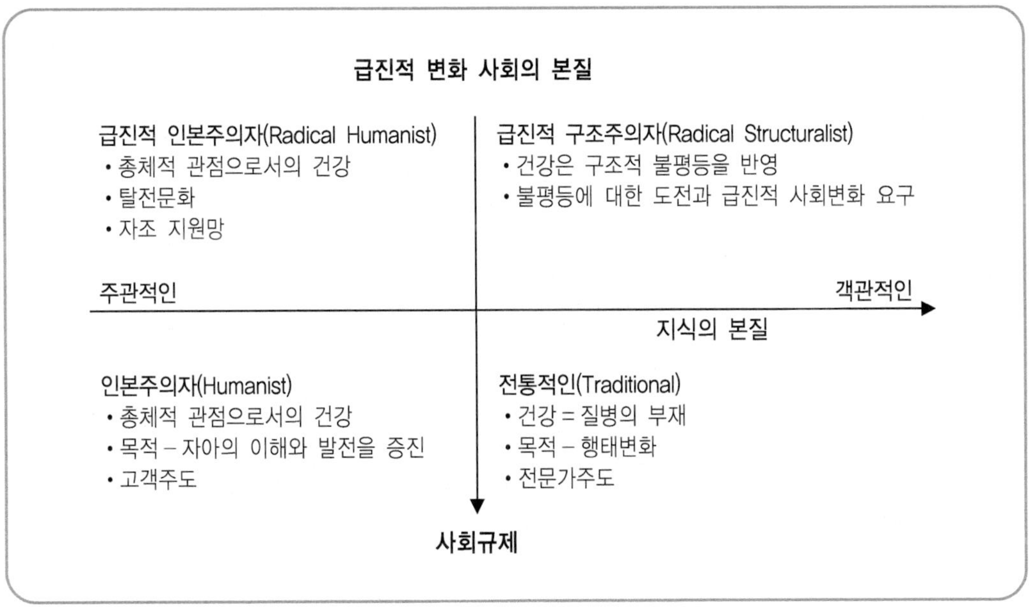

[그림 21-11] 건강증진의 4가지 이론적 테두리 혹은 전망들(Caplan과 Holland, 1990)

14) 제니 나이두와 제인윌스 저, 지역보건연구회 역 : 건강증진 – 이론과 실제, 계축문화사, 2001.

Tannahill의 건강증진 모형은 보건의료사업가들이 널리 사용한 모형이다. Tannahill은 건강증진 활동의 3가지 중복되는 영역 즉, 보건교육, 건강보호, 예방을 제시하였다. 보건교육은 지식과 태도에 영향을 주어 안녕상태를 증진시키고 불건강을 예방하기 위한 의사전달 과정이며, 예방은 의학적 개입을 통해 질병과 불건강을 감소시키거나 피한다. 건강보호는 법률적, 재정적, 사회적 방법을 통해 인구집단을 보호하는 것이다(그림 21-12).

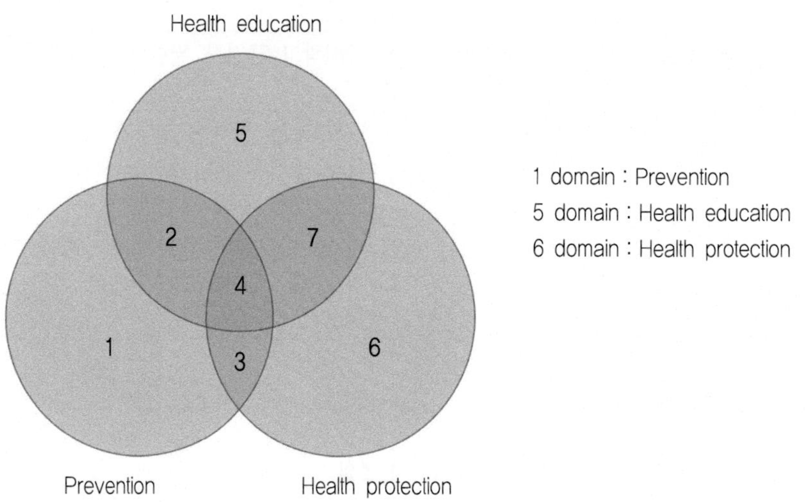

[그림 21-12] Tannahill의 건강증진 모형(Downie 등, 1996)

① 예방서비스 – 예) 예방접종, 자궁검진, 고혈압 발견, 금연을 위한 니코틴껌 사용
② 예방적인 보건교육 – 예) 금연상담과 정보제공
③ 예방적인 건강보호 – 예) 수돗물 불소첨가
④ 예방적인 건강보호를 위한 보건교육 – 예) 안전벨트 의무사용 입법을 위한 로비활동
⑤ 긍정적인 보건교육 – 예) 청소년 대상의 생활기술 습득 활동
⑥ 긍정적인 건강보호 – 예) 작업장 금연정책
⑦ 긍정적인 건강보호에 목적을 둔 보건교육 – 예) 담배광고 금지를 위한 로비활동

Tones는 자신의 건강에 대한 조절력을 얻고자 하는 목표를 기본원칙으로 하는 역량강화 모형을 제시하였다. 이 모형은 역량강화를 우선순위로 하는데, 역량강화를 건강증진의 실제

를 정의하는 핵심가치와 핵심전략으로 보고 있다. Tones은 민간 및 전문가 집단을 역량강화하기 위해서는 보건교육이 핵심요소라고 보았다[15](그림 21-13). 역량강화를 통해 좀 더 주민들은 건강한 공공정책을 선택하고 압력을 행사 할 수 있게 된다. 보건교육과 공공정책은 상호작용의 관계에 있다. 즉, 건강한 공공정책을 통해 성취된 사회 환경의 변화는 역량 강화된 개인의 발전을 촉진할 것이며, 또한 역량 강화된 주민들은 지역사회 자원을 이용하여 그들의 요구에 맞게 정책을 발전시킬 수 있을 것이다.

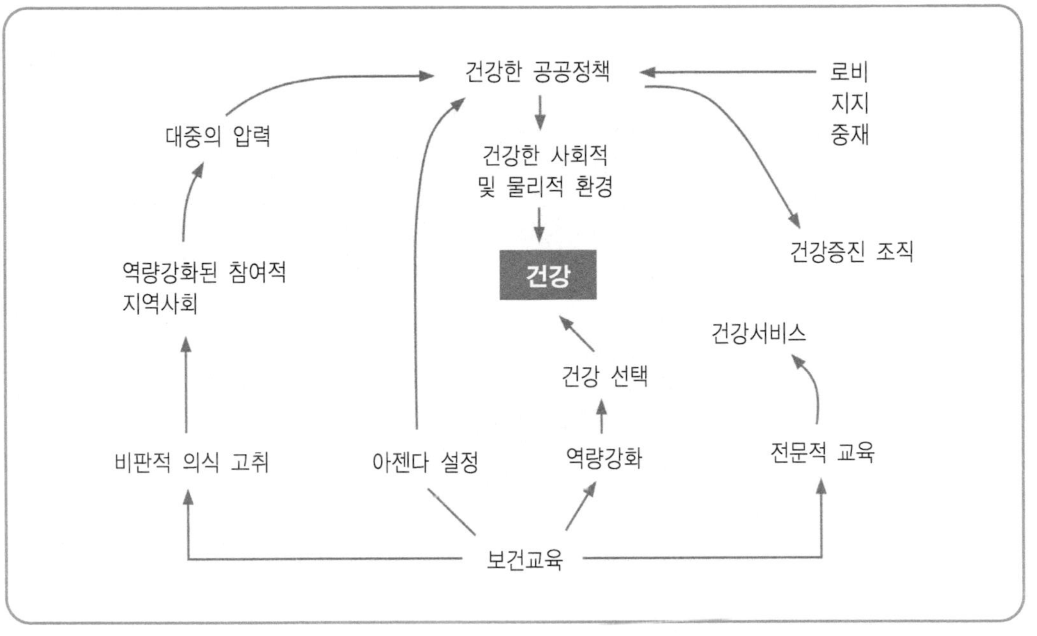

[그림 21-13] 건강증진에 대한 교육의 역할

2) 건강증진 접근 전략

1986년 제1차 건강증진회의에서 건강증진 사업의 원칙으로는 첫째, 옹호(advocacy), 둘째, 역량강화(empowerment), 셋째, 연합(alliance) 이며, 구체적 5가지 실행분야(활동요소)로 첫째, 건전한 공공정책의 수립(building healthy public policy) 둘째, 지원환경의 조성(creating supportive environment) 셋째, 지역 활동의 화(strengthening community action) 넷째, 개인 기술의 개발(developing personal skills) 다섯째, 보건의료의 방향 재설정(reorienting health services) 등을 채택하였다.

15) 제니 나이두와 제인윌스 저, 지역보건연구회 역 : 건강증진 – 이론과 실제, 계축문화사, 2001.

오타와 헌장(1986)에서의 건강증진의 원칙은 첫째, 옹호(Advocacy)로 건강에 대한 대중의 관심을 일으키고, 보건의료 수요를 충족시킬 수 있는 건강한 보건정책을 수립해야 한다는 강력한 촉구가 필요하다.

둘째, 역량강화(Empowerment)로 본인과 가족의 건강을 유지할 수 있게 하는 것을 그들의 권리로서 인정하며, 이들이 스스로의 건강관리에 적극 참여하며 자신들의 행동에 책임을 느끼게 하여야 한다. 개개인의 자신의 최대 건강잠재력을 달성할 수 있게 건강에 대한 정보, 기술, 건강관련 선택에 대한 기회 제공이 있어야 한다.

셋째, 연합(Alliance)으로 건강에 관련된 중재로서 건강을 추구하는데 있어 사회 내의 다른 이해집단들이 있으며, 서로의 이해를 조정해야 한다는 덧이다. 즉, 건강에 영향을 미치는 경제, 언론, 학교 등 모든 관련분야 전문가들의 연합이 필요하다.

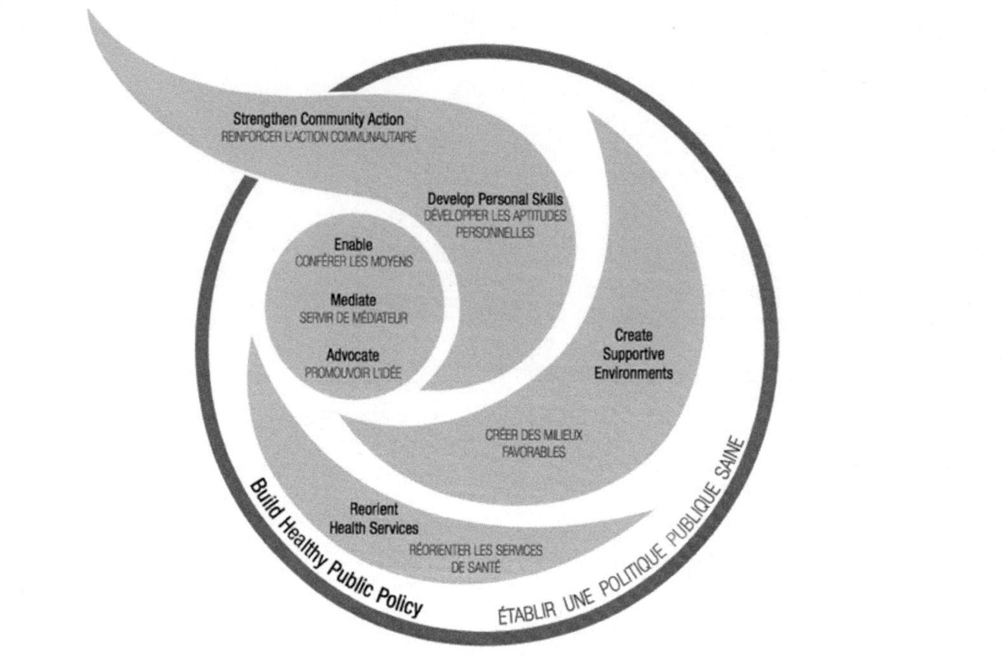

[그림 21-14] 오타와헌장 건강증진 핵심전략과 분야

또한 건강증진의 활동요소는 이론적으로는 개인, 지역사회 및 국가수준으로 구분될 수는 있으나, 실천면에서는 서로 분리되어서는 안 되고 체계적이고 동시적으로 이루어져야 한다.

첫째, 건강에 이로운 공공정책의 수립(Build healthy public policy) : 모든 부문 그리고 각 수준의 공공정책입안자들이나 의사결정자들이 자신들이 만드는 공공정책이 사람들의 건강에 어떠한 영향을 끼치는가를 깨닫게 하고 그 결과에 대하여 책임을 지게 하여야 한다. 건강증진에 바람직한 환경의 구축은 바로 모든 공공정책이 건강에 이로운 정책이 될 경우에 비로소 현실화될 수 있다. 건강한 공공 정책의 개발이란 전문가와 주민이 함께 생활상태를 개선하기 위해서 실천하는 활동으로 예를 들어 대중교통 정책 마련을 적극화하여 대기오염, 교통으로 인한 스트레스 관리, 자가 교통수단이 없는 지역에 대한 편리성 제고 등의 생활환경과 건강을 돕기 위한 정책을 만들어 감을 말한다.

둘째, 지원적 환경의 구축(Create supportive environments) : 여기서의 환경이란 단순히 자연적, 물리적 환경만을 말하는 것이 아니고 사회적, 경제적, 정치적, 문화적 환경까지도 포괄하는 생태학적 의미를 내포하는 것이다. 지원적 환경 구축이란 가정, 공공장소, 산업장 등을 건강에 유익한 물리적 환경으로 만들어가기 위한 것이다. 공공보건 기관이나 시민단체들이 음용수, 공기, 및 식품의 오염 등을 감시/조정하는 것, 공공지역에 금연구역을 설정하는 것 등이 그 예이다.

셋째, 지역사회 활동의 강화(Strengthen community action) : 지역사회 주민들이 보다 나은 건강을 누리기 위하여 일상의 삶에서 건강의 우선순위를 높이고 건강문제를 해결하기 위한 개인적 집단적 의사결정에 적극 참여하며, 효과적으로 지역사회를 조직화하고, 건강관련 활동을 더우 활성회하는 것이나. 이를 위해서 지역사회는 건강에 필요한 정보를 제공받아야 하고, 학습할 기회와 이러한 모든 활동에 필요한 재정지원이 완전하게 끊임없이 주어져야 한다. 지역사회 활동 강화는 지역 캠페인 같이 지역구성원과 함께 건강증진의 요구를 성취하기 위한 상향식의 접근법을 말한다. 예로 자조집단의 형성, 공공에 압력집단의 역할 등을 통해 건강증진 시설, 서비스 등을 개발해 가는 것을 포함한다. 또한 지역사회 자원과 조직을 개발하고, 이를 통해 대상자의 건강증진을 유도하기 위해 서로 조직적 연계를 맺는 것을 의미한다. 예를 들어 건강식품을 개발하는 상업조직과 필요시 연계하여 활동하는 것을 말한다. 그러나 이 경우 반드시 간호사는 상업적인 면에서의 중립성을 유지해야 한다. 여기서 유인적, 규제적인 활동이란 식품 함유물을 표시하게 하거나 술 선전을 자제하도록 하는 행동 강령 그리고 담배세를 높이기 위한 법규상 변화 등의 유도와 이를 성취하기 위한 로비 활동, 그리고 정치가, 정책입안자를 설득하는 교육적 활동을 포함한다.

넷째, 개인의 기술 개발(Develop personal skills) : 건강을 위한 정보 및 교육의 제공과 일상생활에서 필요한 여러 기술들을 강화시킴으로서 이루어질 수 있다. 이를 위해서는 가정,

학교, 일터, 그리고 지역사회에서 일생동안 이러한 것들에 대해 학습이 제공되고, 생애의 각 단계에서 취할 바를 취하게 하며, 만성질환과 상해를 이겨낼 수 있게 하는 것이 필수적이다. 위에서 언급된 여러 영역과 서로 높은 관련성을 지니고 있다.

다섯째, 보건의료제도의 방향 재설정 (Reorient health services) : 이용자의 필요와 요구에 알맞은 서비스를 개발하고, 전문 인력의 훈련에 건강증진을 포함하며, 건강과 다른 분야와의 대화 통로를 여는 것을 의미한다. 기존 서비스의 방향 재설정은 예방 보건 서비스로 건강검진, 예방 접종, 어린이 보호 서비스, 가족계획 등 기존 서비스의 강화이며, 학자에 따라 이를 건강증진의 범주에 포함하기도 하고 제외하기도 한다.

제4차 인도네시아 자카르타회의에서는 첫째, 건강에 대한 사회적 책임제고, 둘째, 보건 사업에 대한 투자 증대, 셋째, 민간과 공공의 보건사업에 있어 동반적 관계 구축, 넷째, 지역사회 능력 증대 및 개인 역량의 강화, 다섯째, 건강증진을 위한 하부구조 보강 등 건강증진 사업의 기반 조성 측면을 사업 전략으로 강조하였다.

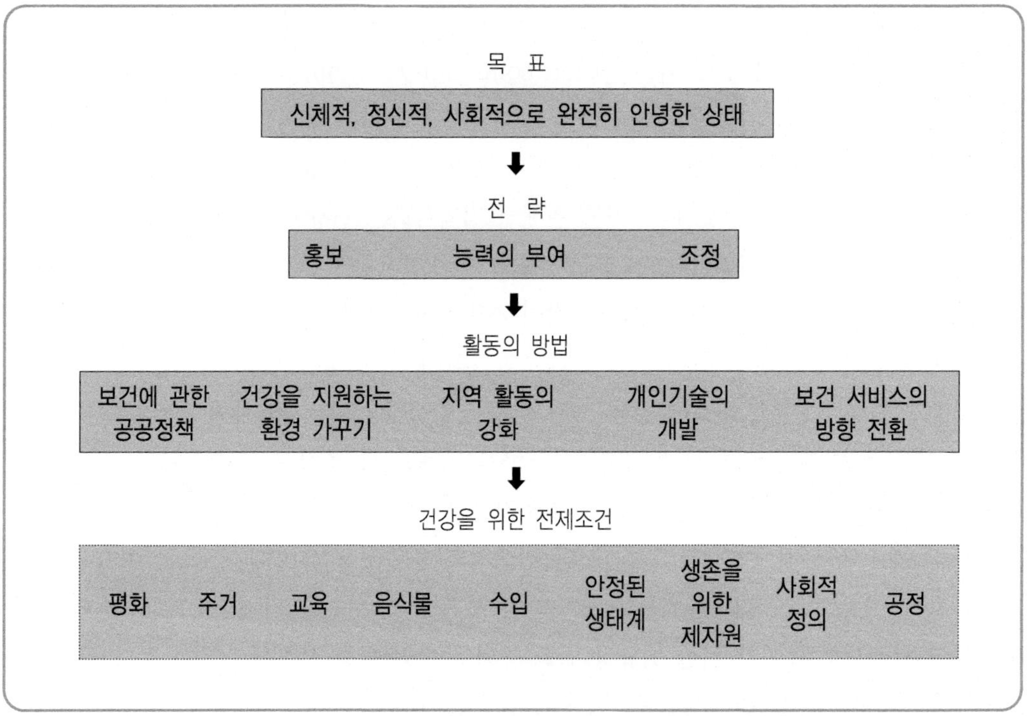

[그림 21-15] 오타와헌장에서의 건강증진개념

아래 표는 건강증진의 접근을 의료적, 행태변화, 교육적, 역량강화, 사회적 변화 등의 방법으로 건강한 식습관의 예를 들어 나타낸 것이다(표 21-7).

[표 21-7] 건강증진 접근법 : 건강한 식습관의 예[16]

접근	목적	방법	활동가/고객 관계
의료적	질병위험이 있는 사람들을 파악	1차 의료진에 의뢰 예) 체질량지수측정	전문가주도 수동적, 순응하는 고객
행태변화	개인들이 자신의 건강에 대해 책임지고 더 건강한 생활양식을 선택하도록 장려	일대일 충고, 정보제공, 캠페인 을 통한 설득 예) '자신의 심장을 돌보자'	전문가 주도 의존적 고객 희생양 비난 이데올로기
교육적	건강한 생활방식에 대한 지식과 기술들을 증가시키기 위해	정보제공, 소그룹 활동을 통한 태도의 연구 기술의 발전 예) 여성건강 모임	전문가 주도가 될 것임 토의를 위한 이슈의 협상에서 고객이 관련된 것임
역량강화	고객들이나 지역사회와 함께 인지된 요구의 충족을 위해 일하는 것	옹호, 협상, 망조직화, 장려 예) 식품회사 모임, 비만여성 모임	건강증진가는 지원자 고객들의 능력배양
사회적 변화	계층, 인종, 성, 지역에 근거한 건강의 불평등을 설명하기 위한 것	조직적 정책 개발 예) 병원음식공급정책 공중보건을 위한 법안제정 예) 식품표시부착, 압력행사, 재정적 조절 예) 기름기 적은 육류 생산을 위한 목축업자 보조	사회적 규정이 필요하며 상의하달 식으로 진행

1994년 한국보건사회연구원은 건강증진을 "단순히 질병의 치료나 예방에 그치는 것이 아니라 건강행위의 실천을 통하여 사람들이 지니고 있는 건강 잠재력이 충분히 발휘될 수 있도록 개발하고 건강평가를 통하여 건강 위험요인을 조기 발견, 관리함으로써 건강을 유지/향상하기 위한 보건 교육적, 예방 의학적, 사회제도적, 환경 보호적 수단을 강구하는 것으로 정의하고 있으며, 건강증진사업의 접근방법으로는 교육적 접근, 예방 의학적 접근, 환경적 접근 등의 대민적 접근과, 사업지지기반 구축으로서 교육/홍보/지원사업 강화, 연구 개발, 대중매체를 이용한 교육/홍보사업을 표명하고 있다(표 21-8).

국민건강증진법에 의하면 국민건강증진사업을 "보건교육, 질병예방, 영양개선 및 건강생활

16) 제니 나이두와 제인윌스 저, 지역보건연구회 역 : 건강증진 – 이론과 실제, 계축문화사, 2001.

[표 21-8] 건강증진의 접근방법

종류	내 용
예방적 접근	예방접종, 건강검진, 건강행태조사(건강위험요인 조기발견)
교육적 접근	대중매체, 각종 자료를 활용한 보건교육의 실시
사회적 접근	법률제정, 경제적 유인 조치, 문화적 분위기 조성
환경적 접근	건강증진시설, 운동시설, 휴양 및 복지시설의 확보

의 실천 등을 통하여 국민의 건강을 증진시키는 사업"이라고 정의하고 있다. 동 법에서 명시하고 있는 사업의 내용은 금연 및 절주 운동, 보건교육, 영양개선, 구강보건사업 등이며, 우리나라 건강증진법 내에 제시된 건강증진사업 내용을 접근전략과 대비하여 보면 표와 같이 법상에서도 접근 전략의 5개 요소를 모두 포함하고 있으며, 실제 시 · 군 · 구 보건소에서 이루어지는 건강증진사업의 전략은 표 21-9와 같다[17].

[표 21-9] 국민건강증진법에 나타난 건강증진사업 내용과 전략

전략 내용	건강한 공공정책	지원 환경 조성	지역사회활동 (규제/유인)	개인기술개발 (교육/캠페인)	서비스제공 방향재설정
보건교육				*	
질병예방				*	
검진서비스					*
금연/음주				*	
건강위해행위규제	*	*	*		
기금조성	*	*			*
계획수립		*			*
영양개선					
구강건강					*
관계기관간 협력		*			

현재까지 우리나라 정부에서의 건강증진사업 개념과 접근전략으로 "2000년 국민건강증진 목표와 전략(1995)"과 "2010년 국민건강증진 목표설정과 전략개발(2000년)"에서는 목표 설정분야로 건강생활실천 분야와 질병예방서비스 분야, 건강 지원적 환경 및 정보통계 분야로

17) 이인숙 : 건강증진과 보건교육, 보건간호사회 2002년도 보수교육교재 p.11~19.

광범위하게 접근하고 있다. 2011년에 발표한 "제3차 국민건강증진종합계획(HP2020)"에서는 건강생활실천 분야, 예방중심의 상병관리 분야, 안전 환경보건 분야, 인구집단 건강관리 분야 및 사업체계 관리 분야로 나누어 금연, 절주, 신체활동, 영양, 암관리, 건강검진, 심뇌혈관질환, 비만, 정신보건, 구강보건, 예방접종, 결핵, 손상예방, 모성건강, 영유아건강, 노인건강의 16개 영역을 제안하고 있다(그림 21-16).

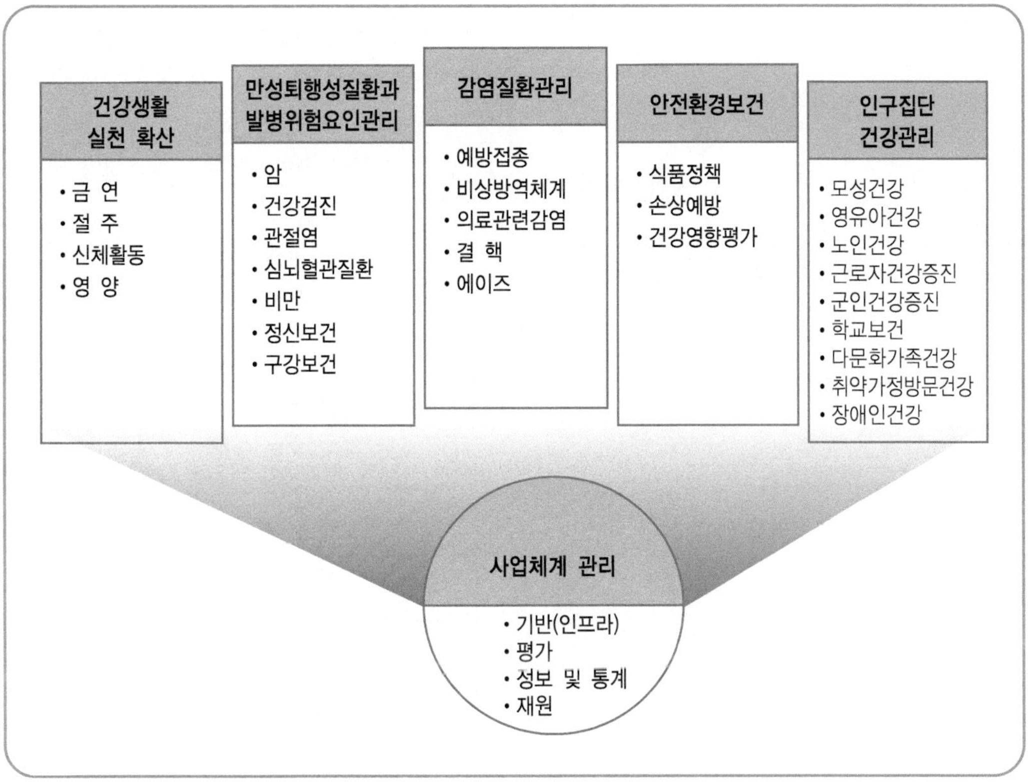

[그림 21-16] Health Plan 2020 부문별 사업

우리나라 정부는 2013년부터 2018년 현재까지 지역사회 통합건강증진사업을 추진하고 하고 있다. 이는 13개 사업 분야를 포괄보조금제도와 더불어 통합 운영하는 방식으로 국가 주도형 사업방식에서 지자체 주도방식으로 개선한 형태가 특징이다.

앞에서 살펴본 대로 건강증진 개념은 반드시 통일적인 것은 아니며, 전 세계적으로도 일치하지 않은 것이 사실이다. 그것은 건강증진의 개념 자체가 건강을 향상시키고 불건강을 예방하는 모든 범위의 활동에 걸쳐 있기 때문이다.[18] 이러한 현상의 원인은 여러 가지로 지적할 수 있으나, 어떤 사람은 건강증진의 개념이 종래의 의학에서 벗어나 있을 뿐 아니라 출발 자체가 비의학적인 성격을 가지고 있기 때문이라고 설명하고 있다. 이 경우 건강증진은 종래의 개념 틀에서 벗어나 일종의 '진공'상태에 있는 것이 불가피해진다.[19]

[표 21-10] 우리나라 보건소 건강증진사업의 변화와 특징

시작 시기	명 칭	특 징
2005년 1월	건강생활실천사업	금연, 절주, 운동, 영양을 필수사업으로 추진
2008년 1월	지역특화건강행태개선사업	금연, 절주, 운동, 영양을 지역 필요에 따라 선택적으로 통합하여 사업 추진
2012년 1월	건강생활실천 통합서비스사업	개인별로 통합된 금연, 절주, 운동, 영양 서비스 제공
2013년 1월	지역통합건강증진사업	17개 세부 사업을 13개 세부 분야로 통합, 8개 필수사업 지정

[표 21-11] 과거 건강증진사업과 통합건강증진사업의 비교

구 분	기존 국고보조사업	지역통합건강증진사업
특 성	• 개별 사업 단위 운영(분절적) • 정해진 지침에 따라 운영(경직적) • 정해진 사업의 물량 위주 관리(수동적)	• 대상자 중심 통합적 운영(효율성) • 지역 여건에 맞추어 탄력적 운영(자율성) • 사업 목적 · 목표 달성 여부의 책임(책임성)
구 성	• 17개 사업 간 연계성 없이 운영 ① 보건소 방문건강관리 ② 지역사회 중심 재활 ③ 보건소 건강생활실천 통합서비스 ④ 영양플러스사업 ⑤ 보건소 금연클리닉 ⑥ 모유수유클리닉 운영 ⑦ 철분제, 엽산제 지원 ⑧ 구강보건실(센터) 설치, 운영 ⑨ 어린이 구강건강 관리	• 1개 사업으로 통합, 포괄적 운영 ① 금연 사업 ② 절주 사업 ③ 신체활동 사업 ④ 영양 사업 ⑤ 비만 사업 ⑥ 구강 사업 ⑦ 심뇌혈관 예방 사업 ⑧ 한방 건강증진 사업 ⑨ 아토피 · 천식 예방 관리 사업

18) Simnett I. Managing Health Promotion. p.1, Chichester : John Wiley & Sons, 1995.
19) ibid.

구 분	기존 국고보조사업	지역통합건강증진사업
구 성	⑩ 노인 불소도포 · 스케일링 ⑪ 수돗물 불소 농도 조정 지자체 보조 ⑫ 치매 조기 검진 사업 ⑬ 치매 노인 사례 관리 ⑭ 한의약 건강증진 허브 보건소 ⑮ 한의약 지역보건사업 ⑯ 아토피 · 천식 예방 관리 ⑰ 심뇌혈관질환 예방 관리, 교육	⑩ 임산부 · 영아 특화 사업 (모유 수유, 철분제 지원 등) ⑪ 노인 특화 사업(치매 예방 관리) ⑫ 장애인 특화 사업(지역사회 재활 사업) ⑬ 취약계층 특화 사업(방문건강관리) – 사업 범위 제시(HP 2020에 맞춤) → 지자체 선택 – 사업 간 칸막이가 없어 유기적으로 연계하여 사업 설계 가능
운영 체계	(중앙) • 총괄 · 조정 기능 부재 • 사업부서에서 연계성 없이 개별 운영 · 관리, 교육 실시 (지자체) • 17개 사업 분절적, 획일적, 경직적으로 운영	(중앙) • 건강정책과 : 사업 총괄 · 조정 • 사업부서 : 중점 과제별 보건소 사업 전략 제시, 사업 운영 및 교육 지원 (지자체) • 사업 영역 중에서 선택하여 지자체 자율적으로 세부 사업 설계
재원 배분	• 전국 보건소에 동일한 재원 배분	• 전국 보건소에 동일한 재원 배분
평가	• 국고보조사업 산출 결과 중심 평가	• 개별 사업 중심이 아닌 HP 2020 목표에 맞춘 평가 도입

자료 : 보건복지부 보도자료(2012. 5. 17.)

이러한 상황으로 말미암아 건강증진의 개념을 일목요연하게 정리하는 것은 그리 쉽지 않은 것 같다. 따라서 여기에서는 주요한 논점을 중심으로 하여 정리하는 것이 유용할 것으로 생각된다. 이들 논점들은 크게 건강증진의 영역과 관련된 것들과 건강증진의 의의나 가치(value)에 관련된 것들로 나눌 수 있다(표 21-11)[20].

건강증진 활동은 특정 사업은 접근을 합리화하고 다른 것은 버리는 식의 지배적인 정치구조에 의하여 만들어진다. 영국의 경우 1977년까지 신우익적 정치이데올로기가 주류를 이루어 왔다. 권위주의와 자유시장경제가 혼합된 이러한 시각은 예방의학적 접근을 선호하였으며 개인의 생활습관에 초점을 두었다. 따라서 건강증진은 특정 질환의 유병률과 사망률을 줄이는 수단으로 간주되게 되었다. 주요 전략은 교육과 상담이었다. 일차의료진은 자신의 환자관리

20) Dines A, Cribb A(eds). Health Promotion : Concepts and Practice. London : Blackwell Scientific Publications, 1993.

[표 21-12] 현행 보건소 건강증진사업의 전개 전략

내용 \ 전략	건강한 공공정책	지원 환경 조성	지역사회활동 (규제/유인)	개인기술개발 (교육/캠페인)	서비스제공 방향재설정
보건교육실 운영				*	*
성인병 교육				*	
건강상담실/자료실 운영					*
순회 보건교육				*	*
아동비만 예방교육				*	*
금연사업/교육				*	*
영양상담, 교육, 전시		*			
조기 암 발견 사업					*
금연침					*
아동구강검진					*
치아 홈 메우기					*
체력증진실					*
시민건강측정코너					*
불소양치사업					*
지역주민 영양평가					*
건강의 전화		*			*
치석제거 사업					*
주민 건강검진					*
홍보책자		*		*	*
질병 유병률 조사					*
통계수집/정리					*

명부에서 위험요인을 가진 사람들을 찾아내고 생활양식 개선을 시도하였다. 새로운 노동당 이데올로기 하에서 영국 정부는 긴밀한 간접자 역할을 해야 한다고 생각한다. 이러한 시각은 우선순위를 설정하는데 있어 주요 관련 집단에 의한 지역단위 협력을 강조한다. 건강증진을 수행하는데 있어 국가보건서비스만이 유일하게 관여하는 것은 아니다. 왜냐하면 여기에는 건강수준에 대한 사회적 불평등의 영향을 이해하는 건강의 사회적 모델에 대한 강한 신념이 있기 때문이다. 따라서 건강증진 활동은 교육과 정보제공보다는 사람들이 보다 더 건강한 선택을 할 수 있도록 하는 정책이나 상황들을 변화시키는데 관심을 두고 있다.

[표 21-13] 복지 이데올로기의 유형

정치적 좌파	← →			정치적 우파
정치적 이데올로기	공산주의	점진적 사회주의	보수주의	자유주의/신우익
국가의 역할	집단주의	집단주의	온건집단주의	반집단주의
경제적 관점	계획경제	혼합경제	혼합경제	자유시장경제
사회적 관점	계급갈등에 의한 현 계급사회는 개인의 능력별에서 그들의 필요에 부응하는 것으로 특징되는 사회주의에 의해 소멸된다는 인식	기회의 평등, 경제적, 사회적 자유는 국가에 의해서 보장되어야 한다는 인식 국가는 재분배를 통하여 개인의 성취와 사회정의를 보장	불평등은 불가피하나 평등한 기회는 보장되어야 한다는 인식 국가의 역할은 취약계층이나 필요로 하는 사람에게 맞춰져야 하나 자유를 침해해서는 안된다는 인식	계급갈등에 의한 현 계급사회는 그들의 능력으로부터 필요까지로 특징 지워지는 사회주의에 의해 소멸된다는 인식
보건 의료적 관점	범자유주의 국가	범자유주의 국가는 개인뿐만 아니라 사회적 응집력과 재분배에 기여	온정적 국가는 개인의 책임과 더불어 보건의료의 안전망을 제공	개인적 책임과 선택의 자유 필요는 자유시장을 통하여 가장 잘 조달됨. 소비자주의
중심 가치	평등 집단적 책임 물실욕구로부터의 자유	평등 집단적 책임 인도주의 사회조화 사회정의	개인주의 자유 책임 권위	개인주의 자유 선택 경쟁

또 다른 논란으로서 건강증진의 접근전략에서 인구집단 전략과 고위험군 접근전략 간의 논의와 유사한 논의로서 건강증진의 영역에 대한 논의이다.

일본건강 21에서는 건강증진의 두 가지 주요 접근전략과 더불어 고위험집단 보다는 정상적인 인구집단에 대한 중재를 통하여 대부분의 인구집단의 건강을 유지 · 증진시키는 것으로의 방향을 제안하고 있다(그림 21-17). 그러나 이주열(2001)은 건강인과 관련된 건강증진 영역뿐만 아니라 초기 및 말기 환자에게도 기존의 질병예방이나 의료서비스와 연계된 건강증진 영역이 있다고 주장하면서 건강, 질병, 죽음에 이르기까지 모든 단계에서 실현 가능한 건강

<table>
<tr><th rowspan="2">건강 상태</th><th rowspan="2">건강인</th><th colspan="2">만성질환자</th></tr>
<tr><th></th><th>활동 제한자</th></tr>
<tr><td rowspan="2">서비스 종류</td><td>건강교실, 건강상담, 건강검진</td><td>치료, 간호서비스</td><td>치료, 간호, 재활,
가사 지원 서비스</td></tr>
<tr><td colspan="3">건강생활습관(금연/흡연예방, 운동, 영양 등) 유도</td></tr>
</table>

[그림 21-17] 건강상태별 건강증진서비스 내용

증진프로그램이 있으며, 구체적인 프로그램은 대상자의 특성, 기존 보건사업, 서비스 제공자의 여건 등을 고려해서 개발될 수 있다고 하였다(그림 21-18). 따라서 건강증진은 건강수준별로 최적의 건강상태를 유지 · 증진시키는 것으로 해석하였다. 따라서 건강인에게는 운동 및 영양교실을 통한 보건교육, 정기적인 건강검진, 건강상담 등의 서비스를 제공하며, 만성질환자에게는 치료, 간호, 재활서비스를 대상자 특성에 따라 제공하여야 한다. 만성질환자의 경우 장기적인 질병의 영향으로 신체기능이 제한되고 사회 · 심리적 문제가 복합되어 있는 경우가 많으므로 보건의료와 사회복지서비스가 연계되어 종합적으로 서비스를 제공하여야 한다고 주장하였다. 이러한 주장의 경우 기존의 보건사업이나 건강개념과 큰 차이가 없다는 비판을 피할 수 없으며 접근전략 또한 전통적인 보건사업의 내용에서 벗어남이 없을지 모른다.

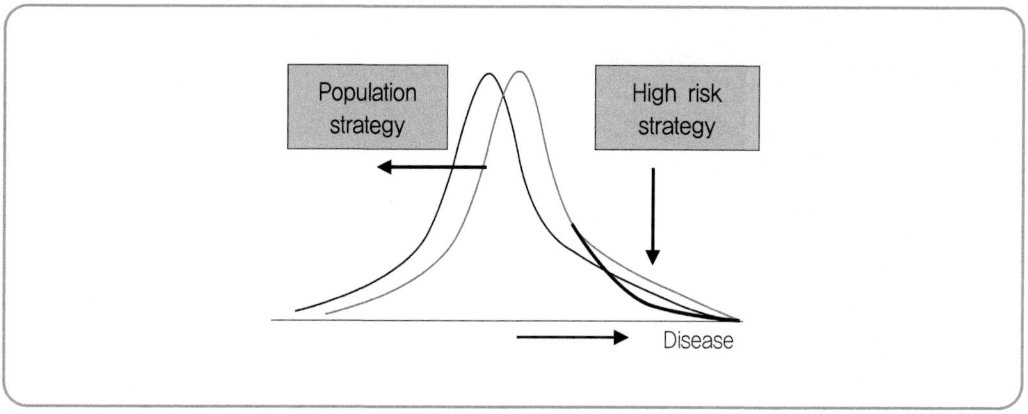

[그림 21-18] 건강일본21기획검토회(健康日本21企劃檢討會),
건강일본21계획책정검토회(健康日本21計劃策定檢討會)[21)]

---

21) 21世紀にねける國民健康づくり運動(健康日本21)について, 平成12年2月

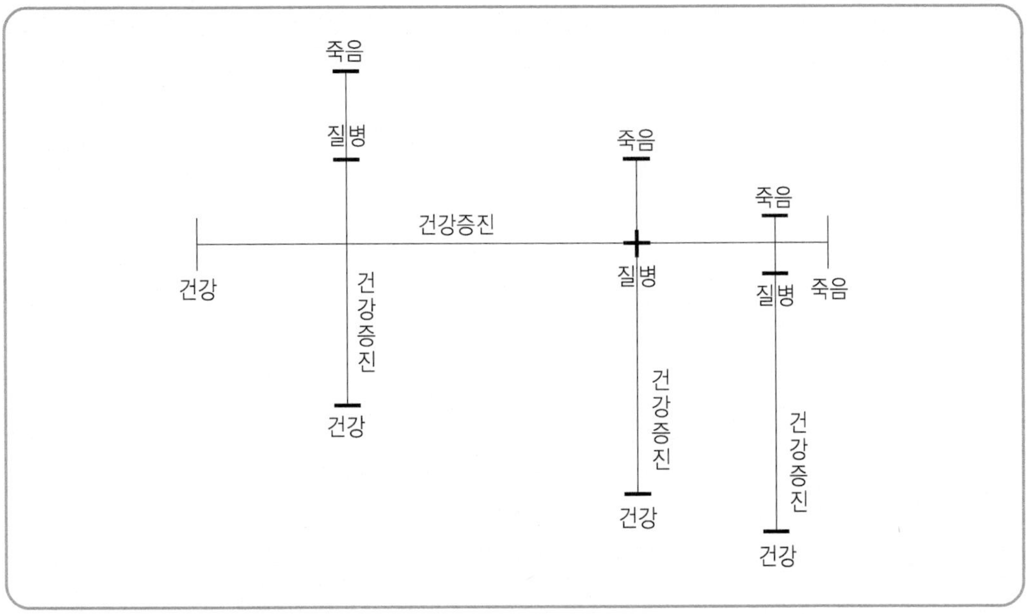

[그림 21-19] 건강수준 단계별 건강증진의 개념[22]

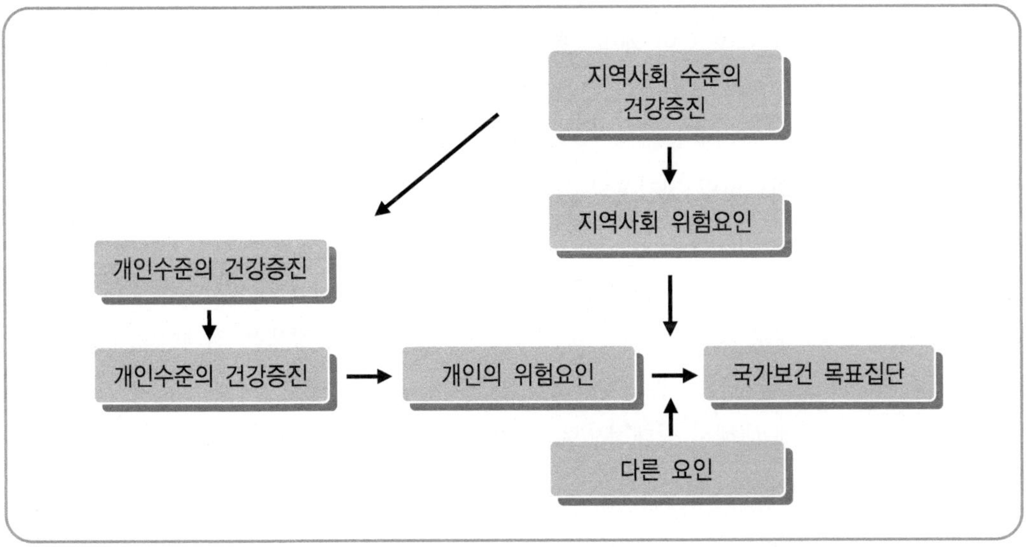

[그림 21-20] 국가보건 목표집단에 대한 건강증진의 이론적 모형

그러나 여기서는 이러한 접근보다는 현실적인 과제 중심으로 논의하는 것이 좋을 것으로

22) 이주열 : 건강증진사업기획 및 평가, 건강증진교육연수교재, 국립보건원, 2002.

생각된다. 건강증진과 관련된 논의는 현실적인 것에서부터 이론적인 것까지 매우 범위가 넓고 현실 여건에 따라 논의의 전개방식도 극히 다양하기 때문에 모든 사항을 모두 다룬다는 것은 사실상 불가능하기 때문이다. 따라서 여기서 다룰 논점들은 이론적인 측면에서 문제가 될 뿐 아니라, 우리나라의 경우 앞으로 국가수준의 건강증진 전략을 수립할 때 크게 영향을 미칠 수 있는 것으로 한정한다.

건강증진 전략에서 가장 날카로운 대립점을 가지고 있는 것이 개인을 통한 접근과 사회적(혹은 체계) 접근의 문제이다. 개인을 통한 접근은 '보건정책에서의 생활양식 접근법(lifestyle approach to health policy)'이라고도 불리는 것으로,[23] 예를 들어 '건강의 장(Health Field Concept)' 개념을 제시하고 국가적 차원에서 건강수준을 향상시키기 위한 전략으로 개인의 생활양식의 변화를 제시한 Lalonde의 주장이 대표적인 것이다.[24]

개인에 대한 접근은 거의 모든 건강증진 전략에서 핵심적인 내용을 이루고 있다. 미국의 경우 이미 언급한 1979년 보건부 보고서에서 1991년의 보고서에 이르기까지 사망률과 불구를 감소시키는 방법으로서 개인에서의 통제 가능한 위험요인을 발견하고 이를 바꾸는 방법을 제시하고 있다(그림 21-20)[25].

개인을 중심으로 접근하는 경우 건강증진은 곧 보건교육, 언론매체, 상호 의사소통, 집단역학(group dynamics), 지역사회 개발, 조직 내 변화 전략 등과 밀접한 연관을 맺고 있다. 특히 심리학, 행동과학 등의 분야에서 강조하는 접근법이고 생활양식의 개인적 차원을 중요하게 생각한다.

이러한 접근은 보건의료비의 절감을 목표로 하는 정부의 입장에서는 쉽게 받아들일 수 있는 것으로 간주되고 있으며, 이 경우 건강증진은 한정된 수의 특정 목표를 가지는 것이 일반적이다. 예를 들어 국민의 의료이용이나 건강수준에 영향을 미친다고 생각되는 주요 영역으로 금연, 절주, 영양, 운동 등을 정하고 계량적인 목표를 정하여 정책을 전개한다.[26] 건강증진을 상업적 목적으로 활용하는 것도 이러한 접근법의 한 예이다.

이러한 개인적 접근에 대해서 상대적으로 사회체계의 요소가 더 중요하다는 주장이 제기되

23) Terris M. Epidemiology as a guide to health policy. Annual Review of Public Health 1980 ; 1 : 323-344.
24) Lalonde M. A New Perspective on the Health of Canadians. Government of Canada, 1979.
25) Public Health Service. Healthy People 2000 : National Health Promotion and Disease Prevention Objectives. Washington : U.S. Government Printing Office, 1991 ; Salmon JW. Introduction. International Journal of Health Services 1991 ; 21(3) : 417-421.
26) Green LW, Raeburn J. op. cit.

고 있다. 여기서의 사회체계란 사회적, 정치적, 경제적, 문화적, 법률적 제 영역을 포괄하는 것으로 개인의 행태는 이러한 체계 환경 안에서 형성된다는 것이다. 이러한 주장에서는 개인적 접근에서 말하는 개인의 행태변화, 특히 자발적(voluntary) 행태변화를 매우 비현실적인 목표로 본다. 개인을 둘러 싼 체계가 행태를 결정하는 훨씬 더 강력한 결정변수이기 때문이다. 또한 이러한 입장에서는 개인적인 접근법을 택하는 정부의 정책을 지나치게 보수적이며, 건강에 대한 정부와 사회의 책임을 회피하는 것으로 간주한다. 아울러 건강증진 전략은 중산층에게 적합한 것이며, 건강에 해로운 습관을 사회적 압력의 결과로 보기보다 개인의 잘못으로 돌림으로써 사회적 취약계층을 개인적으로 비난하는(victim blaming) 전략이라고 비판한다. 따라서 이러한 접근법에서는 정부의 정책, 조직의 우선순위, 전문인의 행태 등이 각 개인의 노력과 똑같이 중요하거나 혹은 더 중요하다는 것이 이러한 입장의 핵심적인 주장이다.[27)]또한 건강과 행태에 영향을 미칠 수 있는 사회체계와 환경에 대해 보다 큰 의사결정권을 가지는 것이 건강증진을 위해 중요하다고 주장한다.

이러한 이유로 건강증진을 논함에 있어 지역사회 전체를 통한 접근이 점점 더 강조되고 있다. 건강증진이 문제로 삼는 개인의 행태도 개인이 살고 있는 환경에 의해 결정적으로 영향을 받는다는 인식이 커지고 있기 때문이다.[28)] 건강증진은 개인의 행태와 생활양식을 바꾸어야 하는 것이지만, 개인의 행태에 영향을 미치는 요인과 건강에 직접 영향을 미치는 요인을 변화시키는 것도 매우 중요하다.[29)] 그러나 실제 지역사회를 기반으로 하는 건강증진 프로그램을 효과적으로 수행한 경우는 그렇게 많지 않다. 대부분의 건강증진 관련 프로그램은 사실상 개인 단위로 이루어진 경우가 많고 지역사회에서 인구집단을 대상으로 이루어진 것은 적다. 심혈관질환을 감소시키기 위한 시도가 선진국에서 일부 행해진 바가 있고,[30)] 일차보건의료 개념과 건강증진을 접합시킨 사례가 최근 개발되고 있는 정도이다. 국내에서도 최근 지역사회에서의 건강증진사업이 제시되고 있으나, 아직까지는 실천단계에 들어가지 못하고 있다.[31)] 한편 최근 지역사회에서의 건강증진이 부각되면서 직장(workplace)이나 학교를 하나

27) McKinlay JB. The promotion of health through planned sociopolitical change : challenges for research and policy. Social Science and Medicine 1993 ; 36(2) : 109–117.

28) Bracht N(eds). Health Promotion at the Community Level. Newbury Park : Sage, 1990.

29) Brown ER. Community action for health promotion : a strategy to empower individuals and communities. International Journal of Health Services 1991 ; 21(3) : 441–456.

30) Farquhar JW. The community–based model of lifestyle intervention trials. American Journal of Epidemiology 1978 ; 108 : 103–111 ; Puska P, Nissinen A, Tuomilehto J, Salonen JT, Koskela K, McAlister A, et al. The community–based strategy to prevent coronary heart disease : conclusions from the then years of the North Kalelia Project. Annual Review of Public Health 1985 ; 6 : 147–193.

의 지역사회로 이해하고 이를 건강증진 프로그램의 시행단위로 하고자 하는 시도가 늘어가고 있다.[32)]

세계의사회에서는 1995년 개원의를 포함한 의사의 공중보건 및 건강증진에 대하여 가져야 할 책임과 의무에 대한 성명서[33)]를 발표하였다. 그 내용은 아래와 같다.

① 개업의와 그들이 속한 전문의사회는 항상 환자의 최선의 이익을 위해 행동해야 하며, 포괄적 책임과 공중보건을 증진·확립하는데 대한 관련사항을 통합할 윤리적 의무 및 전문가적 책임을 진다.

② 정부의 모든 단계의 공중보건기관 및 다양한 프로그램과 활동을 포함한 공중보건 분야와 관련된 독립적 의사단체의 전통적 역할은 일반 국민이 필요로 한다고 증명된 것과 이를 효과적으로 수행할 수 있는 능력을 갖추었는지에 목표를 정했다. 공중보건기구의 주요 기능은 지역사회 보건에서 필요로 하는 것을 평가하고, 그들에 반응하기 위한 자원을 정리하고, 이를 특정지역사회와 국가보건체계의 요구에 부합하는 보건정책을 개발하고, 양질의 의료서비스, 안전한 수질 공급, 양질의 영양, 개개인의 활동 및 여가활용이 가능한 깨끗한 대기 및 환경상태 등을 포함한 양질의 보건의료 환경을 확립하도록 하는 것이다.

③ 각 기관에서 실시되는 특정 프로그램과 활동은 확인된 문제점과 요구사항, 보건의료 전달체계의 조직, 그리고 확인된 요구사항을 관철하기 위해 필요한 자원에 달려있다. 이 광범위한 공중보건기능 하에서 수행되는 특정 활동의 형태는 다음과 같다. 1) 전염병과 독성 환경오염물질에의 폭로, 작업상 위해, 위험물질, 그리고 저질의 보건의료서비스에 대하여 지역사회의 보건을 감독하고 예방한다. 이러한 기능에는 우선순위 설정, 필수 프로그램 수립, 요구자원 확보, 그리고 필수 공중보건연구서비스 이용 확립 등이 포함된다. 2) 감염성 질환의 발생과 만성질환 및 부상의 유형을 확인하고 적절한 조절 또는 예방프로그램을 확립한다. 3) 질병의 예방과 관리, 건강한 생활방식의 채택, 그리고 의료서비스를 적절하게 이용하는데 있어서의 역할에 대하여 일반대중에게 홍보하고 교육시키기 위해 보건의료공급자와 함께 노력한다. 4) 민간의료공급

31) 변종화, 정기혜, 서미경, 한영자. 지역사회 건강증진 모형개발. 한국보건사회연구원, 1993.
32) Sorensen G, Glasgow RE, Corbett K. Involving work sites and other organizations In : Bracht N(eds). Health Promotion at the Community Level. Newbury Park : Sage, 1990 ; 158-198 ; Bagnall P. Health promotion, school nursing and the school age child. In : Dines A, Cribb A(eds). Health Promotion : Concepts and Practice. London : Blackwell Scientific Publications, 1993 : 84-92.
33) 세계의사회, 건강증진에 대한 성명서, 1995

자에 의한 의료혜택이 불가능한 사람을 대상으로 의료를 확대하고 검진 등 예방서비스와 치료를 제공한다. 5) 새로운 예방법과 공중보건 조절중재법을 개발하고 시험한다. 6) 건전한 행위선택이 용이한 선택이라는 분위기를 만들기 위해 책임 있는 공공기관과 함께 노력한다.

④ 공중보건기관은 개업의와 그들이 속한 전문의사회의 긴밀한 협조 및 지원을 통해 많은 이익을 얻는다. 지역사회나 국가의 보건은 여기에 속하는 국민 모두의 건강에 의해 측정되고, 국민 개개인에게 영향을 미치는 예방적 보건 또는 의료문제는 지역사회 보건 및 그 자원에 영향을 미친다. 따라서 공중보건증진을 위한 많은 프로그램의 효과는 공중보건단체와의 협조 하에 개업의와 그들이 속한 전문의사회의 활발한 활동에 달려있다.

⑤ 민간의료와 공중보건 사이에 서로 협조하여 효과적으로 이루어진 활동형태의 한 예로 담배, 술 및 기타 약물 사용, HIV전염 및 성관련질환의 위험성을 증가시키는 성행위, 좋지 않은 식이요법과 육체적 활동을 하지 않는 상태, 소아기의 부적절한 면역수준 등을 포함하여, 건강한 생활양식을 증진시키고 예방가능한 건강상 위험요인을 감소시키기 위해 일반대중에게 홍보하고 교육하는 프로그램 실시를 들 수 있다. 많은 국가에서 모유수유를 권장하고 오염된 물과 부적절한 영양상태의 위험성을 부모에게 알림으로써 보건교육이 유아의 사망률과 유병률을 감소시키는 하나의 방법이 되고 있다.

⑥ 질병의 감시, 조사, 관리와 같은 기타 다른 형태의 활동은 근본적으로 공중보건기관에서 공식적인 책임을 진다. 그러나 개인 및 지역사회 질병양상을 인지하고 있으며 보건당국에 즉각적으로 문제점을 통보하여 향후 조사 및 활동을 요구할 수 있는 지역사회단계에서의 개업의의 적극적인 협조와 지지가 없다면 이와 같은 공중보건활동은 효과적으로 행해질 수 없다. 이러한 문제들은 결핵과 같이 특정질병에 대하여 위험성이 높은 인구집단으로 확인된 경우, 홍역이나 백일해, 설사와 같은 전염병에 대한 사례가 보고된 경우, 지역사회나 작업장소에서 납 또는 기타 독성화학물질에 노출되거나 음식물에 의해 중독된 것으로 예측되는 사례가 보고된 경우 등을 모두 포함한다. 그러나 제공된 정보가 공중보건상 적합할 경우에 한해 보고와 협조가 시행된다.

⑦ 관할기관에서 이미 시행하고 있는 공중보건프로그램의 효과에 관계없이 전문의사회가 맡아야 할 중요한 책임은 지역사회 및 국가의 보건의료가 필요로 하는 것 중 충족되지 못한 활동과 그들 요구에 부합되는 활동, 프로그램 그리고 자원을 위한 대중적 주장에 대하여 인식해야 한다는 것이다. 이와 같은 노력은 환경위해요소의 감독 및

조절, 건강에 영향을 미치는 대인관계에서의 폭력 및 사회활동과 같은 사회적 문제점으로 인해 발생하는 건강상 악영향에 대한 규명 및 홍보, 응급치료대비책 개선과 같은 서비스에 대한 인식 및 지지 등, 건강증진과 질병예방을 위한 국민교육이 이 영역에 속한다.

⑧ 기본적인 공중보건서비스가 적절히 제공되지 않는 지역이나 관할기관에서는 지지 활동에 대한 우선순위를 정하기 위해 의사회는 기타 다른 보건기구 및 단체와 협력하여야 한다. 예를 들어, 음료수와 하수시설이 대부분의 거주자가 이용할 수 없도록 제한되어 있는 국가나 지역의 경우, 이러한 문제가 인구집단 중 소수에게만 제공되는 새로운 의학기술을 얻기 위해 자원을 소비하는 것 보다 우선되어야 한다.

⑨ 몇몇 건강관련 문제는 매우 복잡하여 다각적인 반응의 단계와 관련된다. 예를 들어, 종종 고농도의 혈중 납이 검출된 어린이의 가족은 오염의 원인을 밝혀내어 위험요인을 제거하기 위한 적절한 치료를 받는 등 적절한 의료서비스를 제공받도록 도움을 필요로 하는 경우가 있다. 기타 보건관련 문제는 국민건강 증진에 대한 정책의 경제적 효과 때문에 발생된다. 예를 들어, 한 지역의 담배규제정책으로 인해 담배소비세율이 상당히 증가하도록 유도되었다면, 이로 인한 경제에 미치는 잠재적 영향은 공중보건을 지지하는 프로그램에 상당히 좋지 않은 영향을 초래한다. 그러나 경제정책으로 담배제품 사용을 반대하는 공중보건 지지프로그램을 강력히 막을 수는 없다. 담배제품 사용 장려는 강력히 저지되어야 하며, 이러한 모든 노력으로 개발도상국의 담배소비를 감소하도록 만들어야 할 것이다.

⑩ 세계의사회는 각국 의사회가 건강증진을 지지하고 공중보건의 책임과 관련하여 개업의 및 그들이 속한 전문의사회가 담당해야 할 적절한 역할에 대한 지침을 제공할 목적으로 이 성명을 채택하는 바이다.

3 건강도시사업

1) 건강도시의 개념

건강도시는 '도시의 물리적, 사회적 환경 개선하고 지역사회의 모든 구성원이 상호 협력하여 시민의 건강과 삶의 질을 향상시키기 위해 지속적으로 노력해 가는 도시(A healthy city is one that is continually creating and improving those physical and social environments

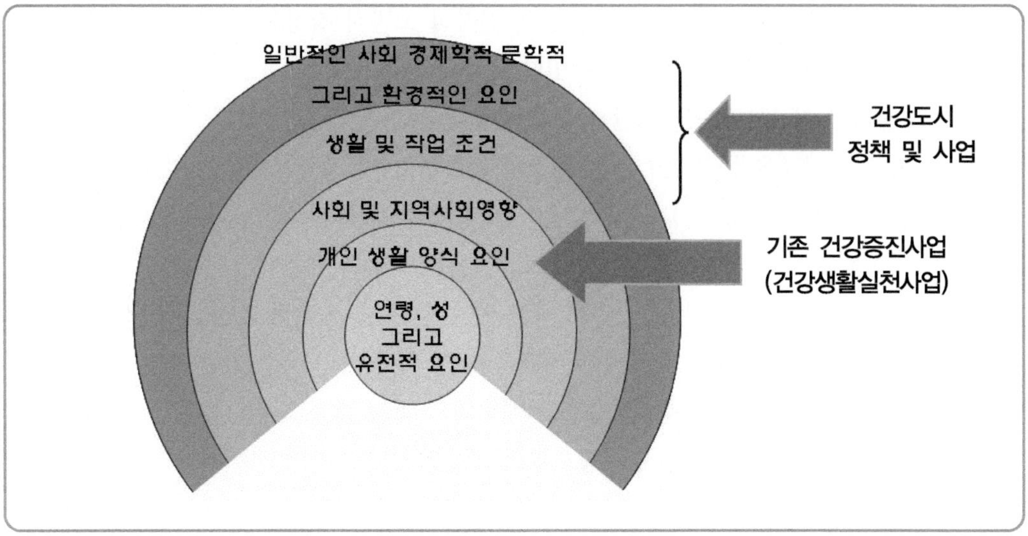

[그림 21-21] 건강의 주요 결정요인과 건강도시 정책

and expanding those community resources which enable people to mutually support each other in performing all the functions of life and in developing to their maximum potential)(Hancock & Duhl, 1986)'를 말한다.

건강도시에서의 건강은 단지 개인의 육체적 웰빙이 아니라 지역사회의 사회적, 정서적, 문화적 웰빙을 의미하여 지역사회, 환경, 경제를 포괄하는 포괄적 건강의 개념으로 발전하였고, 이에 대한 도시전체의 노력을 정치적 지원 하에 참여와 협력 및 조직구조를 수립하여 경주할 것을 강조하여 기존 보건의료 중심의 접근과는 차별성을 보이고 있다.

건강도시란 시민의 건강과 안녕을 의사결정 과정의 중심에 두는 도시를 말하며, 건강도시는 결과(outcome)가 아닌 과정(process)을 중시하는 도시임. 즉, 특정 건강수준을 달성한 도시가 아니라 도시의 건강을 개선하는 과정(도시건강프로필, 도시건강계획 등)과 구조(사무국과 코디네이터 등)를 갖추어 노력하는 도시를 말한다.

건강도시는 '건강친화적 환경(Healthy Friendly Environment) 조성'과 '건강한 공공정책(Healthy Public Policy, Health in All Policies)을 지역단위에서 실천'하는 것을 의미한다. 건강도시 정책은 보다 근본적인 건강의 결정요인을 다루는 정책으로 건강은 유전, 보건의료, 생활습관 뿐만 아니라 물리적 환경, 사회경제적 환경에 의하여 영향을 받는데 기존 보건 정책 및 사업은 물리적 환경, 사회경제적 환경을 핵심적으로 다루고 있지 않고 있다. 건강도시 정책은 건강과 관련된 물리적 환경, 사회경제적 환경을 개선함으로 건강을 결정하는 보다 근본적인 요인을 다루는 정책임. 이를 통해 건강의 포괄적 결정요인에 대한 접근과 보건의료 내외적인 부문간 협력을 실현할 수 있다.

건강도시 정책은 건강불평등을 개선하는 정책이다. 기존 건강증진 사업은 건강증진에 대한 동기가 더 많은 사회경제적 수준이 높은 계층의 사람들이 더 적극적으로 사업에 참여함으로 건강형평성을 악화시킬 가능성이 크다. 낮은 사회경제적 계층의 사람들은 자신의 건강을 위한 투자나 계획을 세우기가 어려움 형편이므로, 이들은 소득의 빈곤의 악순환 뿐 아니라 "건강의 악순환(vicious cycle of health)"에 빠져 있는 상태임. 물리적 환경 및 환경개선의 효과는 사회경제적 지위와 관계없이 동일한 혜택을 받게 되며, 저소득층 거주 밀집지역에서 건강도시사업을 실시하는 경우에는 건강불평등 개선의 효과는 더욱 커짐. 낮은 사회경제적 계층의 건강증진에 우호적인 정책을 실시함으로써 이들의 건강수준의 점진적인 향상을 기대할 수 있다. 건강도시의 기초적인 이론적 근거에는 '모든 인류에게 건강을(Health for All)'과 '의제 21(Agenda 21)', '건강을 결정하는 사회적 결정요인' 등으로 건강형평성에 대한 철학을 기본으로 하고 있다.

1986년 도시전체의 환경을 건강증진에 기여하는 쪽으로 개선시키고 하는 새로운 흐름인 건강도시(Healthy City) 운동이 유럽을 중심으로 제창되어 현재 4단계(2003-2007)에 이르고 있다. 지역사회를 단위로 한 건강증진 사업이 곧 '건강도시 사업(Healthy City Project)'이라고 할 수 있다[34)35)]. 세계보건기구 건강도시 프로젝트는 만인건강(Health For All)의 원칙에 기반한 새로운 공중건강 접근법이 실제로 효과적임을 증명하기 위하여 1988년 11개 도시에서 시작되어 전세계적인 지역보건운동으로 발전되었다. 현재 유럽에서만 29개국 1,000개의 도시에 걸쳐 국가 및 지역 네트워크가 형성되어 있다[36)]. 건강도시란 주민들의 건강과 복지를 의사결정 과정의 핵심에 두는 도시이며, 그 곳에서 살고 일하는 사람들의 신체적, 정신적, 사회적, 환경적 안녕의 증진을 추구하는 도시이다. 건강도시는 [특정 건강상태를 달성한 도시]라기 보다는 오히려 [건강을 도시의 이슈로 인식하여 도시의 건강을 향상시키려고 노력하는 도시]를 말한다.

2) 건강도시의 역사

1984년 캐나다 Toronto 시에서 "Healthy Toronto 2000"이라는 워크숍 중 Trevor

34) http://euro.who.int/healthy-cities/How2MakeCities/20020114_1
35) http://www.wpro.who.int/themes2_intro.asp
36) http://euro.who.int/healthy-cities/CitiesAndNetworks/20010919_1

Hancock에 의해 조직된 “Beyond Health Care”라는 회의에서 시작하였다. Leonard Duhl 교수는 도시의 삶의 질에 영향을 미치는 보다 광범위한 요인들에 대한 개입을 통해 국민건강을 증진시킬 수 있다는 건강도시프로젝트를 제안하였다.[37] 건강도시는 ‘모든 인류에게 건강을(Health for All)’과 ‘지속가능한 개발(Sustainable Development)’을 기본적인 배경으로 하고 있으며, ‘오타와 헌장’의 건강증진 개념 및 전략을 도시에서 적용할 수 있는 방안을 개발하고 이를 지방정부의 의제(agenda)로 만드는 것이다.

세계보건기구(WHO) 유럽사무국에서 관심을 반영하여 1986년 건강도시시범프로젝트가 시작되었다(11개 도시). 현재 유럽에는 약 100여개의 도시[38]가 세계보건기구/유럽지역 건강도시네트워크에 속해 있고 국가단위나 지역단위에서는 30개국 이상 약 1,200개 이상의 도시가 건강도시를 수행하고 있다. 이들 건강도시들은 상호연계하에 정치적 지지를 확보하고, 정보의 공유를 통해 정책의 입안과 실행을 개선하고 있음. 유럽 건강도시프로젝트의 영향은 유럽지역을 넘어 확대되어 1996년 세계보건의 날 주제로 건강도시(Healthy cities for better life)를 선정하여 도시간의 국제적인 네트워크를 조장하였으며, 1997년 인도네시아 자카르타에서 열린 제4회 건강증진국제회의에서 전 세계의 건강도시운동을 인정하고 “건강도시를 위한 파트너십에 대한 성명서”를 발표했음. 2010년 세계보건의 날 주제가 “도시와 건강(Urban and health)"이었음. 유럽이외의 오스트레일리아, 캐나다, 미국 등지에서도 지역 네트워크가 결성되었으며, 다른 나라들에서도 유럽의 건강도시프로젝트 전략을 사용하여 각 도시의 특수한 상황에 맞추어 추진함으로써 건강도시운동은 전 세계적으로 광범위하게 확산되어 현재 약 2,000개 이상의 도시가 참여하고 있다.

우리나라의 건강도시프로젝트는 1986년 초기부터 그 개념이 국내 학계에 소개되어 왔으나 1996년 과천시가 시범사업을 하여 우리나라에서 처음 시도되었다. 이후 2004년 4개 도시(상주시, 서울시, 원주시, 부산진구)가 세계보건기구 건강도시연합회 정회원으로 가입된 후 현재 국내 여러 자치단체에서 건강도시프로젝트를 진행하고 있거나 준비하고 있다. 2018년 현재 90개 도시(광역시, 광역시 구, 중소도시, 군지역)가 AFHC 정회원으로 가입되어 있으며 서울대학교 건강증진연구센터와 연세대학교 건강도시연구센터, 건양대학교 보건복지대학원, 순천향대학교 등이 준회원으로 가입되어 있다. 2006년에 국내 건강도시 네트워크를 위한 “대한민국 건강도시 협의회”를 결성하고 창원시에서 창립총회를 개최하였으며, 매년 총회가 개최되고 있다. 중앙정부차원에서도 건강도시에 대한 논의를 활성화하기 위해 다양한 분야의 전

37) Duhl, L. A Short History and Some Acknowledgement, 2000
38) 2009년 12월 현재(세계보건기구 유럽 지역사무소, http://www.euro.who.int/healthy-cities)

문가들로 구성된 건강도시포럼을 운영하였고, 최근 보건복지부에서는 건강도시인증제를 도입하여 추진코저 노력하고 있다.

3) 건강도시의 요건

세계보건기구(WHO)는 건강도시의 요건들(qualities)을 아래와 같이 11개로 제시하였다(Hancock & Duhl, 1986).

① 물리적인 환경이 깨끗하고 안전한 도시(주거의 질 포함)
② 현재 안정적이며 장기적으로 지속가능한 생태계를 보존하는 도시
③ 상호 협력이 잘 이루어지며, 비착취적인 지역사회
④ 자신들의 생활, 건강 및 안녕에 영향을 미치는 결정에 대한 시민의 참여와 소통 기능이 높은 도시
⑤ 모든 시민의 기본 욕구(음식, 물, 주거, 소득, 안전, 직장)가 충족되는 도시
⑥ 광범위하고 다양한 만남, 상호교류, 커뮤니케이션의 기회와 함께 폭넓은 경험과 자원 이용이 가능한 도시
⑦ 다양하고 활기에 넘치고 혁신적인 경제
⑧ 역사, 시민의 문화적 및 생물학적 유산, 타집단 및 개인들과 연속성이 장려되는 사회
⑨ 이상의 특성들을 충족하며 이를 강화시키는 도시
⑩ 모든 시민이 접근할 수 있는 적절한 공중 보건 및 치료서비스의 최적 수준
⑪ 지역주민의 건강 수준이 높은 도시(높은 건강수준과 낮은 이환율)

건강도시란 "물리적 · 사회적 환경을 끊임없이 창출 · 개선하고 지역사회 자원의 확대를 통해 개개인이 일상생활의 모든 기능을 수행하고 그들의 가능성을 최대로 개발할 수 있도록 상부상조할 수 있게 하는 도시"를 의미 한다[39]. 건강도시는 신 공중보건 운동에 의거하여 1980년대에 등장한 개념이다. 시민의 건강을 증진하기 위해서는 건강결정요인에 대한 고려가 필수적이다. 캐나다의 라론데(Lalonde)는 건강장 개념을 제시하면서 건강을 결정짓는 요인으로 인간생태(human biology), 환경(environment), 생활양식lifestyle), 의료서비스 제공(medical care) 이 필요함을 제시하였다. 세계보건기구(WHO)에서는 1996년도에 건강한 도시 건강한 섬(Healthy cities -healthy islands)를 보건표어로 설정하여, 건강도시 사업을

39) Hancock T and Duhl L. Promoting Health in the Urban Context. WHO Healthy Cities Paper No. 1, 1998

[표 21-14] 리버풀시의 사업 우선순위

10대 주요 관심사	
1차 계획에서 얻은 내용을 40개 주제로 분류하였다. 각 주제마다 언급된 내용에 대한 백분율 순으로 나타냈다.	
1. 환경 (일반적으로 공기오염에 관련된 사항과 깨끗하고 푸른 도시에 대한 요구)	60%
2. 빈곤(실업)	45%
3. 정신보건 (스트레스와 불안)	43%
4. 주택공급 (유지, 보수에 관련된 문제)	42%
5. 보건의료서비스 (일반적으로 접근성에 관한 문제)	37%
6. 교육/훈련 (실용성, 평생교육)	35%
7. 청소년 (발언권)	34%
8. 식이요법/영양섭취 (건강하게 음식을 섭취할 능력부족)	32%
9. 사고 (교통량감소, 강화, 교육)	31%
10. 교통수단 (주로 공기오염과 연관)	30%
(대부분의 응답자들이 한 가지 이상의 주제에 답했으므로 합계는 100 이상을 나타낸다.)	

권장하였다. WHO(1998)에서는 건강도시에 대하여 정의하기를 "시민이 삶의 모든 기능수행과 최대한의 잠재력 개발에 서로를 도울 수 있도록 물리적 환경과 사회적 환경을 계속적으로 조성하고 개선하고 지역사회의 자원을 확장하는 도시이다"라고 하였고, 시민의 건강을 유지 보호 증진하기 위한 전략으로서 건강도시 사업을 추진하게 되었다.

건강도시계획의 핵심 요소는 ① 고도의 정치적 공약, ② 부문간 협조, ③ 지역사회 참여, ④ 기본적인 환경에서의 활동의 통합, ⑤ 도시건강의 윤곽과 지역활동계획의 개발, ⑥ 주기적 감시와 평가, ⑦ 참여적 연구와 분석, ⑧ 정보공유, ⑨ 대중매체의 참여, ⑩ 지역사회 내 모든 집단의 의견의 통합, ⑪ 건강도시계획의 지속을 위한 기제, ⑫ 지역사회의 발전과 개개인의 발전의 연계와 ⑬ 국가 차원에서의 연계망과 국제사회 연계망의 구축을 포함한다.

리버플시의 경우, 미래를 위한 비전[40]은 "미래 리버플은 경제 성장, 사회정의, 자연환경의 보호를 추구함과 동시에 모든 시민과 후세를 위한 건강 확립과 복지 증진에 있다"로 설정되어 있다.

또한 이러한 도시계획의 배경에 사고방식의 변화는 다음과 같다.

40) 리버풀 도시건강계획(Liverpool city health plan), 녹색소비자연대 · 행정자치부, 2000. 10.

[표 21-15] 건강도시로의 사고방식의 변화

과거의 사고방식	새로운 사고방식
• 단기적 안목- 화재방지 • 현재에 대한 관심 • 배타적-자체 조직 내에서만 작업 • 투자에 대한 관심 - 자본투여 • 중앙 집권적 계획	• 장기적 안목 • 단체들간의 연계와 지역시민과의 파트너쉽 - 지역활동, 상호협조 • 측정가능한 결과물 • 다음 세대에 대한 관심 • 건강문제에 대한 관심과 이해도의 증가

4) 건강도시의 주요 특징

건강도시의 주된 특징으로는 전폭적인 정치적 지원과 건강에 대한 전념, 부문간 협조, 지역사회의 참여, 생활터(場, setting) 접근, 도시건강프로필과 활동계획 개발, 주기적인 모니터링과 평가, 정보공유와 대중매체의 관여, 지역사회 발전과 개인 발전과의 연계, 국내 및 국제적 네트워킹, 참여적인 연구와 분석, 지역사회 모든 단체들의 의견 취합, 지속성 등이 있다.

(1) 전폭적인 정치적 지원

① 지방정부의 주거, 환경, 교육, 교통, 복지 및 사회적 서비스 정책 등은 도시주민의 건강 상태에 중요한 영향을 미침. 그러므로 건강도시프로젝트는 지방정부나 의회의 정치적 의사결정에 영향을 미침으로써 건강한 공공정책을 위한 정치적 의사결정을 요구하고 있음

예 : 금연도로 조성에 대한 의회의 지지 및 동의

② 외국의 사례나 국내의 건강도시 사례를 살펴보더라도 전폭적인 정치적 지원이 건강도시의 시작과 성공에 중요한 요인이 됨을 알 수 있음

예 : 브라질의 꾸리찌바시(자이메 레르네르 시장의 환경친화적 도시건설에 대한 비전과 철학이 핵심 요소로 작용), 콜롬비아의 수도 보고타시(엔리케 페냐로 시장의 의지), 일본의 이치가와시(치바 시장의 건강한 이치가와 건설에 대한 강력한 정치적 의지)

(2) 건강에 대한 전념

건강도시에서는 건강에 대한 전념을 특징으로 하고 있는데, 건강에 대한 접근성과 경제적 및 사회적 형평성은 더욱 나은 건강상태 도달을 위하여 핵심적임. 건강에 대한 인식제

고 및 전념을 위해서는 프로젝트에 대한 시민의 접근성 제고, 정보에 대한 접근성 보장, 캠페인, 감사실시 및 결과의 공개, 지역주도 활동, 지역사회 조직의 다양한 활동에 대한 지원, 대중 매체의 활용 등이 있을 수 있음

(3) 부문간 협조

① 보건부문 이외의 부문에서의 활동이 좀 더 건강에 기여할 수 있도록 부문간의 협조체계를 만들어 내는 것이 요구됨
예 : 도시에서 충분한 녹색 공간이나 자전거 도로를 제공함으로써 신체활동을 지원하는 도시계획안

② 건강도시프로젝트는 지방정부 부처 및 여타 단체가 함께 모여서 활동할 수 있는 조직구조와 행정체계를 만들어냄. 이를 위해 활용할 수 있는 방법으로는 운영위원회 참여, 서로의 경험 공유, 건강영향평가, 포괄적인 도시계획, 지역사회참여, 사업책임의 명확화, 건강에 기여하는 프로그램 및 정책에 대한 재정적 유인 제공 등이 있을 수 있음

(4) 지역사회의 참여

건강도시는 건강도시의 기획, 공공서비스의 생산과 소비, 평가의 모든 영역에 걸쳐 지역사회 참여를 강조하고 있는데, 주민참여를 활성화하기 위해 사용되는 방법으로는 건강도시프로젝트에 대한 접근성 제고, 운영위원회 참여, 정보제공, 지역사회 조직에 대한 실제적 지원, 지역사회의 요구 평가, 취약지역에 대한 선도적인 지역사회 개발 등이 있음

(5) 생활터(셋팅, setting) 접근

① 건강도시에서는 과거의 개인적 · 행태적 접근방법을 탈피해 건강을 위한 지원적 환경 건설을 목적으로 하는 생활터 중심의 건강증진방법(Setting approach for health promotion)을 핵심전략으로 채택하고 있음

② 건강은 우리가 살고, 즐기고, 배우고, 일하는 일상생활 영역 안에서 만들어지기 때문에 건강증진활동은 우리가 삶을 영위하고 있는 곳인 학교, 직장, 지역사회, 시장, 병원 등에서 이루어져야 한다는 것이 생활터 접근방법임

(6) 건강도시 프로필 작성과 활동계획 개발

① 건강도시프로필은 도시의 건강과 환경 상황에 대한 포괄적인 시각과 기본 정보를 제공

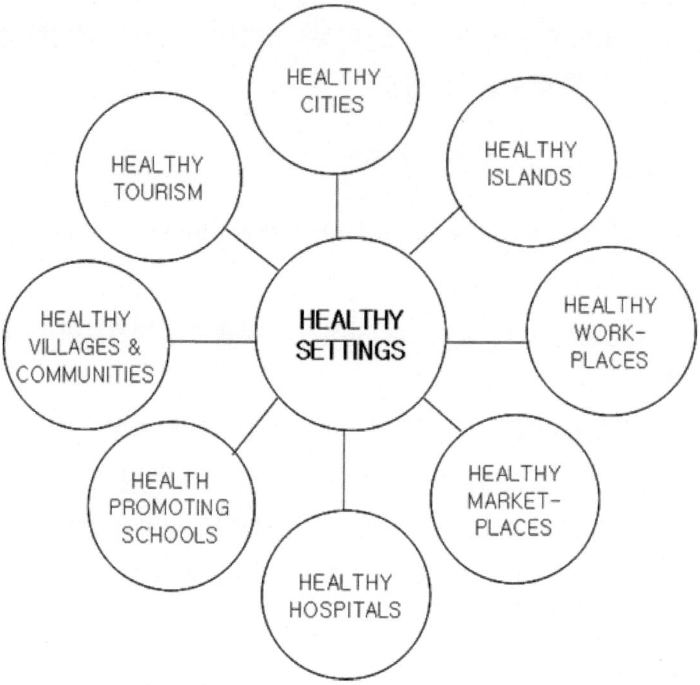

[그림 21-21] 건강도시 생활터(healthy setting) 접근법

하며, 궁극적으로는 건강에 대한 전념, 우선순위의 설정 및 평가의 기초자료로 활용될 수 있음. 건강도시프로필의 내용으로는 인구, 건강수준과 관련된 지표, 생활양식, 주거환경, 사회경제적 여건, 물리적 환경, 건강불평등, 물리적/사회적 하부구조, 공중보건서비스와 정책 등이 포함됨

② 활동계획은 건강도시프로필 작성 과정에서 밝혀진 우선시 되는 이슈(사업)을 다루어야 하는데, 다양한 계층과 단체들의 참여는 계획된 활동의 성공적인 실행에 반드시 필요함

(7) 주기적인 모니터링과 평가

건강도시 실행계획을 주기적인 모니터링하고 평가하는 것이 필요하며, 모니터링의 결과는 도시건강 수준의 정기적인 개선을 이끌어내고 새로 개정된 내용은 관련된 사람들뿐만 아니라 지역사회에까지 알려야 함. 건강도시프로필 변화의 분석은 건강도시프로젝트의 효과에 대한 정보를 제공하고 실행계획을 고칠 필요성에 대해서도 제기함. 도시와 도시건강수준에 대한 정보는 정기적으로 검토되고 수정되어야 하며, 새로운 정보를 통해 도시가 피

[표 21-16] 건강도시의 주제

건강도시의 주제	
노년기/고령화	보건의료 정책과 계획
대기오염	건강영향평가
흡연, 음주, 영양, 운동	주택
어린이 및 청소년 건강	정신보건
도시건강개발계획	생식보건
지역사회 참여	빈곤
환경보건	사회적 건강결정요인
형평성과 건강	교통
도시계획	거버넌스

드백 해야 할 내용이 무엇인지 재검토되어야 함

(8) 정보의 공유 및 대중매체 활용

건강도시프로필 및 활동계획은 다양한 방법(공청회, 인터넷 및 대중매체 등)으로 공개되어야 하며, 대중매체는 건강도시에 대한 계획을 추진하고 인식 수준을 높이는데 중요한 역할을 함. 그 외 중요한 전략들로는 건강도시의 기술 진수 목적의 워크숍, 건강도시 홈페이지 개발, 정기적인 지역사회 회의 등이 있음

(9) 지역사회발전과의 연계

도시가 직면하는 다양한 문제들을 해결하기 위해 준비된 많은 계획과 전략들이 있는데, 건강도시 실행계획은 지역사회발전과 연계되어 다른 계획들을 보완하는 것이 중요함. 도시차원의 발전 계획이 도시주민의 건강 문제들을 명확히 다루지 않으면, 건강도시프로젝트의 중요한 업무 중의 하나는 도시차원의 개발에서 그런 건강문제들을 제기하고 전념할 수 있도록 하는 것임

(10) 국내 및 국제적 네트워킹

건강도시간에 경험을 공유하고 교환하는 것은 도시의 역량 개발을 이끌어 낼 수 있으며 건강도시프로젝트가 지속성을 가질 수 있음. 건강도시에 대한 국내 네트워크는 정보 교환 통로를 마련하고 국내 워크숍과 모임을 조직함으로써 정보를 교환하는 효과적인 수단을 제

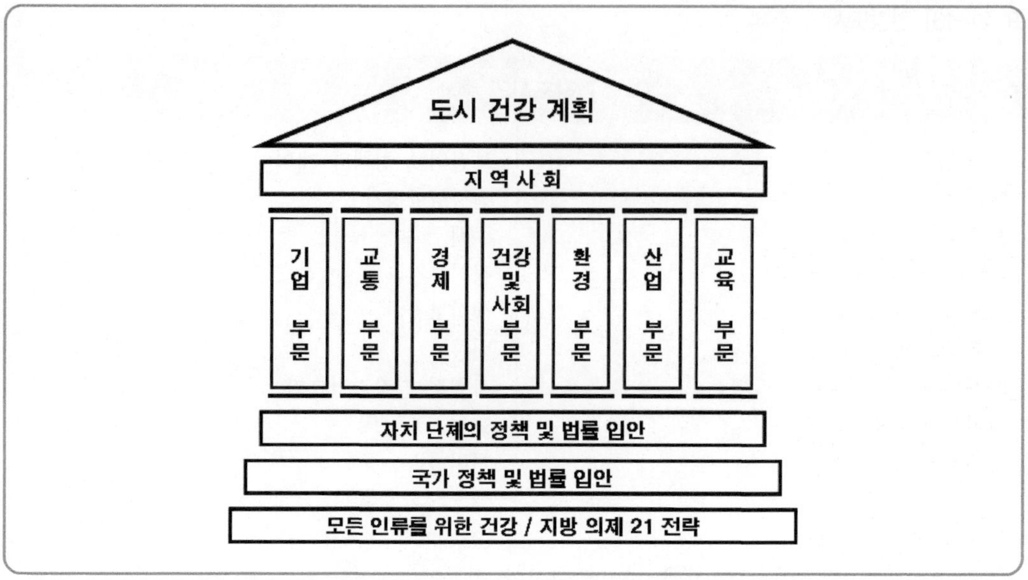

[그림 21-22] 도시 건강 계획의 틀

자료 : WHO Healthy Cities Project Office. City health planning, 1995

공해 줄 수 있음. 또한 국제적인 네트워크에 참여함으로써 건강도시프로젝트의 초기 단계에서 세계 여러 건강도시의 경험, 전문 지식, 정보를 제공해 줄 좋은 기회가 될 수 있으며, 각 지역 도시들의 노력들에 대한 세계적인 인지도라는 부가적인 이익을 가져다 줄 수 있음

Ⅱ. 보건교육

1 보건교육의 개념

1) 보건교육의 정의

교육이란 인간의 잠재능력을 이끌어내어 보다 나은 삶을 영위할 수 있는 바람직한 방향으로 변화시키는 인간행동의 계획된 변화라고 할 수 있다.

그러므로 보건교육이란 개인이나 집단이 건강에 관여하는 지식, 태도, 행동에 영향을 미치게 할 목적으로 학습 경험을 베풀어 주는 과정, 즉 건강에 관한 지식을 교육하는 과정을 통해서 개인 또는 집단을 건강한 행동양상으로 바꾸어 놓은 실천적 과학이라고 말할 수 있다(그림 21-23).

미국 학교 보건교육 용어 제정위원회(A Joint Committee on Terminology in School Health Education)는 "보건교육이란 개인이나 집단의 건강과 관련되는 지식, 태도, 행동에 영향을 미칠 목적으로 학습경험을 베풀어주는 과정이다."라고 정의하였다.

우리나라의 국민건강증진법 2조에서는 "개인 또는 집단으로 하여금 건강에 유익한 행위를 자발적으로 수행하도록 하는 교육을 말한다."라고 정의하고 있다.

또한 미국 미네소타대학 Ruth Grout에 의하면 "보건교육이란, 건강에 관한 지식을 교육과정을 통하여 개인 또는 지역사회를 건강한 행동양상으로 바꾸어 놓은 것을 말한다."라고 말하고 있다.

즉, 보건교육은 개인과 집단을 대상으로 건강에 대한 여러 가지 문제들에 관한 다양한 지식이나 태도를 향상시켜서 보다 건강하도록 교육하는 일련의 과정이라고 할 수 있다.

2) 보건교육의 목적

보건교육은 잘못된 지식이나 태도 및 행동 등에 영향을 주어 새로운 행동양상으로 바꾸는 데 그 목적이 있다.

세계보건기구(WHO)가 주최한 제1차 공중보건교육 전문위원회는 보건교육의 기본적 목적을 다음과 같이 규정하고 있다.

첫째, 세계보건기구헌장에 규정된 건강을 완전히 구현하기 위하여 개인이나 또는 집단의 한 구성원으로서, 자기 스스로 해야 할 일을 수행할 수 있는 능력을 갖도록 돕는다.

둘째, 건강은 지역사회의 귀중한 재산임을 인식시킨다.

셋째, 보건사업의 발전을 이루며, 이것을 활용하도록 하는 것이다. 즉, 보건교육의 목적은 개인, 집단 또는 지역사회가 자기 자신의 보건에 문제를 인식하고 자기 스스로 행동하여 이러한 문제를 해결함으로써 자신의 건강을 증진시킬 수 있도록 하는데 있다.

보건교육의 목적은 자기 자신의 건강을 지키며, 자신에 속한 지역사회가 발전하는데 건강이 중요한 재산이며 목표임을 인식하게 하며, 나아가 지역사회 구성원 스스로 노력하고 해결할 수 있는 능력을 갖추도록 하는데 목적이 있다.

3) 보건교육의 중요성

현대는 질병의 치료보다 예방과 건강을 유지하고 증진하는 것을 더욱 강조한다.

사람들은 질적인 삶에 대한 욕구가 증가되면서 건강에 대한 태도 변화의 촉진을 가져왔다. 즉, 현대의 사람들은 건강에 대해 단순히 질병이 없는 상태가 아닌 그 이상의 건강에 대한 건강욕구가 증가되면서 이를 충족시키기 위해 건강교육이 더욱 필요하게 되었다.

과거 질병예방사업이 가장 우선순위에서 있었으나 현대에는 보건교육이 보다 강조되고 있다. 이러한 일들은 곧 자신의 건강을 지키는데 필요한 지식, 태도, 행위에 대한 변화를 가져오게 하는 요인 가운데 하나가 되었다. 따라서 보건교육 사업은 지금까지 도외시 되어져 왔으나, 최근에 예방사업의 수단으로 가장 중요하게 여겨지는 사업으로 인식하게 되었다.

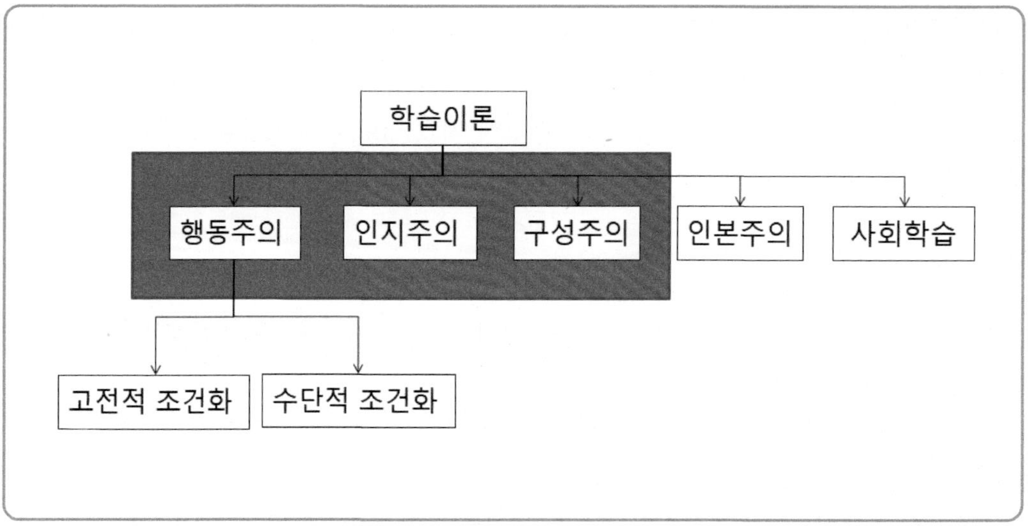

[그림 21-23] 학습이론의 구분

4) 보건교육의 범위

(1) 보건교육방법 선정에 영향을 미치는 요인

① 대상자 수

보건교육에 있어서 교육의 대상자 수는 보건교육방법을 선정함에 있어서 많은 영향을 주게 된다. 대상자 수가 많은 경우에는 강의식이나 심포지움, 패널토의 등이 적당하며 대상자 수가 적을 경우에는 역할극, 시연, 그룹토의, 집단상담 등을 활용할 수 있다.

② 학습목표

보건교육에 있어서 도달해야 할 교육 목표는 보건교육방법 선정에 많은 영향을 미치게 되며, 이에 따라 도달해야 할 교육의 목표가 단순한 지식을 전달할 것인가, 또는 부정적 태도에서 긍정적 태도로의 변화를 가져올 것인가에 따라서 다양한 교육방법을 선택할 수 있다.

③ 교육실시 장소 및 시설

교육실시 장소 및 시설의 여건에 따라서 교육방법에 영향을 받게 되며, 그에 따라서 적절한 교육방법을 선정해야 한다.

[표 21-17] 보건교육의 대상 및 범위

구분	학교 보건교육	산업 보건교육	지역사회 보건교육	환자(병원)교육
대상	학생 교직원 학부모	근로자 임직원 근로자 가족	보건인력 공공조직 민간조직 주민(위험집단 우선 환자)	전문인력 환자 환자가족
범위	교과과정내(정규과정) 수시교육(행사 및 보건서비스)	안전교육(공공 개선) 산재예방 치료	지역사회 건강 - 개인 - 집단 - 지역사회 조직 - 인력개발	처방순응교육 가족교육 재활교육 등

2 보건교육 프로그램 계획

1) 보건교육 계획의 실시순서

(1) 제1단계 - 대상자의 선정 및 대상자의 특성파악

처음 단계는 누구를 대상으로 교육을 할 것인가를 결정하는 것으로 이는 국가적인 정책, 보건교육가의 흥미, 또는 보건교육의 목적에 따라 다양해 질 수 있다. 예를 들면 국가적인 시책에 의하여 청소년 금연사업이 시급히 요구될 때는 대상은 중, 고등학교 학생들로 대상을 선정할 수 있으며, 심장병예방에 관한 교육을 실시하고자 한다면 심장병의 위험에 가장 많이 폭로된 중장년 남자, 영유아 예방접종을 권유하는 것이 목적일 때는 젊은 부부가 대상이다. 교육대상은 다음 사항에 따라 그 특성을 파악하여야 한다.

① 대상자의 수 : 개인, 가족단위, 단체, 지역사회 등
② 보건교육 내용에 대한 대상자의 사전 경험 및 지식 정도
③ 지역사회의 사회, 문화적 배경
④ 태도 및 동기정도 : 보건교육에 대해 찬성하고 받아들이는 입장이거나 또는 반대로 시간의 낭비로 생각하고 거부하는 입장
⑤ 교육방법에 대한 기대정도와 경험여부 : 전통적인 강의식 교육의 선호, 또는 단체 활동에 대한 거부감 등 대상자의 교육방법에 대한 선호도
⑥ 대상자의 교육수용능력 : 교육에 대한 이해도 및 실천 능력이 빠른 편인가? 정신장애가 있는가? 여부 등
⑦ 대상자의 기본 속성 : 연령, 성별, 건강상태, 장애의 정도

(2) 제2단계 - 대상자의 욕구정도 파악

이 단계는 무엇을 교육할 것인가를 결정하는 단계로서 보건교육 욕구의 파악은 역학적 조사자료, 사회 및 환경지수, 전문가 및 대중의 여론을 근거로 파악한다. 예를 들면 금연교육의 필요성은 지역주민의 기관지 및 폐 관련 질병, 순환기계 질환의 이환율과 사망지수에 의하여 그 중요도를 결정할 수 있고 담배의 판매량을 통해 흡연 실태를 간접적으로 판단할 수 있다. 가족계획교육의 필요는 낙태와 원치 않는 임신에 관한 자료를 통해서 판단할 수 있다.

(3) 제3단계 - 보건교육의 목표설정

보건정보교육 목표는 다음의 여러 범위에서 세울 수 있다.

① 건강에 대한 의식변화 유도 : 대상자에게 건강문제에 대하여 지식을 제공함으로써 건강문제에 대한 의식의 변화를 유도하고 인지정도를 고조시킨다.

② 건강에 대한 정확한 지식 증대 : 대상자가 이미 인지하고 있으나 명확한 지식은 거의 없는 보건문제에 대해 정확한 지식 및 정보를 전달함으로써 올바른 지식을 증가시킨다.

③ 건강에 대한 자각 유도 : 대상자 자신에게 중요한 것이 무엇인가를 판단하게 도와준다.

④ 건강에 대한 태도 변화 유도 : 건강에 대한 정서적 반응, 믿음과 가치관의 전환을 유도한다.

⑤ 건강에 대한 올바른 결정 유도 : 건강문제 해결을 위하여 무엇을 할 것인가를 결정하게 도와주는 것으로 이 결정을 관련정보와 자신의 느낌에 대한 이해 및 가치관에 의해 결정된다.

⑥ 건강에 대한 행동변화 유도 : 건강에 관련해서 결정된 사항의 수행

⑦ 사회변화유도 : 사회환경을 변화시킴으로써 건강 생활을 쉽게 할 수 있도록 도와준다. 궁극적으로 환경변화에 대한 결정은 정책결정자에 의하여 내려진다.

(4) 제4단계 - 세부목표의 설정

보건교육을 실시하여 얻고자 하는 결과에 대해 구체적으로 대처하기 위하여 세부목표의 설정이 필요하다. 세부목표 설정과정은 각 단계별 계획수립 과정을 통하여 보건교육의 결과를 미리 평가해 볼 수 있는 단계이다. 즉, 사전평가 결과 목표를 이루었을 경우 성취감을 미리 얻을 수 있고, 반대의 경우 계획을 재검토하여 미흡하거나 잘못된 부분을 변경시킬 수 있다. 세부목표 설정에서 중요한 것은 제한된 시간 내에 성공적으로 수행할 수 있는 현실적인 목표를 세우는 것이다.

(5) 제5단계 - 이용 가능한 자원의 파악

지역사회에 있는 인력, 시설, 정책적인 자원의 효율적인 이용은 보건교육사업을 성공적으로 이끄는 바탕이라고 할 수 있다. 인력자원은 다음과 같다.

① 보건교육가의 경험, 지식, 기술, 열의, 시간

② 보건교육가를 도와줄 수 있는 사람 : 조언을 줄 수 있는 동료, 행정 처리를 도와줄 관리원, 비서, 전시물이나 교육보조물 준비를 도와줄 기술자 등

③ 교육대상자의 성공적인 경험의 교환 : 교육대상자 스스로가 이용 · 개발해 나가는 지식과 경험(서로의 경험을 집단 내에서 교환함으로써 서로를 변화시킬 수 있다. 즉, 담배 끊기에 성공한 사람의 경험은 금연하고자 하는 사람에게 큰 도움을 줄 수 있다.)

④ 교육대상자에 영향을 미치는 사람 및 시설 : 대상자의 친척, 친구, 자원봉사자, 화자 연합회, Self-help 집단, 지역사회 여론 지도자, 정치인, 종교인, 인기연예인 등. 국가 및 지역사회의 기본정책 및 이용 가능한 기존시설 및 교육자료

⑤ 기존정책과 계획 : 기존 정책 자체가 보건교육의 기본 자료로 활용 가능함(금연장소의 설정이 규정되어 있다면 금연교육의 사회적 기반으로 활용할 수 있다.)

⑥ 기존시설 및 서비스 : 기존시설과 이 시설의 이용가능성 여부(기존 운동시설을 무료로 이용하여 에어로빅 교육을 할 수 있고 병원 시설을 이용한 자궁암 검사를 할 수 있다.)

⑦ 교육기자재 : leaflet, 포스터, 전시용자료, 교육실, 의자, 난방, 조명, 시청각 기자재 등

(6) 제6단계 - 내용 및 방법에 대한 계획

가능한 자원을 활용하며 사업을 시행해 나가는 구체적이고 정확한 계획을 세우는 단계이다. 이 단계에서는 목표를 이루는데 가장 적합한 방법은 무엇이며, 이 방법이 대상자가 무리 없이 받아들일 수 있는 방법인 동시에, 보건교육가 자신이 편리하게 사용할 수 있는 방법인가를 고려하여 결정하여야 한다.

(7) 제7단계 - 평가방법의 계획

교육의 성공여부 또는 성공여부에 대한 평가척도는 세워놓은 목표와 이용한 교육 방법에 따라 계획을 하며, 교육결과를 평가하여야 한다.

① 건강에 대한 의식변화 유도 평가

대상자가 보여준 흥미의 정도를 측정한다. 즉, 교육용 선전물(leaflet)의 배포 수, 건강검진 이용자수, 텔레비전, 라디오 등의 시청(청취)율, 우편 설문 또는 면접을 통한 사회조사 등의 방법이 있다.

② 건강에 대한 지식 변화 측정

보건교육가와 대상자간의 질의응답, 새로 습득한 지식의 활용정도 관찰 및 대상자의 지식을 평가하는 시험이나 질문을 통하여 건강에 대한 지식을 측정할 수 있다. 변화의 측정

은 교육이 실시된 이후의 결과를, 교육이 실시되기 이전의 결과와 비교하거나 교육을 받지 않은 실험집단의 시험결과와 비교하여 측정한다.

③ 건강에 대한 자각과 태도변화 평가 교육

보건교육활동 중간 또는 활동 후의 대상자의 행동이나 말의 변화 관찰. 건강에 대한 태도나 가치관을 등급으로 표시하게 하는 설문조사로 평가한다.

④ 건강에 대한 올바른 결정여부 평가

대상자의 말 또는 설문지 응답 내용으로 평가한다.

⑤ 건강 행동 변화의 평가

면접이나 토론 중 관찰된 개인 또는 단체의 행동변화, 대상자의 새로운 행동시범 및 대상자의 행동기록표 즉, 가족계획 시술소 방문횟수나 교육이 끝난 후 6개월 또는 1년 후의 금연 실시여부(담배 피는 횟수, 담배의 양)를 교육을 받지 않은 대조군의 결과나 전국 평균치와 비교한다.

⑥ 사회 변화의 측정

정책변화(금연구역 설정범위의 확대), 법률의 변화(안전띠 착용 의무화)와 건강 서비스(건강 증진을 위한 생산품의 증대 및 무료 운동시설의 확대)의 증가여부를 평가

(8) 제8단계 – 교육실시

세워놓은 계획에 따라 실시한다.

(9) 제9단계 – 평가

교육의 과정 및 결과는 세워놓은 계획에 따라 처음부터 재평가한다.

3 보건교육 방법 및 매체

1) 보건교육 방법

(1) 교육자의 언행의 근원에 따르는 방법

① 일방식 또는 교훈식 방법(One-way or didactic method)

이 교육방법은 교육자가 교육내용을 피교육자에게 일방적으로 전달하는 방법으로 여러 매체들을 사용하여 교육할 수 있으며, 지식은 교육자에 의해 일방적으로 전달되어진다. 이러한 교육방법은 교육내용에 관하여 피교육자가 일반적인 지식이 없을 때 이용되는 방법으로, 피교육자가 행동으로 옮기는데 상당한 시간이 소요되는 단점이 있다.

② 왕래식 또는 소크라틱 방법(Two-way or Socratic method)

대화식 또는 쌍방식 방법이라고도 하며, 이 교육방법은 피교육자가 교육내용에 대해서 지식이나 정보, 신념, 관심, 흥미 등에 대하여 어느 정도 관심이 있다고 판단하고 교육자와 피교육자 간에 상호간 의견을 교환하면서 배우는 방법이다.

이러한 교육방법으로는 집단토의, 면접, 연극, 좌담회 등이 있다.

(2) 교육대상자의 수에 의한 방법

① 개인 중심의 보건교육

㉠ 면접

면접이란 두 사람 사이에서 목표를 가지고 언어를 도구로 하여 기술적으로 만들어진 전문적인 대화로 정보를 교환하는 상호간의 관계를 말하며 주로 언어에 의해 이루어진다. 면접은 언제 어디서나 자유스럽게 할 수 있으며, 효과가 높은 교육방법이지만 경제성이 적다는 단점을 가지고 있다.

㉡ 상담

상담은 개인의 태도와 행위를 변화시키기 위해 도움을 제공하기 위해서 피상담자와 직접접촉을 통해서 원만한 대인관계를 형성함으로 자아구조를 이완시켜서 이전에 받아들이지 못한 지식이나 긍정적인 사고 및 태도, 행위 등을 받아들임으로서 행동과 태도의 변화를 가져오는 과정이다. 이러한 상담의 목적은 피상담자가 자신의 문제를 인식할 수 있는 능력을 가지도록 하며, 문제해결 방법을 스스로 찾도록 돕는데 있다. 개별상담은 효과가 비교적 높으며, 내담자에 대한 이해가 확실하고, 짧은 교육시간으로도 교육이 가능한 장점을 가지고 있으나 경제성이 낮은 단점을 가지고 있다.

② 집단중심의 보건교육

개별지도에 비해 설득력이 약하지만 제한된 인원 시간, 경비로 일시에 많은 사람에게 내용을 전달할 수 있다.

㉠ 강의

강의는 언어를 통하여 학습자에게 정보 및 의견에 영향을 주고 생각을 자극하며, 비판력을 개발하는 것으로서 역사적으로 가장 오래된 교육방법 가운데 하나이다.

장점으로는, 한꺼번에 많은 피교육자를 대상으로 상대함으로 시간적, 경제적 이점이 있으며, 많은 양의 학습내용을 단시간에 제시할 수 있다. 강연회는 피교육자의 적극적인 참여 없이도 가능하며, 언어매체를 통한 교수 방법으로 전통적인 교수방법의 하나이다. 또한 교육대상자들의 교육에 대한 긴장감이 다른 교육방법보다 작다. 단점으로는, 수동적 학습태도 때문에 문제해결능력이 결여되기 쉬우며, 피교육자의 개인차를 고려하기 어려움이 있다. 또한 학습자들의 학습 진행 정도를 교육자가 인지하기 어렵다. 이러한 단점을 보완하기 위해서는 교육자는 전체적인 설명을 미리해서 개요를 이해하도록 하며, 각종 매체를 적절히 활용하고, 수시로 토의를 삽입하여 피교육자의 적극적 참여를 유도하여야 한다.

㉡ 집단토론회(Group discussion)

소수의 인원에게 적용할 수 있는 교육방법으로, 집단토론회의 적정 인원은 10명을 넘지 않는 것이 효과적이다. 집단 태 참가자들이 특정 주제에 대한 의문점, 문제점에 대해 목표를 설정하고 자유로운 상호의견을 교환하여 결론에 도달하게 된다.

장점으로는, 교육 대상자가 능동적으로 참여할 수 있는 기회를 제공하며, 협력해서 결론을 도출함으로 대상자들이 민주적 회의능력을 습득할 수 있다. 단점으로는, 많은 대상자들이 참여할 수 없다.

㉢ 배심토의(Panel discussion)

배심토의란 어떤 주제에 상반되는 견해를 가진 전문가 4~7명이 의장의 안내에 따라서 정해진 시간 안에 발표를 한 후 청중들과의 질의응답을 통해서 청중의 참여를 유도하는 토의 방법이다.

장점은 연사나 청중이 서로 친밀히 토의함으로써 문제의 해결을 제시할 수 있으며 청중은 비교적 높은 수준의 토론을 경험하고 타인의 의견을 듣고 비판하는 능력이 배양되며 어떤 주제에 대하여 다각도로 분석하고 미래를 예측할 수 있는 능력이 배양된다.

단점은 일정시간 내에 훌륭한 전문가를 위촉하는데 부담감이 있고 청중들이 기존지식이 없을 경우는 토론의 이해 속도를 따르지 못한다.

㉣ 세미나(Seminar)

세미나는 토의, 연구 및 선정된 문제를 과학적으로 분석하기 위해서 이용하는 집회형태이다. 세미나의 적합한 문제의 선택은 교육 대상들과 관련이 있어야 하며, 세미나 참가자는 사전에 충분한 지식을 가져야 한다.

㉤ 공개토론회(Forum)

어떤 문제에 대해 참가자가 새로운 지식을 얻고 또 설명하는 방식으로 서로 반대되는 입장에 있는 전문가 2~3명이 각자의 입장에서 의견을 발표하며 사회자는 발표자의 내용을 요약해서 청중에게 발표하는 형식의 토론이다.

㉥ 역할극(Role play)

역할극은 학습자들이 직접 실제 상황 중의 한 인물로 등장하여 연기를 하면서 실제 그 상활에 처한 사람의 입장이나 상황 등을 이해하고 상황분석을 통하여 해결방안을 모색하는 방법이다. 역할극은 소집단으로 이루어지는 것이 효율적이며 최대 25명을 넘지 않는 것이 좋다.

장점은 직접 연극에 참여함으로 흥미와 동기유발이 가능하며 극중 역할을 통해서 심리적 정화를 경험할 수 있다. 또한 여러 사람이 참여함으로써 학습자들의 사회성이 개발될 수 있다.

단점으로 역할극 준비에 비용과 시간 등이 많이 요구되며, 학습자들 중에서 극중 인물을 선택할 때 어려움이 있을 수 있다. 극중 인물의 성격 및 배경, 주위환경 등이 사실과 거리감이 있을 때 효과가 떨어질 수 있다.

㉦ 워크숍(Workshop)

워크숍은 강연을 주로 하는 교육적 집회로 참가자 전원이 실제 기획해서 활동하면서 실천하는 방법이다.

2) 보건교육 매체

(1) 교수매체의 개념

교수매체는 협의로, 교수 활동을 하는데 있어서 내용을 구체화하거나 보충하여 학습자가 학습내용을 명확히 이해할 수 있도록 도와주기 위하여 사용하는 모든 계기나 자료를 의미한다. 한편, 광의로는 교수 활동에 필요한 일련의 사항을 학습자들에게 조직적으로 제공하기 위해 사용되는 모든 통신 혁명의 산물로서, 교수, 교재, 칠판, 학습 환경 등을 일컫는다. 학습 내용을 효과적으로 전달하기 위해 사용하는 모든 기계나 자료를 말하며, 교수 목표를 사용하기 위하여 학습자와 교수 간에 사용되는 모든 수단이다.

교수매체는 그 속성에 따라 다양하게 분류되며, 분류의 양식도 학자들의 관점에 따라 다르다. 한 예로, 교육에 많이 활용되는 교수매체는 다음과 같이 나열할 수 있다.

① **인쇄매체** : 리플렛, 팜플렛, 유인물
② **비투사매체** : 칠판, 자석판, 융판, 사진, 다이아그램, 괘도, 모형
③ **투사매체** : 슬라이드, 필름스트립, OHP/TP, 컴퓨터프로젝션
④ **청각매체** : 오디오 카세트, CD Disc
⑤ **동영상매체** : 교육영화, 교육방송
⑥ **컴퓨터** : Stand-Alone 컴퓨터, 멀티미디어, 컴퓨터 네트워크

(2) 교수매체의 유형별 특징

① 인쇄매체

리플렛, 팜플렛 등의 인쇄 자료는 모든 교육자료 중에서 가장 기초적이고 많이 활용되는 자료로서, 독자적으로 또는 다른 시청각 매체의 보조 자료로 사용된다. 장점으로는 사용자가 가장 쉽고 편하게 접할 수 있으며 휴대가 간편하다. 대량의 제작이 가능하며 제작비가 비교적 적게 든다. 그러나 단점으로는 자료의 편집, 갱신이 불가능하며 학습자와의 상호작용이 불가능하다.

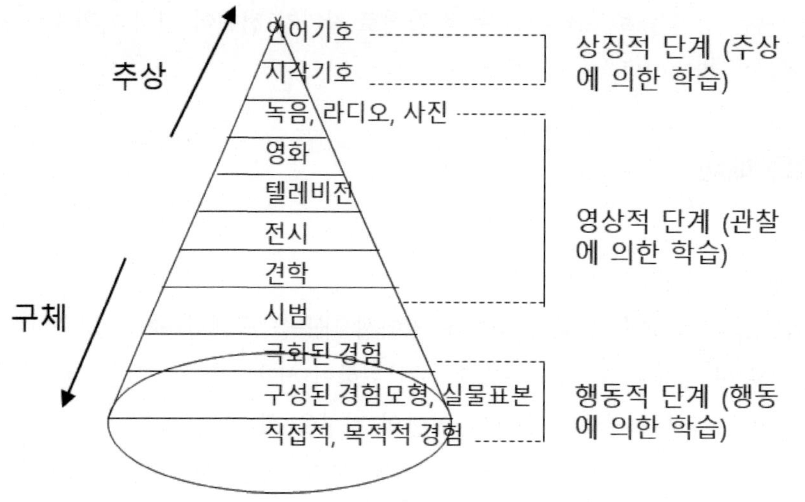

[그림 21-24] 데일의 경험의 원추와 브루너의 인지적 학습단계

② OHP/TP 자료

장점으로는 교사는 학습자와 눈 맞춤을 하면서 수업을 진행할 수 있다는 점과 가볍고 사용이 용이하며 직접 제작이 용이하다.

③ 슬라이드

장점으로는 융통성(낱낱의 장으로 재배열할 수 있다)과 제작이 쉽다고 할 수 있으며 개별 수업, 교수 보조물로서 집단 수업에 사용할 수 있다. 그러나 단점으로는 순서가 혼돈되기 쉽고, 분실의 위험이 있으며 frame당 비용이 film-strip 보다 비싸다.

④ 교육방송 프로그램/비디오 자료

효과적인 커뮤니케이션 매체이며 우수한 교사나 인물을 교실 안으로 초빙할 수 있다. 세계 각국의 현장을 교실 안으로 가져올 수 있으며 시청각에 호소하는 강력한 매체인 점과 다양한 시청자 층을 보유할 수 있고 육안으로 볼 수 없는 것을 볼 수 있게 해주며 교사와 학생의 시간을 절약해 줄 수 있고 오락적인 기능을 제공해준다.

장점으로 ① 움직이는 영상을 통하여 본질적인 개념학습에 효과적이다. ② 사물이나 현상의 단순화 및 특징적 묘사, 그리고 교육의도에 맞춘 구성 등을 통하여 학습자의 주의 집중과 이해를 돕는다. ③ 학습동기 유발과 주의에 효과적이다. ④ 정의적 영역에서 태도 형성, 변화에 효과적이다.

단점으로는 ① 전자공학 매체이기 때문에 전달에서 방해의 가능성이 높다. ② 비용이 비싸다. ③ TV의 사용은 소집단에서 사용할 수 있다. ④ 보통 일방향 커뮤니케이션(one-way communication)이다.

⑤ 컴퓨터

교육용 컴퓨터의 가장 큰 특징은 개인교수식 학습을 가능하게 하여 학습 진도, 피드백, 평가 등에서 개별화된 상호 작용을 고양한다는 것이다.

교육에서 컴퓨터는 다음과 같은 세 가지 방식으로 활용될 수 있다.

㉠ **교수학습 도구로서의 활용** : 워드프로세서, 스프레드시트, 데이터베이스, 컴퓨터 통신, 컴퓨터 관리 수업

㉡ **교사로서의 활용** : 새로운 개념, 전달 지식의 제공, 학습자가 새로운 정보와 지식을 습득한 후 반복 연습, 시뮬레이션 활용, 게임용, 발견 학습의 형태에 적합, 백과사전 형식으로 제공, 문제 제시용

㉢ **학습자로서의 활용**

- 사용자의 지시에 따라서 과제를 수행
- 학습자가 컴퓨터에게 과제를 수행하도록 명령을 내리는 것

⑥ 멀티미디어

문자, 그림, 사진, 영상, 애니메이션, 음향, 음악, 출판 등이 디지털 컴퓨터를 중심으로 통합된 커뮤니케이션과 상호작용이 수반되는 복합 다중 매체이다. 특성으로는 ㉠ 다양한 매체가 통합, ㉡ 매체간의 상호작용(Interaction), ㉢ 많은 양의 정보 수록, ㉣ 고질의 음향과 영상, ㉤ 색인과 검색이 용이하다. 멀티미디어의 활용으로는

㉠ 참조물로서 멀티미디어 프로그램

㉡ 교수를 제시하는 도구로서 멀티미디어 프로그램

㉢ 학습자의 학습도구로서 멀티미디어 프로그램

㉣ 학습자의 진단 및 평가도구로서 멀티미디어 프로그램

㉤ 창의적인 사고의 도구로서 멀티미디어 프로그램

교육용 멀티미디어의 장점으로는 개인차를 고려한 개별학습과 풍부한 학습환경을 들 수 있다.

[표 21-18] 보건교육 목표에 따른 교육매체 선정

보건교육 목표	적합한 교육 방법 및 매개체
건강에 대한 의식 변화 유도	강의 집단 활동 대중매체 전시 및 선전물 캠페인
건강에 대한 정확한 지식 증대	강의 개별교육 전시 및 선전물 인쇄물 대중매체 캠페인
건강에 대한 자각 유도 태도변화 유도 올바른 결정유도	집단 활동 자가, 가치관확립, 태도 변화, 올바른 결정을 적극적으로 유도할 수 있는 기술의 동원
건강에 대한 행동 변화 유도	집단활동 행동변화 기술 행동 변화에 사용할 기술 지도 인쇄물 자조(self-help)집단
사회변화 유도	위에 제시한 모든 방법 정책결정자에 대한 막후 접촉, 압력단체 압력, 집단행동

(3) 교수 매체의 선정

교수매체를 선택할 때에는 다음과 같은 사항을 고려한다.

- 교수/학습형태는 어떠한가?
- 학습집단/목표의 특성은 어떠한가?
- 어떠한 학습 경험의 범주가 선택된 교수/학습의 형태에 적절한가?

결정이 여러 개의 매체를 포함할 때, 사용하기에 가장 실제적인 것을 선택하도록 한다. 비용을 고려하도록 한다. 목표를 고려하도록 한다.

매체 선택의 3가지 방법은 다음과 같다.

① 이용할 수 있는 자료를 선택

기존의 자료가 학생들의 목표를 충족시킬 수 있는 경우, 학습자의 특징, 목표의 성격, 교수 상황에의 제한 등과 같은 요소에 의해 결정된다.

② 현존하는 자료들을 수정

적절한 자료를 구할 수 없는 경우, 이용할 수 있는 자료들과 매체가 목표에 맞지 않는 경우, 기존에 존재하는 자료를 수정하여 활용하도록 한다.

③ 새 자료를 디자인

교사의 목표를 충족시키기 위하여 다음과 같은 사항을 고려하여 제작하도록 한다.

4 보건교육 평가

교육평가에 있어서 타일러(Ralph W. Tyler)는 "평가의 과정이란 본질적으로 교육과정 및 학습 프로그램에 의하여 교육목표가 실제로 어느 정도 실현되었는지를 밝히는 과정"이라고 규정하고 있다. 이러한 평가는 ① 교육결과가 학습자의 교육욕구 및 교육목표와 일치하였는가? ② 교육과정의 구성과 운영은 교육 계획에 따라 진행되었는가? ③ 교육이 올바로 수행되었는가? ④ 학습결과가 피교육자에게 어떠한 영향을 주었는가에 대해 교육의 전 과정 속에서 평가되어야 한다.

1) 보건교육 평가의 기능

(1) 이해와 진단을 위한 기능

보건교육 평가는 원인의 분석과 치료 및 지도를 위해 측정 자료를 활용할 때에 보다 의의가 있다. 평가를 통해서 대상자를 잘 이해할 수 있으며, 효율적인 교육을 진행 할 수 있다.

(2) 학습의 촉진기능

대상자들은 평가를 통해 교육에 대한 만족도 뿐 만 아니라 자기 자신을 올바로 이해할 수 있게 됨으로 더욱 노력하게 된다. 또한 평가는 대상자가 잘못 반응한 지식이나 행동을 즉시

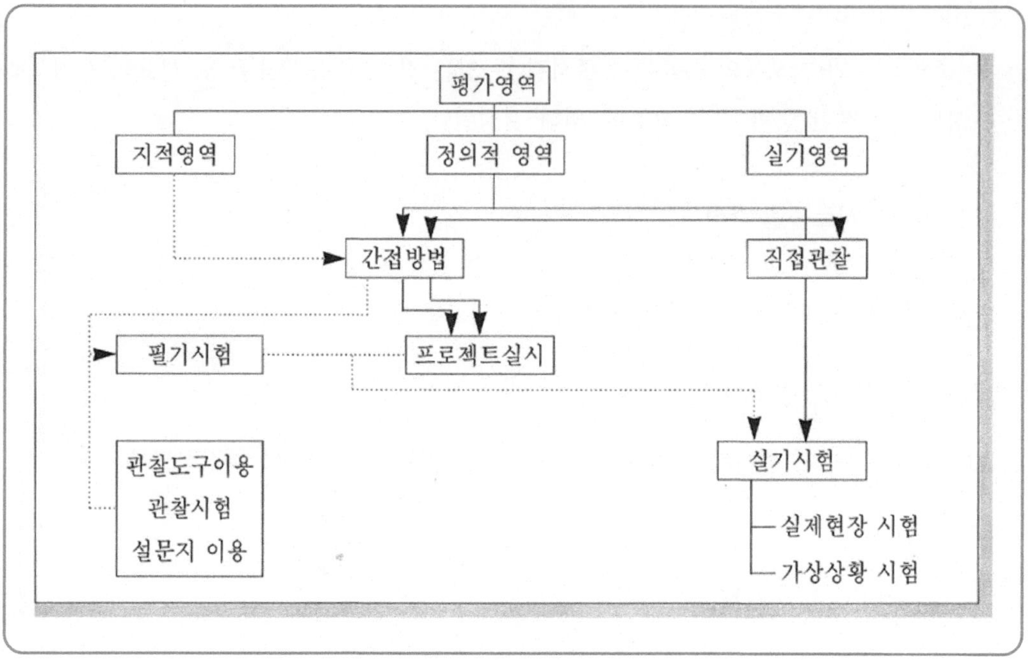

[그림 21-25] 교육 평가영역에 따른 평가의 종류

교정해 줌으로써 학습의 연장이 된다.

(3) 교육방법과 매체의 개선 기능

평가로 얻어진 자료는 교사, 교수방법, 교육과정을 평가하는데 유용한 자료로 활용되고, 이 자료를 바탕으로 교사의 교수방법 등이 고려되며, 각종 교수 매체에 대한 효율성 평가를 통하여 학습 효율성을 높일 수 있다.

2) 보건교육 평가의 유형

(1) 진단, 형성, 총괄평가

① 진단평가

진단평가란 사전평가라고도 하며 교육 시작 시점의 지식수준, 태도, 흥미, 준비도, 동기부여 정도를 파악하는 것이다. 평가도구로는 관찰, 면접과 회합, 질문지, 기록과 보고, 조사, 사진, 보건검사와 감정표, 문제토의, 통계자료 등의 방법으로 평가한다.

② 형성평가(Formative Evaluation)

형성평가란 교육이 진행되는 동안 학습의 진행정도 및 학습자에게 형성된 교육의 결과를 알려주고 학습이 이루어지는 영향요인을 찾아서 교육 방법이나 내용을 향상시키기 위해 실시하는 평가이다.

③ 총괄평가(Summative Evaluation)

최종평가라고도 하며 일정한 교육이 끝난 후에 목표 도달 여부를 알아보는 평가이다. 총괄평가를 통하여 대상자의 교육목표달성 유무와 다음 교육에서 교육 방법 및 매체 등의 개선에 필요한 정보로 활용되어진다.

(2) 과정, 영향, 성과평가

① 과정평가(Process Evaluation)

과정평가는 보건교육 프로그램이 어떻게 진행되고 있는가에 대한 응답을 얻고자 할 때 수행되는 평가이다.

② 영향평가(Impact Evaluation)

영향평가는 프로그램 투입한 결과로 대상자의 지식, 태도, 신념, 가치관, 기술, 행동 및 실천양상에 일어난 변화를 사정하려는 목적으로 시행되는 평가이다.

③ 성과평가(Outcome/Performance Evaluation)

성과평가는 프로그램을 시행한 결과로 얻어진 건강이나 사회적 요인의 개선점들을 측정하는 평가로서 보건교육을 시행한 후 상당한 시간이 경과한 후 평가를 시행하기 때문에 성과평가는 쉽게 실시되지 않는다.

(3) 투입, 활동, 결과평가

① 투입에 대한 평가

자재의 비용, 자재의 질적인 면 및 자재의 효과 등에 대한 평가를 한다.

② 활동에 대한 평가

활동 범위에 대해 적절성 여부를 평가하고, 보건교육의 문제점을 파악하여 문제해결에 기여할 수 있는지를 평가하며, 교육방법의 전달매체, 교육방법의 활용정도를 평가한다.

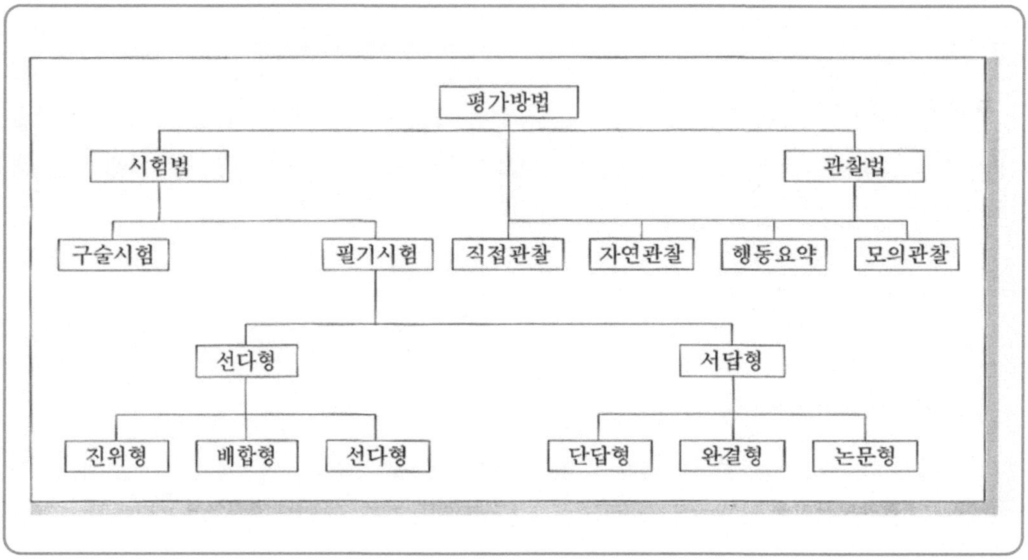

[그림 21-26] 교육평가의 방법

③ 결과에 대한 평가

보건교육에 대한 양적평가로서 참여한 인원수를 평가하며, 질적 평가로서는 전문가의 감정 및 여론조사 등을 통하여 알아본다. 습관의 변화는 의료이용량의 증가, 예방접종률의 증가, 보건상담의 증가 등의 변화를 통하여 평가할 수 있다. 보건상태의 변화는 이환율, 사망률, 보건개선 상태 등을 고려하여 평가하게 된다.

5 미래의 보건교육

보건교육은 세계보건기구가 1978년부터 계속 주창해온 일차보건의료의 필수적 서비스 가운데 가장 중요한 서비스로서 단순한 보건지식의 전달이 아닌 보건과 관련된 행태를 변화시키는 일이므로 전문적인 보건교육 수행능력을 갖춘 보건교육 전문 인력의 역할이 강조되고 있다. 그러나 우리나라는 아직까지 실제 현장에서 보건교육에 참여하고 있는 인력들이 보건교육 전문가로 갖추어야 할 지식과 전문성을 함양할 수 있는 보건교육 및 훈련의 기회가 매우 제한적으로 제공되고 있어 보건교육이 효율적으로 이루어지는데 장애가 되고 있다.

1) 보건교육자의 역할

전문적으로 훈련된 보건교육자는 보건교육 프로그램을 계획하고 지도하고 평가하는 유일한 기능을 가지며 그 목적은 사람들의 건강한 생활을 받아들이고 유지하도록 격려하며 유효한 보건사업과 서비스를 현명하게 사용하고 받아들일 수 있도록 개인과 집단이 그들 자신이 결정하게 하여 그들의 건강상태와 환경을 증진시키도록 하는 데 있다.

따라서 보건교육자의 기본 기능은 보건교육의 정책개발, 프로그램 계획, 행정과 담당, 홍보자료 선정, 상담, 훈련, 연구, 평가이며 그리고 사회과학과 행동과학 방법 등 전문가가 가져야 할 폭넓고 다양한 지식과 기술을 갖추어야 한다.

참고문헌

강명근, 김건엽, 김상아, 박웅섭, 유원섭, 이무식, 조희숙, 최용준. 학습목표에 맞춘 보건의료관리, 보문각, 2012
강성례 외. 공중보건학. 보문각. 2006.
공은숙 외. 보건교육. 훈민사. 2001.
김동석. 공중보건학. 수문사. 1999.
대한예방의학회. 예방의학과 공중보건학 I, II, III. 계축문화사. 2017.
박태남 외. 지역사회간호학. 현문사. 2003.
신영수, 김용익 등. 개정판 의료관리, 서울대학교출판문화원, 2017.
신유선 외. 보건교육. 수문사. 2005.
양재모. 공중보건학 강의. 수문사. 1990.
양순옥 외. 보건교육. 메디컬코리아. 2006.
우선혜 외. 지역사회 간호학. 현문사. 2008.
유승흠 외. 예방의학. 계축문화사. 2007.
이갑순 외. 보건교육. 현문사. 2006.

이갑순. 건강교육. 현문사. 1996.

전국대학보건관리학교육협의회. 신공중보건학. 계축문화사. 2006.

전문희 외. 보건교육. 정문각. 2002.

지역보건연구회. 지역사회 예방서비스. 계축문화사. 2005.

Breckkon DJ. Commmunity Health Education, An Aspen Publication, Rokville, Maryland, 1989, 3-11, 274-281

Detels R, Beaglehole R, Lansang MA, Gulliford M. Oxford Textbook of Public Health, Oxford University Press, 2009

Robert B. Wallace. Maxey-Rosenau-Last Public Health and Preventive Medicine. McGraw-Hill Education, 15 edition, 2008.

제22장

모자보건사업

1 모자보건사업의 정의

1) 모자보건사업의 정의와 중요성

한 개인의 성장 · 발육 및 건강의 향후 특성을 결정하는 요인이 모체 및 영 · 유아시기의 건강에 따라 크게 좌우된다는 것은 이미 주지의 사실이다. 건강한 모성이 건강한 자녀를 낳을 수 있으며, 건강한 어머니가 건강한 아기를 기를 수 있기 때문에 모성과 영 · 유아는 건강관리상 분리해서 생각할 수 없다. 따라서 국민건강의 육성은 그 기초를 모자보건에 두어야 한다. 모자보건의 형태는 나라와 지역에 따라 차이가 나지만 일반적으로 사회경제상태와 밀접한 관계를 맺고 있어서 모자보건의 수준은 한 나라의 사회경제수준을 나타내는 중요한 지표가 되고 이다.

세계보건기구 모자보건전문분과위원회(1952)는 "모성보건이란, 모성의 건강유지와 육아에 대한 기술을 터득하여 정상분만과 정상적 자녀를 갖도록 하며 예측가능한 사고나 질환, 기형을 예방하는 사업니다."라고 정의하였다. 우리나라의 모자보건법 제1조에서 법 제정목적을 "모자보건이란, 모성의 생명과 건강을 도모하고 건전한 자녀의 출산과 양육을 도모함으로서 국민보건향상에 이바지 한다."라고 하고 있다. 따라서 모자보건사업이란 임산부와 영·유아의 신체적, 정신적, 사회적 건강을 유지하며 나아가 이것을 증진시키기 위하여 실시되는 조직적이고 지속적인 봉사를 말한다.

모자보건의 중요성을 구체적으로 살펴보면 다음과 같다.

첫째, 모자보건의 대상이 되는 인구가 전 인구의 60~70%가 된다.

둘째, 모자보건사업은 제한된 자원과 재원의 투입으로 영구적이고 확실한 효과를 거둘 수 있기 때문에 경제적인 보건사업이다.

셋째, 모성은 임신, 분만 및 수유, 영 · 유아는 성장과 발육에 따르는 생리적 욕구가 강하며 이로 인해 건강상의 취약성을 가지고 있어 포괄적인 모자보건사업이 잘 받아들여진다.

넷째, 임산부와 어린이의 질병은 관리여하에 따라 예방이 가능하다.

다섯째, 임산부와 어린이의 질병을 방치하면 사망률도 높고 치유된 후에도 기형 및 불구의 후유증이 평생 지속될 가능성이 높아 지속적인 추후관리가 필요하다.

여섯째, 모자보건에 관한 지식정보와 교육내용 및 전달방법 등에 대한 계속적인 조사와 연구가 필요하다.

2) 모자보건사업의 목적

세계보건기구 모자보건전문분과위원회(1952)에 의하면 모자보건사업의 목표는 다음과 같다.

첫째, 모든 임산부들로 하여금 건강을 유지 · 증진하게 하고 영 · 유아 보건에 대한 지식을 습득시키며 정상분만 및 건강한 어린이를 출산토록 한다.

둘째, 모든 어린이로 하여금 가정 내의 건전한 환경에서 사랑과 보호를 받으며 성장하게 하고 적당한 영양과 건강지도 및 효과적인 의료봉사를 제공해주며 생활태도를 길러준다.

또한 1974년 미국 간호협회에서는 모자보건사업의 목표를 다음과 같이 정하였다.

첫째, 개인이나 가족에 대한 최적의 건강유지 및 증진

둘째, 가족연대감의 증진 및 지지

셋째, 취약가정의 조기발견 및 처치

넷째, 영 · 유아의 발달적 장애요인을 극복하도록 가족 구성원을 돕는 것이다.

3) 모자보건사업의 대상

모성이란, 광의로는 제2차 성징이 나타나는 생식기부터 폐경기에 이르는 모든 여성, 즉 생산연령층(reproductive age)인 15~49세까지를 말하며, 협의로는 임신, 분만, 수유기의 20~40세의 여성을 말한다. 자녀라 함은 광의로는 0세부터 14세까지의 소아 인구를 말하며, 협의로는 영 · 유아, 즉 태아에서부터 미취학 아동까지를 말한다.

4) 모자보건의 지표

모자보건사업의 수행결과를 평가할 수 있는 지표로서 모성사망률과 주산기 및 영 · 유아 사망률이 있다. 특히 모성 및 영 · 유아 사망률은 한 나라의 모자보건수준외에도 국가사회의 개발수준을 나타내는 대표적인 척도로 사용되고 있다.

(1) 영아사망

① 영아(infant)

㉠ 탄생 또는 신생아기(생후 4주간)이후 직립이 가능할 때까지의 12~14개월의 어린 아이를 정의하는 것이며 때로는 24개월까지로 확대해서 생각하고 있다.

㉡ 출생후 1주까지는 초생아, 4주까지는 신생아, 1년까지는 영아(infant), 입학하기전까지는 유아라 한다.

[참고] 모자보건법에서 정의하는 영 · 유아라 함은 출생 후 6년 미만인 자를 말한다.
– 모자보건법 제2조(정의)2항 –

② 영아사망(infant death)

1년이내(364일 23시간 59분까지의 시간)에 출생한 영아가 사망한 것을 말한다.

병원통계에서는 산출하지 않으나, 생정통계(vital statistics)에서 영아 사망률(infant mortality rate)은 어느해 1년의 1세 미만의 사망수를 그해의 출생수로 나눈 값이다.

$$\text{영아사망률} = \frac{\text{어느해의 1세미만의 연간 사망수}}{\text{어느해 년간 출생수}} \times 1{,}000$$

연간 총출생아 1,000당 그 연도 중의 0세 사망을 비율로 표시한 것으로 국가사회나 지역사회의 보건수준을 나타내는 대표적인 지표로서 가치가 크다.

(2) 신생아사망

① 신생아기(neonatal period)

㉠ 신생아기는 출산에서 시작하고 출산후 만 28일에 끝난다.

㉡ 출생시부터 27일 23시간 59까지 기간을 신생아기라 하며 다음과 같이 나눈다.

신생아 Ⅰ기 : 출생시부터 24시간까지(23시간 59분까지)

신생아 Ⅱ기 : 출생 후 24시간부터 7일까지(6일 23시간 59분까지)

신생아 Ⅲ기 : 출생 후 7일부터 28일까지(27일 23시간 59분까지)

[참고] 모자보건법에서 정의하는 신생아라 함은 출생후 28일 미만의 영 · 유아를 말한다.
– 모자보건법 제2조(정의)3항 –

② 신생아사망(neonatal death)

㉠ 출생순간부터 27일 23시간 59분까지 기간동안 출생한 영아의 사망을 말한다.

㉡ 신생아사망은 생애의 최초 만 7일 동안에 일어나는 조기 신생아 사망과 생애의 7일 이후로부터 만 28일 전에 일어나는 만기 신생아 사망으로 세분될 수 있다.

㉢ 신생아사망률은 어느해 년간 출생수에 생후 28일 미만의 사망수가 차지하는 비율이다.

㉣ 병원신생아사망률은 기간중 그 병원에서 출생한 신생아 총퇴원수에 대하여 사망 퇴원한 신생아의 비율을 말한다.

생정 통계에서의 신생아사망률 공식은 다음과 같다.

$$\text{신생아사망률} = \frac{\text{1년간의 생후 28일 미만의 사망수}}{\text{1년간의 출생수}} \times 1,000$$

(3) 주산기사망

① 주산기(perinatal period)

㉠ 출산전후의 짧은 기간에 일어나는 일들의 표현으로 의학통계에서는 일반적으로 임신 28주가 끝날 때부터 시작하여 분만후 1~4주까지 라는 정의가 있다.

㉡ 임신 20주~28주부터 분만후 7~28일(1~4주)까지의 기간을 의미하기도 한다.

㉢ 선진국에서는 주산기를 임신주수가 20주인 때부터 생후 1달까지로 보기도 한다.

② 주산기사망(perinatal death)

㉠ 사산아(stillborn infant)와 신생아사망(neonatal death)을 포함하는 용어이다.

㉡ 병원주산기사망(hospital perinatal death)에는 병원사산아와 병원에서 태어난 신생아 사망이 포함되나 병원주산기 사망률 공식은 제시하지 않고 있다.

㉢ 생정통계에서 주산기사망률(perinatal mortality rate)은 다음과 같다.

$$\text{주산기사망률} = \frac{\text{영아사망}(-\text{ 일이하}) + \text{태아사망}(-\text{ g 이상})}{\text{기간중 태어난 출생} + \text{태아사망}(-\text{ g 이상})} \times 1,000$$

이 공식에 의하면 생정통계에서의 주산기사망률은 통계적 목적에 따라 선택적으로 사용할 수 있도록 영아 사망시에는 생존 일수를, 태아 사망시에는 g수를 정하지 않았다.

㉣ 어느해의 임신 제29주 이후의 사산과 생후7일 미만의 신생아사망이 그 해의 총 출생아수에 대해 지지하는 비율이다.

임신 28주(8개월) 이상의 사산과 생후 1주미만의 신생아사망은 주로 임신중독, 출생시 손상, 난산, 조산아, 무산소증 및 저산소증, 조기파수 등이 주요 원인이다.

$$주산기사망률 = \frac{임신8개월\ 이후의\ 사산수 + 생후1주\ 미만의\ 사망수}{어느\ 해의\ 출생아수 + 28주\ 이후\ 사산아수} \times 1,000$$

(4) 모성사망

① **모성사망**(maternal death, maternal mortality)

㉠ 임신기간이나 임신부위에 관계없이 임신 또는 임신관리와 관련되거나 악화되어 산모가 사망한 경우, 또는 분만후 6주(42일) 이내의 사망을 말한다. 임신과 임신관리에 관련되지 않은 사고나 우발적 원인으로 인한 사망은 모성사망에 포함하지 않는다. 직접모성사망(direct obstetric death)은 임신, 분만 및 산욕에 관련된 합병증으로 사망한 경우를 말하고 간접모성사망(indirect obstetric death)은 임신의 생리적 영향이 사망의 부분적 원인이 될지라도 산과적 원인이 아닌 임신, 분만, 산욕기에 발생한 질병이나 임신이전에 갖고 있던 질병이 임신으로 악화되어 사망한 경우를 말한다. 모성사망이란 임신특유질병에 국한하며 전염병, 교통사고 등에 의한 임산부 특유사망은 모성 사망율에 포함되지 않는다.

병원통계에서는 직접모성사망만을 모성사망으로 분류하며, 재원기간중에 발생한 모성사망에 국한한다.

$$모성사망률 = \frac{기간\ 중\ 직접\ 모성사망\ 수}{기간\ 중\ 산과\ 총\ 퇴원\ 수} \times 100$$

㉡ 모성사망이란 임신 · 출산 · 산욕의 합병증으로 발생한 산모의 사망을 가리킨다. 따라서 모성 사망률을 구하려면 정해진 기간내에 임신한 모든 여성, 유산이나 사산을 한 모든 여성, 출산을 한 모든 여성들의 총수를 알아야만 한다. 그러나 보통 유산이나 사산을 경험한 여성들의 수를 정확히 파악하기는 쉬운 일이 아니다. 그래서 생정통계에서의 모성 사망률은 1년간 출생한 아이의 총수에 대한 모성사망의 비율로써 구하게 된다.

$$\text{모성사망률} = \frac{\text{1년간 임신, 분만, 산욕에 의해 사망한 모성사망의 총수}}{\text{1년간의 출생아 수}} \times 100{,}000$$

모성사망의 주요 발생원인은 임신중독증이 가장 많고 출산 전후의 출혈, 패혈증, 자궁외 임신, 산욕열 등이며, 선진국에서는 산욕열에 의한 모성사망은 적다.

【OECD 국가와 한국의 영아사망률 추이, 2007~2016】

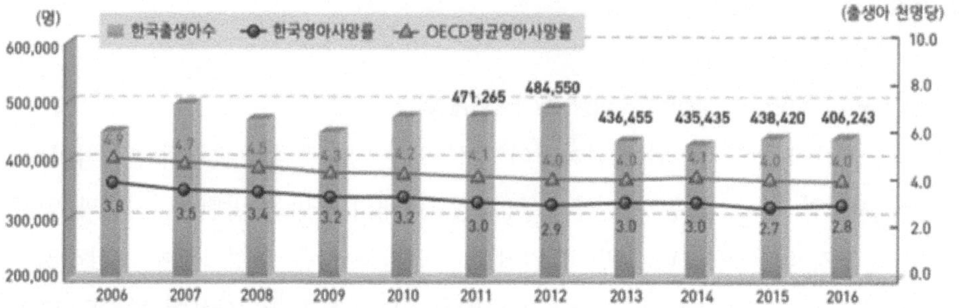

* 자료 : OECD.STAT, Health Status Data(2017. 9. 추출)
* OECD 평균은 35개 회원국의 가장 최근 자료를 이용하여 계산
* 자료출처 : 통계청, 2016년 사망원인 통계('17.9월)

【한국 및 OECD 국가 평균 모성사망비 추이, 2007~2016】

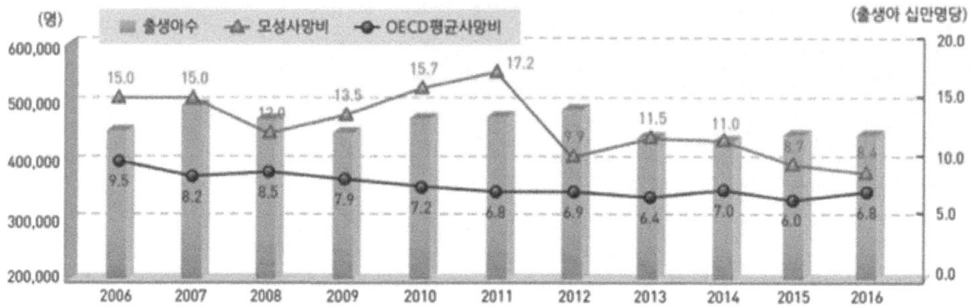

* 자료 : OECD.STAT, Health Status Data(2017. 9. 추출)
* OECD 평균은 35개 회원국의 가장 최근 자료를 이용하여 계산
* 자료출처 : 통계청, 2016년 사망원인 통계('17.9월)

[그림 22-1] 영아사망 및 모성사망비 추세

2 모성보건

모성보건(모성보건사업의 3대 목적)은 산전관리, 분만관리 및 산욕관리로 구분할 수 있다.

1) 산전관리

모성사망원인의 대부분은 예방 가능하거나 조기발견에 의한 처치로 간소시킬 수 있을 것이다. 임신 중에 의료기관을 정기적으로 방문하여 임신 중에 발생할 수 있는 이상 또는 부작용을 조기에 발견하여 모성과 태아의 건강을 보호하고자 하는 산전관리는 대단히 중요한 의미를 지닌다.

1969년 세계보건기구에서는 산전관리 횟수를 다음과 같이 받아야 한다고 규정하였다.

① 임신초기~7개월(28주) : 월 1회

② 임신 8개월~9개월까지 : 월 2회

③ 분만 시까지 : 월 4회

정기적인 산전관리를 통하여 산모는 육체적 · 정신적인 건강을 유지하고, 임신 중의 부작용을 최소화시키고 분만의 불안과 태아의 건강에 대한 불안을 감소시킬 수 있다. 태아의 측면에서는 저체중아, 사산, 신생아 사망 등의 발생을 감소시키고 신생아의 건강유지를 위하여 필요하다. 산전관리에는 건강력 조사, 진찰 및 검사, 영양관리, 일상생활의 주의 등이 있다.

(1) 산전관리 내용

① 분만예정일 및 건강력 조사

임산부의 과거 및 현재의 임신력, 과거병력 등에 대하여 파악한다. 분만예정일에 있어서 최종 월경을 아는 경우 분만 예정달은 최종 월경달수에서 3을 빼거나 9를 더한 숫자이며, 분만예정일은 최종 월경 첫 날수에 7을 더한 숫자가 추정 분만예정일이다. 또한 과거의 병력에 대하여는 유전적 질환, 결핵, 심장, 신장 복부수술 여부 및 성병 등을 점검한다.

② 진찰 및 검사

매월 체중, 혈압을 측정하고 부종 여부, 태아심음, 태아위치 등을 진찰한다. 소변 검사,

혈액검사 등을 하여 단백뇨, 당뇨, 매독 여부, 풍진감염, 기형아 검사 등을 실시한다. 태아의 기형이 의심될 때에는 양수검사를 실시한다.

③ 영양관리

임부는 태아와 자신의 건강 및 수유를 위해서 적절한 음식을 섭취하는 것이 중요하다. 특히 칼슘, 철분, 인, 비타민 등이 많이 함유되어 있는 음식을 먹고 편식을 금하며, 짜고 매운 자극이 심한 음식을 금하는 것이 좋다. 칼슘이 부족하면 어머니의 차아나 뼈에 이상을 초래할 수 있으며, 모체의 영양결핍은 태아의 영양결핍을 초래하게 된다. 영양부족일 경우 유산, 사산, 신생아 사망과 태아기능 부전증의 비율이 높아진다. 일반적으로 임산부에게는 300kcal, 수유부에게는 700kcal 정도의 열량을 더 공급하여야 한다(표 21-1).

[표 22-1] 한국인 1일 영양권장량(2000년도 제7차 개정판)

연령		체중	신장	에너지	단백질	비타민A	비타민D	비타민E	비타민C	비타민B1	비타민B2	나이아신	비타민B6	엽산	칼슘	인	철분	아연
		kg	cm	kcal	g	μg RE	μg	mg α-TE	mg	mg	mg	mg NE	mg	μg	mg	mg	mg	mg
영아	0~4(개월)*	5.6	58	500	15 (20)	350	5 (10)	3	35 (50)	0.2 (0.3)	0.3 (0.4)	2(3)	0.1 (0.2)	60 (100)	200 (300)	100 (200)	2(6)	2(4)
	5~11(개월)	9.3	73	750	20	350	10	4	35	0.4	0.5	5	0.4	70	300	300	8	4
소아	1~3(세)	14	92	1200	25	350	10	5	40	0.6	0.7	8	0.5	80	500	500	8	6
	04월 06일	19	111	1600	30	400	10	6	50	0.8	1	11	0.6	100	600	600	9	8
	07월 09일	27	127	1800	40	500	10	7	60	0.9	1.1	12	0.8	150	700	700	10	9
임신	전반			150	15	0	5	0	15	0.3	0.3	1	0.5	250	300	300	+4**	3
	후반			350	15	100	5	2	15	0.4	0.4	2	0.5	250	300	300	+8**	3
수유				400	20	350	5	3	35	0.4	0.5	4	0.6	100	400	400	2	6

④ 일상생활의 주의점

신체관리는 청결히 하고 의복은 너무 끼는 것을 입지 않도록 한다. 휴식과 수면은 충분히 하고 정신적으로 안정을 취한다. 임신 3개월 전과 8개월 이후에는 여행이나 심한 운동은 삼가며 약물 등은 의사의 지시에 의하지 않으면 복용하지 않는다. 임신 6주 내외와 8개월 이후부터 산욕기까지는 성생활을 금하며 변비가 되는 일이 없도록 한다. 술 · 담배를 금하는 것이 좋으며 정신적으로 안정된 생활을 해야 한다.

(2) 산전관리의 이상

산전관리의 잘못으로 발생하는 결과로는 모성사망과 태아사망을 들 수 있다.

2) 분만관리

분만(delivery)이란, 자궁 내에 있던 태아와 그 부속물이 산도를 지나 모체 밖으로 배출되는 현상을 말한다. 세계보건기구에서 임신기간에 따른 분만의 분류는 다음과 같다.

① **37주 미만의 출생아** : 조산아

② **37주 이상에서 42주 미만의 출생아** : 정상기간 출생아

③ **42주 이상의 출생아** : 과숙출생 또는 과기산

몸무게 기준에 따라서는 2,500g미만을 미숙아, 4,500g 이상을 과숙아로 본다.

모든 임산부들은 정기적으로 병원을 방문해서 진찰을 받고 의료기관에서 분만을 하는 것이 안전하지만, 특히 다음의 임산부들은 의료기관에서 분만을 하여야 한다.

① 초산부

② 30세 이상의 고령 임산부

③ 4회 이상 분만의 경산부

④ 내과적 합병증과 병행되는 임산부

⑤ 산과적 합병증이 병발된 임산부

⑥ 사산 및 신생아 사망경험 임산부

⑦ 현 임신 중 병행되는 기타 임신 합병증이나 임신 후유증이 발병 가능한 임산부

이상분만의 원인으로는 산도(birth canal)의 이상으로 골산도, 연산도의 이상, 골반 및 관절의 이상, 만출력의 이상, 태아 및 태아 부속물의 이상으로 태아의 위치 이상이나 태아의 자세 및 태아의 크기 등이 원인일 때, 태반의 이상, 난막의 이상 등이 있으며 이상분만을 위한 분만법으로 흡입적출분만, 겸자분만 및 제왕절개술이 있다.

3) 산후관리 : 산욕관리

(1) 일반적 산후관리

임신 및 분만에 의해 생긴 모체의 해부학적, 기능적 변화가 임신 이전의 상태로 회복될 때

까지의 기간을 산욕기라 하며 일반적으로 산욕기는 분만 후부터 6주 사이이다.

분만 후 처음 1시간 사이는 산모에게 출혈이 잘 일어나는 시기이므로 잘 관찰하여야 하며 분만 직후 곧 잠을 자게 하여 피로가 회복되게 하고 빠른 시간에 소변을 보도록 해야 한다.

산욕기 이상으로 가장 많이 나타나는 것이 산욕열이다. 산욕열은 근래에 와서는 항생제의 사용과 위생적 분만으로 많이 감소되고 있으며 선진국이나 되에서는 그 발생률이 낮다.

분만 2~3일 후부터 모유가 분비되기 시작하는데 이때 처음 분비되는 모유를 초유라 한다.

초유는 영양가가 높으며 면역항체가 있으므로 아이에게 반드시 먹이도록 한다. 초유는 약 일주일 정도 분비되며 일반 모유보다 더 진하고 노란색을 띤다. 1일 1회 이상 유방을 따뜻한 물로 깨끗하게 씻고 유두는 비누칠을 하지 않는다. 수유시에는 양쪽을 교대로 먹이고 처음에는 5분씩 수유 후 점차 시간을 늘려 한쪽 젖을 완전히 비운다.

[모유수유의 장점]

- 항체를 지니고 있어 각종 감염으로부터 보호할 수 있다.
- 모유수유를 하면 배란을 억제하여 임신을 예방하는 효과가 있다.
- 모유는 항상 신선하고 완전 무균상태이다.
- 소화가 잘되고 먹기에 적당한 온도이다.
- 경제적이고 먹이기 간편하다.
- 모유수유는 모체의 자궁수축을 도와준다.

[표 22-2] 기혼여성의 출생아 월령별 수유양상(2017)

월령별	계	완전 모유	모유 +인공유	인공유	모유 +보충식	인공유 +보충식	보충식 (이유식)
1개월	100.0	52.6	32.5	14.9	0.0	-	-
2개월	100.0	50.3	29.8	19.9	0.0	-	-
3개월	100.0	47.2	25.4	25.5	1.0	0.9	-
4개월	100.0	40.6	19.6	29.7	4.0	6.1	-
5개월	100.0	28.8	16.2	24.3	14.7	15.9	0.1
6개월	100.0	9.4	12.1	9.0	33.5	35.9	0.1
7개월	100.0	4.3	6.1	5.9	36.3	47.1	0.3
8개월	100.0	2.6	4.3	4.1	38.0	50.7	0.4
9개월	100.0	2.1	3.3	3.5	36.3	53.8	1.0
10개월	100.0	1.6	3.1	2.6	35.5	54.9	2.2
11개월	100.0	1.4	2.1	2.4	33.6	55.4	5.1
12개월	100.0	0.8	1.9	1.4	29.5	44.9	21.4

* 2013.1.1~2015.7.31 출생아 기준

** 자료 : "2015년 전국출산력 및 가족보건복지실태조사", 한국보건사회연구원

(2) 산욕기 이상

① 생식기의 회복장애

산후 생식기의 회복장애의 원인으로는 회음의 열상, 절개부위에 염증이 생기는 경우, 태반 · 난막 · 탈락막 등의 조직편이 남아 있어 생기는 자궁내막염 등이 원인이다.

② 유두 및 유선의 질환

유두의 질환은 유두의 기형, 유두의 표피탈락, 유두 및 유륜의 함몰, 유두염 등이 있는데, 일반적인 예방법은 산후의 음식물의 충분한 섭취 및 청결 등이 원인이며 심하면 전문의사의 치료를 받도록 한다.

③ 산욕열

분만 또는 산욕기에 생식기 부위로부터 세균침입으로 인한 감염증상을 산욕열이라 하며, 분만 직후 24시간을 제외한 10일까지 2일간 이상에 걸쳐 38°C 이상의 발열을 나타내는 것을 말한다. 산욕열의 요인으로는 출혈, 분만시 외상, 24시간 전에 조기피막, 심한 빈혈 및 영양실조 등이 있다.

3 모성사망(임산부 사망)

모성사망이란 임신, 분만, 산욕에 관계되는 질병 또는 합병증 때문에 일어나는 모성사망에 국한되며 임신 중 각종 전염병, 중독사, 익사 등 사고에 의한 사망은 포함되지 않는다.

모성사망은 직접 모성사망과 간접 모성사망으로 구분하기도 하는데 직접적 모성사망 원인은 고혈압성 질환(임신중독증, 자간증), 출혈성 질환, 자궁외 임신(유산), 감염증(패혈증, 산욕열)등이며 간접적 원인은 주로 심장질환, 악성종양, 신장질환 등의 악화에 의한 사망이다.

1) 임신중독증

임신 후반기 특히 8개월 이후에 다발하며, 임산부 사망의 최대원인이 되고 있다. 또한 유산이나 사산 및 주산기 사망의 주요 원인이 되고 있다. 모성사망의 주요 원인순은 임신중독증 40%, 출혈 31.1%, 패혈증 7.8%의 순이다. 임신중독증의 증세로는 주로 부종, 단백뇨, 고혈압으로서 이를 임신중독증의 3대 증상이라 한다. 임신중독증의 예방을 위하여는 첫째, 정기적인 건강진단을 받으며 둘째, 단백질 및 비타민 공급을 충분히 하고 셋째, 적당한 휴식과 겨울철의 보온을 하고 넷째, 식염 · 당질 · 지방질의 과다 섭취를 금한다.

2) 출혈

출혈은 임신 전반기(임신 5개월 전) 출혈, 후반기(임신 6개월 후) 출혈과 산욕기 출혈 등이 있는데 전반기 출혈은 자궁외 임신에 의하는 경우가 있으며, 후반기 출혈은 전치태반, 태반조기 박리 등에 의한 출혈이 있다.

3) 자궁외 임신

자궁외 임신은 자궁내 점막조직 이외의 부위에 성립되는 임신으로 95%가 난관에서 발생하며 난소나 복강내 임신이 되는 경우도 있다. 증상은 하복통, 무월경 내지 자연월경출혈 등이다. 많은 경우 이전에 임균성 및 결핵성 난관염과 인공유산 후의 염증 또는 산욕열을 앓았다든지 습관성 유산이나 장기간 재임신이 안되었던 사람에게서 많이 발생한다.

4) 산욕열

출산 후 6~8주 이내를 산욕기라고 하는데, 이 기간 중에 세균에 감염되어 오한과 고열증상을 나타내는 것으로 그 원인이 자궁내막에 염증이 있거나 산도에 국소적인 염증에 의하여 나타나는데, 최근에 와서는 위생적인 분만을 하게 되고 항생제를 사용하기 때문에 출산 후의 감염은 많이 줄어든 편이다.

4 영 · 유아 보건

1) 영 · 유아기 보건의 내용 및 특성

영 · 유아는 신생아에서 유아기까지의 기간을 말한다. 우리나라 모자보건법에서는 출생후 28일 미만을 신생아라 하고, 1년 미만, 즉 0세 인구를 영아라 하며, 유아는 초등학교 취학 전인 6세 미만을 말한다.

영 · 유아의 성장발육은 출생 후 어느 때보다도 신체적, 정신적 및 정서적으로 급격히 이루어진다. 영 · 유아기는 질병에 대한 저항력이 매우 적은데, 이는 성인은 선천 및 후천적으로 얻은 면역이 함께 작용하지만 영아는 선천적인 면역만이 작용하기 때문이다. 따라서 영 · 유아에 대하여는 보건학적으로 많은 관심과 보살핌이 있어야 하는 시기이다.

영 · 유아 ① 신생아 ◉ Ⅰ기 : 생후 24시간 미만
◉ Ⅱ기 : 24시간~7일 미만(생후 7일 미만 : 초생아)
◉ Ⅲ기 : 7일 ~ 28일 미만
② 후기신생아기 : 1개월 ~ 12개월 미만
③ 영아 : 1세 미만
④ 유아 : 6세 미만

[그림 22-2] 영 · 유아의 분류

2) 영 · 유아의 주요 질환과 이상

(1) 발육이상

① 조산아

영 · 유아의 발육 이상으로 태어날 당시의 임신기간이나 태아의 체중에 따라 정상 범위에 못 미치는 경우를 조산아 또는 미숙아라고 하는데, 세계보건기구에 의하면 체중 2.5kg이하와 임신 28~38주 이내의 출생아를 조산아로 규정하고 있다.

㉠ 조산아의 원인 : 조산아의 원인은 불분명한 경우가 많으나 주로 임신중독, 다태임신, 선천기형, 성병, 모체의 질병이나 과로가 원인이 될 수 있다.

㉡ 조산아의 문제 : 조산아는 체중조절 불능, 호흡장애, 소화장애, 조혈능력부족, 질병과 독성에 대한 감수성이 높은 문제 등을 지니고 있다.

㉢ 조산아의 관리 : 조산아는 체온보호, 전염병 감염방지, 영양보급 및 호흡관리가 가장 중요하며 이를 조산아의 4대 관리라 한다.

② 과숙아 및 비만아

과숙아는 임신기간 43주 이후의 출생아와 태아체중 4.5kg 이상으로서 자궁에 있는 기간이 길어져 산소부족증이나 난산을 초래할 수 있으며, 중추신경계의 장애가 발생할 수 있다. 비만의 원인은 일반적으로 유전적 요인과 열량의 과다섭취, 산모의 운동 부족 및 호르몬 분비의 이상 등에 기인한다. 유전적 요인이나 호르몬 분비의 이상은 성장과정에서 비만이 되기 쉽다.

(2) 선천성 기형

선천성 기형이란, 분만 전부터 신생아에 나타나는 신체의 표면이나 체내에 나타나는 해부학적인 형태의 이상을 말한다.

신생아 사망의 거의 50%는 선천성 기형에 의하여 신생아의 중증질환의 최대 원인이다. 선천성 기형의 원인은 아직 밝혀지지 않은 것이 많으나 대체로 유전인자와 환경인자에 의해서 발생된다. 유전인자에 의한 선천성 기형은 염색체 이상과 유전인자의 돌연변이에 원인이 있다. 염색체 구조상의 이상은 방사능, 약물 또는 바이러스와 같은 환경인자에 의해서 구조에 변화가 생겨 발생하며 유전인자 돌연변이에 대한 기형은 선천성 기형의 10~15%를 차지하는데 유전성이 있으므로 가족의 이상 발생빈도를 보아 예측할 수 있다.

환경인자에 의한 기형은 배아기 동안에 기관이 형성되는데 어떤 요소 또는 기형 유발인자에 의해 기관형성에 문제가 발생하게 된다. 배아의 발육은 기관형성기 동안 가장 장애받기가 쉬워서 기형 유발인자에 의한 선천성 기형의 대부분이 이 기간 동안에 발생한다. 임신초기의 풍진감염, 임신 중 방사능의 과도 조사, 약품의 오용 등은 기형 유발인자로 작용하여 기형아를 출산하는 원인이 된다. 특히 임신초기의 풍진감염은 백내장아, 심장기형아, 농아를 출산할 수 있다.

3) 영 · 유아 보건대책

(1) 신생아 및 영 · 유아 보건대책

신생아는 영양관리가 중요하며, 선천성 대사이상검사, 위생관리 및 예방접종 실시, 조산아, 기형아 등에 대한 특별한 의학적 관리대책이 필요하다.

(2) 예방접종

영 · 유아기의 건강관리에서 가장 기본적인 사항은 예방접종이다. 전염병예방법에 규정되어 있는 정기 예방접종은 디프테리아, 백일해, 파상풍, 결핵, 폴리오(소아마비), 홍역, B형 간염으로 7종이며, 기타 보건복지가족부 장관이 전염병예방을 위하여 필요하다고 인정하여 지정하는 전염병으로서 지정예방접종은 일본뇌염, 유행성 출혈열, 렙토스피라증, 풍진으로 4종이다(표 22-3).

[표 22-3] 예방접종 내용(2017)

구분	접종명		접종대상
필수 예방 접종	1.BCG(피내용)	기초	생후 4주이내
	2.B형간염	기초	생후 0, 1 , 6개월
	3. DTap(디프테리아·백일해·파상풍)	기초	생후 2, 4, 6개월
		추가	생후 15~18개월, 만4~6세
	4. DTap-IPV(디프테리아 · 백일해 · 파상풍 · 소아마비)	기초	생후 2, 4, 6개월
		추가	만4~6세
	5. 폴리오	기초	생후 2, 4, 6개월
		추가	만4~6세
	6. 뇌수막염	기초	생후 2, 4, 6개월
		추가	생후 12~15개월
	7. Td(디프테리아·파상풍) 8. Tdap (디프테리아·파상풍·백일해)		만11~12세
	9. MMR(홍역·유행성이하선염·풍진)	기초	생후 12~15개월
		추가	만4~6세
	10. 수두	기초	생후 12~15개월
	11. A형간염	기초	생후 12~24개월(2회)
	12. 일본뇌염 (사백신) 13. 일본뇌염 (생백신)	기초	생후 12개월~36개월(2회~3회)
		추가	만6세, 만12세
	14. 소아폐렴	기초	생후 2. 4. 6개월
		추가	생후 12~15개월
	15. 사람유두종바이러스 감염증(HPV)	기초	만12세 여아
	16. 인플루엔자	기초	생후6개월~12개월, 만65세 이상
임시 예방 접종	1. B형간염		간염항원,항체검사 음성인자 B형간염 고위험 대상자 등
	2. 폐렴구균		만65세 이상
	3. 신증후군출혈열 (유행성출혈열)		농부, 군인 등 위험성이 높은자
	4. 인플루엔자		우선접종권장대상자 및 취약계층 대상자 등
	5. 장티푸스		장티푸스 보균자와 접촉자 기타 장티푸스 접종 필요자

예방접종을 실시할 때의 고려하여야 할 사항은 첫째, 연령에 따른 정확한 양의 접종, 둘째, 정확한 접종방법의 사용, 셋째, 예방약의 저온(2~4℃)보관, 넷째, 예방약 운반시 저온보관(ice box 사용 등) 다섯째, 유효기간 및 금기사항을 확인 후 사용할 것 등을 주의할 필요가 있다.

예방접종으로 인한 피해에 대하여는 전염병예방법 제54조의 2(1994.8.3)를 신설하여 국가에서 보상할 수 있는 제도적 장치가 마련하였다.

① 예방접종을 실시할 때 주의할 점(금기사항)

㉠ 접종 대상자의 임신
㉡ 최근 3개월 이내에 감마글로불린이나 혈청주사 접종 또는 수혈을 받은 과거력이 있을 때
㉢ 급성기 또는 활동기에 있는 심혈관계, 신장 또는 간질환자
㉣ 예방접종 후 경혈을 일으킨 과거력이 있을 때
㉤ 접종 전 1년 이내에 경련이 일어났던 경우(열성경련은 제외)
㉥ 급성 열성 환자(열이 없는 감기 등은 제외)
㉦ 면역결핍성 질환이 있는 경우
㉧ 만약 홍역 · 수두 · 볼거리 감염 시는 1개월 이상 경과 후에 접종하는 것이 좋다.
㉨ 스테로이드와 방사선 치료를 포함한 면역억제 치료를 받고 있는 경우 등이다.

② 예방접종을 실시할 때 고려할 사항

㉠ 연령에 따른 정확한 양의 접종
㉡ 정확한 접종 방법의 사용
㉢ 예방약의 저온(2~4℃) 보관
㉣ 예방약 운반 시 저온보관(ice box사용 등)
㉤ 유효기간 및 금기사항을 확인 후 사용할 것 등을 주의할 필요가 있다.

참고문헌

강명근, 김건엽, 김상아, 박웅섭, 유원섭, 이무식, 조희숙, 최용준. 학습목표에 맞춘 보건의료관리, 보문각, 2012

강병우. 개정판 공중보건학. 현문사. 2005.

김동석. 공중보건학. 수문사. 2007.

김성미 외 7인 편저. 개정판 공중보건학. 현문사. 2006.

김양호 외 편저. 개정3판 공중보건학. 현문사. 2007.

대한의무기록협회 통계위원회. 보건의료통계. 대한의무기록협회. 2000.

대한예방의학회. 예방의학과 공중보건학 I, II, III. 계축문화사. 2017.

신영수, 김용익 등. 개정판 의료관리, 서울대학교출판문화원, 2017.

지역보건연구회. 지역사회 예방서비스. 계축문화사. 2005.

Detels R, Beaglehole R, Lansang MA, Gulliford M. Oxford Textbook of Public Health, Oxford University Press, 2009

Robert B. Wallace. Maxey-Rosenau-Last Public Health and Preventive Medicine. McGraw-Hill Education, 15 edition, 2008.

http://knhanes.cdc.go.kr 국민건강영양조사

http://kns.or.kr 한국영양학회

제23장

노인보건사업

1 노인보건의 정의

노인을 대상으로 연구하는 학문으로 노인학과 노인의학을 들 수 있다. 노인학(gerontology)은 노인에 관한 생체학적, 정신적, 의학적, 사회적 및 경제적 인자에 대하여 연구하는 학문이라 할 수 있다. 그리고 영국의 노인의학회에서는 노인의학은 노인의 질병에 대한 임상적, 예방적, 치료적 및 사회적 측면을 다루는 일반의학의 한 분야로 정의하였다. 노인보건이란 노년에 대한 사항들 중에서 주로 보건에 관한 문제를 다루는 것을 말한다고 할 수 있다.

1) 노인의 개념

Birren(1959)은 "노인이란, 생리적 · 신체적 노화현상에 의해 심리적 · 사회적 기능과 역할이 감퇴되고 있는 사람"이라고 정의한 바 있다.

2) 노화현상에 의한 노인의 정의

① 환경의 변화에 반응할 수 있는 생리적 조직기능이 쇠퇴되고 있는 사람, ② 생체의 자체 통합력이 쇠퇴되고 있는 사람, ③ 생체의 기관, 조직, 기능이 감퇴기에 있는 사람, ④ 생체의 적응능력이 감퇴하고 있는 사람, ⑤ 생태조직의 예비능력이 감퇴하여 적응력이 떨어지는 사람

2 노인보건의 중요성

① 2000년에 이미 고령화 사회(aging society)가 된 우리사회는 2015년 현재 전체인구의

12.6%가 노인인구이며 이러한 인구고령화는 앞으로도 매우 급격하게 이루어질 것으로 예견되고 있다(그림 23-1). 인구고령화는 우리사회가 단기간 내에 경험한 급격한 사회·문화·경제적 변화에 덧붙여져 복합적인 변화를 가져오고 있다.

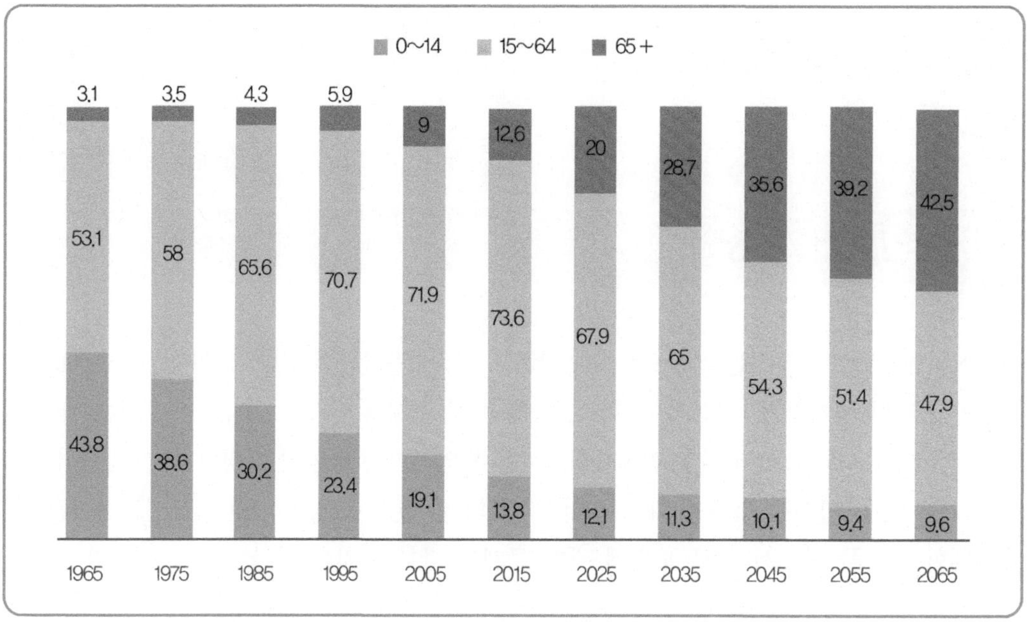

[그림 23-1] 65세 이상 노인인구 추세(통계청, 2017)(단위 : %)

② 과학적 또는 지적이유이다. 노인인구의 증가에 따라 노화에 관하여 노화의 기전이나 유전적 조절등에 관한 관심이 고조되고 있다.

③ 역학적 이유이다. 노인인구의 급증에 따라 질병과 장애의 유병률과 발병률이 높아져 소리없는 유행병이라 불리우는 질병들이 급격히 증가하였다. 미국의 경우 알츠하이머병이 사망원인 중 4번째를 차지하고 있다.

④ 의료비의 증가이다. 노인성 질환은 단기치료로 끝나는 것이 아니기 때문에 국민총의료비의 관점이나 개인의 관점에서 볼 때 의료비가 현저하게 증가하고 있다. 우리보다 먼저 인구고령화를 경험한 OECD 국가들은 인구고령화가 천천히 이루어져 사회제도적인 기반을 마련할 시간이 충분했음에도 불구하고 인구의 14%가 노인인 고령사회(aged society)에 접어들면서 경제활동 인구의 감소, 고령인구의 증대에 따른 거동불편 노인에 대한 개인, 가족 및 국가의 재정적·심리적 부담이 커짐에 따라서 고령인구 증대가

갖고 있는 사회경제적 문제점을 모색하고, 노인성 질환에 대한 예방이나 비용이 적게 들면서 치료할 수 있는 제도적 장치가 필요하다.

3 노인의 특성 및 건강문제

1) 인구 · 사회학적 특성

우리사회가 갖고 있는 가장 큰 문제는 준비할 시간 없이 급격한 인구고령화를 경험하게 되었다는 점이다. 통계청의 2000년도 인구주택총조사 결과에 기초한 장래인구추계에 의하면 우리나라는 이미 2000년에 총인구 중 노인인구가 차지하는 구성비가 7%인 고령화 사회(ageing society)가 되었으며, 2019년에는 14%인 고령사회(aged society), 2026년에는 20%인 초고령사회에 도달할 것이다(표 23-2). 이러한 인구 고령화 속도는 1865년에 세계에서 가장 먼저 고령화 사회가 된 프랑스의 경우 고령화 사회에서 고령사회가 되는데 115년이 소요되었으며 1975년에 가장 먼저 고령사회가 되었던 스웨덴의 경우는 85년이, 가장 빠른 속도의 인구고령화를 경험한 일본의 경우 고령화 사회에서 고령사회가 되는데 24년이 소요된 것에 비교해볼 때 그 속도가 매우 빠른 것으로 '압축적 고령화'라고 명명할만하다.

1960년대에 경우 노인인구는 82만 명으로 전체 인구의 3.3% 수준에 불과하였지만 2003년도 현재는 397만 명으로 전체 인구의 8.3%를 차지하고 있다. 이러한 수치는 노인인구가 그 구성비나 절대적인 규모에 있어서 무시할 수 없는 집단이 되었음을 의미하는 것이다. 397만이라고 하는 노인인구의 절대적인 규모는 391만 명인 25~29세 인구의 규모와 거의 비슷한 것으로 사회적인 관심을 필요로 하는 대상임과 동시에 사회적인 영향력을 가질 수 있는 양적 규모를 확보한 것이며, 따라서 사회적 통합이라는 측면에서도 무시할 수 없는 집단이 된 것이다.

이러한 인구구조의 변화는 사회가 감당해야 할 부양부담에도 변화를 가져온다. 2003년의 총부양비와 2019년의 총부양비는 모두 40.0%로 동일하다. 그러나 부양비의 구성을 보면, 2003년도에는 유년부양비가 28.4%이고 노년부양비는 11.6%로 유년부양비가 총부양비의 3/4을 차지하고 있지만 2019년도의 경우는 유년부양비가 19.8%, 노년부양비가 20.2%로 비슷한 규모를 보이게 된다. 즉, 2003년과 2019년 모두 생산가능인구층인 15~64세 연령 2.5명당 1명의 비생산가능인구를 부양해야 하지만 2003년의 경우는 부양대상자의 2/3가 유년인구인 반면, 2019년의 경우는 절반이 노인인구인 것이다. 초고령 사회인 2026년에는 생산가

[표 23-2] 노인인구 장기예측 (단위 : 만 명, %, 여자인구 1백 명당)

구분		2015	2020	2025	2030	2035	2040	2045	2050	2055	2060	2065
총인구		5,101	5,197	5,261	5,294	5,283	5,220	5,105	4,943	4,743	4,525	4,302
고령인구	65+	654	813	1,051	1,296	1,518	1,712	1,818	1,881	1,857	1,854	1,827
	75+	266	348	427	532	708	884	1,029	1,136	1,164	1,174	1,131
	85+	51	78	114	147	179	233	329	410	466	505	505
구성비	65+	12.8	15.6	20.0	24.5	28.7	32.8	35.6	38.1	39.2	41.0	42.5
	75+	5.2	6.7	8.1	10.0	13.4	16.9	20.1	23.0	24.5	25.9	26.3
	85+	1.0	1.5	2.2	2.8	3.4	4.5	6.5	8.3	9.8	11.2	11.7
성비	65+	72.5	76.1	80.1	83.0	84.5	85.5	85.9	86.8	88.3	91.3	93.6
	75+	55.0	60.0	65.0	69.4	73.8	76.4	77.4	78.7	79.8	81.9	84.5
	85+	33.9	37.7	43.7	48.8	54.2	58.5	62.1	64.3	66.0	68.4	70.4

능인구층인 15~64세 연령 2명이 1명의 비생산가능인구를 부양해야 하며, 부양인구의 약 2/3는 노인이다. 2003년 현재, 노인부양비(노인인구/생산연령인구)는 11.6%로 생산연령(15~64세)인구 약 9명이 노인 1명을 부양하나, 2019년에는 5명의 생산연령이 노인 1명을 부양해야 할 것으로 전망된다. 또한, 노인부양에 드는 공 · 사적 비용은 자녀부양 보다 높아, 실제적인 부양비용도 급격히 증가할 것으로 예상되므로 노인인구 증가에 따른 사회적 부담이 커질 것이다(표 23-3).

이러한 인구구성의 변화는 경제활동 인구의 감소라고 하는 생산영역에서의 문제와 비생산적인 것으로 간주되어온 보살핌의 역할(caring)에 대한 재정의를 요구한다. 고령인구의 경우 현재는 개개인의 능력이 아니라 연령기준으로 하여 노동시장으로부터 배제되어 있으나 노동력의 부족이 예견되기 때문에 이러한 연령차별적인 관행으로는 인구고령화에 따른 지속가능한 사회경제적 발전이 가능하지 않을 것이다.

또한, 보살핌의 역할은 전통적으로 여성에 의하여 무보수 노동으로 가정내에서 행하여져 왔으나 더 이상 이를 사회적 가치가 인정되지 않은 영역으로 남겨둘 수가 없게 된 것이다. 즉

[표 23-3] 부양비 변화추계

구분	1965	1975	1985	1995	2005	2015	2025	2035	2045	2055	2065
총부양비	88.3	72.5	52.5	41.4	39.1	36.2	47.1	66.8	84.2	94.2	108.7
유소년부양비	82.5	66.6	46.0	33.0	26.6	18.8	17.8	18.9	18.6	18.2	20.0
노년부양비	5.8	6.0	6.5	8.3	12.5	17.5	29.4	47.9	65.6	76.1	88.6
노령화지수	7.0	8.9	14.2	25.2	46.8	93.1	165.6	253.7	352.7	418.8	442.3

보호노동의 사회적 가치인정이 요구되고 있고 이는 의존적 사회구성원을 위한 적절한 보호도 사회발전전략 수립에 있어 함께 고려되어야 함을 의미한다. 따라서 노인의 부양을 가족에게만 맡겨 놓을 수 없으며, 적절한 가족과 사회의 역할분담과 그에 기초한 사회적 보호체계 마련방법에 대한 구체적인 논의가 요구되고 있다.

2) 노인의 건강문제

(1) 노화에 따른 변화

오늘날의 노인들은 적절한 장소, 이송, 포괄적인 서비스 부족으로 인해 보건의료에 접근하는 것을 반대하고, 돌봄 제공보다는 질병만을 중시하는 사회정치적인 정책에 의해 노인차별의 불이익을 겪고 있다. 또한 많은 범죄와 약물남용의 사회가 오늘날 노인들의 복지에 영향을 주고 있다.

특히 노인들의 평균수명의 연장에 따른 특수한 문제를 살펴보면 질병, 가난, 고독 그리고 죽음이 가장 대두되는 4대 괴로움이라 할 수 있다. 이를 구체적으로 살펴보면 ;

① 노화의 특성에 따른 신체적 생리적 변화 및 쇠퇴로 인한 신체적 질병을 들 수 있다. 나이가 듦에 따라 초래되는 성인병(고혈압, 당뇨, 심장질환)은 60~70대로 갈수록 더욱 발병률이 증가되며, 암의 유병률 역시 증가된다.

② 특히 나이가 듦에 따라 정상적인 신체 생리기능이 퇴화되어 점차 청력, 시력 및 기동력에 장애가 초래되고, 점차 기억력, 학습능력이 쇠퇴하면서 노인성 치매가 발생되고, 또한 이들 장애요인이 심리적인 스트레스를 야기시켜 신경증 등 심리. 사회적으로 문제를 야기 시킬 수 있게 되는 것이다.

③ 사회 · 경제적인 측면을 살펴보면, 퇴직과 더불어 역할의 변화가 초래되면서 경제적인 어려움을 겪게 되며, 또한 만성화된 신체.생리적 여건은 더욱 많은 의료 수혜를 요구하기 때문에 가족경제에 영향을 미치게 되며, 이러한 가족 부양의 문제는 사회적 부담으로 확산되게 되는 것이다.

④ 정서 · 심리적 측면을 살펴보면, 신체.생리적 쇠퇴, 사회적 은퇴, 사별 등의 노인으로 하여금 가장 견디기 어렵게 하는 고독, 즉 외로움을 유발시키면서, 긍정적이든 부정적이든 어떠한 형태로든 자신의 죽음을 생각하게 하여 불행한 여생을 맞이하게 되는 것이다.

⑤ 특히 네 번째 문제인 자연법칙에 따른 생로병사는 누구에게나 초래되는 것이므로 부정적인 사고보다는 지나온 일생을 긍정적으로 받아들여 평안하게 죽음을 맞이할 수 있도

록 하는 것이 간호의 중요한 쟁점이라 할 수 있다.

⑥ 신장(키)의 경우 자세의 변화, 척수성장의 변화, 척추후만, 추간판 축소, 족관절 변화, 근골격계 대사변화 등으로 인하여 40세 후반부터 감소하기 시작하여 80세가 되면 약 5cm가 줄어든다고 한다. 체중도 남자의 경우 50세 중반까지 증가하다가 이후부터 감소하는데, 특히 60~70세에 크게 감소한다. 여자는 60대까지 증가하다가 이후에는 남자보다는 느린 속도로 감소한다. 우리나라 노인의 평균 신장과 체중은 표 17-3과 같다.

⑦ 일생동안 뼈의 주성분인 칼슘과 인의 비율, 칼슘의 급원, 갑상선 호르몬, 부갑상선 호르몬, 활성형 비타민 D, 에스트로겐(여성호르몬), 운동과 같은 여러 인자들에 의해 여성은 최대골량의 1/3가량, 남성은 1/4가량의 골손실이 일어난다.

성장기의 칼슘 섭취부족은 최대 골질량의 형성과 골밀도의 감소를 초래하여 노인이 되면 골다공증을 일으켜 가볍게 넘어져도 생명을 위협하는 골절을 유발하는 원인이 된다. 따라서 뼈의 형성시기에 골밀도를 충분히 갖도록 칼슘섭취 및 활동적인 생활태도를 갖는 것이 중요하다.

노인질환의 특성은 다음 4가지로 설명할 수 있다.

① 노인질환은 한 가지만 발병하기보다는 동시에 두 가지 이상의 질병이 발병한다.

② 노인질환은 질병의 증상과 징후의 발현이 비전형적이다.

[표 23-4] 우리나라 노인의 평균 신장과 체중

구 분		신장(cm)	체중(kg)
65~74세	남자	167	64
	여자	154	54
75세 이상	남자	166	60
	여자	152	52

③ 노인질환은 의학적 단독접근으로 치료가 안되고 반드시 의학, 간호학, 사회심리학, 경제학 등의 전반적 접근에 의해서만 치료가 가능하다.

④ 노인질환은 만성적으로 퇴행한다.

이에 간호사는 관리, 처방된 섭생의 관리, 증상조절, 무능력, 질병증상, 사회적 고립에의 안내 등 건강관리뿐 아니라 일상생활에 필요한 비용의 유지 등을 위해 노력해야 할 것이다.

Margaret Blenkner는 정상적인 노인의 욕구를 다섯 가지 범주로 분류하여 노인의 사회 · 심리적 욕구를 파악하였다.

① 경제적 의존성이 높으며 이를 사회복지연금, 보험금, 생활보조비, 일상생활의 용돈으로 충당한다.

② 신체적 의존성으로 퇴화한 신체의 운동 및 신체기능에 대한 보전, 즉 운동, 청소, 세탁 등 일상생활에 대한 도움이 필요하다.

③ 정신능력의 의존성으로 기억력 및 판단력의 퇴화에 따른 보전, 즉 중요한 문제의 기억, 판단, 의사소통에 대한 도움이 필요하다.

④ 사회적 의존성으로 역할 갈등, 은퇴 후의 문제, 사회적 유리, 자신의 역할상실이 있게 되며 그에 따라 사회적 접촉의 기회를 제공하고 적절한 노인의 역할에 적응하는 것이 필요하다.

⑤ 심리적 · 정서적 의존성으로 이는 신체적 의존성이 아닌 감정적 · 심리적 차원의 의존성으로서, 이의 만족은 주로 가족(자녀, 형제, 친지)구성원들의 지지가 필요하다.

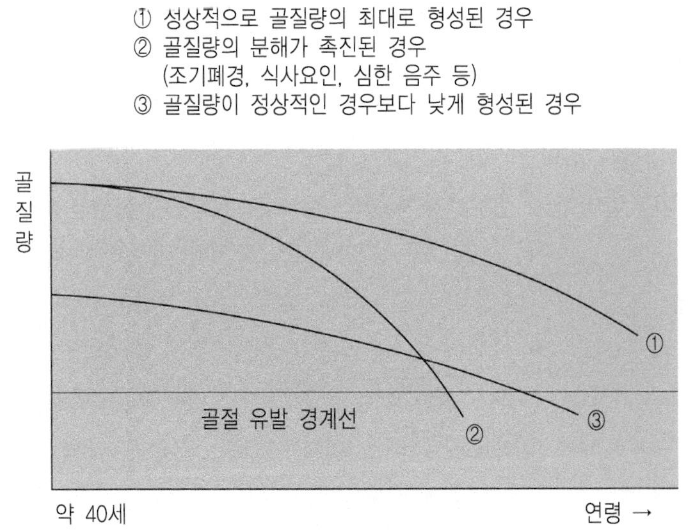

[그림 23-2] 골밀도 형성정도에 따른 골절유발의 경향(Klein et al. 1993)

[표 23-5] 노인 인구 변화 추이와 평균수명

년도	노인 인구		평균 수명		
	60세이상(%)	65세 이상(%)	평균	남	여
1960	1,383(5.5)	823(3.3)	55.3	53.0	57.8
1970	1,705(5.4)	1,039(3.3)	63.3	59.8	66.2
1980	2,258(6.1)	1,456(3.8)	65.9	62.7	69.1
1985	2,751(6.7)	1,750(4.3)	68.0	64.9	71.3
1990	3,300(7.7)	2,144(5.0)	70.2	67.1	73.6
1995	4,037(9.0)	2,397(5.2)	71.2	68.2	75.0
2000	4,984(10.7)	3,168(6.8)	72.6	69.3	76.2
2020	9,268(17.7)	6,625(13.1)	77.0	74.9	79.1

(2) 노화에 따른 건강문제

① 관절통(관절류머티즘)

류머티즘은 기온의 변화에 예민하고 날씨가 궂거나 바람을 쏘이거나 몸을 차게 하면 증상이 악화한다. 이 병은 남자보다 여성에 많고 특히 산후조리를 잘하지 못한 경우에 많고 갱년기 여성에게서 많이 볼 수 있다. 처음에는 손가락 · 무릎 · 팔꿈치의 관절에서 시작하여 여러 관절이 잇따라 붓고 아프며 진행하면 관절에 변형이 와서 운동장애를 일으키게 된다. 증상은 좌우 대칭적으로 오고 아침에 일어나면 손가락이 뻣뻣하게 굳어지는 것이 특징이다. 아침에 일어나서 움직이기 시작하면 통증이 풀리는 것이 보통이지만 심한 경우는 오전 내내 손가락이 굳어져 있다.

류머티즘은 일단 발병하면 완치하기 힘들고 진퇴를 거듭하며 평생동안 고생하는 일이 많다. 그러므로 대부분의 환자들은 치료를 중도에 포기하거나 전문적인 치료를 받지 않고 부신피질호르몬제 등을 남용하여 2차적인 피해를 보는 일이 허다하다.

환자는 몸을 차게 하는 것이 나쁘므로 겨울철 · 환절기 등에 주의하고 여름철에도 냉방에서의 생활을 피해야 한다. 통증이 심할 때는 부분욕이나 온습포 등으로 따뜻하게 하고 정신적인 스트레스와 육체적인 과로를 피해야 한다. 피로는 통증을 악화시키는 계기가 되므로 충분한 수면을 취하고 낮에도 휴식을 취해야 한다.

② 만성요통

요통을 일으키는 데는 여러 가지 요인이 관여하며 크게 신체적 원인과 심인성 원인으로 나눌 수 있으며 역학적으로 인정을 받고 있는 요인으로는 육체적으로 힘든 일을 하는 직업이라든지 운전사 등에서 높은 빈도로 나타나며, 정신적 요인으로는 스트레스를 많이 받는 직업에 종사하는 경우나 성격이 조급하고 염려를 많이 하는 경우에도 요통 발생률이 높게 발생한다. 또한 빼놓을 수 없는 것으로 흡연 인구에서도 요통 발생률이 높다는 점이며 키가 큰 사람일수록, 그리고 몸무게는 많이 나가는 사람에게서 좀 더 많이 발생한다는 보고도 있다.

요통의 가장 흔한 원인은 긴장된 자세로부터 오는 것이다. 따라서 요통은 오랫동안 좋지 못한 자세로 앉아있게 되면 쉽게 통증이 일어나게 되므로 요통을 예방하기 위해서는 올바른 자세를 갖는 것이 가장 중요하며, 규칙적으로 앉아있는 연습을 해야 한다. 요통이 생기기 전부터 구부정한 자세 습관을 가져 주위조직이 과도하게 늘어나는 것을 촉진하였으며, 관절내에 있는 디스크에 심한 문제를 일으켜 요통이 발생하므로 올바른 자세를 갖는 것이 가장 중요하다.

③ 요실금

요실금이란 자신의 의지와는 상관없이 원하지 않는 장소와 시간에 소변이 나오는 것을 의미한다. 요실금은 본인도 모르는 사이에 소변이 배출되어 속옷을 적시게 됨으로 이로 인해 노인에게 당혹감이나 수치심과 같은 정서적인 문제를 야기 시킬 뿐 아니라 요실금에 대한 걱정 때문에 일상생활 활동이 감소하게 되고 다른 사람들과 어울리는 것을 두려워하게 되어 사회활동으로부터 고립되게 되며 지속적으로 속옷에 소변이 묻어있게 됨으로써 피부질환을 유발할 수도 있다. 또한 요실금으로 인한 냄새는 가족이 노인으로부터 멀어지게 하는 원인이 된다.

소변을 보려고 하지도 않았는데 소변이 흘러나오는 증상을 말한다. 요실금은 정상적인 활동이 가능한 노령 인구의 약 30%와 입원환자 중 노령환자의 약 50%에서 발생하며, 연령이 증가할수록 증상의 정도가 심해진다.

많은 사람들이, 요실금은 나이에 따른 당연한 노화현상이라고 생각하고 있으나, 모든 나이의 남녀 모두에게 요실금은 병적인 상태이다. 치료방법이 수술밖에 없다고 생각하고 치료를 주저하는 경우도 많으나, 수술 이외에도 효과적인 치료방법이 많이 있고 일차적으로는 비수술적 방법으로 치료를 하고 있다.

나이가 들어감에 따라 방광 근육이 비대해지고 방광벽이 두꺼워져서 방광의 확장능력이 감소하게 되어 방광내에 저장할 수 있는 소변의 양이 350~400ml에서 250~300ml로 감소하게 된다. 즉 노인은 방광에서 보유할 수 있는 소변의 용량이 적으므로 웃거나 재치기와 같은 방광을 압박하는 행위가 있는 경우 요실금이 일어나게 된다.

또한 노인은 대뇌의 중추 기능이 저하되어 방광 충만감을 감지하는 능력이 저하되고 방광을 완전히 비우는 능력이 감소하게 된다. 그러므로 노인이 소변을 보고 싶다고 느낀 후 실제적으로 소변을 보는 행위를 하기까지의 시간간격이 짧기 때문에 소변을 보고 싶다고 느낀 후 소변을 볼 적절한 장소를 빨리 발견하지 못하게 되면 요실금이 발생하기 쉽다.

노인에서의 요실금은 위에서 제시한 것 이외에도 골반 근육의 저하, 하부 요로 근육의 하강, 방광과 요도의 효율성 저하, 소변 볼 때 소변의 흐름의 저하 등과 같은 여러 가지 원인에 의해 촉발되게 되며 한가지 원인에 의해 유발되기보다는 여러 가지 노화로 인한 변화들에 의해 발생한다.

일시적 요실금은 전신적인 운동능력, 정신력, 의욕, 배뇨기관의 조절 능력에 따라 생기게 되며, 원인 질환을 치료하면 요실금 증상은 사라지게 된다.

④ 우울증

사회적 고립, 만성질환, 경제문제 등 노인에게 흔한 외적요인 외에도 신경전달 물질의 변화등 내적요인이 노인에서 외로움, 우울증, 불안 등의 발생을 증가시키는 요인이 된다. 미국에서 조사된 65세이상 노인의 우울증 유병률은 약 20% 정도이다. 우리나라에서 조사된 정신과에 내원하는 노인의 기능적 정신장애 중 우울증이 차지하는 비율은 15%에 이른다고 한다.

우울증을 스크리닝하는 도구들이 개발되어 있기 때문에 일차적으로 정서장애가 있는 노인에 대한 간호사의 일차적 역할은 우울증이나 정서장애가 있는 노인을 찾아내는 것이다. 노인우울척도(Geriatric depression scale)는 노인의 우울정도를 측정하기 위해 개발된 도구로 다른 우울 도구들에 포함된 신체적 우울증상 중 노화과정에서 흔히 나타날 수 있는 변비, 수면장애 등은 제외된 점이 다르다. 이 도구는 한국에서 번역되어 많이 활용되고 있으며 우울증을 스크리닝 하는데 효과적인 것으로 알려져 있다. 노인의 우울증은 약물로 치료하는 것이 효과적으로 알려져 있지만 간호사가 활용할 수 있는 우울 중재방법으로는 인지적 재구성, 회상법, 운동, 놀이 등이 간호사에 의해 활용되는 중재 방법이다.

⑤ 치매

치매란 과거에 흔히 노망이라고 불리던 병으로, 정상적인 지적능력을 갖고 생활하다가

나이가 들면서 기억력과 추상적 사고력 등의 지적능력의 감퇴가 발생하고 사회적 기능의 저하, 판단력과 충동 조절능력의 장애, 인격의 변화 등이 초래되는 진행성, 퇴행성 임상증후군을 말한다.

치매의 발병은 60대 이상, 70세 전후에 발병하는 수가 많고, 남자보다 여자에게서 많이 발생하는 것으로 보고되며, 가장 흔한 질환은 '알쯔하이머병'으로 이전에는 치료가 불가능한 것으로 여겨졌지만 최근에는 여러 약재들이 개발되고 있다.

두 번째로 많은 발병률을 보이는 혈관성 치매는 대부분 다발성 뇌경색에 의해서 발생하게 되고, 남자에게서 흔히 볼 수 있습니다. 그 외 감염성 질환과 세균성 뇌질환 그리고 대사성질환 등에 의해 치매가 나타나기도 한다.

알쯔하이머병은 전체 치매의 반 이상을 차지한다고 알려져 있으며, 그 원인은 잘 모르고 있으나 보편적으로는 아세틸콜린의 결핍에 관한 것이며 최근의 연구에 따르면 염색체의 이상에 의한 것이라고 한다. 여성에게서 많은 발병률을 보이며, 가족력이 있어 부모가 모두 치매이면 자녀의 50%가 치매에 걸릴 가능성이 있다.

혈관성 치매는 전체 환자의 10~20%를 차지하는데 대부분 다발성 뇌경색에 의해서 발생하게 되고, 남자에게서 흔히 볼 수 있다. 고혈압, 당뇨병, 흡연 등의 뇌경색의 위험인자가 있을 경우 특히 많이 발생하게 된다. 그 외에 치매가 발생하는 요인으로는 감염성 질환과 이에 수반하는 뇌수종 등에 의한 경우, 알콜 등의 대사성질환 및 중독성질환 등에 의한 경우, 종양 등에 의하여 뇌압이 증가되거나 인지기능에 관하여 부분 파괴 또는 압박에 의한 경우 등을 들 수 있다.

초기에는 노화와 치매가 구분이 힘들 정도로 서서히 시작해서 점차 심해지기 시작한다. 초기에는 기억력 장애가 나타난다. 최근에 일어난 일을 기억하지 못하고 오래된 일에 대해서는 곧잘 회상하기도 한다. 증상이 진행되면서 오늘이 며칠인지, 무슨 요일인지 구별이 잘 안되고, 지금이 몇 월인지, 올해가 몇 년도인지, 밤인지 낮인지를 분간 못하는 등의 시간에 대한 장애가 있고, 장소 구별을 못하고, 심하면 가까운 사람도 구별하지 못하게 된다. 증상이 심해지면 환각을 경험하고, 대소변을 못 가리며, 판단력의 장애가 생겨서 위험한 것을 분간 못하고, 자신이 치운 물건을 못 찾으면 다른 사람을 의심스러워하고, 시도 때도 없이 고함을 지르거나 성을 내고 집밖으로 나가려 하며, 집을 나가서는 집을 못 찾아오는 경우가 흔하다.

치매의 예방에 도움이 된다고 알려져 있는 것을 보면

㉠ 적당한 신체적 운동-걷는 활동은 뇌를 자극하여 뇌를 활성화한다. 따라서 산책이나 달리기, 산행 등을 권한다.
㉡ 달력, 텔레비전, 라디오, 신문 등을 읽는 습관을 들여 정신활동을 하게 한다.
㉢ 편물이나 자수, 그림 그리기, 서예 등의 손을 쓰는 일을 한다.
㉣ 소리를 내서 노래를 부르거나 대화를 많이 한다.
㉤ 균형잡힌 식사를 하며, 저칼로리, 저지방식을 하며, 육류보다는 야채류의 식사가 좋다.
㉥ 금주, 금연을 하며 평소에 혈압을 자주 알아본다.

현재까지 알쯔하이머병은 치료가 불가능한 것으로 보이며 이 경우 서서히 여러 정신기능들이 상실되어 가는 경과를 갖다. 뇌혈관성 치매는 원인이 되는 질환을 치료하면 많은 경우 회복은 어렵더라도 더 나빠지지 않는 경우가 많다. 그러나 대부분 치매가 있는 노인들은 자신의 신체적 질병을 잘 표현하지 못하기 때문에 적절한 치료를 받지 못해 대개 빨리 사망하는 편이다. 따라서 치매의 치료에 있어서는 그 원인이 무엇인지를 밝혀내는 것이 무엇보다 중요하다.

4 노년기의 건강관리 및 건강증진

질환중심에서 건강중심으로 노인보호의 철학적인 변화가 있어 왔다. 건강증진과 자가관리를 강조하는 것이다. 학문으로서의 간호는 대상자의 전인적인 본서에 관심을 두고 있다. 즉 최적의 건강과 안녕을 위한 건강, 대상자, 그리고 환경과 상호작용이다. 건강은 개인의 잠재력을 가능한 최대한의 범위까지 알아 가는 역동적인 과정으로 생각되어진다.

사회적 변화와 더불어 노인건강 혹은 장수에 영향을 미치는 제 요인들을 살펴보면, 첫째, 건강과 질병이다. 늙는다는 것은 급속한 변화가 아니며, 또한 좋은 건강으로부터 나쁜 건강상태로 가는 확실하고 끊임없는 퇴행의 과정이 아니라 다른 발달단계의 기회와 도전으로 발전하는 삶의 단계라고 생각된다.

현재 노인들은 건강하게 살거나, 혹은 질병단계를 더 이상 진행되지 못하게 하는 현대의학의 능력 때문에 다양한 유형의 만성적 고통과 질병을 가지고 살고 있다. 쇠약해진 노인들을 위해서는 그들의 힘의 강화에 초점을 두어 자신들의 목표 달성을 하게 도와줌으로써 낙심과 우울 및 활동불능 등의 부정적 생각과 경험으로부터 벗어나 긍정적인 자아상으로 질적인 삶을 영위하게 함이 중요하다. 늙는 것과 관련하여 건강장애를 예방함으로써 개별건강상태 증진으로 삶의 질 향상, 사회건강 관리비용 감소, 노인들의 사회기여 확대 등의 장점을 꾀할 수 있다.

두번째 문제는 복합이환율(comorbidity)과 불능(disability)이다.

나이가 들어감에 따라 나타나는 여러 가지 질병과 증상들이 반드시 나이와 일치하지는 않지만 건강문제의 빈도는 나이가 들어감에 따라 항상 증가되는 것은 확실하다.

복합이환율은 나이가 들어가는 노인에게 한 가지 질병으로 겪게 되는 단순한 어려움 보다 더 큰 범위로 건강상태나 기능장애(functional ability)에 전반적으로 영향을 미친다고 한다.

이러한 복합이환율의 증가 원인은 ① 사망의 평균 연령의 증가, ② 급성질환이나 감염성질환으로 사망하는 경우가 적어짐, ③ 더 완전하고 정확한 의학진단을 내릴 수 있기 때문이라고 볼 수 있다.

셋째 건강관리 접근과 제공(Health Care Access & Delivery)의 변화이다.

즉 건강관리 체계가 복잡해지고 있으며, 이유를 살펴보면 의미있는 연구의 증가, 과학 발전, 평균 수명 급증, 투약, 치료방법의 종류 다양, 삶 · 질병 · 연구 · 임종 등과 관련된 생명윤리, 법적 문제의 변화 등을 들 수 있다.

넷째 건강관리를 위한 재정의 증가이다. 즉, 노인개개인의 의료비 지출이 그 어느 연령층보다 급증하고 있으며, 미국의 경우 Medicare & Medicaid 프로그램으로 노인들을 위한 공중보건 비용의 많은 부분을 차지하고 있고, 우리 한국의 실정에서는 가족들이 부담하며, 가족부양이 불가능한 노인을 위한 전문요양시설이나 병 · 의원 시설의 요구도에 대한 정부 각 계층의 관심이 집중되고 있는 실정이다.

다섯째 보건관리사업(Health Care Service)의 변화이다.

즉, 장기질환을 앓는 노인들의 대부분은 여러 가지 진료를 원하고 있으며, 실제 필요하다. 그러므로 이러한 요구를 위한 진료사업의 효율적인 관리운영체계가 현재 연구 중에 있는 것으로 안다.

여섯째 환경적인 요인으로, 노인들은 늙고 신체기능의 변화를 느끼면 편안함과 안전감을 찾게 된다. 즉 노인들은 자신의 거주지에서 편안함과 안전함, 독립성이 보장되면 자신의 가정을 우선 선호하게 됨을 알 수 있다.

일곱 번째, 지리적 소재로써, 노인들은 건강과 경제적 안전감을 가질 수 있는 도시중심지역보다 시외지역을 선호하고 있다.

여덟 번째, 주택은 노인인구의 숫자와 일상생활동작의 정도에 따라 노인주거시설의 형태가 다양하게 준비되어 선택할 수 있어야 한다. 즉 노인들의 요구를 수용할 수 있는 변화되고 창조적인 주거형태로 발전시켜야 한다.

Carnevali에 의하면, 건강증진 개념은 유지 · 증진, 개인적 · 사회적 자원발달 및 개인적 습관과 환경에 영향을 주는 것이라 하였다. 즉, 이상의 노인들의 건강문제 혹은 장수에 영향을 미치는 요인들을 정확히 사정함과 동시에 노인들에 대한 긍정적인 시각으로 관리함으로써, 보다 효율적인 "비용절감 및 질적인 삶"의 건강증진 생활방식이 영위되리라 생각한다.

5 노년기의 건강증진 방법

노인들의 건강증진을 위한 모델에서 교과과정, 자가간호, 사회정책, 연구, 간호의 접근 가능성, 노인에 대한 건강증진의 전략방안제공에 있어 변화를 위한 일련의 전략들이다.

첫째, 노인을 대상으로 직접적인 건강증진활동을 하는 것이다. 자가간호가 가능한 노인들의 대부분이 거주하는 지역사회 노인을 대상으로 한 건강증진 활동은 가장 중요한 부분이 되어야 할 것이다. 건강증진은 생활습관의 변화를 통해 성취할 수 있는 것이므로 개인의 건강습관 변화를 위한 동기화를 유발시키는 것이 중요하다. 그러므로 노인을 대상으로 한 건강교육, 건강상담, 건강프로그램의 운영, 지도감독 등이 유용한 접근방법이라고 생각된다.

둘째, 병원과 시설에 있는 만성질환을 가진 노인들을 위한 건강증진프로그램을 운영해야 된다. 이들은 질병의 특성상 완쾌되지 못하고 퇴원 후에도 계속적으로 자가간호가 필요한 집단이다. 그러므로 이들에게 입원 중에 합병증 발생의 예방, 불구예방, 기능상태 증진, 독립성 유지 등을 목표로 자가간호를 위한 교육과 상담, 그리고 지역사회 자원의 소개 등이 필요한데 이 분야는 앞으로 더욱 강화되어야 할 건강증진활동이다.

셋째, 중요한 또 다른 과업은 노인의 건강증진을 위한 정책적 뒷받침을 받도록 노력해야 한다는 점이다. 현재 우리나라에는 노인복지관이 정부시책에 의해 늘어나고 있으나 그 안에 건강관련 프로그램이 거의 없는 상태이다.

넷째, 연구를 통하여 노인의 건강증진을 위한 중재방법의 개발이 필요하다. 현재 알려져 있는 건강교육이나 상담, 프로그램관리의 가장 효율적인 방법에 대해서는 계속적인 연구가 필요하며 이외에 노인의 건강습관을 변화시키는데 적용할 수 있는 이론적인 틀의 개발, 일단 습득된 건강습관을 유지하는데 필요한 중재방법의 개발 등도 연구되어야 할 분야이다.

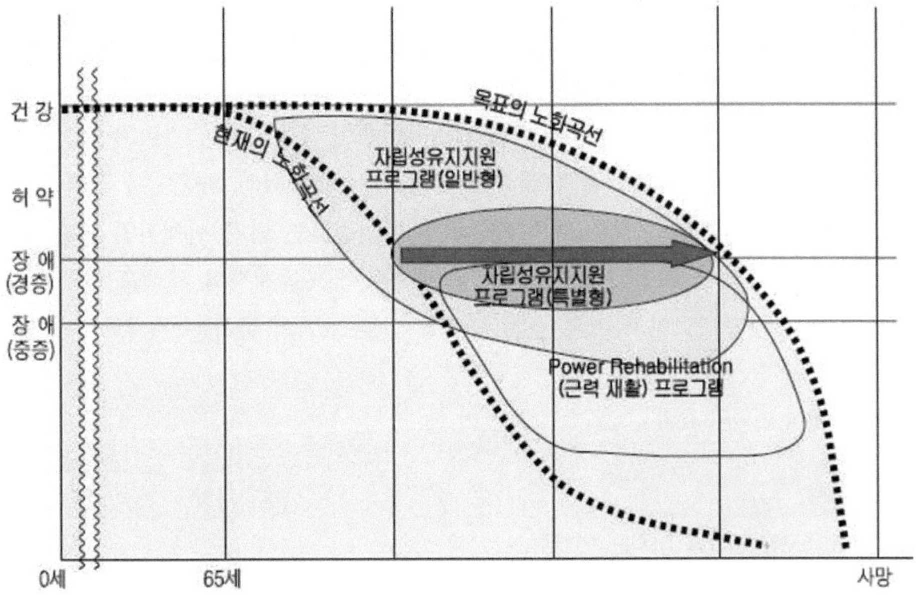

[그림 23-3] 신체적 자립성 유지 및 향상을 위한 노인 보건의료서비스 개입

6 고령화 시대가 요구하는 사회정책의 기본방향

1) 사회적 변화의 전망

향후 우리사회는 노인개인의 변화뿐만 아니라 가족, 사회적인 변화를 동시에 경험할 것으로 예견된다. 노인인구는 양적으로 증가할 뿐 만 아니라 교육수준 및 정보·지식 습득능력의 지속적인 향상과 문화여가활동의 보편화 등 질적인 변화도 경험할 것으로 예상되고 있다(표 23-6). 즉 지금 우리사회의 노인세대와 미래의 노인세대는 서로 다른 특성을 가질 것이며, 구매력을 가진 집단으로서 시장경제에서 무시할 수 없는 소비자가 될 것이며, 투표권을 가진 다수집단으로써 정부와 정당에 정치적 압력을 행사할 수 있는 능력을 가질 것이다.

이러한 노인인구의 변화와 더불어 출산력의 저하, 여성의 경제활동의 증가, 공적 서비스욕구의 증대 등 가족부양능력에 영향을 미치는 변화도 예견되고 있다. 이혼의 증대와 출산력의 저하 등으로 인하여 가족의 가용성이 저하될 것이며, 이는 가족의 가족부양의지의 저하와 엇물려 가족만으로는 노화와 함께 발생할 다양한 부양에의 부담을 감당하기 어려워질 것이다.

예를 들어 가족들은 노인에 대한 부양의무는 인지하지만, 신체적 수발이 필요한 노인들에게 실제적인 부양을 제공하기 보다는 공적 서비스를 통하여 지원받고자 하는 욕구가 증대하여 장기요양보호체계 구축에의 욕구가 강화될 것이다.

더불어 이러한 변화는 농림수산업의 비중 급감 및 서비스 산업의 증가라고 하는 산업구조의 변화와 공적연금 수급자 비율의 증대라고 하는 거시적 변화의 와중에서 진행될 것이다. 산업구조의 변화는 지속적인 인적자원의 개발만 이루어진다면 단지 신체적인 노화라는 기준 하나만으로 노동시장에서 노인을 배제시키는 연령차별적 노동시장의 관행을 약화시킬 것이다. 또한 노후소득보장제도의 정립은 점점 구매력 있는 노인의 증가를 가져와 '생산'에의 참

[표 23-6] 사회적 변화의 전망

연도	2003	2010	2019 (고령사회)	2026 (초고령사회)
▶노인의 복지욕구에 영향을 미치는 변화5				
노인인구의 양적 증가 (구성비)	3,969 (8.3)	5,302 (10.7)	7,034 (14.4)	10,113 (20.0)
교육수준의 향상	낮은 교육수준 (70% 이상이 초등학교 이하의 학력)	무학노인의 감소 (18.0%)	고졸 이상 노인의 증가 (40% 이상)	고등교육학력의 보편화 (50% 이상이 고졸 이상)
정보 · 지식 습득능력의 향상	← 지속적인 증대 →			
문화여가활동의 보편화	← 지속적인 증대 →			
▶가족부양능력에 영향을 미치는 변화				
출산력의 저하	1.37	1.36	1.37	1.39
여성의 경제활동참가의 증가	← 지속적인 증대 →			
가족부양의지 저하	← 부양의무는 인지하나 독립성에 대한 욕구 및 공적 서비스욕구 증대 →			
▶사회경제적 변화				
산업구조의 변화	← 농림수산업의 비중 급감 및 서비스 산업의 증가 →			
공적부양의 보편화 (공적연금 수급자 비율)	20.5%	40.8%	51.6%	60.9%

주 : 출산력 가정은 통계청의 『장래인구추계』에 의한 것이나, 2002년에 발표된 통계청의 『2001년 출생·사망통계』에 의하면 2001년도 합계출산율은 1.30으로 2000년의 1.47에 비하여 급속히 저하된 것으로 나타났음. 또한 아직 공식발표되지는 않았지만 2002년도 합계출산율 또한 1.20 미만인 것으로 알려지고 있어 고령화 속도는 기존의 추계에서 가정한 것보다 더 빠르게 진행될 것으로 판단됨.
자료출처 : 정경희, 『고령화 사회의 정책과제』, 한국보건사회연구원, Working Paper, 2002.

여뿐만 아니라 '소비'의 주체로서의 위상도 강화될 것이다.

노인을 단순히 부양을 받아야 하는 존재로 규정하고 가족이나 국가가 보호하려고 하는 정책 기조로는 그 비용을 감당하기 어렵다. 따라서 노인을 사회의 제 측면에 적극적으로 참여하는 존재로 자리매김해야만 지속적인 사회적 발전이 가능해질 것이다. 또한 노인 개인의 차원에서도 길어진 노년기를 의존적인 존재로 생활한다고 하는 것은 삶의 질을 저하시키는 것이므로 생산적이고 자율적으로 살 수 있는 활동적인 노화(active ageing)가 바람직한 방향이다.

2) 국제기구가 제시한 원칙들

고령화 시대에 적합한 사회정책의 방향을 설정함에 있어 UN이나 OECD와 같은 국제기구에서 제시한 원칙은 중요한 시사점을 준다.

OECD 국가에서는 고령사회에 접어든 국가들이 증가하여 사회전반에 미치는 영향이 막대해짐에 따라 고령사회에 적합한 정책의 기본방향을 정리하여 발표한 바 있다. 제시된 원칙은 ① GDP대비 공공부채를 축소하여 재정적인 어려움을 방지할 것, ② 퇴직 후의 소득을 다양화하여 안정된 노후생활을 보장할 것, ③ 조기 퇴직을 방지할 것, ④ 금융시장과 연금을 연계시켜 재정적 안정을 꾀할 것, ⑤ 인력을 개발하여 생산성을 높힐 것, ⑥ 허약한 노인을 위해서는 가급적 시설보호를 피하고 재가보호를 실시할 것, ⑦ 이러한 것을 실천하기 위하여 국가 단위의 실천 전략을 세울 것 등의 7가지이다. 이러한 원칙의 근간을 이루는 것은 생애의 전과정에 걸친 맥락에서 이해하고, 사회정책도 유년기부터 청년기, 노년기에 이르는 생애 각 단계별로 수립하는 것이 중요하다고 보는 생애사적 시각이다. 특히 교육은 생애 초반기에 집중되어서는 안되며, 지속적으로 이루어지는 평생교육제도를 도입하는 것이 노후생활에 있을 빈곤이나 사회적 소외를 줄일 수 있다는 접근을 하고 있다. 이러한 정책이 근간이 되는 중요한 사회목표는 개인이 나이가 들어감에 따라 사회와 경제에서 생산적 삶을 영위할 수 있게 하는 것이며, 노인에 대한 적절한 물질적 생활 수준을 확보해 주는 것이다.

한편, UN은 2002년에 스페인 마드리드에서 개최한 제2차 세계고령화회의(The Second World Assembly on Ageing)에서 「마드리드 고령화 국제행동계획」을 채택한 바 있다. 「마드리드 고령화 국제행동계획」은 노인의 삶의 질이 개선되고 지속적으로 유지될 수 있는 대책을 제시하는 것을 기본적인 목표로 하고 있으며, ① 고령화 사회에서 사회경제적 발전의 유지, ② 노인계층의 보건 및 복지수준의 향상, ③ 모든 연령계층을 대상으로 한 지지적 환경의 확보를 3가지 세부목표로 제시하고 있다. 또한 이러한 3가지 목표를 달성하기 위하여 제기한 관심분야는 다음과 같다.

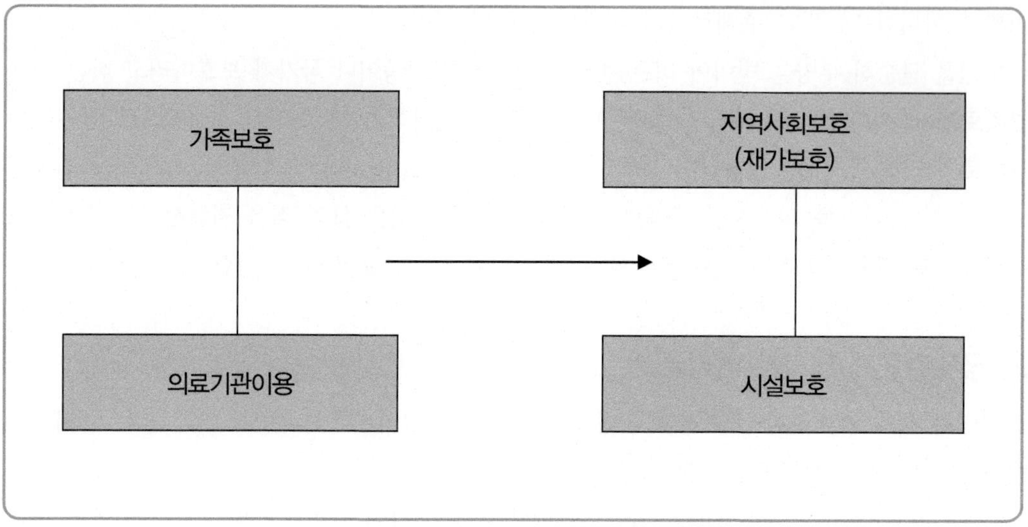

[그림 23-4] 노인보호서비스 전달체계의 변화

첫째, 고령사회에서의 지속적 발전을 위해 관심을 가져야 할 분야로는 ① 적극적인 사회참여와 발전에의 참여제고, ② 고령노동력의 적극적 활용, ③ 농촌개발, 이주 및 도시화가 노인에 미치는 영향에 대한 관심 제고, ④ 노인의 지식, 교육, 훈련에의 접근성 제고, ⑤ 세대간 연대강화, ⑥ 빈곤퇴치, ⑦ 소득보장, 사회적 보호와 빈곤예방, ⑧ 위급상황에 처한 노인계층의 보호 등이 제시되었다.

둘째, 노년기의 건강과 안녕을 제공하기 위해 관심을 가져야 할 분야로 제시된 내용은 ① 전 생애과정에서의 건강과 안녕의 증진, ② 수발서비스에 대한 보편적이며 형평성 있는 접근, ③ 노인의 HIV/AIDS에 대한 관심 제고, ④ 수발보호제공자의 훈련, ⑤ 노인의 정신건강 욕구에 대한 관심 제고, ⑥ 노인이 경험하는 장애의 예방과 재활에 대한 관심 및 서비스 제고이다.

세 번째 관심분야인 노인을 지지하는 환경 마련과 관련해서는 ① 주택과 주거환경 개선, ② 수발과 수발자 지원, ③ 학대와 폭력으로부터의 보호, ④ 노화에 대한 긍정적인 이미지 향상 등이 관심분야로 제시되었다.

행동계획의 말미에서는 이러한 행동계획의 이행을 위해서는 국가, 국제단체의 참여가 필요하며 지속적인 연구와 전 세계적인 모니터링이 요구됨을 강조하고 있다.

3) 고령화 시대가 요구하는 사회정책의 기본방향

이러한 맥락에서 볼 때, 고령화 시대에 적극적이고도 효과적으로 대응하기 위해서는 다음과 같은 방향으로의 사회정책이 정립되어야 할 것이다. 무엇보다도 먼저, 인구고령화에 대한 적극적인 대응을 통하여 사회가 지속적으로 발전하고 그러한 발전의 결과를 모든 연령층이 골고루 향유할 수 있기 위해서는 연령통합적 사회로의 전환이라고 하는 사회구성원리의 변화가 요구된다. 노동을 준비하기 위한 교육의 단계인 청소년기와, 노동의 시기인 중년기, 은퇴 후 사회로부터 분리되어 여가를 즐기는 노년기로 구분되어 모든 정책과 제도가 마련되어 있는 연령분리적인 사회에서 교육, 노동, 여가가 전 생애에 걸쳐 균형있게 시행되고 개인의 욕구에 따라서 자유롭게 선택할 수 있는 연령 통합적 사회로의 전환이 필요하다. 미국의 경우 1967년에 연령차별 금지법을 제정하였으며, 유럽연합은 암스테르담조약에서 모든 소속국가들이 2006년까지 연령차별금지 법안을 제정하도록 하였으며, 일본의 경우는 정년제를 채택하되 정년을 만 65세로 연장하거나 정년퇴직자들을 상대로 한 재고용제도를 실시하고 있다.

더불어, 노인에 대한 긍정적 이미지가 제고되어야 한다. 노인을 무조건 '비생산적'으로 간주하는 부정적인 태도에서 벗어나 노인을 자신이 갖고 있는 경륜과 능력을 발휘하여 사회에 기여할 수 있는 존재로 인식하고 노인의 경제적 · 사회적 기여를 증진할 수 있는 정책을 마련해야 할 것이다. 이를 통하여 건강하고 활력 있는 노화와 모든 세대가 함께 살아가는 사회의 실현이 가능할 것이다. 만일 우리가 65세 이상 인구를 무조건 '비생산적'으로 간주하는 노인에 대한 선입관을 버린다면 이러한 인구고령화에 따른 경제적인 부양부담은 많이 저하될 수 있을 것이다.

한편으로 노인의 양적 · 질적 변화에 대응할 수 있는 적절한 서비스제공체계의 확립이 필요하다. 구체적으로는 예방적 서비스체계와 보편적 복지로의 전환이 요구된다. 고령화에 따른 사회적 비용증가를 완화하기 위해서는 현재의 사후 · 치료중심 · 문제해결 중심의 보건복지서비스 제공에서 적극적인 예방적인 서비스제공체계로의 전환이 요구되는 것이다. 더불어 지금까지와 같이 잔여적 복지에서 벗어나 보편적 복지를 지향해야 하며 이러한 맥락에서 저소득층 노인에 대한 기초생활, 의료, 주거, 교육보장 등은 국가와 지자체 중심의 공적제도를 내실화하고 중산층 이상 노인의 다양한 복지욕구 해결은 시장원리에 따라 추진될 수 있도록 실버산업 활성화 추진하는 것과 같은 정부와 민간의 적절한 역할분담이 필요하다. 이를 통하여 민간의 자발적 참여여건을 조성하고 정부와 민간의 역할분담을 통하여 노인문제 해결을 위한 사회적 역량을 제고하여야 할 것이다.

7 노인보건복지정책의 현황과 평가

지금까지 고령화에 대응하여 실시되어온 정책을 검토해보고, 앞에서 제시된 사회정책의 기본방향에 기초하여 평가해보고자 한다.

1) 제도적 기반 마련

고령화에 대응하기 위한 그간의 정책은 노인을 대상으로 한 노인복지정책을 수행하기 위한 제도적 기반마련에 초점이 두어졌다고 볼 수 있다. 1981년에 노인복지정책의 법적 기반이 될 노인복지법이 제정되었고 그동안 노인복지의 확대를 위해 4차례에 걸쳐 개정이 추진되었다. 더불어 1981년에 보건복지가족부내 가정복지과 노인복지계라고 하는 행정적 토대가 마련되었고, 2003년에는 가정복지심의관실 하에 노인복지정책과와 노인보건과의 2개의 과로 확대되었다. 재정적인 측면에서 볼 때 1982년에는 노인복지예산이 전체 정부예산의 0.01%에 불과하였지만 2003년에는 0.35%로 증가하였다. 더불어 인구고령화가 가시화됨에 따라 세계노인의 해인 1999년에 보건복지가족부에서 『21세기 고령사회를 대비한 노인보건복지 중 · 장기 발전계획』을 발표한 바 있으며, 보건복지가족부만의 정책계획만으로는 인구고령화에 대한 적절한 대응이 이루어질 수 없다는 판단 하에 2001년 말 국무조정실 산하에 노인보건복지대책위원회를 구성하여 『고령사회에 대비한 노인보건복지종합대책』을 마련한 바 있다. 또한 장기요양대책 마련에 정책적 초점을 두어 노인장기요양보장정책기획단을 운영하고 있다.

이러한 법 · 행정 · 재정적 기반마련 외에도 고령화 사회에 적합한 사회적 분위기 조성을 위한 노력도 기울여 왔다. 경로우대를 위한 사회적 분위기 확산을 위하여 1982년 경로헌장을 제정하였고 1997년부터 노인의 날 제정 등을 통하여 노년층에 대한 사회적 인식을 제고하여 왔다. 또한 1990년부터 노인승차권 및 1996년부터 노인교통비 지급, 철도 · 항공기 · 국공립 미술관 이용료 할인 등을 실시하고 있다.

지금까지의 고령화에 대응하기 위한 제도적 기반마련은 주로 증가하는 노인을 대상으로한 직접적인 서비스를 제공하는 기반마련에 초점을 두어 왔다. 따라서 정책집행은 보건복지가족부를 중심으로 이루어져 왔고, 이는 노인보건복지는 보건복지가족부만의 소관사항이라는 행정관료들의 태도를 초래하였다. 따라서 부처간의 조율과 범부처적인 정책방향의 모색이 부족했던 것은 사실이다. 이러한 맥락에서 볼 때 국무조정실 산하에 『노인보건복지대책위원회』가 구성되어 계획안을 제시한 것은 큰 의의를 갖는다. 이는 노인보건복지정책이 더 이상 노인만

[표 23-7] 고령화에 대응하는 제도적 기반 마련

	추진성과
법적 기반	– 노인복지법 제정(1981) → 4차례(1989, 1993, 1997, 1999)에 걸친 개정 – 고령자고용촉진법 제정(1991)
행정적 기반	– 보건복지가족부 노인복지계 신설(1981) → 노인복지과 신설 (1999) → 2개과로 확대 (노인복지정책과와 노인보건과) – 국무조정실 산하에 노인보건복지대책위원회 구성 (2001–2002) – 노인장기요양보장 정책기획단(2000–)
재정적 토대	– 노인복지예산의 규모 확대 : 정부예산 대비 0.01%(1982) → 0.35%(2003)
문화적 기반	– 경로헌장 제정(1982) – 노인의 날 제정(1997) – 경로할인제도 도입(1990)

을 위한 정책이 아니라 우리 모두의 문제임을 인식하고 인구고령화가 사회전반에 미치는 영향에 주목하게 되었다는 점에 큰 전환점이 되었다. 또한, OECD가 고령사회에 적합한 정책의 기본방향 중 하나로 국가단위의 실천 전략을 세울 것을 제시하고 있는데 비추어본다면 1999년도에 『21세기 고령사회를 대비한 노인보건복지 중 · 장기 발전계획』을, 2002년도에는 『고령사회에 대비한 노인보건복지종합대책』을 수립한 것의 의미 또한 크다 하겠다.

그러나 노인에 대한 긍정적인 이미지 제고 및 연령통합적인 사회를 지향하는 '지지적 환경'의 구축을 위한 정책적 관심은 상대적으로 낮은 것으로 판단된다. 즉, 경로우대분위기 조성이라는 목표아래 시행되고 있는 개별정책들이 사회구성원들이 노인을 긍정적인 존재로 인식하게 하는 것을 목표로 하기 보다는 현세대 노인들이 산업화과정에서 사회에 기여한 존재이므로 보상을 부여하여야 한다는 측면에 더 초점을 두고 있다. 물론 과거의 기여에 대한 보상이라는 측면도 무시할 수는 없지만 향후 노인이 사회에 지속적으로 기여할 수 있는 구성원으로 보는 긍정적인 이미지 향상이 이루어져야만 사회발전과 통합이라는 측면에서 성과가 클 수 있을 것으로 판단된다.

2) 개별정책

노인을 대상으로 하여 '빈곤', '질병', '역할상실', '소외'라고 하는 문제를 해결하기 위한 구체적이며 지속적인 정책이 수행되어왔다. 현재의 노인보건복지정책은 크게 생활안정기반조성을 위한 정책, 건강보장 및 사회적 보호지원정책, 문화여가활동 지원정책으로 나누어볼 수 있다.

생활안정기반의 조성과 관련해서는 연금제도가 가장 중요하다. 그러나 국민연금제도가 도입이 늦어 실제로 현세대 노인을 위한 노후소득보장의 역할을 하지 못하고 있다. 따라서 1991년도에 생활보호대상자를 대상으로 한 노령수당제도를 도입하였다. 이는 1998년도에는 국민기초보장수급자와 저소득층을 대상으로 하는 경로연금제도로 발전되었으며, 도입 이후 지급액의 확대 및 대상자의 확대가 이루어져왔다. 현제 생활안정기반의 조성을 위한 정책으로 가장 대표적인 것은 경로연금제도로 2002년의 경우 전체노인의 15.7%인 59만 4천명에게 월 3.5~5만원이 지급되었다. 2003년도에도 동일한 지급액을 80만명에게 지급하는 것으로 예산편성이 되어 있다.

앞으로 국민연금제도가 성숙하여 노령소득보장의 기본제도로 정착하더라도 국민연금의 사각지대에 놓여지는 사람들이 계속 발생하게 되어 기초생활보장 및 국민연금의 수급에서 모두 제외되면서도 저소득인 차상위저소득 노인들에 대한 공적소득보장제도가 필요하다. 따라서 경로연금이 현행과 같이 한시적 · 경과적 제도로서의 위상을 유지할 것인지, 아니면 계속 존속하여 공적소득보장체계의 2차 안전망으로서 공적연금의 보완적 역할을 수행할 것인지에 대하여 근본적인 재검토가 필요한 시점이다.

이와 더불어 고령자 고용촉진을 위한 노력도 기울여, 보건복지가족부에서는 노인취업알선센터를, 노동부에서는 고령자 인재은행을, 서울시에서는 고령자 취업알선센터를 설치 · 운영하고 있다. 또한 복지부에서는 고령자의 소득기회 제공을 위해 1986년부터 노인공동작업장을 설치운영하고 있으며, 2001년 7월부터 지역사회시니어클럽(CSC) 사업을 시작하였고 이를 점차적으로 확대할 예정이다. 이러한 구체적인 정책과 더불어 고령자고용촉진법을 제정하여 고령자 기준고용률(3%) 제시와 고령자고용촉진장려금 지원 등 고령자 고용촉진의 법적 근거를 마련한 바 있다. 더불어 노인의 취업알선을 위해서 복지부에서 취업알선센터(전국 70개소)를, 노동부에서 고령자 인재은행(36개소)을, 서울시에서 고령자 취업알선센터(13개소) 등을 운영하고 있으나 관련 기관 간 연계가 미흡하여 효율성이 낮은 상태이다.

둘째, 노인의 건강보장을 위한 정책에는 예방적인 측면에서 국민기초생활보장수급노인을 대상으로 하여 실시되고 있는 무료건강검진이 있는데 1983년부터 실시되어오고 있으며 2003년의 경우 약 3만 명을 대상으로 실시(소요예산 4억 7천 만 원)되어있다. 노인복지법에 의한 검진수가는 국민건강보험 검진수가에 비하여 낮은 수준으로 의료기관에서 기피하는 현상이 초래되고 있다.

[표 23-8] 시설의 종류(노인복지법 제31조)

종류	시설	설치 목적	입소(이용) 대상자
노인주거복지시설	양로시설	노인을 입소시켜 급식과 그 밖에 일상생활에 필요한 편의를 제공	o 다음 각 호의 어느 하나에 해당하는 자로서 일상생활에 지장이 없는 자 가. 「국민기초생활보장법」 제2조에 따른 수급권자(이하 "기초수급권자"라 한다)로서 65세 이상의 자 나. 부양의무자로부터 적절한 부양을 받지 못하는 65세 이상의 자 다. 본인 및 본인과 생계를 같이 하고 있는 부양의무자의 월 소득을 합산한 금액을 가구원 수로 나누어 얻은 1인당 월평균 소득액이 통계청장이 통계법 제17조제3항에 따라 고시하는 전년도의 도시근로자가구 월평균 소득을 전년도의 평균 가구원수로 나누어 얻은 1인당 월평균 소득액 이하인 자(이하 "실비보호대상자"라 한다)로서 65세 이상의 자 라. 입소자로부터 입소비용의 전부를 수납하여 운영하는 양로시설 또는 노인공동생활가정의 경우는 60세 이상의 자
	노인공동생활가정	노인들에게 가정과 같은 주거여건과 급식, 그 밖에 일상생활에 필요한 편의를 제공	
	노인복지주택	노인에게 주거시설을 분양 또는 임대하여 주거의 편의·생활지도·상담 및 안전 관리 등 일상생활에 필요한 편의를 제공	단독 취사 등 독립된 주거생활을 하는데 지장이 없는 60세 이상의 자
노인의료복지시설	노인요양시설	치매·중풍 등 노인성 질환 등으로 심신에 상당한 장애가 발생하여 도움을 필요로 하는 노인을 입소시켜 급식·요양과 그 밖에 일상생활에 필요한 편의를 제공	o 노인성질환 등으로 다음 각 호의 어느 하나에 해당하는 자 가. 「노인 장기 요양 보험법」 제15조에 따른 장기요양급여수급자 나. 기초수급권자로서 65세 이상의 자 다. 부양의무자로부터 적절한 부양을 받지 못하는 65세 이상의 자 라. 입소자로부터 입소비용의 전부를 수납하여 운영하는 노인요양시설 또는 노인요양공동생활가정의 경우는 60세 이상의 자
	노인요양공동생활가정	치매·중풍 등 노인성 질환 등으로 심신에 상당한 장애가 발생하여 도움을 필요로 하는 노인에게 가정과 같은 주거여건과 급식·요양, 그 밖에 일상생활에 필요한 편의를 제공	
노인여가복지시설	노인복지관	노인의 교양·취미생활 및 사회참여활동 등에 대한 각종 정보와 서비스를 제공하고, 건강증진 및 질병예방과 소득보장·재가복지, 그 밖에 노인의 복지증진에 필요한 서비스를 제공	60세 이상의 자
	경로당	지역노인들이 자율적으로 친목도모·취미활동·공동작업장 운영 및 각종 정보교환과 기타 여가활동을 할 수 있도록 하는 장소를 제공	65세 이상의 자
	노인교실	노인들에 대하여 사회활동 참여욕구를 충족시키기 위하여 건전한 취미생활·노인건강유지·소득보장 기타 일상생활과 관련한 학습프로그램을 제공	60세 이상의 자
재가노인복지시설	방문요양서비스	가정에서 일상생활을 영위하고 있는 노인으로서 신체적·정신적 장애로 어려움을 겪고 있는 노인에게 필요한 각종 편의를 제공하여 지역 사회 안에서 건전하고 안정된 노후를 영위하도록 하는 서비스	o 장기요양수급자나 심신이 허약하거나 장애가 있는 65세 이상의 자(이용자로부터 이용비용의 전부를 수납 받아 운영하는 시설의 경우에는 60세 이상의 자로 한다)로서 다음 각 호에 해당하는 자 가. 방문요양서비스 : 가정에서 보호가 필요한 자 나. 주·야간보호서비스 : 주간 또는 야간 동안의 보호가 필요한 자 다. 단기보호서비스 : 단기간의 보호가 필요한 자
	주·야간보호서비스	부득이한 사유로 가족의 보호를 받을 수 없는 심신이 허약한 노인과 장애노인을 주간 또는 야간 동안 보호시설에 입소시켜 필요한 각종 편의를 제공하여 이들의 생활안정과 심신기능의 유지·향상을	

<table>
<tr><th>종류</th><th>시설</th><th>설치 목적</th><th>입소(이용) 대상자</th></tr>
<tr><td rowspan="4">재가
노인
복지
시설</td><td></td><td>도모하고, 그 가족의 신체적정신적 부담을 덜어주기 위한 서비스</td><td rowspan="4">라. 방문 목욕서비스 : 가정에서의 목욕이 필요한 자
마. 재가노인지원서비스 : '가'목부터 '라'목까지의 서비스이외의 서비스로서 상담·교육 및 각종서비스가 필요한 자</td></tr>
<tr><td>단기
보호
서비스</td><td>부득이한 사유로 가족의 보호를 받을 수 없어 일시적으로 보호가 필요한 심신이 허약한 노인과 장애노인을 보호시설에 단기간 입소시켜 보호함으로써 노인 및 노인가정의 복지증진을 도모하기 위한 서비스</td></tr>
<tr><td>방문
목욕
서비스</td><td>목욕 장비를 갖추고 재가노인을 방문하여 목욕을 제공하는 서비스</td></tr>
<tr><td>재가
노인
지원
서비스</td><td>그 밖에 재가노인에게 제공하는 서비스로서 상담·교육 및 각종 서비스</td></tr>
<tr><td>노인
보호
전문
기관</td><td>노인
보호
전문
기관</td><td>시·도지사가 노인보호전문기관을 지정·운영, 노인 학대 신고, 상담, 보호, 예방 및 홍보, 24시간 신고·상담용 긴급전화(1577-1389) 운영</td><td>노인학대행위자에 대한 상담 및 교육 학대받은 노인의 발견·상담·보호 등 노인학대 예방 및 방지를 위한 홍보</td></tr>
<tr><td>노인일
자리지
원기관</td><td>노인일
자리지
원기관</td><td>지역사회 등에서 노인일자리의 개발·지원, 창업·육성 및 노인에 의한 재화의 생산·판매 등을 직접 담당하는 노인 일자리 전담기관 운영</td><td>60세 이상</td></tr>
</table>

한편, 신체적 · 정신적인 의존상태에 있는 노인을 보호하기 위해 가정봉사원파견시설 144개소, 주간보호시설, 142개소, 단기보호시설이 36개소 등 노인 1,326명당 1개 비율로 재가보호시설이 설치되어 있다. 또한, 지역사회에서 보호가 불가능한 노인을 위한 시설보호서비스를 제공하는 장기노인입소시설은 총 288개소(양로시설 122개소 포함)이며, 수용가능 정원은 22,477명으로 65세 이상 노인 0.56%만을 보호할 수 있는 수준이다.

그러나 이러한 거동불편한 노인을 위한 재가복지시설이나 장기입소노인시설은 절대적인 수의 부족 외에도 도시지역과 농어촌지역의 차이가 크다는 문제를 안고 있다. 전체적으로, 2002년 12월말 도시(시부)에 위치해 있는 시설수는 303개소이고, 농촌(군부)에 위치해 있는 시설수는 19개소로 전체 시설수의 94.1%가 도시에 위치해 있는 실정이다. 또한 재가노인복지시설의 경우도 전체적으로, 2002년말 도시(시부)에 위치해 있는 시설수는 204개소이고, 농촌(군부)에 위치해 있는 시설수는 84개소로 전체 시설수의 70.8%가 도시에 위치해 있는 실정이다.

또한 서비스제공체계의 구축이라는 측면에서 볼 때 정확한 사정기준에 의하여 노인의 요구상황에 적절한 서비스를 제공할 수 있도록 요양시설과 지역사회보건복지시설, 의료기관간 보

[표 23-9] 연도별 노인 복지시설 현황 (단위: 개소, 명)

종류	시설	2015		2014		2013		2012	
		시설 수	입소정원	시설 수	입소정원	시설 수	입소정원	시설 수	입소정원
합 계		75,029	201,648	73,774	190,162	72,860	174,592	71,873	167,884
노인주거 복지시설	소 계	427	19,909	443	20,110	435	18,592	416	18,179
	양로시설	265	13,446	272	13,903	285	12,782	285	13,164
	노인공동생활가정	131	1,087	142	1,173	125	1,049	108	887
	노인복지주택	31	5,376	29	5,034	25	4,761	23	4,128
노인의료 복지시설	소 계	5,063	160,115	4,841	151,200	4,585	139,939	4,352	133,629
	노인요양시설	2,933	141,479	2,707	132,387	2,497	121,774	2,610	118,631
	노인요양공동생활가정	2,130	18,636	2,134	18,813	2,088	18,165	1,742	14,998
노인여가 복지시설	소 계	66,292	0	65,665	0	64,983	0	64,077	0
	노인복지관	347	0	344	0	319	0	300	0
	경로당	64,568	0	63,960	0	63,251	0	62,442	0
	노인교실	1,377	0	1,361	0	1,413	0	1,335	0
재자노인 복지시설	소 계	3,089	21,624	2,797	18,852	2,832	16,061	3,003	16,076
	방문요양서비스	1,021	0	992	0	1,042	0	1,113	0
	주·야간보호서비스	1,007	20,467	913	18,008	848	14,996	840	15,160
	단기보호서비스	112	1,157	96	844	110	1,065	94	916
	방문목욕서비스	617	0	588	0	603	0	633	0
	재가노인지원서비스	332	0	208	0	229	0	323	0
노인보호 전문기관	노인보호전문기관	29	0	28	0	25	0	25	0
노인 일자리 지원기관	노인일자리지원기관	129	0	0	0	0	0	0	0

주) 유료노인복지주택 입소정원 : '08 및 '07년에는 시·군·구 조사 자료에 의거 입소정원을 표기하였으나, 현실적으로 주택은 1세대에 1명 또는 여러 명이 거주 가능하므로 입소정원이 없음. 따라서 '09년부터는 노인복지주택의 입소정원을 세대수로 표기함('08년 노인복지주택 세대수는 2,596세대, '07년 2,012세대임)

주) 재가노인복지시설 현황은 노인복지법에 의거 설치신고 된 시설 현황자료임.

주) 노인복지관 현황은 노인복지법에 제37조에 따른 노인 복지관임.

호가 연계되고 연속적(Continuum of Care)으로 제공될 수 있는 이송체계 구축 및 인력 수준의 제고 등이 요구되고 있다. 더불어 노인의 자립생활지원 및 가족부담을 경감하고, 증가하는 노인요양비 및 노인의료비 문제에 적절히 대응하기 위해 모든 노인이 보편적으로 이용할 수 있는 『공적노인요양보장체계』의 구축이 불가피한 실정이다. 이러한 과제들을 어떻게 해결하여 고령화 시대에 적합한 사회적 시스템을 구축할 것인가에 대한 논의가 『노인장기요양보장정책기획단』을 중심으로 진행되고 있다.

셋째, 건강한 노인들을 위한 노인여가활동 기반확충을 위해서 1989년부터 경로당과 노인복지회관이 설립되기 시작하였으며, 1990년에는 노인여가 시설의 관리근거를 마련하여 노인복지회관 120개, 경로당 43,243개, 노인교실 617개, 노인휴양소 6개가 설치되어 있다. 노인복지관의 경우는 장기입소시설이나 재가노인복지시설의 경우와 마찬가지로 도시지역에 편중되어 있다는 문제를 갖고 있으므로 지역별 형평성을 고려하여 일정 수준이상의 서비스가 제공될 수 있도록 지원이 이루어져야 할 것으로 판단된다. 또한, 노인복지회관의 기능을 재정립하여 노인복지회관이 지역사회 노인복지서비스의 중심적인 역할을 할 수 있도록 하여야 할 것이다.

한편, 평생교육은 사회적으로 평생교육의 중요성에 대한 인식과 노인인구의 교육수준이 높아짐에 따라 그 중요성이 증대하고 있지만 평생교육을 실시하는 기관은 부족하여 노인교육전담기관이 842개소이며 노인교실로 복지부에 등록되어 있는 기관은 468개소에 불과하다. 시설의 부족외에도 노인교육기관 관리가 이원화(교육인적자원부와 보건복지가족부)되어있고, 효율적 관리체계 구축 미흡하며, 노인교육기관에 대한 정부의 지원이 거의 없어 양질의 교육서비스가 제공되지 못하고 있다.

노인들이 생애경험을 기초로 하여 사회에 기여하며 자신의 여가시간을 의미있게 보낼 수 있는 자원봉사활동은 매우 저조한 실정이다. 시 · 도와 시 · 군 · 구 1개소씩 운영되고 있는 지역종합자원봉사센터(2001년 243개소)를 근간으로 종합복지관 및 노인복지관, 기타 노인단체나 자원봉사단체를 통해 이루어지고 있으나, 직업, 전문적 경력과 연계된 노인자원봉사활동 프로그램 및봉사처 개발이 미흡하며, 자원봉사활동에 대한 보호 · 보상 등 유인제도가 마련되어 있지 않아 자원봉사활동 참여 확대에 한계가 있다. 한편, 1998년부터는 노인의 자원봉사활동의 활성화를 위하여 노인지역봉사지도원을 발족한 바 있으나 활성화되지는 못하고 있는 현황이다.

[표 23-10] 고령화에 대응한 서비스 기반 마련

분야	과제
· 생활안정기반 조성	• 노령수당지급제도 실시(1991) → 경로연금제도 실시(1998) → 경로연금 지급 대상자 확대(2000) • 노인취업알선센터(복지부, 2001.12현재 70개소), 고령자 인재은행(노동부), 고령자취업알선센터(서울시) • 노인공동작업장 : 545개소(2001.12현재)
· 건강보장 및 사회적 보호	• 무료 노인건강진단제도(1983년부터) • 재가노인복지사업 실시(1987) 및 시설
· 노인여가활동 기반	• 경로당(1989, 현재 40,691개소) 및 노인복지회관(1989, 현재 114개소) 설치 • 노인지역봉사 지도원 발족(1998)

위에서 검토한 노인을 대상으로한 노인보건복지정책은 아직은 선별적인 서비스에 머물고 있으며 사전예방적인 접근이 아직은 부족한 것으로 판단된다. 노인보건복지정책의 시책방향으로 '노인복지 대상 및 사업내용의 확대'를 설정하고는 있지만 실제 사업내용을 보면 아직까지는 기초보장수급자를 중심으로 실시되고 있고, 전 노인층을 대상으로하는 인프라의 구축이 이루어지지 못한 상태이다. 또한, 건강증진으로 대표되는 예방적 접근이 중요성이 인지되고는 있지만 시설보호나 재가보호서비스와 같은 사후관리체계 구축이 갖고 있는 시급성 때문에 예방적 서비스가 적극적으로 실시되고는 있지 못하다.

8 고령화 시대가 요구하는 노인보건복지정책 방향

1) 노인보건복지정책 방향

첫째, 노후소득보장체계의 구축이 필요하다. 즉, 노인들의 사적 부양에서 벗어나 보편적인 기초적 소득보장이 이루어질 수 있도록 공적 보장 제도를 확립하고 사적연금 등 사적보장의 활성화를 통한 보충적인 소득보장이 이루어지는 공사의 분담체계를 구축하여 지속적인 경제발전이 가능한 체계를 구축하여야 할 것이다. 세계은행에서는 정부가 운용하되 강제 적용 하는 기초연금 성격의 1층, 강제 적용하되 민간부문에서 운용하는 소득비례연금 성격의 2층, 임의 적용하되 민간부문에서 운용하는 추가적인 소득비례연금 성격의 3층을 통한 다층 소득보장체계구축을 권고한 바 있다.

둘째, 건강한 노인의 경제적 · 사회적 기여를 증진시킴으로써 사회적 부양부담을 저하시킬 수 있는 정책개발이 필요하다. 특히, 일차산업의 비중이 급감하고 공적소득보장체계가 정립됨에 따라서 노인들의 경제활동참가율은 감소할 것이므로, 사회적인 차원에서의 적극적인 취업 장려 정책이 요구된다. 또한 취업기회 확대 및 고용상 차별금지, 직업개발 · 직업훈련, 취업지원강화 및 상호연계시스템 구축을 통하여 효율적인 노인취업촉진을 가져오도록 하여야 할 것이다. 더불어 노인의 교육수준의 향상에 따라서 경험과 지식을 토대로 사회에 기여함으로써 의미 있는 노년기의 삶을 즐길 수 있다는 인식이 확산될 것으로 예측되므로 노인자원봉사활동의 활성화가 요구된다.

셋째, 증가할 것으로 예견되는 거동불편노인에 대한 공적서비스 욕구에 대응하기 위한 서비스 기반이 마련되어야 할 것이다. 국가별 장기요양보호대책을 비교해보면 장기요양보호서비스의 사회화에 초점을 두는 경우와 가족을 장기요양보호서비스 제공자로 적극 활용하는 정책을 추진하는 경우로 대별된다. 따라서 자녀가 부모에 대한 부양책임의식은 유지할 것으로 예견되는 우리의 경우 서비스 기반마련과 동시에 장기요양보호서비스 제공에 있어서 가족을 파트너로 활용할 수 있는 적절한 정책마련이 필요하다.

넷째, 상대적으로 충분한 경제적 자원과 풍부한 문화여가활동 경험을 갖고 노년기에 진입한 미래의 노인층을 위한 문화여가시장의 확대가 요구된다. 또한, 고학력 증가와 산업구조의 변화에 따른 지속적인 자기개발욕구가 증대할 것이며, 그에 따라 평생교육 수요가 증가할 것이므로 평생교육체계의 구축과 다양한 프로그램의 개발이 요구된다. 이러한 문화여가서비스는 공적 영역보다는 민간차원에서의 적극적인 참여가 필요하므로 민간자원의 활성화가 요구된다. 이러한 문화여가서비스 뿐만 아니라 노인주거시설 및 보건 · 의료서비스 확충, 노인복지용품의 생산 · 유통, 금융상품 개발 및 보급 등 실버산업의 활성화도 함께 이루어져야 할 것이다. 이러한 분야별 개별정책의 구체적인 내용을 정리하면 다음과 같다.

[표 23-11] 고령화 시대에 적합한 개별 정책의 수행방안

분야	정책과제	주 요 내 용
노인 소득 보장	1. 소득지원제도개선	• 국민연금 제도 확충 • 경로연금제도의 내실화
	2. 노인취업 촉진정책의 실효성 제고	• 노인고용기회 확대 – 연령에 따른 고용차별금지 – 고용촉진 수단의 실효성 제고 · 고령자 기준 고용율 개선 · 고령자 고용촉진장려금 지원제도 개선 · 정년연장 및 정년퇴직자 재고용 유도 – 노인창업지원 – 지역사회 활동을 통한 사회참여 및 일자리 마련(CSC 활성화) · 지역사회시니어(CSC) 활성화 · 노인공동작업장 지원 확충 • 노인 직업개발 및 직업훈련 강화 – 고령자 적합직종 제도개선 및 직업훈련 특화 – 노인 취업교육 및 직업훈련 체계화 • 노인취업 지원 – 노인인력뱅크 설립 · 운영 – 고령자 전담인력 확보
노인 건강 보장	1. 장기 요양 및 재가 복지 서비스 확충	• 장기요양 보호 서비스 확대 • 재가복지서비스 확충 – 재가복지 인프라 확충

분야	정책과제	주 요 내 용
노인 건강 보장	1. 장기 요양 및 재가 복지 서비스 확충	– 정부, 가정, 지역사회, 민간부문간 연계체계 구축 – 보건·의료서비스와 연계한 통합적 서비스 체계 구축 • 노인의료 서비스 전문인력 확충 – 노인의학전문의/노인전문간호사 신설 – 장기요양서비스 제공을 위한 간병전문 인력의 제도화 – 일상생활동작 훈련을 위한 재활전문인력 확대
	2. 건강검진의 확대 및 통합검진 체계구축	• 건강검진 대상자 및 서비스 확대 • 건강검진 서비스 관리체계 구축
	3. 치매관리 및 지역의료 협력체계 구축	• 치매관리 및 지역의료 협력체계 구축 – 시도별 치매전문병원 및 전문요양시설 건립 지원 – 저소득층 노인 등에게 정기적인 무료 치매 검진 실시 – 보건소 치매상담신고센터를 노인보건센터로 전환·운영 – 질병의심노인에 대해 보건소에서 건강 및 영양교육실시
	4. 장기요양비용의 부담 경감	• 장기요양비용의 부담 경감방안 검토
	5. 노인장기요양의 사회적 공동분담방안 도입	• 노인요양보험제도 도입 검토
노인 교육 · 문화 활성화	1. 노인 평생교육 활성화를 위한 기반 마련	• 노인교육기관의 관리운영 체계의 구축 • 노인 평생교육 접근성 제고 • 노인교육 전문인력 확충 – 노인교육지도자 및 전문가 양성 – 담당자의 전문성 향상을 위한 지원 확대 • 노인교육프로그램의 개발 및 내실화 • 정규교육기관 개방을 통한 노인교육기회 확대 • 노인교육기관프로그램 및 인력에 대한 전국 D/B 구축
	2. 노인의 문화·여가활동 향유기회 증진	• 노인문화 향유기회 확대 – 국·공립 공연관람료 할인 확대 등 • 노인 생활체육의 활성화 • 저소득층노인을 위한 관광복지프로그램 지원 • 경로당·노인복지회관 운영 활성화 • 노인클럽 활성화
	3. 노인자원봉사 활동 활성화 지원	• 자원봉사기회 확대 • 자원봉사활성화를 위한 지원 확대

자료 : 노인보건복지대책위원회에서 2002년 7월에 발표한 『고령사회에 대비한 노인보건복지종합대책』의 향후 추진계획을 분야별로 재정리한 것임.

보건복지서비스 기반과 각종 제도의 정착이 이루어지지 않은 상태에서 공·사적인 부양부담을 수반하는 인구고령화가 급속하게 이루어지고 있고, 이러한 급격한 고령화는 우리에게 새로운 과제를 제시하고 있다. 가장 근본적인 과제는 연령통합적 사회구성원리의 변화와 노인에 대한 부정적 이미지 타파이다. 이는 재정적인 부담은 없으나 단시간 내에 이루어지기는 어려운 과제로 지속적인 홍보와 가치관의 변화가 필요하며, 이를 위해서는 정부뿐만 아니라 노인관련 단체와 학자들의 관심이 요구된다.

반면 서비스 제공의 기본방향의 재조정과 더불어 서비스 기반이 확대되기 위해서는 예산증대가 필요하며, 원활한 예산확충을 위해서는 사회적 합의가 선행되어야 한다. 예산의 배분을 둘러싼 세대간의 갈등으로 이어지지 않으려면 이러한 노인복지관련 예산의 확보의 당위성에 대한 사회적 동의가 선결되어야 할 것이다. 이를 위해서는 인구고령화가 '그들'의 문제가 아니라 '우리'의 문제라는 사회구성원의 인식과 정책입안 · 수행자들의 예산증대의 필요성에 대한 인식이 이루어져야 한다. 더불어 노인을 대상으로한 각종 정책과 서비스는 한 부처만의 문제가 아니라 범부처적인 대응과 연계를 요구하므로 각 부처간의 적극적인 협조가 요구된다. 이러한 변화가 이루어질 때 인구고령화는 전 구성원의 사회발전에의 참여와 결과의 공유라고 하는 질적 변화를 통하여 삶의 질 향상이 이루어질 수 있는 기회를 제공해줄 수도 있다.

급격한 인구고령화에 효과적으로 대응하기 위한 노인보건복지정책은 무엇보다도 노인인구의 규모와 특성변화를 반영하는 것이어야 할 것이다. 현 노인세대의 경우 노후준비가 불충분하며 노인들의 취업기회가 제한되어 있다는 점에서 현시점에서 가장 시급한 정책은 노인들에게 기초적인 소득보장을 마련하는 것이다. 따라서 연금제도의 개선과 더불어 현재 공적 연금과 공공부조로부터 배제된 저소득 노인들에게 유일한 공적소득보장제도로서 운영되고 있는 경로연금제도의 적절한 발전 방안을 적극적으로 모색함으로서 공적소득보장제도 하에서 사각지대에 놓여있는 노인인구를 최소화 하여야 할 것이다. 더불어 인구고령화에 따른 개인 · 가족 · 사회적인 부담이 가장 클 것으로 예상되는 거동불편노인을 보호하기 위하여 노인장기요양보호정책과 구체적 전략화 방안을 마련하여야 할 것이다. 단시간 내에 우리나라 노인인구의 절대적인 규모가 지금의 2배가 넘고 80세 이상 인구의 규모도 급속히 증가할 것이므로 적어도 고령사회가 되는 2019년까지는 장기요양대상 노인을 보호할 수 있는 충분한 서비스 기반마련이 이루어져야 할 것이다. 이 때 자녀는 부모에 대한 부양책임의식을 유지할 것으로 예견되므로 어떻게 적절하게 가족을 장기요양보호서비스 제공에 있어서 파트너로 활용할 것인가에 관심이 두어져야 할 것이다.

고령사회 이후의 시점에서 노년기를 보낼 인구층은 고령화 사회의 노인들과는 그 규모뿐만 아니라 제 특성에 있어서 큰 차이를 보일 것이며, 특히 문화여가적인 측면에서의 욕구가 급증할 것으로 판단된다. 이들은 상대적으로 충분한 경제적 자원과 풍부한 문화여가활동 경험을 갖고 노년기에 진입할 것이기 때문이다. 따라서 노인층을 대상으로 한 문화여가시장의 확대가 예견된다. 또한, 고학력 노인이 증가함에 따라서 평생교육에 대한 욕구가 증가할 것이며, 대학교가 교육서비스 대상으로서 대학생뿐만 아니라 노인들도 적극적으로 포함하는 프로그램의 개발이 요구될 것이다. 따라서 2019년 이후 서비스 개발의 초점은 문화여가서비스의 개발과 활성화에 두어져야 할 것이며, 이러한 서비스는 공적영역보다는 민간차원에서의 적극적인 참여가 요구되는 측면이다.

이러한 서비스 분야별 우선순위 설정 외에도 특별한 관심을 두어야 하는 노인집단에 대한 정책적 고려가 요구된다. UN의 「마드리드 고령화국제행동계획」은 여성노인과 농촌노인이 처해있는 불리한 환경과 낮은 수준의 삶의 질에 비추어볼 때 특별한 관심이 필요한 집단임을 강조한 바 있다. 우리나라의 경우도 예외는 아니어서 「2001년도 장기요양보호서비스 욕구조사」에 의하면 남성노인의 경우는 5.9%만이 혼자 살고 있지만 여성노인의 경우는 그 비율이 24.3%에 달하고 있으며, 장기요양보호가 필요한 대상의 비율이 56.8%로 남자노인의 26.4%보다 월등히 높다. 30만원 미만의 가구소득을 갖고 있는 비율도 남성노인의 20.5%에 비하여 여성노인은 30.1%로 높다. 또한 많은 여성노인들이 남성노인에 비하여 '우울상태'를 경험하고 있어 우울증상경험율이 46.6%로 남성노인의 36.8%보다 높다. 따라서 여성노인이 처해있는 어려움을 완화시키기 위한 정책적 관심이 요구된다. 특히, 혼자 사는 비율이 높은 여성노인을 위해서는 재가복지서비스의 강화와 같은 적절한 보호서비스의 제공이 필수적이며, 관절염, 만성요통과 같은 여성의 특유질병에 대한 관심이 필요하다. 더불어 여성노인이 평생 수행해온 보호노동의 사회적 가치의 인정과 그에 기초한 연금제도의 개선 등도 정책적 우선순위를 갖고 수행되어야 할 측면이다.

또한, 농촌노인에 대한 관심은 서비스에의 접근성이 낮은 집단에 대한 관심을 의미한다. 우리나라의 경우 행동계획에서 제시된 목표 중 하나인 노인계층의 보건 및 복지수준의 향상과 관련하여 보건 및 복지자원의 지역편중은 시급히 해결되어야 할 문제이다. 가정봉사원파견시설, 주간보호시설, 노인교육기관 등이 농촌지역에 비하여 도시지역에 집중되어 있으며 노인복지회관의 경우도 도시지역에 비하여 농촌지역의 경우 프로그램이 활발히 진행되고 있지 못한 것으로 파악되고 있기 때문이다.

그러나 인구고령화에 적절히 대응하기 위해서 이러한 구체적인 정책마련보다 더 중요한 것은 사회의 구성원리의 변화이다. 지금 우리사회는 청소년기와 중년기, 노년기가 확연히 구분되어 있으며, 이러한 기조위에 모든 정책과 제도가 마련되어 있는 연령분리적인 사회이다.

노인인구의 증가에 따른 사회적 부양부담을 걱정하고 있다. 그러나 만일 우리가 65세 이상

인구를 무조건 '비생산적'으로 간주하는 노인에 대한 선입관을 버린다면 이러한 인구고령화에 따른 경제적인 부양부담은 많이 저하될 수 있을 것이다. 즉, 노인은 유용하지 못한 존재로 간주하는 기존의 노인에 대한 부정적인 태도에서 벗어나 노인을 사회에 기여할 수 있는 존재로 인식하고 노인의 경제적 · 사회적 기여를 증진할 수 있는 정책을 마련한다면 실제적인 부양비는 지금 예상되는 것보다 낮아질 수 있다. '생물학적인 연령'에 기초한 경직된 사회구성에서 벗어나 사회구조가 개인의 개별적인 욕구에 따라서 교육, 노동, 여가활동의 선택이 가능한 것으로 변화할 때, 인구고령화에도 불구하고 지속적인 사회발전이 가능할 것인가에 대한 우려는 기우에 불과해질 수 있다.

이러한 사회적 변화는 '선택'이 아니라 '필수'일 수밖에 없을 것으로 판단되는데, 미래의 노인들은 '권위' 보다는 '선택'을 중요시하는 가치관을 갖고 있으며, 사회의 '다수' 집단으로서의 위상을 갖고 있는 노인들이 그들이 갖고 있는 사회 · 경제 · 정치적인 능력을 발휘하려 할 것이기 때문이다. 따라서 얼마나 빠르고 유연하게 '연령통합적인 사회'로 전화하는가에 따라서 인구고령화에도 불구하고 우리나라의 지속적인 사회경제적 발전이 가능할 것인가가 결정될 것이다.

참고문헌

강명근, 김건엽, 김상아, 박웅섭, 유원섭, 이무식, 조희숙, 최용준. 학습목표에 맞춘 보건의료관리, 보문각, 2012

고양곤. 노인복지와 학교자원복지활동. 학지사. 2001.

김귀분. 노년기의 건강증진. 대한간호학회지 36(4)

김익균 외. 노인복지론. 대학출판사. 2002.

김주희 외 6명. 노인간호학. 현문사. 1998.

김진수. 노인수발보장제도 도입의 쟁점과 과제. 한국사회복지정책학회 춘추계학술대회 제1권. 2005.

김찬우. 고령사회 대비를 위한 노인요양보장 제도의 방향성. 복지동향 2005 ; 78

노인보건복지대책위원회. 고령사회에 대비한 노인보건복지종합대책. 2002.

대한예방의학회. 예방의학과 공중보건학 I, II, III. 계축문화사. 2017.

박태룡. 노인복지론. 대구대학교출판부. 2002.

보건복지가족부. 2002년도 노인보건복지시설현황. 2003.

보건복지가족부. 노인수발보험제도 여론조사. 2006.

선우덕 외 14명. 정책보고서 노인수발보험제도 시범사업 1차평가연구. 2006.

송건용. 노인 보건을 위한 정책적 과제. 의료심포지엄. 1994.

송미순. 노년기의 건강증진. 서울대 개교 50주년 기념 국제 학술 대회. 1996.

신영수. 21세기의 보건의료. 서울대 개교 50주년 기념 국제 학술 대회. 1996.

신영수, 김용익 등. 개정판 의료관리, 서울대학교출판문화원, 2017.

유재남. 노인장기요양시설 인력의 전문성에 관한 연구. 중앙대학교 석사학위논문. 2001.

이가옥. 고령화 사회와 장기요양보장정책. 사회복지학회지. 2003 ; 157.

일본 국립사회보장 인구문제연구소. 각 년도 인구통계자료집. 2000.

장병원. 고령화사회의 노인요양보장정책 방향. 건축학회지. 2003 ; 6

전창배. 독일의 노인장기요양보험. 국민건강보험공단 사회보장연구센터. 2005.

정경희 고령화 시대의 노인보건 복지정책. 한국보건사회연구원. 2005.

정경희. 고령화 사회의 정책과제. 한국보건사회연구원. 2002.

지역보건연구회. 지역사회 예방서비스. 계축문화사. 2005.

최순남. 현대노인복지론. 한신대학교출판부. 2000.

통계청. 장래인구추계. 2001.

한국사회복지협의회. 2003.

Klein et al.골밀도 형성정도에 따른 골절유발의 경향. 1993.

Detels R, Beaglehole R, Lansang MA, Gulliford M. Oxford Textbook of Public Health, Oxford University Press, 2009

Robert B. Wallace. Maxey–Rosenau–Last Public Health and Preventive Medicine. McGraw–Hill Education, 15 edition, 2008.

제24장

학교보건사업

학교보건이란 각급 학교에서 학생들로 하여금 학교 안에서 건강하고 안전하게 생활하며 지낼 수 있게 하는 학문이며 사업이라 할 수 있다. 즉 학교생활을 하는 동안 건강하게 살 수 있도록 건강에 관한 지식을 얻어 건강한 행동이 수반되는 생활을 수행할 수 있게 하고, 건강하게 살 수 있는 물질적 · 정신적 또는 정서적 환경을 마련해 주어야 한다.

1 학교보건의 개념과 역사

1) 학교보건의 목표 및 필요성

학교는 집단생활의 장이다. 그러므로 학교보건 목표의 첫 번째는 건강과 안전을 도모하고 교사와 학생들에게 가장 효과적인 생활환경을 제공하는 것이다. 두 번째는 학생에게 건강에 대한 관심을 갖도록 살피고 건강이라는 것을 이해 · 인식함으로써 얻은 정보를 일상생활에 반영시켜 습관화하도록 하는 것이다. 세 번째는 자신의 건강에 주의를 기울일 뿐만 아니라 다른 사람의 건강문제에도 관심을 가져 모두가 건강한 삶을 영위할 수 있는 능력을 기르는 것이다.

학교보건사업은 다음과 같은 이유로 보건사업 중 가장 중요한 위치를 차지하고 있다.

① 2018년 현재 우리나라 전체 인구는 5163만5000명이고 이 가운데 청소년 인구는 899만명(17.4%)이다. 청소년 인구는 2014년 983만8000명을 기록해 1970년 통계 작성을 한 이후 처음 1000만명 이하로 떨어진 데 이어, 4년 만에 900만명 선이 무너졌다. 2020년 852만명, 2030년 699만명, 2050년 596만명 수준으로 청소년 인구가 급감할 것으로 전망하고 있다. 학령(學齡) 인구(6~21세)도 올해 824만2000명인 것으로 집계됐지만, 10년 뒤인 2028년에는 지금보다 130만명가량 줄어든 693만3000명을 기록할 전망

이다. 이러함에도 불구하고 아직도 가장 큰 집단인 학생들의 보건관리를 철저히 하는 것이 생애주기 관점에서 국민보건 향상의 지름길이 된다.

② 학교는 교육적으로 혹은 문화적으로 지역사회의 중심이 된다. 그러므로 지역사회의 보건문제를 해결하려면 먼저 그 중심이 되는 학교보건 문제부터 해결하여야 한다.

③ 학생들은 보건교육의 좋은 대상자이다. 그 이유는 다음과 같다.

㉠ 학생들은 교육열이 충만하기 때문에 열의가 적은 성인보다 보건교육이 효과적으로 실시될 수 있고 성과 또한 크다.

㉡ 학생들은 학교에서 습득한 보건지식을 쉽게 가정에 전달할 수 있다.

㉢ 초등학교 시절부터 좋은 건강지식을 습득하면 쉽게 습관화되고 생활화 될 수 있다.

④ 학교에 근무하는 교직원은 지역사회의 지도자이다. 이런 지도자들이 보건에 대한 지식을 많이 습득하고 실천함으로써 지역사회 주민의 보건생활을 지도할 수 있다.

⑤ 학생시절에 보건 관리를 잘하면 전체 국민의 건강이 향상 될 수 있다.

2) 학교보건의 의의와 특성

학교보건의 업무에 관계하는 사람은 학교장, 교사, 양호교사, 체육담당교사 등이 중심이 되고, 학년 부장, 학급 담임 등과 협력하여 보건계획을 세워 실시하도록 한다. 학교보건 위원회, 학생보건위원회는 그 활동기관이고, 보건실 또는 양호실, 진료소, 건강상담소 등이 활동을 위한 시설이 된다. 학교 밖에서는 보건소 등이 참가한다.

학교보건의 성과를 올리기 위해서는 많은 분야의 관계자들이 협력해서 지역의 특성, 학교의 특성, 대상이 되는 학생의 건강상태를 잘 이해한 후에 업무를 수행하여야 한다. 또 관계자는 일반 질병학, 기초의학(특히 생리학, 영양학, 위생학 등), 위생통계학, 위생공학(하수와 오물의 처리 등)을 비롯한 학교보건에 필요한 분야의 지식 습득에도 노력하여야 한다.

지역사회보건과 산업위생에 관한 것과는 달리 학교보건은 다음과 같은 특성을 가지고 있다.

① 환경이 일반 사회와 분리되며, 또한 그 대상이 교직원과 학생으로 제한되어 있다(대상의 한정).

② 학생의 건강교육과 건강지도의 병행이 필요하고, 효과 기대치가 크다(교육과 효과).

③ 구성원인 학생에게는 미성숙 집단을 위한 보호, 육성책이 요망된다. 특히 질병에 대한 예방과 조치가 필요하다(보호와 예방).

④ 발육 · 발달의 시기에 있는 학생에 대한 보건사업은 매우 뜻 깊은 것이며 소홀이 할 수 없다(중요성).

학생건강 유지 및 증진을 통한

신체적·정신적·사회적으로 건강한 민주시민 육성

건강관리

- ◈ 보건교육 내실화
- ◈ 학교 성교육 내실화
- ◈ 학생 건강검사 추진 및 결과관리
- ◈ 학생 정신건강 관리 강화
- ◈ 교내 감염병 예방관리 강화
- ◈ 흡연·음주 등 약물 오·남용 예방
- ◈ 학교 내 응급상황 관리체계 강화
- ◈ 건강증진학교 운영 활성화

환경관리

- ◈ 교육환경보호제도 운영관리 내실화
- ◈ 학교 석면관리 강화
- ◈ 학교 먹는물 위생관리 대책
- ◈ 교사(校舍)내 공기질 등 환경위생 개선

급식관리

- ◈ 학교급식 운영의 내실화
- ◈ 학교급식 안전관리 강화
- ◈ 학교급식 식중독 예방 관리 강화
- ◈ 안전하고 우수한 식재료 사용
- ◈ 영양관리 및 식생활 지도 강화
- ◈ 저소득층 및 농어촌 지역 학교급식비 지원
- ◈ 학교급식 지도·감독 및 행정지원 강화
- ◈ 「식품안전관리 기본계획」 세부과제 추진

[그림 24-1] 2018년 학생 건강증진 정책 방향(교육부)

3) 학교보건의 역사

학교보건사업의 발전사는 예방의학, 그 중에서도 소아보건 발달사를 통하여 알 수 있다.

아동의 신체적 조건에 관한 연구는 18세기 말엽부터 19세기 초에 이르러 시작되었다. John Peter Frank(1745~1821)는 학교위생에 관해서 유럽에서 연구한 바가 있고, 독일의 유명한 병리학자 Rudolf Virchow(1821~1902)는 소아보건의 증진을 위하여 중요한 활동으로써 학교 아동의 신체검사의 필요성을 강조하였다. 미국의 New England의 주민이었던 Benjamin Thompson이 구상했던 학교급식의 무상제공에 대한 의사는 영국과 New York시에서 실시됨으로써 학교급식은 학교보건의 첫 사업으로 대두되었다. 이렇게 학교급식으로부터 시작된 학교보건사업은 학교환경의 위생적 관리에 치중하다가 점차 건강교육에 비중을 더 두게 되었다. 세계 각국의 경향은 보통 학교보건 사업을 세 계통으로 나누어서 생각할 수 있다.

첫째, 19세기 말부터 근대 과학적 의학위생학이 발달하고 그를 기초로 한 학교위생이 추진되어 교육의 의학적 비판과 학생에 대한 위생적 보건을 학교의(醫)의 주임무로 한 독일 중심의 계통이다.

둘째, 사회정책을 중요시하는 영국에서는 사회정책적 요구에 의해 발달하였으며, 사회구제의 견지에서 학교위생의 보급 장려를 지도하여 온 계통이다.

셋째, 미국에서와 같이 교육적 입장에서 학교보건이 발달해왔고, 신조직체제 교육으로 발전시키는 계통이다. 우리나라는 과거에는 독일 계통의 영향을 받았으나 현재는 미국의 체제를 따르고 있다.

우리나라에서 학교위생의 시초라고 볼 수 있는 것은 구한국시대 융희년간에 경성, 대구 등지에서 실시된 학교 종두이다. 현재 우리나라는 미국이 과거에 걸어온 신체검사 시대에 머물러 있는 감이 있다. 해방 후 예방의학 분야가 큰 폭의 발전을 했으나, 행정체계의 미확립, 학교보건 전문가의 부족, 학생의 건강에 대한 보호자들의 무관심 등의 요인으로 아직도 학교보건 사업을 발전시키는 데는 많은 문제점들이 남아 있다.

'보건교사'란 새로운 명칭으로 '양호교사'의 이름이 바뀐 것은 2002년이다(초 · 중등교육법 제21조 2항의 개정). 또한 2005년 3월 24일 학교보건법이 일부 개정 · 공포되어 '학교건강검사'란 새로운 명칭으로 '학교신체검사'가 변경되었다. 학교건강검사에는 신체의 발달상황 능력, 건강조사, 건강검진으로 구분하고, 건강검진은 취학 후 매3년(초1, 4, 중1, 고1)마다 국민건강보험법상 검진기관에서 실시하는 제도를 도입하여 2006년 1월 1일부터 실시하기에 이른다. 또한 2005년부터 보건실 현대화사업이 추진되어 보건실 시설 · 기구의 확충 및 효율적인 관리를 하고 있다(학교보건법 시행규칙 기준). 2018년 현재 학교보건은 교육부 학생건강정책과에서 담당하고 있다.

2 학교보건의 내용과 범위

학교보건사업의 내용과 범위는 1940년대부터 오늘날까지 큰 변화가 없이 다음과 같이 4개 분야에 걸쳐서 이루어지고 있다.

① 학교보건서비스(학교가 학생을 위하여 해야 할 일 – 신체검사, 건강상담 등)

② 학교환경위생관리

③ 학교보건교육

④ 학교급식

하지만 이는 편의상의 분류이며, 실제로 학교보건사업을 수행함에 있어서는 상호 유기적인 관계를 가지고 있다.

1) 학교 보건서비스

학교 보건서비스는 학생과 교직원의 건강상태를 평가하고 보호, 증진시키기 위한 것이다. 이를 위해서는 주기적인 건강검진을 통해서 질병이나 신체상의 결함을 조기에 발견하고, 질병의 예방 및 치료에 필요한 조치를 취하도록 하며, 일차 의료서비스 및 적절한 의뢰체계가 구축되어야 한다.

또한 전염성질환의 예방 및 관리, 부상 또는 응급환자에 대한 구급처치 등을 위한 각종 보건서비스가 포함되어져야 하며, 학생과 교직원뿐만 아니라 그들의 가족과 지역사회 주민의 건강 증진과 향상을 위한 교육과 상담서비스도 요구되어진다.

2) 학교 보건교육

학교에서의 보건교육은 건강의 가치를 인식시키고 건전한 건강 행태를 유지하도록 하는데 매우 중요한 역할을 하므로 신체적, 정신적, 정서적 및 사회적 건강 수준 향상을 위한 계획적이며 연계된 교육이 이루어져야 한다. 건강관련 위험행동 감소를 위한 동기유발과 지원을 위해서는 이에 대한 지식의 전달뿐만 아니라 태도 변화와 실천으로의 연계가 중요하며 이를 위해서는 기술 습득이 병행되어져야 한다.

보건교육의 내용에는 개인, 가족 및 지역사회 보건, 환경과 건강, 성교육, 정서 및 정신 보건, 상해 예방 및 안전, 영양, 신체 활동, 질병의 예방과 관리, 흡연 및 약물 오·남용 등이 있다.

3) 학교 환경 위생 관리

학교는 학생 및 교직원이 일상생활의 대부분을 지내는 곳이므로 학교 내·외의 환경은 이들의 건강수준에 많은 영향을 미친다. 그러므로 학교 환경 위생관리는 건강한 학교생활에 필수적이며, 학교보건사업의 중요한 부분이다. 학교 환경은 학교의 교실, 교사(校舍)뿐 아니라 주변 환경까지도 포함하는 것으로, 물리적, 사회 심리적, 문화적 환경이 고려되어져야 한다.

물리적 환경은 건강에 위협이 되는 생물학적 혹은 화학적 인자 및 온도, 소음, 채광과 조명, 먹는 물, 오물 처리 등이 포함된다. 사회 심리적 환경은 학생과 교직원의 안녕(well-being)에 영향을 줄 수 있는 신체적, 정서적, 사회적 요건이 모두 포함된다.

4) 학교급식

학교급식은 성장기 학생들의 바람직한 식습관을 확립하고, 학생들의 영양상태 개선, 체위향상, 건강증진을 도모하는 것이며, 나아가서는 국민 식생활수준 향상에 기여하고자 하는 집단 급식이다. 청소년의 식습관 교육은 학교에서 실시하는 것이 가장 효과적이라는 연구결과가 보고된 것처럼, 학교급식을 통하여 건전한 식생활에 대한 교육과 실습이 연계될 수 있으며, 교육 후에도 계속적인 추적 관찰이나 지도가 가능하다.

또한 급식과 연계된 생활 교육은 미래의 학부모가 될 학생들의 건전한 식습관 형성에 도움을 주고, 이를 통하여 향후 자녀들의 건강 및 영양 수준을 결정하는 데에도 중요한 요소가 될 것이다. 학교급식은 학부모의 이해와 협력을 얻으면 그 효과가 배가 되어지므로 시식회, 강연회, 식단배포, 조리강습회 등의 프로그램을 마련하여 지역사회의 이해와 협력을 높일 수 있는 방안을 강구하여야 한다.

3 학교보건사업의 현황과 문제점

1) 학교보건사업의 행정적 관리체계

우리나라의 학교보건 행정조직은 해방 이후 52년 동안 10차례나 담당부서가 바뀌었으며, 그동안 학교보건 전담 부서는 1979년 단 한 차례 생겨서 2년 6개월 동안 생존한 적이 있을 뿐이다. 2018년도 현재 학교보건은 교육부의 학생건강정책과에서 담당하고 있다.

[표 24-1] 보건교사 배치현황(2007년)

구분	초등학교	중학교	고등학교	특수/각종학교	계
전체 학교수	5,756	3,022	2,159	216	11,153
보건교사 배치	4,242	1,454	1,354	141	7,191
(배치율)	73.7%	48.1%	62.7%	65.3%	64.5%

[표 24-2] 보건교사 배치현황(2018년)

초등학교	중학교	고등학교	기타	계
4,343	1,770	1,683	164	7,960

* 출처 : 교육통계서비스

[표 24-3] 전국 보건교사 지역별 배치율 현황(2018년)

구분	전체학교(A)	배치학교(B)	배치율(B/A)	보건교사수	미배치학교
서울	1,346	1,326	98.5	1,486	20
부산	638	625	98.0	686	13
대구	459	452	98.5	498	7
인천	520	476	91.5	511	44
광주	316	312	98.7	337	4
대전	304	247	81.3	272	57
울산	242	184	76.0	221	58
세종	88	80	90.9	88	8
경기	2,398	2,378	99.2	2,579	20
강원	638	379	59.4	406	259
충북	480	309	64.4	332	171
충남	721	460	63.8	507	261
전북	771	466	60.4	495	305
전남	827	474	57.3	516	353
경북	927	602	64.9	629	325
경남	969	619	63.9	678	350
제주	191	121	63.4	131	70
계	11,835	9,510	80.4	10,372	2,325

* 조사기준일 2018년 4월 1일
* 초 · 중 · 고 · 특수학교, 각종학교(공립) 기준

지방의 학교보건 행정은 시 · 도에서 관장하다가 1964년 교육자치제가 실시되면서 시도교육청으로 이관되었다. 현재는 각 시 · 도 교육청의 평생교육체육과, 또는 학무과에서 담당하고 있다.

이와 같이 학교보건 담당부서의 잦은 변경은 우리나라 학교보건정책의 일관성을 의심케 할 뿐만 아니라, 학교를 통한 보건교육 및 사업의 중요성을 간과하는 일이라고 할 수 있다. 학교의 보건전문인력 확보에 있어서는 보건교사를 확대 배치하고 학교 의사 및 약사의 위촉 등으로 사업 수행에 필요한 인력 확보를 위해 노력하고 있으나 아직은 그 활용의 측면에서 미흡한 실정이다.

[표 24-4] 2018년 우리나라 학제별 보건교사 및 영양교수 충원 현황

학제	보건교사		영양교사	
	대상 학교	충원 수	대상 학교	충원 수
유치원	1	1	0	0
초등학교	4,343	4,340	3,781	3,762
중학교	1,770	1,765	700	692
고등학교	1,683	1,675	694	690
일반고	1,093	1,088	412	412
특목고	121	121	96	95
특성화고	348	345	128	126
자율고	121	121	58	57
특수학교	140	140	111	111
고등공민학교	0	0	0	0
고등기술학교	1	1	0	0
각종학교	22	22	5	5
계	7,960	7,944	5,291	5,260

2) 학교 보건서비스

(1) 건강평가 및 관리

정기적인 건강평가를 통한 지속적인 건강관리를 위하여 매년 표본 학교를 지정하여 신체검사(체격, 체질 검사)를 실시하고, 이와 별도로 교육감이 지정하는 학교의 학생에 한하여 소변검사, 혈액검사 및 결핵검사를 실시하고 있다. 그러나 학교별로 학교의사 또는 위촉의사가 실시하는 체질검사에 대하여 대다수 교직원 및 학부모들이 신뢰성에 대한 문제를 제기하고 있는데, 대도시 일부학교에서 체질검사를 의사가 실시하지 않고 보건교사의 1차 스크린을 통하여 문제가 있다고 생각하는 학생에 한하여 의사가 검진을 하였으며, 학교신체검사규칙이 정한 이외의 검사를 실시하는 등의 부작용이 발생하고 있다. 그러므로 학교신체검사에 대해서는 신뢰성 회복이 시급한 실정이다.

학생들의 2002년 건강검진 결과를 살펴보면 초 · 중등학생의 키는 지난 10년간 평균 남학생 2.99cm, 여학생 2.18cm씩 각각 증가하였고, 몸무게는 평균 남학생 4.54kg, 여학생 2.40kg씩 각각 증가하는 등 체격이 지난 10년 전보다 현격하게 성장하였다. 그러나 바람직하지 못한 식습관 등 생활양식의 변화, 환경오염 등으로 인하여 만성질환이 증가되는 추세이다.

2017년 학생들의 비만율은 17.3%이며, 비만 정도에 따라 경도 8.3%, 중등도 7.0%, 고도 2.0%으로 나타났다. 학생들의 비만율은 신체활동 감소와 패스트푸드 섭취량 증가로 인하여 전년보다 0.8%p 증가하였으며 꾸준히 증가 추세이다. 주3일 이상 격렬한 신체활동 실천율(%)은 37.9('15) → 37.7('16) → 37.3('17) 등이며, 주3회 이상 패스트푸드 섭취율(%)은 14.8('15) → 16.7('16) → 20.5('17) 등이다.

학교급별로는 고3 남학생이 22.7%로 가장 높고, 고3 여학생(19.7%), 중3 남학생(18.4%), 초6 남학생(17.7%) 순으로 비만율이 높게 나타냈다(표 24-5).

[표 24-5] 2017년 비만 학생 현황 (단위 : %)

		비만율1)			
			경도	중등도	고도
2015		15.6	7.9	6.1	1.6
2016		16.5	8.1	6.6	1.9
2017		17.3	8.3	7.0	2.0
초6	남 자	17.7	8.6	7.6	1.6
	여 자	12.7	7.0	4.9	0.8
중3	남 자	18.4	8.9	7.4	2.1
	여 자	13.9	7.0	5.6	1.4
고3	남 자	22.7	9.6	9.4	3.7
	여 자	19.7	8.9	7.4	3.3

자료 : 교육부,「학교건강검사 표본조사 결과」각년도, 초6 · 중3 · 고3 대상임
주 : 1) 비만율(%) = ((측정체중-표준체중)/표준체중)×100
* 표준체중은 질병관리본부 · 대한소아과학회에서 제시한 성별 · 연령별 표준체중 사용
– 경도 : 20%이상~30%미만, 중등도 : 30%이상~50%미만, 고도 : 50%이상

2017년 9~24세 청소년의 6.3%는 아침식사를 전혀 하지 않으며, 22.6%의 청소년이 아침을 거르는 경우가 많은 것으로 나타났다. 아침식사를 하지 않는 편이라고 응답한 비율은 3년 전보다 6.6%p 증가한 반면, 아침식사를 항상 한다고 응답한 청소년은 16.2%p 크게 감소하였으며, 연령이 높을수록 아침식사를 전혀 하지 않거나 거르는 경향은 높아져 19~24세의 경우 42.6%가 아침식사를 거르는 것으로 나타났다.

2017년 청소년 수면시간은 주중 7시간 52분, 주말 9시간 4분으로 증가 추세이며(• 주중(시간:분) : 7:27('14) → 7:52('17), • 주말(시간:분) : 8:50('14) → 9:04('17)), 2017년 청소

년의 수면시간은 주중 7시간 52분, 주말 9시간 4분으로 주중보다 주말이 1시간 12분 더 긴 것으로 나타났으며, 3년 전보다 주중은 25분, 주말은 14분 증가하였다. 연령에 따른 수면시간을 보면, 주중은 9~12세(9시간 4분) 〉 19~24세(7시간 39분) 〉 13~18세(7시간 28분) 순으로 많이 자며, 주말은 연령이 높아질수록 적게 자는 것으로 나타났다.

2017년 지난 일주일 동안 운동이나 야외 신체활동을 했다고 응답한 비율은 56.7%로 3년 전보다 19.4%p 감소한 반면, 평균 활동시간은 3.8시간으로 3년 전보다 0.5시간 증가하였다. 연령별로 살펴보면 9~12세 청소년이 74.6%로 신체활동을 하였다고 응답한 비율이 가장 높았으며, 평균 활동시간은 중 · 고등학교 시기에 학습량이 증가하면서 신체활동 시간이 줄어 13~18세 청소년이 3.5시간으로 가장 적게 나타났다.

2017년 중 · 고등학생 청소년들의 평상시 스트레스를 느끼는 비율은 37.2%로 10년 전(46.5%)보다 9.3%p 감소하였으며, 꾸준히 감소 추세로 성별로는 남학생(30.4%)보다 여학생(44.6%)이 14.2%p 높으며, 고등학생(39.8%)이 중학생(34.1%)보다 5.7%p 높은 것으로 나타났다. 2017년 청소년 4명 중 1명은 최근 12개월 동안 2주 내내 일상생활을 중단할 정도로 슬프거나 절망감을 느낀 적이 있는 것으로 나타났다. 우울감을 경험한 남학생은 20.3%로 여학생 30.3%보다 낮았으며, 고등학생이 26.4%로 중학생(23.5%)보다 2.9%p 높게 나타났다(그림 24-2).

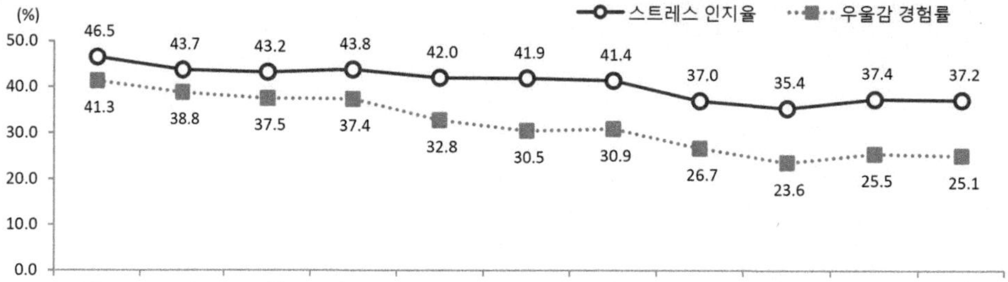

자료 : 교육부·보건복지부·질병관리본부,「청소년건강행태온라인조사」

[그림 24-2] 우리나라 청소년 스트레스 인지율 및 우울감 경험률 추세

중 · 고등학생의 흡연율은 2007년 13.3%로 가장 높았다가 2017년 6.9%p 감소한 6.4%이며, 음주율은 2006년 28.6%로 가장 높았다가 2017년 12.5%p 감소한 16.1%로 나타났다(그림 24-3).

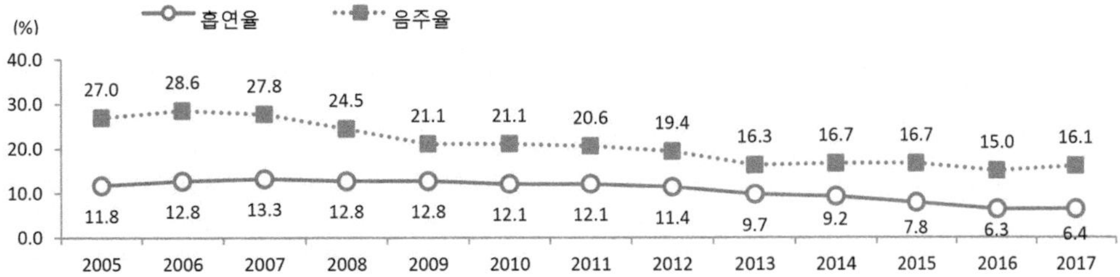

자료 : 교육부·보건복지부·질병관리본부,「청소년건강행태온라인조사」

[그림 24-3] 우리나라 청소년 흡연율 및 음주율 추세

또한, 치료를 받지 않으면 정상적인 학습활동에 지장을 줄 수 있는 요주의자는 0.88%로 나타나 1992년도 1.13%에 비해 감소하였으나 근시는 42.32%로 10년 전에 비하여 2.3배 증가했고, 구강질환자도 증가 추세이다. 그러므로 유소견자를 파악하고 담임교사 · 학부모와 연계하는 지도 및 대책이 강구되어야 하며, 특별활동이나 보건관련 행사 등에 반영하여 보건교육을 통한 관리 및 지도가 필요하다.

결핵검진과 관리는 학교보건사업의 초기부터 현재까지 계속되고 있다. 결핵검사는 초등학교는 6학년 재학생 중 선별검사에 이상이 있는 학생만 엑스선 검진을 하고, 중 · 고교 1학년에 대해서는 엑스선 검진을 한 후 결핵환자로 확진된 경우에 지역의 보건소와 연계하여 관리하고 있다.

기생충 구제사업은 우리나라에서 가장 중점적으로 이루어진 학교보건사업의 하나로 1958년부터 변검사 및 회충구제 사업이 실시되었다. 1971년부터는 단순한 체변검사와 구충제의 투약 위주 사업에서 탈피하여 기생충의 예방사업에 더욱 역점을 두었으며 이후 집단관리를 중단하고 희망자만 검사를 실시하도록 하였다.

(2) 감염병 관리

학교는 전체인구의 약 20%인 학생들이 단체생활을 하는 공간으로 그 환경 특성상 감염병 발생 위험이 항상 상존하고 있고, 전염병 발생 시 그 파급효과가 매우 크므로, 학교 내의 전염병 발생과 유행양상을 신속히 파악하는 일은 빠른 초동대처를 통한 확산 차단뿐만 아니라 효과적 관리를 위해서 매우 중요하다. 국내 학령기 소아 및 학교를 중심으로 발생하는 전염병은 수인성 식품매개성 설사질환, 예방접종 대상 호흡기 전염병과 눈병 등이 있다. 수인성 식품매개성 질환은 2000년 이후에도 지속적으로 발생하고 있다. 최근에는 고도 항생제 내성을 가진 이질균에 의한 집단발병이 생기는가 하면, 용혈성 요독증후군과 같은 치명적 합병증을 유발하는 장출혈성대장균 감염증의 유행까지 보고되고 있다.

2000년에는 홍역과 수두의 대유행으로 전년도 대비 10배 이상 감염자의 폭발적인 증가를 보였다. 이 때문에 2001년 홍역 및 풍진 일제 예방접종 사업을 시행하여 홍역과 풍진의 발생은 급격하게 감소되었다. 2004년 수두가 유아 및 초등학교 저학년 학생을 중심으로 크게 유행하였고, 2005년 7월 새로이 제2종 법정전염병으로 지정되었다. 법정전염병 이외에도 2002년에는 유행성 각결막염이 100만 명 이상의 학생에서 발생하여 1,518개교가 임시휴교하기도 하였다(표 18-3 전염병 발생 현황). 이러한 학령기 학생에 주로 나타나는 질환들 외에도 2003년 전반기 홍콩과 중국에서 시발된 중증급성호흡기증후군(SARS : Severe Acute Respiratory Syndrome)과 2003년 후반부터 동남아시아를 중심으로 유행한 조류독감 등 신종전염병의 창궐은 학교보건의 새로운 위협으로 대두되고 있다.

이를 위해 질병관리본부는 2001년 10월부터 전국적인 학교전염병 표본감시체계(http : //dis.cdc.go.kr/school)를 구축하여 운영하였다. 감기(인플루엔자 포함), 수두, 뇌막염, 유행성이하선염, 유행성 결막염, 폐렴 등 단체 생활에서 쉽게 확대 전파될 수 있는 질병들을 중심으로 운영되고 있었으며, 학교보건교사는 질병으로 결석하거나 학교 보건실을 방문하는 학생의 질병 발생현황을 파악하여, 인터넷을 통해 질병관리본부로 직접 보고함으로써 학교전염병 발생정보가 수집되었다. 수집된 학교감염병 발생정보는 1주 단위로 신속히 분석되어 관련 당국을 비롯해 일선 학교보건교사들에게 온라인으로 다시 보내져 학교보건관리에 활용될 뿐만 아니라 국가 감염병관리 정책수립의 중요 자료원으로 활용되고 있다.

학생 감염병의 발생건수는 지속 증가하고 있으며, 특정 감염병은 유행을 반복(NEIS 보고기준)하고 있다(그림 24-4). 최근 3년간 학생 감염병 발생건수가 급증(2.6배 증가)하고, 이로 인한 건강 피해 및 수업결손 등 문제가 증가하고 있다. 2015년 감염병 등교중지자수는 34,920명, 입원치료 1,223명, 통원치료 18,793명 등이었다. 호흡기(밀접접촉)로 전파되는 '인플루엔자 · 수두 · 유행성이하선염 · 수족구' 등 4종의 감염병이 전체 발생건수의 96% 이상 차지하였다. 2015년 발생분포로는 인플루엔자 69.2%, 수두 15.3%, 유행성이하선염 10.0%, 수족구 2.7% 등이었다. 인플루엔자는 2013년 3,707건, 2014년 33,536건, 2015년 69,798건 등으로 급증하였다. 어린 학생은 성인에 비해 감염에 취약하여 전염력이 강한 감염병의 경우 학교에서 급속도로 확산되었다. 2002년 유행성눈병으로 118만 여명, 1,518교가 휴업하였으며, 2012년 백일해로 전남지역 10개교 164명, 2015년 결핵이 인천지역 1개교 15명, 경

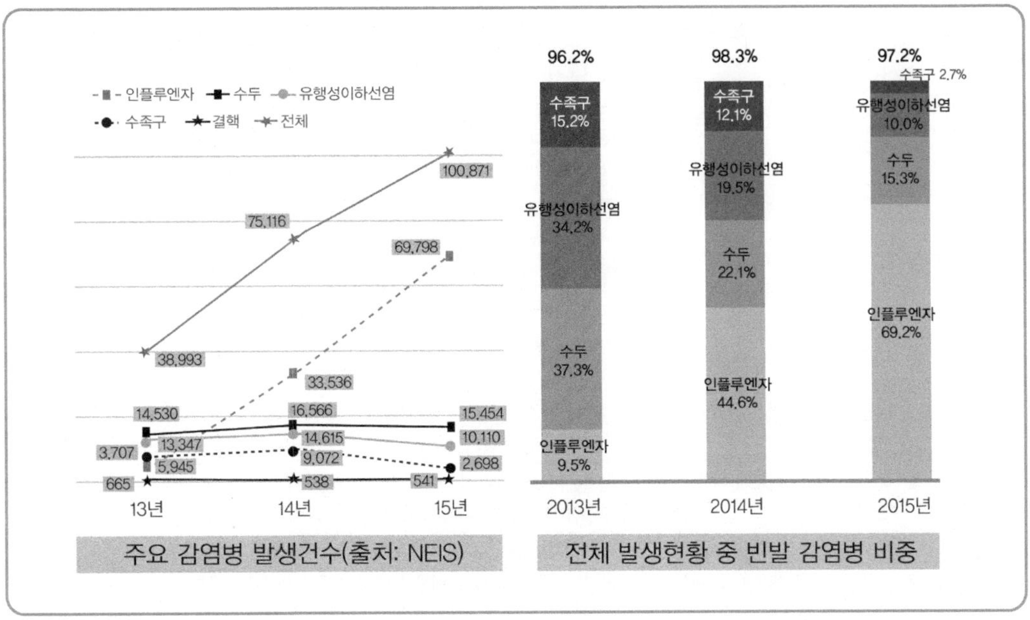

[그림 24-4] 학생 감염병 발생 현황, 2013~2015

남지역 1개교 14명 등 집단발생이 있었다.

따라서 감염병예방 보건교육 및 면역증강, 환경위생개선 등 사전예방을 통한 관리가 중요하며, 감염병 발생 시에는 방역기관과의 협조로 신속한 대처방안이 강구되어져야 한다(표 24-6).

[표 24-6] 2016~2020, 서울시교육청 학생 감염병 예방 종합대책 주요내용

대응단계	추진과제	세부추진과제(추진시기)
사전 예방 강화 (평상시 예방 관리)	1. 감염병 교육·연수 강화	• 교육자료 보급 및 활용 점검(2017~) • 학교관계자[교장(감), 보건교사, 담임교사]사이버 연수실시 (2017~) • 교육지원청, 학교보건진흥원 업무 담당자 대상 정기적인 감염병 전문연수 실시 (2016~)
	2. 예방접종 확인 및 해외 출국자 관리 강화	• 초등학교 및 중학교 입학생 '예방접종 확인사업' 실시(2016~) • 해외 입·출국 학생 등에 대한 감염병 관리 강화(2017~)
	3. 필수방역물품 확보	학교별 필수 방역물품 확보 권장(2017~)
발생초기 대응강화 (확산방지 체계정비)	1. 감시체계 모니터링 강화 및 유행 경보제 운영	• 학교에서 감염병 환자 발생시 능동적 환자파악 체제로 전환 (2017~) • 서울시학교보건진흥원의 서울학교보건 포털(감염병 등) 운영 (2016~) • 학생 감염병 발생 주간소식지 제작·보급(2016~) • 학교 감염병 발생 예·경보제 운영(2016~) • 교육청 단위 학교 감염병 관리 대응반 운영(2017~)

대응단계	추진과제	세부추진과제(추진시기)
발생초기 대응강화 (확산방지 체계정비)	2. 학생 감염병 관리 강화 홍보 및 등교중지 기준 실천 모니터링	•가정 내 관리 강화를 통한 학교 내 감염병 환자 유입 최소화(2017~) ※ 다문화 · 외국인 가정 학부모용 홍보 · 교육자료 별도 제공: 외국어 버전 •감염병별 등교중지 기준 명확화 및 인근학교 전파 차단을 위한 등교중지 학생 생활지도 강화(2017~)
	3. 선제적 학교 결핵 예방 사업 운영	•선제적 예방사업을 통한 학생 결핵환자 발생 사전 방지(2017~) •결핵환자 다빈도 발생 학교 집중관리 실시(2016~)
신종감염병 위기대응 역량강화	1. 매뉴얼 보급 및 활용 점검	•학생 감염병 예방 · 위기대응 매뉴얼 보급 및 활용 점검(2017~) •학생 감염질환 증상에 따른 대응 가이드북 제작·보급(2016~)
	2. 대응훈련 참여 및 정례화	•모든 교육기관의 연 1회 이상 감염병 대응 모의훈련 정례화 (2017~) ※ 교장(감), 행정실장, 보건 및 담임교사, 보건소담당자 등 참여
	3. 보건당국 및 관련 기관과 공조 강화	•관계기관과 정보공유 및 협업강화로 역할분담 명확화(2016~) ※ 서울시(감염병 관리 본부) 등과 핫라인(hotline) 운영
일상복귀를 위한 조치 강화	1. 정상수업 재개 학교에 대한 지도·점검	•수업결손 최소화 및 사이버 가정학습 지원(2017~) •정상수업 재개 학교에 대한 방역 조치기준 안내(2016~)
	2. 감염병 환자(격리자) 복귀를 위한 심리지원	•환자·격리자·완치 복귀자를 위한 심리지원 교육자료 보급(2017~) ※ 심리지원 대처요령에 대한 동영상 교육자료 제공(교육부 개발 예정) ※ 불안정도가 심한 경우 전문기관 연계 지원(서울시학교보건진흥원 마음건강 one-stop 지원센터, Wee센터, 정신건강지원센터 등)
제도개선 및 인프라 강화	1. 유치원 및 학원 관리체계 운영	•유치원생 감염병 관리(보고체계 등) 및 위생교육 강화(2017~) ※ 감염병 발생 별도의 보고체계 구축(2018~) •학원 감염병 관리 강화(2017~)
	2. 감염병 전담인력 배치	•교육청 및 학교 감염병 전담인력 배치 및 전문성 확보(2016~)

(3) 구강보건사업

1979년부터 학교치과의제도가 도입되면서 구강보건사업이 활기를 띄기 시작하였고 3-3-3 운동이 이때부터 시작되었다. 1980년부터 불소양치사업이 시범적으로 실시되었다. 학교 구강보건사업[1]은 학교 규모가 작고, 여건이 가능한 학교부터 「점심식사 후 양치하기」 캠페인을 실시하고 충치예방 보건교육 및 양치도구 지참과 양치지도로 급식 후 생활화를 적극 권장하고 있다.

3) 학교 보건교육

1990년대 들어서면서 건강문제 및 인구사회적 변화에 따라 개인의 건강 생활습관 형성이 보건교육에서 중요한 부분을 차지하게 되었다. 그러나 보건교육의 내용이 체육, 생물, 가정 등 여러 관련 교과에 분산되어 있고, 초등학교는 담임교사, 중등학교는 관련교과 담당교사가

1) 구강보건법 제12조 초 · 중등교육법 · 유아교육법 제2조 규정 - 학교장은 국가보건사업 실시

현 교육과정 체계 내에서 보건교육을 담당하고 있으므로 학부모와 학생들의 주요 관심사인 비만, 성교육, 흡연 및 약물의 폐해, 시력저하, 치아관리, 안전사고 등에 대한 구체적이며 전문적인 교육이 부족한 실정이다.

2016년 「청소년건강행태온라인조사」에서 중 · 고등학생의 35.0%가 지금까지 1잔 이상의 술을 마셔 본 경험이 있고, 18.0%는 최근 1개월 간 음주 경험이 있는 것으로 나타났다. '청소년건강행태온라인조사' 결과를 활용하여 시계열 비교를 실시한 결과, 음주 생애경험률은 지속적으로 감소세를 보이나 최근 1개월 간 음주 경험률은 뚜렷한 증감세를 보이지 않았다. 중 · 고등학생의 11.5%가 지금까지 담배를 피워 본 경험이 있고, 5.9%는 최근 1개월 간 흡연 경험이 있는 것으로 나타났는데 시계열 비교 결과, 흡연 생애경험률 및 최근 1개월 경험률은 지속적으로 감소세를 나타내었다(그림 24-5)(그림 24-6).

최근 1년 동안 유해약물에 대한 예방 교육을 받은 적이 있는지 조사한 결과, 흡연 예방 교육을 받았다는 응답이 83.8%로 가장 높게 파악되었고, 음주 예방 교육 49.3%, 고카페인(에너지)음료에 관한 건강 교육 23.7%로 파악되었다.

2016년 「청소년건강행태온라인조사」에서 "평생 동안 기분의 변화나 환각 등의 경험, 과도한 살빼기 등을 목적으로 부탄가스, 본드를 비롯하여 각성제, 히로뽕, 암페타민, 마약, 많은 양의 기침가래약, 신경안정제 등을 먹거나 마신 적"이 있는 응답자 비율을 분석한 결과, 2011년 0.7%에서 2016년 0.5%로 다소 감소하였다. 따라서 보건교육의 필요성이 어느 때 보다도 강조되는 시점이다(그림 24-7).

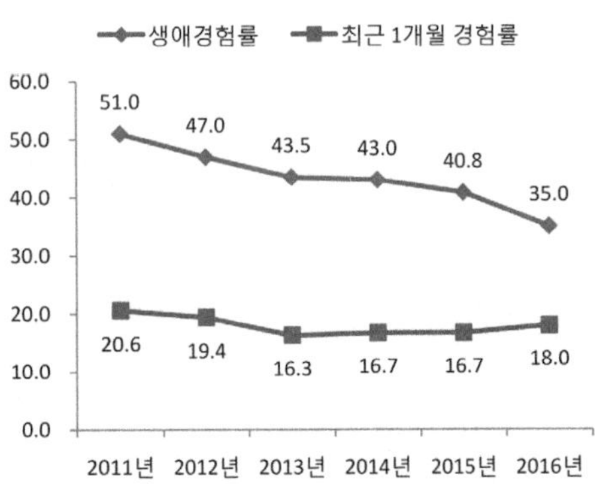

[그림 24-5] 음주 생애경험률 및 최근 1개월 간 경험률 시계열 비교 (단위 : %)

출처: 2011~2015년 자료는 「청소년건강행태온라인조사」 2016년 자료는 본 연구의 조사 결과임.

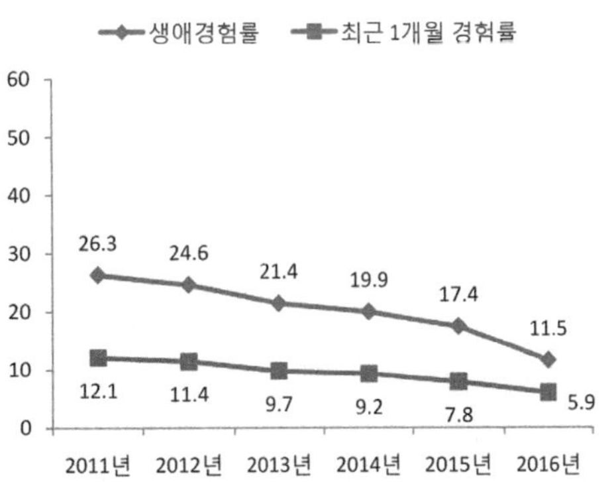

[그림 24-6] 담배 생애경험률 및 최근 1개월 간 경험률 시계열 비교 (단위 : %)

출처: 2011~2015년 자료는 「청소년건강행태온라인조사」 2016년 자료는 본 연구의 조사 결과임.

그리고 일부는 본드 · 가스 · 신나 등 유해물질과 진통제, 잠 안오는 약, 살빼는 약 등 일반 의약품의 남용으로 인한 부작용이 발생하고 약물남용은 성장기 청소년들에게 정신적 · 신체적 폐해가 심각한데 이러한 실태는 매년 증가추세에 있다. 또한 각종 교원연수 과정에 약물 오 · 남용예방교육 내용을 구성하거나, 학교보건법 제9조[2]의 규정에 따라 보건교사에 의한 보건과목의 독립과 보건전문가에 의한 실제적이고 구체적인 학교보건교육계획 수립 및 운영이 이루어져야 한다.

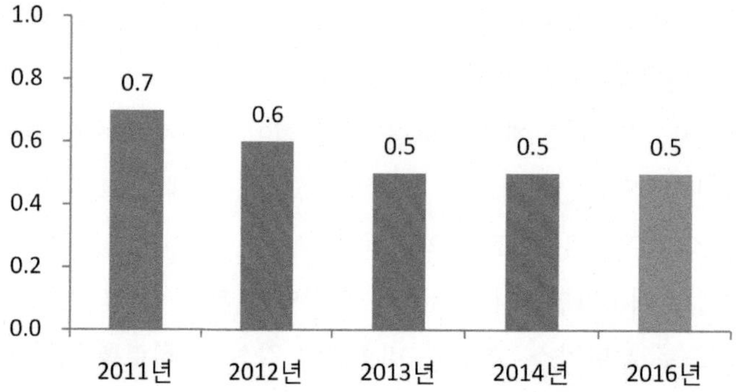

[그림 24-7] 청소년 약물 생애경험률 추세(단위: %)

출처: 제12차(2016년) 청소년건강행태온라인조사 통계.
주: 2015년에는 조사가 실시되지 않았음.

4) 학교 환경 위생 관리

학교 환경 위생 관리를 위하여 지하수와 먹는 물의 수질검사 및 조명시설 개선, 소음 · 진동 피해학교 방음대책 등을 추진하고 있으며, 학교 주변의 환경개선을 위하여 학교환경위생정화구역 제도를 도입하고 절대정화구역(학교 출입문으로부터 50m 이내)과 상대정화구역(학교 경계선으로부터 직선거리로 200m까지)으로 구분하여 관리하고 있다. 그러나 최근 일부지역에서 학교와 주택가 부근의 유해업소 난립으로 학교환경위생정화구역의 강화에 대한 논의가 일고 있다.

---

2) 학교보건법 제9조(학생의 보건관리) : '07.12.14 개정, '09.3.1 시행
학교의 장은 학생의 체위 향상, 질병의 치료와 예방, 음주·흡연과 약물남용의 예방, 성교육 등을 위하여 보건교육을 실시하고 필요한 조치를 하여야 한다.

(1) 먹는 물 관리

2017년 6월 기준 농 · 어촌지역 등 상수도 인입이 어려워 지하수를 먹는 물로 사용하는 학교는 전체학교의 2.6%인 316교이다(표 24-8). 그러나 수돗물에 대한 불신으로 많은 학교가 정수기 또는 냉 · 온수기를 설치하여 사용하고 있으나, 필터 교환이나 청소 등의 유지관리 소홀로 오히려 수질의 저하를 초래하고 있다.

학생 및 교직원에게 제공되는 먹는 물의 공급 원칙은 먹는 물 관리법에 의한 수질기준에 적합한 물을 사용하되, 가급적 끓여서 제공하는 것이다. 그러므로 현재 지하수를 사용하는 학교는 지방자치단체와 협의하여 지역 상수도의 학교내 인입을 적극 추진하거나 지역 상수도의 교내 인입이 불가능한 학교는 지하수 개발 시 지하 암반층까지 굴착토록 하여 가급적 안정된 식수를 학생들에게 공급하여야 한다.

수돗물의 경우에도 저수조 없이 직접 연결되는 급수체계로의 전환이 필요하다. 정수기 또는 냉 · 온수기는 부득이한 경우에만 사용토록 하되, 정기적인 수질검사 및 필터교환 등 사후관리를 의무화하여 전문가에 의한 주기적인 위생관리를 유도하여야 한다.

(2) 학교 교사(校舍) 내 환경 위생 개선

학교보건법에 따르면 학교의 장은 교사(校舍) 안에서의 환기 · 채광 · 조명 · 온도 · 습도의 조절, 상하수도 · 화장실의 설치 및 관리, 오염공기 · 석면 · 폐기물 · 소음 · 휘발성유기화합물 · 세균 · 먼지 등의 예방 및 처리 등 환경위생을 적절히 유지 · 관리하여야 한다. 학교보건법 시행규칙에 제시된 환기 · 채광 · 조명 · 온습도의 조절기준은 아래 표와 같다(표 24-7).

아직 기준이 마련되지 않은 일부 항목에 대해서는 기준설정이 필요하며, 이에 대한 실태 파악도 요구되어진다. 또한 학교를 통과하는 고압선로의 전자파에 대한 건강 위해도 문제나

[표 24-7] 환기 · 채광 · 조명 · 온습도의 조절기준

구분	주요내용
환기	환기용 창 등을 수시로 개방하거나 기계식 환기설비를 수시로 가동하여 1인당 환기량이 시간당 21.6세제곱미터 이상이 되도록 할 것
채광(자연조명)	직사광선을 포함하지 아니하는 천공광에 의한 옥외 수평조도와 실내조도와의 비가 평균 5퍼센트 이상으로 하되, 최소 2퍼센트 미만이 되지 아니하도록 할 것
조도(인공조명)	교실의 조명도는 책상면을 기준으로 300룩스 이상이 되도록 할 것
실내온도 및 습도	실내온도는 섭씨 18도 이상 28도 이하로 하되, 난방온도는 섭씨 18도 이상 20도 이하, 냉방온도는 섭씨 26도 이상 28도 이하로 할 것

학교 내 폐기물 관리 등 많은 문제들이 발생되고 있는 실정이다.

(3) 학교 주변 환경 관리

학교 환경 위생 정화구역이 설정되어 있지만 이에 대한 효율적인 관리 및 유해 환경들의 정비 업무가 실제 추진 상에 문제가 있어 효율적으로 이루어지지 않고 있는 실정이다. 그러므로 지역 교육청의 지도 및 점검이 더욱 더 강화되어야 한다.

[표 24-8] 학교별 급수시설 현황(2017. 6)

구 분		초등학교	중학교	고등학교	특수/각종	계
전체 학교수		6,257	3,237	2,360	227	12,081
급수 시설 (%)	상수도	6,067 (97.0%)	3,168 (97.9%)	2,311 (97.9%)	219 (96.5%)	11,765 (97.4%)
	지하수	190 (3.0%)	63 (2.1%)	49 (2.1%)	8 (3.5%)	316 (2.6%)

* 출처 : 2018년 학생건강증진 정책방향

5) 학교급식

우리나라의 학교급식은 1953년부터 1972년까지 외국의 원조에 의해 전쟁재해 아동을 위한 구호급식에서 시작되었다. 1973년부터 정부예산과 학부모 부담으로 자립급식을 시작하였으나 1977년 빵 식중독 사건이 발생하여 학교급식이 전면 폐지되었고 무용론과 기피현상이 발생하였다. 1989년에 학교급식 5개년 계획을 수립하여 2000년까지 학교급식을 점차 확대하는 방안을 마련하였다. 또한 위탁급식을 허용하고, 극빈학생의 중식을 지원할 수 있도록 학교 급식법이 개정되었다. 그리고 2000년도에 비해 2007년도에는 학교급식 현황이 상대적으로 증가한 것으로 나타났다(표 24-9).

그러나 학교급식의 확대로 최근 전국 각지에서 다수의 집단 식중독 사건이 발생하였고, 이는 학교급식이 단순히 영양을 보충하는 것이 아니라 위생관리와 조리사에 대한 보건교육, 식중독 예방교육과 같은 보건관리의 중요성을 일깨워 준 것이라고 할 수 있다.

(1) 급식위생 및 안전관리

학교 식중독 및 위생과 안전사고 방지를 위하여 직영 및 위탁급식 학교에 식품의 안전성 보장을 위한 관리체제인 HACCP(Hazard Analysis Critical Control Point, 식품 위해요소

중점관리 기준) 시스템을 적용하고 있다. 2017년 현재 전국 초·중·고·특수학교 전체 11,800개교에서 100% 급식을 실시하고 있다. 급식운영 형태로 직영급식 11,542교(97.8%)(단독조리 9,134교(78.3%), 공동조리 2,408교(21.7%)), 위탁급식 258교(2.2%)(교내조리 212교(82.2%), 외부운반 46교(17.8%)) 등이다. 그러므로 직영 및 위탁급식의 위생과 안전점검을 강화하고, 급식 실무자들에 대한 교육 강화, 관련 시설개선 및 관리를 철저히 하고, 학교 식중독 발생 시 철저한 역학 조사 실시 등의 관리 체계가 확립되어야 한다.

[표 24-9] 2017년 학교급별 급식현황

구 분	학교수(교)			학생수(천명)			운영형태(교)	
	전체	급식	%	전체	급식	%	직영(%)	위탁(%)
초등학교	6,044	6,044	100	2,689	2,688	99.9	6,042(99.9)	2(0.1)
중 학 교	3,213	3,213	100	1,384	1,384	100	3,179(98.9)	34(1.1)
고등학교	2,373	2,373	100	1,655	1,646	99.5	2,154(90.8)	219(9.2)
특수학교	170	170	100	25	24	98.5	167(98.2)	3(1.8)
합 계	11,800	11,800	100	5,753	5,742	99.8	11,542(97.8)	258(2.2)

(2) 영양 관리

학교 급식의 영양 관리는 건강 지향적으로 조직적이므로 과학적으로 관리되어야 하나 에너지 공급량만 맞추는 경향이 있고, 또한 급식전담직원이 아니면 영양공급의 적정성을 판단하기도 어려운 실정이다. 그러므로 시 교육청별로 식이지도관련 프로그램 운영을 활성화하고 영양 및 식생활 개선에 관한 학생 지도 및 학부모 상담의 활성화도 필요하다.

(3) 교육 프로그램과의 연계

학교급식은 크게 확대되었으나, 교육 프로그램과 생활교육의 연계 운영은 미흡한 실정이므로 생활교육으로써의 학교급식 운영방안 모색 및 정착의 필요성이 대두되고 있다. 이를 위해서는 학교장과 교직원의 학교급식에 대한 인식 제고가 필요하고 관련 교과과정 운영과 연계한 식단 작성 및 급식 제공, 학부모, 가정, 지역사회와의 연계교육이 강화되어야 한다.

(4) 빈곤 가정 학생 중식 지원

IMF를 계기로 빈곤 가정 학생들에게 중식을 지원하고 있으며 이에 대한 지원이 점차 확대되고 있다. 그러나 토 · 일용일 및 공휴일과 방학에는 중식이 지원되지 않으므로 지역 단체와의 협력체계를 구축하여 계속적으로 지원이 이루어지도록 하는 방안이 모색되어야 한다.

앞서 살펴본 학교보건의 현황을 근거로 우리나라 학교보건사업 체계의 문제점을 종합적으로 정리하면 다음과 같다.

첫째, 학교보건조직의 잦은 변화와 인력의 감축으로 인하여 장기적이고 일관성 있는 학교보건 정책개발이 이루어지기 어렵다.

둘째, 학교보건으로 달성해야 할 단계적 보건 목표의 부재로 인하여 보건사업의 효율성과 실효성을 거두기가 어렵다.

셋째, 일선학교에서는 보건교육 및 사업을 수행할 보건인력 및 조직의 미비로 학교 단위의 보건문제 진단과 보건계획의 수립 및 실행이 어렵다.

넷째, 학교보건사업에 필요한 전문인력 지원과 시설활용을 위한 지역사회와의 연계체계가 구축되어 있지 않다.

참고문헌

강명근, 김건엽, 김상아, 박웅섭, 유원섭, 이무식, 조희숙, 최용준. 학습목표에 맞춘 보건의료관리, 보문각, 2012

교육부, 2018년 학생건강증진 정책방향, 2018.1.

교육인적자원부. 한국교육개발원. 교육통계연보. 2006.

교육과학기술부. 교육통계연보. 2007.

대한예방의학회. 예방의학과 공중보건학 I, II, III. 계축문화사. 2017.

서울특별시교육청. 2008학년도 학교보건 활성화를 위한 학교보건 기본방향. 2008.

서울특별시교육청. 2008학년도 학교급식 기본방향. 2008.

신영수, 김용익 등. 개정판 의료관리, 서울대학교출판문화원, 2017.

여성가족부, 2014 청소년 유해환경 접촉 종합실태조사, 2014

여성가족부, 2016년 청소년 매체이용 및 유해환경 실태 조사, 2016

이장소. 학교보건. 대경북스. 2004.

예방의학편찬위원회. 예방의학. 계축문화사. 2007.

정문희 외. 새로운 학교보건. 계축문화사. 2008.

질병관리본부. 학교전염병 표본감시체계. 2008. 2. 18. 보도자료.

학교보건법, 2018.3.27.

학교보건법 시행규칙, 2018. 5.29

교육통계서비스

Detels R, Beaglehole R, Lansang MA, Gulliford M. Oxford Textbook of Public Health, Oxford University Press, 2009

Robert B. Wallace. Maxey-Rosenau-Last Public Health and Preventive Medicine. McGraw-Hill Education, 15 edition, 2008.

http://www.cdc.go.kr/ 질병관리본부

제25장

구강보건사업

1 구강보건의 개념

1) 구강보건의 정의

구강보건학(Dental health science)은 구강병을 예방하고 구강건강을 증진시키는 원리와 방법을 연구하는 학문이다. 실용적인 측면에서 정의하면, 구강보건학은 구강병과 악안면의 이상을 효과적으로 관리하여 구강건강을 향상시키고자 하는 학문이라 할 수 있다.

한편 구강보건학을 과거에는 치과위생학(dental hygiene)이라고 지칭하였다.

이는 희랍 신화에 나오는 건강의 여신이 Hygica이었기 때문에 이탈리아 의학자인 Galenus (A.D. 130~200)가 건강을 도모하는 학문의 명칭을 Hygiea이라고 명명한 이후에, 일본의 의학자인 낭아요가 Hygiea이라는 학문 명칭을 위생학(이세이각구)이라고 번역하여 사용하게 되어 치과위생(dental hygiene)의 개념도 위생(Hygiea)이라는 용어에서 유래하였으며, 일본에서는 구강보건학도 시까이세이각구라고 지칭한다. 일본에서 이와 같이 사용되는 학문 명칭을 광복 이후에 우리나라에서도 그대로 사용하게 되었다. 사전적 의미에서, 위생은 질병의 예방과 치료라는 소극적인 측면과 건강 향상 혹은 증진이라는 적극적인 측면을 포함하고 있다.

따라서 치과위생은 치아에 관한 위생으로 치아의 건강증진 및 유지를 목적으로 하는 적극적인 활동을 가리키는 것이라고 볼 수 있다. 또한 다비(Dnrby)는 치과위생의 목적은 구강건강을 증진 유지하는 것이며 이를 통해서 삶의 질에 기여하는 것이라고 했다. 따라서 구강보건학의 정의에 근거하거나 치과위생의 정의에 근거해 볼 때 구강보건학을 치과위생학으로 볼 수도 있다. 그러나 한국 의치학계에서는 위생학이라는 학문 명칭이 환경위생학과 혼동되는 경우가 있어 1960년대 이후에는 보건학이라는 학문 명칭을 사용하고 있다. 따라서 우리나라 치학계에서도 오늘날에는 치과위생학이라는 학문 명칭을 사용하지 않고, 개인 대상으로 구강병을 예방하거나 지역사회의 조직적 공동 노력으로 공중의 구강건강을 증진시키는 원리와 방법을 연구하고 실용하는 학문을 구강보건학이라고 지칭한다.

2 구강보건현황

1) 구강건강수준

치아로 통칭되는 구강건강은 치아 갯수가 많음으로 인해 그 중요성이 상대적으로 낮게 평가되는데, 20개 미만의 자연치아만을 보유하게 될 경우 씹는기능 장애 등의 기능장애로 인해 생존자체를 위협받는 요인이 되기도 한다. 2000년도 국민구강건강실태조사에 의하면, 30대 중반 이후 상실되는 치아 수가 증가하기 시작하여, 65~74세 연령층에 이르면 15.76개의 자연치아가, 75세 이상 연령층에서는 불과 10.17개의 자연치아만이 구강 내에 남아있어, 노인에서의 구강건강 수준은 크게 우려된다(표 25-1).

위쪽 치아 혹은 아래쪽 치아 모두가 빠진 사람은 틀니(가철성의치)를 착용하더라도 원래의 기능을 상당부분 회복하지 못하는데, 2005년도 국민건강 · 영양조사에 의하면 65세 이상 노인의 44%가 이러한 처지에 놓여 있어서, 노인에서의 구강건강 수준이 심각하다(표 25-2).

우리나라 노인에서 치아상실로 인해 나타나는 심각한 구강건강문제는 노인시기에 닥쳐서 갑작스럽게 발생되는 건강문제가 아니라, 유아기 혹은 학령기부터 발생되기 시작하여 평생에 걸쳐서 만연하는 치아우식증과 치주질환에 기인한다. 영구치아의 90%가량이 이들 두 가지 질병으로 인하여 발거된다는 사실에서 확인할 수 있다(최원철, 1999).

우리나라 국민의 대다수는 유치와 영구치에 우식증을 경험하는데, 2006년도 국민구강건강

[표 25-1] 연령계층별 현존하는 자연 영구치아 개수(제3대구치 제외) (단위 : 개)

연령계층	전 국	대 도 시	중소도시	농 촌
35~44세	26.70	26.79	26.69	26.28
45~54세	24.85	24.99	24.78	24.40
55~64세	20.88	21.58	20.25	20.37
65~74세	15.76	17.24	15.44	13.78
75세 이상	10.17	10.97	9.55	9.95

자료출처 : 대한구강보건학회. 대한구강보건학회 2002년도 제1차 학술집담회 자료집 (부록) 2000년 국민구강건강실태조사 결과표 수정. 2002.

실태조사결과에 의하면, 유치우식증을 경험한 어린이의 비율이 2세부터 7세까지 증가하여 대략 80%까지 달하고, 영구치우식경험자율은 연령이 증가함에 따라 급격히 증가하여 만14세 이후부터는 70%를 넘어서며, 노인연령에 이르면 93%를 상회하는 것으로 확인된다(보건복지가족부, 2007).

[표 25-2] 65세 이상 노인의 전체치아 상실정도 (단위 : %)

연령 구분	위아래쪽 치아 모두 빠짐	위쪽치아만 모두 빠짐	아래쪽치아만 모두 빠짐	아니오
전 체	29.0	11.3	3.7	56.0
65~74세	22.3	9.6	4.1	64.0
75세 이상	44.2	15.0	2.7	38.1

자료출처 : 보건복지가족부・한국보건사회연구원. 국민건강・영양조사 제3기(2005)-성인 보건의식행태. 2006 ; 240쪽.

[표 25-3] 노인(65~74세) 20개 이상 치아보유자율 및 자연치아 수 변화 추이

	'00	'06	'08	'13	'14
노인(65-74세) 20개 이상 치아보유자율	46.9%	-	53.6%	55.9%	61.5%
노인(65-74세) 자연치아 수	16.3개	17.2개	18개	18.4개	19.7개

자료: 국민구강건강실태조사(00년, 06년), 국민건강영양조사(08년, 13년, 14년)

[표 25-4] 2016년 노인(65세 이상) 외래 다빈도 상병 순위별 현황

	순위	상병명	진료인원 (명)	내원일수 (일)	요양급여 비용 (백만원)	1인당 진료비 (원)
외래	1	본태성(원발성) 고혈압	2,501,963	19,589,153	337,098	134,733
	2	치은염 및 치주질환	2,147,596	5,247,908	165,983	77,288
	3	급성 기관지염	1,817,590	5,280,672	74,340	40,900
	4	등통증	1,446,053	10,860,851	226,525	156,651
	5	무릎관절증	1,408,656	10,775,939	288,317	204,675
	6	위염 및 십이지장염	1,099,447	2,706,631	48,826	44,410
	7	2형 당뇨병	1,018,102	7,558,537	167,102	164,131
	8	위-식도역류병	944,507	2,704,964	54,683	57,896
	9	기타 척추병증	915,611	6,857,762	194,025	211,908
	10	치아 및 지지구조의 기타 장애	856,082	2,958,775	1,029,172	1,202,189

* 다빈도 순위는 각 상병별 진료인원 기준
** 증감률은 전년 대비 요양급여비용의 증감률임
※ 자료 : 건강보험심사평가원. 2016 진료비 통계지표

[표 25-5] 만5세 아동 유치 우식 경험 현황

	유치우식경험자율(%)	우식경험유치지수(개)
2000	83.30	5.48
2003	77.30	4.12
2006	67.70	2.85
2010	61.50	2.99
2012	62.20	2.79
2015	64.40	3.07

자료 : 아동구강건강실태조사(2015년)

만 12세(중1) 청소년의 우식경험영구치 개수는 세계 각 국의 국민구강건강상태를 비교하는 대표적인 지표로 사용되는데, 그 변화를 보면, 1970년대와 1980년대에 급증하였고, 1990년대와 2000년대 초에 다소 증가 내지 정체 추세에서 최근 들어 감소추세이다. 그러나 2006년에도 여전히 12세 청소년의 61%가량이 영구치우식증을 경험하고, 평균 2.2개가량에서 우식증을 경험하는 등 선진국과 비교할 때 여전히 심각한 수준이다(표 25-6).

2016년 아동구강건강실태조사 결과, 유치우식경험자율은 64.4%이었고, 남자는 65.5%, 여자는 63.2%이었으며, 유치우식유병자율은 31.9%이었고, 남자는 33.0%, 여자는 30.7%이었다. 아동 1인 평균 보유 우식유치지수는 0.9개이었고, 남자는 1.0개, 여자는 0.8개이었다.

[표 25-6] 12세 청소년 1인 보유 평균 우식경험 영구치아 개수의 변화 (단위 : 개)

<table>
<tr><th>조사연도</th><th>전 국</th><th>대 도 시</th><th>중소도시</th><th>농 촌</th></tr>
<tr><td>1972년</td><td>0.6</td><td colspan="2">–</td><td>–</td></tr>
<tr><td>1979년</td><td>2.2</td><td colspan="2">2.5</td><td>1.7</td></tr>
<tr><td>1990년</td><td>3.0</td><td colspan="2">2.9</td><td>3.3</td></tr>
<tr><td>1995년</td><td>3.1</td><td colspan="2">3.0</td><td>3.6</td></tr>
<tr><td>2000년</td><td>3.3</td><td>3.1</td><td>3.5</td><td>3.4</td></tr>
<tr><td>2003년</td><td>3.3</td><td>3.4</td><td>3.3</td><td>2.6</td></tr>
<tr><td>2006년</td><td>2.2</td><td>2.2</td><td>2.0</td><td>2.6</td></tr>
<tr><td>2012년</td><td>1.8</td><td>–</td><td>–</td><td>–</td></tr>
</table>

* 1972년 조사에서는 도시와 비도시로 구분하여 조사하지 않았고, 2000년과 2003년 조사에서는 도시를 대도시와 중소도시로 보다 세분하여 조사하였다.

자료출처 : 1972년–한국구강보건협회 조사결과, 1979년, 1990년–서울치대 예방치학교실 조사결과, 1995년–국민구강보건연구소 조사결과, 2000년, 2003, 2006년–보건복지가족부 조사결과

우식유치지수를 통해 아동 1인 평균 0.9개(남자 1.0개, 여자 0.8개)에 해당하는 유치가 치아우식증에 한 치료가 요구되고 주요 치료내용은 보존 보철 치료가 필요할 것으로 추정한다. 이는 구강보건 치과 의료분야에서 치아우식증으로 인한 사회경제 부담을 추정하기 한 주요자료의 하나로 활용가능하다.

[표 25-7] 주요국가별 12세 영구치 충치경험도 비교

국 가	조사년도	1인 평균보유 충치경험 영구치수
한 국	2012	1.8
호 주	2007	1.0
덴 마 크	2012	0.6
독 일	2009	0.7
네 덜 란 드	2002	0.8
노 르 웨 이	2004	1.7
영 국	2008~2009	0.7
일 본	2005	1.7
미 국	1999~2004	1.19

※자료출처 : WHO. Global DMFT for 12-year-olds : 2011. Available from
: http://www.mah.se/Templates/MAH/Pages/Page.aspx?id=53221& epslanguage=sv.
보건복지부, 국민구강건강실태조사, 2012.

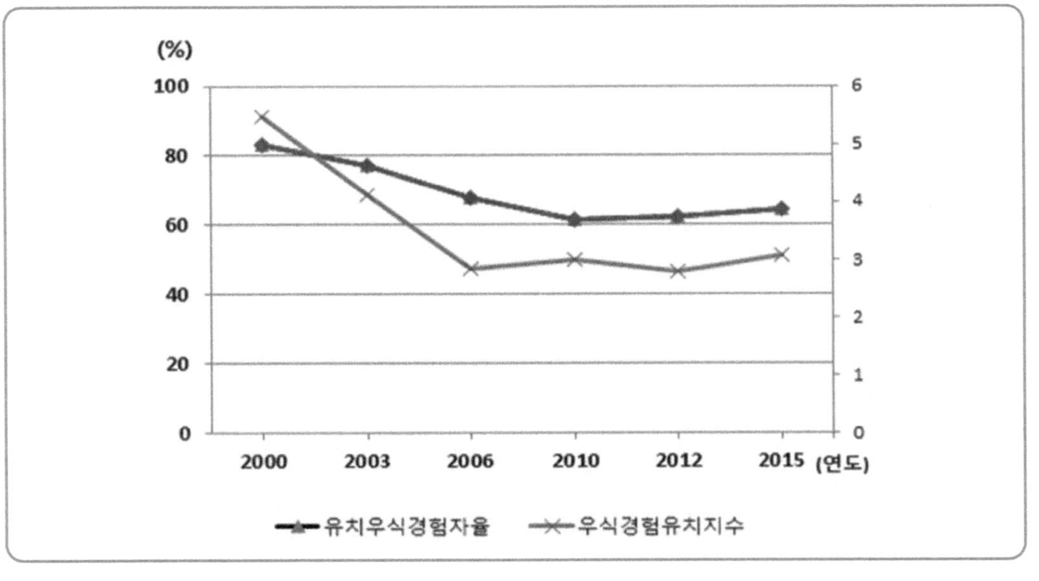

[그림 25-1] 유치우식경험자율 및 우식경험유치지수 변화, 2000-2015

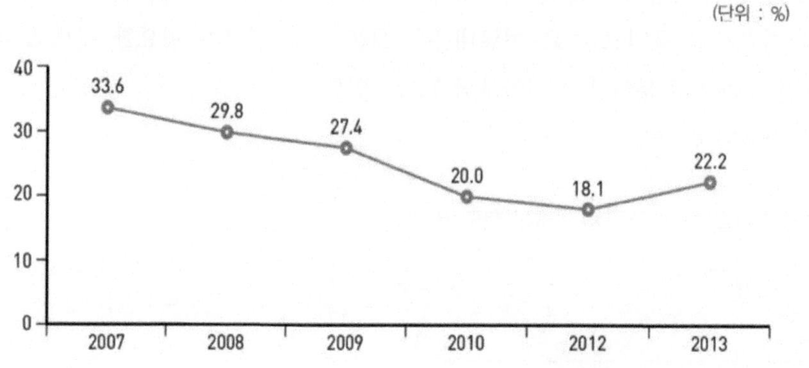

※ 자료출처 : 보건복지부. 질병관리본부. 2013 국민건강통계－국민건강영양조사 제 6기 1차년도(2013).

[그림 25-2] 우리나라 성인(35-44세) 치주질환유병률 추이

치주질환은 치아우식증과 마찬가지로 대다수의 국민이 경험하는데, 2006년도 국민구강건강실태조사결과에 의하면, 만 12세 청소년의 29%에서 이미 경미한 수준의 치주질환이 발생되고, 35~44세 성인에서는 72%에 달한다. 치아를 지지하는 골이 파괴되어 나타나는 치주낭이 형성된 비율이, 35~44세에서 10%와 65~74세 노인에서 22%에 달하는 등 심각한 수준이었다(표 25-8).

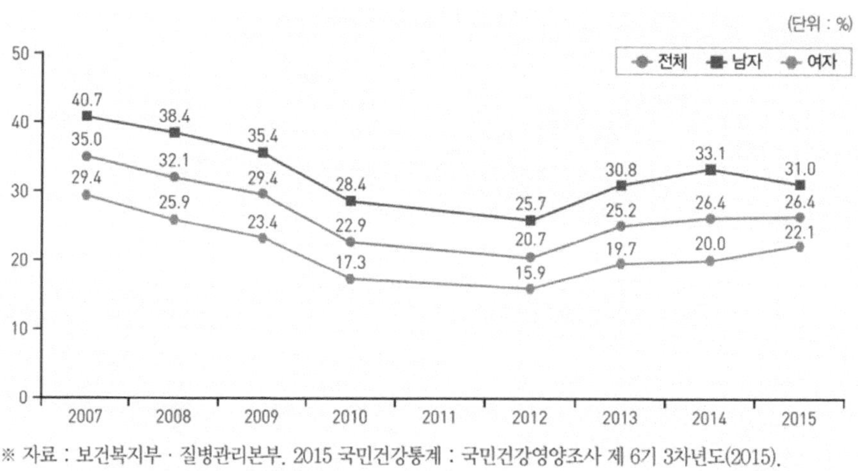

※ 자료 : 보건복지부 · 질병관리본부. 2015 국민건강통계 : 국민건강영양조사 제 6기 3차년도(2015).

[그림 25-3] 치주질환 유병률 추이(만 19세 이상)

[표 25-8] 진행정도별 치주질환 유병실태 (단위 : %)

연 령	치주조직 건전자	치주질환 진행정도			
		치 은 출혈자	치 석 부착자	얕은 치주낭 형성자	심한 치주낭 형성자
12세	71.4	10.4	18.3	0.0	0.0
15세	61.6	10.4	27.9	0.1	0.0
35~44세	28.2	15.1	47.3	7.0	2.4
65~74세	12.5	13.5	52.5	13.5	8.1

자료출처 : 보건복지가족부. 2006년 국민구강건강실태조사. 2007.

2) 구강건강관련 주요 위험요인과 치과의료서비스 이용

지난 20여 년간 선진 각국에서는 심각한 수준이었던 치아우식증이 불소이용법을 비롯한 효과적인 공중구강보건사업의 실용과 자기 관리능력의 향상 등 생활조건의 변화에 힘입어 어린이에서 지속적으로 감소하는 양상을 보이고 있다. 이는 어린이의 치아우식증이 완전히 제거되는 수준에 이르지는 않았지만 어느 정도까지 조절된다는 것을 의미한다(Petersen PE. 등, 2005).

그런데 선진 국가에서 성인의 대부분은 여전히 치아우식증과 치주질환을 경험하고 있고, 일부 국가에서 치아상실이 나소 줄어늘고 있기는 하나, 65세 이상 노인에서 무치아자의 비율은 여전히 높은 수준을 유지하고 있다(표 25-9). 뿐만 아니라 저소득층과 장애 인구집단에서 구강병에 의한 질병부담과 진료필요가 높다는 건강불평 등 상황이 여전히 확인되고 있다(Petersen PE.등, 2005).

따라서, 세계보건기구는 불소이용법 등 기존의 구강질병예방법 이외에 건강증진 활동이 구강건강을 향상시키는 데에 기여할 수 있으므로 이를 적극 활용하도록 권고한다(The World Oral Health Report 2003). 구강질병이 오늘날 문제가 되는 다른 비전염성 질병과 더불어 음식섭취, 흡연, 음주 등 생활습관과 관련된 공통의 위험요인을 가지고 있고(그림 25-4), 이들 위험요인들은 개인 각자가 혹은 집단적으로 이를 관리하기 위한 행동을 실천함으로써 관련된 질병을 예방하여 건강을 유지할 수 있다는 데에 기초하고 있다.

치아우식증의 대표적인 위험요인으로 설탕섭취를 들 수 있는데, 우리나라 국민1인당 설탕 소비량은 2000년에 20.9kg으로 세계평균인 21.4kg보다는 다소 적었지만, 1953년에 1.2kg에, 1960년에 3.0kg, 1970년에 6.8kg, 1980년에 11.7kg, 1990년에 17.0kg이어서 꾸준히

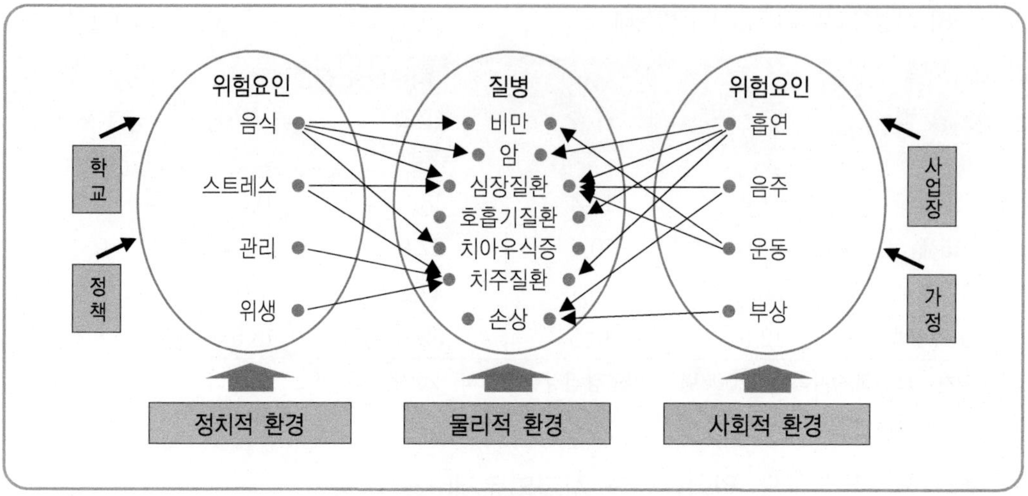

[그림 25-4] 구강질병과 공통 위험요인과의 연관성

자료출처 : Watt RG. Strategies and approaches in oral disease prevention and health promotion. Bulletin of the World Health Organization 2005 ; 83(9) : 711-718.

증가하는 양상을 보였다(International Sugar Organization, 2001). 그리고 한국영양학회에서 8세 이상 남녀의 1일 설탕소비량이 50g을 넘지 않아야 한다고 권고하였음에도 100g이상을 섭취하는 등 우리 국민에서 설탕 과다섭취 문제는 치아우식증 발생의 위험요인임에 틀림이 없다.

스스로 이닦기는 잇솔, 치실, 치간솔 등의 도구를 이용하여 치아표면의 세균들을 적절히 관리함으로써 치은염을 예방하고, 진전된 치주질환의 관리에도 기여할 수 있는 건강생활실천

[표 25-9] 주요 선진국 노인 인구의 전체 치아상실자 비율 (단위 : %)

국 가 명	무치악자 비율(%)	연 령(세)
미 국	26	65~69세
이탈리아	13	65~74세
오스트리아	15	65~74세
덴 마 크	27	65~74세
핀 란 드	41	65세 이상
영 국	46	65세 이상
캐 나 다	58	65세 이상

자료출처 : Petersen PE.등. The global burden of oral diseases and risks to oral health. Bulletin of the World Health Organization 2005 ; 83(9) : 661-669.

습관이며, 뿐만 아니라, 이를 닦는 과정에 불소함유 세치제를 이용할 경우에, 치아우식증을 예방 혹은 관리할 수 있는 구강질병 예방법이기도 하다.

2000년 국민구강건강실태조사결과에 의하면, 학생연령층을 제외한 조사에서 전체 인구가 하루 평균 2.31회 가량 잇솔을 이용하여 이를 닦고 있었는데, 1~5세 연령층과 70세 이상 연령층에서는 2회 미만이어서 이들 연령층에서의 잇솔질 습관 강화노력이 요구되었다. 아침 후와 저녁 후 잇솔질 실천율에 비해서 점심 후가 다소 떨어지는데, 이는 직장, 학교 등의 환경이 이를 뒷받침해주지 못하기 때문으로 생각되었다. 직장, 학교 등에 가정에서 잇솔질을 실천할 수 있는 것과 유사한 환경을 갖춰주기 위한 노력이 필요하다고 검토되었다. 치아우식증 예방과 관련해서는 잠자기 전 잇솔질이 가장 중요하다고 할 수 있는데, 그 실천율이 3%가 되지 못하고 있어서, 전 연령층에서 적절한 잇솔질 시기에 대한 추가 교육의 필요성이 확인되었다(표 25-10).

청소년기 시기부터 급증하는 치주질환을 적절히 관리하기 위해서는 잇솔 이외에 치실 혹은 치간솔을 반드시 이용하여 치아 인접면 부위를 적절히 닦아 줄 필요성이 있다. 그런데 2005년도 국민건강영양조사에 의하면, 치실 혹은 치간솔을 매일 사용한다고 응답한 성인의 비율은 5%에 불과하였고 전혀 이용하지 않는다는 비율도 74%이어서, 청소년 시기부터 이에 대한 적절한 교육이 필요하다고 검토된다(표 25-11).

[표 25-10] 아동 · 청소년의 점심직후 칫솔질 실천율 변화 추이

	'06	'08	'13	'15
아동(7-12세) 점심 직후 칫솔질실천율1	-	23.7%	36.9%	-
청소년(13-18세) 점심 직후 칫솔질실천율2	-	34.5%	36.7%	39.4%
성인(19세 이상) 잠자기 전 칫솔질 실천율1	-	40.9%	29.1% (10년)	44.1% (14년)

자료: 1. 국민건강영양조사, 2. 청소년건강행태온라인조사

[표 25-11] 치실 혹은 치간솔 이용률 (단위 : %)

구 분	전체	19~29세	30~39세	40~49세	50~59세	60~69세	70세 이상
매일 이용	5.0	4.4	5.3	8.0	3.9	3.2	0.6
전혀이용안함	74.0	78.9	75.4	73.0	75.3	68.4	62.3

자료출처 : 한국보건사회연구원. 2005년 국민건강 · 영양조사 건강면접 및 보건의식행태조사 결과분석 및 정책적 활용방안에 관한 정책토론회 자료집. 2006 ; 130쪽.

흡연은 조기사망과 다른 전신건강의 주요 위험요인이기도 하지만, 구강암과 치주질환 그리고 언청이와 같은 악안면기형 등 구강질병의 주요 위험요인이기도 하다. 우리나라 성인의 흡연율은 남성의 경우 1996년에 69.8%에서 2000년도에 67.6%로서 수년간 큰 변화가 없다가 그 이후에 지속적으로 감소하여 2004년에 50.3%에까지 이르렀으나, 아직까지 높은 수준에 머물러 있으므로(보건복지가족부. 2005), 성인 남성에서 흡연은 여전히 구강암과 치주질환의 주요 위험요인이라고 검토된다.

우리나라 국민의 대다수는 치아우식증 혹은 치주질환을 경험하고, 절반가량이 현재에도 질병상태에 놓여있기 때문에 6개월 혹은 1년 주기의 구강진료기관 방문을 추천한다. 실제 조사에서는 구강진료기관을 가장 최근에 방문한 시기가 5년 이상이거나 전혀 이용한 경험이 없다고 응답한 비율이 38%를 넘어서고 있어서 구강진료 접근에 심각한 장애가 있는 상황임을 짐작할 수 있다. 게다가 건강보험가입자에 비해 의료급여가입자와 미가입자에서는 그 비율이 보다 높아서 저소득계층에서 구강진료 접근이 더욱 제한되고 있음을 확인할 수 있었다(표 25-12).

[표 25-12] 가장 최근 구강진료기관 방문시기 (단위 : %)

연 령	6개월 이하	6개월~1년	1~2년	2~5년	5년 이상	이용않음	무응답
전체 인구*	20.44	15.04	10.07	13.43	16.63	21.44	2.94
건강보험 가입자	20.61	15.07	10.16	13.46	16.53	21.27	2.91
의료급여 가입자	14.44	15.53	7.85	10.75	19.35	27.53	4.55
미가입자	12.28	10.22	4.12	18.37	23.46	29.90	1.66

* 해당 질문이 조사되지 않은 학생연령층(만 6세~19세)을 제외한 전체 인구임
자료출처 : 보건복지가족부, 2000년 국민구강건강실태조사, 2001

가장 최근에 구강진료기관에서 받은 구강진료내용에 대한 물음에 대해, 전 연령층으로 보아 충전치료가 가장 높은 빈도를 보였고, 연령이 증가함에 따라 충전치료보다는 보철물 제작으로 구강진료기관을 내원하는 비율이 높아지는 양상을 보였다(표 25-13). 그런데 이러한 상황은 치아우식증과 치주질환으로 대표되는 구강질병이 발생초기에 비교적 간단한 예방조치로 미리 막거나 늦출 수 있다는 실증적 근거와 더불어, 현재 생애주기별로 다양한 법률규정에 의하여 1년 혹은 2년 주기로 이루어지는 건강검진의 일부분으로 구강검진이 함께 이루어진다는 점을 감안하면 바람직하다고 볼 수 없다.

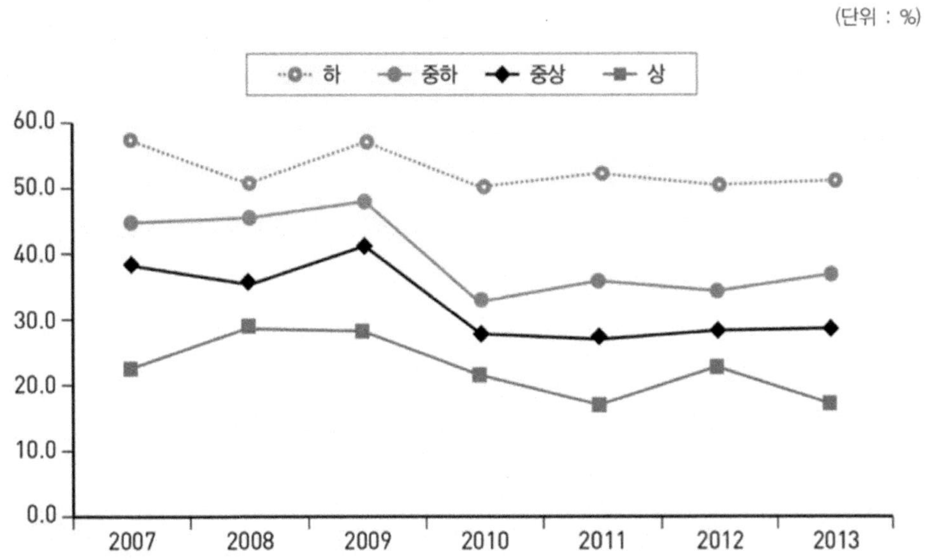

※ 자료출처 : 보건복지부. 질병관리본부. 2013 국민건강통계 – 국민건강영양조사 제 6기 1차년도(2013).

[그림 25-5] 연간 미치료자의 경제적인 이유로 인한 미치료율(치과) : 만19세 이상

[표 25-13] 최근 방문 시 받은 구강진료내용 (단위 : %)

연 령	정기검진	예방진료	치석제거	충전치료	신경치료	치주치료	사랑니아픔	발치	치아빠짐	보철물제작	보철물수리	기타
전체인구*	4.14	0.90	9.67	39.66	6.23	4.38	2.97	7.08	2.87	17.23	1.68	3.10
1~5세	10.37	1.87	0.00	70.45	5.19	0.37	0.32	3.69	3.82	0.35	0.14	3.42
20~29세	4.06	0.72	8.82	51.80	5.77	2.02	4.53	7.46	3.05	6.66	0.67	4.45
30~39세	4.61	1.48	16.47	40.74	5.48	5.34	4.84	6.24	2.38	9.08	0.74	2.58
40~49세	4.64	0.87	13.09	38.48	7.05	5.88	2.55	6.73	2.77	14.33	0.84	2.77
50~59세	3.22	0.48	5.35	32.52	8.30	5.61	1.09	8.51	3.43	25.62	2.76	3.11
60~69세	2.24	0.58	2.19	22.84	6.06	5.12	0.54	8.11	3.08	42.42	4.14	2.68
70세 이상	1.56	0.16	0.68	12.14	4.64	3.38	0.15	7.86	2.34	85.24	7.43	1.43

* 해당 질문이 조사되지 않은 6세~19세까지의 학생연령층을 제외한 전체 인구임.
자료출처 : 보건복지가족부. 2000 국민구강건강실태조사. 2001.

3) 국민건강증진종합계획 중 구강보건분야 주요내용

구강병을 예방하고 구강의료이용의 불평등을 해소하여 국민 구강건강향상을 도모하고자 하며, 우리나라에서 가장 문제가 되는 구강질환인 치아우식증과 치주질환이 예방 가능하다는 사실에 주목하여 구강건강수준과 구강건강관련 삶의 질이 악화되는 현실을 개선하기 위해 구강질환의 예방에 더욱 매진하여야 한다.

저소득층과 노인 및 장애인 등의 구강건강수준이 낮아서 이들에서 구강건강관련 삶의 질이 보다 저하될 가능성이 농후한데, 주로 서비스 이용의 불평등에 기인하여 나타나는 현상이라고 보고 이를 극복하여야 한다는 사실을 적시하고 있다.

목적을 달성하기 위해 '치아우식증경험률 감소목표, 치아우식증유병률 감소목표, 치주질환 유병률 감소목표, 노인치아건강수준 향상목표, 공공 구강보건 기본인프라확보목표, 구강건강생활 실천목표' 등의 여섯 가지 목표가 제시되었다.

'치아우식증경험률 감소목표, 치아우식증유병률 감소목표, 치주질환유병률 감소목표, 노인치아건강수준 향상목표' 등의 네 가지 목표가 '공공 구강보건 기본인프라확보목표, 구강건강생활 실천목표' 등의 두 가지 목표의 지원을 받아서 목적달성에 기여할 것으로 기대되었다. 그리고 '치아우식증경험률 감소목표, 치아우식증유병률 감소목표, 치주질환 유병률 감소목표'는 치아발거를 줄이는 결과를 얻게 되어 '노인치아건강수준 향상목표'에 기여할 수 있다고 기대되었다.

그런데 '치아우식증경험률 감소목표, 치아우식증유병률 감소목표'는 어린이(5세~12세)에 국한되어 있고, '구강건강생활 실천목표'는 어린이(8세)의 점심직후 잇솔질 실천율과 성인(35~44세)의 구강검진 수진율에 국한되어 제시되었는데, 이는 이들 목표에 직접적으로 영향을 미칠 수 있는 현재 시행중인 사업의 대상과 내용을 고려하였기 때문이다.

[표 25-14] 사회경제적 위치에 따른 주요 구강건강 지표의 변화추이

구 분		영구치우식유병률 (19세 이상)		치주낭보유자율 (19세 이상)		자연치아수 (19세 이상)		저작불편호소율 (19세 이상)	
		2009년	2014년	2009년	2014년	2009년	2014년	2009년	2014년
계		33.8%	30.9%	30.7%	29.2%	25.6개	25.5개	28.1%	20.6%
소득수준 (표준화)	하	41.1%	37.4%	31.4%	28.8%	25.6개	26.0개	29.1%	23.2%
	중하	36.7%	34.9%	33.4%	28.8%	25.9개	25.9개	30.1%	18.3%
	중상	31.8%	28.5%	28.0%	24.7%	26.1개	26.4개	26.4%	16.5%
	상	27.4%	24.5%	25.1%	23.3%	26.4개	26.4개	21.0%	14.5%

구 분		영구치우식유병률 (19세 이상)		치주낭보유자율 (19세 이상)		자연치아수 (19세 이상)		저작불편호소율 (19세 이상)	
		2009년	2014년	2009년	2014년	2009년	2014년	2009년	2014년
소득수준 (표준화)	차이 (하–상)	+13.7%	+12.9%	+6.3%	+5.5%	−0.8개	−0.4개	+8.1%	+8.7%
	증감	▽ 0.8%		▽ 0.8%		▽ 0.4개		△ 0.6%	
거주지역1 (표준화): 읍면/동	읍면	36.7%	39.5%	28.2%	32.0%	25.6개	25.5개	27.4%	23.5%
	동	33.6%	30.2%	29.9%	25.3%	26.1개	26.4개	26.2%	17.1%
	차이 (읍면–동)	+3.1%	+9.3%	−1.7%	+6.7%	−0.5개	−0.9개	1.2%	6.4%
	증감	△ 6.2%		△ 8.4%		△ 0.4개		△ 5.2%	
거주지역2 시도: 65세+		–	–	–	–	–	–	2008년 54.7%	2015년 45.2%
	최고	–	–	–	–	–	–	(경북) 59.7%	(전남) 51.6%
	최저	–	–	–	–	–	–	(서울) 45.2%	(서울) 37.5%
	차이 (최고–최저)	–	–	–	–	–	–	14.5%	14.1%
	증감	–		–		–		▽ 0.4%	
거주지역3 시군구: 65세+		–	–	–	–	–	–	2008년 54.7%	2015년 45.1%
	최고	–	–	–	–	–	–	(전남 진도군) 86.2%	(경북 울진군) 61.9%
	최저	–	–	–	–	–	–	(경남 양산시) 21.3%	(서울 송파구) 18.2%
	차이 (최고–최저)	–	–	–	–	–	–	64.9%	43.7%
	증감	–		–		–		▽ 21.2%	

자료 : 국민건강영양조사(09년, 14년), 지역건강조사(08년, 15년)

[표 25–15] 국민건강증진종합계획2020(Health Plan 2020) 중 구강보건분야 목표

지표명	2008	2013	2020	관련사업 코드	사업명
11–1. 아동 · 청소년의 치아우식 경험률을 감소시킨다.				11–가, 나, 다, 라, 자	가. 아동 · 청소년 바른 양치 실천사업 나. 수돗물 불소농도조정사업
유치(5세) 치아우식경험률	61.5% (2010년)	62.2% (2012년)	46.0%		
영구치(12세) 치아우식경험률	60.5% (2010년)	57.3% (2012년)	45.0%		
11–2. 아동 · 청소년의 우식경험 치아 수를 감소시킨다.				11–가, 나,	

지표명	2008	2013	2020	관련사업 코드	사업명
유치(5세) 우식경험 치아수	3.0개 (2010년)	2.8개 (2012년)	2.3개	다, 라, 자	다. 임산부·영유아 구강건강관리사업 라. 아동·청소년 불소바니시도포 사업 마. 성인 만성질환연계잇몸관리사업 바. 노인·장애인 구강건강관리사업 사. 공공 구강보건 의료서비스 전달체계확충사업 아. 구강보건 교육·홍보 사업 자. 구강건강실태 조사 및 감시사업
영구치(12세) 우식경험 치아 수	2.1개 (2010년)	1.8개 (2012년)	1.4개		
11.3. 아동·청소년의 치아우식 유병률을 감소시킨다.				11-가, 나, 다, 라, 자	
유치(5세) 우식 유병률	37.6% (2010년)	34.5% (2012년)	30.0%		
영구치(12세) 우식 유병률	19.8% (2010년)	12.2% (2012년)	10.0%		
11-4. 청소년과 성인의 치은염 유병률을 감소시킨다.				11-가, 마, 아	
청소년(15세) 치면세마필요자율	43.6% (2010년)	35.6% (2010년)	25.0%		
성인(35~44세) 치면세마필요자율	71.4%	61.6%	50.0%		
11-5. 성인의 치주염 유병률을 감소시킨다.				11-마, 아	
성인(35~44세) 치주낭형성자율	29.8%	22.3%	15.0%		
11-6. 노인의 20개이상 치아 보유율을 증가시킨다.				11-나, 마, 바	
노인(65~74세) 20개 이상 치아 보유율	53.6%	55.9%	60.0%		
11-7. 노인의 자연치아 수를 증가시킨다.				11-나, 마, 바	
노인의 자연치아 수를 증가시킨다.	18.0개	18.4개	20.0개		
11-8. 노인의 저작불편 호소율을 감소시킨다.				11-나, 마, 바	
노인(65세 이상) 저작불편 호소율	59.6%	49.2%	45.0%		
11-9. 아동·청소년의 점심직후 칫솔질 실천율을 증가시킨다.				11-가, 아	
아동(7~12세) 점심직후 칫솔질 실천율	23.7%	36.9%	50.0%		
중고등학생(13~18세) 점심직후 칫솔질 실천율	34.5%	36.7%	50.0%		
11-10. 영유아, 성인 및 노인의 정기 구강검진 수진율을 증가시킨다.				11-다, 마, 바, 아	
영유아(2~6세) 정기 구강검진 수진율	49.6%	46.1%	60.0%		
성인(35~44세) 정기 구강검진 수진율	34.1%	32.1%	40.0%		
노인(65~74세) 정기 구강검진 수진율	24.4%	23.5%	30.0%		
11-11. 어린이 집단생활시설의 양치설비 설치비율을 증가시킨다.				11-가, 사	
초등학교 적정양치설비 설치비율	-	63.4% (2015년)	76.0%		
초등학교 구강보건실 설치비율	6.5%	6.8% (2012년)	8.0%		
특수학교 구강보건실 설치비율	29.3%	33.3% (2012년)	50.0%		

지표명	2008	2013	2020	관련사업 코드	사업명
11-12. 공공 구강보건의료센터 설리비율을 증가시킨다.				11-사	
보건소 구강보건센터(지역장애인구강진료센터) 설치비율	10.3% (2009년)	16.9% (2012년)	50.0%		
시 · 도 구강보건의료센터(권역 장애인진료센터) 설치비율	25.0% (2009년)	55.5% (2012년)	100.0%		
중앙 구강보건의료센터(중앙 장애인진료센터) 설립	미설립 (2009년)	–	설립		

3 지역사회 구강보건

1) 지역사회구강보건의 개념

지역사회구강보건(地域社會口腔保健)이란 지역사회의 건강을 증진시키기 위하여 조직적인 공동 노력으로 구강보건의식을 개발하면서 예방 지향적이고 포괄적인 구강보건진료를 전달하고 전달받는 계속적인 활동이라고 정의할 수 있다. 그러므로 지역사회구강보건의 목적은 지역사회 구강건강의 증진이고, 이러한 목적을 달성하기 위하여 주민의 구강보건 의식을 개발하면서 주민에게 예방 지향적이고, 포괄적인 구강보건진료를 전달하고 전달받는 계속적인 활동이 구강보건 활동이다.

2) 지역사회구강보건 세부사업

(1) 수돗물 불소농도조정사업

세계보건기구(WHO)가 권장하는 가장 효과적이고 안전한 치아우식증 예방사업인 수돗물 불소농도조정사업을 확산하기 위해 불소첨가기 설치 및 불소약품비 지원을 하여, 수돗물 불소농도가 0.8ppm의 적정농도가 유지될 수 있도록 불소첨가기를 설치한다. 또한 안정적으로 불소약품이 공급되어 사업이 유지될 수 있도록 불소약품비를 지원하는 사업으로 사업의 효과 및 안전성 홍보를 위한 대중매체(신문, 방송, 인터넷 등)를 이용한 홍보가 필요하며, 사업의 효과 및 안전성 연구용역 실시를 위해 사업지역의 효과와 안전성 평가 및 저소득계층, 장애인 등에 대한 효과 및 안전성 평가를 하는 사업이다.

(2) 구강보건서비스 전달체계 확충

구강보건서비스 전달체계 위해 구강보건사업의 실천 장소를 확충하고 장비를 보강함으로써 질 높은 서비스 제공 실현하는 것으로 이를 위해 보건소 구강보건실 설치하여, 구강보건교육홍보 수돗물 불소농도조정사업 등 전체 지역주민에 대한 구강보건사업을 수행하고, 모자구강보건사업, 영유아 구강보건사업, 학생구강보건사업, 사업장 구강보건사업, 방문 구강보건사업 등을 수행하는 거점을 확보하는 것이다. 또한 초등학교와 특수학교에 구강보건실 설치를 통해 치아홈메우기, 불소용액양치, 바른 잇솔질교습, 구강보건교육 등 초등학생과 장애아 등에 구강보건사업을 수행하고, 예방중심의 개별 구강진료서비스 제공하여 하며, 시 · 군 · 구 구강보건의료센터 설립 · 운용으로 보건소, 지방공사 의료원 등에 구강보건의료센터를 설치하여 저소득층, 노인, 장애인 등에 대한 일차 진료를 담당하고, 악안면 선천성 기형과 구강암 등을 조기에 발견하며, 뿐만 아니라 기존의 보건소 구강보건실과 유기적인 관계를 설정하여, 지역사회주민에게 생애주기별 구강건강관리 및 취약계층 구강건강관리를 체계적으로 제공(단계적으로 보건소 구강보건실을 확대 개편)하기 위해 시 · 도 구강보건의료센터 설립 · 운영하며, 국공립병원 및 국립대 치과병원 등에 설치하여 저소득층 등 소외계층에 대한 전문진료와 시 · 군 · 구 구강보건의료센터 인력에 대한 교육훈련기능 담당한다.

국가 중앙 구강보건의료센터 설립 · 운영을 위해서는 시 · 도 구강보건의료센터 인력에 대한 교육훈련기능 등 공공구강보건의료 전달체계의 정점 기능 수행해야 한다.

(3) 바른 양치습관 유도

올바른 양치로 구강건강생활 실천을 유도하기 위해서는 불소용액양치 사업과 바른 잇솔질 사업이 있다. 불소용액 양치 사업으로는 보건소 별로 불소약품의 수요를 파악하여, 일괄 공급는 방법과 불소용액 양치사업 우수학교를 선정하여 양치시설을 설치하는 방법이 있다. 바른 잇솔질 사업으로는 바른 잇솔질 사업 우수기관(유치원, 학교)을 선정하여 잇솔질 교실 설치하여 실시한다.

(4) 평생 구강건강관리 체계 운영

보건소등을 통한 평생 구강건강관리 체계운영을 위해서는 치아 홈메우기 사업과 학교 계속구강 건강관리사업이 있으며, 보건소 계속 구강건강관리사업 및 사업장 계속 구강건강관리사업 개발 및 시범실시가 있다.

치아 홈메우기 사업을 위해서는 농어촌 지역과 도시지역 저소득층 학생을 대상으로 제 1,

2대 구치 치아 홈메우기 사업 시행하며, 학교 계속구강 건강관리사업으로는 초등학교 및 특수학교 구강보건실에서 치아우식증 예방 및 치료, 구강보건교육을 실시한다.

(5) 저소득층 노인 · 장애인 의치보철사업

다수 치아의 결손으로 음식물 섭취가 곤란한 저소득층(국민기초생활수급권자, 차상위계층) 노인과 장애인을 대상으로 의치(의치보철) 보급을 실시하는 사업이다.

(6) 찾아가는 구강보건서비스 제공

치과진료기관이 없는 오벽지 지역주민과 신체장애로 이동이 불편한 노인 · 장애인을 위해 찾아가는 구강보건서비스를 제공하며, 거동불능노인, 장애인 및 노인, 장애인 시설을 방문하는 구강보건 사업이며, 기본 구강진료서비스와 예방진료 및 구강건강생활실천 교육이 제공된다.

이동 구강진료장비 및 차량 보급은 시 · 도에는 구강진료장비를 갖춘 대형차량을 보급하며, 시 · 군 · 구에는 간이 이동용 구강진료장비와 수송용 소형차량을 보급한다.

(7) 구강보건사업 교육 홍보

구강보건의 중요성에 대한 국민의식 고취를 위하여 대국민 교육 · 홍보를 강화하고 사업담당자 훈련을 확대하기 위해 모자 구강보건수첩 개발 및 보급과 모자, 영유아, 학생, 성인, 노인, 장애인 등에 대한 효과적인 구강보건교육내용과 자료를 개발 · 보급하며, 구강건강박람회 개최한다. 이를 위하여 매년 6 · 9구강보건의 날을 즈음하여 중앙에서 국민적 관심제고를 위한 행사 개최하고, 어린이 구강보건연극제, 표어포스터 선발 · 전시, 구강보건학술 구강보건봉사자 표창 등을 시행한다. 또한 대중매체 이용 홍보 및 시 · 도 및 보건소 구강보건인력 교육 훈련(FMTP방식)과 구강보건사업관련 보건교사, 보육교사 교육훈련을 실시한다.

(8) 국민구강건강실태조사

구강건강실태조사는 「구강보건법」 제9조에 의거, 국민의 구강건강에 관한 실태를 파악하여 구강보건사업 목표설정 및 기본계획수립과 구강질환관리사업 개발을 위한 기초자료로 활용하고, 국가차원의 대표적인 구강건강지표를 생산하기 위한 조사로 2000년부터 2012년까지 「국민구강건강실태조사」라는 이름으로 매 3년마다 5회 수행되었고, 2015년도부터 「아동구강건강실태조사」라는 명칭으로 변경되어 수행되고 있다.

(9) 학생의 개인위생 및 운동 실천율 개선

치아건강교육의 강화 및 상담, 관리 및 교사연수(개인위생관리 및 치아건강) 교육을 실시한다.

3) 지역사회구강보건 실제 추진하는 사업

실제 추진하는 사업으로는 '수돗물 불소농도조정사업, 구강보건서비스 전달체계 확충, 바른 양치습관 유도, 평생 구강건강관리 체계 운영, 저소득층 노인 장애인 의치보철사업, 찾아가는 구강보건서비스 제공, 구강보건사업 교육 홍보, 국민 구강건강실태조사' 등의 여덟 가지가 제시되었다.

'수돗물 불소농도조정사업, 바른 양치습관 유도'는 전체 인구집단의 치아우식증과 치주질환을 예방하기 위한 사업이고, '평생 구강건강관리 체계 운영, '저소득층 노인 · 장애인 의치보철사업, 찾아가는 구강보건서비스 제공'은 구강의료이용 불평등계층에게 직접적인 의료서비스를 제공하는 사업이다. '구강보건사업 교육 홍보'는 구강건강생활실천을 유도하여 간접적으로 구강건강향상에 기여하기 위한 사업이고, '구강보건서비스 전달체계 확충, 국민 구강건강실태조사'는 앞선 사업들이 원활히 추진될 수 있도록 뒷받침해주는 공공구강보건인프라확충을 위한 사업이다.

'수돗물 불소농도조정사업'의 세부내용으로는 '불소첨가기 설치 및 불소약품비 지원, 사업의 효과 및 안전성 홍보, 사업의 효과 및 안전성 연구용역 실시'가 제시되었는데, 어린이의 치아우식증경험률 감소목표와 유병률 감소목표 및 노인치아건강수준 향상목표 등 세 가지 목표를 달성하는 데에 기여할 뿐만 아니라, 목표에 제시되어 있지 않은 성인의 치아우식증경험률과 유병률을 감소시켜서 전생애에 걸쳐 치아우식증 예방을 통해 구강건강향상에 기여할 수 있을 것으로 기대된다.

'바른 양치습관 유도'의 세부내용으로는 유치원과 학교 대상의 '불소용액양치사업'과 '바른 잇솔질 사업'이 제시되었고 이를 위해서 '불소약품공급'과 '양치교실'을 설치하기로 하였다. 어린이의 치아우식증경험률 감소목표와 유병률 감소목표 및 치주질환유병률 감소목표에 기여할 뿐만 아니라, 구강건강생활실천목표에 직접적으로 기여하는 사업이라고 검토되었다. 그런데 사업대상이 유치원과 학교 등 어린이에 국한되어 있어서, 성인집단에서의 효과를 기대할 수 없다는 한계를 가지고 있다.

'평생 구강건강관리 체계 운영'의 세부내용으로는 '제1, 2대구치 치아실런트 사업, 초등학교와 특수학교 계속구강건강관리사업, 보건소 계속구강건강관리사업 및 사업장 계속구강건강관리사업 개발 및 시범실시' 등이 제시되었다. 구강의료이용의 불평등계층에 대해 예방중심의 진료를 직접적으로 제공하려는 사업이다. 불평등계층의 치아우식증과 치주질환을 적극적으로 예방하고 노인의 구강건강향상에 기여함으로써 구강의료이용불평등해소와 구강질환예방을 도모할 수 있다.

'저소득층 노인 장애인 의치보철사업'의 세부내용으로는 '저소득층 노인과 장애인 대상으로 전부의치와 부분의치를 보급'하는 것이 제시되었다. 대표적인 구강의료 불평등계층인 저소득층노인과 장애인에게 건강보험에 의해 보장되고 있지 않은 틀니를 제공하려는 사업이다. 이들 계층의 구강건강관련 삶의 질을 향상시키는 데에 기여할 수 있다.

'찾아가는 구강보건 서비스 제공'의 세부내용으로는 '오벽지 지역주민과 신체장애로 인해 이동이 불편한 노인과 장애인에게 찾아가서 예방중심의 치과진료와 구강보건교육을 제공'하고, 이를 원활히 수행할 수 있도록 '이동용 진료장비 및 차량을 보급'하겠다는 것이 제시되었다. '평생건강관리체계 운영'과 더불어 구강의료이용의 불평등계층에 대해 예방중심의 진료를 직접적으로 제공하려는 사업이다. 불평등계층의 치아우식증과 치주질환을 적극적으로 예방하고 노인의 구강건강향상에 기여함으로써 구강의료이용불평등해소와 구강질환예방을 도모할 수 있다.

'구강보건사업 교육홍보'의 세부내용으로는 '생애주기별 교육자료 개발 보급, 구강건강박람회 개최, 대중매체이용 홍보, 시도 및 보건소 구강보건인력 교육훈련, 구강보건사업관련 보건교사, 보육교사 교육훈련' 등이 제시되었다. 전체 인구집단의 구강건강생활실천에 기여할 수 있는 사업이다.

'구강보건서비스 전달체계 확충'의 세부내용으로는 '보건소, 초등학교, 특수학교 구강보건실 설치, 시 · 군 · 구 구강보건의료센터 설립 운영, 시도 구강보건의료센터 설립 운영, 국가중앙 구강보건의료센터 설립 운영 등이 제시되었다. 전체 인구집단의 구강질환을 예방하기 위한 사업추진의 중추역할을 담당할 뿐만 아니라, 구강의료이용 불평등계층에게 직접적인 치과진료를 제공할 수 있는 역할을 맡게 되는 공공 구강보건인프라 확충 사업이다.

'국민구강건강실태조사'는 국가 구강보건사업의 계획과 평가를 위하여 반드시 요구되는 공공 구강보건인프라 확충 사업이다.

4 구강보건사업 추진방향

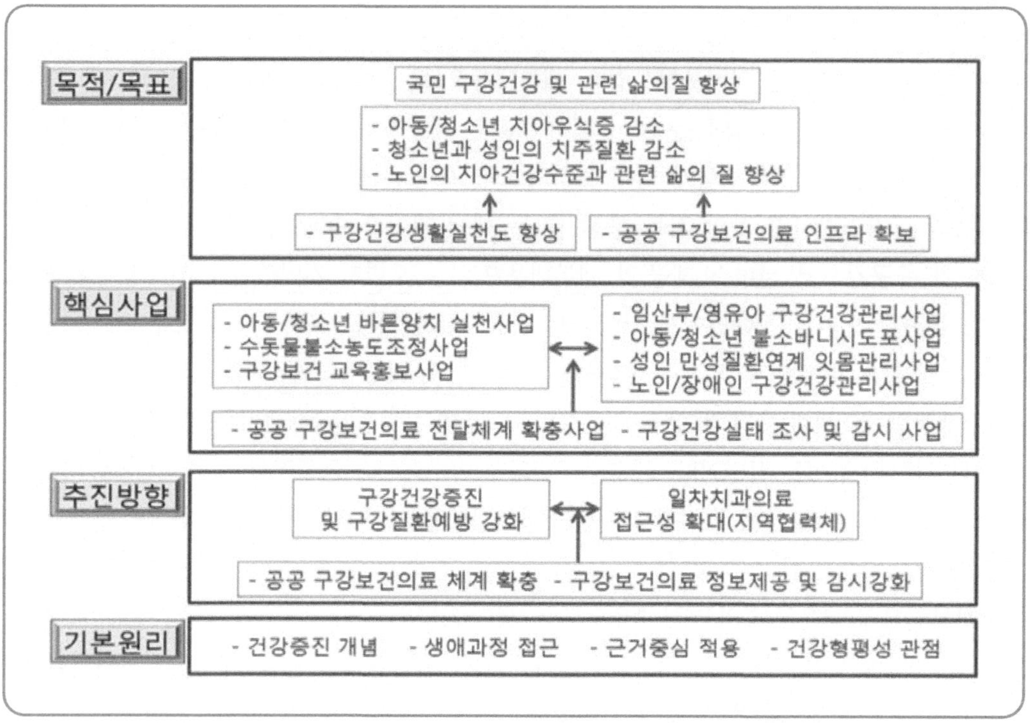

[그림 25-6] 구강보건 정책(사업)의 기본모형 : 기본원리, 추진방향, 핵심사업, 목적/목표

5 구강보건사업 추진전략

1) 구강보건사업 정착을 위한 사업추진 기반구축

초등학교와 특수학교 구강보건실 설치 · 운영하며, 시 · 군 · 구 구강보건센터 설치 · 운영 및 구강보건 전문인력 확보 노력을 위해 지역보건법상의 최소배치규정인원 준수 유도, 이동구강진료장비 및 차량 보급하고 또한 이동진료장비 운송 및 교통편이 원활하지 않은 지역에 대한 의료지원을 제공한다.

2) 치료 위주의 보건소 구강보건업무를 생애주기별 예방서비스 제공 접근으로 전환

보건소 건강증진사업과의 연계강화를 위해 임산부 및 영 · 유아 구강건강관리를 실시하고, 학교 및 사업장 등의 구강보건예방사업의 확대 및 내실화를 시행하며, 지역주민 구강건강관리에 보건소, 작업장 등 이용 유도하고, 노인계층에 불소겔도포와 스케일링을 매개로 한 구강건강관리를 실시한다.

3) 구강건강 불평등계층을 위한 구강진료서비스 제공 확대

보건소 방문보건사업과의 연계강화를 위해서는 저소득층 노인의 구강기능 회복을 위해 무료 의치보철 시술 및 장애인 등 취약계층에 대한 찾아가는 구강보건사업 실시하며, 특수학교 구강보건실 설치 및 운영 활성화를 위한 장애학생 계속구강건강관리사업 확대 및 구강보건차량 및 이동진료 장비지원을 위한 의료소외지역 구강진료서비스제공 및 확대실시 한다.

4) 수돗물 불소농도조정사업 활성화

불소투입기 설치 및 기술지원 및 대중매체를 이용하여 사업홍보를 통한 대국민 참여를 유도 한다.

5) 초등학생을 위한 구강보건사업

구치(어금니) 교합면의 홈을 메워주는 치아홈메우기 시술 및 수돗물 불소농도조정사업 미실시 지역을 위한 불소용액양치 사업을 확대 실시한다.

또한 바른 잇솔질 교습 사업 확대 및 계속적인 구강건강관리 수혜 학생 증가를 위해 저소득층 밀집 지역에 우선 설치하여 초등학교 구강보건실 설치 및 운영 활성화를 실시한다. 그리고, 구강건강생활 습관과 의식형성을 위한 구강보건교육 강화한다.

6) 국민의 구강보건에 관한 의식 제고

구강보건 교육 · 홍보자료의 개발 · 보급을 위해 구강보건 홈페이지를 통한 지속적 홍보 및 포스터 · 리플렛 등 홍보물 제작 · 배포와 보건소 구강보건교육용 자료 제작 · 배포를 시행하며, 구강보건주간 행사 실시를 위해 대국민 구강보건홍보실시와 주민대상 구강질환 예방사업 전개 등을 시행한다.

7) 구강보건사업담당자 교육기회 부여

전문교육을 통한 지속적인 지역사회 구강보건사업 담당자 직무능력 향상 및 연찬회 실시 등 구강보건사업의 정보를 공유한다.

8) 민관협력 강화

노인의치보철사업과 구강보건주간 행사 등을 비롯하여 각종 구강보건사업에 민간 치과의료인력의 참여를 적극 유도 및 2006년에 추진하였던 정책공동체 활성화를 통한 영유아 · 노인 구강건강증진체계의 성과를 계승 발전시킨다.

6 구강보건의 상호 연계성 및 향후 발전방향

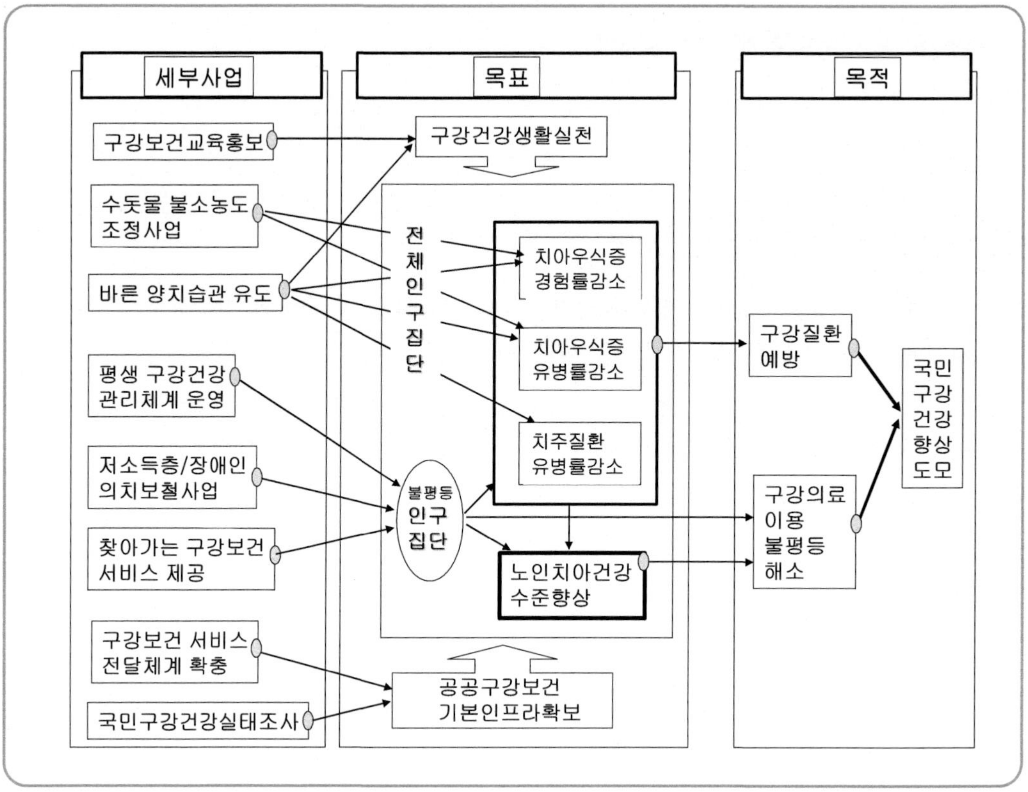

[그림 25-7] 새국민건강증진종합계획 구강보건분야의 목표와 사업의 연계성

일부 연령계층에 국한되어 목표와 사업이 제시되어 전체 국민의 구강질환예방과 의료이용 불평등 해소를 통한 구강건강향상 도모라는 목적달성에 제한적 성과를 기대할 수밖에 없다.

생애주기별로 적절한 목표를 설정하고, 설정된 목표를 달성하기에 적합한 사업을 생애주기별로 제시할 필요가 있다.

구강질환의 범위를 치아우식증과 치주질환으로 한정지었고, 다른 만성질환과의 공통위험을 함께 관리할 수 있는 사업 제시가 미흡하였다. 치아우식증과 치주질환 이외에 구강암과 외상에 의한 악안면손상 등으로 관심질환의 영역을 확장하고, 영양, 흡연 등 다른 만성질환과의 공통위험을 함께 관리할 수 있는 사업의 개발 및 제시가 필요하다.

참고문헌

강명근, 김건엽, 김상아, 박웅섭, 유원섭, 이무식, 조희숙, 최용준. 학습목표에 맞춘 보건의료관리, 보문각, 2012

공중구강보건학. 고문사. 2005.

국민구강보건연구소 조사결과. 1995.

대한구강보건학회. 제1차 학술집담회 자료집. 2002.

대한예방의학회. 예방의학과 공중보건학 I, II, III. 계축문화사. 2017.

보건복지가족부. 2000년 국민구강건강실태조사. 2001.

보건복지가족부. 2006년 국민구강건강실태조사. 2007.

보건복지가족부. 2003 국민구강건강실태조사 결과보고서 2003 ; 86-87

보건복지가족부 · 한국보건사회연구원. 2005년 국민건강영양조사 제3기 성인보건의식행태. 2006 ; 240.

세계보건기구(WHO) 홈페이지(http : //www.whocollab.od.mah.se)

최원철. 노인 치아상실로 인해 나타나는 심각한 구강건강문제. 1999.

통계청. 총인구 및 인구증가율 부양비노령화지수. 2006.

한국보건사회연구원. 2005년 국민건강영양조사 건강면접 및 보건의식행태조사 결과분석 및 정책적 활용방안에 관한 정책토론회 자료집. 2006 ; 130.

한국구강보건협회 조사결과. 1972.

Detels R, Beaglehole R, Lansang MA, Gulliford M. Oxford Textbook of Public Health, Oxford University Press, 2009

International Sugar Organization. 2001.

Petersen PE, Yamamoto T. Improving the oral health of older people : The approach of the WHO Global Oral Health

Robert B. Wallace. Maxey–Rosenau–Last Public Health and Preventive Medicine. McGraw–Hill Education, 15 edition, 2008.

Watt RG. Strategies and approaches in oral disease prevention and health promotion. Bulletin of the World Health Organization 2005 ; 83(9) : 711–718.

제26장

정신보건사업

1 정신보건의 정의와 영역

1) 정신보건의 정의

정신보건이란, 정신건강을 유지하고 증진시키는 경영과 그것을 위한 학문이라고 할 수 있는데, 이것에는 좁은 의미의 정의와 넓은 의미의 정의를 생각할 수 있다. 좁은 의미의 정신보건이란 정신장애나 여러 가지 정신적 불건강을 치료하고 이것들을 예방하는 것, 다시 말하자면 정신건강을 마이너스 면에서 취급하여 그 마이너스를 어떻게 하면 조금이라도 적게 할 수 있을까 하는 일이다.

넓은 의미의 정신보건이란 일반 사람들의 정신상태를 한층 더 건강한 상태로 향상시키는 일이며 좀 더 적극적인 플러스 면에서 정신건강을 생각하는 것이다. 특히 이 넓은 의미의 정신건강에서는 세계보건기구 헌장에 올려져 있는 것처럼 건강이란 단순히 병이 없다는 것에 그치지 않고 신체적 · 정신적 · 사회적으로 양호한 상태(well-being)를 지향하는 것이라고 한다.

이 세계보건기구의 헌장에서는 정신보건을 다음과 같이 정의하고 있다. 즉, "정신보건이란 생물학적(biological) · 의학적(medical) · 교육적(educational) 및 사회적(social) 측면에서 정신건강을 촉진하여 더욱 좋은 인간관계를 만드는 것"이라고 하고 있다. 그 내용은 말 그대로이지만 교육적 · 사회적이라는 점에서 정신보건 다움이 잘 표현되어 있다고 할 수 있다. 또 "보다 좋은 인간관계를 만드는 것"이라고 하는 목적이 명문화되어 있는 점도 특징이다. 인간은 글자 그대로 사람과 사람사이에서 처음으로 그 인간다움이 성립되는 것으로, 고독은 건강한 인간 본연의 자세라고는 말할 수 없을 것이다. 인간을 정의할 때 '사회적 동물'이라고 하는 표현도 있을 정도니까 정신보건의 관점에서 인간관계의 중요성을 강조하는 것은 충분히 수긍할 수 있다. 그러나 지나치게 인간관계만을 강조하는 것이 과연 바람직할까? 특히 죽음에 직면했을 때는 아무리 친한 사람들이 돌본다고 해도 결국에는 혼자서 죽음을 맞이해야 한다. 늙어가는 과정도 죽음을 맞이하는 준비라는 점에서는 마찬가지다. 그런 의미에서도 인간관계가 중요한 것은 당연하나, 인간관계와는 조금 동떨어진 면에서 '인간정신의 강함' 혹은 '인간정신의 지주'라는 점을 생각하는 것도 중요하다고 본다.

그래서 '정신보건'(mental health)은 원래 '정신위생'(mental hygiene)이라고도 했다. 우리나라에서도 현재의 '정신보건법'은 원래 '정신위생법'이라고 했다.

그런데 1988년에 법률 내용의 대폭 개정과 함께 법률 자체의 명칭도 정신보건법이라고 개칭되었다. 또 세계보건기구도 'World Health Organization'이어서, 역시 '보건'(health)이라는 명칭이 사용되고 있다. 'health'의 직역은 '건강'이지만, 보건복지가족부와 보건소 등 '보건'이라는 쪽이 더 친숙하고 저항감이 없다. 이 '보건'이라는 용어에도 문제는 조금 있지만, '건강'이라는 말에는 '보건'이 갖는 적극적인 행위의 면이 포함되어 있지 않다.

그리고 정신위생이 개인을 대상으로 한 정신질환의 예방이라는 면을 강조하는 것에 비해, 정신보건에서는 개인도 당연히 포함되지만 사회 전체를 대상으로 한 지역주민의 정신적 건강의 증진을 강조한다.

그런데 정신보건을 정신의료와 비교하면 더욱 그 특징이 뚜렷해진다. 또, 정신의료는 정신과 의료로 하는 것이 올바르다고 하는 설도 있다. 정신의료는 원칙적으로 임상현장에서 이루어진다. 즉, 정신장애 환자에게 임상 현장에서 치료행위를 하는 것이다. 여기에는 의사나 간호사가 관여한다. 이 경우 집단요법 외에도 여러 명의 환자에게 동시에 치료활동을 할 수도 있으나 원칙적으로는 한 사람의 환자를 대상으로 한다.

이것에 비해 정신보건에서는 물론 한 사람의 대상을 중요하게 여기지만, 어느 한 사람이 슬럼프에 빠졌다고 하면 그 사람이 처해진 환경이 어떤가, 속해있는 집단은 어떤가 등 그 환경과 집단의 조건에 중요한 관심을 갖는다. 그리고 대상인 한 사람의 치료에 그치지 않고 슬럼프에 빠지지 않을 수 없었던 환경조건에 주목하는 것이다. 그 점에서 조금은 공중위생적인 색채를 띠게 될 것이다. 이러한 특징에서도 정신의료와 정신보건을 나눌 수 있다.

한편, 정신의료는 어디까지나 치료에 중심이 있지만 정신보건에서는 앞에 서술한 것처럼 예방과 정신적인 양쪽에 모두 강조를 하고 있는 점에서도 정신보건과 정신의료는 서로 다른 입장에 서 있다.

2) 정신보건의 영역

정신보건이 관계하는 영역은 매우 넓다. 정신건강에 관계되는 모든 과제가 그 영역에 들어

가겠으나, 이것을 다음과 같이 정리할 수 있다.

먼저, 정신보건 영역에는 정신의학 및 정신의료와 깊이 관계하는 영역이 있고, 그것은 치료와 예방을 중심으로 하고 있다. 그러나 특히 정신보건이라고 하는 경우 정신의학이나 정신의료 그 자체가 아니고 거기에 다른 관점이 더해진다. 이 점에 대해서는 이미 말했지만, 그 하나는 정신의료가 원칙적으로 환자 개인을 대상으로 하는 것에 비해서 정신보건은 어느 집단을 대상으로 하는 점이다. 예를 들면, 학교에서의 학생집단이라던가, 직장에서의 직원집단, 또는 어느 지역에 있어서 지역주민이라고 하는 주민집단이다. 그들 집단의 특징을 파악한 뒤에 어떤 정신질환의 치료를 생각하기도 하고, 예방을 생각하기도 한다. 그리고 집단 전체의 정신보건 자체를 과제로 하는 것조차 있다.

특히 예방을 문제로 하는 경우 ① 제1차 예방, ② 제2차 예방, ③ 제3차 예방으로 나누어서 생각하면 이해하기 쉽고 대책을 세우는 경우에도 참고가 되므로 다음에 그 설명을 해 보자.

① **제1차 예방** : 정신 질환의 발생원인 방지. 이를 테면, 본래 의미에서의 예방이다.

② **제2차 예방** : 정신장애자의 조기발견과 조기치료. 여기에서는, 될 수 있으면 빠른 시기의 발견과 치료개시를 강조한다.

③ **제3차 예방** : 정신장애자에 대한 복귀의 지원과 재발방지. 여기에서는 리허빌리테이션(rehabilitation : 사회복귀요법)에의 지원과 함께 재발방지가 특히 중요하다.

다음에는, 정신보건의 대상에 따라 그 영역을 나눌 수 있다. 학령기에 있는 사람에게는 학교에서의 정신보건이 중요한 과제가 되고 취직연령이 되어 직장생활을 하고 있는 사람에게는 직장에서의 정신보건을 빠뜨릴 수 없다. 이 학교와 직장은 정신보건 활동의 두 가지 중요한 경우이다. 물론 이것에 그치지 않고 주부라든가 취학 이전의 아이나 정년퇴직 후에 직장에서 물러난 노년층에게는 주거지역이 정신보건 활동을 해 나갈 때의 중요한 장소가 된다.

또, 원칙적으로 각각에 대응한 정신보건 활동의 전문가가 있다. 예를 들면, 학교에서는 보건교사, 직장에서는 산업보건관리 의사, 지역에서는 지역담당 보건소나 시 · 군 · 면사무소 보건요원 등이 있다. 어느 것이나 임상활동을 행함과 동시에 일종의 공중위생 활동도 함께 하고 있다. 구체적으로는 환자가 발생하면 그에 적합한 적절한 임상의와 연락해 이후의 치료 또는 사회복귀에 대해서 협조해 가는 것이다.

그리고 이 영역을 생애주기(life cycle)에 따라서 분류할 수도 있다. 즉, 유유아기(乳幼兒期) · 아동기 · 청년기 · 장년기 · 노년기, 각각의 특징적인 정신보건상 문제가 있다. 최근에는 태어나기 이전의 태아기 정신보건까지도 문제가 되고 있다. 더구나, 이것은 예부터 말하는 임산부의 태교와 관계되어 모자관계의 중요성이 강조된다. 그런데 이들은 앞에서 서술한 정신보건 활동을 하는 경우와도 밀접한 관계가 있다.

한편, 상담이나 지도와 지원활동도 중요한 정신보건영역이다. 여기서 상담을 컨설팅과 같은 의미로 하면 정신의료도 상담 · 제휴 정신의학이라고 하여, 주로 종합병원에서 다른 과 의사로부터 그 과 환자의 정신상태에 대해서 상담 받고 연락을 긴밀히 유지하면서 치료해 가는 활동이 좋은 참고가 된다. 상담이란 일반적으로 당사자보다도 그를 둘러싼 주요인물에 대해서 상담하고 간접적으로 돕는 것을 의미한다.

아울러, 당사자가 특히 정신적 위기에 빠졌을 때 적극적 · 집중적으로 강력하게 지원하는 것을 위기개입(crisis intervention)이라고 한다. 학교 정신보건이나 직장 정신보건 또는 지역 정신보건 현장에서는 실제로 이와 같은 위기개입적 활동을 하여 상황을 해결하는 경우를 자주 볼 수 있다.

3) 현대사회와 정신보건

정신보건에 대한 요망은 근래 점점 증가하고 있다. 그것은 어째서 일까? 현대사회는, 이른바 근대화가 진행되면서 모든 것에 고도로 기계화되고 있다. 이와 같은 시대변화는 합리화나 관리화로 나아간다. 이렇게 해서 예전에 비해 사회 속에서 사람들의 일이 바빠지고 빨라진 것이다. 그리고 한 사람의 일이 다른 분야의 일과도 밀접하게 연결되어 있다. 말하자면, 유유히 자기방식대로 해 나갈 수 없고, 적당히 일을 덜 수 없는 구조로 사회가 구성되어 버린 것이다.

예를 들어, 예전에는 사람의 노동력으로 긴 시간이 걸렸던 일을 현재는 기계화 · 합리화되어 적은 수의 사람으로도 단시간에 처리하고 있다. 이 점만 보면 정말로 편리하게 되어 좋은 것 같으나 실은 한 사람의 인간에게는 정신적 부담이 매우 무거워졌다고 할 수 있다. 그것은 사고 하나를 갖고서도 쉽게 상상할 수 있지 않겠는가? 부서에서는 조그만 실수도 큰 사고로 연결되어 물건뿐만 아니라 많은 인명에까지 미치는 위험이 일어나기도 한다. 체르노빌의 원자력 발전소 사고는 정말 특별한 일이겠지만, 한 사람의 인간이 관계하는 일이 얼마나 큰 재해를 초래할 위험이 있는지를 상징적으로 나타내고 있다. 이 일은 당연히 그와 같이 작업에 임하는 사람에게 많은 정신적 압박을 준다. 현대사회는 인력을 줄여 노동력에서는 편리해진 만큼 종사자에게는 한층 더 정신적 긴장을 강요하고 있는 것이다.

말하자면 현대사회란 정신적 스트레스로 가득 찬 사회이며, 이런 사회에 사는 우리들은 항상 스트레스를 받으면서 하루하루 생활을 계속하고 있다.

이런 사정을 과거와 비교한다면 좀 더 확실하다. 예를 들면, 우리나라에서는 지난날 가혹

한 노동조건으로 많은 노동자가 결핵(대표적 질병)으로 쓰러져 갔다. 그래서 당시는 노동위생 환경, 영양문제, 결핵예방대책 등이 주요 과제였다. 그러나 현재는 그와 같은 상황은 작업장의 현대화 및 의학 발달로 개선되고 있다. 그러나 그것을 대신해서 정신적 긴장의 강도가 강해지고 있다. 여기에 정신보건이 더욱 중요해진 것이다. 실제, 급성질환의 감소에 반비례하여 만성질환, 성인병, 그리고 정신장애가 증가하고 있다. 성인병 중에는 정신적 스트레스로 인한 것 혹은 심신증(心身症)에 넣어도 좋을 것 같은 질환도 많다. 이렇게 보면, 정신보건이 대상으로 하는 분야나 그 저변은 굉장히 넓다고 할 수 있다.

이상의 예에서도 알 수 있는 것처럼 사회변화에 따라서, 즉 근대화 · 합리화 · 관리화가 진행된 만큼 한층 더 정신보건이 중요해진 것이다. 생활이 편리해지고 사회가 복잡해져 가는 앞으로의 시대에는 이 정신보건 분야가 점점 더 중요성을 더해 갈 것이다.

2 정신보건의 연혁과 역사

정신보건의 역사를 과거로 거슬러 올라가면 어디까지 이르게 될까? 예를 들면, 구약성서 중에 정신장애에 해당하는 것 같은 내용이 있으나 정신보건에 해당하는 개념은 없다. 정신의 학사와 겹치는 부분도 있으나 유럽의 중세 때에는 길가에 쓰러진 병자를 수녀원에서 돌보았다고 하는 이야기가 있다. 여기에는 정신장애자도 포함되어 있었을 것이다. 그러나 중세에는 유럽보다 오히려 아랍세계 쪽이 문화가 발달해서 그곳에서는 정신병원이 있었고, 전문적인 치료가 실시되었다고도 한다. 유럽쪽에서 비참한 사건이 생기는 것은 중세부터 근세에 걸쳐서이다. 그리스도교의 이단심문과 관련해 정신장애자가 화형(火刑)에 처해지는 일도 있었다.

정신장애자에 대한 시책이 주목을 끌게 된 것은 서양에서는 근대에 들어서이다. 근세가 되면서 산업구조 및 사회구조의 큰 변화가 생기고 지방에서 많은 사람이 도시로 모이게 되었다. 이 인구의 도시집중화와 함께 빈곤과 범죄가 증가되었고, 거기에 정신장애자의 증가가 더해졌다. 그리고 당시에는 정신장애자도 방랑자나 범죄자와 함께 감금하려는 경향이 있었다. 그래서 정신장애자에게 주어진 상황은 매우 비참하였다.

그런데 특히 1793년, 프랑스혁명의 절정기에 프랑스의 필립 피낼이 "정신장애자는 처벌 대상이 아닌 고민하는 인간으로서 치료와 간호를 받아야 할 권리를 갖는다."라고 주창해, 정신병원에서 그때까지 그들에게 채웠던 쇠사슬을 손과 발에서 떼어낸 것은 너무나도 유명한 역사적 사건이다. 이때부터 정신장애자의 처우에 획기적인 변혁이 시작되는 것이다.

같은 시기에 영국에서도 윌리암 튜크가 병원개혁운동을 일으켜 처음으로 치료시설로서의 정신병원인 요크 요양소(York Retreat)를 만들었다. 또, 19세기 초에는 영국의 코노리가 피넬에 이어서 '무구속 운동'을 펼쳐 갔다. 그리고 "사는 것은 일하는 것이다"라고 주장하면서 독일에서 지몬이 작업요법을 시작한 것도 특이할 만한 것이다.

한편, 미국에서는 피넬과 거의 같은 시기에 벤자민 랏슈가, 그리고 그후 도로시아 린드 딧쿠스가 정신장애자의 처우개선을 위해 병원개혁운동을 일으키고 정신보건 활동에 중요한 발자취를 남겼다.

피넬과 듀크, 코노리, 딧쿠스들의 운동은 정신병자를 조금이라도 병원 안에서 개방적으로, 나아가 인간적으로 처우하려고 하는 것으로 도덕요법(moral treatment)이라고 불리고 높이 평가되었으나 환자를 병원에 수용 관리하는 것에 대한 비판의 소리가 없지는 않았다. 이것에 대한 대책으로서는 환자를 지역에 두고 치료 · 지도하는 것이었다. 최근 정신보건법의 취지는 정신병원 입원환자의 인권존중과 지역정신의료라고 하는 이상을 지향하고 있다.

정신보건운동에 있어서 획기적이었던 것은 미국의 비아즈에 의한 활약이다. 그는 정신의료의 전문가가 아닌 일반시민이었으나 자신의 정신병 투병사를 「내 영혼을 만날 때까지(A Mind That Found Itself)」라는 제목으로 자신의 입원체험을 포함해서 정신병원에서의 처우나 설비 개선, 또는 정신병에 대한 이해를 세상에 널리 호소했다. 그는 미국 정신의학의 기초를 만들어 역동정신의학의 창시자가 된 아돌프 마이어가 이름 붙인 '정신위생(mental hygiene)'이라는 말을 세상에 펼침과 동시에 그의 운동은 코네티컷에서부터 전 미국에 펼쳐져 1928년에는 미국정신보건협회가 조직되고, 1948년에는 세계정신보건연맹(World Federation for Mental Health)으로 발전해 갔다.

제2차 세계대전은 정신의학의 세계에도 큰 영향을 미쳤다. 군인과 병사 중에서 많은 정신장애자가 발생하여 1대 1의 치료로써는 부족하였으므로 소위 집단치료요법이 개발되어 갔다. 영국에서 시작한 이 움직임이 치료공동체라는 치료방식이다. 여기에서는 하루 24시간, 또 의사에 한하지 않고 입원시설에서 환자가 접하는 모든 인간관계에 치료적 의미를 갖도록 한 것이다. 민주주의 · 평등주의 · 현실직면이라는 세 기둥이 그 치료의 기본원칙으로서 강조된다. 당초 군대에서 정신장애자 치료가 목적이었던 이 치료공동체는 그 후 일반 정신병원으로도 보급되어 갔다.

이에 따라 폐쇄적인 정신병원의 개방화운동이 계속되었다. 영국에서 시작한 이 치료운동은 미국으로 퍼져 갔다. 이 병원 개방화운동은 환자를 정신병원이 아닌 지역에서 치료하려고 하는 '탈시설화운동'(Deinstitutionalization Movement)과도 연관되어 갔다. 이것은 영국에서는 국가시책으로서 실행되어 커다란 성과를 거두었고 미국의 정신의료에 영향을 주었다.

특히 유명한 것은 케네디 대통령 시대인 1963년에 나온 '정신병 및 정신박약에 관한 대통령 교서'(이른바 '케네디 교서')이다. 여기에서는 정신병 및 정신박약자에 대한 국민의 관심을 강하게 환기시키고 아울러 대(大) 정신병원시대에서 지역정신의료시대로 크게 변천하는 계기를 만들었다. 입원환자가 수천명이 넘는 주립정신병원은 폐지되고 지역정신의료의 중심적 역할을 하는 정신보건센터로 모양을 바꾸게 되었다.

최근에는 보건소를 지역정신보건행정의 제1선 기관으로 지정하고 정신보건 상담원을 배치할 수 있게 하며, 이 상담원이 재택 정신장애자의 방문지도와 함께 상담에도 응한다고 하는 체제가 정돈되었다. 그리고 이 보건소에 대한 기술지도 원조 등을 행하는 정신보건에 관한 기술적 중심기관으로서 정신위생센터를 각 시 · 도 · 군 · 면에 설치할 것과, 입원중심의 의료에서 통원중심의 의료로 전환을 추진하기도 하였다.

정신병원 입원 환자의 약 3%가 "조건만 갖추면 퇴원할 수 있다"고 하여, 정신장애자의 사회복귀 촉진을 꾀하기 위한 시책이 요구되었다.

입원환자의 입원기간에 대해서는 1년 미만인 사람은 전 입원환자의 1/4 정도에 불과하고 반수 가까운 사람의 입원기간이 5년 이상으로 되어 있다. 즉, 단기간에 퇴원하는 사람과 장기간 입원을 계속하고 있는 사람으로 크게 나눌 수 있다. 그래서 정신과 입원시설도 단기 급성입원자용과 장기용양자용으로 나누어야 한다는 의견이 나왔다. 또, 노인성 치매환자는 앞으로 점점 더 증가할 것으로 예측되어 전문적 병상의 증가가 필요할 것이다. 이렇게 해서 정신병상의 기능분화, 즉 일반 정신병동의 병상과 정신요양형 병동의 병상으로의 분화가 주창되고 있다. 다만 그 실제에 대해서는 충분한 검토가 필요할 것이다. 그리고 정신병원 입원환자 전체의 고령화도 문제이다.

어쨌든 21세기를 맞이하여 우리나라의 정신의료는 크게 변할 것이라고 예상되고, 그에 따라 앞으로 여러 종류의 사회복귀시설이 많이 정비되어야 한다. 이렇게 해서 정신의료체제의 각 방면에 대한 변화는 우리나라 정신보건의 내용을 더욱 크게 바꿔갈 것이다.

3 정신장애의 분류와 중증 만성정신질환

1) 정신장애의 분류

미국 정신의학회의 정신장애 진단 통계 편람 제4판(DSM-IV, 1994)에 따르면 정신장애는 한 개인에서 ① 현재의 고통(예를 들면, 통증증상), ② 한 가지 이상 중요영역에서의 기능상 장애, ③ 고통스러운 죽음, 통증, 장애, 자유의 상실 등의 위험성 증가 등과 관련된 임상적으로 의미가 있는 행동상 혹은 심리적 증후군이나 양상으로 개념화 된다.

그러나 특정 사건에 대하여, 예를 들어 사랑하는 사람의 죽음 등에 대한 반응으로 단순히 예측되는 행동이나 문화적으로 인정된 반응은 정신장애의 범주에 포함시키지 않는다. 우리나라에서 공식적으로 사용되고 있는 세계보건기구의 ICD-10(1992) 진단 분류상 정신장애의 종류와 특징은 다음과 같다.

(1) 기질성(증상성 포함) 정신장애(organic, including symptomatic, mental disorder)

이 질환군은 뇌의 질병이나 뇌외상 등 뇌의 손상을 일으킬 수 있는 명백한 원인이 있는 일련의 정신장애군을 말한다. 이 질환군은 크게 두 가지로 나누는데, 노인성 치매처럼 기억력, 지능, 학습같은 인지기능의 장애가 두드러지는 군과 환각, 망상, 우울, 앙양, 인격의 전반적인 변화 등이 나타나는 군이 있다.

(2) 정신활성물질 사용에 의한 정신 및 행동장애(mental and behavioral disorder due to psychoactive substance)

알코올 등 한 가지 이상의 정신활성물질의 복용으로 인하여, 단순한 남용에서 신체합병증이 있는 의존, 정신병적 상태나 치매에 이르기까지 다양한 장애가 나타나는 증후군이다.

(3) 정신분열병, 정신분열형 및 망상장애(schizophrenia, schizotypal and delusional disorder)

이 질환군은 기질적인 원인이 없이 망상 등 현실 검증 능력의 장애가 뚜렷한 질환군이다. 정신분열병은 이 군에서 가장 흔하며 지역정신보건사업의 대상 질환 중 가장 중요한 질환이다. 이 질환군은 일반적으로 약물치료, 정신요법 등으로 치료되나 반복적으로 재발할 수 있다. 상당수의 환자에서 기능장애가 있기 때문에 사회적응훈련, 직업재활훈련 등을 필요로 하며 정신병상의 대부분을 사용하고 있다.

(4) 기분 장애(mood disorder)

기분의 변화가 주된 장애로 흔히 우울해지거나 기분이 고양되는 것을 말하며, 2차적으로 전반적인 활동수준의 변화를 수반한다. 이 질환군 중 기분의 기복이 양극성으로 나타나는 양극성 감정 장애와 중증 우울증은 지역정신보건사업의 대상 질환이다.

(5) 신경증적, 스트레스 관련 및 신체형 장애(neurotic, stress-related and somatoform disorders)

1차 진료에서 가장 흔한 질환군으로 우울감, 불안증세, 검사상 이상이 없는 신체적인 이상 호소 및 집착 등을 보일 수 있다.

(6) 생리적 장애와 신체적 요인과 관련된 행동증후군(behavioral syndromes associated with physiological disturbance and physical factors)

신경성 식욕부전증, 수면 장애, 성기능 장애 등이 해당된다.

(7) 성인 인격 및 행동 장애(disorder of adult personality and behavior)

반사회적 인격 장애 등의 특정 인격 장애와 병적 도박 같은 습관 및 충동의 장애 등이 포함된 질환군이다.

(8) 정신지체(mental retardation)

정신 발달의 정지 등으로 발달기 중에 지능의 장애가 특징적인데 인지, 언어, 운동 등 전반적인 지능수준의 장애가 있다. 이들은 다른 정신장애가 동반되기가 쉬우며 학대받을 위험이 크다. 정신지체 자체를 위해 지능수준에 따라 교육이나 훈련이 필요하며 동반된 정신 질환의 치료가 필요하다.

(9) 정신 발달의 장애(disorders of psychological development)

유아기 또는 소아기에 발병하여 여러 기능발달이 지연되는 장애로 상태의 기복이 없이 일정한 경과를 보인다. 언어, 학습, 운동 등의 일부 기능만 선택적으로 오기도 하고 자폐증처럼 광범위한 발달 장애가 오기도 한다. 특수교육 등의 치료를 필요로 한다.

(10) 소아기 및 청소년기에 흔히 발병하는 행동 및 감정 장애(behavioral and emotional disorders with onset usually occurring in childhood and adolescence)

운동과다성 장애, 품행 장애 등 소아 및 청소년기에 발병하는 다양한 임상증후군으로 개별 질환에 따라 약물치료나 행동치료 등을 필요로 한다.

2) 중증 만성정신질환(severe and persistent mental illness)

정신질환의 유병률이 매우 높고 질환에 따라 증상의 중증도와 기능장애 정도에 큰 차이가 있기 때문에, 국가의 우선적인 개입이 필요한 대상을 정의하기 위하여 중증 만성정신질환이라는 개념을 사용하고 있다. 만성중증정신질환자란 정신분열병, 분열-정동장애, 조울증 및 주요 우울증과 같은 만성적이고 심한 주요 정신질환에 이환되어 있는 환자로서, 질병으로 인해 일상생활 및 사회적, 직업적 기능의 장애가 있는 사람들을 지칭한다.

1987년 미국의 국립정신보건원(NIMH)에서는 중증 만성질환의 정의를 진단(diagnosis), 기능장애(disability), 이환기간(duration)의 세 가지 측면에서 내리고 있다. 진단에서는 정신분열병과 정동장애와 같은 비기질성 정신병 또는 인격 장애를 포함한다. 기능장애 측면에서는 다음 다섯 가지 기능 중 3가지 이상 장애가 있는 것을 말한다.

사회적 행동으로 인하여 정신보건서비스나 법적인 개입이 필요한 경우, 일상생활이나 생활의 기본적인 욕구를 충족할 생활 능력의 장애, 사회적인 기능의 장애, 직업 활동의 장애, 그리고 비직업적 활동의 장애를 말한다. 이환기간의 기준은 과거에 입원을 필요로 했거나 정신질환으로 인해 외래 치료나 장애가 장기간 지속된 경우를 말한다.

4 지역정신보건사업의 원칙 및 서비스 내용

1) 지역정신보건사업의 원칙

Caplan(1967)이 제안한 지역정신보건사업의 원칙은 비록 다시 생각해야 할 부분이 많이 있지만 여전히 유용하고 타당한 것으로 받아들여지고 있다(Lamb, 1994). 이러한 지역정신보건사업의 원칙은 공중보건학의 일반적인 원칙과 상당부분을 공유하고 있다.

(1) 지역주민에 대한 책임(responsibility to a population)

지역정신보건센터가 설정된 진료권(catchment area) 내에 있는 전체 인구를 책임지는 것을 말한다. 지역정신보건센터는 지역 내의 모든 정신보건서비스에 대한 요구(need)를 찾아내어 이러한 요구를 충족시킬 계획을 수립하고, 이에 따라 서비스를 제공하여야 한다. 진료권의 인구 규모는 나라에 따라 다르다. 아일랜드의 경우 정신보건 진료권의 규모는 인구 2만 5천~3만명당 1개 진료권으로 구성되어 있고, 이탈리아의 경우 10만명당 1개 진료권, 미국의 경우 인구 7만 5천~20만명당 1개 진료권으로 구성되어 있다.

(2) 환자의 가정에 가까운 곳에서 치료(treatment close to the patient's home)

정신보건 서비스가 환자와 환자의 가족에 가까이 있는 것은 이들의 정신보건서비스 이용을 촉진한다. 환자의 가정에서 멀리 떨어진 병원에 입원시키는 것은 환자와 지역사회를 단절시키고 가족들이 환자의 치료에 참여하지 못하도록 만든다.

(3) 포괄적인 서비스(comprehensive services)

일반적인 신체질환과는 달리 정신보건서비스는 입원 및 외래서비스만으로 환자의 요구를 충족시킬 수 없다. 미국에서는 입원, 응급, 부분입원, 외래, 자문 및 교육을 지역정신보건센터의 5가지 기본 서비스로 규정하고 있으며, 이외에 아동과 노인에 대한 서비스, 알코올 중독, 약물남용, 추후관리, 입원전 심사, 거주시설 제공을 지역정신보건센터 7가지 부가서비스로 규정하고 있다.

(4) 여러 전문인력간의 팀 접근(multidisciplinary team approach)

정신질환을 치료하는 데는 정신과 의사, 간호사 이외에 사회사업가, 임상심리사, 작업요법사 등의 다양한 정신보건 인력이 참여하여야 하며, 이들 정신보건 인력들간의 팀 접근이 요구된다.

(5) 진료의 지속성(continuity of care)

환자를 진료하는데 있어서 진료의 지속성이 확보되는 것이 바람직하다는 것은 명백하다. 특히, 만성정신질환의 경우 자발적으로 치료받으려는 경향이 부족하고, 치료자가 바뀔 경우 추후관리에서 탈락하여 재발 및 재입원을 반복할 가능성이 높다. 또한 환자와 치료자가 서로에게 익숙할 때 정신질환자의 위기관리가 용이하다.

(6) 지역주민 참여(consumer participation)

지역주민 참여를 통하여 정신보건 인력들이 주민들의 신뢰를 받을 수 있고, 주민들의 요구를 반영함으로써 그에 부응하는 정신보건서비스를 제공할 수 있으며, 지역주민들이 정신보건의 개념을 더 잘 이해하고 받아들일 수 있게 된다.

일반적인 보건사업에서 주민 참여와는 달리 정신보건사업의 경우, 만성정신질환자의 가족들의 역할이 강조되고 있다. 이들의 조직을 통해 정신질환자의 서비스요구와 인권을 효과적으로 옹호할 수 있다.

(7) 정신보건사업의 평가와 연구(program evaluation and research)

지역정신보건사업에 대한 평가는 과학적이고도 효과적인 지역정신보건 프로그램과 지역정신보건사업의 모형을 개발하는데 매우 중요하다. 그러나 실제 지역정신보건사업에 이러한 평가연구는 종종 간과되고 있으며, 그 결과 앞으로 지역정신보건사업의 효과에 대해서는 확인되어야 할 많은 과제를 안고 있다.

(8) 예방(prevention)

(9) 정신보건 자문(mental health consultation)

(10) 보건의료 서비스와 사회복지 서비스의 연결(linkage to health and human services)

2) 지역정신보건 서비스

지역정신보건사업에서 초점을 맞추고 있는 만성정신질환은 질환의 특성상 다양한 서비스의 개발 및 제공이 있어야 환자들이 사회조기복귀를 이룰 수 있을 뿐 아니라 과수용을 예방하고 의료자원의 효율적인 이용이 가능하다.

(1) 단기 입원 치료

단기 입원 치료는 혼란스럽고, 위험하고, 자기관리를 못하는 환자들에 대하여 약물 치료, 정신치료, 환경 치료 등이 집중적으로 이루어짐으로써 가능한 빨리 환자를 회복시키기 위한 것이다. 지역사회에 단기 입원 치료시설이 없을 경우 퇴원 후의 재활과 사회복귀 치료가 어렵다. 또한 정신과 진료기관은 규모가 일정 수준을 지나치면 기능이 떨어지고, 비인간적이 되어 환자들이 장기 입원하게 된다. 매우 심한 정신질환자에 대해서도 21~30일 가량 입원한 뒤 적극적인 추후관리를 시행하면 대부분 회복되며, 입원 기간은 환자의 재발률이나 기능 장애 정도에 영향을 미치지 않는 것으로 알려져 있다.

(2) 외래 치료

정신과 진료에서 기본적이며 비용-효과가 높은 치료서비스로 지역사회정신보건서비스개발시 우선적으로 제공되어야 할 서비스이다. 외래 치료는 정신장애를 갖고 있거나 치료 중인 모든 환자에게 해당이 된다. 대부분의 정신질환과 상당수의 심한 정신질환자의 치료가 외래 치료를 통하여 충분히 이루어질 수 있다. 외래 치료에서는 정신 치료, 약물 치료, 집단 치료, 환자 및 보호자 교육 등이 이루어진다. 정신보건사업의 주요한 대상 질환인 정신분열증의 재입원률이 매우 높은 수준인데 지속적인 외래 치료를 통하여 이를 낮출 수 있다.

(3) 부분입원(intensive care parial hospitals)

낮병원 등의 부분입원은 입원 치료와 외래 치료 사이의 중간 단계의 치료를 가리킨다. 이는 외래 치료만으로는 관리하기 어려운 정신질환자를 대상으로 집중적이며 포괄적이고, 다양한 서비스를 제공하는 치료방법으로, 진단 및 의학적, 정신과적, 정신사회적, 취업전(prevocation)프로그램 등을 제공한다.

이런 부분입원의 목적은 입원 치료의 대체서비스로서, 집중적인 사회 접촉, 심리적 지지 없이는 재발되기 쉬운 환자를 지역사회에 조기복귀시키기 위해 외래 치료를 보완하는 방법으로 활용되고 있다.

(4) 주간치료소(day care center)

주간치료소는 낮병원과 기본적인 성격은 비슷하나 낮병원보다 사회복지적인 성격이 강하고 치료적인 기능은 약하며 재활을 강조하고 비용이 저렴하다는 장점이 있다. 만성 정신질환자 재활을 목표로 작업치료, 사회기술훈련 등과 같은 다양한 서비스를 제공한다. 주된 인력은 사회사업가이고 작업치료사가 참여하기도 하며, 병원과 상호 협조적인 체계를 유지한다.

(5) 추후관리(aftercare)

추후관리 프로그램은 퇴원한 환자들의 지속적인 치료 및 관리를 위한 지역사회 중심의 다양한 치료프로그램을 가리키는데 사례관리(case management), 방문 치료, 가족교육, 사회기술훈련, 권리보호, 치료적인 거주 시설 등을 포함한다. 주대상인 정신분열증 환자의 경우 보통 처방된 약의 일부만 먹는 경우가 흔하고, 재발되기 수주 전 약 반수에서 투약을 중단하고 있고, 재발되기 수일 전에 대부분의 환자나 가족이 재발을 알고 있다. 따라서 정신보건팀이 이들 환자들의 투약관리와 재발시 조기개입, 보호자에 대한 교육을 통하여 재입원률을 감소시키고, 가족 부담을 경감시키는 것 등을 목표로 하고 있다.

(6) 응급서비스

정신질환자의 응급상황에 대해 환자와 환자 가족 등이 적절하게 대처할 수 있도록 신속하게 도움을 주는 것을 목적으로 하며, 의사와 간호사, 사회사업가 등이 팀을 이루어 하루 24시간 내내 서비스를 제공한다. 응급서비스는 24시간 전화상담 서비스의 제공, 정신보건 인력이 환자를 방문하는 것, 필요한 경우 단기입원 또는 부분입원, 일시적인 거주 시설을 제공하는 것 등을 내용으로 한다. 이러한 응급서비스를 통하여 정신질환자의 입원을 50% 이상 감소시켰다는 연구결과들이 있다.

비전	행복한 삶, 건강한 사회
정책목표	Ⅰ. 국민 정신건강 증진 Ⅱ. 중증 정신질환자 지역사회 통합 Ⅲ. 중독으로 인한 건강 저해 및 사회폐해 최소화 Ⅳ. 자살위험 없는 안전한 사회구현

정책목표	전 략
국민 정신건강증진	1. 인식개선을 통한 정신건강서비스 이용 제고 2. 정신건강 문제 조기발견 및 개입 강화 3. 생애주기별 정신건강 지원체계 구축
중증정신 질환자 지역사회 통합	1. 조기 집중치료로 만성화 방지 2. 중증·만성 정신질환자 삶의 질 향상 3. 정신질환자 인권 강화
중독으로 인한 건강 저해 및 사회적 폐해 최소화	1. 중독 예방을 위한 사회적 환경 조성 2. 중독문제 조기선별·개입체계 구축 3. 중독자 치료·회복 지원 강화
자살위험 없는 안전한 사회구현	1. 전사회적 자살예방 환경 조성 2. 맞춤형 자살예방 서비스 제공 3. 자살예방정책 추진기반 강화

[그림 26-1] 우리나라 국가정신건강증진사업 비전과 정책방향(보건복지부, 2018)

(7) 직업재활

만성정신질환자들은 퇴원 후 상태가 호전되어도 취업하기 어려운 경우가 많다. 직업재활은 만성정신질환자가 지역사회에서 경제적, 사회적으로 독립해서 생활할 수 있는 근거가 되며, 정신 질환의 증상을 경감시키며, 궁극적으로 장기입원 및 재입원을 방지할 수 있는 수단이다.

직업재활에는 외부에서 일감을 가져와 정신보건 인력의 지도하에 정신질환자들이 작업하는 보호작업장(sheltered workshop)과 실제 직장에서 정신보건 인력의 지도하에 일을 하는 임시고용(transitional employment) 등이 있다.

(8) 거주 시설(housing program)

거주 시설은 만성정신질환자를 지역사회 중심으로 치료 및 관리하는데 가장 중요한 서비스이다. 거주 시설은 보호자가 없는 환자들이나 퇴원 이후 임시로 거주 시설에서 독립적인 생활의 훈련이 필요한 환자 또는 전적으로 독립적인 생활을 하기 어렵기 때문에 정신보건 인력의 지지적인 감독 속에서 생활이 필요한 환자를 대상으로 한다. 이들 시설을 위한 인력은 사회사업가, 간호사 등을 들 수 있으며 환자들이 실비를 내거나 무료로 주거 시설을 이용한다.

5 우리나라 정신보건의 현황과 과제

1) 우리나라 정신보건의 변화과정

(1) 지역사회정신보건 시작 이전(1995년 이전까지)

1970년대까지 우리나라에서는 농경사회에서 흔히 보이는 정신질환에 대한 질병관을 갖고 있었다. 농사일은 노동의 특성상 공간적 · 시간적 제약이 적어 정신질환자가 수행하기에는 큰 어려움이 없었고, 정신질환으로 인한 가족의 부담은 대가족에서 공동으로 흡수되었고, 평균 수명도 짧은 편이어서 정신질환이 사회적 부담이나 문제로 발전하지 않는 편이었다.

그러나 1970년대 들어서 우리나라는 짧은 기간 동안 농경사회에서 자본주의적 산업사회로 전환되면서, 산업화와 도시화로 인해 빠른 속도록 핵가족화가 진행되어 정신질환자에 대한 가족의 역할이 점차로 축소되기 시작하였다. 산업화의 진행은 정신질환자가 참여할 수 있는 생산활동의 범위를 급속히 감소시켰고, 정신질환자들은 사회와 가족의 '무거운 짐'으로 여겨지기 시작하였다.

이에 따라 그동안 전통적인 가족제도와 지역사회가 흡수하던 정신보건서비스에 대한 수요가 사회로 표출되기 시작하면서 체계적인 정신보건서비스의 미비와 정신병상의 부족, 의료보장제도의 미비는 미인가 시설로 하여금 정신질환자 관리를 담당하도록 하였다. 1983년 미인가 시설에서의 비인권적인 정신질환자 관리가 매스컴에 방영되면서 국가는 정신병상 확대정책을 통하여 정신질환자의 국가적 관리를 추진하지 않을 수 없게 되었다.

정신병상 확대정책은 생활보호제도(의료보호제도) 및 시설보호제도(정신요양시설 및 부랑인 시설 등의 사회복지시설 운영)의 확충과 맞물리면서 급속히 진행되었다. 1980년대 중반이후 2000년대에 이르기까지 지속된 정신병상 확대 정책은 많은 대형 정신병원과 정신요양시설을 탄생시켰고, 부랑인시설의 정신질환자 수용을 증가시켰다. 이에 따라 우리나라의 정신보건서비스 체계를 만들면서 우리나라는 OECD 국가 중에서 정신병상수의 증가가 가장 빠른 나라가 되었다.

2) 지역사회정신보건의 확대(1995년 정신보건법 제정 이후)

1995년 정신보건법 제정을 기점으로 해서 포괄적인 정신보건서비스에 대한 욕구가 분출되고, 한국 정신사회재활협회나 정신보건센터 등에서 실시한 가족교육, 대한정신보건가족협회 등을 통해 가족들의 의식화가 진행되었다. 또한 정부의 노력과 정신보건센터 등을 통한 지역사회 내에서의 대국민 홍보를 계기로 지역사회정신보건사업에 대한 일반국민과 공무원의 인식의 폭이 넓어지게 되었다.

서울과 경기지역을 중심으로 지역사회정신보건 서비스를 제공하는 인프라가 구축되고 연결되기 시작하였으며, 1997년 효과적인 정신보건 정책의 추진을 위해 중앙정부에 정신보건복지 서비스의 기획과 추진을 담당하는 정신보건과가 출범하기에 이르렀고, 1998년부터 충청남도와 광주광역시 등의 지방정부에서도 정신보건업무를 담당하는 주무부서(계)가 출범하였다.

1995년 정신보건법 제정과 함께 서울특별시와 경기도가 주도하는 지역사회정신보건사업이 출발하여, 2007년 6월말 현재 전국에 총 151개의 정신보건센터가 운영되고 있다.

또한 정신보건법에 의해서 설치된 정신질환자 사회복귀시설이 2007년 6월말 현재 170개가 운영되고 있으며, 1998년부터 서울과 경기도의 보건소를 중심으로 기본적인 정신보건서비스를 시작하였고, 각 보건소에 정신보건전문요원이 배치되기 시작하였다. 특히 2001년부터는 보건복지가족부(현 보건복지가족부)에서 국민건강증진기금을 통해 보건소에 기본적인 정신보건사업을 수행하도록 예산지원을 시작하였다.

2002년부터는 국비지원 정신보건센터를 중심으로 아동 및 청소년 대상의 정신보건사업을 시작하였는데, 학교와의 협력체계를 통해 정신질환의 조기발견 및 조기상담, 학부모 및 교사 교육 및 자문 등 사업을 진행하고 있다. 치매환자 등 노인을 대상으로 하는 정신보건사업에도 일부 예산이 지원되기 시작하였다.

이외에도 알코올 남용 및 우울증 등 정신건강 문제가 있거나 근로의욕이 미약한 조건부수급자를 위해 2001년부터 자활사업의 일환으로 운영되기 시작한 재활프로그램은 2002년에는 40여 개소로 확대되어 정신보건센터를 중심으로 수행되고 있으며, 알코올중독자를 위한 재활상담 프로그램도 2000년부터 4개소가 시범사업으로 시작되어 2003년도에 17개소 운영 지원 및 본사업으로 전환되어, 2007년도에는 30개소가 운영되고 있다.

1997년 경제위기 이후 서울지역을 중심으로 증가하기 시작한 노숙자들을 위한 노숙자쉼터에는 정신질환 및 알코올문제를 갖고 있는 노숙자를 위한 정신건강 프로그램이 일부 시행되고 있으며, 이들을 위한 정신과 진료 및 재활서비스 체계의 구조화가 추진되고 있다. 이에 따라 대형 노숙자시설인 자유의 집이 설치운영되고 있는 정신보건센터와 알코올센터 이외에도 서울과 부산에 시범적으로 3개소의 정신보건센터가 노숙자 쉼터와 연계하여 노숙자 정신질환자를 위한 지역사회서비스 체계를 구축하고 있다.

2001년 1월부터 장애인복지법의 법정장애에 정신분열증, 양극성 정동장애 및 반복성 우울장애 등 정신장애와 자폐증 등이 포함되어 2007년 3월 현재 정신장애 77,697명과 자폐증 11,261명이 등록하여 기본적인 복지서비스를 제공받았다.

2010년 정신보건법 전부개정법률안 국회 제출('10.12.), 정신건강증진센터 운영 지원(표준형 158개소, 광역형 5개소), 생명사랑 및 자살예방사업 추진(자살예방종합대책 실행계획 수립·시행, 인터넷을 통한 자살유해정보 유통 및 동반자살 차단을 위한 관련부처간 협력 강화), 알코올상담센터 41개소 운영, 마약류중독자 치료보호 가이드라인 제작·보급 등이 있었으며, 2011년 정신건강증진센터 운영 지원(표준형 158개소, 광역형 6개소), 알코올상담센터 43개소 운영 지원, 아동청소년 정신보건사업 지원(42개소), 정신질환실태 역학조사 실시, 자살예방 및 생명존중문화 조성을 위한 법률 제정('11.3.30.), 검찰의뢰 마약류중독자 치료보호 환자관리 가이드라인 마련·배포 등이 있었다. 2012년은 정신건강증진센터 운영 지원(표준형 174개소, 광역형 9개소), 지역사회정신보건 시범사업 실시(광주광역시), 아동청소년 정신보건사업 지원(42개소) 정신건강증진 종합대책 발표('12.6.)등이 있었다.

2013년에는 정신건강증진센터 운영 지원(기초 189개소, 광역 11개소), 지역사회정신보건 시범사업 실시(광주광역시), 아동청소년 정신보건사업 전담요원 배치(100명), 자살예방 및 정신건강증진사업 전담요원 배치(200명), 정신보건법 전부개정법률안 국무회의 통과('13.12.31.), 응급실 기반 자살시도자 관리사업(전국 25응급의료기관), 지역사회기반 노인자살예방사업(2개소), 알코올 상담센터 50개소 운영('14년 중독관리통합지원센터로 기능 개편) 등이 있었다.

2014년은 정신건강증진센터 운영지원(기초 195개소, 광역형 13개소), 사회복지전담공무원 정신건강증진사업 지원(15개 시도), 국가 정신건강 증진 마스터 플랜(2016~2020) 계획수립 연구, 중앙심리부검센터 운영 지원 복지부 평가지표 및 평가체계 개선안 마련 등이 있었고, 2015년에는 정신건강증진센터 운영지원(기초 209개소, 광역형 15개소), 사회복지전담공무원 정신건강증진사업 지원(15개 시도) 등이 있었다.

2016년에는 국립정신건강센터 설립 및 국립정신병원 내 정신건강사업과 신설, 정신건강증진센터 운영지원(기초 209개소, 광역형 16개소), 관계부처 합동 정신건강종합대책 수립·발표('16.2.25.), 정신건강복지법 전부 개정('16.5.29.) 등이 있었고, 2017년에서는 「정신건강증진 및 정신질환자 복지서비스 지원에 관한 법률」 시행('17.5.30), 응급실 기반 자살시도자 사후관리 사업 확대(27개소 → 42개소) 등이 있었으며, 2018년에는 자살예방정책과 신설('18.2.6), 정신건강전문요원 보수교육 시행('18.4.~), 입원적합성심사위원회 운영('18.5.) 등이 추진되었다.

3) 정신질환의 유병률

(1) 정신과 역학조사

우리나라에서 이루어진 정신질환에 대한 본격적인 역학 조사로는 이정균(1986) 등과 이호영(1987) 등이 DIS-III(Diagnostic Interview Schedule-III) 한국어판을 이용해서 연구, 조사한 것이 있다. 이정균 등의 연구에서 정신질환의 평생유병률(평생에 한 번이상 질환에 이환되는 비율)은 서울 31.8%, 농촌 지역 32.0%였으며, 이호영 등의 연구에서는 37.2%였다.

정신질환의 진단 범주별로 이 두 역학 조사결과에 따르면 알코올 남용 및 의존의 유병률이 약 21.7~26.8%로 가장 높았고, 불안 및 신체화 장애가 약 7.4~8.5%, 정동장애 3.07~5.52%, 정신분열병 0.12~0.65%의 유병률을 나타내고 있는 것으로 보고되었다.

보건복지가족부의 2006년 정신질환실태 역학조사 요약보고서(2008년 1월)를 보면 25개 정신질환의 평생유병률(평생 동안 한 가지 이상의 정신질환에 한 번 이상 이환된 적이 있는 비율)은 30.0%였고, 남녀별로는 남자 38.2%, 여자 21.7%로 남자가 여자보다 약 1.8배 더 높았다. 알코올과 니코틴 사용장애를 제외한 정신질환의 평생유병률은 12.3%였고, 남녀별로는 남자 8.2%, 여자 16.5%로 여자가 2배 더 높았다(표 20-1).

주요 정신질환별 평생유병률을 보면, 알코올 사용장애가 16.2%, 니코틴 사용장애가 9.0%, 정신병적장애가 0.5%, 기분장애가 6.2%(주요우울장애 5.6%), 불안장애가 6.4%, 신체형장애가 1.2%였다.

정신질환 1년 유병률은 18세 이상 64세 이하 인구의 12.9%로 매년 약 412만명이 정신질환에 이환되고 있다. 이중 불안장애, 기분장애, 정신병적 장애의 1년 유병률은 8.3%(약 264만명)이고, 알코올 사용장애의 1년 유병률은 5.6%(약 179만명)에 이르며, 또한 니코틴 사용장애를 제외한 정신질환 1년 유병률은 남녀모두 합쳐서 인구전체의 12.9%(약 412만명)로 나타났다.

(2) 정신보건시설 입원(입소)환자 현황

우리나라 전체 정신보건시설과 부랑인시설 관련시설에 입원 · 입소되어 있는 정신질환자수는 모두 68,991명(2005년 6월 30일 현재)으로 추산되고 있는데, 2004년에 비해 약 2,280명이 증가하여 3.4%의 증가율을 보이고 있다.

이들의 성별 분포는 남자환자가 64.7%로 여자환자보다 높았으며, 연령별로는 30와 40대가 56.1%를 차지하고 있으며 진단별로는 정신분열증이 60%정도로 가장 많은 것으로 나타났다.

정신보건시설 종류별 입원(입소)환자의 진단별 분포는, 부랑인시설 입소자를 제외한 우리나라 전체 입원(입소)환자 54,604명 중 정신분열증 환자가 가장 많아 약 62.3%인 34,027여명이었고, 그 다음이 알코올중독으로 전체 입원환자의 약 15.8%인 약 8,615명이었다. 조울증과 우울증을 합한 정동장애는 약 6.5%를 차지하였고, 치매와 정신지체가 각각 4%정도의 비율을 차지하고 있었다. 일년 치료유병률이 가장 높은 신경증 환자는 전체 입원환자의 1.3%밖에 차지하고 있지 않아 줄 외래치료 위주의 진료를 받고 있는 것으로 보인다.

이들의 입원유형은 자의입원이 8.9%이었으며, 2004년에 비해 1.2% 증가하였으나 외국에 비하면, 여전히 매우 낮은 수치이며, 6개월 이상의 장기입원자가 56.2%나 되었고 의료급여 대상자가 72.9%나 차지하여 정신보건기관 입원환자가 점차 의료급여환자화 되는 추세이며, 이는 정신보건체계의 선진화에 많은 장애를 주게 될 것으로 보인다.

[표 26-1] 2006년 정신장애 평생유병률*(성과 연령의 보정)

진단	남자		여자		전체	
	유병율(%)	SE(%)	유병율(%)	SE(%)	유병율(%)	SE(%)
모든 정신장애*	38.2	2.3	21.7	1.6	30.0	1.8
모든 정신장애* 니코틴 사용장애 제외	30.5	2.0	20.9	1.6	25.7	1.6
모든 정신장애* 니코틴/알코올 사용장애 제외	8.2	0.9	16.5	1.2	12.3	1.0
알코올의존/남용	25.5	1.7	6.9	1.0	16.2	1.2
알코올의존	10.3	1.3	3.7	0.6	7.0	0.9
알코올남용	15.2	1.0	3.2	0.4	9.2	0.5
니코틴의존/금단	16.3	1.4	1.6	0.3	9.0	0.7
니코틴의존	13.9	1.3	1.4	0.2	7.7	0.7
니코틴금단	5.3	0.5	0.5	0.1	2.9	0.3
정신병적 장애	0.5	0.2	0.5	0.1	0.5	0.1
정신분열병	0.2	0.1	0.1	0.1	0.1	0.1
정신분열형장애	0.1	0.0	–	–	0.0	0.0
분열정동장애	–	–	–	–	–	–
망상장애	–	–	–	–	–	–
단기정신병적장애	0.3	0.2	0.4	0.1	0.3	0.1
기분장애	4.0	0.6	8.4	0.7	6.2	0.6
주요우울장애	3.6	0.5	7.6	0.7	5.6	0.5
기분부전장애	0.2	0.1	0.8	0.2	0.5	0.1
양극성장애	0.4	0.1	0.3	0.1	0.3	0.1
불안장애	4.2	0.5	8.6	0.8	6.4	0.5
강박장애	0.5	0.1	0.7	0.1	0.6	0.1
외상후스트레스장애	0.7	0.2	1.8	0.3	1.2	0.2
공황장애	0.1	0.1	0.2	0.1	0.2	0.1
광장공포증	0.3	0.1	0.1	0.1	0.2	0.1
사회공포증	0.4	0.2	0.5	0.2	0.5	0.2
범불안장애	0.5	0.2	0.9	0.2	0.7	0.1
특정공포증	2.1	0.3	5.5	0.6	3.8	0.4
섭식장애	–	–	0.2	0.1	0.1	0.0
신경성 식욕부진증	–	–	0.1	0.0	0.0	0.0
신경성 대식증	–	–	0.2	0.1	0.1	0.0
신체형장애	0.4	0.1	2.0	0.3	1.2	0.2
신체화 장애	–	–	0.1	0.0	0.04	0.0
전환장애	0.1	0.1	0.6	0.1	0.3	0.1
동통장애	0.1	0.1	0.5	0.1	0.3	0.1
건강염려증	0.3	0.1	0.9	0.2	0.6	0.1

* 지역사회에 거주하고 있는 정신장애 환자의 유병율. 조사 당시 정신의료기관, 정신요양시설 등에 입원 혹은 입소 중인 환자는 포함되지 않음. SE(Standard Error) : 표준 오차

[표 26-2] 2014년 정신장애 일년유병률 및 추정환자 수(성과 연령별 보정)

영역	남 자		여 자		전 체	
	유병률 (%)	추 정 환자수(명)	유병률 (%)	추 정 환자수(명)	유병률 (%)	추 정 환자수(명)
알코올사용장애	6.6	1,188,916	2.1	379,756	4.4	1,588,289
정신병적 장애	0.2	36,028	0.5	90,418	0.4	144,390
기분장애	2.3	414,319	4.9	886,096	3.6	1,299,509
불안장애	3.7	666,514	9.8	1,772,193	6.8	2,454,629
모든 정신장애* 니코틴사용장애 제외	11.5	2,071,597	15.5	2,802,958	13.5	4,873,160

* 지난 일 년 사이에 한번이라도 정신장애를 앓은 적이 있는 대상자

4) 정신질환자 진료비 및 재원일수

(1) 진료비 지불제도

정신질환에 대한 건강보험의 진료비 지불제도는 일반 신체질환과 마찬가지로 행위별수가제를 채택하고 있으며, 본인부담금이 있고 급여기간이 제한되어 있다. 그러나 의료급여의 경우, 입원과 외래서비스 모두 정액제를 채택하고 있으며 급여기간에 제한이 없다. 이러한 의료보호의 정신과 진료비 지불제도는 의료보호 정신질환자의 입원기간이 장기화되는 중요한 요인으로 작용하고 있다.

(2) 정신과 진료비

우리나라에서 정신질환을 관리하는데 쓰이는 의료비는 아직까지는 매우 적은 것으로 추정된다. 1993년의 경우, 의료보험 및 의료보호급여 중 정신질환에 사용된 총진료비는 1,831억 정도로 의료보험 및 의료보호 총 급여의 3.9%에 지나지 않았으며, 2002년의 경우 건강보험 자료에서만 정신질환에 사용된 총진료비는 4,150억 정도로 건강보험 총진료비 13조 2958억의 3.1% 정도였다.

정신질환에 사용되는 재원의 부족은 정신질환의 미충족 필요(unmet need)를 낳고, 서비스의 질적 수준을 저하시키는 중요한 요인의 하나로 작용하고 있다. 유럽의 경우, 전체 보건의료 예산의 약 15% 정도(1980년대 말 기준)를 정신 질환에 사용하였으며, 미국은 국민의료비의 8.4%(1980년 기준), 일본은 5.9%(1990년 기준)를 정신질환에 사용하고 있다.

(3) 정신질환의 재원일수

우리나라에서 정신질환의 재원일수는 일반 신체질환에 비하여 매우 길다. 정신보건 시설별로는 사립정신병원의 평균 재원일수는 962일, 정신요양원의 경우 약7년 정도로 대학병원 및 종합병원, 개인병원의 60일에 비하여 매우 긴 재원일수를 나타내었다. 사립정신병원과 정신요양원의 이러한 긴 재원일수는 이들 기관의 급성 환자에 대한 치료적 기능이 거의 없음을 시사하고 있다.

정신질환자를 치료하는데 반드시 긴 재원기간이 필요한 것은 아니다. 앞서 언급한 바와 같이 적절한 재원일수는 21~30일 정도이며, 입원기간은 퇴원 환자의 재발률과 기능장애 정도에 영향을 미치지 않는 것으로 알려져 있다. 우리나라에서 이루어진 한 연구결과에 의하면 정신보건 시설에 입원해 있는 환자의 55.9~76.5%는 적절한 지역정신보건서비스가 있으면 퇴원할 수 있는 환자로 조사되었으며(이호영 등, 1994년), 일본에서 수행된 비슷한 연구에서도 입원 정신질환자 중 약 30% 이상이 적절한 지역사회서비스가 있으면 즉시 퇴원할 수 있는 환자로 평가되었다(Asai et al. 1991).

2002년 자료(서동우 등, 2003)에 의하면, 전체 입원(소)환자의 57%를 넘는 환자가 6개월 이상의 장기 입원을 하고 있으며, 1년 이상 입원하고 있는 환자도 전체 입원환자의 44%에 달한다. 재원기간이 가장 짧은 정신보건시설은 종합병원 정신과와 정신과 의원으로 전체 입원환자의 60% 이상이 3개월 미만의 재원기간을 보이고 있다. 정신요양시설과 공립 및 사립정신병원 및 병원 정신과, 사회복귀시설은 재원기간이 6개월이 넘는 입원환자의 비율이 50%가 넘었으며, 정신요양시설은 90% 이상으로 나타났다.

5) 정신보건 자원

일반적으로 보건의료 자원을 평가하는 요소로 양적 공급, 질적 수준, 분포, 효율성, 적합성 계획, 통합성과 같은 항목을 사용한다. 정신보건 자원의 현황을 평가하는 데에도 일반적인 보건의료 자원을 평가하는 틀을 활용할 수 있다.

(1) 정신보건 인력

정신보건시설 종류별로 2005년 6월말 현재 정신보건의료 임상인력의 현황을 표 26-4의 정신보건시설 정신보건전문인력 현황에서 제시하고 있다. 여기에 제시되어 있는 정신보건전문 인력은 정신의료기관, 정신요양시설, 정신보건센터, 사회복귀 시설 등의 정신보건 관련시설에 근무하고 있는 인력을 포함한다.

정신보건시설에 근무하고 있는 인력은 여기에 제시한 정신과 전문의, 정신과전공의, 정신보건간호사, 정신보건사회복지사, 정신보건임상심리사, 간호사, 사회복지사, 임상심리사 및 간호조무사 이외에도 일반 의사, 언어치료사, 작업치료사 등의 인력과 많은 행정인력이 더 있다.

전체 정신보건시설에 근무하고 있는 정신과 전문의는 모두 1,838명이며(군 병원이나 보건지소에 근무하는 공중보건의 등은 제외), 정신과 전공의는 모두 513명이었다. 정신보건간호사는 1,482명, 정신보건사회복지사는 565명, 정신보건임상심리사는 244명으로 모두 합하여 11,854명의 정신보건전문요원이 정신보건시설에서 근무하고 있는 것으로 나타났다. 정신보건전문요원을 포함한 각 인력의 수를 보면, 정규간호사가 3,570명, 사회복지사는 852명, 임상심리사는 163명이었다.

정신과 전문의, 정신보건간호사는 전체 인력 중 80-95%가 의료기관내에 종사하고 있다. 지역사회정신보건센터에 상근하는 정신과 전문의 수가 제한적이지만 존재한다.

정신보건사회복지사는 약 50%의 인력이 지역사회정신보건 분야에 종사하고 있다. 이는 사회복귀시설과 정신보건센터 상근 인력 수 증가에 기인한다. 정신요양시설에 전문화된 인력들

[표 26-3] 정신보건시설 정신보건전문인력 현황*

	계	정신과 전문의	정신과 전공의	정신보건 간호사	정신보건 사회복지사	정신보건 임상심리사	간호사	사회복지사	임상심리사
2000년 총계	8,619	1,425	553	783	272	152	2,632	480	88
2001년 총계	9,665	1,553	577	1,098	338	171	2,890	553	105
2002년 총계	10,095	1,642	523	1,229	403	193	2,932	609	157
2003년 총계	10,970	1,684	476	1,353	457	240	3,300	784	163
2004년 총계	11,854	1,838	513	1,482	565	244	3,570	852	163
정신의료기관소계	9,505	1,652	476	1,048	294	204	3,016	310	155
국립정신병원	788	54	53	218	8	8	186	6	1
공립정신병원	495	64	11	64	20	8	203	43	0
사립정신병원	2,344	253	41	260	101	44	1,012	64	7
종합병원 정신과	2,456	437	350	318	73	84	773	96	112
병원 정신과	1,232	141	17	116	45	24	574	40	8
정신과 의원	2,190	703	4	72	47	36	268	61	27
정신요양시설	695	10	–	29	9	–	181	303	–
모델형 정신보건센터	247	13	–	100	52	13	21	44	4
기본형 정신보건센터	252	9	–	142	16	1	73	11	–
사회복귀시설	274	–	–	34	86	22	9	116	4

*2004년 중앙정신보건사업지원단 보고서 p79에서 인용

인력들이 근무가 증가하는 추세이다. 이는 향후 요양시설 내부변화에 매우 중요한 요소로 작용할 수 있다는 점에서 긍정적이다.

국공립병원보다는 민간정신병원내 정신보건사회복지사의 비율이 현저하게 높다. 민간에서 훨씬 더 전문인력의 고용창출과 수련에 기여함을 알 수 있다. 임상심리전문가의 비율은 여전히 병원내 역할에 머물고 있다. 타 직종간의 비교에서 절대적인 수치가 지역사회내 부족한 현상임을 눈여겨 봐야한다.

(2) 정신보건 시설

2018년 현재 정신건강증진센터, 정신의료기관, 정신요양시설, 사회복귀시설, 알콜상담센터 등 우리나라 정신보건기관 수는 모두 2,142개소이다.

[표 26-4] 정신보건기관 · 시설 현황 (단위 : 개소, 명, 병상)

구 분		기관수	주요기능
계		2,142	
정신건강증진센터		243	• 지역사회내 정신질환 예방, 정신질환자 발견·상담·사회복귀훈련 및 사례관리 • 정신보건시설간 연계체계 구축 등 지역사회 정신보건사업 기획·조정 ※ 기초 189(국비 164, 지방비 25) 광역 11(국비 10, 지방비 1)
정신 의료기관	국·공립	18	• 정신질환자 진료, 지역사회정신보건사업 지원
	민 간	1,431	• 정신질환자 진료
정신요양시설		59	• 만성 정신질환자 요양·보호
사회복귀시설		341	• 병원 또는 시설에서 치료·요양후 사회복귀촉진을 위한 훈련실시
알코올상담센터		50	• 알코올중독 예방, 중독자 상담·재활훈련

6) 지역사회 정신보건시설 운영현황

(1) 지역사회 정신보건시설 운영현황

전국의 지역사회 정신보건시설은 공공부문과 민간부문을 합쳐서 모두 375개가 운영 중인 것으로 나타났다.

공공부문은 전국 242개 시 · 군 · 구 중에서 지역사회 정신보건사업을 수행하고 있는 지역이 209개였으며, 이 중에 정신보건센터 형태로 공공부문의 지역사회 정신보건사업을 수행하고 있는 곳이 50개소, 정신보건센터 형태(정신보건 사업상의 정신보건센터의 기본필수사업 수행 및 전담 상임인력 2인 이상의 다학제적 서비스 가능)가 아닌 보건소의 사업형태로 공공부문의 지역사회 정신보건사업을 추진하고 있는 시 · 군 · 구가 159개소였고, 33개 시 · 군 · 구는 공공부문에서 필요한 지역사회 정신보건사업을 아직 수행하고 있지 않다.

민간부문의 지역사회 정신보건시설인 사회복귀시설과 낮병원은 각각 89개소와 77개소가 운영되고 있어 전체 166개소가 운영되고 있는 것으로 조사되었다. 16개 시 · 도별로 지역사회 정신보건시설의 분포를 보면, 서울시가 72개소(17.6%)로 가장 많은 비율을 차지하고 있으며, 그 다음으로 경기도가 62개소(15.2%)를 차지하고 있다.

(2) 공공부문의 정신보건사업 수행률

전국 242개의 보건소가 설치된 시 · 군 · 구 중에서 정신보건센터형으로 사업을 수행하는 시 · 군 · 구는 50개로 20.7%의 비율을 보이고 있었고, 가장 높은 지역은 경기와 대전으로 전체 시 · 군 · 구의 50% 정도가 정신보건센터를 설치하여 정신보건사업을 수행하고 있다. 비센터형은 159개 시 · 군 · 구에서 실시하고 있다.

(3) 등록환자의 분포

2002년 9월 현재 정신보건센터, 보건소 및 사회복귀시설 등록환자 33,244명 중 정신보건센터 등록환자가 11,301명, 사회복귀 시설 등록환자가 2,378명, 보건소 기본형 사업이 19,565명이었다. 이 중 남자환자가 약 1만 7천여명(53.6%)으로 조금 더 많은 것으로 나타났으며, 사회복귀시설의 남자환자 비율이 정신보건센터나 보건소보다 상대적으로 많은 편이었다.

이들의 연령별 분포를 보면, 대체로 20대에서 40대에 이르는 젊은 연령층이 대부분(전체 환자의 61.8%)이었으며, 사회복귀시설, 정신보건센터, 보건소 순으로 이 연령층의 인구가 많았다. 즉, 사회복귀시설이 만성 정신병 환자 대상의 주간재활 프로그램이나 직업재활 프로그램을 주로 제공하는데 반해 정신보건센터나 보건소는 지역사회 내 다양한 정신질환자들을 관리하고, 상대적으로 가정방문 등을 통한 서비스 비중이 높기 때문인 것으로 보인다.

(4) 등록환자의 진단별 분포

등록환자의 진단별 분포는 정신분열병 환자가 15,877명(47.8%)으로 가장 많으며, 치매

5,832명(17.5%), 알코올중독 2,216명(6.7%)순으로 나타났다. 정신보건센터, 보건소의 등록환자는 사회복귀시설 등록환자에 비해 정신분열병과 조울증 환자의 구성비가 상대적으로 적은 반면, 우울증, 치매, 간질 및 기타 진단을 갖고 있는 등록환자의 비중이 상대적으로 높아 만성 정신병 환자 대상의 프로그램이 주인 사회복귀시설보다 다양한 지역사회내의 환자를 대상으로 서비스를 제공하고 있는 것을 알 수 있다.

7) 우리나라 정신보건사업의 과제

우리나라에서는 그간 지역사회 정신보건서비스를 확대하기 위하여 예산확보와 지역사회 정신보건서비스를 제공하는 인력의 훈련, 관련제도의 정비, 지방자치단체의 동기부여를 위한 교육과 지원 등의 시책을 중점적으로 추진하여 왔으나 지역사회 정신보건을 위한 재원조달과 재가 정신질환자에 대한 사회경제적 지원이 부족하고, 정신질환에 대한 사회적 편견도 쉽게 해소되지 않는 상황이며, 정신의료수가체계와의 정책수단화도 미흡한 실정이다.

장기입원 위주의 서비스 체계의 주요한 개혁수단으로 정신보건법의 계속입원심사제도와 같은 행정적 규제에 의존하고 있으나 지역사회정신보건체계의 구축 없이는 이 수단도 실질적인 효과를 거두기는 어려운 상황이다. 따라서 선진국에서 이룩한 정신보건서비스 체계의 변화를 구축하기 위해서는 다음과 같은 정신보건정책이 우선적으로 추진되어야 할 것이다.

첫째, 지역사회에 거주하는 정신질환자와 가족이 장기입원과 수용위주의 서비스체계에 편입되기 이전에 지역사회 내에서의 정신의료서비스체계와 사회경제적지지체계를 통해 지역사회 거주를 지탱할 수 있는 유인체계를 구축하여야 한다.

둘째, 정신병원과 정신요양시설의 대형화와 집중화를 막기 위한 정신병상에 대한 공급정책이 효과적으로 운용되어야 한다.

셋째, 가족과의 사회지지체계가 끊어진 채로 정신의료기관, 정신요양시설, 부랑인시설에 장기 수용중이거나 노숙하고 있는 정신질환자에 대한 대책이 필요하다. 이들을 정신의료서비스에 대한 욕구에 따라 적절한 치료를 제공함은 물론, 가족의 지지체계 정도에 따라 가족과의 연결이나 공공자원이나 민간자원의 연결을 통한 사회지지체계의 재구축을 추진하는 특별한 노력이 필요하다.

넷째, 정신요양시설의 기능 재정립을 위해서는 정신요양시설 평가 이외의 정신요양시설과 관련된 정신보건법 등의 제도적 변화가 필요하다. 특히 현재 기능이 낮고, 만성화된 정신질환자가 많으며, 지역사회와 멀리 떨어져 개방적 정신요양시설로의 기능전환이 어려운 시설을 제외하고, 지역사회 내 또는 지역사회와의 아주 근거리에서 비교적 개방적으로 운영되고 있는 시설을 중심으로 정신요양시설을 개방적 거주시설로 유도하기 위한 제도적 유인책이 필요하다.

여섯째, 노숙자 쉼터에 있는 정신질환자에 대한 적절한 치료 및 재활서비스 체계가 필요하다.

참고문헌

강명근, 김건엽, 김상아, 박웅섭, 유원섭, 이무식, 조희숙, 최용준. 학습목표에 맞춘 보건의료관리, 보문각, 2012

대한예방의학회. 예방의학과 공중보건학 I, II, III. 계축문화사. 2017.

보건복지가족부. 정신보건사업 안내. 2008.

보건복지가족부. 2006년 정신질환실태 역학조사 요약보고서. 2008.

보건복지가족부 기술지원단. 지역사회정신보건사업 기술지원단 사업보고서. 2004.

사단법인 한국지적장애인 복지협회(http://www.kaidd.or.kr/) 자료실

이영문. 한국 정신사회재활프로그램의 현황과 미래. 아주대학교 정신과학교실. 2005.

이영문. 정신보건자원의 연대와 통합. 수원시 정신보건정책 세미나 자료집. 2004.

조현. 정신보건. 계축문화사. 2002.

중앙정신보건사업지원단, 한국보건사회연구원, 보건복지가족부. 2004년 중앙정신보건사업. 2004.

중앙정신보건사업지원단, 한국보건사회연구원, 보건복지가족부. 2005년 중앙정신보건사업. 2005.

중앙정신보건사업지원단, 한국보건사회연구원, 보건복지가족부. 2006년 중앙정신보건사업. 2006.

지원단 사업보고서(정책보고서). 2004.

Detels R, Beaglehole R, Lansang MA, Gulliford M. Oxford Textbook of Public Health, Oxford University Press, 2009

Robert B. Wallace. Maxey-Rosenau-Last Public Health and Preventive Medicine. McGraw-Hill Education, 15 edition, 2008.

제27장

국제보건학 및 의료시장 개방

1 국제보건학

1) 국제보건학의 주요 분야

국제보건학(global healthcare, international health)은 국가 간의 보건의료협력에 관한 내용과 개발도상국의 보건의료 문제를 다루는 분야로서 최근 들어 "global health" 라는 표현이 점점 더 많이 쓰이는 것은 단순한 유행이라기보다는 현실의 변화를 반영한 것으로 보아야 한다. 주로 세계 각국의 평균수명, 영아사망률, 인구문제, 인구의 도시집중, 식량문제, 경제 위기와 건강문제, 환경오염과 건강, 1차 보건의료, 그리고 주요 감염성질환능에 관심을 두고 세계인구의 건강을 보호하고 증진을 도모하는 학문 분야이다.

이 분야에 대한 세계 보건현황을 보면 다음과 같다.

(1) 인구문제

세계 인구가 폭발적으로 증가하고 있다(population explosion). 기원전 3억 명에서 19세기 들어오면서 세계인구는 10억 명 수준 이였으나, 2014년 세계 총인구는 72억 4,400만 명으로 2013년 71억 6,200만 명에 비해 8천 200만 명이 증가하였다. 특히, 전 세계 10세에서 24세 인구수는 17억 9,700만 명(25%)이며 가장 많은 나라는 인도, 중국, 인도네시아 순이며 우리나라는 세계 34위를 기록, 북한은 590만 명으로 세계 55위를 차이하고 있다. 2050년이면 세계인구는 89억명 정도가 될 것이고 60세 이상 노인 인구는 20억 명, 100세 이상 320만 명(영국의 일간지 텔레그래프, 2012년 10월)이 될 것이다. 국제사회의 대처로 '세계인구의 날'은 1987년 7월 11일 세계인구가 50억 명을 돌파한 것을 기념하기 위해 재정(매년 7월 11일, UN)하였으며, '세계인구 행동계획'을 책정하였고, 제5차 카이로회의(1994)에서는 '생식보건(reproductive health)'을 제안한 바 있으며, 이에는 가족계획, 안전 분만, 소아보건, 성 감염증, 불임 등의 내용을 포괄적으로 포함하고 있다.

(2) 환경문제

세계적인 환경문제로 대기오염, 스모그, 황사, 토양오염, 적조현상, 오존층의 파괴, 지구온난화, 열대우림의 감소, 사막화현상, 산성비, 환경호르몬 등이 심각해지고 있으며, 이에 대한 국제적인 대처는 1972년 스톡홀름에서 개최된 'UN 인간 환경회의'에서 '인간환경선언'을 채택한 바 있으며, 1973년 UN 환경계획 (UNEP) 설립하였고, 1987년 몬트리올 의정서, 1989년 바젤협약, 1992년 기후변화 협약, UN 환경발전회의, 2002년 지속가능한 발전을 위한 지구정상회의(환경 및 개발에 관한 국제연합 회의) 등이 이어져오고 있다.

(3) 건강불평등(형평성)

지난 20년 동안 전 세계적으로 인류의 평균수명은 급증한 반면, 사하라 이남의 아프리카, 구동유럽 국가의 평균수명은 감소하였다. 특히, 5세 미만 어린이의 사망률의 선진국과 개발도상국간 차이가 심각하다. 빈곤과 건강의 악순환의 악순환 즉, "빈곤 → 위생/영향 미흡 → 불건강 → 저생산성 → 빈곤"이 반복되고 있다. 빈곤국에서의 영유아들은 예방접종을 받지 못하고 있으며, 약품이나 다른 치료도 마찬가지이다. 또한 안전한 급수와 위생은 찾아보기 힘들며 그 결과 수명이 단축되게 된다. 이에 대한 대처로는 UN의 새천년 선언(UN Millenium Declaration)이 있는데 이에는 8개 목표 중 3개가 보건 분야(어린이 사망률 감소, 모성 건강증진, 에이즈, 말라리아 및 다른 질병의 퇴치)를 차지하고 있다.

(4) 질병문제와 만성질환

전쟁이나 질병과 같이 한 국가의 힘만으로 해결하기 어려운 문제가 많습니다. 전염병과 질병에 걸려도 의료시설이 부족해 치료받지 못하는 사람들이 많고, 세계인구가운데 10억 명 이상이 굶주림에 시달리고 있습니다. 빈부국간의 평균여명에서는 상당한 수준의 불일치가 존재하고 있는데, 세계보건기구는 빈곤을 가장 치명적인 질병의 원인으로 결론을 내렸다. 전염병 문제로는 나라간 여행, 무역 증가로 인하여 AIDS, 광우병, 사스, 조류인플루엔자 등 신종전염병 위협 증대되고 있으며, 후진국의 경우 말라리아 유행, 결핵/AIDS 등 만성전염병의 증가되고 있다. 이에 대하여 에이즈에 대한 국제적 퇴치전략, 말라리아 및 결핵 예방 및 관리사업 등이 전개되고 있다.

또한 만성질환은 향후 20년간 세계에서는 5대 만성질환 때문에 천문학적인 비용을 지불하게 될 전망이다. 세계경제포럼(WEF)과 하버드대는 2030년까지 세계 5대 만성질환에 대한 부담을 연구한 결과 최근 보고서를 통해 이같이 발표했다. 암, 당뇨, 정신. 심장. 호흡기 질환이 세계 5대 만성질환으로서 연간 세계에서는 이로 인해 3600만 명이 사망하며, WHO에 의하면 이같은 비전염성질환의 사망은 2030년까지 세계에서 5,200만 명의 사망을 일으킬 관측을 하였다. 이에 세계경제포럼(WEF)은 만성질환이 직접치료비용 뿐만 아니라 막대한 간접비용까지 일으키는 만큼 단지 건강 문제라기보다는 경제적 문제라고까지 언급했다.

2010년 세계에서 발생한 암 가운데 가장 흔한 것은 폐암이 12.8%로 가장 많았으며 다음으로 유방암이 10.9%, 대장암이 9.8%, 위암이 7.8%, 전립선암이 7.1%를 각각 차지했다. 그 뒤로 연간 세계적으로 1,700만 명의 사망을 일으키는 심장질환과, 울혈성심부전이 1,363만 7000건으로, 허혈성 또는 관상동맥 심질환이 3,233만 9000건, 뇌졸중이 3,788만 6000건으로 증가할 것으로 추정되며, 당뇨는 현제 세계에 환자가 2억8,450만 명이 있을 예정이고 주로 중 · 저소득 국가에서 발생하는 변화가 있을 것이라고 예측하였다.

(5) 빈곤국의 질병

12억의 인구가 하루 1달러 미만의 생활비로 생계를 유지 하고 있으며, 8억의 인구가 영양실조에 시달리고 있다. 그래서 2000년 189개 국가들이 UN에 모며 2015년까지 국제적 빈곤을 근절시키기로 서약을 하였는데 이를 MDG라 합니다. 인류역사 최초로 전 세계에 존재하는 빈곤을 퇴치하고자 동의하고 목표를 세웠다. 8가지 목표는 다음과 같다.

① 극심한 빈곤과 기아 근절
② 초등교육 및 기본교육 성취
③ 여성평등 및 여성인권 강화
④ 아동 사망수 줄이기
⑤ 어머니들의 건강증진
⑥ AIDS, HIV 말라리아 및 기타 질병 줄이기
⑦ 지속가능한 환경 보존
⑧ 국제적 국가차원의 협력도모

2 국제관련 보건기구

오늘날의 보건문제는 한 개인이나 국가의 노력만으로 이루어질 수 없는 것들이 많으며, 지역사회 또는 국가가 하나의 단위가 되고 지역사회, 국가간의 협력으로 보건사업을 전개해 나감으로써 해결되는 사업들이 많다. 예를 들면 콜레라와 같은 급성전염병을 비롯하여 AIDS와 같은 외래전염병의 관리, 오존층의 파괴, 지구의 온난화현상 등 환경관련 문제는 국가적인 협력이 불가피하다. 따라서 이념이나 사상을 초월한 국가간의 협력이 필요하게 되어 국제보건관련 기구 및 협의체가 탄생하게 되었다.

1) 국제공중보건사무국(International Office of Public Health)

전염병 예방을 위하여 1851년 파리에서 지중해 연안 125개국이 모여 국제적인 협력의 필요성을 국제위생회의를 개최, 논의하였다. 그 후 제11차 회의가 로마에서 열리면서 국제공중보건사무국의 출범을 결의하였고 파리에 본부를 두고 국제보건업무를 시작하였다.

1918년에 국제연맹이 창설되었으며, 1921년에 산하조직으로 보건기구를 발족시켰다. 보건기구와 국제공중보건사무국의 업무의 중복으로 1923년에 국제연맹보건기구에서 파리에 있는 국제공중보건사무국의 업무를 흡수하게 되었다.

2) 범미보건기구(PAHO)

미주 국제회의가 1889년 워싱톤에서 개최되었고 1902년 멕시코의 제2차 회의에서 범미위생국을 창설하였다. 그 후 1924년 국제연맹 보건기구의 지역사무처로 되었다가, 1949년에 PAHO(Pan-American Health Organization)는 세계보건기구와 협력을 체결하여 범미보건기구의 미주지역기구 역할을 하기로 하였다.

3) 국제연합 부흥행정처(UNKRA)

제2차 세계대전 후 경제문제와 보건문제의 해결을 위하여 1943년에 미국을 비롯한 44개국이 모여 설립하였으며 보건문제는 질병전파의 예방을 주로 한 국제간의 협력이 이룩되어 오다가 1946년에 세계보건기구의 기초를 마련하였다.

4) 세계보건기구(WHO)

세계보건기구는 어느 보건기구보다 광범위하고 범세계적인 국제기구이다. 1946년 샌프란

시스코 회의에서 UN헌장이 기초될 때 국제보건기구 설치의 필요성이 인정되어 같은 해 뉴욕에서 61개국의 대표가 참석하여 국제보건회의 의결에 의해 세계보건기구헌장 서명 후 1948년 26개 회원국의 비준을 거쳐 정식으로 발족하였다. 1923년에 설립한 국제연맹(League of Nations) 산하 보건기구와 1909년 파리에서 개설한 국제공중보건사무소에서는 약물을 표준화하고, 전염병을 통제하며 격리 조치하는 업무를 수행하였다.

세계보건기구에서는 이 업무를 이어받아 세계 인류가 신체적 · 정신적으로 최고의 건강수준에 도달하는 것을 목적으로 활동한다. 이를 위해 중앙검역소 업무와 연구자료 제공, 유행성 질병 및 전염병 대책 후원, 회원국의 공중보건관련 행정 강화와 확장지원 등의 일을 맡아본다.

헌장에서 건강은 육체적 · 정신적 · 사회적으로 완전히 행복한 상태를 말하며, 단순히 질병에 관한 것만을 지칭하는 것이 아니라고 정의한다. 세계보건기구는 국제보건사업의 지도적 · 조정적 기구의 성격을 띠며, 주요사업은 본부 사무국을 중심으로 한 중앙기술사업과 각 지역사무국을 중심으로 한 각국에 대한 기술원조로 나누어진다.

주요기관으로는 총회 · 이사회 · 사무국이 있다. 총회는 주요정책의 결정기관으로 매년 회의를 개최하고, 이사회는 30여명의 보건전문가로 구성되며 3년마다 새로 선출한다. 사무국은 전세계에 설치된 지역사무소와 각 분야별로 행정요원들이 활동한다. 그밖에 전문가자문부회 · 전문가위원회 및 세계 각 지역에 지역위원회 · 지역사무국으로 구성된 지역기구가 있다. 재정은 회원국 정부의 기부금으로 충당한다.

한국은 1949년 제2차 로마 총회에서, 북한은 1973년에 가입하였으며 본부는 스위스 제네바에 있다. 우리나라는 이 중 서태평양 지역사무소에 소속되고 지역사무소의 기능 및 주요사업은 다음과 같다.

(1) 지역사무소

① **동지중해지역** : 본부는 이집트의 알렉산드리아에 있다.

② **동남아시아 지역** : 본부는 인도의 뉴델리에 있다.

③ **서태평양 지역** : 우리나라가 속해 있으며, 본부는 필리핀의 마닐라에 있다.

④ **남북 아메리카 지역** : 본부는 미국 워싱턴 DC에 있다.

⑤ **유럽 지역** : 본부는 덴마크의 코펜하겐에 있다.

⑥ **아프리카 지역** : 본부는 콩고의 브라자빌에 있다(그림 27-1).

(2) 세계보건기구의 기능

① 국제 검역 대책

② 각종 보건문제 협의 규제 및 권고안 제정

③ 식품, 약물 및 생물학적 제제에 대한 국제적 표준화

④ 과학자 및 전문가들의 협력도모에 의한 과학의 발전

⑤ 조사 연구 사업

⑥ 공중보건과 의료 및 사회보장 향상

⑦ 의료봉사

⑧ 모자보건의 향상

⑨ 전염병 관리

⑩ 진단검사 기준의 확립

⑪ 환경위생, 산업보건, 개선사업

⑫ 재해예방

⑬ 정신보건 향상

⑭ 보건요원 훈련

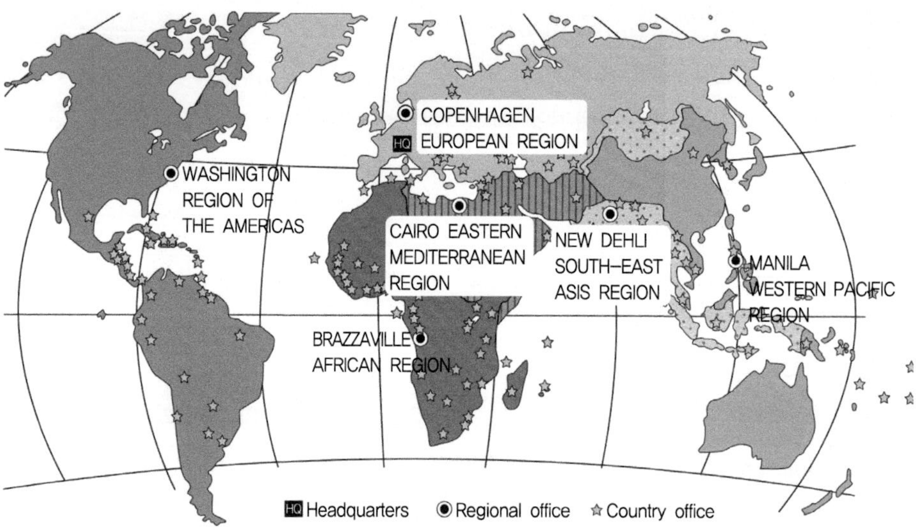

[그림 27-1] 세계보건기구(WHO) 지역사무소 현황

(3) 세계보건기구의 우선사업

① 말리리아 예방통제관리사업(Malaria Control)
② 결핵관리사업(Tuberculosis Control)
③ 모자보건사업(MCH)
④ 성병관리(VD Control)
⑤ 환경위생(Environmental Sanitation)
⑥ 보건교육(Health Education)

세계보건기구의 주요 기능은 첫째, 국제적인 보건사업의 조정 및 지휘 둘째, 회원국에 대한 기술지원 및 자료의 제공 셋째, 전문가의 파견에 의한 기술 자문활동 등을 들 수 있다.

5) 국제아동기금(UNICEF)

국제아동기금은 1946년 전쟁피해 아동구호 목적으로 설립되었다. 본부는 미국 뉴욕에 있으며, 집행이사회, 사무국, 그리고 7개 지역사무처로 구성되어 있다. 156개 개발도상국에 유니세프대표사무처, 37개 선진국에 유니세프국가위원회 있다. 1983년부터 '아동의 생존과 발달 캠페인'과 1989년 유엔아동권리협약을 채택한 바 있다. 주요 사업분야로는 영양, 보건, 식수/위생환경, 기초교육, 어린이 보호, 긴급구호 등으로 2002~2005년 중점사업은 여자어린이 교육, 조기아동발달, 종합면역사업, 에이즈 퇴치, 어린이 보호 등이었으며, 2006~2009년 중점사업으로는 영유아 생존과 발달, 기초교육과 성평등, 에이즈 퇴치, 어린이 보호, 어린이 권리를 위한 정책적 지지와 파트너십 등이었다.

6) 기타

유엔 식량 및 농업기구(FAO), 국제노동기구(ILO), 국제연합교육과학문화기구(UNESCO), 유엔 개발계획(UNDP), 유엔인구활동기금(UNFPA), 유엔 환경계획(UNEP) 등이 유엔 총회가 설립한 기관으로서 보건문제에 연관되고 있다.

3 세계보건기구

1) 유엔총회 보조기관(유엔 전문기구)

총회	유엔총회
이사회	• 유엔 인권 이사회(UNHRC) • 유엔 안전 보장 이사회(UNSC) • 유엔 경제 사회 이사회(ECOSOC) • 유엔 신탁 통치 이사회(UNTC)
회의	유엔 무역 개발 회의(UNCTAD)
위원회	국제 적십자 위원회(CICA)
본부	• 뉴욕 본부 • 제네바 사무국 • 빈 사무국 • 나이로비 사무국
사무소	• 유엔 인권 고등판무관 사무소(OHCHR) • 유엔 난민 고등판무관 사무소(UNHCR) • 유엔 마약 범죄 사무소(UNODC)
계획	• 유엔 환경 계획(UNEP) • 유엔 개발 계획(UNDP) • 유엔 인간 주거 계획(UN – HABITAT) • 세계 식량 계획(WFP) • 유엔 에이즈 합동 계획(UNAIDS)
센터 및 기금	• 국제 무역 센터(ITC) • 국제 컴퓨팅 센터(ICC) • 유엔 아동 기금(UNICEF) • 유엔 인구 기금(UNFPA) • 국제 농업 개발 기금(IFAD)
기구	• 식량 농업 기구(FAO) • 국제 노동 기구(ILO) • 세계 보건 기구(WHO) • 국제 민간 항공 기구(ICAO) • 세계 지식 재산권 기구(WIPO) • 세계 기상 기구(WMO)

총회	유엔총회
기구	• 유엔 교육 과학 문화 기구(UNESCO)
	• 국제 해사 기구(IMO)
	• 유엔 산업 개발 기구(UNIDO)
	• 세계 관광 기구(UNWTO)
	• 국제 원자력 기구(IAEA)
	• 포괄적 핵실험 금지 조약(CTBTO)
	• 화학 무기 금지 기구(OPCW)
	• 세계 무역 기구(WTO)
연합	• 만국 우편 연합(UPU)
	• 국제 전기 통신 연합(ITU)
대학교	• 유엔 대학교(UNU)
	• 유엔 참모 양성 학교(UNSSC)
재판소	• 국제 형사 재판소
	• 국제 사법 재판소
결의	• 총회 결의
	• 안전 보장 이사회 결의
관련항목	• 회원국, 옵서버, 기, 역사, 유엔의 날, 헌장

세계보건기구(World Health Organization, 약칭 WHO)는 유엔의 전문 기구이다. 2009년까지 193개 회원국이 WHO에 가맹되었으며, 그 목적은 세계 인류가 가능한 한 최고의 건강 수준에 도달하는 것이다. WHO의 설립은 1946년에 허가되었으며 1948년 4월 7일에 정식으로 발족하였다. 그러므로 이 날은 해마다 '세계 보건의 날'로 기념하고 있다. WHO는 크게 두 가지 입헌적 직무를 맡고 있다.

① 국제 보건사업의 지도와 조정

② 회원국 간의 기술원조 장려

WHO는 세 가지 주요기관(총회, 이사회, 사무국)을 통하여 업무를 수행한다. WHO 본부는 스위스 제네바에 위치해 있다. WHO는 세계 각지에 6개 지역 기구로 분산되어 있으며 지역 기구마다 지역위원회와 지역사무국이 구성되어 있다.

최근 선진국과의 국제보건 · 의료의 교류가 증가하고 있으며, 개발도상국과 우리의 보건 · 의료의 교류도 증가하고 있는데, 이에 따라 여행자와 상품교역이 증대함에 따라 전염병의 국경 간 이동도 증가하여, 선진국에서도 콜레라와 같은 후진국형 질병이 계절 구별 없이 어느 곳에서도 발생하고 있다. 또한 콜레라, 페스트, 성홍열 등 전통적 전염병 이외에도 에이즈(HIV/AIDS), 에볼라(Evola), 중증 급성호흡기 증후군(SARS), 광우병(mad cow disease) 등, 사람뿐 아니라 가축에 대한 질병도 급격한 국제적 전파 현상을 나타내고 있어 국민을 불안에 떨게 할 뿐 아니라 국제통상에도 막대한 영향을 끼치고 있다.

이러한 국제적 질병문제에 대처하기위해 세계보건기구(WHO)와 국제무역기구(WTO)는 회원국 간의 협상과 협의를 통해 국제적인 기준을 마련하고 있다. 세계보건기구는 국제보건규칙(International Health Regulation) 등을 통해 대처방안을 마련하여 기술적 자문과 최신 정보 및 자료의 제공은 물론 각종 장단기 보건사업에 대한 여러 가지 전략과 지침을 마련, 각 회원국에 전달하고 있으며, 각 회원국은 자국의 특성에 맞는 보건사업을 개발추진하게 하고 있으며, 이외에도 담배협상(Tobacco control), 필수의약품(Essential drugs) 등을 통해 주로 인류건강과 관련된 주요 문제를 추진하고 있다.

WHO에서는 이 업무를 이어받아 세계 인류가 신체적 · 정신적으로 최고의 건강 수준에 도달하는 것을 목적으로 활동한다. 이를 위해 중앙검역소 업무와 연구자료 제공, 유행성 질병 및 전염병 대책 후원, 회원국의 공중보건 관련 행정 강화와 확장 지원 등의 일을 맡아 본다.

헌장에서 건강은 육체적 · 정신적 · 사회적으로 완전히 행복한 상태를 말하며, 단순히 질병에 관한 것만을 지칭하는 것이 아니라고 정의한다. WHO는 국제보건사업의 지도적 · 조정적 기구의 성격을 띠며, 주요사업은 본부 사무국을 중심으로 한 중앙기술사업과 각 지역 사무국을 중심으로 한 각국에 대한 기술원조로 나누어진다.

주요기관으로는 총회 · 이사회 · 사무국이 있다. 총회는 주요정책의 결정 기관으로 매년 회의를 개최하고, 이사회는 30여 명의 보건전문가로 구성되며 3년마다 새로 선출한다. 사무국은 전 세계에 설치된 지역사무소와 각 분야별로 행정요원들이 활동한다. 그밖에 전문가자문부회 · 전문가위원회 및 세계 각 지역에 지역위원회 · 지역사무국으로 구성된 지역기구가 있다. 재정은 회원국 정부의 기부금으로 충당한다.

2) 세계보건기구의 주요임무

1948년 4월 7일에 설립된 국제기구로서, 전 세계인의 건강을 보호 유지 증진함을 목적으로 하고 있으며, 본부는 스위스 제네바에 있고 2012년도의 회원국 수는 194개국이다. 우리나라는 1949년에 가입했으며, 북한은 1973년도에 가입했다. 본부 이외에 6개의 지역사무처가 있으며 지역사무처 소재지는 아래와 같다. 우리나라는 서태평양지역에 속하고 있으며, 북한은 동남아시아지역에 소속되어 있다.

① **아프리카 지역사무처**(Africa Regional Office) : 콩고의 브라자빌
② **미주 지역사무처**(America Regional Office) : 미국의 워싱턴
③ **유럽 지역사무처**(Europe Regional Office) : 덴마크의 코펜하겐
④ **동지중해 지역사무처**(Eastern Mediterranean Regional Office) : 이집트의 알렉산드리아
⑤ **동남아시아 지역사무처**(South East Asia Regional Office) : 인도의 뉴델리
⑥ **서태평양 지역사무처**(Western Pacific Regional Office) : 필리핀의 마닐라

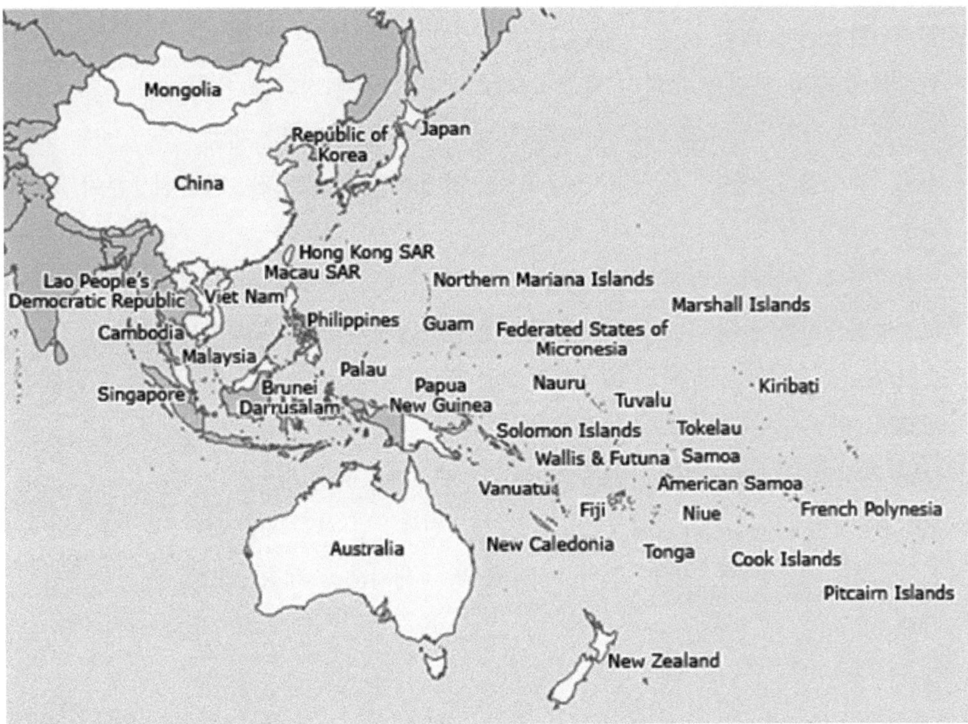

[그림 27-2] 서태평양 지역사무소 관할 지역 국가

세계보건기구의 최고 의사결정기관은 세계보건총회(The World Health Assembly)이며, 매년 5월 제네바에서 개최된다. 총회는 회원국을 대표하여 각 국가의 보건부 장관들이 주로 참석하며, 주요 정책과 예산을 승인한다. 집행이사회(The Executive Board)는 세계보건기

구 업무의 실질적인 집행기구로서 각 지역에서 산출된 32명의 집행이사로 구성되며, 사무총장 선출과 예산안 심의 등 주요사항을 결정하여 총회에 제출하고 총회에서 결의된 정책을 집행하는 기능을 가진다.

이러한 세계보건기구의 기능은 다음과 같다.

① 국제보건사업의 지도와 협조기관으로 활동
② 국제연합과 그 전문기관, 각 정부의 보건기관, 전문기관, 기타 적당하다고 인정되는 기관들과 협력을 설정 유지
③ 보건사업의 강화를 위한 각국 정부 지원
④ 적절한 기술지원 및 비상시에 정부가 요구하거나 수락한 것에 대한 필요한 원조실시
⑤ 국제연합요구에 의한 특수 집단(신탁통치 주민 등)에게 보건사업과 시설 상 지원실시
⑥ 과학적/통계적 사업을 포함한 행정적/기술적 사업을 설정하고 유지
⑦ 전염병, 풍토병, 기타 질병을 박멸하기 위한 사업을 추진 및 개발
⑧ 사고, 상해방지, 영아, 주택, 위생, 오락, 경제조건, 노동조건, 환경위생분야 개발 및 조정
⑨ 보건증진에 공헌하는 전문 과학단체와 협조하고 보건조사를 추진
⑩ 모자보건복지를 증진 및 정신보건 분야인 인간관계의 조화 활성화
⑪ 보건의료 및 관련전문분야의 교육훈련개선 및 병원사업과 사회보장사업을 포함한 예방치료의 기술연구
⑫ 보건 분야의 정보협의 및 지원에 대비하고 여론개발을 지원
⑬ 보건상의 국제적 전문술어제정 및 개정하고 진료방법 표준화실시
⑭ 식품, 생물학적 제재, 약품, 기타유사제품의 국제기준을 제정, 개정
⑮ 기타

세계보건기구의 목적달성에 필요한 모든 활동 실시 이상의 기능을 달성하기 위해서 세계보건기구의 헌장 제2조에서의 주요 임무 중 가장 중요한 것은 회원국에 대한 기술원조 및 긴급지원이며, 이외에 세계보건기구 헌장에 명시된 임무는 아래와 같다.

① 국제보건사업의 지도, 조정
② 전염병과 질병의 퇴치 지원
③ 영양, 주택, 위생, 레크리에이션, 근로조건, 환경위생 상태의 개선
④ 모자보건증진

⑤ 정신보건사업의 촉진

⑥ 생체의학과 보건서비스 연구지원, 보건의료인의 훈련기준 개발

⑦ 국제질병, 사인의 분류 및 개정

⑧ 진단방법의 표준화, 생물학제품과 약품에 대한 국제적 표준화

⑨ 식품, 생물제제의 국제기준 발전 · 향상

세계보건기구의 임무를 완수하기 위한 예산은 회원국의 분담금(Contribution)으로 구성되는 정규예산과 회원국의 자발적 기여금(Voluntary contribution)으로 이루어지는 비정규 예산으로 구성된다. 2004~2005년도 예산은 약 28억불로서 이 중 정규예산이 약 9억불, 비정규예산이 19억불로서 비정규예산의 비중이 계속 증가되어 오고 있다.

3) 주요 사업

세계보건기구의 주요 사업 중에서 가장 잘 알려진 것을 1978년 알마아타에서 선언된 "Health for All by the Year 2000"를 성취하기 위해 추진된 1차 보건의료사업(Primary Health Care)이다. 우리나라에서도 주로 농어촌지역 주민에게 1차 보건의료서비스를 제공하기 위하여 의사가 없는 농어촌 지역에 보건지소를 설치하고, 공중 보건의료를 배치하였으며, 오지, 벽지지역에 보건진료소를 설치하고 훈련된 간호사로 구성된 보건 진료원을 배치하여 모든 국민이 최소한 기본 의료서비스를 받을 수 있도록 하였다.

질병 퇴치분야에 있어서는 1979년에 천연두 박멸(eradication of smallpox)을 성취하였고 소아마비 박멸도 조만간 달성할 것으로 예측하고 있다. 이외에 세계보건기구가 추진하였거나, 추진하고 있는 주요사업은 다음과 같다.

(1) 국제보건규칙(International Health Regulation)의 개정

국제보건규칙은 1951년 콜레라, 페스트, 황열과 같은 전염병의 국제적 확산을 방지하기 위해 제정한 것으로 회원국은 전염병이 발생할 경우 이를 세계보건기구에 보고하고, 세계보건기구가 회원국에게 이를 알리고 필요한 기술적 조치들을 취하도록 규정하였다. 그러나 많은 회원국은 자국수출상품에 대한 수입금지 조치와 관광수입의 감소 등을 우려하여 전염병 발생보고를 하지 않거나 보고를 지연하는 경우가 많았다.

특히 최근에는 항공여행객의 증가, 국제무역의 자유화, 에볼라(Ebola), 사스(SARS)와 같은 치명적인 신종 전염병이 발생함에 따라 국제보건규칙을 강화할 필요가 있다. 새로운 개정안

은 2005년도 세계보건기구총회의 의결을 거쳐 실시할 예정인데 이 개정안의 주요사항은 아래와 같다.

① 새로운 규정은 공중보건에 중대한 위험을 가져오는 전염병으로 구체적이고 즉각적인 조취를 취할 필요가 있을 경우 세계보건기구에 의무적으로 보고하도록 하고 있다. 그러나 국제무역과 국제여행에 부정적 영향을 끼치지 않도록 하고 회원국이 전염병 발생국이 된다는 오명을 방지하기 위해 전적으로 회원국의 보고에 따라서 필요한 조치를 취하도록 한다.

② 세계보건기구는 회원국과 협력하여 전염병 조기발생경보와 대응방안을 수립한다.

③ 새로운 규칙은 공항과 항만의 검역에도 적용된다.

④ 새로운 규칙은 회원국과의 최종협의를 거친 후, 2005년도 세계총회의 의결을 거쳐 시행될 것이다.

(2) 새로운 질병관리

그동안 세계보건기구는 주로 후진국을 중심으로 말라리아와 같은 열대병(tropical disease) 퇴치에 중점을 두어 왔으나, 최근에는 경제, 사회 발전과 보건문제, 특히 빈곤과 건강의 악순환에 대한 대책, 급속히 증가하고 있는 에이즈에 대한 국제적 대처방안, 그동안 퇴조하였다가 다시 증가하고 있는 결핵과 같은 만성질병의 퇴치, 그리고 현재 급속히 발전하고 있는 유전체 연구와 인류건강에 대한 연구가 주요 과제로 대두하고 있다.

빈곤과 건강의 악순환은 단순하게 볼 경우 저소득 · 낮은 건강수준 → 저교육 → 저기술 → 단순노동 · 고위험 저기술 분야 취업 → 저소득의 악순환이 고리처럼 연결되는 현상이다. 더 심각한 문제는 이러한 악순환이 세습화될 수 있다는 것이다. 이 빈곤의 악순환을 끊기 위해서는 경제성장과 소득의 균등분배가 이루어져야 하나, 후진국의 경우 계속적인 국제적 노력에도 불구하고 단시간 내에 이를 달성하기는 어려울 것으로 예측하고 있다.

① **새천년개발목표**((MDGs: Millennium Development Goals)

이에 따라 전 지구적인 약속이 하나 있었다. 바로 새천년개발목표(MDGs: Millennium Development Goals)가 그것이다. 이 약속은 빈곤을 퇴치하기 위해 유엔 회원국들과 전문가들이 결정한 첫 번째 목표이다. 새천년개발목표는 2000년 유엔에서 전 세계의 정상들이 합의한 새천년선언(Millennium Declaration) 을 바탕으로 만들어졌다.

2000년 UN은 새천년 선언 “United Nations Millenium Declaration”을 통해 빈곤문

제를 해결하기위한 8개 목표를 제시하였다. 이 8개 목표 중 3개는 보건 분야로서 어린이 사망률 감소(Goal 4 : Reduce child mortality), 모성 건강증진(Goal 5 : Improve maternal health) 말라리아와 다른 질병 퇴치(Goal 6 : combat HIV/AIDS, Malaria and other diseases)를 제시하였다.

이 목표를 달성하기 위해 세계보건기구는 AIDS, 결핵, 말라리아, 홍역을 줄이기 위해 2005년도까지의 감소 목표량을 제시하고 있으며, 소아마비, 나병, 유아 파상풍과 기니아 웜(Guinea Worm)을 박멸할 계획으로 있다. 특히 세계보건기구는 인류의 재앙으로 대두되고 있는 에이즈(HIV/AIDS)에 대한 국제적 퇴치전략에 우선순위를 두고, HIV 발생이 높은 지역이나 취약집단에 대한 예방활동, 주사에 의한 감염방지, 혈액의 안전성 확보, 치료기술의 개발지원을 중요사업으로 추진하였다.

새천년개발목표는 최초로 모든 유엔 회원국들이 개발 협력의 목표에 대해 공동의 약속을 달성했다는 점에 큰 의미가 있습니다. 또한 새천년개발목표가 실행된 이후 최빈국에서 초등학교를 다니는 학생의 수가 증가하고, 5세 미만의 아동이 사망하는 비율이 낮아지는 등의 성과를 보여주었다.

하지만 새천년개발목표를 만들 때에는 유엔 내부의 소수의 사람들만이 참여하였고 목표가 제한적이어서 전 세계의 빈곤을 퇴치하고 환경을 보호할 수 있는 목표가 되지 못했다. 따라서 많은 유엔의 회원국 새천년개발목표(MDGs)의 8가지 목표 목표1. 빈곤과 기아퇴지, 목표2. 초등교육 달성, 목표3. 평등 여성능력고양, 목표4. 유아사망률 감소, 목표5. 산

목표의 이름	새천년개발목표 MDGs(2002-2015)	지속가능발전목표 SDGs(2016-2030)
범위	사회발전 중심	지속 가능한 발전(경제, 사회, 환경 포함)
달성 주제	극심한 빈곤 중심	모든 형태 빈곤과 불평등 감소
달성 대상 국가	개발도상국이 달성해야 하는 문제	개발도상국과 선진국 공통의 문제
재원 마련	개발재원: 공적개발원조(ODA)*중심 (공여국 -> 수원국)	국내공공재원(세금), ODA, 민간재원 (무역, 투자) 등 다양
감시와 모니터링	자발적으로 이행을 유엔에 보고	유엔이 주도하여 각 국가의 보고를 권고함

[그림 27-3] 새천년개발목표와 지속가능발전목표의 비교

* 공적개발원조(ODA)란 빈곤퇴치 및 경제/사회개발을 위해 국가의 세금으로 개발도상국을 돕는 원조를 뜻합니다.

모건강의 증진, 목표6. 질병 퇴치, 목표7. 지속가능한 환경보장, 목표8. 국제 파트너십 구축 등이 왜 약속이 필요한지, 또 왜 그것을 지켜야 하는지에 대한 의문을 가지고 있었다. 또한 여덟 가지의 목표는 점점 심각해지고 복잡해지는 지구의 위기에 대해서 알맞은 해답과 방향을 제시해 줄 수 없었다. 그래서 전 세계의 시민들, 학자들, 연구자들, 그리고 유엔의 회원국들 사이에서는 새천년개발목표의 뒤를 잇는 새로운 목표가 수립되어야 한다는 의견이 높아져 갔다. 또한 MDGs는 2015년으로 약속된 기간이 끝나기 때문에 새로운 개발목표를 만들자는 의견은 한층 힘을 얻게 되었다.

② **지속가능개발목표**(SDGs: Sustainable Development Goals)

지속가능한 발전이란 '미래 세대의 필요를 충족시킬 수 있으면서 오늘날의 필요도 충족시키는' 개념으로 사회와 경제 발전에 더불어 환경 보호를 함께 이루는 미래지향적인 발전을 의미한다. 이를 달성하기 위해서 전 세계의 국가들은 함께 어떤 노력을 어느 정도로 해야 할지 약속하기로 결정하였다. 그래서 2015년 9월 전 세계 유엔회원국가들이 모여 합의한 것이 바로 '지속가능발전목표(SDGs: Sustainable Development Goals)'이다. 2030년까지 모든 국가들이 이 약속을 지키기 위해 함께 노력한다면 우리 지구는 '지속 가능한 발전'을 달성할 수 있을 것이다.

많은 사람들의 참여와 그들이 제시한 의견들은 실제로 지속가능발전목표의 내용과 형식을 구성하는데 영향을 주었다. 그런 '지속가능발전목표'의 새로운 정신은 '단 한 사람도 소외되지 않는 것(Leave No one Behind)'이라는 슬로건에 잘 드러나 있다. 지속가능발전목표는 새천년개발목표와 비교하여 내용면에서도 상당히 발전되었다. 우선, 새천년개발목표는 가난한 국가들이 겪는 문제 중 기초적인 빈곤 및 보건의 문제를 중심으로 목표를 설정했다. 따라서 빈곤이라는 것을 소득이 적은 국가의 문제라고만 한정하였다. 하지만 최빈국과 개발도상국 외에도 빈곤한 사람들은 있다. 예를 들어 미국과 같은 선진국에서 나타나는 부의 불평등이나 빈곤의 구조적인 원인은 새천년개발목표에서 제외되었다. 그렇기 때문에 새천년개발목표는 전 세계 모든 국가들이 '자신의 문제'라고 인식하고 책임감을 갖게 하기에는 한계가 있었다. 지속가능발전목표는 선진국의 역할과 책임을 구체적으로 포함하여 개발도상국과 선진국들이 함께 공동의 책임감을 가질 수 있도록 하였다. 또한 새천년개발목표는 사회를 발전시키면 빈곤을 해결할 수 있다는 부분만 다루었습니다. 하지만 한 국가의 경제가 성장되어도 인권과 민주주의가 정착되지 않는다면, 그 국가의 시민들이 모두 평등하게 발전의 결과를 누릴 수 없을 것이다. 따라서 지속가능발전목표에는 사회개발 및 경제개발, 환경보호, 정의를 실현하고 민주주의를 달성할 수 있는 사회를 만들기 위한 포괄적이고 범위가 넓은 목표가 포함되었다. 2014년 2월부터 시작된 지속가능발전목표 공개작업반은 앞서 나온 다른 유엔 기관의 아이디어들을 포함하여, 새로운 개발협력 목표를 만들었다. 총 13차례의 회의 끝에 공개작업반은 2014년 8월 17개 목표를 담은 문서를 유엔에 제출하게 된다. 이후 유엔 내부에서 정부 간 협상을 진행하여 최종적으로 합의된 내용이 바로 SDGs의 17개 목표를 담고 있는 '우리가 사는 세상의 전환: 2030년까지의 지속가능한 발전 의제(Transforming Our World: The 2030 Agenda for Sustainable Development)'라는 제목의 문서이다.

지속가능발전목표의 17개 목표는 '사회발전', '경제성장', '환경보존' 세 가지 축을 기반으로 하고 있다. 17개 목표 중 목표1부터 목표6은 사회발전 영역의 목표로, 이 목표의 달성을 통해 빈곤퇴치 및 불평등을 해소하고 인간의 존엄성을 회복하고자 한다. 목표8부터 목표11은 경제성장을 달성하기 위한 목표이다. 무분별한 개발을 통한 경제규모의 성장을 의미하는 것이 아니라 모든 사람들이 양질의 일자리를 통해 적절한 수준의 생계를 유지할 수 있도록 포용적인 경제환경을 구축하고 지속 가능한 성장 동력을 만드는 것을 목표로 하고 있다. 마지막으로 목표 7, 12, 13, 14, 15는 생태계를 보호하기 위한 목표이다. 현재 지구

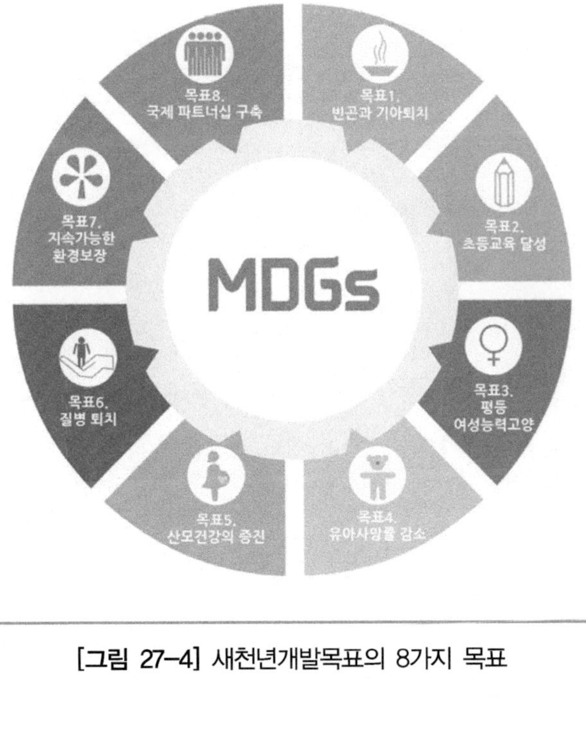

[그림 27-4] 새천년개발목표의 8가지 목표

는 극심한 기후변화와 그로 인한 자연재해로 몸살을 앓고 있다. 또한 선진국에서의 대량 생산과 대량 소비는 환경을 오염시키며 지구의 자원을 고갈시키고 있다. 그래서 환경을 보호하고 지속 가능한 지구를 만들기 위한 목표가 여기에 포함되어 있다. SDGs는 5P 개념으로 각 목표를 SDGs의 다섯 가지 구성요소 구조화할 수 있다. 5P는 사람(People), 번영(Prosperity), 지구환경(Planet), 평화(Peace), 파트너십(Partnership)의 첫 번째 글자인 다섯 개의 P를 의미한다.

지속가능개발목표 17개의 목표는 169개의 세부목표를 가지며, 각 지표를 하위에 두고 있다.

목표1. 모든 곳에서 모든 형태의 빈곤을 종식시킨다.
목표2. 기아를 종식하고, 식량 안보를 달성하며, 개선된 영양상태를 달성하고, 지속가 능한 농업을 강화한다.
목표3. 모두를 위한 전 연령층의 건강한 삶을 보장하고 웰빙(well-being)을 증진한다.
목표4. 모두를 위한 포용적이고 공평한 양질의 교육 보장 및 평생교육 기회를 증진한다.
목표5. 성평등 달성 및 모든 여성과 여아들이 자신의 능력을 발휘할 수 있도록 한다.
목표6. 모두가 물과 위생설비를 사용할 수 있도록 하고 지속가능한 유지관리를 보장한 다.
목표7. 모두를 위한 적당한 가격이며 신뢰할 수 있고 지속 가능한 현대적인 에너지에 의 접근을 보장한다.
목표8. 모두를 위한 지속적, 포용적, 지속 가능한 경제성장을 촉진하며 생산적인 완전 고용과 모두를 위한 양질의 일자리를 증진한다.
목표9. 복원력이 높은 사회기반시설을 구축하고, 포용적이고 지속 가능한 산업화를 증 진 시키며 혁신을 장려한다.
목표10. 국가 내, 국가 간 불평등을 감소시킨다.
목표11. 도시와 주거지를 포용적이며 안전하고 복원력 있고 지속가능하게 보장한다.
목표12. 지속 가능한 소비 및 생산 양식을 보장한다.
목표13. 기후변화와 그로 인한 영향에 맞서기 위한 긴급 대응을 시행한다
목표14. 지속 가능한 발전을 위한 대양, 바다, 해양자원을 보존하고 지속가능하게 사 용한다.
목표15. 지속가능한 육상 생태계 이용을 보호 · 복원 · 증진하고, 삼림을 지속가능하게 관리하며, 사막화를 방지하고, 토지 황폐화를 중지하고, 생물 다양성 손실을 중단한다.
목표16. 지속가능발전을 위해 평화롭고 포용적인 사회를 증진하고, 모두가 정의에 접근 할 수 있도록 하고, 모든 수준에서 효과적이고 책임성 있고 포용적인 제도를 구축한다.
목표17. 이행 수단을 강화하고 지속가능발전을 위한 글로벌 파트너십을 활성화한다.

(3) 담배규제(Tobacco Control)

세계보건기구의 추계에 의하면 매년 420만 명이 담배로 인한 심장 질환, 폐암, 기관지염으

로 사망하며, 2030년경에는 사망자가 1,000만 명으로 늘어날 것으로 예상하고 있다. 사망자 중 75%가 후진국에서 사망하며, 선진국의 경우 사망자의 절반이 생산성이 가장 높은 연령층이라는데 문제의 심각성이 있다. 특히 관세인하로 아시아, 남미, 동구국가의 담배소비가 증가하고 있으나, 담배의 위험에 대한 홍보부족으로 흡연자뿐 아니라 비흡연자의 간접피해도 증가하고 있다.

세계보건기구는 담배생산과 무역이 인류의 건강에 미치는 부정적 영향을 인식하고, 2000년부터 세계무역기구와 협력하여 담배의 국제적 규제에 관한 협상을 추진하였다. 이러한 세계보건기구의 노력으로 2003년 5월 담배규제 기본 협약안(Framework Convention on Tobacco Control)이 채택되었는데, 주요 내용은 다음과 같다.

① 5년 내에 담배에 관한 광고 및 후원을 통한 판촉행위를 금지하거나 제한한다.
② 담배갑 양면에 최소 30% 크기로 담배의 위해에 대한 경고문을 게재하며, 경고그림도 가능하도록 한다.
③ 담배의 위해에 대해 오해를 불러올 수 있는 low tar, mild, light와 같은 용어 사용을 금지한다.
④ 담배의 밀수, 불법제조, 위조 등을 방지하기 위해 최종 소비자국가 이름을 기입하고, 정보교환 등을 실시한다.
⑤ 담배회사의 책임에 대한 규정을 제정한다.
⑥ 후진국의 협약이행을 위해 국제기금 조성에 노력한다.
⑦ 협약이행의 유보를 허용하지 않는다.

(4) 필수 의약품에 대한 도하(Doha) 선언

세계인구의 1/3, 후진국의 경우 1/2이 필수 의약품(essential drugs)을 구입하지 못하고 있다. 후진국은 의료비의 25%~65%를 약품 구입비에 사용하고 있으나, 정부재정 부족과 국민의 경제적 능력 부족으로 필수 의약품 구매가 불가능 한 것으로 파악되고 있다. 특히 후진국의 경우 제약 산업이 발전하지 못해 대부분의 의약품을 수입에 의존하고 있으나, TRIPS 협약(Trade-Related Intellectual Property Rights Agreement)에 따라 신약은 개발회사에 보통 20년간 국제적으로 특허권이 보장됨에 따라 독점으로 인해 약품 값이 비싸다는 것이다. 세계보건기구는 Doha 선언에서 회원국이 AIDS, 말라리아, 폐결핵, 기타 전염병의 확산으로 비상사태로서 필수 의약품 사용이 불가피할 경우, 특허권 보장의 예외를 인정받아 국내 제약회사에 필수 의약품 생산을 허가할 수 있게 하였다. 단지, 생산된 약의 수출은 금지된다.

4 세계무역기구(World Trade Organization)와 의료시장개방

1) 세계무역기구

(1) 기본 원칙

세계무역기구는 세계무역의 자유화를 위해 설립된 기구로서, 상품교역, 지적 재산권, 서비스 교역 협상을 하기위한 협상장소로서의 기능을 수행한다. 최고 의결기관으로 각료회의(Ministrial conference)가 있으며, 각료회의 산하에 분야별 위원회(Committee)가 설치되어 있다.

세계무역기구가 정한 무역의 기본원칙에는 최혜국대우(Most-Favoured-Nation Treatment)와 내국민대우(National Treatment)가 있다. 최혜국대우는 상품교역에 있어 모든 회원국에게 동등한 대우를 해야 한다는 원칙이며, 내국민대우는 외국기업이나 외국상품은 국내기업이나 국내 상품과 동등하게 대우한다는 것으로, 예를 들면, 조세나 규제에 있어 차별을 두어서는 안된다는 것이다.

(2) 주요 업무

세계무역기구가 국제보건과 관련하여 담당하고 있는 기능으로는 전염병과 상품교역, 식품교역, 보건서비스 무역의 3가지가 있다.

① 전염병과 상품교역(Infectious Disease and Trade)

어느 국가에 전염병이 발생할 경우, 수입국은 전염병 유입을 방지하기위하여 해당국가의 상품수입을 금지할 수 있다. 그러나 세계무역기구에서는 이 경우에도 금수조치는 단지 국민의 건강상의 위험을 방지하기 위한 불가피한 경우에 한정하며, 금수조치기간도 최소화하도록 하고 있다. 예를 들면, 1988년 EC가 아프리카에서의 콜레라 발생을 이유로 탄자니아 등 아프리카 국가의 생선, 과일, 채소에 대한 수입금지 조치를 내린데 대해, 세계무역기구는 콜레라 전염가능성이 없다는 이유로 금수조치를 해지할 것을 결정하였다.

② 식품 안전과 교역(Food safety and trade)

증가하는 국제 농산물과 식품무역을 증진시키기 위해 세계무역기구는 위생 및 식물위생

협정(Sanitary and Phytosanitory Agreement[SPS])을 체결하였다. 이 협정에 따라 회원 국가는 과학적 근거가 없는 규정으로 식품수입과 동·식물 검역을 할 수 없으며, 수출국의 위생 검사, 검역 방법이 다르더라도 동등한 결과가 인정될 경우, 수입국의 위생 검사 및 검역을 통과한 것으로 인정하여야 한다는 것이다.

예를 들면, 1995년 한국에 수입된 미국산 자몽(grapefruit)이 부패하여 수입업자가 미국 수출회사에 클레임을 제기하였다. 미국 측은 한국의 검사지연으로 부패하였다고 주장하며 한국의 수입식품 검사방법에 대해 내국민대우를 위반하였다고 제소하였다. 결국 한국은 검사방법을 무작위표본추출검사(random sampling)로 변경하고 부패과일은 수입업자가 판매전에 선별하여 처리하는 부패과일 선별제도를 채택하였다.

2) 보건의료시장의 환경변화

① **세계화** : 작은 경쟁에서 큰 경쟁
  ㉠ 거대 다국적기업 중심으로 세계시장 집중현상 심화
  ㉡ 선진국은 보건산업에 대한 허가·심사·품질에 대한 공통 규범 확산을 통해 후발국가·기업의 세계시장 진입 장벽으로 활용
② **신기술 개발** : 생명공학·IT기술의 접목 강화

보건의료기술(HT)과 BT·IT·NT 기술융합 가속화로 신기술을 이용한 '맞춤 의료(personalized medicine)'시대 도래

③ **수요 확대** : 건강에 대한 수요 증대 및 다양화
  ㉠ 고령화 사회로의 진입, 소득 증대 등으로 보건의료 수요 팽창
  ㉡ 종합적 건강관리, 맞춤 의료, 재택의료 등 다양한 수요 발생

(1) 해외환자 유치 활성화

① 해외환자 50만명 유치('12년 16만 명→'17년 50만 명)시 2.2조 생산유발효과 및 2만명 고용 창출 기대
  ㉠ 환자 1명 유치 시 진료·연계 관광 등 1인당 약 300만원 수입 발생
② 기존 국가 주력산업 보다 우수한 경제파급효과 보유
  ㉠ 부가가치 유발계수('09) : 의료 0.828 > 의약품 0.666 > 자동차 0.655 > 의료기기 0.608 > 반도체 0.483 > 통신·방송기기 0.440

ⓑ 취업 유발계수('09) : 의료 14.2명 > 의료기기 13.4명 > 자동차 8.8명 > 의약품 8.4명 > 통신 · 방송기기 6.2명 > 반도체 5.6명

③ 우리나라는 의료시설 · 장비(2위), 의료서비스(4위) 등 OECD 국가 중 상위권 경쟁력 보유('13. 산업연구원)

ⓐ 의료서비스 만족도 세계 1위(글로벌 여론조사기관 입소스, 15개국 조사)

(2) 우리 의료기술은 선진국의 80~90% 수준으로 심혈관 질환, 특정 암 및 성형, 치과 분야는 세계 최고 수준, 가격경쟁력도 선진국에 비해 우위

① '치료'중심 해외환자 유치 및 '웰니스' 중심 의료관광 Two Track 추진

② [유치 및 홍보→입국, 치료 및 연계 관광→사후관리] 등 전주기 서비스 제공측면에서 개선방안 마련

'17년 해외환자 50만 명 유치(목표)를 통하여 국제의료 집중 육성

(3) 주요 추진정책

① 국가 간 보건의료협력(G2G) 확대

ⓐ (MOU) 공공분야 Know-how 전수, 의료면허 · 통관 개선, 프로젝트 수주하는 전략 활용, 민간의 진출 지원

ⓑ 카작 · 우즈벡 · 사우디 · UAE · 몽골 · 베트남 등 8개 국가

ⓒ (송출계약) 정부환자 송출계약(아부다비-국내 8개 병원, UAE 軍 - 4개 병원) 체결 확대

ⓓ (의료인연수) 외국의사 국내연수 프로그램(Medical Korea Academy) 참여국가 확대('12년 7개국 35명→'13년 9개국 40명)

* 한-몽 프로젝트(Seoul Project) 등을 통하여 외국인 의사 국내 연수 지원(30명)

ⓔ (글로벌 u-Health) 해외환자 후속 치료 등 Post care 강화를 위한 해외 원격의료센터 설치 확대('12년 8개→'13년 10개국)

* 국내 서울대 병원, 서울성모병원, 연세의료원 등 25개 의료기관 참여

② 보험사 유치행위 허용 등 채널 다변화

ⓐ 보험사의 글로벌 판매 보험 상품과 연계한 해외환자 유치 허용(의료법 개정)

* 해외환자 대상 보험 상품 판매 유치, 글로벌 보험사 제휴를 통한 해외 보험환자 유치 등

㉡ 글로벌 보험사와 의료기관 간의 직불계약 체결 확대를 통해 유치시장 확대 추진

* MSH China, Cigna, UHI, Daman 등 글로벌 보험사와 의료기관 간 직불계약 체결 지원

③ 글로벌 헬스 케어 전문인력 양성

㉠ 의료통역사 · 의료관광코디네이터 및 의료기관 재직자 · 병원 국제마케터 등 전문인력 연 1만 3천명 교육 · 양성

* 의료통역사 · 외국진료코디네이터 및 유치업체 등 약 2.4천명 고용 창출

㉡ '의료관광코디네이터' 국가기술자격제도 시행('13년 시험실시)

㉢ 아랍어 의료통역 전문 인력양성을 위한 대학-병원 간 MOU 체결

④ 환자 편의 제고를 위한 비자 및 개선

㉠ 의료관광과 연계된 중국 대상 사증발급 심시기간 단축하는 '급행비자' 발급 대상에 메디컬 비자 신청자 포함('13.5월~)

* 기존 메디컬 비자 신청 시 6일 이상 → 사증발급인정서(급행비자) 2일 소요

㉡ 메디컬 비자 발급대상 범위를 일정 요건을 구비한 환자 이외 간병인까지 확대 허용

* UAE(정부 신원보증서 요건 부과 필요) 등 정부송출환자 시범실시 후 확대

⑤ 의료기관 맞춤형 보증 · 대출 지원

㉠ 우수 유치업체 대상 금융지원에 대한 보증상품 개발(기술보증기금)

㉡ 외화특별자금대출 등을 통해 해외진출 소요 자금 지원 및 중소 해외진출 의료기관에 대한 수출보험 우대(무역보험)

⑥ 신뢰도 제고를 위한 경쟁질서 확립

㉠ 해외환자 유치수가 및 수수료 가이드라인 등 마련

㉡ 미등록 기관 거래, 과도한 수수료 요구 등 등록취소 및 2년내 재등록 금지(의료법 개정)

(4) u-Health 활성화

① 사업개요

㉠ 목적 : 첨단 IT기술을 활용하여 의료접근성 및 편의성을 제고하고 의료서비스 전달

체계를 효율화

- 의료취약지역에 대한 원격의료 서비스 제공으로 의료불평등 해소
- 성장잠재력이 높은 의료서비스 산업에 첨단 IT 기술을 융합하여 고부가가치 미래 신성장 동력산업으로 육성

※ u-Health : 네트워크 또는 휴대용 진단센서를 통해 환자의 건강정보를 실시간으로 모니터링하고, 해당 데이터를 활용하여 '언제, 어디서나' 원격진료 및 건강관리 서비스를 제공하는 의료환경

㉡ 개념도

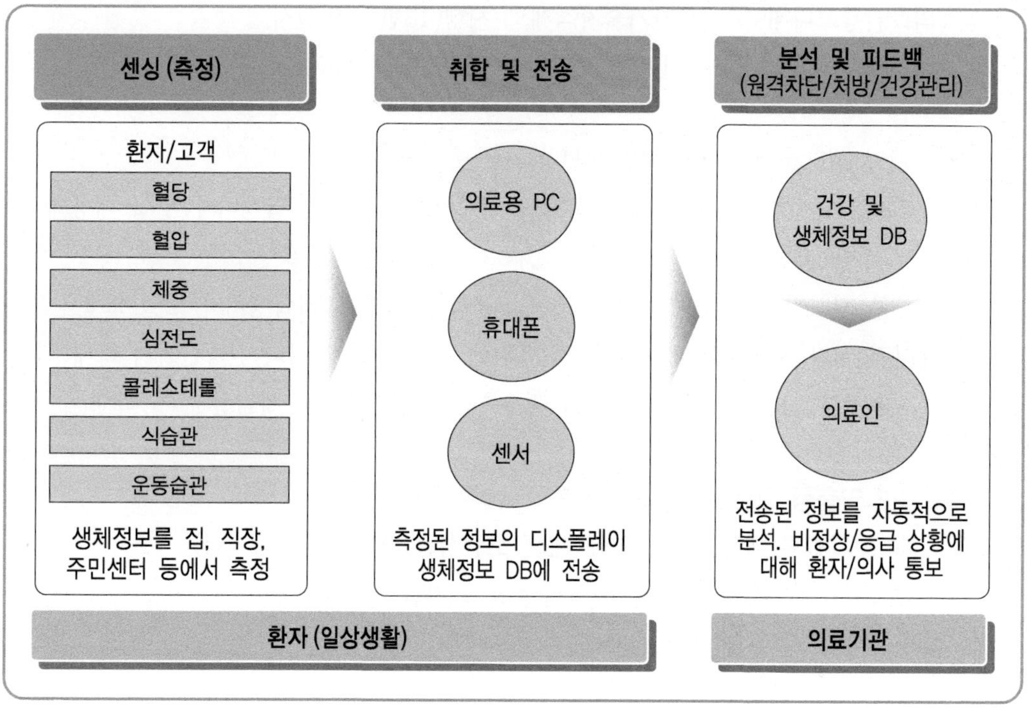

② 주요 사업내용

㉠ [u-Health 활성화 종합계획]수립('08년)

- 국가적 차원의 중장기 비전 및 단계적 실천계획(Action Plan) 수립

㉡ 우리부 주관으로 범부처 차원의 [u-Health 활성화 협의체]를 구성('08.7월~'12년)하여 정책개발 및 지원기능 강화

※ 안전행정부, 문화체육관광부, 산업통상자원부, 국토교통부, 식품의약품안전처 참여

③ u-Health 추진사례

외국 : 주요 선진국들도 u-Health 산업을 국가적 차원의 전략 프로젝트로 추진 중

국가	프로젝트명	주요추진내용
미국	Telehealth	• u-Health 전담조직인 OAT(Office for the Advancement of Telehealth) 및 범부처 활성화 협의체 운영(국무부, 통상부, 국방부 등 11개 부처 참여) • 연방통신위원회(FCC)에서만 69개 사업에 3년간 4.1억불 투자('08)
EU	Ambient Assisted Living	• 고령자에게 IT 기기와 서비스를 제공하여 의료, 건강관리, 안전/보안, 응급시스템, 사회참여 등 독립적인 생활 지원 • EU 12개국 참여, 2007년부터 7년간 약 3억 5천만 유로 투입
일본	u-Japan	• 2010년까지 보편적 디자인(universal design)이 가능한 사회 구현 • 센서 및 정보가전을 통해 독립적 생활이 가능한 주택 건설 등
싱가포르	iN2015	• 2015년까지 IT 기반의 개인 맞춤형 의료체계 전환 질병 치료 → 예방/건강 증진, 의사진단 → 자가진단 • 공급자중심 → 환자중심 통합적 서비스 (의료정보공유, EHR 등)

④ u-Health 기대효과

㉠ 고령자 · 만성질환자에 대한 질병의 조기진단 및 예방

㉡ 건강관리서비스 제공을 통한 의료비 절감으로 건강보험 재정 안정화에 기여

㉢ 농어촌 격오지, 도서지역 등 의료취약지역에 대한 원격의료서비스 제공을 통한 의료 형평성 제고 기여

㉣ 의료서비스에 첨단 IT 기술을 융합하여 고부가가치 차세대 성장 동력산업으로 발전 기대

㉤ u-City 사업, 고령친화사업 등 국가적 사업과의 연계 서비스 발굴을 통해 전후방 산업으로 부가가치 확대 가능주요선진국의 u-Health 추진사례 '17년 해외환자 50만명 유치(목표)를 통하여 국제의료 집중육성 진료수가 수준(외국인환자 다빈도 7개시술 위주 비교, 2011년 기준)7대 암 5년 생존율 유지

5 우리나라의 국제보건 참여활동[1)]

1) 배경 및 역사

우리나라는 1945년 이후 경제재건에 이르기까지 미국을 중심으로 한 여러 선진국으로부터 많은 원조를 받았는데 지속적인 경제성장으로 1957년을 정점으로 무상원조는 감소되기 시작하여 1959년 말부터 유상원조로 대체되기 시작하였다. 1960년 1월 '외자도입촉진법'이 제정되면서 미국 이외의 선진국으로부터 적극적 외자 도입이 이루어졌고, 이는 경제개발 5개년 계획의 수립과 함께 활성화 되었다. 1995년에는 세계은행의 차관 졸업국이 됨으로서 사실상 수원대상국에서 제외되었다. 원조 공여국으로서의 역사를 보면, 1963년 미국 국제개발청(United State Agency for International Development, USAID) 원조자금에 의한 개발도상국 연수생의 위탁훈련을 시초로, 1965년부터는 우리정부 자금으로 개발도상국 훈련생 초청사업을 시작하게 된 것이 효시라 할 수 있다. 1970년대 중반까지는 주로 유엔기구 등의 자금을 지원 받아 개발 원조를 실시하였으나, 경제성장으로 점차 정부 자금에 의한 원조규모를 확대하게 되었다. 1977년 110만불 규모의 우리나라 기자재를 개발도상국에 공여함으로써 물자지원사업이 시작되었으며, 1982년부터 한국개발연구원(Korea Development Institute, KDI)이 개발도상국 주요 인사를 초청하여 우리의 개발 경험에 대한 교육을 실시하는 국제개발연찬사업(The AfricanInstitute for Economic Development and Planning, IDEP)을 시작하였다. 1986년 아시안게임과 1988년 서울올림픽에 즈음하여 외채 감축과 국제수지 흑자의 실현으로 개발원조가 본격화되었으며, 대외 무역의존도가 높은 우리로서는 개발도상국에 대한 수출 증진 및 국내 기업 진출 기반 마련을 위해서도 공적개발원조(Official Development Assistance, ODA) 증대가 요구되었다. 1987년 한국수출입은행을 통하여 개발도상국에 대한 양허성 차관을 지원하고자 300억 원을 출연하는 대외경제협력기금(External Development and Cooperation Fund, EDCF) 을 조성하여 개발원조 유상협력의 본격적인 계기를 마련하게 되었다. 이러한 발전에 힘입어 1991년에는 한국국제협력단의 설립으로 그동안 건설부, 과학기술처 등 각 부처에서 산발적으로 실시해 오던 기술협력, 인적교류사업 등을 통합하여 관리하게 되었다.

외교부는 2014. 12. 9. 외교부 장관 주재로 에볼라 대응 긴급구호대 파견 관련 '민관합동 해외긴급구호협의회'를 개최. 에볼라 위기가 전 인류가 함께 분담해야할 인도적 책임이자, 정치

1) 대한예방의학회. 예방의학과 공중보건학, 계축문화사, 2010.

적 · 역사적 책임임을 강조하고, 한국이 전염병에 의한 국제사회의 복합적 위기에 우수한 의료 인력과 성숙한 국민의식을 바탕으로, 주도적 · 능동적 역할을 수행하게 된 것은 우리 긴급구호 역사에 중요한 의미를 가진다고 판단하여 협의회에서는 그간 정부차원에서 준비되어온 에볼라 대응 보건인력 파견을 '해외긴급구호대에 관한 법률'에 의거, 「대한민국 긴급구호대(KDRT)」형식으로 파견키로 결정하고, △파견구체 계획, △우리 긴급구호대원 감염시 안전대책을 최종 확정 및 승인하였으며, △각 부처 협조 사항 및 민관 간 협력 방안에 대해 논의. 협의회에는 외교부 외 국무 조정실, 보건복지부, 국방부, 기획재정부, KOICA 등의 정부위원 및 수출입은행, 대한적십자사, 국제개발 협력민간협의회 등의 민간위원이 참석, 에볼라 대응 대한민국 긴급구호대(KDRT) 파견규모 및 파견단 구성, 파견기관과 파견지가 최종 결정되었다.

① 민 · 군 보건인력 총 30명을 3진으로 나누어 파견하고, 감염 내과 전문의 등 의사 4명 및 간호사 6명 등 각 10명씩 파견하는 계획 최종 확정

② 상기 긴급구호대의 현지 정착 지원 및 현지에서 시에라리온 정부 · 영국측 관계자 · UN 등과의 협의를 위해, 외교부 · 보건복지부 · KOICA 직원 등 3명으로 구성된 지원인력(지원대장 : 외교부 과장급 인사)을 파견키로 결정하였으며, 동 지원인력은 현지 유엔사무소에서 유엔과 협조하며 업무 수행 예정

③ 정부는 UN 등 국제사회가 에볼라 대응 관련 추가적인 재정지원을 지속 요청하고 있는 점을 고려, 금번 대한민국 긴급구호대 파견계기에 5백 만불의 추가적인 재정지원을 결정하였다. 아울러, 한-UNDP 신탁기금을 활용하여, UNDP측이 시에라리온에 보급 예정인 의료복 소각장비 10대 전액을 지원하기로 결정하였으며, 이중 소각기 1대는 우리 긴급구호대가 파견되는 ETC에 배치될 예정

2) 개도국 개발협력사업(ODA)

(1) 사업개요

① 법적 근거 : 한국 국제 보건의료재단 법 제7조

- 개발 도상국가를 비롯한 외국 및 북한 등의 보건의료수준의 향상을 위한 지원사업

② 추진배경

㉠ 우리나라는 OECD DAC(Development Assistance Committee) 가입 ('9.11)을 계기로 ODA 규모를 확대, 국제사회의 개발이슈에 적극적으로 기여할 계획

- '09년 GNI 대비 0.08% → '15년 GNI 대비 0.25%('14년 GNI 대비0.16% 내외)

㉡ 한국의 보건의료분야 발전경험 지원수요가 높은 점 감안, 한국 국제 보건의료 재단을 설립하고 양자 ODA 사업수행

(2) 사업방향

① 한국 국제보건의료재단(KOFIH)을 통해 모자보건 · 결핵사업, 중장기연수, 정책 컨설팅 등 실시

- 병원건립 등 하드웨어 보다는 거버넌스 구축, 교육훈련, 제도 · 운영 자문 등 자체인 적역량강화를 위한 소프트웨어지원에 초점

(3) 추진현황

① (협력대상국확대) 서태평양지역(라오스 · 캄보디아 · 필리핀 · 미얀마) 원조 성과를 토대로 아프리카지역 사업 확대(가나 · 남 수단 · 에티오피아)

② (이종욱 펠로우십 다각화) 의학 연수과정 외에 보건정책 · 질병연구 · 건강보험 · 삼각협력(개도국인근국연수) · 의공기사전문과정 등 의료 전문인력 양성지원

- 우리나라 의료인력 재교육 경험 미네소타 프로젝트를 바탕으로 국립의대 · 한국 원조 지원 병원중심 의료진 보건의료행정가 등 대상 6개월~1년 과정 국내 연수 실시

③ (건강보험정책컨설팅) 우리의 건강보험제도 도입 · 운영경험을 상황에 맞게 전수 (가나 · 에티오피아 · 인도네시아)

④ 보건의료분야

- (유 · 무상연계) 재정부 (EDCF) 지원예정 또는 기 지원한 병원대상 보건분야 전문성을 활용한 병원운영자문 및 인력양성, 의료기기 지원 및 의공기사 교육 등 무상 연계 지원(우즈베키스탄, 몽골, 탄자니아, 베트남, 모잠비크)

(4) 보건복지부 국제협력관

국제협력관은 보건복지부 기획조정실에 소속되어 보건 복지분야 국제협력 · 남북교류협력 등에 관한 사항과 통상협력 및 대외협력에 관한 사항 등 보건복지 분야의 국제협력에 관한 사무를 관장하고 있는 부서이다. 구체적인 업무로는 국제협력에 관한 계획을 수립, 조정하고 세계보건기구 등 국제기구와의 협력, 조약 및 국제협정에 관한 사항, 국외 기술 훈련의 지원과 외국 정부와의 협력 업무를 담당하고 있다. 이 밖에도 보건복지 분야의 통상협력에 관한 종합계획의 수립 및 조정, 외국 보건의료정책 동향 분석 및 국제협력, 보건 복지분야 남북교

류협력, 보건의료산업에 관한 통상협력, 해외 재난 국제보건의료지원, 동북아지역 협력체계 강화, 아시아-태평양경제협력회의(Asia-Pacific EconomicCooperation, APEC)와 아시아-유럽정상회의(Asia-Europe Meeting, ASEM)의 국제협력 업무 등을 담당하고 있다.

(5) 한국국제협력단(Korea International Cooperation Agency, KOICA)

① 보건의료체계 강화

1980년대 중반 이후 보건 분야 개발협력의 주된 형태로 자리 잡은 HIV, 말라리아, 결핵 등의 개별 프로그램에 국한되어 지원을 집중한 수직적 보건사업(vertical program)에 대한 비판적 반성이 일어나고 있으며, 이를 통해 포괄적인 시스템 차원에서의 보건의료 개발지원의 필요성과 전체적인 보건의료체계(health system) 강화의 중요성이 강조되고 있다.[2)]이러한 흐름에 맞추어 WHO는 2007년 보건의료 시스템을 여섯 개의 Building block (보건의료 서비스 제공, 보건의료 인력, 정보, 의료용품 및 의약품, 보건의료 재정, Governance)으로 구분하고, 이러한 세부요소들이 모두 제 기능을 할 때 보건의료 시스템이 강화될 수 있다고 발표하였다. 최근에는 국제기구와 다양한 공적 원조기관 및 대형 기금 등을 통해서 보건의료체계 강화에 대한 다양한 논의와 실질적인 사업지원이 이루어지고 있으며, 기존의 수직적 보건사업의 접근(vertical approach)와 단계별 보건의료 체계 강화 등을 통한 수평적 접근(horizontal approach)간의 통합적인 접근을 통하여 통합적인 동반 상승효과를 추구하고자 하는 사선적 접근(diagonal approach) 등의 중요성이 대두되고 있다.[3)]

② 취약계층, 취약질병 지원강화

MDGs의 많은 목표들이 달성되고 있지만, 사회적, 문화적, 경제적으로 취약한 계층은 아직 그러한 혜택을 누리고 있지 못하다. 이러한 취약계층에서 가장 심각한 것은 가난한 사람이다. 경제 수준으로 상위 20%는 홍역 예방접종을 2회 받는 비율이 84%나 되는 것에 비해서 하위 20%는 홍역 예방접종을 1회라도 받는 비율은 44%밖에 되지 않는다. 또한 상위 20%의 청소년 출산율은 청소년 1000명당 58명인 것에 비해 하위 20%는 청소년 1000명당 184명에 이르고 있으며, 교육 수준별, 도시와 시골 간에도 큰 격차를 보이고 있다.

2) WHO, The world health report 2000 – Health systems: improving performance, Geneva, 2000
3) WHO, Maximizing positive synergies between health systems and Global Health Initiatives, Geneva, 2009

이러한 취약계층에 대한 문제뿐만 아니라, 인류를 위협하는 질병 간에도 많은 차별이 일어나고 있다. AIDS의 심각성은 누구나 인정하고 있지만 현재 신규 발생자와 AIDS로 인한 사망자는 지속적으로 줄어들고 있다. 그럼에도 불구하고 전체 보건의료 ODA에 쓰이는 자금의 약 39%는 AIDS의 치료와 관리를 위해 쓰여지고 있다. 하지만 개발도상국에서 기초적으로 관리되어져야할 소외열대질환으로 불리어지는 많은 기생충 질환들과 결핵 등은 상대적으로 소외되고 있다.

③ 보건분야 개발협력 현황

㉠ 보건의료 분야는 새천년 개발목표에서 직간접적으로 가장 많은 부분에 연관을 가지고 있다. 특히 MDG 4(아동사망률 감소), MDG 5(모성보건 증진), MDG 6(HIV/AIDS, 말라리아 등 질병 퇴치)에 있어서는 직접적인 연관관계를 가지고 있으며, MDG 1(절대 빈곤 및 기아 퇴치)의 세부목표(기아로 인한 고통 감소) 및 MDG 7(환경적 지속 가능성 보전)의 세부목표(안전한 식수에 대한 접근성 향상), MDG 8(개발을 위한 글로벌 파트너십 구축)의 세부목표(개도국내 필수 의약품 제공)에 연관관계를 가지고 있다.

㉡ 2010년 MDG 중간보고서에 볼 수 있듯이 아동과 모성을 대상으로 한 보건관련 MDG 목표인 MDG 4, MDG 5는 여전히 달성 가능성이 어둡다. 국제사회는 이에 적극 대응하기 위하여 2010년 캐나다 무스코카에서 열린 G8 정상회담에서 모자보건에 관련된 지원을 늘리기로 합의하였으며(Muskoka Initiative)[4], 한국 정부도 이에 동참하였다. 또한 UN은 이러한 보건 분야 목표를 달성하기 위한 Global Strategy for Women's and Children's Health[5] 를 제시하며, 전 세계적인 협력을 촉구하였다.

(6) 한국국제보건의료재단(http://www.kfih.org/)

한국국제보건 의료재단은 개발도상국의 원조 수요가 많은 8대 분야를 중점적으로 지원하

4) 2015년까지 모자보건 증진을 위한 73억불 추가 확보를 위해 G8 회원국 50억불, 비 G8 회원국(한국, 네덜란드, 뉴질랜드, 노르웨이, 스페인, 스위스 등) 23억불을 지원공약하고 이를 통해 모성, 신생아, 5세 미만 아동 보건증진에 기여하고 이를 위해 개도국 보건체계 강화 및 가족계획을 중점 지원하고자 함

5) UN 사무총장의 주도로 발표되었으며 모자보건 부분이 MDG 달성에 가장 미약한 부분임을 인식하고 이를 위해 재원의 효율적 사용과 추가적인 재원이 필요한 것을 주장함. 최빈국의 모자보건증진을 위해 2015년까지 추가적으로 880억불이 필요함을 설명하고 40여개국, 70여개 기업, 단체 등이 참여하여 400억불 규모의 기여 공약을 이끌어냄

고 있으며 교육, 보건의료, 공공행정, 농림수산, 산업에너지, 범분야(환경, 여성) 등이 그 분야입니다. 그 중 재단은 대한민국 대표 보건의료 무상원조 전문기관으로서 보건의료 인적 역량강화, 제도적 역량강화, 서비스 접근성 강화를 통한 보건의료체계 강화, 모자보건 및 가족계획 향상, 전염성 질병예방 및 관리 강화, 보편적 건강보장 제도협력 등의 사업을 수행하고 있다.

재단은 국제개발협력 선진화와 관련된 국제적 동향 및 국제개발협력위원회의 선진화 방등에 근거하여 민간부분(병원 · 보건의료 전문기관, 기업, 대학 · 산학협력단 등)과 협력해오고 있습니다. 다양한 주체와 역량 공유를 통해 보건의료 개발협력사업의 효과성을 제고하며, 민 · 관 협력의 자본과 기술협력 활성화를 통해 사업의 양적 · 질적 품질을 높이는데 목적을 두고 있습니다.

(7) 대한의사협회 국제의료봉사단(http://www.kma.org)

대한의사협회와 한국국제보건의료재단은 2008년 국제의료봉사단」발대식을 가졌으며 이번에 발족되는「국제의료봉사단」은 114명의 의사가 가입하여 대한의사협회가 2008년 100주년 기념행사의 일환으로 한국국제보건의료재단과 손을 잡고 추진했으며 의협 내 의료봉사조직으로는 최대 규모이다. 단원은 의사, 간호사, 약사, 임상 병리사, 물리치료사, 작업치료사, 치과기공사, 응급 구조사 등으로 구성되며 한국국제보건의료재단과 공동으로 의료봉사를 추진하고 있다. 한국국제의료재단, 대한의사협회, 대한치과의사협회, 대한한의사협회, 대한간호사협회, 대한 임상 병리사 협회 등 다양한 보건의료단체의 전문가들로 운영위원회를 구성하여 운영된다. 앞으로 국제의료봉사단은 북한 및 개발도상국, 외국인 근로자, 해외의 긴급재난 발생 등의 보건의료 활동을 펼치게 되며 구체적으로는 환자 진료 및 치료, 수술, 의료기술 전수 등 상대국의 보건의료 수준을 향상시키는 데 도움이 될 것으로 기대되고 있다.

참고문헌

강명근, 김건엽, 김상아, 박웅섭, 유원섭, 이무식, 조희숙, 최용준. 학습목표에 맞춘 보건의료관리, 보문각, 2012

2014 주요업무 참고자료, 보건복지부: 2014. 8

김창엽. 한국의 보건 분야 국제개발 협력 현황과 과제. 2014

대한예방의학회. 예방의학과 공중보건학 I, II, III. 계축문화사. 2017.

보건복지부. 세계보건기구 집행이사회 109차 및 111차 보고서. 2003

전국대학보건관리학교육협회. 보건학 원론. 계축문화사. 1995

한상태, 남은우. 국제 보건학. 고려의학. 2003.

DeHart RL. Fundamentals of Aerospace Medicine. 2nd ed. Williams & Wilkins. 1996.

Ernsting J. Aviation medicine. 3rd ed. Butterworth–Heinemann. 1999.

Nicogossian AE. Huntoon CL. Pool SL. : Space Physiology and Medicine. 3rd ed. Lea & Febiger. 1994.

Rayman RB. Clinical Aviation Medicine. 3rd ed. Lea & Febiger. 1999

WHO. Millenium development goals and health targets. 2003.

WHO. OECD. Poverty and Health. 2003

WHO. WTO. WTO Agreement & Public Health. 2003

www.MOHW.go.kr

www.WHO.int

Detels R, Beaglehole R, Lansang MA, Gulliford M. Oxford Textbook of Public Health, Oxford University Press, 2009

Robert B. Wallace. Maxey–Rosenau–Last Public Health and Preventive Medicine. McGraw–Hill Education, 15 edition, 2008.

제 6 편

환경 및 산업보건

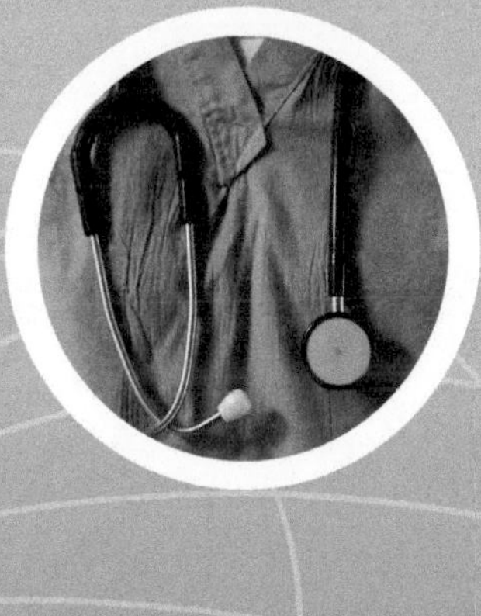

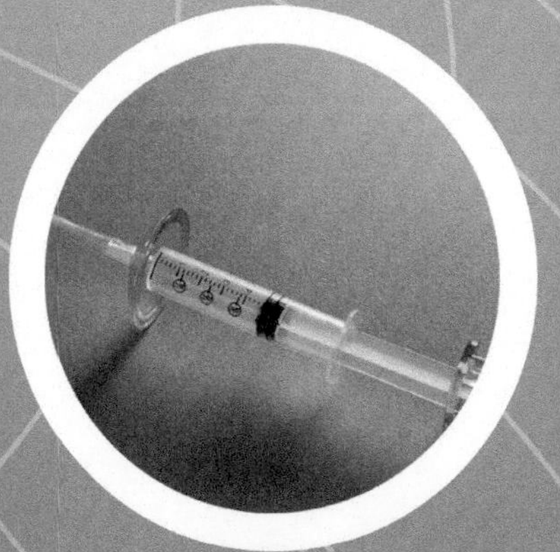

제28장

환경보건

Ⅰ. 환경보건

환경이란 불어의 milieu에서 그 어원의 뿌리를 두고 있는데 mi는 중앙(middle), lieu는 장소(place)로 환경은 중앙 또는 중간 공간이란 뜻을 포함한다. 환경은 우리를 둘러싼 모든 것으로 자연적인 환경은 물론 인간이 만든 인공적인 환경과 사회적인 환경을 포함하고, 자연적인 환경은 지구뿐 아니라 우주환경도 포함하고 있다. 우리나라의 환경정책기본법에서는 환경을 자연환경과 생활환경으로 분류하고 있다. 자연환경은 지하, 지표, 해양 및 지상의 모든 생물과 이들을 둘러싸고 있는 비생물적인 것을 포함한 자연의 상태(생태계 및 자연경관을 포함한다)를 말한다.

인간과 환경을 중심으로 생물, 무생물 및 물리적 환경의 상호관계에 의해 이루어지고 있는 생물과 환경과의 포괄적 관계를 생태계(ecosystem)라 하며, 이는 지구의 생성 이후 상호 관련성을 지니며 발달해 왔다(그림 28-1). 이러한 생태계는 태양에너지가 지구상에 고정되었을

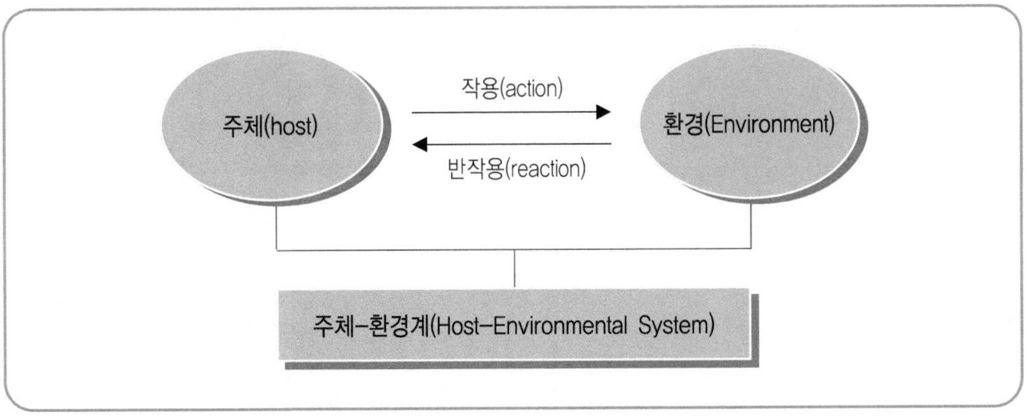

[그림 28-1] 주체-환경계 : 인간의 건강은 인간 유전체와 환경간의 상호작용에 의해 결정됨

때부터 시작되어 생산자(광합성식물) → 소비자(초식동물, 육식동물, 인간) → 분해자(미생물)의 관계에 의해 에너지의 흐름이 전달되고 또한 에너지의 흐름에 지배되어 왔다. 그러나 인류는 산업혁명, 농업혁명을 거치는 동안에 이 에너지의 흐름을 바꾸어 놓았다. 인간의 환경조성 능력이 자연의 복원력 이상으로 환경을 크게 변화시킴으로써 인간의 건강에 대한 직접적인 위협이 되고 있는 환경파괴라는 국면으로 치닫고 있는데 이런 환경파괴는 환경오염물질을 통한 직접적인 피해 외에도 생태계에 있어서의 인간의 활동에 의한 간접적인 영향에 의해 상호 의존관계인 복잡한 환경시스템을 위기로 몰아넣고 있다.

• 대기오염	• 전자파 차단	• 기후변화
• 수질오염	• 소음방지	• 생태계 변화
• 토양오염	• 작업환경 보건	• 식수 확보
• 자외선 차단	• 거주환경 보건	• 위생활동
• 방사능 오염	• 도시계획	

[그림 28-2] 환경보건의 제영역

출처 : WHO, Preventing disease through healthy environments, 2006

환경오염이란, 인간의 활동에 의해 생기는 인공적 오염현상에 의한 사회적 피해내지는 파과를 가져오는 것의 총칭이며, 불특정 다수의 발생원에 의한 불특정 다수의 사람이 피해를 받는 것이다. 국제연합에서는 이를 사람의 행위에 의해 환경의 구성성분이나 상태가 변화되어 원래 경우보다도 인간이 그 환경을 이용함으로써 상태가 나빠진 경우로 사람과 자연환경 및 사회환경 간의 파탄으로 나타나는 것이라고 정의하고 있다. 또한, 우리나라의 공해대책기본법에서는 산업활동 외 사람의 활동에 따라 생기는 상당 범위에 미치는 대기오염, 수질오탁, 토양오염, 소음, 진동, 지반침하 및 악취에 의해 인간의 건강 또는 생활환경에 관계되는 피해가 생기는 것이라고 정의하고 있다.

우리나라 환경오염 문제는 인구의 도시 집중화와 도시에 있어서의 차량 증가에 따라 발생한 배기가스 속의 일산화탄소, 질소산화물, 기체 속의 납 등 공장이나 빌딩의 굴뚝에서 배출되는 유황산화물, 매연 등에 의한 대기오염, 소음이나 진동, 각종 공장에서 배출되는 유해 또는 오탁물질에 의한 수질오염, 인구의 도시 집중에 의해 생기는 배설물이나 폐수처리 문제 등의 중요한 과제를 안고 있으며, 이외에도 해양적조, 석유유출, 공장의 유기물폐수, PCB에 의한 인체오염, 환경오염 문제 등이 있다.

[표 28-1] 건강에 영향을 미치는 환경요인의 구분과 그 내용

환경요인 구분	내 용
물리적 요인	온도, 습도, 압력, 방사선, 자외선
화학적 요인	화학물질, 유해 중금속
영양학적 요인	열량, 필수 미량원소
생물학적 요인	미생물, 생태계
인체공학적 요인	반복작업, 자세
사회심리학적 요인	스트레스

출처 : 대한예방의학회. 예방의학과 공중보건학, 2014.

1 환경보건의 제원칙

환경보건법 제1조에 의한 환경보건의 목적은 "이 법은 환경오염과 유해화학물질 등이 국민건강 및 생태계에 미치는 영향 및 피해를 조사, 규명 및 감시하여 국민건강에 대한 위협을 예방하고, 이를 줄이기 위한 대책을 마련함으로써 국민건강과 생태계의 건전성을 보호 · 유지할 수 있도록 함을 목적으로 한다"로 기술되어 있다.

최근 환경보건 10개년 종합계획은 환경오염으로 건강을 위협받는 인구를 최소화하도록 하고 궁극적으로 환경성 질환의 위협이 없는 건강한 사회를 보장하도록 하는 것을 비전으로 제시하고 있고, 이를 위해 아래의 네 가지 기본 원칙을 천명하고 있다.

① 사전주의 원칙(precautionary principle)
② 수용체 중심의 원칙
③ 취약 · 민감계층 보호 우선의 원칙
④ 참여와 알권리 보장의 원칙

'사전주의의 원칙(precautionary principle)'은 환경보건 정책을 수립하는데 있어서 기본적인 원칙으로 삼고 있다. 이 원칙은 환경오염의 치명성과 비가역성 등을 반영하여 어느 정도의 불확실성이 내재 하더라도 당해 현상의 무해성이 확정되기 전까지는 위해를 줄이려는 노력을 할 필요가 있다는 원칙으로 현재 세계적인 추세라 할 수 있겠다. 사전주의 원칙은

1970년대 독일의 환경법에서 언급된 소위 '예측원칙(vorsorgeprinzip)으로부터 유래되었다는 견해가 유력하다. 이 원칙의 핵심사항은 사회전체는 위해가능성이 있는 조치나 활동을 차단하기 위한 조심스럽고 전향적인 기획에 의하여 환경위해를 피할 방도를 찾도록 하여야 한다는 것으로 산성비, 지구온난화 및 북해오염 등과 관련된 다양한 정책들을 수립하는 근거로 활용되고 있다.

수용체 중심 접근원칙은 기존 발생원 중심의 사고로부터 수용체인 인간 또는 생태계에 대한 영향을 고려하는 환경관리를 강조하는 패러다임의 전환이라고 할 수 있다. 이러한 수용체 중심 접근의 원칙에 입각하여 제시되는 것이 소위 환경보건지표(environmental health indicators)이며, 환경오염 발생부터 건강영향까지의 과정을 몇 가지 단계로 나누어 이 인과적 연결고리가 상호관계가 성립될 수 있는 형태와 질적 수준을 유지토록 하는 통합적 사고가 중요하다. 취약 · 민감계층 보호 우선의 원칙은 기존의 환경정책에서 소외되었던 인구집단에 대한 우선관리를 제시하고 있다는 점에서 매우 적극적인 정책적 의지를 반영하는 것이라 할 수 있다. 지역사회의 알권리 및 참여를 보장하는 원칙은 정책수립의 초기단계에서부터 실행단계에 이르는 기간까지 지역사회 참여를 권장하는 것이다.

이러한 방향에 따라 환경보건법 제4조에 환경보건의 기본이념으로 첫째, 환경유해인자와 수용체의 피해사이에 과학적 상관성이 명확히 증명되지 아니하는 경우에도 그 환경유해인자의 무해성이 최종적으로 증명될 때까지 경제적, 기술적으로 가능한 범위에서 수용체에 미칠 영향을 예방하기 위한 적절한 조치와 시책을 마련해야한다. 둘째, 어린이 등 환경유해인자의 노출에 민감한 계층과 환경오염이 심한 지역의 국민을 우선적으로 보호하고 배려해야한다. 셋째, 수용체 보호의 관점에서 환경매체별 계획과 시책을 통합, 조정하여야한다. 넷째, 환경유해인자에 따라 영향을 받는 인구집단은 위해성 등에 관한 적절한 정보를 제공받는 등 관련 정책의 결정과정에 참여할 수 있어야 한다 등을 제시하고 있다.

2 지구환경과 생물영향

1) 지구온난화와 기상이변

최근 세계는 지구촌 곳곳에서 기상이변의 징후를 나타내고 있다. 지구촌 한쪽에서는 폭설과 폭우로 다른 한쪽에서는 이상고온과 이상저온으로 수많은 사람들이 삶의 터전과 생명을 위협받고 있다. 우리나라도 기상이변의 원인 중 하나는 온실효과에 의한 지구의 온난화를 들 수 있다. 지구의 평균 지상기온은 15℃로 태양의 일사 에너지와 방출 에너지간에 평형을 이루고 있는데, 최근 20년 간 약 0.4℃ 상승된 것으로 조사되었다. 지구온도 상승의 주범은 대기 중 이산화탄소의 증가에 의한 온실효과로 외부에서 오는 단파장의 빛은 그대로 통과하지만 지표면에서 반사되는 장파장의 빛은 흡수되어 비닐하우스의 온실효과와 같은 원리에 의한다. 만일 대기 중 온실효과 가스가 부족하게 되면 지구는 현재보다 30℃ 낮은 저온의 얼음 혹성으로 변하게 되고 온실효과 가스가 증가하게 되면 지구의 온도는 상승된다(그림 28-3).

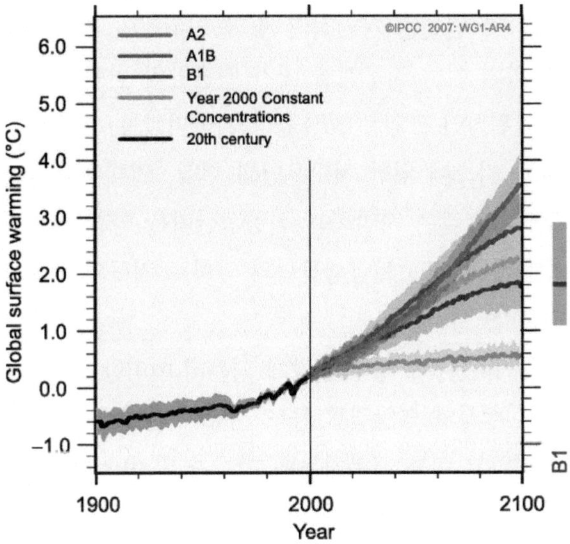

[그림 28-3] 19세기 이후 지구 표면온도 변화 예측

출처 : IPCC(Intergovernmental Panel on Climate change), 2007
(http://www.ipcc.ch/publications_and_data/ar4/wg1/en/spmsspm-projections-of.html

온실효과를 일으키는 가스의 종류로는 에어컨의 냉매, 전자제품의 세척제, 스프레이어캔 등에 사용되는 프레온가스(CFC), 오존, 석탄과 석유 등 화석연료에서 방출되는 메탄, 이산화탄소(CO_2)로 이중 이산화탄소가 가장 크게 기여한다.

이러한 대기오염물질에 의한 온실효과는 전 인류에게 매우 큰 경제적, 사회적, 환경적 영향을 주게 된다. 이미 지구의 평균기온이 높아지고 있고 대기대순환 모형으로 예측해 본 결과에 의하면 앞으로 기온 상승속도가 더욱 빨라져 다음 세기말에는 지구의 평균기온이

2.5~5.5℃ 상승할 것으로 예상된다. 이러한 지구온난화는 해수의 온도상승과 더불어 남극의 빙하와 히말라야 만년설을 녹이고 해수면을 상승시켜 육지의 침수를 가져올 것으로 예상되는데, 서기 2100년에는 해수면 상승이 세계의 모든 지역에 걸쳐 0.5~2.0m에 이를 것으로 추정하고 있다. 서기 2075년에 해수면 상승이 1m라고 가정하였을 때 세계 경작면적의 1/3이 피해를 입어 10억 인구의 생활터전이 사라지게 된다. 또한 지구의 온난화는 잦은 폭우와 폭설, 이상고온과 이상저온 등 기상이변을 초래하여 막대한 경제적인 손실과 인명의 피해를 가져오기도 한다.

기상이변의 영향으로 사막화를 들 수 있는데, 사막화란 물이 적다는 의미로 건조 또는 반건조상태의 지역을 말한다. 사막화의 원인은 자연적인 것과 인위적인 것으로 나눌 수 있는데, 자연적인 원인은 13%를 차지하며 이는 지구전체 대기 대순환의 변화로 고기압대와 저기압대가 변동됨으로써 발생된다. 인위적인 요인은 87%를 차지하며 이는 지구환경문제와 관련된 것으로 이산화탄소 등 온실효과 가스에 의한 지구온난화 현상, 열대우림 등 삼림파괴, 산성비 등을 원인으로 들 수 있다. 이와 같은 사막화는 식량생산력을 약화시켜 인구가 급증하는 개발도상국에 식량 부족문제를 가져오고, 토양생산력의 약화로 지구의 생명을 유지해주는 녹지대가 상실되는 문제를 가져온다.

여러 가지 중요한 질병들이 기온 및 강수에 영향을 받게 되는데 이러한 질병으로 말라리아와 뎅기열 등 매개체전염질환이 있고, 설사와 영양결핍 등도 사망과 질병증가에 영향을 미친다.

엄청난 재해 앞에 인간은 무기력하고 이를 극복하는데 한계가 있지만 하나 뿐인 지구를 살리는데 생태계 파괴의 심각성을 인식하고 특정한 지역주민이나 특정한 국가나 국민이 아닌 전 세계, 전 인류가 공동의 노력을 기울여야 하겠다.

2) 오존

(1) 오존층과 자외선

대기는 동물의 생존에 필수적인 산소와 식물의 생존에 필수적인 이산화탄소를 공급하는 이외에 지상의 생명체에 유해한 자외선과 우주선을 흡수하는데, 이는 대기의 성층권(10~50km) 중 지상 약 25km 부근에 존재하는 오존에 의하며 대기 중 특히 오존이 많이 존재하기 때문에 이를 대기의 오존층이라 부른다. 이 오존층은 태양으로부터 조사되어 인체나 생물에 해로운 강력한 자외선을 흡수하여 지상에 도달하지 않게 함으로써 지구상에 생존하고 있는 생물의 보호막 구실을 한다.

그러나 인간의 활동은 규제 없는 화석연료의 사용으로 대기오염과 산성비 그리고 기후의 변화를 초래하고 있으며 생물의 보호막인 오존층을 파괴(오존구멍, ozone hole)하고 있다(그림 28-4). 1970년대 후반부터 남극대륙 상공에 오존농도가 급격히 감소되고 있는 것이 관측되기 시작하였다. 그 원인은 현대문명의 발달과 함께 냉장고나 에어콘의 냉매, 에어로졸 분사제, 발포제, 세척제, 화재진압용 소화제 등으로 널리 사용되는 chlorofluorocarbon(CFC ; FREON)이란 물질이 서서히 성층권을 오염시켜 오존층을 파괴하기 때문인데, 프레온가스의 염소원자 하나는 약 10만개의 오존분자를 파괴하는 물질로 알려져 있다.

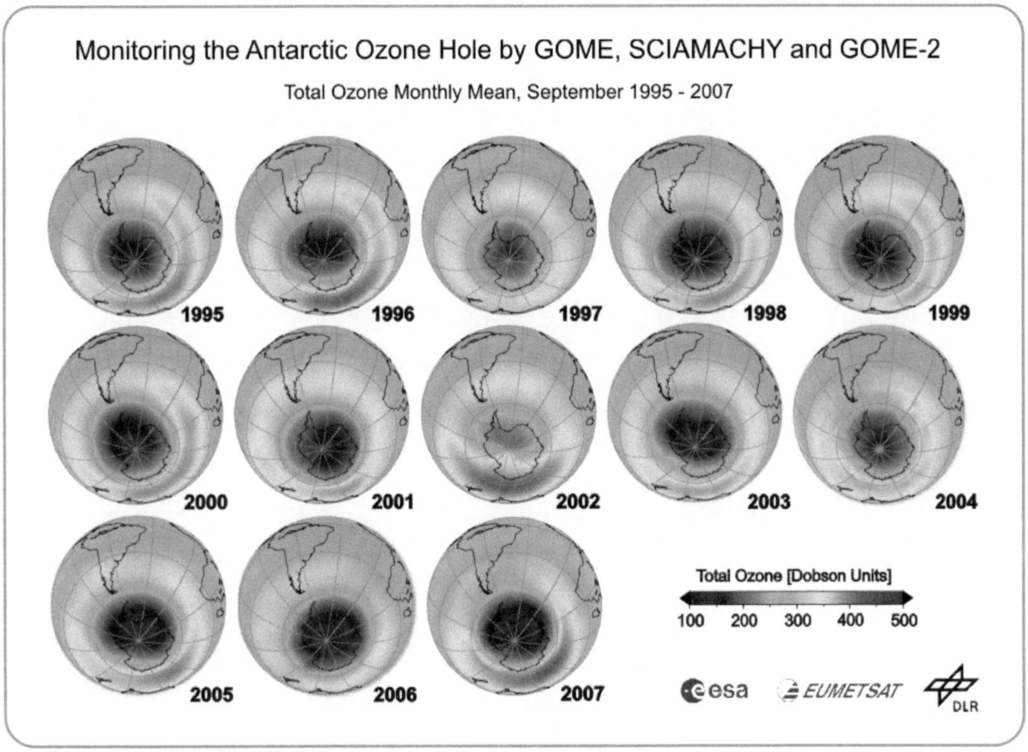

[그림 28-4] 남극 오존홀 크기 변화

태양광선은 일종의 전자파로서 가시광선과 이 파장보다 긴 적외선, 이보다 짧은 자외선이 있는데, 자외선은 다시 파장의 종류에 따라 장파장(320~400nm), 중파장(280~320nm), 단파장(190~280nm) 자외선으로 구분할 수 있다. 이 자외선은 파장이 길어짐에 따라 사람의 피부 깊은 곳까지 도달하며, 장파장 자외선은 색소침착(suntan)의 원인이 되고 중파장 자외선은 태양화상(sunburn)의 원인이 된다. 단파장 자외선은 생물에 매우 유해한 작용을 하는

데 보통은 성층권의 오존층에서 흡수되어 지상에는 도달하지 않기 때문에 인간의 건강에 영향을 주는 자외선은 주로 중파장 자외선이며 그 영향은 조사량에 따라 달라진다. 자외선에 장기간 노출되면 피부노화를 촉진하고 피부암의 원인이 된다. 특히 멜라닌 색소가 적은 백인은 멜라닌 색소가 많은 흑인에 비하여 50배 높은 피부암 발생을 보인다. 안과 영역에서는 자외선에 의한 각막염, 결막염, 백내장, 망막장애 등의 원인이 된다.

국제환경계획(UNEP)의 오존층위원회는 오존의 1%가 감소하면 유해자외선은 2% 증가하고 피부암은 4~6% 증가될 것이라고 보고하고 있으며 만일 시급하게 FREON에 대한 대책을 수립하지 않고 지낸다면 100년 내에 캐나다에서만 약 440만 명의 새로운 피부암 환자가 발생할 것으로 예측하고 있다. 이에 따라 유엔에서는 1985년 3월 오존층을 보호하기 위한 빈조약을 체결하였고 1987년 9월 오존층을 고갈시키는 물질에 관한 몬트리올 의정서를 결정하였다. 1989년 5월 핀란드 국제회의에선 2000년까지는 오존층을 고갈시키는 물질을 전면 생산 및 사용을 금지할 것을 선언하였으며 세계 각 국에서는 오존층을 파괴하지 않는 대체물 개발에 노력하고 있다. 오존층 파괴에 대한 국제적인 논의는 1976년 UN 환경계획에 의해 시작되었으며, 1985년 국제적 모니터링과 CFC 감축 협력의 비엔나 협약에 체결되었으며, 1987년 오전층 파괴물질 생산과 소비 감축을 위한 몬트리올 의정서가 채택되었다. 우리나라도 1992년 5월에 정식으로 몬트리올 의정서에 가입하였으며 한국과학기술연구원이 주관이 되어 1990년부터 국제 사업으로 FREON의 대체물질 개발을 추진하고 있다.

(2) 자외선에 의한 인체영향

태양은 복사에너지의 근원으로서 복사선을 방출하는데 물리학상으로는 전자파(electromagnetic wave)라 하며 전리작용의 유무에 따라 X-선, r-선 등의 전리방사선(ionizing radiation)과 자외선(UV), 가시광선(visible light), 적외선(infrared radiation) 등의 비전리방사선(nonionizing radiation)으로 구분한다. 지상에 도달하는 태양복사선이 일광인데, 가시광선이 전체의 52%, 적외선이 42%, 자외선이 약 6% 정도 되며, 일광은 중추신경을 자극, 마음을 상쾌하게 하고 눈을 통해 흡수된 광선은 송과체에서 항우울 성분인 멜라토닌을 발생시켜 신진대사를 돕고, 병균을 죽이거나 억제하는 등 인체에 이롭게 작용하나, 일광에 지나치게 노출되면 태양복사선 중 적외선과 자외선이 유해광선으로 작용한다.

① 자외선의 물리적 특성

원자외선(320~400nm), 중자외선(280~320nm), 근자외선(190~280nm)으로 분류되

며 자외선의 양은 계절별로는 여름철이 겨울철의 2-3배로 많고 하루 중 정오를 중심으로 전후 1시간이 가장 많으며, 지리적, 기상적, 환경적 조건에 따라서 달라진다(sunburn : cloudy day 〉 clear day, snow burn).

② 생물학적 효과

파장이 길어짐에 따라 사람의 피부 깊은 곳까지 도달하며, 장파장은 색소침착(suntan)의 원인이 되고 중파장의 자외선은 태양화상(sunburn)의 원인이 된다.

피부에 대한 급성효과로는 홍반형성(sunburn, erythema)(히스타민양 물질 유리로 모세혈관확장), 색소침착(pigmentation)(말피기층에 있던 멜라닌 색소가 진피층으로 이동), 피부의 비후(skin thickening), 피부광감작(photosensitization) 등이다. 피부에 대한 만성효과로는 피부의 노화, 피부암(280~320nm) 등으로 피부암은 흑인에서는 드문데(10만명당 2, 100)이는 멜라닌과립이 풍부하기 때문이다. 눈에 대한 효과로는 각막염(photo-keratitis), 이물감(foreign body sensation), 수명(photophobia), 눈물 (lacrimation), 안검경련(blepharospasam), 결막염(conjunctivitis), 설맹(snow blindness), 백내장(cataract) 등이다. 비타민 D의 합성과 살균작용(germicidal effect)(핵단백 파괴 기전) 등의 효과도 있다.

오존층 파괴에 의해서 일어나는 중파장 자외선 증가는 인체에 유익한 것은 거의 없고 피부암과 백내장 등 유해한 면이 월등히 많다.

3) 산성비(Acid rain)

공기 중에는 원래 평균 353ppm의 탄산가스가 존재하므로 이것이 공기 중의 물방울과 반응하면 약산성인 pH 5.6을 나타내는데 이 이하의 비를 산성비라 한다. 각종 공장, 화력발전소, 자동차 또는 가정에서 석유나 석탄 등의 연료를 태울 때 배출되는 아황산가스, 질소산화물, 및 염화수소 등의 산성가스가 황산, 질산 등의 강산으로 변하여 구름이나 비에 녹아들어 생성된다. 각종 발생원에서 방출된 아황산가스나 질소산화물 등은 상승기류를 타고 수천 km를 이동하므로 산성비는 반드시 발생원 부근에서만 그 영향을 나타내는 것은 아니며 다른 지역으로 이동하여 피해를 주기도 한다. 따라서 국제 간의 문제가 일어나게 되며 지구 전체의 기후나 생태학적 영향을 주기도 한다.

산성비는 인체의 눈과 피부에 자극증상을 일으키고 하천 호수 및 수생 생물에는 물고기의 호흡장애를 일으키며 토양에서는 식물생장을 저해하고 식물의 광합성작용을 저해하여 엽록소가 탈색 말라죽는 현상을 일으킨다. 또한 금속이나 대리석으로 만들어진 동상, 기념탑 등의 유적과 각종 구조물을 부식시키기도 한다(그림 28-5).

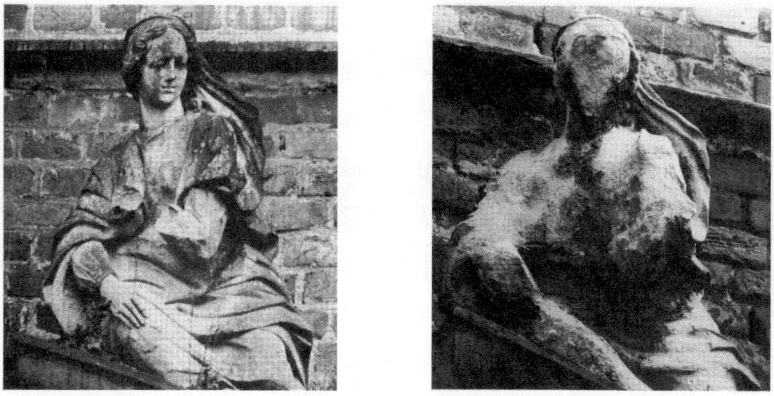

[그림 28-5] 독일 Herten Castle의 조각상 변화(1908~1969)

3 대기오염

1) 대기오염의 인체영향

대기오염의 건강피해를 요약하면, 지역 주민 사망률 증가, 기존 폐질환의 악화, 급성호흡기 질환 발생율 증가, 폐장의 환기기능 악화, 폐암 발생률 증가, 심장 · 혈관질환 발생률 증가, 신경 · 행동 · 감각계 이상 증가, 중금속에 의한 영향, 사망률의 증가 · 분석 · 평가방법 개선에 따른 더 많은 피해 예상 등이다.

(1) 유황산화물의 인체영향

유황산화물의 영향으로서는 SO_2, SO_3 황산안개 및 부유분진의 공존효과인 경우가 많다. SOx는 기관지의 수축, 기도저항의 상승작용이 있고, 주로 만성기관지염 등의 호흡기계 병환을 불러일으킨다. SO_2 단독으로는 0.6ppm까지는 건강한 성인에게는 인정할만한 변화가 없다고 한다.

(2) 질소산화물의 인체영향

NO_2의 독성은 NO의 7배이고, Hb와 결합하여 메트헤모그로빈을 생성한다. 호흡기계에 대한 장애로서는 폐색성폐병환, 폐기종 등을 일으킨다. NO_2의 고농도 폭로에 의한 생체영향은 39ppm이 장시간 견딜 수 있을 정도이고, 25~75ppm 이상은 1시간 이내로 폐암, 세기관지염, 300~500ppm 이상은 1시간 이내로 폐수종으로 사망한다는 보고가 있다.

(3) 일산화탄소의 인체영향

일산화탄소 헤모글로빈을 생성하기 위해 조직의 산소결핍이 일어난다. 이 때문에 심근경색증 등의 O_2 Hb의 감소로 민감한 사람들에게 강한 영향을 주어, 심관동맥질환 환자의 치명률을 높인다. 정상인의 CO-Hb은 약1%로, 10%가 되면 두통, 현기증, 맥박증가 등의 CO중독 증상이 나타난다.

(4) 광화학스모그의 인체영향

광화학스모그와 관련된 건강피해의 대부분은 일과성이고, 가장 많은 증상은 눈의 통증, 유루, 인두통, 기침 등의 정착자극증상이다. 그 밖에 호흡수, 맥박수의 증가, 미열 호흡곤란, 두통, 구역질, 구토, 마비, 사지의 강직, 경련 등이 나타난다. 광화학스모그의 주성분인 O3는 눈에 자극은 없지만 호흡기계에 대해 기도점막의 자극, 기도저항의 증가, 폐수종 등을 일으킨다. 알데히드류는 탄산수소의 광화학 반응에 의한 반응생성물이고, 그들의 약 50%가 포름알데히드이고, 약 5%가 아크롤레인이라고 한다. 이들은 점막자극성이 강해 흡입에 의한 기관지염을 불러일으킨다.

(5) 부유입자상 물질의 인체영향

부유입자상 물질과의 공존으로 SOx의 작용이 강화된다. 부유입자상 물질 중의 Mn, Ni, Pb, Cr 등의 중금속에 의한 영향도 보고되고 있다. 또한, 최근 동계적설 한랭지역에서 사용되는 스파이크 타이어에 의한 도로분진이 증가해 환경상 문제가 되고 있다.

2) 대기오염 대책

대기오염방지 대책에는 ① 고정발생원 대책, ② 자동차 배출가스 대책이 있다. 발생원 대책에는 사용원료의 질적 향상을 꾀하는 것과 연소방법의 개선 등이 있고 이것과 관련해서 공장이나 사업장에서 배출되는 매연, 분진 및 특정물질에 대해서 각종 규제설치가 강구되고 있다. 각 오염물질에 따른 대책을 들면 다음과 같다.

(1) **유황산화물 대책** : ① 수입연료의 저유황화, ② 중유의 탈황

(2) **질소산화물 대책** : ① 전국 일률적으로 배출규제 실시, ② 총량규제, ③ 자동차 배기가스 대책

(3) **매연 대책** : ① 매진대책, ② 분진대책, ③ 부유입자상물질 대책, ④ 디젤배출가스 대책, ⑤ 스파이크 타이어 분진 대책

(4) 광화학 대기오염 대책

(5) 탄산수소류 배출억제 대책

(6) **그 밖의 대기오염물질 대책** : ① 유해물 대책, ② 일산화탄소 대책, ③ 미규제 물질 대책, ④ 산성비 대책 등

3) 실내 공기오염

실내 공기오염은 사람들이 하루 80% 이상을 실내에서 생활한다는 점에서 대기오염 못지않게 중요한 의미를 갖는다. 또한 최근에는 새로운 건축자재에 의한 의외의 오염물질이 방출되고 있다(표 28-2)(그림 28-6).

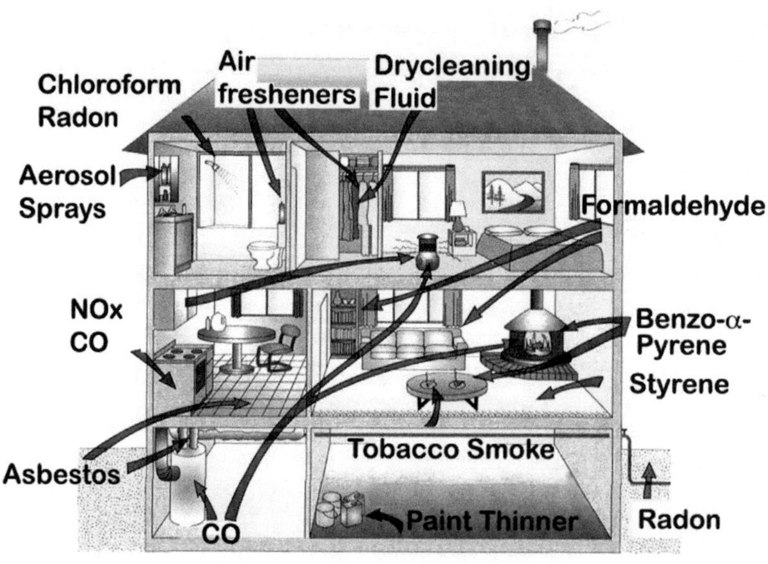

[그림 28-6] 실내 공기오염원

[표 28-2] 대표적인 실내 공기오염물질의 발생장소

오염물질	장 소
일산화탄소(CO)	사무소, 식당, 실내경기장, 가스 레인지를 사용하는 가정의 취사장
이산화질소(NO_2)	가스 조리기, 가스 레인지, 전자 레인지를 사용하는 가정
폐 침착성 미립자 (Respirable Particulate : RP)	식당, 체육관, 주택
총 부유 미립자 (Total Suspended Particulate : TSP)	주택, 공공건물, 시가지건물
석면(Asbestos)	통상의 활동, 보수작업시
포름알데히드(HCHO)	Chipboard 주택, Mobile 주택
오존(O_3)	복사기실, 전기집잔기를 사용하는 주택
라돈(Rn)	일반 주택
벤조피렌(Benzopyrene)	흡연시
이산화탄소(CO_2)	강당, 교실
미생물 입자	학교, 병원, 주택

실내 오염물질 중 가장 중요한 것은 방사성물질인 라돈(Radon)이다. 라돈은 반감기가 3.8일이며 Radium 226의 핵분열로 생성된 물질이다. 라돈은 일상생활의 흙, 시멘트, 콘크리트, 대리석, 모래, 벽돌 등의 건축자재에 존재한다. 라돈은 폐암을 유발하는 것으로 알려져 있으며, 미국내 년 13만 명의 폐암사망자 중 5,000~20,000명이 주택의 라돈가스 폭로에 의한 영향으로 보고 있다.

그외 실내공기오염을 일으키는 물질로는 포름알데히드(formaldehyde), 석면(asbestos), 연소가스 및 미생물성 물질 등을 들 수 있다. 포름알데히드의 발생원은 단열재인 건축자재, 섬유옷감, 실내가구의 칠, 난방기구의 연소과정, 흡연으로 인체의 눈, 코, 목의 가려움과 기침을 유발하고 어지러움과 구토를 일으키며 장기간 폭로시 비암을 발생시킨다. 석면(asbestos)은 내화성 건축자재(석면타일, 석면시멘트), 전기제품, 내열성 공업제품 등에서 발생되며 인체에 피부질환, 호흡기질환을 유발하고 만성폭로시 폐암을 일으킨다. 연소가스로는 일산화탄소, 이산화질소 등 난방, 주방연료의 연소과정에서 발생되며 호흡기질환의 발생과 폐기능의 저하를 가져온다. 미생물성 물질로는 세균, 곰팡이 및 각종 알레르기성 물질이 있으며 각종 전염성질환과 레지오넬라병을 일으킨다(표 28-3).

[표 28-3] 실내 오염물질과 인체 영향

오염물질	인체 영향
부유분진, 석면	분진은 눈이나 목의 통증, 호흡기 질환, 진폐증 등을 가져오며 석면은 단열, 불연, 방음재 등으로 건축물에 많이 사용하고 있어 호흡기질환을 유발시키고 과다한 흡입이나 피부에 접촉되면 폐암이나 폐질환, 석면증을 발생시킨다.
이산화탄소(CO_2)	이명, 두통을 일으키며 탄산가스만을 생각하면 3% 이상에서 불쾌감, 5% 이상에서 호흡중추가 자극되어 호흡촉진이 되며 10%가 넘으면 호흡곤란으로 사망하게 된다.
라돈(Rn-222)	라돈은 희귀가스로서, 흡입되는 라돈으로부터 배출되는 α입자가 기도상피(氣道上皮)에 침입하여 기저세포의 유전물질을 손상시킬 위험이 높다. 미국 환경 보호청의 계산으로는 매년 라돈 방치에 의한 5천~2만명이 암에 걸려 사망하는 것으로 평가되고 있다.
포름알데히드(HCHO)	동물실험에서 발암성이 나타나고 있고, 사람에 대해서도 발암의 가능성이 있는 물질로서 분류되고 있다. 민감한 사람에 있어서는 냄새만으로 알레르기 반응을 일으키는 원인물질이다. 의학조사로는 두통, 피로감, 기억상실, 안면장애 등의 발병율이 높다.
이산화질소(NO_2)	호흡기 질환 환자의 폐기능 저하, 감염저항성의 감소, 면역성의 저하, 기도장애 등을 일으킨다.
일산화탄소(CO)	혈액 중의 헤모글로빈과의 친화력이 산소의 250배 높기 때문에, 쉽게 일산화탄소 헤모글로빈을 형성하여 체조직(體組織)에의 산소운반 장애를 일으켜, 체조직에서 가장 많은 산소를 소모하는 대뇌피질이나 심장의 산소결핍을 만든다. 심혈관계의 영향을 볼 수 있고, 협심증 환자는 발작을 일으키기 쉽고, 건강한 사람은 운동력이나 인지력이 저하되며, 간기능 장애자는 기능저하상태를 볼 수 있다.
휘발성 유기화합물	900종류 이상의 화합물이 실내에서 검출되고 있다. 신경독성(마취, 식욕부진, 피로, 기억장해 등) 간장독성, 발암성, 변이원성(變異原性)을 가진다. 심혈관계에의 영향도 있다.
다환 방향족 탄화수소	대다수가 발암물질들로서 변이원성(變異原性)을 가진다. 심혈관계에의 영향도 있다.
살 충 제	신경계, 간장, 생식기에 영향을 미친다.
담배 연기	암, 호흡기계통이나 심혈관계에의 영향, 감염저항성의 감소
생물학적 인자	감염성 질환(결핵, 재향군인병 등), 알레르기, 중독
방사선, 전자파	암(신경계), 유산

4 수질오염

수질오염이란 가정, 도시 및 공장에서 흘러나오는 폐기물이나 농약 등이 하천수나 지하수에 유입되어 물의 자정작용(self purification) 능력을 상실하는 상태이다.

물은 생물의 생존에 있어서 필수불가결한 것으로 풍부한 수자원은 인류의 생존에 있어서 극히 중요한 환경인자이다. 그러나 물의 자정작용을 방해하는 인위적인 물오염은 수질오탁을 불러일으켜 사람의 건강이나 생활환경, 농업, 수산업 등에 커다란 영향을 미친다.

1) 수질오염의 원인

주요하천의 오탁상황은 공장폐수 외에 일반가정의 하수의 불완전처리, 선박에서 배출되는 기름에 의한 유탁 등이 원인이 되어 어패류나 해초 등의 수산자원의 피해, 관개용수의 오탁 등 산업피해가 생기고 있다. 수질오탁은 유해물질, 유기물, 온배수, 합성세제 등이 원인이 되어 발생한다. 이들은 공장배수의 증가, 인구의 도시집중으로 인한 생활배수의 증가 및 여기에 따른 하수도 정비의 미비, 배설물 정화조의 유지관리 등이 불충분한 것으로 인해 수역의 정화능력의 한계를 넘어 배수가 공용 용수역에 유입하기 때문이다. 즉 화학공업, 종이, 펄프제조 공업, 철강, 섬유, 식료품 제조공장 등으로부터의 배수가 수질오탁의 주요원인이 되고 있다.

2) 수질오염의 지표

수질의 지표로서는 물리적, 화학적, 생물학적, 그 밖의 지표가 있다. 물리적 지표에는 수온, 색도, 탁도, 투시도, 투광도, 증발잔여물, 강열감량, 산도, 알칼리도, 전기전도도, 산화환원전립 등이 있다. 화학적 지표에는 용존 산소, BOD, COD, 질소화합물, 염소이온, 유해물질 등이 있고 생물학적 지표에는 수성생물, 동식물 등이 있다. 그 밖의 지표로서는 색도, 냄새, 맛 등을 들 수 있다.

3) 수질오염과 건강

수질오염에 의한 건강장애 현상은 세계 곳곳에서 발견되고 있으며 그 원인과 증세가 다양하고 비특이적이다. 수질오염에 의한 대표적인 오염사건은 다음과 같다.

[표 28-4] 우리나라 먹는 물의 수질기준

1. 미생물에 관한 기준	가. 일반세균(보통 한천배지에서 무리를 형성할 수 있는 생균을 말한다.)은 1㎖중 100CFU을 넘지 아니할 것 나. 대장균군(그람음성의 무아포성 단간균으로 유당을 분해하여 산과 가스를 만드는 호기성 또는 통성혐기성균을 말한다) 50ml에서 검출되지 아니할 것
2. 건강상 유해영향 무기물질에 관한 기준	가. 납은 0.05mg/l를 넘지 아니할 것 나. 불소는 1.5mg/l를 넘지 아니할 것 다. 비소는 0.05mg/l를 넘지 아니할 것 라. 세레늄은 0.01mg/l를 넘지 아니할 것 마. 수은은 0.001mg/l를 넘지 아니할 것 바. 시안은 0.01mg/l를 넘지 아니할 것 사. 6가크롬은 0.05mg/l를 넘지 아니할 것 아. 암모니아성질소는 0.5mg/l를 넘지 아니할 것 자. 질산성질소는 10mg/l를 넘지 아니할 것 차. 카드뮴은 0.01mg/l를 넘지 아니할 것 카. 보론은 0.3mg/l를 넘지 아니할 . 다만, 샘물·먹는샘물 및 먹는물공동시설의 경우에는 그러하지 아니하다.
3. 건강상 유해영향 유기물질에 관한 기준	가. 페놀은 0.005mg/l를 넘지 아니할 것 나. 총 트리할로메탄 및 클로로포름은 각각 0.1mg/l, 0.08mg/l를 넘지 아니할 것. 다만, 클로로포름의 수질기준은 샘물·먹는샘물 및 먹는물공동시설의 물에는 적용하지 아니한다. 다. 다이아지논은 0.02mg/l를 넘지 아니할 것 라. 파라티온은 0.06mg/l를 넘지 아니할 것 마. 말라티온은 0.25mg/l를 넘지 아니할 것 바. 페니트로타온은 0.04mg/l를 넘지 아니할 것 사. 카바릴은 0.07mg/l를 넘지 아니할 것 아. 1.1.1-트리크로로에탄은 0.1mg/l를 넘지 아니할 것 자. 테트라클로로에틸렌은 0.01mg/l를 넘지 아니할 것 차. 트리클로로에틸렌은 0.03mg/l를 넘지 아니할 것 카. 디클로로메탄은 0.02mg/l를 넘지 아니할 것 타. 벤젠은 0.01mg/l를 넘지 아니할 것 파. 톨루엔은 0.7mg/l를 넘지 아니할 것 하. 에틸벤젠은 0.3mg/l를 넘지 아니할 것 거. 크실렌은 0.5mg/l를 넘지 아니할 것 너. 1,1-디클로로에틸렌은 0.03mg/l를 넘지 아니할 것 더. 사염화탄소는 0.002mg/l를 넘지 아니할 것

4. 심미적 영향물질에 관한 기준	가. 경도는 300mg/l를 넘지 아니할 것 나. 과망간산칼륨소비량은 10mg/l를 넘지 아니할 것 다. 냄새와 맛은 소독으로 인한 냄새와 맛 이외의 냄새와 맛이 있어서는 아니할 것 라. 동은 1mg/l를 넘지 아니할 것 마. 색도는 5도를 넘지 아니할 것 바. 세제(음이온계면활성제)는 0.5mg/l를 넘지 아니할 것 사. 수소이온농도는 pH 5.8내지 8.5이어야 할 것 아. 아연은 1mg/l를 넘지 아니할 것 자. 염소이온은 250mg/l를 넘지 아니할 것 차. 증발잔류물은 500mg/l를 넘지 아니할 것 카. 철 및 망간은 각각 0.3mg/l를 넘지 아니할 것 타. 탁도는 1NTU를 넘지 아니할 것 파. 황산이온은 200mg/l를 넘지 아니할 것 하. 알루미늄은 0.2mg/l를 넘지 아니할 것

(1) 트리할로메탄

① 정의

트리할로메탄(trihalomethane, THM)이란 탄소원소 하나에 수소원소 4개가 결합된 메탄(CH_4)의 수소원소 중 3개가 한 가지 또는 여러 가지 할로겐원소(염소, 불소, 요오드, 브롬)로 바뀌어진 화학물질을 말하며 10여 종류가 존재한다.

② 종류

트리클로로메탄($CHCl_3$), 브로모디클로로메탄($CHBrCl_2$), 디브로모클로로메탄($CHBr_2Cl$), 브로모포름($CHBr_3$)이며, 이들 4종류를 총칭하여 총트리할로메탄(THMs)이라 부른다.

③ 생성과정 및 농도

유기성 오염물질을 영양원으로 하여 자란 조류, 자연계 동식물의 사체, 토양 중의 유기물질, 동물의 분뇨나 식물의 낙엽 등이 물 속에서 미생물에 의해 부식되고 부식질의 일종인 humin이 생물학적 반응을 거쳐 상수처리 과정에서 염소소독을 하면 THM이 생성된다. 물속의 유기물질의 양에 비례하여 생성이 많아지며 수온과 pH가 높거나, 염소 주입농도가 높을수록, 염소처리 후 시간이 경과할수록 THM 생성은 증가된다.

④ 발암성

THM 중 클로로포름이 중추신경계의 작용을 억제하고 신장과 간장의 손상을 가져오는 것 이외에 실험동물에서 발암성이 인정되고 있다.

(2) 부영양화

① 정의

물에 질소와 인의 농도가 높아지면 이를 영양염류를 섭취하여 성장하는 조류가 과다번식하여 물꽃(water bloom)을 이룬다. 이러한 현상을 부영양화라 한다.

② 영향

조류가 번식했다가 죽게 되면 이들이 분해되면서 물속에 녹아 있던 산소가 소모되어 물고기나 다른 생물체가 산소부족으로 죽게 되고 물의 이용가치를 상실하게 된다. 바다에서는 플랑크톤이 과다번식함으로써 붉은색을 띠는데, 이를 적조현상이라 하며 이때문에 물고기가 떼죽음을 당하는 경우가 발생한다. 남해안 일대 특히 마산, 창원 등 주변지역에서 유입된 오염물질로 매년 하절기에 적조가 발생되고 있다.

③ 발생원

자연적인 발생은 하천수에 운반되는 토양이나 생물체 또는 대기 중의 질소가 물의 표면에 용해되는 경우이고 인위적인 요인으로는 생활하수와 산업폐수이다.

(3) 합성세제

물에 녹아 세정력을 나타내는 이온의 성질에 따라 음, 양 및 비이온계로 분류하며 우리나라는 음이온계를 가장 많이 사용하고 있다.

섭취량이 극히 적어 인체에 직접적인 건강장애는 일으키지 않으나 피부의 습진을 악화시키는 사례가 발생한다.

(4) 페놀류

① 특징

특이한 냄새를 갖는 무색의 결정으로 살균력이 좋아 병원소독에 이용된다. 페놀류의 일종인 크레졸은 페놀에 비하여 2.5배의 살균력을 갖고 있다. 염소와 반응하여 생성되는 염화페놀은 강한 독성을 가지고 있는데 살충제나 농약의 원료로 사용되며 사염화페놀은 발암성을 가지고 있다. 염화페놀은 목재류가 썩지 않도록 보존하는 데 이용된다.

② 발생원

부주의로 인한 유출 및 누출에 의한 경우이나 석탄중유공장, 석유화학관련공장 또는 펄프제지공장 등의 폐수에 섞여 배출되는 경우가 있다. 상수원수가 페놀로 오염되면 정수처리 과정에서 염소소독에 의한 염화페놀류가 생성된다.

③ 독성

피부에 염증반응이나 눈에 각막염 또는 결막염을 일으킨다. 섭취시 복통, 구토 등의 증상과 간장 및 신장 손상을 일으킨다.

④ 오염사례

1991년 3월 14일 낙동강 상류의 구미공단 두산전자 주식회사에서 페놀수지 생산라인의 페놀원액 공급 파이프 연결부분에 틈이 벌어져 원액 30톤이 무단 방류되어 낙동강 하류가 오염되었고, 이를 제거하기 위하여 염소를 과량 투여함으로써 생성된 염화페놀의 맛과 냄새 때문에 사회적 물의를 일으킨 사건이 발생한 바 있다.

(5) 미나마타병

미나마타병은 1953년에서 1960년에 걸쳐 일본 미나마타만 주변에서 발생한 염화메틸수은의 오염에 의한 것으로 어패류에 축적된 유기수은을 장기간 대량으로 섭취함으로써 발생한 중독성 중추신경계의 질환이다. 원인물질인 메틸 수은화합물은 신일본질소공장인 아세트 알데히드 초산 설비안에서 생성된 것으로 이것이 공장폐수에 함유되어 배출돼 항만내의 어패류를 오염시킨 것이다. 미나마타병에는 후천성인 것과 선천성인 것이 있는데 후천성 미나마타병의 주요증상은 시야 협착, 언어장애, 보행장애 등을 포함하는 운동실조, 난청 및 지각장애이다. 선천성 미나마타병은 지능발육장애, 언어발육장애, 저작 연하장애, 운동기능장애, 유연 등의 뇌성소아마비와 같은 증상을 나타낸다(그림 28-7).

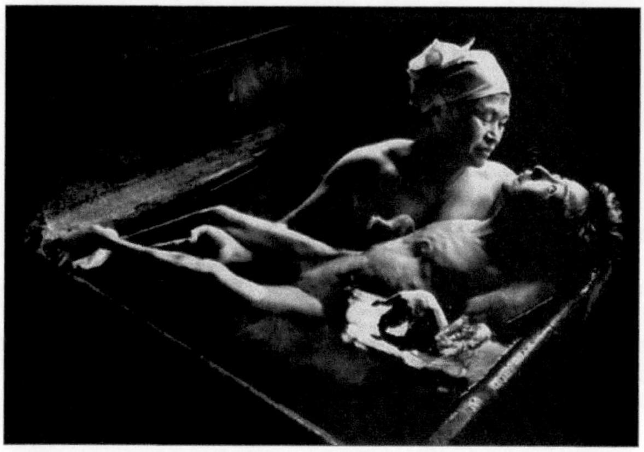

[그림 28-7] 목욕하는 토모코, 유진 스미스 작품, 1972

(6) 이따이이따이병

이따이이따이병은 카드뮴 만성중독에 의해 신뇨세관의 병변이 일어나 그 재흡수 기능이 저해되어 칼슘의 상실과 체내칼슘의 불균형을 일으키고 골연화증을 일으키며 동시에 임신 수유 등의 요인이 작용해 나타난다.

(7) PCB 오염

1966년 이후 스웨덴 각지의 어류나 독수리를 비롯해 세계 각지의 어류나 조류의 체내에서 PCB가 검출되어 지구전체를 오염시키고 있다는 것이 명백해졌다. 일본에서는 1968년 식용유 제조과정 속 열매체의 PCB가 부식한 파이프의 작은 구멍에서 새어 기름과 이 기름을 식용으로 한 사람들 사이에 급성중독을 일으켰던 소위 가네미유증 사건이 있었다.

4) 수질오염대책

수질오염 방지대책의 근본은 수역으로 배출되는 오탁 부하량을 감소시키는 것으로 그것을 실현하기 위해서는 법률에 의한 규제, 감시측정, 하수도 건설, 저니의 준설, 공해방지시설의 설치, 오수처리기술 개발, 공해방지계획 책정, 공장입지적정화 등의 조치를 취하지 않으면 안된다. 또한 수질총량규제, 부영양화방지, 적조대책 등이 구체적인 방법으로 되어 있다.

5 소음

1) 소음과 소음성 난청

소음이란 사람의 소리나 음악 등의 전달을 방해하거나 생활에 장해와 고통을 주는 바람직하지 않은 소리를 말하며 소음성난청은 장시간에 걸친 소음폭로에 의해서 만성으로 진행되는 내이성(內耳性) 난청의 하나로 noise-induced hearing loss(deafness)라고 한다.

2) 소음성 난청귀의 오디오그램의 진전(進展)

4kHz의 순음가청역치(純音可聽閾値)가 오디오그램상에서 추처럼 돌출하는 것이 특징이다. 소음폭로가 계속되면 오디오그램은 C5뿐만이 아니라, C4(2kHz), C3(1kHz) 등, 저음영역의 가청역치가 상승하는 경향이 보인다.

제1기인 소음폭로 초기(10~20일)에는 귀가 멍멍해지는 증상은 없어지지만 역치(閾置)에는 전혀 영향이 미치지 않는다. 제2기에는 간격이 있이 귀가 울리는 증상이 있지만 난청의 자각

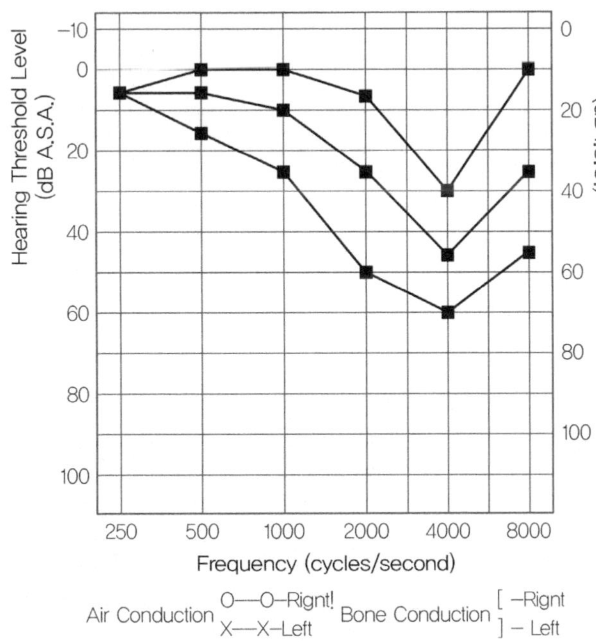

[그림 28-8] 소음성 난청의 경과과정

증상은 아니다. 오디오 메탈 상에 4kHz의 역치(閾値)상승이 있다. 제3기(소음폭로 수개월~수년)에는 소음 속에서의 회화나 시계소리 청취에 약간의 곤란을 느끼게 되어 라디오, 텔레비전 소리의 볼륨을 높이게 된다. 제4기(소음폭로 10년 이상)에는 난청이 현저하게 나타나며 회화나 다른 소리로 인해 신호의 청취 등이 곤란한 것이 명료하게 나타난다(그림 28-8).

3) 소음의 허용기준

코르티관의 손상을 일으키는 소음난청은 치유되지 않는다. 그렇기 때문에 예방이 무엇보다도 중요하다. 그 예방대책의 하나는 폭로소음 레벨을 저하시키는 데에 있다. 그러기 위해서 소음의 허용기준이 몇가지 제안되어 있다. 이와 같은 제안들의 목적은 소음이 있는 직장 종업원의 청력저하를 어느 정도까지 허용하는가에 달려있다. CHABA Limit(1kHz이하 주파수의 청력손실이 10dB이내, 2kHz의 경우는 15dB이내 및 3kHz 이상 주파수에서는 20dB이내)가 잘 알려져 있다.

6 진동

진동이란 시간과 함께 양의 많음이 기준치보다 크거나 작거나 하는 현상을 가리키고 이 현상이 되풀이하여 증감하는 양을 진동량이라 한다. 이 진동은 변위, 속도 및 가속도로 표시되지만 각각의 단위는 아래와 같다.

① **변위** : m, cm, mm, μ

② **속도 진폭** : m/s, cm/s, mm/s

③ **가속도 진폭** : m/s^2 cm/s^2

가속도는 또한 중력인 g(1g = 9.8m/s^2)이나 gal(1gal = 10 − 2m/s^2)의 단위로 표시된다. 진동에는 전신진동(whole-body vibration)과 국소진동(segmental vibration)의 두 종류가 있다. 전자는 진동이 전신에 전달되는 경우의 진동이고, 후자는 신체의 특정한 부위에 전달되는 진동을 말한다. 공해로서의 진동은 전자이다. ISO는 그 주파수 범위를 1-80 Hz라 하며 국소 진동의 경우 그 주파수 범위는 보다 넓은 범위에 있다.

1) 전신진동의 영향

전신진동도 스트레스로서 전신에 작용하지만 그 주파수에 의해 진동감각이나 통증을 주고 20Hz 이상에서는 시각이나 두부에 강한 진동감각을 자각하는 것과 같이 그 주파수에 의해 작용하는 신체부위가 다르다는 점에 특징이 있다. 또한 전신진동은 사람이 서거나 앉은 자세에 따라 그 영향이 다르다. 이것은 사람의 각 관절계가 전신진동에 대해 일종의 용수철로서 작용하기 때문이라고 여겨지고 있다. 또한 전신진동에 의한 생리적 영향은 공해진동의 레벨은 거의 유발되기 어렵고 심리적 영향이 주요한 것으로 보여지고 있다.

2) 국소진동의 영향

국소진동은 압축공기공구, 착암기, 전기톱, 진동연마기, 병타기 등을 이용한 작업으로 인하여 노출되며, 말초신경과 혈관조직, 피하조직, 뼈, 관절이 손상되고 수지동맥이 경련을 일으켜 여러 가지 증상을 유발하는데 이를 수완진동증후군(HAVS; hand arm vibration syndrome)이라 한다.

수완진동증후군의 발생기전으로 동맥근육비대, 탈수초성 말초신경병, 혈관주변, 신경주변 및 피하조직 내 과도한 결체조직의 침착, 모세혈관계의 폐쇄 등이 관련된 것으로 알려져 있다. 혈관경련 현상은 대개 수분에서 수시간 정도의 추위 및 국소진동에 노출시 발생되며 초기 증상은 손가락이 저리고 지각이상이 생긴다. 심한 진동을 받을 때는 근육 및 관절의 장해도 발생하여 뼈, 관절 부위가 아프고 관절염 및 퇴행변화도 나타나며 이 경우 악력이 저하된다.

7 농약오염

1) 농약의 분류

농약은 사용목적에 따라 해충을 구제하기 위한 살충제(insecticide), 병해를 구제하는데 사용되는 살균제(fungicide), 잡초를 제거하기 위한 잡초제(herbicide), 쥐와 같은 유해동물을 제거하기 위한 살서제(rodenticide), 호흡기로 흡수시켜 위생곤충을 구제하는 훈증제(fumigant) 등이 있다.

농약은 화학적 주성분에 따라 인체 및 생태계에 미치는 건강위해가 다르며 치료방법도 다르므로 화학적 성분에 따른 분류는 중요하다. 농약은 화학적 주성분에 따라 유기염소제(organochlorine), 유기인제(organophosphorous), 카바메이트계(carbamate), 페녹시계

제초제(phenoxy herbicide) 등으로 구분된다. 유기염소제 농약에는 DDT, dieldrin, benzene hexachloride (BHC) 등이 있으며, 유기인제 농약에는 parathion, malathion 등이 카바메이트계 농약에는 temik, carbofuran 등이 페녹시계 제초 2, 4-D(2, 4-dichlorophenoxy acetic acid), 2,4,5-T (2,4,5-trichlorophenoxyacetic acid) 등이 이에 속한다.

2) 농약의 중독증상

(1) 유기염소제

유기염소제는 다른 농약에 비하여 급성독성이 적지만 생태계에서 잔류효과(5~30년)가 커 만성독성에 대한 잠재성은 오히려 크다. 미국에서는 1971년 사용이 규제되었고, 우리나라에서는 1979년에 생산이 전면 중단되었다. 유기염소제에 의한 중독증상은 중추신경계 자극증상으로 불안감, 진전, 경련이 생길 수 있으며 중독성 간장애가 올 수 있다.

(2) 유기인제

유기인제는 신경세포, 적혈구 등에 항콜린에스테라제(anticholinesterase)에 비가역적인 차단효과를 보이고 콜린에스테라제 활성도를 감소시켜 신경말단에서 아세틸콜린양을 증가시킴으로써 각종 장애를 초래하게 된다. 유기인제는 살충효과가 빠르고 체내 분해가 용이하게 이루어져 대부분 급성중독을 일으킨다.

(3) 카바메이트계

카바메이트계는 유기인제와 작용기전이 비슷하나 혈-뇌장벽을 통과하지 않아 유기인제에 비해 독성이 적다. 급성 중독증상은 유기인제와 유사하나 만성중독으로 발암성, 돌연변이원성, 최기성, 태독성 등이 인정되고 있으며, 1984년 인도 보팔의 유니온카바이드 공장의 재해는 카바메이트계 농약의 원료인 이소시안산메틸(methyl isocynate ; MIC)이 저장된 탱크에 실수로 물이 유입되어 수화되면서 강한 발열반응으로 탱크내 압력이 상승하여 탱크내의 MIC 중 30톤이 공기 중으로 방출되어 일어난 금세기 최대의 산업재해 중 하나이다.

(4) 제초제

이들의 작용은 흡입시 피부자극 증상과 눈, 코, 인두, 호흡기 자극증상이 있으며 음용시에는 소화기에 자극증상이 있고 심하면 혈압상승, 발한, 경련과 혼수에 빠진다.

베트남 전쟁에 참전했던 군인들이 고엽제에 의한 건강장애로 큰 문제가 되고 있는데, 고엽제는 베트남전에서 나뭇잎의 성장을 억제하여 정글에서 적군의 근거지를 제거할 목적으로 사용되었던 페녹시계 제초제들이다. 이 중 에이전트 오렌지(agent orange)가 가장 많이 살포되었으며, 이는 2, 4-D와 2, 4, 5-T가 동량 혼입된 합성물질로 이 중에는 불순물로 강한 독성물질인 디옥신이 kg당 30mg 정도 소량 포함되어 있었다. 디옥신은 동물실험에서 기형유발성과 발암성이 증명되었고 근로자에서는 피부병변 외에 피로감, 체중감소, 근육통, 불면증, 과민증, 성욕감퇴가 나타나기도 하고 간비대, 하지의 감각변화가 보고되었다.

파라쿼트(paraquat)는 비피리딜계 제초제로 산소분자와 반응하여 과산화기(superoxide radical)를 발생시켜 세포막에 손상을 가져오며 중독이 심하면 24시간 이내에 폐부종에 의하여 사망에 이를 수 있다.

8 방사능 오염

방사능에 의한 환경오염은 자연방사능, 방사성 물질 사용설치로부터 배출되는 기체 또는 액체상의 폐기물, 사용필 핵연료의 재처리 시설로부터 해역 등에 방출되는 방사능 폐액, 핵폭발실험에 따르는 방사성 낙하물 및 원자력선에서의 방사성 배출 등에 의해 발생된다. 해역에 방출된 방사성 물질은 확산, 희석되는 한편 어패류 등의 체내에 농축되어 해산식품을 통해 사람에게 영향을 미칠 가능성을 갖고 있다. 환경방사능 대책으로서는 장기적인 관점에서 해양생물을 포함한 해역환경의 방사능관리 대기 속 및 낙하방사능의 상시 측정관리, 방사성 폐기물의 안전처리 등이 중요하다.

1) 방사선(Radiation)이란?

X선은 전자기방사선(Electromagnetic radiation) 혹은 전자기파의 일종이다. 방사선(Radiation)이란 입자 또는 파동으로 에너지가 방출되는 과정을 지칭하며 넓은 의미로는 어떤 물체에서 에너지가 방출되어 전파되고 다른 물체에 흡수되기까지의 전 과정을 지칭하기도 한다. 전기방사선이란 에너지가 전장과 자장이 결합된 형태로 전달되는 것을 뜻하며 라디오파, 복사열, 가시광선 및 감마선 등이 이에 속한다. 방사선은 곧 전자기방사선을 지칭하며 전파속도는 빛의 속도와 같은 3 × 108m/sec이다.

2) 방사선의 종류

방사선에는 입자방사선(Corpuscular radiation)과 전자파 방사선(Electro magnetic radiation)이 있다. 입자방사선은 원자 또는 분자를 직접 또는 간접으로 전리시키기에 충분한 운동에너지를 가진 입자를 말한다. 직접 또는 간접으로 전리를 일으킬 수 없는 그러한 정지 상태(핵외전자의 정상상태와 같은 정도)또는 저에너지 영역의 입자는 다만 전자나 헬륨 원자핵과 같은 입자에 불과하며 입자방사선은 아니다(종류 : 전자(electron), 양전자(positron), 양자(proton), 중성자(neutron), 중성미자(neutrino), μ중간자, π중간자),

전자파방사선은 전파, 적외선, 가시광선, 자외선, X선, γ선 등이 있으며 이들은 어느 것이나 진공 속에서 3 × 108m/sec의 속도(광속도 C)로 전파하고 단위시간에 대한 진동수(주파수) V에 관해서 다음과 같은 관계식이 있다.

$$V = \frac{C}{\lambda}$$

다만 λ는 파장이다. 전자파방사선은 파동적 성질을 가지고 있어서 간섭, 회절, 반사, 편광 등의 현상을 나타나며 또 한편으로는 입자적인 성질도 가지고 있다.

(1) 무선파

무선파는 전기적인 진동에 의하여 발사되고 전기적인 검출기에 의하여 측정된다. 부도체(不導體)는 두께가 두꺼운 상태가 아닌 것은 잘 통과하지만 도체에서는 반사한다.

(2) 적외선

분자진동이나 원자의 외부궤도 전자의 전리 고온물체 등에서 방출한다. 열전대(熱電對) 등의 온도계나 특수필림에 의하여 검출되며 거의 모든 물질에 잘 흡수된다.

(3) 가시광선

분자진동, 원자의 외부궤도 전자의 전리, 고온물체 등에서 방출한다. 눈, 사진필림, 광전관(光電管) 등으로 검출한다.

(4) 자외선

원자의 내부 궤도전자의 전리에 의하여 방출한다. 사진필름, 광전관 등에 의하여 검출되며 살균작용이 있다.

(5) X선, γ선

원자의 내부 궤도전자의 전리 고속전자의 저지나 방사성 물질의 붕괴(γ선)에 의하여 발생한다. 사진필름, 전리조, GM계수관, Scintillation counter 등에 의하여 검출된다. 물질을 잘 뚫고 지나가며 일반적으로 에너지의 증가와 더불어 투과력은 더욱 커진다. 방사선 의학에서 많이 이용되는 전자파방사선은 전자파 중에서도 물질과 상호 작용하여 그것을 전리시키는 능력을 가진 즉, 파장이 짧은 X선이나 γ선이 이에 속한다.

3) 방사선의 단위

(1) roentgen

공기 1 kg당 1.5810 × 10−4 coulombs의 전하를 발생시킬 수 있는 방사선의 조사선량(exposure dose) 단위이다(정상체격의 환자의 복부 촬영시 신체표면에 조사되는 양이 1 roentgen).

(2) rad

rad는 흡수선량(absorbed dose)의 단위로서 1 rad란 1 g의 조직체에 100 erg (100erg/g)의 에너지를 축적시킬 수 있는 방사선의 양이다. Gray(Gy)는 흡수선량의 SI unit로서 1 Gy는 조직 1 kg에 1 joule(joule/kg)의 에너지를 축적시킬 수 있는 방사선의 양이다. 1 gy = 100 rads 흡수선량은 피폭 조직체와 성질에 따라 많은 영향을 받는다. 진단용 방사선 에너지 범위에서 1 roentgen을 조사하였다면 연부조직의 경우 95 erg/g, 뼈의 경우 500 erg/g으로 5배의 차이를 보인다.

(3) rem

rem은 선량등가(dose equivalent)의 단위로서 흡수선량과 선질인자(quality factor, QF)를 곱한 값을 말한다.

$$\text{rem} = \text{rad} \times \text{quality factor}$$

rem으로서 피복체의 생물학적 효과를 측정한다. 선질인자는 선속의 에너지에 따라 다르고 숫자로서 표기한다. X선의 선질계수는 1로서 rad 와 rem은 같다. 조사선량 1R이 연부조직에 축적하는 에너지는 rad보다 5%만이 높기 때문에 진단에 이용하는 방사선에너지 범위에서는 rad, rem과 roentgen이 같다고 할 수 있다.

$$1\,\text{roentgen} = 1\,\text{rad} = 1\,\text{rem}$$

SI unit에서는 Sievert(Sv)단위를 사용한다. 1 Sievert(Sv) = 100 rems

(4) Linear Energy Transfer(LET)

r-ray와 β-ray는 동일선질 인자를 갖지만 큰 입자일수록 투과할 때 단위길이당 많은 에너지를 넘겨주게 된다. 이를 Kev/micron으로 표기하며 LET라 한다. 이와 같이 피폭체에 넘겨주는 에너지량이 많은 방사선 즉, LET가 높은 것일수록 생물학적 손상이 크다.

(5) Ci(curie)

방사선 물질이 절대량은 방사능에 의해 결정되고 단위 시간당 핵변환 하는 방사성 핵종의 수를 말한다. 1Ci = 3.7 × 1010Bq이다.

4) 방사선이 인체에 미치는 영향

인체에 미치는 방사선의 장애를 구분하는 방법은 장애요인의 발생시기를 기준으로 한 급성 및 만발성(지발성) 장애, 장애가 발생하는 개체를 기준으로 한 신체적 및 유전적 장애 그리고 장애의 발생확률과 선량과의 관계를 기준으로 한 확률적 및 비확률적 장애(영향)로 구분된다. 여기서 급성 및 만발성 장애는 신체적 장애에 포함되며 포괄적으로는 비확률적 영향과 관계가 있고 유전적 장애는 확률적 영향과 관계가 있다.

(1) 신체적 장애

① 급성장애

급성장애는 단시간에 대량의 방사선을 받았을 때 나타나는 증상으로 받은 선량에 따라 나타나는 효과가 다르다(표 21-3). 예를 들면 수 Gy 이하를 받았을 때 조혈장기의 증상이 나타나고 10Gy 정도에서는 소화기관의 증상 그리고 고선량을 받았을 때는 중추신경계통의 증상이 나타난다. 전형적인 급성장애의 진전은 3단계로 나눌 수 있는데 즉, 오심과 구토가 나타나는 '전초기' 별다른 증상이 나타나지 않는 '잠복기' 그리고 각종 증상이 현저히 나타나는 '발병기'이다. 급성장애는 주로 고선량 피폭에서 나타나는 비확률적 효과이므로 일반적인 방사선관리의 대상이 되는 선량범위보다 더 높은 수준이다.

㉠ 조기방사선사망

조기방사선사망(early radiation death)란 일반적으로 상당히 강한 방사선조사에 의해 조사후 수주 이내에 일어나는 사망을 말한다. 조사 후에 전구방사선증후군(prodromal radiation syndrome)을 일컫는 조기증상이 나타나며 오래 지속되지 않는다. 방사선 조사후의 생존기간과 사망의 양상으로 구별할 수 있다. 100~150Gy의 고선량인 경우에 사망은 시간 단위로 일어나고 그 원인은 신경계 및 혈관계의 파괴에 의하는 것으로 이 사망의 기전을 중추신경계증후군(central nervous system : CNS syndrome)이라고 한다. 5~12Gy라는 중정도의 조사에서 사망단위는 며칠 단위로 일어나고 혈성설사(bloody diarrhea) 위점막의 파괴를 수반한다. 이 사망의 양식이 소화기계증후군(gastrointestinal syndrome) 2.5~5Gy의 저선량인 경우에는 조사 후 수주 후에 사망이 나타나는데 이것은 조혈계에 대한 장애에 의한다. 이 사망의 양상이 골수사(bone marrow death) 또는 조혈기계증후군(hematopoietic syndrome)이라는 것이다.

㉡ 전구방사선증후군(prodromal radiation syndrome)

사람의 전구증후군 증상은 다양하며 그 발생시기와 증상 지속기간은 조사선량에 따라 다르다. 수십 Gy의 조사에서 조사 후 5~15분 이내에 증상이 나타난다. 반응은 약 30분에서 peak가 되며 수일간 지속한 후 점차 약해진다. 그 후 치명적인 혈관증후군 또는 10Gy 단위의 약간 낮은 선량에서 치명적인 소화관증후군으로 이행한다. 선량반응관계를 만드는 것은 많은 다른 인자가 혼입하기 때문에 곤란하다. 일반적으로 전구반응이 심할수록 임상적으로 예후는 나쁘며 치명적으로도 될 수 있는 감염을 수반하는 조혈계의 급성형성부전이 장기간 지속된다.

사람의 조사 후 증후군은 위장계와 신경계의 2군으로 대별할 수 있다. 위장증상은 식욕부진, 오심, 구토, 설사, 장관경련, 타액과 분비, 탈수증상, 체중감소이며 신경증상에는 피로, 감정둔마, 발한, 발열, 두통, 고혈압이 포함된다. 이들 모든 징후와 증상은 조사선량이 치사선량 이상인 때 나타난다. 집단의 50%를 치사케하는 선량에서 주된 전구증상은 식욕부진과 오심, 구토, 가벼운 피로 등이다. 치사선량 이상의 조사에서 설사와 발열, 고혈압이 직후에 나타나는 경우가 많다.

[표 28-5] 방사선 급성장해의 증상

선량범위	임상증상
0.5~1.5 Gy	대체로 증상 없음, 가벼운 현기증 및 오심
1.5~4.0 Gy	가벼운 급성장해증상, 일시적 오심 및 구토, 가벼운 혈액상 변화
4.0~6.0 Gy	심각한 증상, 혈액상 변화, 소화기관 징후
6.0~14.0 Gy	급성증상 현저, 소화기관장해와 혈액상의 변화로 생명에 지장을 받음
100 Gy 이상	중추신경계 장애로 대부분 사망

㉢ 중추신경계증후군

대략 100Gy의 r선 또는 양은 적으나 그에 해당하는 중성자선이 전신조사되면 시간 단위로 사망에 이른다. 이 선량범위의 사망은 본질적으로 CNS의 실조에 의하지만 다른 장해도 크다. 소화기계나 조혈기계도 모두 장해되며 저선량에서 볼 수 있는 것과 같이 기능을 상실한다. 그러나 CNS의 기능실조에 의한 사망이 신속하게 일어나기 때문에 다른 계의 실조는 나타날 시간이 없다. 증상은 동물의 종과 방사선의 선량 level에 따라 다르며 다음과 같이 요약할 수 있다. 즉, 심한 오한과 구토가 분(分)단위 내에서 나타나고 이어 부위감각상실(manifestation of disorientation), 근육운동실조, 호흡곤란, 설사, 경련, 발작, 혼수상태가 나타나며 최종적으로는 사망한다.

㉣ 소화기계증후군

10~100Gy 이상의 r선 또는 그에 해당하는 중성자선이 전신 조사되면 포유동물의 대부분은 소화기계증후군의 특이한 증상을 일으키고 수일 후에 사망한다(통상 3~10일). 특정적인 증상으로는 오심, 구토 외에도 설사가 장기간 지속되며 식욕부진, 동작완만, 기면상태가 된다. 설사가 오랫동안 지속되는 것은 좋지 않은 징후이며 10Gy 이상의 선량이 조사되면 죽음을 피할 수 없다.

㉤ 조혈기계증후군

수 Gy 정도의 선량에 의해 사망하는 원인은 조혈계에 대한 방사선장애이다. 분열활동이 활발한 전구세포가 방사선에 의해 죽게 되면 적혈구와 백혈구, 혈소판 등 성숙세포가 공급되지 않게 된다. 이에 의한 위험은 순환혈액 세포수가 최소로 되는 때인데 조사 수주 후에 찾아온다. 그리고 방사선효과가 분명해지는 것은 순환세포가 죽기 시작하고 전구세포집단으로부터 새로운 세포의 공급이 그를 보충할 수 없게 된 때이다.

그 후 잠복기라 일컫는 무증상 시기가 오는데 실제의 이 시기에는 방사선조사에 의한 사망으로 유도하는 것과 같은 중요한 반응이 진행되고 있다. 조사 후 3주가 지나면 오한, 피로, 피부의 점상출혈, 입 안의 궤양 그리고 탈모가 일어난다. 이들 증상은 탈모를 제외하고 혈액요소의 감소에 의한 것이다. 즉, 과립구감소에 의한 감염과 발열, 면역기능의 장애, 혈소판감소에 의한 출혈 등에 의한 2차적인 빈혈이다. 적혈구수 감소에 의한 빈혈은 통상적으로 일어나게 마련인데 골수의 재생이 이루어지지 않는 한 이 시기에 사망하게 된다. 감염은 사망의 중요한 원인이지만 항생물질의 대량투여도 피할 수 없다.

ⓑ 골수사(bone marrow death)

피폭선량이 10Gy 이하에서의 사망을 골수사라 한다. 주요 사망원인은 골수장애로 인한 출혈, 감염 등이며 사람이 2~7Gy 정도까지의 피폭을 받으면 30일째 정도에서 거의 사망한다.

② 만성장애

급성사에 이르지 않는 정도의 방사선 피폭이나 소선량의 반복 피폭 등에 의하여 상당히 긴 세월간 개체에 생기는 장애를 만발성 장애라 한다. 방사선 피폭으로 인한 만발성 장애를 판별하는 것도 사실상 어렵다. 왜냐하면 피폭 후 장애의 증세가 나타나는 시점까지 장기간이 소요되며 장애가 반드시 피폭으로 인한 것이라는 결정적인 증거를 얻을 수 없으며 일반적으로 만발성 장애는 방사선 피폭 없이도 자연적으로 발생할 수도 있기 때문이다. 따라서 만발성 장애는 적당한 피폭집단과 비피폭집단에 대하여 특정 질병의 발생 빈도를 통계적으로 비교하여 분석된 결과로부터 추측할 수밖에 없다. 현재 만발성 장애로 믿고 있는 것으로 백혈병, 악성종양의 발생, 백내장, 수면단축, 노화촉진 및 유전 장애를 들 수가 있다.

㉠ 백내장

눈은 방사선 감수성이 높은 조직의 하나로 방사선 피폭에 의한 만발성 장해로 수정체 혼탁을 일으켜서 시력 장애를 가져온다. 이것을 백내장이라 하며 X선의 1회 조사로 약 2Gy 정도에서 발생되며 잠복기는 평균 2~3년 정도로 알려져 있다.

㉡ 백혈병

방사선에 의한 백혈병 유발에 대해서는 원폭피해자 방사선 치료환자를 대상으로 연구되어 왔고 이로 인해 골수성 백혈병의 증가로 확인되었다. 평균 잠복기는 4~10년이고 그 지속기간은 약 25년 즉, 전체의 기간을 통해서 보면 약 20명의 발생이 예측되고 있다. 태아기 피폭에서는 더욱 위험도가 높아 성인의 약 2~10배의 발생률이 있다고 보고되었다.

㉢ 생식선

생식선의 실질세포의 방사선 감수성은 조혈조직의 감수성과 마찬가지로 높고 세포의 성숙단계에 따라 다르다. 남성은 후기 정원세포가 가장 감수성이 높고 여성은 제2차 난모세포가 가장 감수성이 높다. 방사선에 의한 생식선(고환, 난소)의 비확률적 영향은 불임과 호르몬 분비의 이상 등을 들 수 있다.

㉣ 방사선 유방암

방사선에 의하여 생긴 세포의 손상이 그렇게 심하지 않고 세포의 증식능력에 장애를 주지 않는 경우일지라도 세포의 유전정보를 맡고 있는 DNA의 손상은 어떤 경우에는 그 자체에 또는 그 수복과정에 생겼느냐에 따라서 세포의 유전정보에 장애를 주어 돌연변이를 야기 시킨다. 만약 이것이 생식세포 내에 생기면 유전적 장애를 발생시키는 제1단계로 되며 체세포 내에서 생기면 발암에 이르는 시초가 된다. 그러나 방사선에 의한 DNA의 손상에서 발암까지에는 길고 복잡한 기전이 있기 때문에 그 일부는 자연발암 또는 화학물질에 의한 발암의 기전과 같은 것이라고 한다. 원폭피해자의 경우는 백혈병(만성 림프구성 백혈병 제외), 폐암, 유방암, 갑상선암의 발생이 통계학적으로 뜻이 있다고 한다. 또 식도암, 위암, 결장암, 비뇨기암, 익성림프종, 다발성골수종, 타액선암의 위험 증가도 강하게 시사하고 있다.

(2) 유전적 영향

현재까지 방사선에 의한 유전적 영향은 인간에서는 확인되지 않았으며 동물실험 결과 인간의 경우도 발생할 가능성이 있다고 생각하는 것이 방사선방어의 인간적 측면에서 판단되고 있다. 인간의 유전적 질환은 단일 유전자의 변화에 기인하는 것(유전자 돌연변이) 염색체 이상에 기인하는 것(염색체 이상)과 복수의 유전자 변화에 환경요인이 관계하는 것(다인자 유전) 등이 있다.

(3) 태아의 방사선 피폭

임신 중에 모체와 함께 태아가 조사를 받는 것을 태내조사라 한다. 본질적으로 개체에 대한 조사이지만 태아의 장기 조직의 방사선 감수성이 특히 높으므로 성인과는 별도로 취급한다.

① 의학 및 생물학적 관점에서의 특징

태아는 태생학의 시점에서 착상전기, 기관형성기 및 태아기 등 3가지 시기로 구분한다. 태생기(수정에서 출생까지의 기간)의 방사선의 영향의 특징은 첫째, 방사선 영향의 감수성에 대한 시기 특이성이 존재한다. 즉, 태생기의 어느 시기에 방사선을 받았는가에 따라 영향에 대한 감수성이 다르며, 둘째, 그 영향은 비가역적인데 태생기의 방사선 영향은 출생 직후를 경과하여 지나가지만 태생기에 생긴 영향은 원칙적으로 회복되지 않는다는 점을 들 수가 있다.

② 태아의 방사선 영향

태생기 장애의 하나는 기관형성에 있어서 피폭을 받으면 기형이 발생되며 선량이 보다 더 많아지면 태아사 또는 유산을 일으킨다. 태생기의 3개 구간에서 방사선 피폭에 의한 주요 방사선 영향은 다음과 같다.

㉠ 착상전기(수정~9일) : 발단선량(0.05Gy) → 사망(유산)

㉡ 기관형성기(수정 후 2~8주) : 발달선량(0.2Gy) → 정신발달 및 발육지체

단, 발암 및 유전자 영향은 수정 후 전 기간에 발생될 확률이 있다.

5) 방사선 피폭의 형식

(1) 외부피폭과 내부피폭

피폭형식에는 체외의 방사선으로부터 인체가 피폭받은 외부피폭(external exposure : 체외피폭)과 체내의 흡수된 방사성 물질에 의한 내부피폭(internal exposure : 체내피폭)으로 구분된다.

외부피폭은 투과력이 강한 방사선을 내는 방사성 물질을 원거리에서 전신에 균등하게 피폭받는 전신피폭(total body exposure)과 투과력이 약하거나 강한 방사선이 신체의 근거리에

서 조사될 때 피부의 일부분만 피폭받는 것을 국부피폭(partial exposure)으로 나뉜다.

- 피폭 형식
  - 외부피폭(external exposure)
    - 전신피폭
    - 국부피폭
  - 내부피폭(internal exposure)
    - 전신피폭
    - 국부피폭

내부피폭은 체내의 섭취 또는 흡입된 방사성 물질의 그 핵종과 화학적인 형상에 의해서 피폭선량이 나타난다. 전신에 방사선이 피폭될 때 피폭의 시간에 따라 급성 및 만성피폭으로 구분한다. 급성피폭은 원자폭탄에 의한 피폭이나 원자력 관계 분야의 사고에 의한 피폭 등을 들 수 있고 만성피폭은 자연방사선에 의한 피폭으로, 만약 동일한 선량일 경우 급성피폭의 장애가 보다 더 크게 된다.

(2) 국부피폭과 전신피폭

일반적으로 투과력이 강한 선원이 먼 거리에서 있으면 전신피폭, 투과력이 약한 선원이 신체 근처에 있으면 국부 피폭이 된다. 생물은 방사선에 의한 피폭을 받으면 시간이 경과하면 회복이라는 기능이 있다. 최근이 연구에서 유전자 물질(DNA)과 같은 생물구성분자에 대한 손상에 대해서 수복작용이 있다고 밝혀졌다. 방사선의 선량과 효과의 관계는 완전히 정비례는 아니다 그리고 한 번에 방사선 피폭을 받은 경우에는 장시간에 걸쳐 방사선을 받는 것보다 선량은 동일하더라도 후자의 경우가 효과가 적게 나타난다.

6) 방사선 치료

방사선 치료는 전리방사선이 생물체에 조사되어 일어나는 작용을 이용한다. 여기서 말하는 전리방사선이란 X선(γ선), 전자선(β선), 중성자선, 하전입자선(α선) 등이 물체에 조사되면 물질과 상호작용을 일으키고 그 에너지를 물질에 주며, 그로써 물질을 구성하는 분자, 원자의 전리, 여기를 일으키는 것을 말한다. 현재 주로 사용되고 있는 것은 단파장의 전자파인 x선, γ선, 입자선인 전자선, 중성자선 등인데 경제적 부강과 더불어 양자선이나 중입자선의 사용이 그 효과에 힘입어 널리 확대되고 있다.

방사선이 생체에 조사되면 방사선 에너지가 생체를 구성하는 원자, 분자로 이행하며 이로 인한 물리, 화학적인 작용에 의해 화합물의 조성이 변화한다. 이 결과 세포의 기능에 장애가 일어나며 장애의 정도가 고도인 경우에는 그 세포의 증식이 저지되거나 세포가 사멸한다. 이 때문에 조사된 부분의 조직이 파괴된다.

방사선 치료는 이와 같은 방사선의 조직 파괴작용을 이용하는 것이다. 조직의 파괴작용은 단순히 병적인 조직뿐만 아니라 정상적인 조직에도 미치는 것이므로 방사선 치료에 있어서는 병적 조직의 파괴를 되도록 크게 하는 동시에 정상조직이 파괴되어 일어나는 장애를 되도록 작게 하여야 한다. 따라서 방사선 치료의 목적은 병적조직과 정상조직과의 방사선 효과비를 최대한으로 하여 암세포를 파괴시켜 암을 퇴치하는 것이라 할 수 있다.

7) 예방대책

방사선장애의 발생을 예방하고 안전하게 취급하기 위한 방사선 관리의 목표는 안전하면서도 만족스러운 환경(작업환경)을 조성하고 이를 유지하는 일과 피폭받은 개인 및 집단전체의 안전을 확보하는 일이다. 그러기 위해서는 방사선이나 방사성 물질이 존재하는 장소를 관리하는 방법과 피폭되는 사람들을 직접 관리하는 방법이 있는데, 이 두 가지를 적절히 조화시킬 필요가 있다.

방사선 및 방사선 물질을 취급하는 작업환경을 감시하며 방사선 업무에 종사하는 자에 대한 피폭선량을 가능한 한 적게 하는 일이 환경관리의 최종 목표이다.

9 고온과 한랭

1) 체온조절

인간의 체온은 36.5℃를 항상 유지하는데 이는 체온조절중추라는 시상하부에서 조절된다. 시상하부의 앞부분은 열손실 중추로 열이 가해지면 피부혈관확장 및 발한으로 체열을 방출시키며, 뒷 부분은 열생산 중추로 피부혈관수축과 떨림, 입모 등으로 체열을 보존한다.

정온 동물은 열생산 및 열방출에 의한 이화학적 조절에 의해 항상 일정한 범위의 체온이 유지되는데, 화학적 조절은 주로 근육에서 이루어지고 이학적 조절은 주로 피부에서 이루어진다. 체열생산은 골격근(60%), 간(30%), 신장, 심장, 호흡, 기타 순으로 이루어지고 체열발산은 피부를 통하여 복사(45~50%), 대류(20~30%), 증발(20%), 전도의 기전으로 이루어진다. 상온에서의 열발산은 복사〉 대류〉 증발의 순으로 이루어지나 고온에서는 대부분 증발에 의해 열이 방출된다. 1일 평균 발한량은 850~950g으로 450~500kcal의 기화열을 상실하는 것으로 본다. 땀이 나지 않더라도 피부 표면과 호흡기를 통하여 수분이 증발하는데 이를 불감증발(insensible perspiration)이라 하여 땀과 구별하며 1일 600ml 정도 된다. 불감증발은 피부건조 방지면에서 의의가 있다.

2) 기후순화

기후순화란 살던 지방으로부터 다른 지방으로 이주하였을 때 그 지방의 새로운 기후조건에 적응하여 이주자가 기질적 혹은 기능적 변화를 일으켜 생존을 영위해 가는 것을 말한다. 기후순화는 첫째, 새로운 환경으로 옮겼을 때의 생리적인 적응과정(physiological adaptation ; 외부환경의 변화에 대응해서 신체에서 일어나는 일시적, 가역적인 반응 혹은 변화)과 둘째, 새로운 환경으로 옮겨 장기간 경과했을 경우의 생리적인 순응상태(acclimatization ; 적응을 필요로 하는 환경에 반복 또는 장기간 폭로되면, 그 환경에선 전에 나타난 반응이나 변화가 일어나지 않아도 그 환경에 익숙하게 되는 상태)의 2가지 분야로 이해되어야 한다.

(1) 고온순화

사람이 40℃ 정도의 고온환경에 갑자기 노출되면 땀의 분비속도는 낮으나 피부온도, 직장온도 및 심장박동수가 증가한다. 이러한 상태에서 힘든 일을 계속하면 내성과 작업능력이 곧 한계에 이른다. 그러나 이러한 환경에 계속 노출시키면 심장박동수, 직장온도 및 피부온도는 다시 정상으로 돌아오고 반면에 땀의 분비속도만 증가한다. 이러한 현상을 고온순화라 한다.

고온순화의 방법은 1일 2시간 정도씩 매일 고온에 반복적으로 노출시키고 오전에는 시원한 곳에, 오후에는 고온작업에 노출시킨다. 또한 고온조건이 극심한 경우 처음에는 심하지 않은 고온에, 그 후 극심한 고온조건에서 작업시킨다. 고온순화는 매일 고온에 반복적이고 지속적으로 폭로시 4~6일에 주로 이루어져 약 2주 후에 완성된다. 순화된 사람이 1~2주간 작업장을 떠나 있으면 재순화해야 하는데 2~3일을 요하며, 약 3주간 떠나 있으면 완전소실로 다시 순화시켜야 한다. 고온순화가 된 사람은 낮은 환경온도에서도 발한이 시작되며 발한량이 증가하고 땀 속의 염분량이 감소된다. 맥박수는 감소하여도 심박출량은 증가된다. 고온순화에는 수분 및 염분섭취 및 적절한 휴식이 중요하다.

(2) 한랭순화

사람이 추운 환경에 오래 노출될 때 해부학적 및 생리학적 변화가 온다. 동물의 경우 털이 길어지고 지방층이 두터워져 열손실을 막는 역할을 할 뿐 아니라 열생산 능력이 증가하는데, 이것은 혈중에 에피네프린, 노르에피네프린 및 티록신과 같은 호르몬 농도가 증가하는 것으로 근육의 수축과 관계가 없는 열생산을 증가시키기 때문이다. 이것을 비전율성 열생산(nonshivering thermogenesis)이라 한다.

3) 고온폭로에 의한 장애(열중증)

고온·고습의 환경에서 심한 근육작업이나 운동을 할 경우 발생하는 급격한 신체적 장애를 총칭하여 열중증이라 한다. 열중증에는 열경련, 열탈진, 열사병 등이 있다.

(1) 열경련(heat cramp)

원인은 과도한 발한에 의한 수분 및 염분 소실에 의하며, 작업시 가장 많이 사용하는 근육에 1~3분간 지속되는 격렬하면서도 반복적인 유통성 경련이 온다. 피부는 습하고 차가우며 근육은 단단한 돌덩이 혹은 당구공처럼(같이) 느껴진다. 치료는 환자를 시원한 곳에 눕히고 생리식염수를 주입하거나 또는 마시게 하며 작업 복귀전 적절한 염분 첨가식을 섭취 후 휴식을 취하게 한다.

(2) 열탈진(heat exhaustion)

열탈진을 고온환경에서 염분과 수분의 적절한 보충 없이 장시간 격렬한 육체노동을 할 때, 표재성혈관의 지속적인 확장으로 심장으로 되돌아오는 혈액량 감소에 의해 생기는 순환부전과 저혈압으로 인해 일어난다. 증상 및 이화학적 소견은 전구증상으로 권태감, 두통, 현기증, 귀울림, 구역 등이 나타나며 심하면 의식소실에 빠진다. 직장온도는 약간 상승(37.5~38.5℃)하며 호흡과 맥박이 증가한다. 혈압은 특히 이완기혈압이 강하한다. 치료는 수분 및 염분의 공급과 생리적 식염수를 정맥주사한다.

(3) 열사병(heat stroke)

고온다습한 환경에서 격심한 육체노동을 할 때 생기는 체온조절중추의 기능장애를 말한다. 증상 및 이화학적 소견은 전구증상으로 두통, 현기증, 귀울림이 나타나며 그러다가 체온이 41℃ 이상 상승하면 의식소실에 빠지게 된다. 피부는 뜨겁고 건조하며 점상출혈이 나타나기도 한다. 체온의 급속한 냉각이 최우선적인 치료이며 울열방지와 체열이동을 돕기 위한 격렬한 사지마사지가 필요하다. 치료하지 않을 때 100% 사망하며, 43℃ 이상 시에는 치료해도 치명률이 80%에 이르며, 43℃ 이하 시에도 40%의 치명률을 보인다.

4) 한랭폭로에 의한 신체적 장애

심부온도가 37℃로부터 26.7℃ 이하로 저하되는 것을 전신저체온이라 하며 사망원인은 심실세동과 혈액점도 증가로 인한 심부전에 의한다. 치료는 재가온(rewarming)을 해주는 것인데 갑자기 재가온할 경우 체표면의 가온으로 인한 차가운 공기가 신체 중심부(심장)로 전해져 사망하기도 한다(paradoxical cooling). 찬물에 빠졌을 때 수온이 15.6℃에서 2~5시간 견딜 수 있으나 4.4℃에서는 1시간 이내에 사망한다.

국소장애로는 급성일과성 염증반응이 있다. 이는 국소조직에서 유리되는 히스타민양물질에 의하여 표재성 모세혈관이 확장되는 것으로 피부에 발적 및 부종이 나타난다. 참호족(trenchfoot, immersion foot)은 차고 습한 환경에 계속적으로 폭로되는 경우에 발생되며 동상(frostbite)은 기온, 바람, 알코올, 약물, 피로, 순화여부, 과거력, 흡연여부 등의 요인에 의해 결정되며, 치료 및 예방법으로는 ① 재가온(40−42℃), ② 더 이상의 손상 방지, ③ 감염예방, ④ 금연 등이 권장된다.

5) 에어콘 관련 질환

에어콘 사용으로 인한 신체적 장애는 다음과 같다.

(1) 냉방병(냉방증후군)

발생기전 및 원인으로는 환경의 급작스러운 변화에 따른 신체조절 기능의 부조화 및 시상하부에 있는 온도조절중추의 이상으로 발생된다. 실내외 온도차가 5°~8℃ 이상 차이날 때, 노출부위가 국소적일 때 잘 발생한다. 주요증상은 호흡기증상으로 잦은 감기와 목이 답답하고 가래가 많아지며 천식이 발생한다. 전신증상으로 피로, 두통, 요통, 몸의 한기가 나타나며, 위장장애로서 소화불량, 하복부의 불쾌감과 잦은 설사가 동반된다. 여성의 경우 생리의 불규칙과 생리통이 일어난다.

(2) 폰티악열(Pontiac fever)

레지오넬라균에 의한 전염이 원인이며 레지오넬라균은 주로 지하수, 흙, 냉방기에 서식한다. 허약자, 면역능력 약화자에 잘 발생하며 발열, 두통, 근육통, 피로 등의 증상이 나타난다. 따라서 예방법으로 냉방기의 청결유지와 정기적 점검(필터청소)이 요구된다.

(3) 밀폐건물증후군(빌딩증후군, Sick Building Syndrome)

실내의 가스성 화학물질인 니코틴, 일산화탄소, 알데히드(합판, 가구, 카페트에서 발생), 유기용제(페인트, 접착제, 복사기) 등에 의하며, 밀폐된 창문과 중앙집중식 냉방건물에서 근무하는 사람에게 잘 발생한다. 주요증상으로 눈의 따가움, 코막힘, 목아픔, 가슴답답, 어지러움, 메스꺼움이 나타나며, 건물 안으로 들어가면 증세가 나타나다가 밖으로 나오면 사라지는 경우가 있다. 예방법으로 창문을 통한 규칙적인 환기와 중앙식 환기의 강화 및 금연구역의 확대가 권장된다.

10 작업환경과 직업병 예방

세계적으로 3대 직업병으로 알려진 것은 소음성 난청과 진폐증, 접촉성 피부염이다. 현재 우리나라에서 발견되고 있는 직업병은 소음성 난청, 진폐증이 가장 많다(표 28-6).

[표 28-6] 연도별 직업병 및 작업관련질환 사망 현황

연도	업무상 질병 사망 합계	직업병 사망													작업관련질환 사망										
		직업병 소계	진폐증	석면	난청	물리적 요인		화학물질				기타			작업관련 질환 소계	뇌심혈관계			근골격계					기타	
																			신체부담		요통				
						진동		금속	유기용제	특정	기타	감염	피부			소계	뇌혈관	심혈관	작업	수근관	계	직업	사고	기타	정신
1998	550	311	290					0	8	6				7	239	238			1					0	
1999	835	414	377					5	6	5				21	421	420			1					0	
2000	1114	394	371		1			1	5	6				10	720	658								62	
2001	1197	415	383					2	7	5				18	782	703								79	
2002	1227	407	386					2	3	6				10	820	760								60	
2003	1390	482	453					2	12	9				6	908	820								88	
2004	1288	446	421					2	4	10				9	842	788								54	
2005	1095	455	430						7	15				3	640	608								32	
2006	1121	524	488	7			5	1	7	2	7	6		1	597	565	394	171						32	5
2007	1023	480	442	11			2	1	4	4	9	7		0	543	515	371	144						28	6
2008	974	463	426	10			3	3	7	4		5		5	511	482	316	166						24	5
2009	780	431	397	12				1	10			8		3	349	320	197	123						20	9
2010	816	446	401	10				4	4			17		10	370	354	187	167						9	7
2011	731	430	379	13				1	2	6		11		18	301	278	152	126						9	14

출처 : 노동부 산업재해현황분석 자료. 재구성

[표 28-7] 직업성 질환 발생 예

년도	직업성 질환
1960년	진폐증
1970년초	벤젠, 수은, 크롬중독
1976년	노말핵산에 의한 하반신 마비
1981년	산업안전 보건법 제정
1984년	납중독 환자(반월공단)
1987년	수은중독에 의한 사망자 발생, 수은중독 환자의 집단발생, 카드뮴 중독에 관한 논란
1988년	도금업체에 있어서의 크롬중독 환자 원진레이온 근로자들의 이황화탄소 중독 사건(100명 이상)
1990년대	망간중독, 이황화탄소중독, 암모니아가스중독, 레이노 현상 등
2000년대	DMF중독, 근골격계 질환, 뇌심혈관계 질환 등

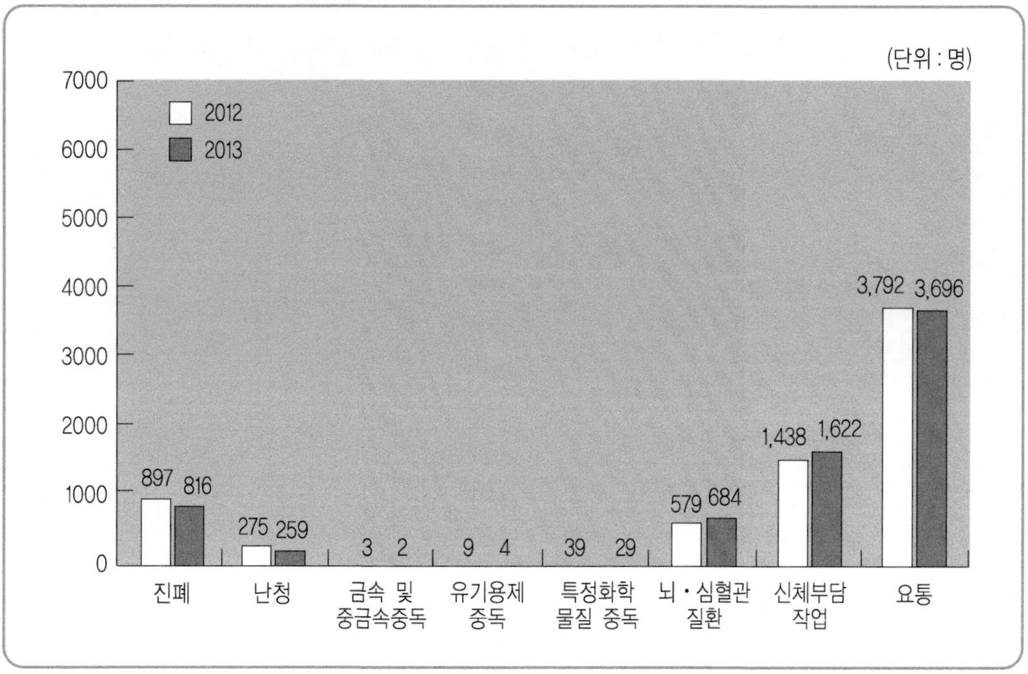

[그림 28-9] 2012, 2013년도 업무상질병자 현황

1) 작업장의 유해요인

인간이 환경의 지배를 받고 있다는 사실은 누구나 주지하는 사실이다. 모든 환경이 인간의

건강에 영향을 주고 있지만, 사람이 일상생활의 대부분을 보내고 있고, 특별한 목적과 필요성에 따라 일상생활에서는 접하기 어려운 여러 가지 유해요인을 포함하고 있기 때문에 더욱 중요한 의미를 가질 수 있다. 산업현장에서 접할 수 있는 유해요인은 다음과 같이 크게 4가지로 나눌 수 있다.

(1) 물리적 요인

소음, 진동, 복사열, 방사선, 조명, 이상기압, 고열, 한랭

(2) 화학적 요인

분진(유리규산, 석면, 면분진, 석탄 등), 유기용제(벤젠, 톨루엔, 페놀 등), 중금속(납, 수은, 카드뮴, 크롬 등), 질식성 유해가스(CO, CN_2, H_2S), 자극성 유해가스(Cl_2, F_2, Br_2, ammonia 등)

(3) 생물학적 요인 : 병원균 취급과 전염성 병균

(4) 기타 요인 : 작업 강도, 작업 시간, 휴식 등

2) 직업성 폭로의 평가

우리나라에서는 각 공장의 유해인자에 대해서 1년에 두 차례 작업환경측정을 실시할 것을 법으로 정하고 있으며, 측정 대상이 되는 유해인자와 측정 방법과 허용기준도 역시 법으로 정하고 있다. 작업환경의 측정 방법과 허용기준을 세밀히 알 필요는 없지만 작업환경측정 자료를 접하였을 때 기본적으로 필요한 몇 가지를 간략하게 서술하고자 한다.

(1) 유해물질의 허용농도

작업환경측정 보고서에는 허용농도를 기술하는데 여기서 사용하는 허용농도(Threshold Limit Value; TLV)의 의미는 감수성이 특별히 높지 않은 대부분의 근로자가 1일 8시간 이내의 중등도 작업을 수행하였을 때 건강에 유해한 효과가 나타나지 않는 기준을 말한다. 반대로 말하자면 허용농도 이하라도 감수성이 높은 근로자에게는 건강상의 문제가 발생할 수 있다. 현재 널리 사용되고 있는 것은 미국산업위생협의회(American Conference of Governmental Industrial Hygienists; ACGIH)에서 제정한 것이다.

(2) 허용농도

① 시간가중평균치(Time weighted average ; TLV-TWA)

1일 8시간, 주 40시간 동안 평상 작업에서 반복하여 폭로되더라도 대부분의 작업자에게 건강 장애를 일으키지 않는 유해물질 농도의 시간가중평균치를 말한다.

② 단시간 폭로 허용농도(Short term exposure limits ; TLV-STEL)

근로자가 15분 동안 계속적으로 폭로되어도 자극, 만성적 또는 불가역적인 조직변화, 마취성에 의한 재해의 증가, 폭로 영향의 비회복, 작업 효율의 감소 등을 예방할 수 있는 최고 농도로서, 1일 동안 4회 이상 초과하여 폭로되어서는 안되며, 전체 폭로기간이 60분 미만이어야 한다. 또한 시간가중평균치(TLV-TWA)를 초과해서는 안된다.

③ 최고치(Ceiling)

어떠한 경우라도 초과해서는 안되는 농도이다.

또 두 가지 이상의 유해 물질이 있을 때는 두 물질의 종합적인 작용을 생각해야 하며, 반증이 없는 한 서로 다른 유해작용이 상가작용을 하는 것으로 생각해야 한다.

즉 $\frac{C_1}{T_1}+\frac{C_2}{T_2}+\cdots\cdots+\frac{Cn}{Tn}$의 합이 1이 넘으면 이 혼합물의 허용농도는 초과되었다고 본다. C_1은 작업환경 측정치이고 T_1은 그 물질의 허용농도이다.

3) 신체 계통별 질환과 유해요인

앞서 언급한 다양한 유해환경요인에 폭로되어 발생하는 여러 가지 질환은 그 증상, 진단 방법, 치료에 있어 비직업성 원인에 의한 동일한 질환과 차이가 없다. 다만 원인이 작업 환경에 기인한 것이고, 작업환경을 개선하거나 피할 수 있다면 예방할 수도 있다는 것에 차이가 있을 뿐이다. 따라서 질병이 직업과 관련되었을 가능성이 있다는 것을 이해하고 이에 대한 관심을 가져야 이들 질환을 발견하거나 예방할 수 있다(표 28-8).

(1) 혈액학적 질환

① 메트헤모글로빈혈증과 용혈

㉠ 아닐린(Aniline) : 방향성 니트로 화합물과 방향성 아미노 화합물에 폭로되어 나타나

는데 대개 아닐린 염료의 합성에 중간재로 널리 사용되었고, 고무공장, 살충제, 플라스틱 제품, 도료, 니스 등의 생산에서 반응 촉진제나 산화 방지제로 사용되고 있다.

ⓛ 중금속 : 비소(반도체 산업에서 광범위하게 사용됨), 납(축전지, 파이프와 케이블 피막, 전기용접, 색소와 안정제로 페인트와 플라스틱에 사용됨), 구리(회반죽칠과 가죽공장에서 사용됨)

② 혈액암

㉠ 벤젠 : 재생불량성 빈혈, 골수이형성증, 백혈병과 관련이 있다. 고무공업, 제화공, 석유화학 생산물, 인쇄소, 제철소 근무 근로자들에게 폭로 위험이 높다.

ⓛ 이온화 방사능 : 재생불량성 빈혈, 골수이형성증, 백혈병과 관련이 있다.

(2) 호흡기 질환

① 천식

㉠ Byssinosis : 면, 아마, 대마(삼), 황마의 분진

ⓛ 곡물 분진 : 곡물의 단백질 및 그 분해산물, 화분, 곰팡이, 벌레, 새와 쥐의 분비물

㉢ 목재 분진 : 서양의 적삼목 등으로 비특이적 자극을 일으킨다.

㉣ Isocyanates : 폴리우레탄 생산의 중간산물이며 TDI(toluene diisocyanate)가 대표적이고 매우 자극적이다.

㉤ 금속염 : 백금의 착염(전자도금, 보석가공, 형광막 생산), 니켈, 크롬, 코발트, 바나듐, 텅스텐 등이 속한다.

② 규폐증 및 탄광부 진폐증

바위와 모래의 성분인 규산염 결정을 흡입하여 생기는 폐실질 질환으로 광부, 터널 공사장, 채석장 작업자, 석수, 모래 분사 작업자, 주물 작업자, 유리 공장 근로자, 요업 근로자 등이 위험하다.

③ 석면관련 폐 질환

석면폐증, 석면성 흉막 질환, 중피종, 폐암이 석면 폭로에 의해 발생된다.

[표 28-8] 원인별로 분류한 직업병

원 인	직 종	직 업 병
1. 물리적 원인		
1) 기계적 부상	압연공, 병타공, 기계공	부상에 의한 질병
2) 고열, 건열, 습열	화부, 제련공, 초자공, 도자기공	열사병, 일사병, 심장질환, 화상,
3) 한랭	제빙, 냉동, 겨울철 옥외작업	동상
4) 자극성 가스, 고열, 광선	초자공, 주물공, 제련공, 용접공	안질환(결막염, 각막염, 백내장)
5) 전리방사선	의사, 간호사, 의료기사	피부염, 피부암, 백혈병
6) 조명부족	시계공, 광부, 정밀기계공	근시, 안구진탕증
7) 이상기압	잠수부, 항공기 조종사	잠함병, 고산병
8) 중격한 육체적 작업	하역부, 운반부, 직립 작업자	탈장, 정맥류, 요통
9) 진동	착암공, 병타공, 재단공	관절염, 신경염, 수지혈관수축
10) 소음	조선공, 제판공, 금속공, 직포공	소음성 난청
11) 수(手) 작업	전신수, 타자수, 필경	혈액낭염, 수지경련
2. 분진에 의한 것		
1) 무기분진	채석공, 채광부, 요업, 연마공	규폐증
2) 유기분진	방직공, 제분공, 제재공	석면폐증, 탄폐증
3) 금속분진	제련공, 화학공	면폐증, 농부폐증
3. 화학적 원인(공업중독)		
1) 납중독	축전지, 인쇄, 납 제련	골수침입, 빈혈, 소화, 정신장애
2) 수은중독	계기, 뇌관, 전기 분해, 농약	구내염, 설사, 수전증, 무뇨증
3) 망간중독	제강공	신경염, 신장염, 피부염
4) 크롬, 니켈, 알루미늄중독	도금, 제련	피부점막 궤양, 폐암
5) 금속증기	제련소	발열, 소화질환, 신경염, 피부염
6) 비소중독	농약	신경염, 소화질환, 피부염
7) 인중독	살충제, 살서제, 성냥	악골괴저, 소화기 장애
8) 아황산가스중독	셀룰로이드, 표백, 제지, 비료	치아산식증, 순환기장애, 천식
9) 황화수소, 이황화탄소중독	인조견사, 셀로판지	급성마비, 두통, 불면증, 신경중상
10) 일산화탄소중독	화부, 가열공	질식, 시신경장애, 심장장애
11) 청화물중독	석탄가스 공업, 도금동	안질환, 호흡기질환
12) 산, 염기	각종 공업	피부염, 궤양, 호흡기질환
13) 유기용제 중독	탈지, 세척, 도료, 용해	조혈장애, 재생불량성 빈혈
14) 타르, 매연, 핏치 등	석탄 및 석유제품 제조	피부염, 피부암
4. 생물학적 원인		
1) 병원체 오염 전염병	환자 및 세균취급자	전염성질환, 무좀 등 진균증
2) 동식물 취급	피혁, 축산, 도살, 수의, 농부	탄저병, 파상풍, 피부질환

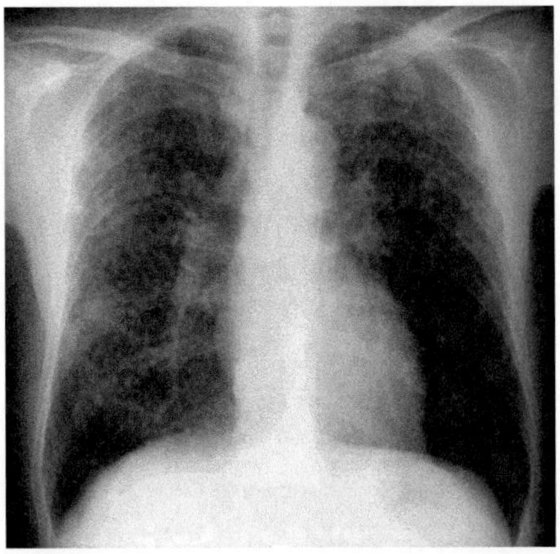

[그림 28-10] 진폐증(석면폐증) 흉부엑스선 사진

(3) 심혈관계 질환

① 이황화탄소

죽상동맥경화증과 관상동맥 질환을 유발하는 대표적 물질이며 고무나 비스코스 레이온 산업, 사염화탄소나 암모늄염의 생산, 탈지 용매로 많이 쓰인다. 중독의 특징은 당뇨병의 소견 없이 망막의 비정상적인 세혈류를 볼 수 있다.

② 일산화탄소

협심증, 부정맥, 심근경색증, 간헐성파행증, 만성폐쇄성 폐질환을 일으킬 수 있다.

고위험군은 지게차 운전사, 주조(鑄造)업 작업자, 광부, 기계공, 정비공장 근로자, 소방수 등이다. 흡연은 일산화탄소 발생의 주요 원인이기 때문에 일산화탄소에 의한 질환을 진단할 때는 흡연 유무를 신중히 고려해야 한다.

③ 유기 나이트레이트

협심증, 심근경색증, 급사를 동반하는 관상동맥 수축을 일으킬 수 있다. 나이트레이트 폭로 중단 때문에 생기는 흉통을 “월요일 아침 협심증(monday morning angina)”라고 한다. 폭발물 공장, 폭파 작업을 하는 건설 작업, 군대에서 무기 취급, 나이트레이트 약품

생산 등에 종사하는 근로자가 폭로될 수 있다.

④ 유기인계와 카바메이트계 살충제

빈맥과 고혈압, 서맥과 저혈압, 심장 블록(heart block), 심실빈맥 등 다양한 심혈관계 질환을 일으킬 수 있다. 고위험군은 농약을 많이 사용하는 농부이다.

(4) 간장 질환

특정한 질병을 유발하는 몇 가지 화학물을 제외하고는 작업장에서 노출된 화학물에 의한 손상은 약물에 의한 손상(알코올 포함)과 임상적으로나 조직학적으로 차이가 없다. 그러므로 선별검사로써 직업성 원인과 비직업성 원인을 구별하기는 어렵다.

① 사염화탄소

가장 대표적인 예이다. 과거에 액체 용제, 드라이 클리닝, 소화제로 많이 쓰였으며 급성 간중독 후에 신부전이 온다.

② 비닐 클로라이드

혈관육종과 관련성이 있으며 PVC 생산에 이용된다.

(5) 신장 질환

① 급성 신부전

㉠ 중금속 : 크롬, 카드뮴, 수은, 바나듐 등

㉡ 유기용제 : 사염화탄소, 지방족 할로겐화 탄소, 톨루엔, 페놀, 에틸렌 글리콜

㉢ 비소

㉣ 농약

② 만성 신부전

㉠ 납 : 가솔린에 첨가제로 쓰이는 유기연의 연소 부산물이 유발할 수 있다.

㉡ 카드뮴 : 간과 신장에 축적되며 폭로 근로자들은 혈청 크레아티닌과 2-microglobulin이 증가된다.

㉢ 수은

㉣ **베릴륨** : 전기관, 도자기, 형광전구를 만드는 데 이용되고, 전기공장에서 사용된다.

(6) 피부 질환

많은 공장에서 쓰이는 화학물이나 유기용제들은 정도에 차이는 있지만 대부분 급, 만성 접촉성 피부염을 일으킬 수 있다. 따라서 접촉성 피부염이 의심되는 환자들에게는 직업을 물어보는 것이 필수적이다.

① 알러지성 접촉성 피부염

㉠ **에폭시 수지** : 건설 근로자, 전기설비사, 페인트공, 전기 근로자, 항공기 조립 근로자

㉡ **알데히드** : 수지 제조업자, 절연물 기술자, 삼림 근로자

㉢ **아크릴 단량체** : 치과 기공사, 페인트공, 아크릴 잉크 제조업자

㉣ **금속(크롬, 니켈, 코발트, 플라티늄)** : 시멘트공, 이발사, 전기조립공

② 염소성 여드름

염화탄화수소(염화나프탈렌, 아조벤젠, 디벤조피렌, 디옥신, PCB)에 폭로후 발생하는 드문 피부 질환이다. 특징은 여드름이 잘 생기지 않는 위치에 여드름과 같은 병변이 발생한다.

(7) 직업과 관련됨 암

① 중피종(mesothelioma)

석면과 깊은 관계가 있다. 석면에 폭로된 근로자에게서 복막과 늑막의 미만성 중피종이 발견되었다.

② 피부암

㉠ **자외선** : 농부나 옥외 근로자 등이 자외선에 노출되어 피부암이 발생될 수 있고, 태양광 보다 짧은 파장의 산업성 방사선은 발암성이 의문시된다. 가장 발암성이 강한 파장은 290~300nm이다.

㉡ **다환 방향성 탄화수소** : 콜타르, 역청, 아스팔트, 굴뚝 검댕이, 윤활유, 절삭유 등에

서 발견된다. 광물성 유류에 폭로되면 피부 및 음낭암에 걸릴 수 있고, 황마 가공자, 왁스 인쇄공, 절삭유에 폭로된 금속 근로자 등에 발생할 수 있다.

(8) 백혈병

① 이온화 방사선

방사선과 의사, 방사선 기사들이 위험이 있다.

(9) 폐암

석면, 라돈(우라늄광 광부), 클로로 메틸에테르, 크롬, 니켈 등에 폭로되어 발생할 수 있다.

(10) 방광암

흡연이 가장 주된 원인이고 직업상 연관된 물질은 α- 및 β-나프틸라민, 벤지딘 등이다. 아닐린 염료를 사용하는 근로자들에게 나프틸라민, 벤지딘 등에 폭로되어 발생할 수 있다.

4) 직업병 예방

직업성 질환을 예방하기 위해서는 첫째, 생산기술 및 작업환경을 개선하여 유해물질이 발산하는 것을 철저하게 관리하여 안전하고 건강한 노동환경을 확립하여야 하며, 둘째, 근로자들을 새로 채용할 때부터 의학적으로 관리하고, 유해물질로 인한 이상소견을 가능한 한 일찍 발견하여 적절한 조치를 강구할 것이며, 셋째, 개인위생관리를 잘 함으로써 근로자가 유해물질에 폭로되어 그 영향을 받지 않도록 하는 것으로 크게 나눌 수 있다. 좀더 구체적인 직업병 예방대책은 대치(代置, substitution), 보호(保護, protection), 감독(監督, inspection), 청결(淸潔, cleanliness) 및 교육(敎育, education)이다.

(1) 작업환경 관리

① 유해환경 측정 및 평가

원재료, 생산물, 부산물의 종류와 이들이 인체에 미치는 영향, 공정에서 발생하는 화학적 유해인자, 물리적 유해인자 등 유해요인에 대한 정보를 수집하고 파악하여야 한다. 유해환경의 측정은 물리적 인자인 경우에는 주로 직독식, 생물학적 인자는 세균 배양기로 포집하여 배양하고, 화학적 인자는 유해물을 포집하여 실험실에서 분석, 직독식 기기, 가스 검지관 등을 이용하여 측정한다. 측정의 평가는 노동부 고시에 의하여 기준치가 정해져 있다.

② 작업환경의 관리의 원리

작업환경의 관리원칙은 대치, 격리, 환기, 청결 및 교육 등이다. 대치는 공정의 변경, 시설의 변경, 물질의 변경 등 근본적 방법으로 예를 들면, 성냥 제조시 황린 대신 적린사용, 벤젠 대신 톨루엔을 사용하는 것 등이다. 격리는 작업자와 유해인자간에 방호벽(barrier)을 설치하는 등 물체, 거리, 시간 등이 방호벽으로 사용될 수 있다. 보호구도 일종의 격리방법이다. 환기 국소환기와 전체환기로 나눌 수 있으며, 작업환경의 정비 등도 필수적이다.

(2) 산업보건 교육

보건교육은 산업보건사업 중에서 가장 중요한 부분으로 작업으로 초래될 수 있는 건강장애와 질병, 건강진단의 검사 내용과 검사의 의미 및 정상범위의 올바른 개념, 작업환경 측정 유해인자의 종류와 유해정도 및 대처 방안, 위생보호구의 역할과 효과 및 사용법, 상하수도, 식당, 폐기물 처리장, 화장실 등 일반 위생시설에 관한 위생교육, 생활습관의 개선과 일반 질병의 관리 방법, 응급환자 발생시 대처 방법, 작업환경 측정 결과, 건강진단 결과, 결근이나 질병통계 등 사업장 내의 각종 조사성적 및 통계를 그 내용으로 하고 있다.

산업보건 교육의 방법으로는 1차적으로 강연회, 심포지움, 패널토의 등으로 지식을 전달하고, 2차적으로 분임토의, 그룹모임, 역할극 등으로 근로자 자신들의 문제제기와 해결방법을 탐구하는 것 등이며, 보건관리자가 수시로 현장의 순시 방문하여 상담하고 개선방안을 제시하는 것 등이 포함된다.

(3) 건강관리와 건강진단

① 건강관리

무자각 환자를 포함하여 집단 전원의 건강상태를 파악 관리한다는 적극적 면이 강조되고 있으며 예방의학, 치료의학, 재활의학 및 건강증진이 포함된 포괄적 의미의 의료로서 건강자의 관리와 요주의자를 포함한 환자관리가 병행되어야 한다. 건강자 관리는 적극적으로 건강도를 증진하는 것으로 특정질병에 대한 특수예방조치를 하는 것이며, 건강이상과 질병을 조기발견 하는 것이다.

② 환자관리

환자관리란 조기진료로 발견된 질병과 이상을 조기에 관리하여 단시간 내에 치유하고, 중증화를 방지하며, 질병의 치유지연 및 재발을 방지하고, 건강인으로서 사회에 복귀를 유도하는 것이다. 또한 타인에 대한 위해원으로서의 역할을 하지 못하게 한다.

③ 건강진단

산업안전보건법에 사업주가 정기적으로 근로자에 대한 건강진단을 실시하도록 규정되어 있다. 여기에는 배치전 건강진단, 정기(일반 및 특수) 건강진단, 수시건강진단, 임시건강진단 등이 있다.

참고문헌

대한예방의학회. 예방의학과 공중보건학 I, II, III. 계축문화사. 2017.

대한직업환경의학회. 직업환경의학, 계축문화사, 2014.

한국환경보건학회. 환경보건학, 에피스테메. 2016.

Detels R, Beaglehole R, Lansang MA, Gulliford M. Oxford Textbook of Public Health, Oxford University Press, 2009

Robert B. Wallace. Maxey–Rosenau–Last Public Health and Preventive Medicine. McGraw–Hill Education, 15 edition, 2008.

Rom. Environmental and Occupational Medicine. Lippincott–Raven Publications, Philadelphia. 3rd ed. 1998.

Rosenstock. L. Textbook of clinical occupational and environmental medicine. 2nd ed. Elsevier Saunders; 2005.

Zenz C, Dickerson OB, Horvath EP. Occupational Medicine. 3rd ed. Mosby, Incorporated; 1994.

제29장

산업보건

1 산업보건의 정의

국제노동기구와 세계보건기구의 1995년도 합동회의에서는 산업보건에 관한 새로운 정의를 "산업보건은 다음의 것을 목표로 하여야 한다 : 모든 직업에 있어 근로자의 최고도의 신체적 · 정신적 그리고 사회적 안녕의 증진과 유지 : 근로자 전체에 대하여 그들의 작업조건에 기인한 위험으로 부터의 이탈방지 : 건강에 불리한 요인에 기인한 위험으로부터의 취업중의 근로자 보호 : 근로자의 생리적 · 심리적 능력에 적당한 직업적 환경에 배치와 유지. 정리하면 : 사람에 대한 작업의 적응과 그 작업에 대한 각자의 적응이다."와 같이 내리고 있다.

"산업보건에 있어서의 주요한 초점은 세 가지의 목적을 가지고 있다. ① 근로자의 건강과 작업능력의 유지와 증진 ② 안전과 건강에 도움이 되도록 작업환경과 작업의 개선 ③ 작업에 있어서의 건강과 안전을 뒷받침하고 또 그리하여 적극적인 사회적 기풍과 원만한 운영을 촉진하며 또 사업의 생산성을 올리게 하는 방향으로의 작업조직과 작업문화의 발전 : 작업문화의 개념은 여기서는 해당기업에서 채용되는 불가결한 가치 시스템의 기업의 경영시스템, 직원대책, 참가원칙, 훈련방침과 품질관리에 반영된다."

2 산업보건의 목표

산업보건은 훌륭한 기능공을 확보하는데 있어서 이들의 노동으로 오는 질병의 문제뿐만 아니라 인간기능의 한계와 노동조건에의 적응을 과학적으로 연구하여 산업기술이 요구하는 노동조건을 가능한 한 인간에게 적합하도록 그 방책을 강구함으로서 근로자의 건강을 보호 증진시키며 나아가서는 노동생산성을 향상시키는데 그 목적이 있다.

그러나 산업의 형태와 직업의 종류에 따라 그리고 선진국과 후진국에 따라 산업보건이 안고 있는 문제는 각기 다를 수 있다.

국제노동기구는 산업보건사업의 권장 목표로서 첫째, 노동과 노동조건으로서 일어날 수 있는 건강장애로부터 근로자의 보호, 둘째 작업에 있어서 근로자들의 정신적 육체적 적응 특히 채용시 적정배치에 기여, 셋째 근로자의 정신적 육체적 안녕의 상태를 최대한으로 유지 증진시키는데 기여하는 것에 있다고 하였으며 이런 목표를 달성하기 위하여서는 산업보건사업은 국가적으로 최소한의 법규정과 노동행정의 뒷받침이 있어야 하고 이 사업은 사업장내에서 이루어져야 하며 이를 위하여 연구와 교육이 꾸준히 이루어져 나가야 할 것이라고 하였다.

우리나라의 산업안전보건법은 제1조에 "이 법은 산업안전보건에 관한 기준을 확립하고 그 책임의 소재를 명확하게 하여 산업재해를 예방하고 쾌적한 작업환경을 조성함으로서 근로자의 안전과 보건을 증진함을 목적으로 한다고 명시하고 있다. 모든 사업장에서 일하고 있는 근로자는 질병이 없고 허약하지 않을 뿐만 아니라 육체적 · 정신적 · 사회적으로 안녕의 상태를 유지 증진할 수 있어야 하며 작업조건이나 취업으로 인하여 건강에 장애를 받지 않아야 할 것은 말할 것도 없다.

또한 국가와 고용주는 근로자들의 건강이란 사회, 경제, 개인의 발전에 있어서의 자원이며 생활의 질의 중요한 요소임을 재인식하여 이들의 건강관리를 위하여 노력하는 것을 의무로 알고 실천에 옮겨야 할 것이다.

3 산업보건사업의 내용

국제노동기구의 산업보건서비스 권고안 112호(1959) 및 171호(1985)를 중심으로 산업보건사업의 내용을 요약하면 다음과 같다.

① 건강진단-채용시, 정기(일반, 특수), 기타(작업 복귀, 만성 질환관리, 장애근로자, 연소자 및 여성 등)

② 작업환경 감시-산업위생(근로자 건강에 대한 유해요인 관리를 통하여 직업병 예방), 산업안전(사고 예방 및 개인 보호구 감시), 위생학, 생리학 및 심리학적인 측면에서의 작업분석 및 근로자에 대한 작업적응, 일반 위생 등

③ 작업환경과 인간공학, 근로자의 채용과 배치, 사고 및 직업병 예방, 근로자 복귀, 직업

재활 및 훈련 등에 대한 경영자 및 근로자 대표에 대한 조언

④ 보건교육과 훈련-보건과 위생교육, 응급처치 훈련

⑤ 사업장 내에서 보건에 관한 통계자료의 관리와 정기적인 분석-기록유지, 보고서 준비, 사고와 질병에 의한 결근의 기록과 분석, 직업성 질환의 보고

⑥ 의학적 치료-응급처치 및 응급치료, 출근하지 않았거나 결근 후 복귀한 근로자에 대한 외래치료, 재활, 일반 진료 및 가족 진료

⑦ 건강상담

⑧ 영양

⑨ 가족계획-교육, 상담, 근로자 및 가족에 대한 서비스 제공

⑩ 산업보건연구

⑪ 사업장 내의 다른 서비스, 특히, 인력과 관련된 부서, 고용조건, 직업훈련, 사고 예방, 복지, 산업위생공학 및 직업재활 등의 서비스와의 협력

⑫ 외부 서비스와의 협동

[표 29-1] 산업보건업무 분류(Rantanen, 1985)

업무의 내용		방법(out put)
본래의 업무(직업성 위험 유해요인의 예방)		
건강 위험성의 확인	→	직장순시 / 측정
정 보	→	위생교육 / 건강상담
예방대책의 주도(主導)	→	예방기술의 응용
건 강 진 단	→	실효있는 진단법 조기발견 / 감별진단
사 후 조 치	→	재활 / 추적관찰
기 록	→	예방대책 건의 정보제공
위 험 성 평 가	→	역학조사
구 급 대 책	→	긴급조치
수의적 업무(隨意的 業務)		
치료에 의한 건강관리	→	외래진료 시설
일 반 건 강 교 육	→	일반 예방대책 건강증진 추진

산업보건사업은 주로 예방적 활동에 중점을 두고 있다. 그러나 제공되는 사업은 각 나라마다 그 나라의 역사발전, 조직과 재정, 법적 요건, 정부 및 관련 단체의 책임, 행정 및 기술감독의 성격 및 범위, 고용정책, 산업화 정도, 의료인과 보조 인력의 가용성 및 자질, 보건시설에 대한 접근도와 장비, 보험기구의 역할 등에 따라 다르다.

4 산업보건의 역사

1) 서구의 산업보건 역사

산업혁명이 이루어지기 전까지의 유럽의 산업보건은 산업의 형태가 원시적이었을 뿐만 아니라 노동형태 자체가 집단적이 아니고 개별적이었고 근로자의 건강보다도 어느 특권계층의 이익을 위한 노동이었기 때문에 사회적 관심을 그다지 끌지 못했다.

[표 29-2] 산업안전보건법상 사업주의 의무사항(보건분야)

구분		내용	근거
건강진단	채용시	신규채용시	법제43조 규칙제98조
	일 반	5인이상 사업장(사무직 : 2년1회, 생산직 : 1년1회)	
	특 수	• DMF, 벤젠, 사염화탄소, 염화비닐, 1,1,2,2,-테트라클로로에탄, 아크릴로니트닐 : 2회/년 • 기타 유기용제 및 특정화학물질, 석면, 진동, 연, 4알킬연, 코우코스, 유해광선, 이상기압, 면분진 : 1회/년 • 광물성분진, 소음 : 1회/2년] • 건강진단결과 직업병유소견자로 판정을 받아 타 부서로 작업 전환된 자 중 추적관찰이 필요하다는 의사의 소견이 있는 자	
	배치전	신규채용 또는 작업부서 전환으로 특수건강진단 대상업무에 종사할 근로자	
	수 시	• 특수건강진단 대상업무로 인하여 해당 유해인자에 의한 건강장애를 의심하게 하는 증상을 보이거나 의학적 소견이 있을 경우 실시하는 건강진단	
	임 시	• 특수건강진단 대상업무로 인하여 중독 또는 직업병이 다수 발생한 경우 실시하는 건강진단	
건강진단결과의 보고		• 건강진단개인표를 송부 받은 즉시 근로자에게 통보 • 근로자 건강유지를 위해 필요한 조치 수행 • 관할지방노동관서에 특수 또는 임시건강진단 결과 보고	법제43조 규칙제105조
작업환경 측정		• 분진, 소음, 유기용제, 특정화학물질, 연, 4알킬연, 고온, 한냉, 다습 : 년2회 • 산소결핍위험 작업의 장소 : 매작업 시작전	법제42조 규칙제93조
작업환경 측정보고		• 측정을 완료한 날로부터 60일 이내에 관할지방노동관서에 보고 (상반기 : 당해연도 8/15까지, 하반기 : 다음연도 2/15까지)	법제42조 규칙제94조
보건교육		사업장내 보건교육	규칙제33조1항
		작업복, 보호구 및 방호장치의 점검, 사용지도교육	영제10조제2항

구분		내용	근거
직무교육		산업보건의, 보건관리자(의사, 간호사, 산업위생사)	규칙제39조
물질안전보건자료 작성·비치		화학물질 사용 장소에 게시 또는 비치	법제41조
보건관리자선임	광업·유해 위험 업종	2,000인 이상	법제16조 및 영제16조
		500~2,000인 미만	
		50~500인 미만	
	기타 제조업	3,000인 이상	법제17조 및 영제20조
		1,000~3,000인 미만	
		50~1,000인 미만	
	기타 산업	5,000인 이상	
		50~5,000인 미만	
※보건관리자의 업무위탁 (보건관리대행 기관)		• 300인 미만 사업장 : 전 업종 • 규모에 관계없이 대행 가능한 업종과 지역 –벽지 : 석탄광산 소재 지역, 육지와 연결되지 않은 도서(제주도 제외)	법제16조 및 영제19조
보건관리자 선임 제외업종		• 건설업 • 육상, 운송업 • 가죽 및 모피의복 제조업을 제외한 섬유의류제품 제조업	법제16조 및 영제16조
산업보건의 선임		50인 이상 사업장(의사가 아닌 보건관리자가 있는 사업장)	법제17조 및 영제20조

그러나 산업혁명이 이루어지면서 수력, 석탄, 철을 원동력으로 하는 공장들이 건설되고 대량 생산체제에 의한 인구 집중이 불가피하게 되었다. 그 당시는 의학 발달도 부진한 상태였고 많은 질병의 병인도 발견되지 못한 상태여서, 근로자들이 비위생적인 공장지대에 집단거주 함에 따라 전염병이 만연되었고 노동조건도 열악해 연소근로자와 부녀자들이 노동시간의 제한이 없이 혹사당하므로 근로자의 건강이 큰 위협을 받았다.

산업혁명에 따른 이러한 부작용이 점점 커짐에 따라 1819년 영국에서 최초로 근로자의 건강과 기본권리를 보장해주기 위한 공장법(Factory act)이 제정되었으며 그 후 사회보장제도가 제정되었다. 이 사회보장제도는 산업혁명 이후 야기된 노사간의 분규 속에서 일어난 Marx 사상에의 대항과 당시 극히 불안전 하였던 노동자들의 노동과 생활조건을 보장하기 위하여 1883년 독일에서 Bismark가 처음으로 노동재해보상보험법을 창설한 데서 시작되었다.

그 이후 유럽 각국에서는 1890년부터 1930년 사이에 사회보장제도가 채택되어 지금까지 시행되고 있다.

유럽지역에 비해 비교적 역사가 짧은 미국은 19세기 초기까지만 하여도 농업국에 불과하였으나, 유럽의 공업기술을 도입함으로써 공업발전이 급속히 진행되었는데 이 이후 미국에서도 광산의 진폐증, 각종 공장의 연중독, 인중독, 수은중독 등 많은 직업병이 노동자들에게서 발생되었다. 이러한 악조건 하에서 위생공학의 발전은 이들의 작업환경을 개선하여 직업병 예방에 큰 기여를 하였다.

이러한 구미지역의 산업보건활동에도 불구하고 급격한 산업발전에 따른 직업병 발생은 늘어만 갔고 많은 근로자들이 여러 가지 화학물질이나 중금속 중독의 희생 양이 되었다. 1919년 국제노동기구(ILO)의 창설은 각국에 있어서 노동관계법을 제정하는데 촉진제가 되었으며, 1차와 2차 세계대전은 새로운 기술에 의한 공업발전을 가속화하였고 그에 따라 공장의 작업환경과 시설개선을 통한 직업병 예방에 많은 영향을 미쳤다.

금세기에 이르러 과학과 공업은 급진적으로 발달하여 연간 1,000여종의 새로운 물질이 합성되고 있으며, 각 분야에서 사용하고 있는 중금속, 유기용제를 비롯한 각종 화합물이 6만여종에 달하는 것으로 알려져 있다. 작업내용도 과거와는 달리 기계화 또는 자동화됨으로써 근로자 개개인의 입장에서는 작업이 세분화되어 단순 반복작업이 큰 비중을 차지하게 되었고, 이로 인한 근로자의 정신보건이 새로운 문제로 등장하게 되었다.

한편으로, 과학과 의학의 혁신적인 발달로 인해 과거 근로자들의 심각한 보건문제가 되었던 전염병에 의한 위협은 사라지게 되었으나 평균수명 연장으로 인한 인구의 노령화에 따른 성인병관리가 근로자들의 보건관리에 중요한 핵심이 되었다. 또한, 시대의 조류는 질병예방의 차원에서 건강증진의 차원으로 국민들의 욕구가 변화함에 따라 산업보건사업 또한 이러한 근로자들의 욕구에 얼마나 부응할 수 있느냐가 앞으로의 산업보건의 과제라고 할 수 있겠다.

2) 우리나라 산업보건의 역사

우리나라는 선진국들이 200~300년에 걸쳐 이루어 놓은 경제발전을 짧은 시간에 이루기 위하여 노력한 결과 개발도상국들 중에서는 선진국에 진입하려는 단계에 있지만 이 과정에서 주역을 담당하였던 산업현장 근로자들은 건강장해라는 비싼 대가를 지불하지 않으면 안되었다.

진폐증과 같은 직업성 질환은 이미 1960년대에 보고되기 시작하였고 1970년 초에는 벤젠과 수은중독이 발생하였으며 1976년과 78년에는 노말 핵산에 의한 하반신 마비 사건과 사염화탄소 중독 등이 발생하여 정부 당국은 1981년에 근로자들의 재해와 직업성 질환을 예방하기 위한 산업안전 보건법을 제정하게 되었다. 그러나 1984년 반월공단에서 납중독 환자가 집단적으로 발생하였으며 1987년에는 수은중독에 의한 사망자와 카드뮴 중독증 여부에 관한 논란이 비등하였는가 하면 형광등 제조업체에서 수은중독 환자가 집단적으로 발생하기도 하였다.

그러나 본격적으로 직업성 질환문제가 사회적으로 크게 대두된 것은 1988년 이후라고 할 수 있다. 1988년도에 도금업체에서 크롬중독 환자가 다수 발생하여 사회문제화되기도 하였지만 일반 사람들에게 관심을 크게 일으키고, 정부 기관으로 하여금 직업성 질환에 관하여 적극적으로 대처하게 만든 것은 원진 레이온 근로자들의 이황화탄소 중독사건이었다. 단일 사업장에서 동일 직업성 질환으로 판정된 사람이 100명이 넘는다는 것은 세계적으로 그 유례를 찾아 볼 수 없는 것이다.

제2차 세계대전 중 우리나라는 일본 통치하에 있었기 때문에 산업은 군수공업에 필요한 자원개발이 위주였고 기타 일반 산업은 매우 미미하였다. 전력과 산업의 자원은 당시 북한에 있었기 때문에 금속, 화학공업 등의 중공업의 대부분은 북한에 있었으며 남한에 있었던 것은 방직, 인쇄, 식품 등 경공업이 주 였다.

일제로부터의 해방과 더불어 미군정이 실시되었으며 이 때 최고 노동시간 법, 부녀, 연소자 보호법 규정 등이 제정되었다.

대한민국이 독립된 후 6 · 25 동란 등의 혼란으로 산업의 발전은 있을 수 없었으나 부산의 조선방직 부속병원에서 사업장 근로자들의 건강관리가 실시되었고 1953년에는 우리나라 최초의 근로기준법이 제정되었다.

조직을 갖고 체계적으로 산업보건사업이 실시된 것은 1956년 국영광업소인 대한석탄공사 산하의 삼성탄광에서 비롯되었다. 산업이 발전되기 시작하면서 1962년 근로기준법 시행령이 공포되었고 삼성탄광의 보건관리에 종사하던 연구원들이 모여 카톨릭 의과대학 내에 산업의학 연구소를 개설하였다. 이 연구팀은 1963년 우리나라에서 처음으로 전국 사업장에 대한 작업환경조사와 근로자에 대한 건강진단을 실시하였다. 산업보건관리 규칙에 의거 사업장의 보건관리자와 요원들에 대한 산업보건교육이 실시된 것도 이 때이다.

이 교육에 참여하였던 보건관리자들은 산업보건에 관한 지식과 상호간의 학문적인 지속적인 교류를 위하여 재단법인 대한산업보건협회를 창립하였고 정부에서는 산업재해 보상법을 제정한 시기도 이 때이다.

보사부 노동국으로부터 외청인 노동청으로 독립된 것은 1964년이었다. 카톨릭 의과대학 내에 산재병원이 설립된 것은 1971년이었고 대한산업보건협회가 공단지역에 산업보건서비스 센터를 설립한 것도 이 때이다. 정부도 근로자들의 복지를 위하여 1971년 근로복지공사를 발족시켰으며, 직장 의료보험제도가 시작된 것도 이즈음이다. 국립 노동과학 연구소가 설립된 것은 1978년이었다. 노동청이 노동부로 승격된 것은 1980년도이고 산업안전보건법이 공포된 것은 1981년도 였고 이 때에 대한 산업보건협회 산하에 특수건강진단과 일반건강진단 협의회가 설립되었으며 산업의학회가 창립된 것은 1988년이었다.

[표 29-3] 우리나라 산업보건사업의 역사

년도	발전 경향
1910년이전	근로자는 평민과 노비의 계급
1910~1945	① 세계2차대전의 영향으로 군·수공업에 필요한 자원개발이 위주 ② 북한 : 중공업, 남한 : 경공업
1945~1960	① 최고 노동시간법 부여, 연소자 보호법 규정(미군정) ② 근로기준법 공포(1953) ③ 대한석탄공사에서 산업보건 사업실시(1956년)
1960	① 근로기준법 시행령 공포(1962) ② 산업의학연구소 설립(카톨릭의대 내, 1962) ③ 전국 사업장에 대한 작업 환경조사와 근로자에 대한 건강진단실시(1963) ④ 사업장의 보건관리자와 요원들의 산업보건교육실시(산업보건관리 규칙 의거, 1963) ⑤ 대한산업보건협회 창립(1963) ⑥ 산업재해 보상법 제정(1963) ⑦ 노동청 독립(보사부 노동국, 1964)
1970	① 산재병원 설립(카톨릭 의대, 1971) ② 공단지대 산업보건 서비스 센타 설립(1971) ③ 근로복지공사 발족(1977) ④ 국립노동과학 연구소 개소(1978) ⑤ 직장의료보험제도 개시(1977)
1980	① 노동부 승격(노동청, 1980) ② 산업안전 보건법 공포(1981) ③ 특수건강진단과 일반건강진단협의회 설치(1981) ④ 산업안전공단 설립(1987) ⑤ 산업의학회 창립(1988)
1990	① 산업위생학회 창립(1990) ② 산업간호학회 창립(1991) ③ 산업보건대학원 탄생(카톨릭 의대, 1991) ④ 산업의학(직업환경의학) 전문의 제도(1995)

작업환경 측정의 전문가들이 모여 산업위생학회를, 산업간호 전문가들이 모여 산업간호학회를 창립한 것은 1990년도 였다. 카톨릭의과대학 내에 산업보건대학원이 탄생한 것은 1991년도이고 산업의학과(직업환경의학과) 전문의 제도가 제정되고 근로복지공단이 설립된 것은 1995년도이다.

1987년 설립된 한국산업안전공단은 2009년 1월에 한국산업안전보건공단으로 개칭한 바 있다.

5 우리나라 산업보건사업체계

산업보건관리의 기본내용은 첫째 작업환경관리, 둘째 작업관리, 셋째 건강관리의 세 가지로 되어 있다. 이들 관리가 원활히 그리고 효과적으로 이루어지기 위하여서는 조직과 기능이 잘 정비되고 보건교육이 실시되어야 한다.

1) 정부조직

2019년 2월 현재 우리나라의 산업보건행정은 노동행정의 일부로 고용노동부에서 관장하고 있으며, 산업보건의 주무국은 산재예방보상정책국으로서 산재예방정책과, 산재보상정책과, 산업안전과, 산업보건과, 화학사고예방과 등 5개 과로 구성되어 있다.

지방노동행정은 고용노동부의 외청인 지방고용노동청과 지방고용노동지청이 지방에서 고용노동부장관의 사무를 분장하고 있다(서울, 부산, 광주, 대구, 인천, 대전의 6개 지방고용노동청과 40개 지방고용노동지청, 1개 출장소).

2) 민간기관 조직

민간산업보건 서비스 기관으로는 대한산업보건협회가 있으며 근로자의 건강보호와 증진을 위하여 학술연구와 기술진흥을 위한 민간 단체로서 이 분야의 전문가와 보건관리자가 모여 설립한 사단법인이다. 산하에는 12개 지역지부와 16개 산업보건센터가 있다. 우리나라 각 산업보건기관의 기술지원과 건강진단 기준 설정을 위하여 특수건강진단기술협의회, 일반건강진단 기술협의회 그리고 작업환경측정 기술협의회를 두고 있다.

3) 연구기관

산업보건 연구기관으로서는 산업안전공단의 산업보건연구원을 비롯하여 전국 의과대학 및 보건대학원 등에 산업의학 연구소가 있으며 산업보건 서비스를 제공함과 동시에 산업의학에 관한 연구를 하고 있다.

4) 산업보건 서비스 기관

전국 산업장 근로자들의 건강관리를 위한 산업보건 서비스 제공기관으로는 특수건강진단, 작업환경 측정기관, 일반건강진단, 보건관리대행기관 등이 있다.

(1) 일반건강진단기관

일반건강진단 기관은 2010년 현재 전국적으로 3,605개 의료기관이 있으며, 이들 기관의 규모별 분포는 종합병원 304개(8.4%), 병원 877개(24.3%), 의원 2,424개소로 전 검진기관의 67.2%를 의원급이 차지하고 있다.

(2) 보건관리 대행기관

2014년 현재 보건관리대행제도는 주로 300명 미만 규모 사업장을 대상으로 시행되고 있다. 근로자건강센터는 2013년 5월 현재 전국에 총 10개소로, 상시 근로자수가 50명 미만으로 보건관리자 선임 의무가 없는 소규모 사업장에 보건관리를 제공하고 있다.

2010년 현재 전국에 총 103개 의료기관이 있으며 이들의 지역별 분포는 특·광역시 지역 43개소 및 광역도 지역 60개소 등에 분포하고 있다.

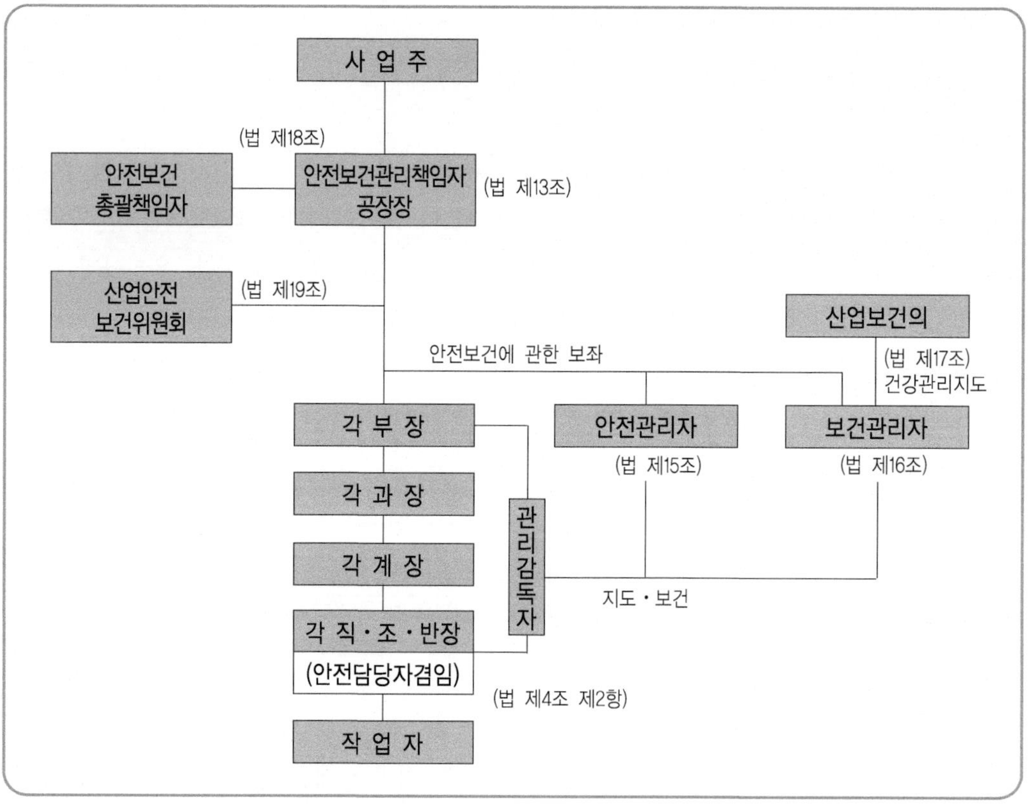

[그림 29-1] 산업안전보건법상 보건관리체계

(3) 특수건강진단기관

근로자들의 직업성 질환을 발견하기 위한 특수건강진단기관은 2018년 현재 전국에 총 242개 기관이 있으며 2010년 자료에 따르면 특광역시 지역 42개소, 광역도 지역 101개소 등으로 분포되어 있다.

(4) 작업환경 측정기관

유해작업장에 대한 작업환경측정 서비스를 제공하고 있는 작업환경 측정기관으로는 2019년 현재 전국에 178개소가 있다. 2010년 자료에 따르면 특·광역시 지역에 59개소, 광역도 지역에 97개소 등으로 분포되어 있다. 국가 및 지방자치단체 1개소, 대학 및 부속기관 30개소, 종합병원 43개소, 비영리법인 75개소, 사업장자체 7개소 등이다.

(5) 산업장내 보건관리

산업장내의 보건관리체계는 비전임 산업보건의(촉탁의사) 또는 의사, 간호사, 산업위생사 등으로 되어 있으며 기업의 안전보건관리 책임자를 보좌하는 조직체계를 갖고 있다(그림 29-2).

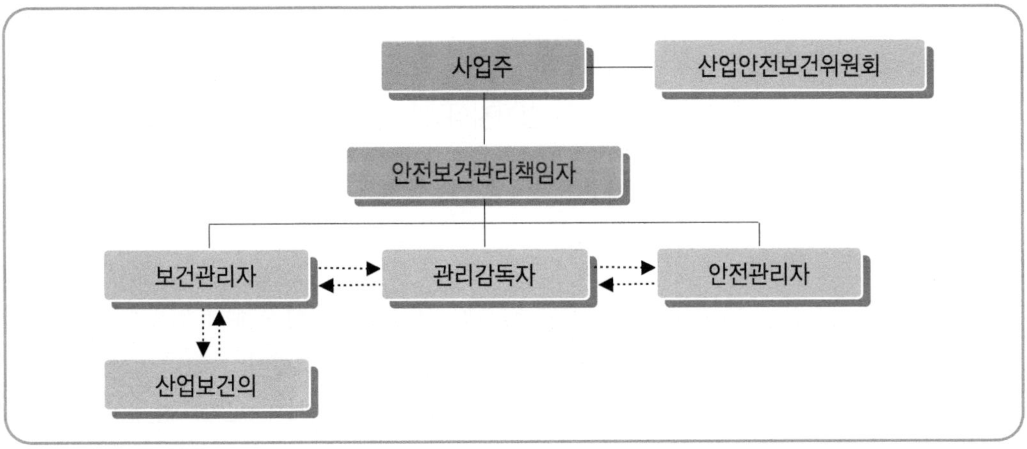

[그림 29-2] 산업장내 보건관리체계

사업장내의 산업보건 관리조직은 보건관리자, 안전관리자 및 산업보건의를 중심 인력으로 하여 구성되어 있다. 50인 이상의 근로자들 가진 사업장내에서는 관리자로서 안전보건관리 총괄책임자를 두어야 한다(산업안전보건법).

6 건강관리와 건강진단

1) 건강관리

건강관리는 치료의학의 경우처럼 내방하는 환자를 돌보아 준다는 소극적인 입장이 아니라 무자각 환자를 포함하여 집단 전원의 건강상태를 파악 관리한다는 적극적인 면이 강조되고 있으며 예방의학, 치료의학, 재활의학 및 건강증진이 포함된 포괄적 의미의 의료로서 건강자의 관리와 요주의자를 포함한 환자관리가 병행되어야 한다.

(1) 건강자 관리

건강자 관리에는 다음과 같은 세 가지 방법이 있다.

첫째, 적극적으로 건강도를 증진시키는 일이다. 우선 건강에 대한 위험요인을 알기 위한 건강조사와 건강정도를 파악하기 위한 건강측정이 필요하며, 이를 바탕으로 수면, 흡연, 음주, 기호품 등 일상 생활양식 개선에 대한 보건지도, 적절한 신체단련을 위한 운동 지도, 올바른 식생활을 포함한 영양지도, 그리고 스트레스, 인간관계 등의 정신건강지도들이 총체적으로 이루어져야 한다.

둘째, 특정 질병에 대하여 특수 예방조치를 강구하는 일이며, 예를 들어 전염성질환에 대한 예방접종이나 화학예방이 여기에 포함된다.

셋째, 건강 이상과 질병의 조기발견이다. 정기적인 건강진단이나 조기검진을 권장하는 것도 이 때문이다.

(2) 환자관리

건강진단이나 조기검진 등의 방법을 통하여 발견된 질병자나 이상자에 대하여 실시하는 건강관리가 곧 환자관리이며, 이것은 다음과 같은 목적과 의미를 포함하고 있다.

첫째, 조기진료는 발견된 질병과 이상을 조기에 관리하여 단시간 내에 치유하게 하려는 것이다.

둘째, 중증화 방지는 어느 정도까지 질병의 상태가 진행된 사람에 대하여 그 병세가 중증화 되는 것을 막는 것으로서 적절한 의료를 받도록 환자를 지도하는 일이 이에 속한다.

셋째, 지연 또는 재발 방지는 질병의 치료가 지연되거나 치유 후 재차 악화되지 않도록 하는 일이다. 여기에서는 적정 의료를 받는 것이 전제가 되며, 특히 만성질환의 경우 이러한 점들이 문제가 되기 쉽다.

넷째, 치료 뿐 아니라 건강인으로서 사회에 복귀하도록 하는 것은 환자관리 중에서도 가장 중요한 부분이다. 따라서 치료의 시작과 더불어 질병의 상태와 상응하는 육체적, 정신적 및 사회적 훈련이 필요한 것이다.

다섯째, 타인에 대한 위해 방지이다. 즉, 보균자에 대한 적정한 치료가 조기에 보균 상태를 종식시켜서, 타인에 대한 위해원으로서의 역할을 하지 못하게 하는 것 등이 그 예이다.

2) 건강진단

산업안전보건법에는 사업주가 정기적으로 근로자에 대한 건강진단을 실시하도록 규정하고 있으며 그 건강진단은,

① 채용 또는 특정 작업에 종사시키는 것이 적당한가,
② 전에 실시한 건강진단 내용과 비교하여 어떠한 변화가 있는가,
③ 또 새로운 신체 변화가 일어나고 있진 않은가,
④ 변화를 발견하였을 때 그에 대한 정밀검사, 요양 등이 필요한가,
⑤ 그들의 변화가 작업과 관련이 있는 것인가, 아닌가 등에 관하여 판단하는 자료를 얻기 위하여 실시되는 것으로서 건강진단 결과는 반드시 보건관리자를 통하여 평가되어야 한다. 또한 이들 자료가 예방 목적으로 이용 될 수 있도록 노력하여야 한다.

근로자 건강진단의 시기와 목적에 따라 채용시(배치전), 정기(일반 및 특수), 수시 및 임시 건강진단으로 구분된다.

(1) 채용시(배치전) 건강진단

채용시(배치전), 건강진단의 목적은 첫째, 근로자가 채용 또는 배치 시점에서 이환되고 있는 질병이나 건강상태를 밝힘으로써 취업으로 인하여 자신의 건강에 해가 되거나 타인에게 영향을 끼칠 수 있는 질병의 유무를 가려내며, 둘째, 해당 근로자의 신체적, 정신적 제반조건이 충원하고자 하는 해당 직무를 수행함에 적합한지의 여부, 즉 적정 배치를 위한 것이며, 셋째, 향후 근로자의 건강을 추적하여 점검할 때 그 변화를 관찰하기 위한 기본 자료를 얻는데 있다. 특히, 어떤 특정 직업이 건강에 어떠한 영향을 초래하였는지 여부를 판정하는 데 중요한 자료로 이용될 수 있다. 그러므로 근로자의 신규채용 또는 작업부서의 전환으로 건강에 유해한 인자에 노출되는 업무에 종사하게 될 근로자에 대하여 실시되는 배치전 건강진단에서

는 유해 인자에 의한 건강 영향을 고려하여 관련된 검사들을 추가로 실시하도록 되어 있다.

채용시 건강진단에서 기본적으로 실시하여야 할 검사 내용으로는, ① 과거 병력 및 작업 경력 조사, ② 자각증상 및 타각증상, ③ 신장, 체중, 시력, 청력, 색신, 혈액형, ④ 혈압, 빈혈검사, 요당, 요단백, ⑤ 혈청 GOT, 혈청 GPT 및 총콜레스테롤, ⑥ 치과 검사(결손치, 치주 질환, 치아 우식증), ⑦ 흉부 방사선 등을 들 수 있으며, 이외에도 매독 반응 검사, B형간염 항원 · 항체 검사 등을 포함시키는 사업장도 많이 있으며, 경우에 따라서는 사업장 고유의 채용시 건강진단 양식을 마련하여 이용하기도 한다.

(2) 정기 건강진단

① 일반건강진단

일반건강진단은 상시 근로자 5인 이상을 사용하는 사업 또는 사업장에 종사하는 근로자를 대상으로 사무직은 2년에 1회 이상, 사무직 이외의 근로자는 1년에 1회 이상 주기적으로 실시하여야 한다.

일반건강진단을 실시하는 목적은 근로자들의 건강상태를 정기적으로 추적 조사하고 질병을 조기에 발견하여 적절한 사후 조치를 강구함으로써 근로자들의 건강을 유지 · 증진시키는데 있다.

일반건강진단은 실시 절차에 따라 1차 건강진단과 2차 건강진단으로 구분되는데, 1차 건강진단은 모든 근로자를 대상으로 실시하며 그 결과를 정상자와 질환 의심자로 구분하여 판정하고, 질환 의심자를 대상으로 2차 건강진단 즉, 정밀건강진단을 실시하여 질병 유무를 가리게 된다. 그러나 여기서 주의하여야 할 점은 1차 건강진단은 집단을 대상으로 질병이 의심되는자를 분류하는 선별 검사로서 그 특성상 질병이 있는 자를 건강자로, 또는 건강한 자를 질병자로 잘못 선별할 가능성이 항상 존재한다는 것이며, 또한 질병을 확진하기 위한 2차 건강진단의 검사 항목이 규정에 의하여 제한되어 있기 때문에 정밀검진 후에도 질병 유무를 확실하게 판명하기 어려운 경우가 종종 있다. 따라서 이 경우는 계속적이며 보다 정밀한 검사를 통하여 확실한 질병을 찾아내도록 유도하여야 한다. 이러한 개념은 특수건강진단의 경우도 마찬가지이다.

② 특수건강진단

거의 모든 작업장에는 그 업종 특유의 작업환경과 작업조건이 수반되기 마련이며, 이러한 작업환경이나 조건이 근로자에게 유해인자로 작용하여 그 업종 특유의 직업병이 발생하는 경우가 드물지 않다.

유해환경 업무에 종사하는 근로자를 대상으로 직업병의 소견이 있는 근로자를 조기에 발견하여 적합한 사후관리를 실시함으로써 근로자의 건강을 보호하고 직업병을 예방하기 위한 목적으로 해당 유해인자의 종류에 따라 실시하는 특수건강진단이 강력하게 요구되는 것은 지속적인 경제발전에 따라 새로운 기계설비 및 유해물질이 대량 사용되고 있는 반면, 작업환경관리는 이에 따르지 못함으로써 직업성 질환이 점차 증가되었기 때문이다.

2019년 현재 우리나라에서 특수건강진단의 대상이 되는 유해요인은 총 179종으로 규정되어 있으며, 종류별로는 이황화탄소, 톨루엔, 노르말헥산 등의 유기화합물 108종, 산 및 알카리류 8종, 가스 14종, 허가대상물질 13종, 금속 가공류 1종, 야간작업 2종, 연, 수은, 크롬 등의 중금속 19종, 분진 6종, 소음 등 물리적 인자 9종 등이다.

또한 2013년 8월부터 특수건강진단 대상에 '야간작업'을 추가하되, 실시대상, 건강관리구분 및 사후관리조치 판정 등은 달리하고 있다. 야간작업의 정의는 6개월간 오후 10시부터 다음날 오전 6시까지의 계속되는 작업을 월 평균 4회 이상 수행하는 경우 또는 6개월간 오후 10시부터 다음날 오전 6시 사이의 시간 중 작업을 월 평균 60시간 이상 수행하는 경우로 규정하고 있다.

특수건강진단의 실시 횟수는 광물성 분진 또는 소음에 노출되는 근로자는 2년에 1회, 벤젠, 사염화탄소, 염화비닐 등 6가지 화학물질(6개월에 1회) 이외의 유해인자에 노출되는 근로자는 1년에 1회를 기본 주기로 하고 직업병 유소견자가 발견되었거나 작업환경 측정결과 노출기준 초과시에는 기본 주기를 단축하여 실시하도록 되어 있다.

우리나라의 특수건강진단은 1960년대부터 시작하여 1972년도에 제도화 되어 직업성 질환의 검출과 관리에 노력을 기울여 왔으나, 아직도 우리나라의 직업성 질환 발견율은 낮고 그 종류도 20종 전후에 머물러 있다.

건강진단을 통하여 얻어진 직업병 유소견율은 1980~1991년 사이에 0.20~0.27%이었고, 1994년 이후에는 유소견율이 0.1% 이하로 감소하였으며, 1998년 직업병 유소견자는 1,928명으로 0.06% 매우 낮은 유소견율을 보이고 있는 바, 외국의 사례와 비교하면 상당수의 은닉 환자와 미발견 환자가 있을 것으로 추측된다.

(3) 수시 건강진단

직업성 천식, 직업성 피부질환 등 급성적으로 발병하거나, 정기적인 건강진단으로는 발견하기 어려운 직업성 질환을 신속하게 처리하기 위하여 건강장애를 의심하게 하는 증상을 보이거나 의학적 소견이 있는 근로자에 대하여 보건관리자, 근로자, 근로자 대표 등이 사업주에게 건의 · 요청하여 사업주가 실시하는 건강진단이다.

(4) 임시 건강진단

유해 인자에 의한 중독의 여부, 질병의 이환여부 또는 질병의 발생 원인 등을 확인하기 위하여 지방노동관서의 장의 명령에 따라 실시하는 건강진단으로서 동일 부서에 근무하는 근로자 또는 동일한 유해 인자에 노출되는 근로자에게 유사한 질병의 자각 및 타각증상이 발생한 경우, 직업병 유소견자가 발생하거나 다수 발생할 우려가 있는 경우에 임시 건강진단의 실시를 명령하게 된다.

(5) 산업의학/보건학적 평가

건강진단 실시 후에는 산업의학적 평가를 실시하여 근로자의 건강을 보호하기 위한 적절한 사후관리가 이루어져야 한다. 건강진단 결과에 따라 표 29-4와 같이 건강자, 요주의자 및 질병 유소견자로 구분하고 현재의 업무수행이 가능한지, 가능하지 않다면 한시적인지, 영구적인지를 평가하는 업무적합성 평가를 실시하고 보호구 착용, 추적검사, 근무 중 치료, 근로시간 단축, 휴직 또는 직업전환 등의 사후관리 조치로 이어지는 일련의 산업의학적 평가는 건강진단의 목적을 달성하는데 가장 중요한 부분이라 할 수 있다. 이러한 사후관리는 사업주 책임하에 보건관리자와 협의하여 이루어져야 한다.

여기에서 중요한 것은 사후관리의 실시는 건강에 이상이 있을 때가 아니라 건강을 유지 · 보호하기 위하여 필요하다고 인정할 때로 되어 있어 적극적인 예방에 대한 자세가 필요하다. 즉, 작업 내용이나 작업 공정, 방법들을 파악, 검토하고 작업환경 측정의 실시, 시설 또는 설비의 개선, 보완, 정비 등의 사후조치를 강구함으로써 근로조건의 개선을 도모함과 동시에 사람과 작업의 조화를 이룰 수 있도록 적정한 취업을 유도하도록 노력하여야 할 것이다(표 29-5).

업무수행적합여부는 배치전 건강진단, 특수건강진단, 수시건강진단 및 임시건강진단에서 건강진단 경로가 건강관리 구분이 직업병 유소견자(D1)으로 판정받은 근로자에 대하여 반드시 판정하도록 되어 있으며, 다음과 같이 분류한다.

① 건강관리상 작업환경 및 작업조건의 변화가 없는 한 조건없이 현 작업에 계속 종사가능

② 건강관리상 작업환경개선, 작업환경 및 작업조건의 개선 또는 건강이 회복되는 등 문제

가 해결될 때까지 한시적으로 현 작업에 종사금지

③ 건강장애의 발생이 우려되어 작업환경 및 작업조건의 개선 또는 건강이 회복되는 등 문제가 해결될 때까지 한시적으로 현작업에 종사금지

④ 발생된 건강장애의 악화 경우는 영구적인 건강장애가 우려되어 영구적으로 현작업에 종사불가능

[표 29-4] 건강진단 결과에 따른 건강관리 구분

건강관리 구분		건강관리 구분 내용
A		건강관리상 사후관리가 필요없는 자(건강자)
C	C1	직업성 질병으로 진전될 우려가 있어 추적조사 등 관찰이 필요한 자(요관찰자)
	C2	일반 질병으로 진전될 우려가 있어 추적 관찰이 필요한 자(요관찰자)
D1		직업성 질병의 소견을 보여 사후관리가 필요한 자(직업병 유소견자)
D2		일반 질병의 소견을 보여 사후관리가 필요한 자(일반 질병유소견자)
R		일반 건강진단에서의 질환 의심자(제2차 건강진단 대상자)

[표 29-5] 근로자 건강진단 사후관리조치 내용

구분	조치내용
0	사후관리조치 필요 없음
1	건강상담 필요
2	개인보호구 착용철저
3	의학적 추적검사 필요
4	근무중 의학적 치료 필요
5	일정기간 근로시간 단축 필요
6	일시적 및 영구적 작업전환 필요
7	건강회복동안 근로금지 및 제한
8	산재요양신청안내
9	기타

7 작업환경관리

넓은 의미의 작업환경관리는 사업장 내의 식당, 샤워실, 화장실, 기숙사 등에 대한 일반환경관리와 유해물질이나 유해조건에 대한 작업장 환경관리를 모두 포함하는 것이나, 본 절에서는 후자에 국한하여 기술하고자 한다.

1) 유해환경 측정 및 평가

작업환경을 적절히 관리하기 위하여는 먼저 어떠한 유해요인이 있는가를 파악하고, 그 정도에 대하여 정확한 측정과 평가가 이루어져야 한다.

(1) 유해요인의 파악

조사하여야 할 내용으로는 ① 원재료, 생산물, 부산물은 어떠한 것이 있으며, 이들이 작업자의 건강에 어떠한 영향을 주는지, ② 공정에서 발생되는 화학적 유해인자(유기용제, 유해가스, 중금속, 분진 등)가 무엇인지, ③ 물리적 유해인자(복사열, 기온, 기습, 기류, 소음, 진동, 이상기압, 조명, 유해광선, 전리 방사선 등)의 발생 상황에 관한 것 등이 있다.

(2) 유해환경의 측정

작업환경의 측정은 물리적 요인과 화학적 요인 및 생물학적 요인에 관한 것으로 구분된다. 물리적 인자의 측정은 대부분 직독식 기기가 개발되어 있으며, 생물학적 인자는 낙균을 배양기에 포집하여 세균별로 배양하는 방법을 일반적으로 사용한다.

화학적 인자를 측정하는 방법으로는, ① 작업장 공기 중 유해물을 포집하여 실험실로 운반하여 분석하는 방법, ② 현장에서 물리적 성질 또는 화학적 성질을 이용해서 기기로 분석하는 방법, ③ 공기중의 가스에 의하여 색깔이 변하는 것을 관찰하여 측정하는 가스검지관법이 있다.

작업환경 측정 목적이나 여건에 따라서 측정 방법을 선택하게 되는데, 실제로 근로자의 건강과 직결되는 피폭량을 알아야 근본적인 작업환경관리나 근로자 개개인의 건강관리에 필요한 자료를 얻기 위하여는, 유해물질에 폭로되는 각각의 근로자 또는 같은 일에 종사하는 근로자를 무작위로 추출하여 개인 포집장치를 부착하여 유해물을 포집하여야 한다. 이는 유해물의 농도가 시간적, 공간적으로 변동이 많기 때문이다.

(3) 측정의 평가

작업환경 측정 결과의 평가는 작업환경측정법(노동부 고시)에 유해요인별 기준치를 정하고 측정치가 이를 초과하는지 여부 및 정도를 판단하게 되는데, 그 기준으로는 미국의 허용기준(TLV)과 우리나라의 유해물질의 허용농도가 있다.

2) 작업환경관리의 원리

유해한 작업환경의 개선은 직업병 예방의 가장 근본적인 방법이다. 그러나 비용, 기술, 노사의 인식 등 어려운 점도 많다. 작업환경관리의 기본적인 원리는 대치, 격리, 환기이다.

(1) 대치

대치 방법에는 공정의 변경, 시설의 변경, 물질의 변경 등이 있으며, 환경 개선의 근본 방법이지만 기술적으로 쉽지 않다.

공정의 변경 예로는, 페인트를 공산품에 분무하여 도장하는 일을 페인트에 담그거나 전기를 이용한 흡착식 분무도장 방법으로 변경한 일, 자동차 산업에서 납을 고속회전 그라인더로 깎아 내던 일을 저속 oscillating type sander로 바꾼 일, 금속을 두들겨 자르는 것보다 톱으로 잘라 소음을 감소시킨 일 등을 들 수 있다.

시설의 변경은 비교적 비용이 적게 드는 방법으로서 가연성 물질을 저장할 때는 유리병보다는 철제의 통이 안전하며, 흄을 배출하기 위한 통풍장치의 창을 안전유리로 바꾸는 일 등이 있다.

물질의 변경은 가장 흔히 사용하는 대책으로서 성냥 제조시 황인 대신 적인을 사용하게 한 것이 대표적 예이며, 화재 예방을 위하여 드라이클리닝(dry cleaning)시에 석유나프타 대신 퍼클로로에틸렌(perchloroethylene)을 사용하게 한 일이 있다. 또한 세탁시 사염화탄소를 염화탄화수소나 불화탄화수소로, 벤젠을 톨루엔으로, 석면을 유리섬유(glass fiber)나 식물성 섬유로 바꾸어 사용하게 한 것은 독성이 적은 물질로 대치한 예들이다.

(2) 격리

격리란, 작업자와 유해인자 사이에 방호벽(barrier)이 놓여 있는 상태를 뜻하며, 이 방호벽은 물체일 수도 있고 거리일 수도 있으며 시간일 수도 있다.

흡입 독성이 매우 강하거나 인화성이 높은 물질 등은 격리하여 저장하여야 하며, 고압하에서 가동하는 기계나 고속회전을 요하는 시설은 격리상태로 두는 것이 좋다.

공정의 격리는 일반적으로 가장 비용이 많이 드는 방법이지만, 최근 자동화 및 원격조정 기술 등의 발달로 유용한 대책으로 대두되고 있다. 방사선 동위원소 취급시 격리와 밀폐, 원격장치는 그 대표적 예이며, 현대적 정유공장을 비롯하여 많은 화학공장 등에서도 자동화 장치를 설치하여 유해인자를 작업자와 격리시키고 있다. 공정의 격리는 자동차의 색칠공정과 전기도금 등에서도 흔히 볼 수 있다.

작업자를 유해환경으로부터 격리시키기 위하여 보호구를 사용하게 하는 것은 최선의 방법은 아니지만 가장 흔히 이용되고 있는 방법이다. 보호구에는 방진 · 방독마스크, 귀마개, 보안경, 보호복 등 여러 가지가 있으나, 중요한 점은 항상 점검하여 언제든지 사용할 수 있도록 정비하여 두는 일이다.

(3) 환기

환기는 작업자의 호흡기 위치로부터 유해증기를 포착하여 배출시키기 위하여 또는 쾌적한 온열 상태를 유지하기 위하여 사용된다.

환기 방법에는 국소환기 및 전체환기 두 가지 방법이 있다.

국소환기란, 유해물질의 발생원 가까이에 유해물질을 빨아들여서 밖으로 배출시키는 장치를 설치하여 근로자가 유해물질을 흡입하지 않도록 방지하여 주는 것이다. 분진이나 가스, 흄 등이 발생하는 공정에 흔히 필요로 하는 국소배기장치를 사용하는데 두 가지 중요한 사항이 있다. 하나는 공정이나 시설을 가능한 한 밀폐하여야 한다는 것이며, 둘째는 모든 개구부(opening)에 있어서의 기류의 방향은 밀폐된 후드 안 쪽으로 흘러야 하며 그 속도가 충분하여야 한다.

전체 환기는 작업환경의 유해물을 희석하는 데 쓰이기 때문에 희석환기라고도 한다. 주로 고온과 다습을 조절하는 데 이용되며 때로는 분진, 냄새, 유해증기를 희석하는 데에도 이용된다. 그러나 발생원의 대책으로서는 적당한 방법이 아니다.

(4) 작업환경의 정비

직업병이나 재해를 예방하는 데 작업환경의 정비도 중요한 부분을 자치한다. 적절한 작업장의 넓이, 보행에 편하고 깨끗한 작업장 바닥, 재료 및 제품의 안전한 정리, 정돈 등에 관심을 갖고 적극적으로 관리하여야 한다.

8 산업보건교육

근로자들에 대한 보건교육은 산업보건사업 중 가장 중요한 부분으로서 산업보건사업의 성패 여부는 궁극적으로 보건교육이 얼마나 충실하고 효과적으로 이루어지는가에 달려 있다.

산업보건교육은 근로자들이 자신들이 일하고 있는 작업장에 어떠한 유해요인이 있는지, 초래될 수 있는 건강영향은 무엇인지, 그리고 이들 유해요인들을 효과적으로 제거하고 관리할 수 있는 방법에 관하여 알도록 하고, 적극적으로 건강 관리와 작업환경 관리에 참여하도록 하는 것이 주목적이다. 이와 함께, 최근에는 일반건강증진에 관련된 내용도 교육의 주요 부분으로 포함되고 있으며, 근로자들 뿐만 아니라 사업주 및 관리자에 대한 교육의 필요성도 강조되고 있다.

1) 산업보건교육의 내용

보건교육은 체계적이며 지속적으로 이루어져야 하며, 주로 포함되어야 할 내용은 다음과 같다.

① 작업으로부터 초래될 수 있는 건강장애와 질병
② 건강진단의 검사 내용과 검사의 의미 및 정상 범위의 올바른 개념
③ 작업환경 측정 유해인자의 종류와 유해정도 및 대처 방안
④ 위생보호구의 역할과 효과 및 사용 방법
⑤ 상 · 하수도, 식당, 폐기물 처리장, 화장실 등 일반 위생 시설에 관한 위생교육
⑥ 생활습관의 개선과 일반 질병의 관리 방법
⑦ 응급환자 발생시 대처 방법
⑧ 작업환경 측정 결과, 건강진단 결과, 결근이나 질병통계 등 사업장 내의 각종 조사 성적 및 통계

2) 산업보건교육의 방법

산업보건교육은 대상과 목적에 따라 적절한 방법을 선택하여야 한다. 1차적으로 강연회, 심포지움, 패널토의 등의 방법을 통하여 지식을 전달하고, 어느 수준에 도달하면 2차적으로 분임토의, 그룹모임, 역할극(role playing) 등의 방법으로 근로자들 자신이 문제점을 제기하고 개선방법 및 실천 방안을 강구하는 데 적극적으로 참여할 수 있도록 유도하는 것이 바람직하다. 또한 보건관리자 등이 수시로 현장을 순시하면서 잘못된 부분을 지적하고 개선 방안

을 알려주며, 의문점에 관하여 질문하도록 상담하는 현장 교육은 가장 효과적인 방법 중의 하나이다.

3) 건강상담

보건교육 중 특정한 개인(때로는 집단)에 대하여 이들의 건강을 돕기 위하여 건강상담과 보건지도를 하게 된다. 이때 상대가 건강에 대하여 무엇인가 얻고자 할 때 건강상담이라 하고, 상대에게 주고자 하는 것은 보건지도라고 한다.

사업장에서의 건강상담은 첫째, 적극적이어야 한다. 즉, 건강진단, 건강 조사에서 얻은 자료나 직장 순시나 동료 직원들로부터 얻은 정보로 상담 대상자를 선정하는 것도 좋은 방법이다. 둘째, 건강의 문제점이나 개선 방안을 찾기 위하여 많이 듣는 자세를 가져야 한다. 셋째, 알아듣기 쉬운 용어나 말로 설명하고 실천 가능한 방법을 권고하여야 한다. 근로자들에게 수영, 골프, 사우나 등의 방법을 권하는 것은 현실적이 아닌 경우가 많다. 넷째, 개인의 비밀을 보장하여야 한다. 다섯째, 상담내용이나 결과에 따라 근무에 불이익이 초래 되어서는 안 된다.

9 건강증진사업

1) 필요성

건강은 '단순히 질병이 없는 상태'라는 질병을 부정하는 소극적 개념으로부터 질병을 예방함은 물론 건강을 영위하여야 한다는 보다 긍정적이고 적극적인 개념으로 변화하면서 건강 위험요인들을 제거하고 건강에 필요한 자원을 충분히 제공하고자 하는 노력, 즉 건강증진사업이 보건영역에서 중요한 부분을 차지하게 되었다.

최근 실시하는 근로자 건강진단 결과를 보면 위장장애, 고혈압, 당뇨 등 생활양식과 관련이 있는 만성 질환의 유병률이 점차 증가되고 있다. 특히, 사업장 건강증진사업은 지역사회 주민을 대상으로 하는 사업에 비하여 건강 위험요인 파악과 제거, 건강 자원의 제공, 집단 보건교육, 사업 효과의 평가 등이 보다 효과적으로 수행될 수 있으며, 교정된 건강한 생활양식의 가정으로의 파급 효과 등을 고려할 때 그 필요성은 매우 높다고 하겠다. 또한 사업장 건강증진사업은 근로자, 기업주 모두에게 이익을 제공한다.

근로자들은 ① 참여가 편리하고 비용이 적게 들고, ② 건강 정보를 쉽게 얻을 수 있으며, 근로자들의 관심과 필요에 부합된 계획을 세울 수 있고, ③ 동료 근로자들의 건강행태의 변화를 위하여 서로 동기를 부여하고 도움을 줄 수 있으며, ④ 근로자들의 참여가 기업주로 하여금 건강 지지방침과 실천 방안을 채택하도록 영향을 줄 수 있으며, 기업주들은 ① 결근율 감소, 사기증가, 업무수행 능력 향상에 의한 생산성의 향상, ② 기업의 대내외적 이미지 제고 등의 이익을 얻을 수 있다.

2) 기획과 평가

사업장의 업종, 규모, 재정 및 관심도 등에 따라 여러 형태의 모형을 고려할 수 있으나 일반적으로 다음과 같은 단계로 구성된다.

(1) 대상집단 선택

보건관리자, 산업보건의, 노동조합관계자 및 보건담당자 등 대상 사업장의 건강과 관련된 문제나 내용을 잘 알고 있는 사람들의 의견과 관련 기록을 토대로 효과가 높은 프로그램을 설계하기 위하여 대상군을 선택한다.

(2) 수요 조사

산업보건 활동에 대하여 사업장 내에 어떤 수요가 있는가를 파악하는 단계로서 일반근로자에서 관리자에 이르기까지 폭 넓은 집단을 대상으로 수요 조사를 하여야 한다.

건강 위험요인과 이에 대한 폭로 가능성 조사 등이 포함되며 잘 고안된 설문지는 객관적이고도 정량적인 자료를 얻는데 도움이 된다.

(3) 우선순위 결정

수요 조사에서 파악된 여러 문제점들을 일시에 해결할 수는 없다. 기업체 내의 요구도, 규정이나 사회 상황에 의한 필연성, 실시기간, 평가시기, 소요예산, 수혜 근로자수 등을 고려하여 어느 문제를 우선적으로 해결할 것인가의 순위를 객관성 있게 결정한다.

(4) 프로그램 설계

건강 위험요인 각각에 대하여 달성 목표를 설정하고 그 목표를 달성하기 위한 방법을 고안한다. 예를 들어 현재의 흡연율을 반으로 감소시키는 목표를 세우고 금연방침설정, 금연상담, 금연교육 및 홍보, 니코틴껌 처방, 스트레스관리 등의 실천 방법을 선택하고 구체적으로 설계한다. 또한 성공 여부를 평가할 수 있는 표준의 설정이 프로그램 설계시 포함되어야 한다.

(5) 평가

프로그램 종료 시기에 설계 단계에서 설정된 표준을 이용하여 프로그램의 성과를 평가하고 긍정적 또는 부정적 결과에 대하여 그 원인을 분석한다.

3) 건강증진 프로그램의 내용

(1) 인식도 향상 프로그램

근로자의 인식도와 관심도를 높이기 위한 프로그램으로 회보, 포스터, 전단, 주말교실, 건강검진 등의 수단을 이용한다. 드물기는 하지만 이 프로그램을 통하여 건강행태의 변화나 건강이 향상되는 경우도 있으나 일반적으로 그 효과는 짧고 미미하다.

(2) 생활양식 변화 프로그램

금연, 절주 및 금주, 적절한 운동, 식이 및 영양관리, 스트레스 관리 등의 프로그램이 포함된다. 성공적인 성과를 기대하기 위하여는 보건교육, 행동의 교정, 실험적 실행 및 피드백(환류) 기회제공 등의 수단을 연결하여 수행하는 것이 바람직하며 최소한 3개월 이상의 기간이 소요된다. 생활양식 변화 프로그램의 문제는 오랜기간 지속에 실패하여 다시 과거로 돌아가는 것이다. 이를 최소화 하려면 환경적으로 뒷받침 해주는 프로그램이 필요하다

(3) 환경지지 프로그램

환경지지 프로그램이란 새로이 익힌 건강한 생활양식 습관을 개선하고 창조하는 것이다.

건강관리 시설이나 자원을 개선, 보완하고, 협조 방침을 설정하여 관리자로 하여금 근로자의 참여를 독려하며, 건강증진 프로그램을 상시 프로그램으로 지속적으로 운영하며, 근로자들이 프로그램의 주체가 될 수 있도록 격려하는 것들이 이 프로그램에 포함된다.

10 기타 산업보건 관련 업무

앞에서 기술한 바와 같이 산업보건사업은 매우 다양하다. 이러한 사업들은 균형 있게 그리고 총체적으로 이루어져야 하며, 그러기 위하여는 사업장 내에 안전보건관리위원회를 설치하여 사업의 우선순위나 수행 상황 등에 관하여 항상 관심을 갖고 검토하여야 한다. 특히, 손상

받기 쉬운 근로자들(여성, 연소자, 고령자 등)에 대한 관리를 소홀히 하지 않아야 하며, 전체 근로자의 복지후생 개선을 위한 끊임없는 노력이 필요하다.

복지후생 시설로써는 경제, 문화, 보건위생, 체육, 오락 등의 시설이 있는데, 국제노동기구의 근로자 복지 시설에 관한 전문위원회에서는 복지시설로서 다음과 같은 것을 들고 있다. 즉 ① 기본적 위생 시설(음료수, 세면, 갱의실), ② 휴식시설, ③ 구급의료 시설, ④ 식당, ⑤ 탁아 시설, ⑥ 수송 시설, ⑦ 문화 오락 시설, ⑧ 휴가 선용을 위한 시설, ⑨ 근로자 주택, ⑩ 기타 복지후생(작업복 판매 시설 등).

국제노동기구의 견해는 복지후생 시설은 근로자의 건강과 복지증진에 기여하며 노동과 노사 관계, 그리고 생산성 향상과 생활 수준 향상에 공헌하고, 균형된 경제 · 사회적 발전에 한 요소를 구성하는 것으로써 근로자의 권위와 인격을 존중하는 방식으로 제공되고 관리되어야 하며, 자선적인 성격의 것이 되어서는 안 된다. 또한 복지 시설은 근로자에게 지급되는 정당한 임금의 일부로서 대치되는 것이 되어서는 안 된다.

11 산업보건의 미래

우리나라 사회수준의 향상은 곧 산업보건 수준 향상에 이어질 것이다. 우리나라의 산업보건은 현재까지 세부적인 기준의 준수에 의한 타율적인 개선에 노력하여 왔지만 산업보건관리 체계가 국제수준에 이르려면 앞으로는 책임제와 지침에 의한 적극적인 개선이란 새로운 방향으로 전진하여 나가는 것이 바람직한 산업보건의 나아갈 길이라 하겠다.

우리나라 산업보건은 현재까지 법규준거형으로서 세부적인 기준의 준수에 의한 타율적인 개선에 있었다고 하겠으나 앞으로는 자주대응형 즉 책임체제와 지침에 의한 적극적인 개선이란 새로운 형으로 발전해 나가야 할 것이다. 또한 산업장에서는 향후 예방 가능한 질환과 중금속 질환 등은 감소되고 선진국들처럼 직업성관련 질환뿐만 아니라 일반 질환도 동시에 관리하는 총괄보건관리체제(Total Health Care)로 전환되어 나가야 할 것이다.

산업보건에서는 앞으로 근로자들의 유전적 특성을 조사하여 현재의 폭로를 계속한다면 언제, 어떤 장기에 어떠한 장해를 받고 그에 따라 어느 정도의 기능 장해를 초래할 것인가를 예측할 수 있게 될 것이며, 산업보건기관의 기능은 국제노동기구의 1985년의 산업보건기관에 관한 조약(제161호)에서 규정한 산업보건기관의 기능을 준수할 수 있도록 노력하는 체제로 전환되어 나가는 것이 바람직할 것이다.

21세기에 있어서의 산업보건의 과제와 전망으로 첫째, 시민의 건강과 생활에 대한 가치관의 변화(알권리, 삶의 질에 대한 의식고조, 환경, 노동, 유해물질규제 강화, THP 활동증진), 둘째, 노동인구 구성변화(여성, 노인, 장해자, 해외노동자 대책), 셋째, 작업내용의 변화(정신, 신경, 감각기능 장해대책, 직업성 암연구), 넷째, 질병형의 변화(직업병 → WR질환 → 성인병관리 유전공학적 연구), 다섯째, 국제협력(기업의 국제화에 따른 공동관리) 등이다.

[표 29-6] 세계 각국의 산업보건과제와 동향

구분	연구 과제 및 동향
선진국	• 산업화학물질의 독성검사(발암성과 최기성) • 경견완 증후군과 VDT 증상 • 정보 / 산업보건을 위한 computer system • 산업보건을 위한 역학 / 악성종양연구 • 작업과 관련된 질환 / 건강증진
개발도상국	• 중소기업 / 일차의료 모형 • 농약중독 • 열대산업보건문제 / 열중증 • 진폐증, 소음, 중금속과 유기용제 • 여성, 청년 및 이민근로자들을 위한 산업보건
후진국	• 산업보건을 위한 건강체계와 산업간호사를 위한 연구 • 교육과 훈련 • 산업중독 • 산업장의 정신신경문제

[표 21-7] 산업보건의 당면과 미래과제

과제 분야	당면 과제	미래 과제
환경관리	유해물질, 인자의 파악과 개선, 물질안전보건자료(MSDS) 구축	신생화학물질의 독성검사 쾌적한 환경 조성
작업관리	유해작업의 파악 작업속도, 시간연구	직무능률의 적정 작업조건의 쾌적화
건강관리	건강진단과 사후관리 건강상담	작업관련질환(WRD), 성인병관리 건강증진운동(THP)
보건관리	중소기업관리 통계기록정비 작업장순시와 위원회운영	감시, 정보망 확립 관리의 효율화 국제간 협력

참고문헌

대한예방의학회. 예방의학과 공중보건학 I, II, III. 계축문화사. 2017.

대한직업환경의학회. 직업환경의학, 계축문화사, 2014.

한국환경보건학회. 환경보건학, 에피스테메. 2016.

Detels R, Beaglehole R, Lansang MA, Gulliford M. Oxford Textbook of Public Health, Oxford University Press, 2009

Robert B. Wallace. Maxey–Rosenau–Last Public Health and Preventive Medicine. McGraw–Hill Education, 15 edition, 2008.

Rom. Environmental and Occupational Medicine. Lippincott–Raven Publications, Philadelphia. 3rd ed. 1998.

Rosenstock. L. Textbook of clinical occupational and environmental medicine. 2nd ed. Elsevier Saunders; 2005.

Zenz C, Dickerson OB, Horvath EP. Occupational Medicine. 3rd ed. Mosby, Incorporated; 1994.

제30장

산업안전과 재해관리

1 산업안전 및 재해의 개념

안전이란 "편안하여 위험이나 탈이 없는 것"을 말한다. 산업현장에서 근로자가 생산활동을 하는 동안에 위해를 받거나 받을 염려가 없고 생산원료와 제품시설물 등이 상호작용을 하는 동안 근로자들에게 상해나 손해를 입히지 않도록 편안하고 안정된 상태를 유지관리하는 것을 안전관리라고 말한다.

재해라는 현상은 인명손상과 경제손실의 주요원인이 되고 있어 사회의 큰 관심이 된다. 인명손상은 사망과 상태를 가리키고 상해는 후속 효과에 따라 영구장애와 일시장애로 나눈다. 또 장해라는 말은 육체나 정신상의 훼손상태로 말미암아 소득이 제한된다는 뜻이다. 한편 경제손실로는 재산피해와 시간손실 등으로 인한 능률의 저하 등이 거론되고 있다. 재해의 일반적인 정의는 원치도 않고 계획하지도 않은 사건의 발생이다. 그 결과로 일어나는 인명손상과 경제손실은 항상 따라다닐 가능성이 많을 것으로 보지만, 현실에서 시각적으로 나타나는 것은 꼭 그렇지가 않다. 그래서 우리의 주요 관심사인 인명손상을 중심으로 해서 사망을 가져오는 것을 사망재해, 사망까지는 초래하지 않는 것 중에서 입원할 정도의 상해가 일어나는 것을 주요재해, 통원할 정도의 상태가 일어나는 것을 경미재해라 하고, 상해없이 재산피해만 있는 것을 유사재해라고 하는 경우가 있다. 이와 같이 재해라는 용어를 인명손상을 가져오는 이상사건에 국한해서 사용하려는 경향은 우리의 주된 관심이 인명손상에 쏠려 있다는 뜻도 있지만, 한편으로는 많은 재해를 집계해서 그 원인을 규명하고 예방대책을 세우려 할 때에 인명손상이 아니고서는 좀처럼 보고도 안되고 실태파악하기도 어렵다는 현장경험에 비롯되었다고 볼 수 있다.

재해분석에 있어서 역학적 기법의 유효성을 제창하면서, 재해와 상해발생에 관여하는 기계

요인, 환경요인, 개체요인 등이 소상히 밝혀지기 시작하였으며, 오늘날에는 재해와 그로인한 상해는 사전에 충분히 예측할 수 있는 것으로 또 예방할 수 있는 현상인 것으로 받아드려지기에 이르렀다. 재해예방이라는 용어가 특히 보건분야에서 상해예방이라는 용어로 점차 대체되고 있는 것도 재해를 보는 관점의 변화이다.

2 안전관리의 필요성

제한된 지구에 많은 사람이 함께 거주함으로 인해 많은 불안전한 요인을 유발시키고 있다. 산업발달은 인류를 편하게 하는 장점도 있지만 반대급부로 많은 시간과 물자의 여유로 말미암아 컴퓨터 및 정보자동기술의 발달로 정보의 홍수 속에서 자동화에 너무 많이 의지함으로써 폐단과 기업의 리엔지니어링과 리스트럭처링을 통한 안전을 가장 가까이에서 지켜보는 중간관리감독자의 감소 등의 안전관리를 위협하는 요소와 교통 및 물적, 인적 교류가 빈번하고 앞서 인류가 개발한 기계가 무려 100여만 개의 부품을 가질 정도로 정교하고 복잡하고 대형화, 고속화되어 많은 위험요소를 가중시키고 있어 현대야말로 보다 심도 깊은 안전관리가 더욱 필요하다.

생산과 안전은 불가분의 표리일체 관계가 있다. 안전도 생산활동의 중요한 기반의 구성요소로 지속적인 유지가 되도록 노사가 협심하여 참여하지 않으면 안된다. 기업의 생존과 근로자의 생존이 폭넓게 공통적인 조건에는 안전의 공유화이다. 따라서 기업이 존재하는 이유는 국가, 사회와 인류복지에 공헌하고 사회적 존재 의의를 인정받는데 있으며, 존속번영을 확립하기 위해서는 품질 능률원가의 확보와 그 기반의 최대 필수 요건인 안전확보가 지속되어야 한다.

기업에 부과된 3대 안전기본목표는 첫째, 고객의 신뢰를 얻을 수 있는 안전확보, 둘째, 지역사회로부터 신뢰와 안전한 기업이미지 쇄신, 셋째, 정부나 공공재해방지단체로부터 공인된 높은 안전평가 등이다(그림 30-1).

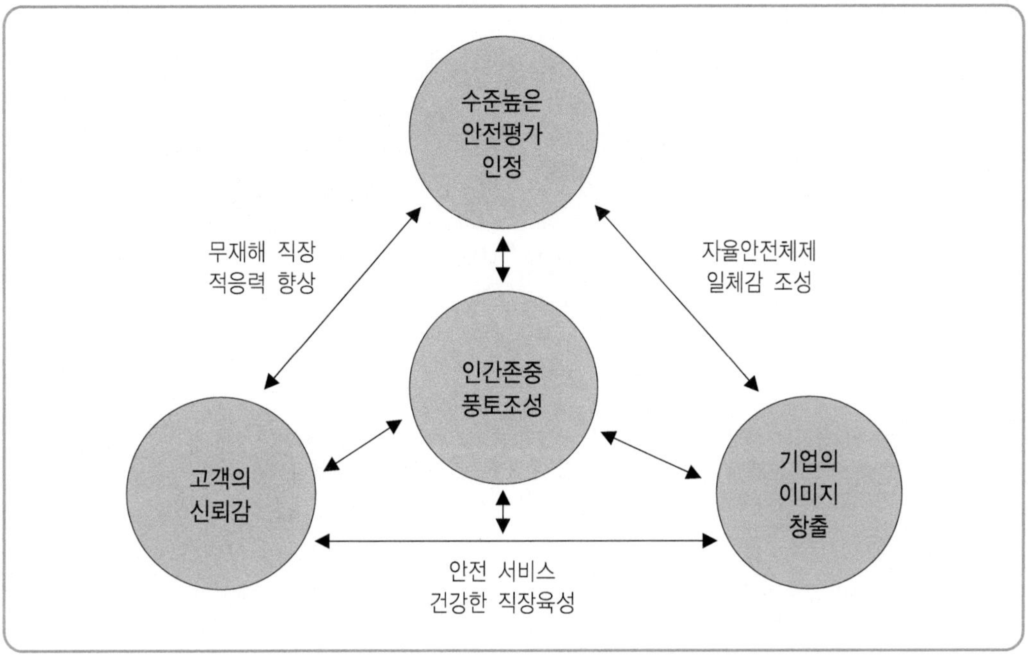

[그림 30-1] 기업의 기본목표와 기본과제 요건

[표 30-1] 대형화되고 있는 70년대 이후의 대형사고 발생현황

순서	년도	대형사고	사망자	분류
1	1970	남영호 침몰	326명	선박 침몰사고
2	1971	대연각 화재	165명	화재 사고
3	1974	대왕코너 화재	88명	화재 사고
4	1983	대한항공, 격추	269명	항공 사고(소련기가 격추)
5	1987	대한항공, 폭발	115명	항공 사고(김현희)
6	1993	아시아나, 추락	66명	항공 추락 사고
7	1993	구포, 열차, 전복	78명	열차 사고
8	1993	서해 페리호 침몰	292명	선박 침몰 사고
9	1994	성수대교, 붕괴	32명	同年 충주유람선 25명 / 마포가스 12명
10	1995	대구 상인동 지하철, 폭발	101명	지하철 공사장 LPG 가스폭발
11	1995	삼풍백화점 붕괴	502명	건물붕괴, 同年 한진호 화재 26명
12	2003	대구 지하철 화재	192명	지하철 방화 사건
13	2008	이천 냉동창고 화재	40명	화재 사고
14	2014	진도 세월호 침몰	295명	여객선 침몰 사고

[표 30-2] 산업재해와 사회, 경제적 영향

연도	적용 사업장수 (개소)	대상 근로자수 (명)	재해자수(명)					재해율[2] (%)	경제적손실추정액 (단위 : 백만원)			근로 손실 일수[4] (일)
			계	사망[1]	부상	신체 장해자	업무상 질병 이환자수		계	산재 보상금	간접 손실액[3]	
2012	1,825,296	15,548,423	92,256	1,864	83,349	37,323	6,742	0.59	19,256,435	3,851,287	15,405,148	54,520,730
2013	1,977,057	15,449,228	91,824	1,929	82,803	35,490	6,788	0.59	18,977,170	3,795,434	15,181,736	52,757,034
증감[5]	151,761	−99,195	−432	65	−546	−1,833	46	0.00	−279,265	−55,853	−223,412	−1,763,696
(%)	(8.31)	(−0.64)	(−0.47)	(3.49)	(−0.66)	(−4.91)	(0.68)		(−1.45)	(−1.45)	(−1.45)	(−3.23)

※ 참고

1) 사망자수는 재해당시의 사망자수에 요양 중 사망자수 및 업무상 질병에 의한 사망자수를 포함한 것임.
 ※ 사망자수에는 사업장외 교통사고, 체육행사, 폭력행위, 사고발생일로부터 1년 경과 사고사망자는 제외 (다만, 운수업, 음식·숙박업의 사업장의 교통사고 사망자는 포함)

2) $\text{재해율}(\%) = \frac{\text{재해자수}}{\text{근로자수}} \times 100$

3) 간접손실액 : 하인리히 방식에 의하여 직접손실액(산재보상금 지급액)의 4배로 계상

4) 근로손실일수 : 신체장해자의 등급별 손실일수 + 사망자 손실일수 + 부상자·업무상 질병요양자의 요양일수

5) $\text{증감}(\%) = \frac{\text{2013년도}}{\text{2012년도}} \times 100 - 100$

6) 산업재해로 인한 근로손실일수는 2013 노사분규참가 근로자 기준 근로손실일수 638천일의 83배

3 산업안전 개요

산업현장에서 야기되는 엄청난 산업재해를 예방하기 위해서는 법적 제도적 측면에서 인프라 구축이 필요하였다. 이러한 필요성에 부응하여 우리나라에서 최초로 산업안전보건에 관한 사항을 법적으로 언급한 것은 1953년 5월 10일에 제정된 근로기준법 제 6장 안전과 보건이란 항이었다. 그러나 법상에서 언급된 산업안전보건에 관한 사항을 사업장에서 실제로 적용할 수 있게끔 하는 구체적인 시행세칙이 마련되어 있지 않아 법상에서 언급된 것만으로 그 의의를 찾을 수밖에 없었다. 이와 같이 실제로 사업장에 적용될 수 있도록 만들어진 하위법으로는 1961년 9월 1일에 제정된 근로보건규정과 1962년 5월 7일 근로안전규정을 들 수 있다. 그러나 명실상부한 산업안전에 관한 법으로는 1981년 12월 31일에 제정된 산업안전보건법으로 이 법을 우리나라 최초로 산업안전 분야 단독으로 제정된 것으로 간주하고 있다.

이렇게 단독으로 제정된 법도 여러 가지 현장에 불합리한 요소를 내재하고 있었기 때문에 보다 사업장의 현실을 감안하여 1990년 1월 3일에 전면 개정하기에 이르렀다. 이러한 법제정

과 산업재해율의 변화 추이는 대단히 밀접한 상관관계를 갖고 있음을 보여 주고 있다.

우리나라에서 산업발전에 원동력이 되었던 1960년대와 1970년대에 걸친 경제개발계획에 힘입어 우리나라의 경제는 눈부신 성장을 거듭하여 선진국 대열로 들어섰지만 유감스럽게도 아직까지 산업재해 왕국이라는 오명을 벗지 못하고 있는 실정이다.

1996년도 노동부의 산업재해 분석에 의하면 산업재해로 인한 재해자수가 71,548명으로 2,670명이 사망하여 일일 평균 7.3명이 사망하고 184명이 부상하였는데 이중 75명이 산업재해로 인한 영구장애인이 되고 있다. 이는 경제개발을 통해 선진국 대열에 들 수 있었던 성장정책에 밀려서 불안전한 근로환경 속에서 수많은 근로자의 숭고한 희생이 있어 왔음을 시사하고 있다. 뒤늦게나마 이러한 성장의 그늘 속에서 산업재해에 노출되어 있는 근로자들을 적극적으로 보호하기 위해 산업안전보건법이 1981년 12월 31일에 처음 제정된 이후 지난 10년동안 산업재해는 줄고 있으나 사망을 위시한 후천적인 장애인을 만들 수 있는 중대재해는 오히려 1990년대를 고비로 늘고 있는 실정이다.

안전관리분야의 태두라고 보는 H.W. Heinrich와 F.E. Bird에 이어 현대 산업재해 분석의 대가인 Compess 박사에 의하면 선진국형의 재해분포에 있어서는 피라미드형으로 2주 미만의 재해가 70~80%를 점유하고 있는 경향을 보이고 있는데 비해 우리나라의 경우는 15일 미만의 요양을 요하는 재해가 5~10%로 무려 선진국형보다 10배나 적은 반면 사망률이 5~7배 높아 악성분포를 보이고 있어 선진국보다 많은 후천적인 장애인을 만들고 있는 실정이다. 그러나 우리 나라는 산업안전보건법 제정한 이후 꾸준히 이를 사업장에 반영하여 온 결과 산업재해 통계가 잡히기 시작한 시기인 1970년대에는 재해율이 약 4.8%수준인데 비해 단독으로 산업안전보건법이 만들어진 시기인 1981년도에는 재해율이 3%대로 떨어지고, 이후 법을 강하게 집행하고, 사업장에서도 법을 준수하는 풍토가 정착되어 재해율은 1997연말에는 0.81%까지 드라마틱하게 떨어지고 있어 법의 정착에 의한 효과가 크게 나타나고 있다.

다음 표 30-4는 노동통계연감에 나타난 한국 산업장 업무상해(산업재해) 발생추세이다. 이것으로 보면 공업의 발달로 근로자수가 늘고 또 재해자수도 해마다 증가하였으나 상해발생률은 그 사이에 어느 정도 개선되었음을 알 수 있다. 한편 업종별로 볼 때에는 재해자수는 2000년의 경우 제조업, 건설업, 운수창고업, 광업의 순으로 많으나 발생률은 광업이 45.1%로 가장 높고 다음이 제조업, 운수창고업, 건설업의 순으로 12.1~6.1%이다.

[표 30-3] 한국의 산업재해 발생 현황

연도	근로자수	재해 건수	재해율	사망자수	업무상 사고				도수율	강도율
					부상자수	재해율	사망자수	사망 만인율		
1970	779,053	37,752	4.85	639	35,915	4.61	-	-	-	-
1980	3,752,975	113,375	3.02	1,273	110,919	2.96	-	-	11.12	-
1990	7,542,752	132,893	1.76	2,236	129,019	1.71	-	-	6.70	2.15
2000	9,485,557	68,976	0.73	1,114	64,925	0.68	1,476	1.56	2.89	1.88
2010	14,198,748	98,645	0.69	1,931	89,459	0.63	1,114	0.78	3.27	1.89
2011	14,362,372	93,292	0.65	1,860	84,662	0.59	1,129	0.79	3.05	1.80
2012	15,548,423	92,256	0.59	1,864	83,349	0.54	1,134	0.73	2.81	1.68
2013	15,449,228	91,824	0.59	1,929	82,803	0.54	1,090	0.71	2.85	1.65

출처 : 2011~2013년 산업재해 현황분석, 고용노동부.

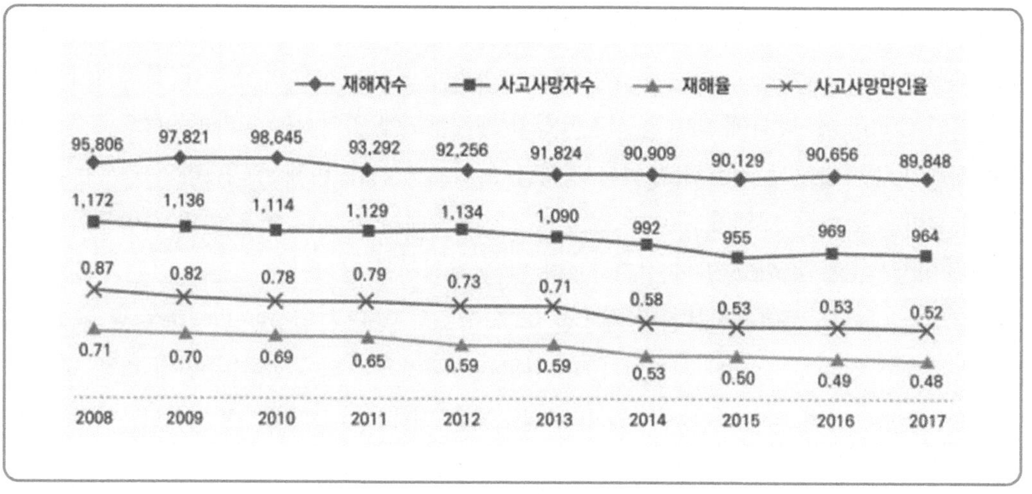

[그림 30-2] 우리나라 재해 현황 및 추세(2008~2017)

세계적인 역사 및 추세를 간단히 살펴보면 다음과 같다. 제2차 세계대전이후 나라마다 파괴된 건물과 공장을 건설하고, 이에 따른 생활 필수품이 급격히 늘어남에 따라 각 국가간에 교역물량이 증대되고, 이에 따른 관세부과 등 여러 가지 마찰이 대두되어 이를 해결하기 위한 국제간의 협정인 관세 및 무역에 관한 협정이 1947년에 맺어졌다. 이와 같은 협정에 대한 여러 가지 협의 사항을 논의하기 위해 케네디라운드(1964~1967) 딜론라운드(1961~1962) 동경라운드(1973~1979) 우루과이 라운드(1986~1993)를 통해 중요한 이슈들이 타결되었고, 한편 미국의 무역위원회 막스보커스위원장은 앞으로의 제품의 경쟁력은 그 제품을 생산하는 그 나라의 안전보건환경코드에 달려있다고 설파하고 국가간의 적용법규를 통일할 것을 주창하였다. 이제는 더욱 강화된 단체로서 세계무역기구가 GATT를 대체하게 되어 안전보건 분야의 무역 분야가 더욱 연계되고 있는 추세이다.

4 산업안전관계 용어정의

1) 산업안전이란?

근로자가 작업하는 현장에서 산업재해를 없애서 편안하고 쾌적한 상태를 유지하는 것을 산업안전이라 한다.

2) 산업재해란?

산업재해라 함은 근로자가 업무에 관계되는 건설물, 설비, 원재료, 가스, 증기, 분진 등에 의하거나 작업 기타 업무에 기인하여 사망 또는 부상하거나 질병에 이환되는 것을 말한다(산업안전보건법).

3) 산업재해의 원인 및 분류

(1) 원인

① 직접원인
② 간접원인

㉠ 물적요인
시설물 불량, 공구의 부적당, 작업환경 불량, 작업장 정돈 불량, 복장 불량

㉡ 인적요인
- 관리상 원인 – 지식부족, 작업미숙, 인원 부족 또는 과잉, 부적당한 작업 방법, 피로
- 심리상 원인 – 부주의, 정신적 부적응, 정신적 결함
- 생리적 원인 – 체력부족, 신체결함, 피로, 수면부족, 음주, 질병, 월경

(2) 산업재해의 분류

- 사망재해
- 비사망 재해
  - 영구장해
    - 전면장해
    - 부분장해
  - 일시장해
    - 전면장해
    - 부분장해

- 업무상재해
  - 업무상 사고
    - 업무 중 발생한 사고
    - 출퇴근 중에 발생한 사고
    - 행사·휴게시간 중에 발생한 사고
  - 업무상 질병
    - 직업병
    - 직업관련질환
    - 업무상 부상이 원인이 되어 발생한 질병

4) 산업재해 지표

(1) 건수율(발생률)(incidence rate)

$$\text{건수율} = \frac{\text{일정 기간의 재해건수}}{\text{일정기간의 평균 종업원 수}} \times 1,000$$

(2) 도수율(frequency rate)

$$\text{도수율} = \frac{\text{일정 기간의 재해건수}}{\text{일정기간중 연작업시간수}} \times 1,000,000$$

(3) 강도율(intensity or severity rate)

$$\text{강도율} = \frac{\text{일정기간중 작업손실일수}}{\text{일정기간중 연작업시간수}} \times 1,000$$

(4) 근로손실일수

신체 장해자 등급별 손실일수 + 사망자 손실일수(7,500일 계산) + 부상자·업무상 질병 요양자 요양일수

5) 안전의 의미

(1) 안전이 동양적 해석

안(安)은 宅 + 女의 합성어로 집에 여자가 있어 심리적으로 편안함을 준다는 의미로 소프트웨어적이며 여성적인 정서를 표현한다. 전(全)은 人 + 王의 합성어로 모든 질서의 상징인 왕이 궁궐에 정좌하여 그 나라의 법령이 엄정히 유지되는 상태로서 하드웨어적이고 부성적임을 의미한다.

(2) 안전의 서양적 해석

안전의 서양적 의미는 SAFETY 하나 하나 중요한 뜻을 상징한다.

① S (SUPERVISE) 불안전요소 관찰(감독), 숲(전체) 봄

② A (ATTITUDE) 솔선수범, 위험예지실천(태도기술)

③ F (FACT) 개체별(비)정상 판별 능력, 나무를 봄

④ E (EVALUATION) (비)정상을 숲, 나무를 고려 분석, 대책

⑤ T (TRAINING) 불안전요소 제거, 훈련실시

⑥ Y (YOU ARE THE OWNER) 자기생명, 가정, 사회를 책임지는 주인의식의 충만으로 해석하여 안전의 여섯자의 중요한 덕목을 가슴으로 느껴 실천히는 것이 안전이라고 하며 안전에 대한 동양적인 해석과 서양적인 해석을 종합하여 볼 때 안전은 심적인 측면에서 수양을 통한 안전감의 확보와 알에 대한 오랜 경험과 경륜을 필요로 하는 것으로 예의 범절과도 일맥상통 한다고 볼 수 있겠다.

5 사고방지 이론

1) 사고의 정의

사고(ACCIDENT/영, UNFALL/독)란 라틴어에서 유래된 CIDO(떨어진다, 낙하, 전도)라는 의미를 가진 단어에 AC라는 접두어를 붙여 명사한 단어이다.

사고에 대한 정의는 현대에 와서는 매우 광범위하게 해석되어 원하지 않는 사건이라 하는데 예를 들면 사업장에서 일어나는 사망, 상해사건, 화재 및 폭발, 산업적 낭비, 조업시간의

단축, 예방할 수 있는 각종 에너지 혹은 원자재의 손실, 기계 또는 장비의 과도한 마모 등과 흐름작업, 공정상에서 발생되는 보틀넥, 오염물질 및 유해물질의 방출 등 공해사건, 즉 혐오감을 주는 악취, 시간손실, 제품의 조악화, 시설의 훼손 등을 바로 사고로 보는 추세이다. 따라서 사고는 인명이 살상되는 상해사고와 인명이 시간의 연속성에 의거 상해를 일으키는 직업병의 이환사고 및 인명은 살상되지 않고 단지 물적, 환경적 손실은 없더라도 사고에 기인한 감정의 기복(심하면 때로는 심근 경색 등 심장병의 원인이 될 수 있는 요인), 시간적 손실 등도 넓은 의미에 있어서 사고로 본다. 이와 같은 사고는 그 결과로서 생산장애를 초래하여 기업체의 생산성에 막대한 영향을 미친다.

2) 사고와 재해의 개념

우리는 아직도 사고라는 낱말을 쓰기조차 몹시 꺼려하여 재해란 말을 흔히 사용한다. 재해란 사고의 최종 결과인 인명의 상해나 재산상의 손해를 지적하는 말인데 우리는 사고와 사고의 결과라는 두 가지 뜻을 함께 내포한 말로 재해를 계속 사용하고 있다. 재해방지를 사고방지와 같은 의미로 쓰는 것 등은 그 좋은 예라 하겠다. 재해가 그 성질로 보아 모든 일에 꼭 뒤따르는 것이 아닌 것처럼 사고에도 반드시 수반되어 발생하는 것이 아니다. 그리고 인명에 상해를 입히는 인적재해 건수에 비하여 훨씬 적은 데도 주로 인적재해만을 재해로 다루다보니 부지불식간에 인명의 재해를 운명시하게 되고, 물적재해는 재수가 없어서 일어난 것으로 체념해 버리고 만다. 더욱이 재해가 수반되지 않은 사고에 대하여는 원인조차도 규명하려 들지 않고 위신문제로 생각하거나 수치로 여기기 때문에 사고의 발생 사실조차 은폐하려는 경향이 생겨난다. 여기서 우리는 항상 사후에 그것도 부득이한 경우에 한하여 재해를 하는 병주고 약주는 격의 자기모순에 빠져 과학적인 안전관리를 생각하기보다 요행만을 바라는 비과학적 폐단을 낳게 된다.

간혹 재해를 입지 아니하였다고 사고가 없었던 것으로 간주하고 이를 잊어버리자고 하는 말들을 주위에서 가끔 듣고 보게 되는데 이와 같이 재해를 입지 않고도 사고의 원인을 규명할 수 있는 절호의 기회를 살려 사고방지를 위하여 활용하여야 할 것이다.

3) 사고방지 이론

(1) 하인리히(Heinrich, 1886-1962)의 사고 연쇄성 이론

사고의 원인이 어떻게 연쇄 반응을 일으키는가를 설명하려고 할 때 도미노(domino, 노름

용 골패짝)를 일렬로 세워 놓고 어느 한끝을 쓰러뜨리면 연쇄적으로 그리고 순서적으로 쓰러지는 현상을 비유하여 흔히 설명한다.

그림 30-3에서 보는 바와 같이 ①의 장기말 즉, 개인의 선천적인 요소 및 그 사람의 성장 과정에서 몸에 베인 것들이 ②의 말인 개인의 결함을 형성하고 그 개인적 결함이 ③의 말인 직장에서의 불안전한 상태 및 불안전한 행동으로 나타난다. 그리고 이 불안전한 상태나 불안전한 행위 때문에 사고(④의 말)가 발생되며, 그 결과 인명과 재산의 손실(⑤의 말)이 발생된다는 것이다. 따라서 ⑤의 말을 넘어뜨리지 않기 위해서는 ④의 말인 사고를 일으키지 않아야 하며, 그러기 위해서는 ③의 말인 불안전한 행동과 조건을 제거하여야 하며, 이를 위해서 ②의 말인 개인의 결함이 없어야 하며, 개인의 결함을 없애기 위해서는 ①의 말인 환경적 악조건을 개선하지 않으면 안된다는 것이다.

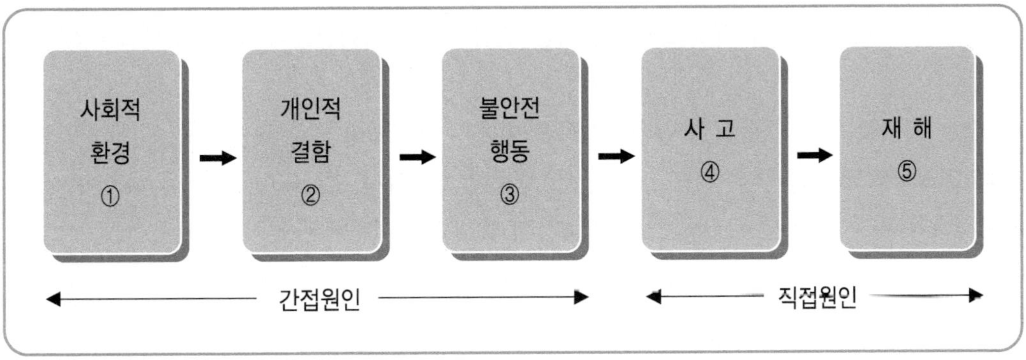

[그림 30-3] 하인리히(HEINRICH)의 사고 연쇄성 이론

[표 30-4] 하인리히의 사고 연쇄성 이론의 요약

- 1920년대의 미국의 보험 분석 전문가로
- 5,000여건의 보험 사고 사례를 분석하여 사고 연쇄성 이론을 정립하여 1931년에 발표함
- 사고의 330건 중 앗차사고가 300건(90.9%), 경상이 29건(8.8%), 중상(사망)이 1건(0.3%) 비율로 발생함
- 사고의 연쇄성을 서양의 골패짝 이론인 도미노(Domino) 이론을 도입 설명함
- 사고에 따른 직접 손실비를 1이라하면 간접 손실비를 4라고 정함

이처럼 사고는 위의 5가지 요소가 시간적으로 연쇄반응을 일으키면서 발생된다. 사고의 방지를 위해 중요한 것은 ③번 말인 불안전한 행위와 불안전한 조건을 제거하고 조정하는 것이다. 불안전한 행동과 조건은 위의 5가지 말 중에서 가장 다루기 쉬운 것이다. 만약 불안전한

행동과 조건이 조정되고 제거되면 사고로 인한 인력 및 재산의 손실은 발생되지 않을 것이다. 따라서 우리가 할 수 있고 또 마땅히 해야 할 일은 사고란 골패 직전에 놓인 불안전한 상태나 불안전한 행동에 대한 조치라 하겠다. 도미노 골패가 연쇄적으로 넘어지려 할 때 위의 두 골패를 사전에 옮기면 골패의 연쇄성이 중단되듯이 사고 전에 사고요인을 제거하는 것이 곧 사고발생의 연쇄성을 끊어 버리는 결과가 되어 사고를 예방하는 방법이다.

(2) 버드의 신(新) 사고 연쇄성 이론

버드는 보험전문가로서 하인리히가 인적재해만을 다룬 것과 불안전한 상태와 행동의 원인이 개인적인 결함이라는 사실을 반박하고 대신 불안전한 상태와 행동의 원인은 4M에 기인한 기본적인 원인에 두고 근원적인 원인은 사업주(경영자)의 통계관리의 부족에 기인하여 발생한다고 주장하였으며 버드는 641건 중 앗차사고가 600건, 물적재해가 30건, 인적재해가 10건, 중상 등 사망이 1건의 비율로 발생한다는 신사고 연쇄성이론을 1969년에 발표하였다(그림 30-4).

사고는 사업주의 안전에 대한 전술전략적인 마음의 부재에서 발생되며 이로 인해 사업장의 4M의 관리소홀로 불안전한 상태와 불안전한 행동이 연계해서 발생되며, 이것이 사고이며, 사고의 결과가 재해이다. 사고는 앗차사고가 641건 발생되면 이중에서 물적피해만을 받은 사고는 30건이고 인적피해를 받은 사고는 10건이고 1건은 중대사고를 유발하는 경향을 가지고 있다.

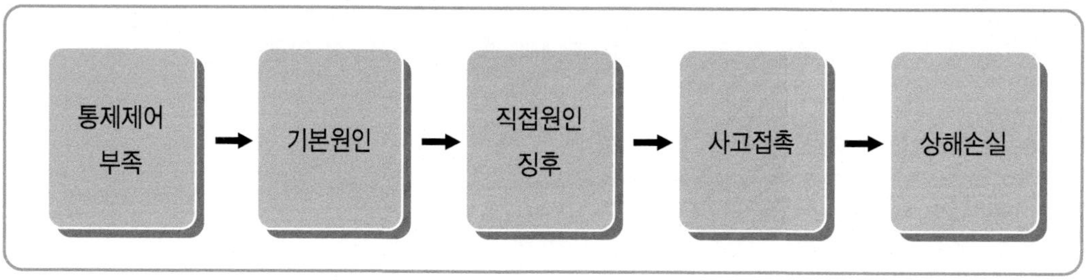

[그림 30-4] 버드(Bird)의 신 사고 연쇄성 이론

[표 30-5] 버드의 신 사고 연쇄성 이론의 요약

• 버드는 보험 전문가로 하인리히가 인적재해만 다룬 것과 불안전한 상태와 행동의 원인이 개성의 결함이라는 사실 반박함 • 대신 불안전한 상태와 행동의 원인은 4M에 기인한 기본적 원인에 두고 근원적 원인은 기업주(경영자)의 통제 관리의 부족에 기인함 • 버드는 641건 중 아차사고가 600건, 물적 재해가 30건, 인적재해가 10건 중상 등 1건/ 발표

[표 30-6] 버드의 기본적인 원인의 골간인 4M에 대한 유해위험요인과 대책

4M	유해 위험 요인	평가와 대책
작업자(MAN)	인간의 실수로 • 착각, 착시 • 오조작, 부주의 • 습관, 개성의 특질	• 교육과 훈련, 사기와 상벌 • 적성배치, 통제관리, 작업기준 설정 • 보호구의 착용, 복장개선, 치공구의 개선 • 작업자의 제안, 건의, 콤프레인 수용
기계 설비재료 (MACHINE)	• 변형, 부식, 마모, 부품 결함 • 구조상, 작업상 위험 • 기계 배치상 위험, 이상위험 • 원자재 보관, 운반위험	• 정기점검, 설계성능 검사, 판정기준 적정 • 구조상, 표준작업기준, 치공구 안전화 • 작업책임자 배치, 이상예지훈련 • 운반, 보관, 포장안전상 레이아웃
작업방법 (MEDIA)	• 공정복잡, 혼동상 위험 • 작업방법이 다름 • 운반, 보관 등 혼돈상 위험	• 공정 분석, 작업간편화 • 작업절차 익힘 • 작업방법 훈련 • 작업자의 경험, 제안제도 활용 개선
관리 (MANAGEMENT)	• 작업 지시 혼란 • 부적절한 작업 지시 • 작업신호 불일치상 위험	• 작업체계 획일화 • 매니저의 적정 배치, 지속 훈련 • 작업신호체계 확립, 훈련

버드의 이론에서 출발한 3E와 4M은 산업안전관리란 사업장에서 일하는 근로자가 재해로부터 안전하게 일할 수 있도록 만들어 주는 모든 관리기술적인 활동을 의미한다. 사고를 예방하기 위해서는 종합기법으로 3E(ENGINEERING, EDUCATION, ENFORCEMENT)(4E의 경우 Environment 포함)에 대한 관리가 요구되며 작업에 직접 연관하여서는 작업에 꼭 필요한 요소인 4M(MAN, MACHINE, MEDIA, MANAGEMENT)에 대한 관리가 선행되어야 한다(표 30-6)(그림 30-5).

① 3E의 관리

㉠ ENGINEERING의 관리

재해를 예방하는 근원적인 방법으로는 사업주는 초기 시설을 설치할 때부터 생산의 효율적인 측면과 아울러서 근원적인 재해예방기술이 가미된 즉 훼일세이프(FAIL SAFE) 및 풀 푸르프(FOOL PROOF)의 예방 설계 콘셉(DESIGN CONCEPT)이 반영된 기계설비를 발주하여 주고 이를 설치하도록 함이 매우 중요한 사항이다.

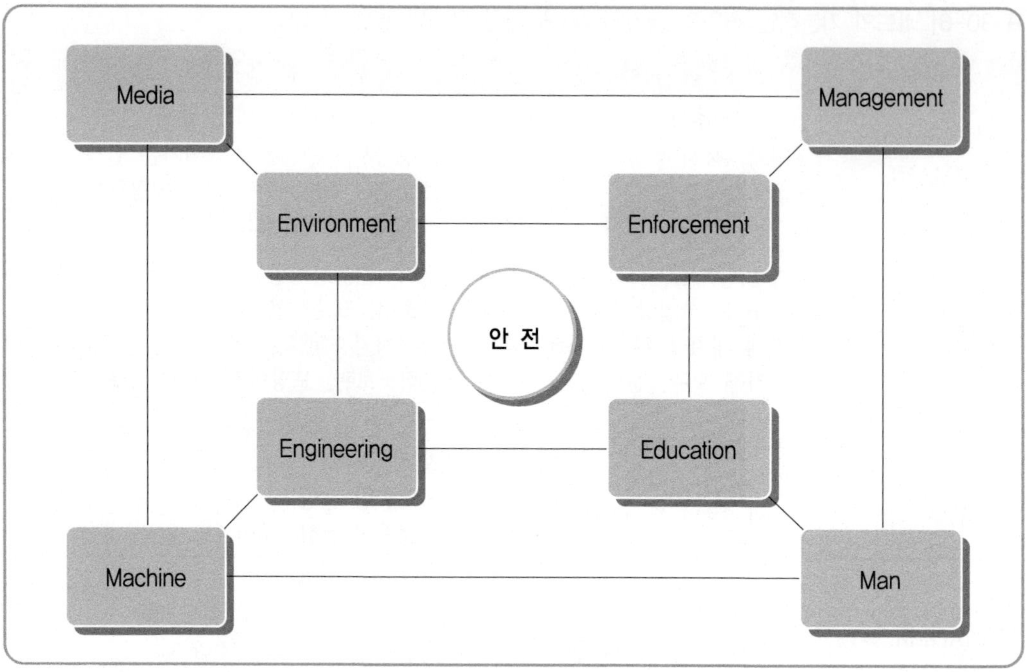

[그림 30-5] 4M과 4E와의 관계

기존에 설치되어 있는 기계설비에 대해서는 사업주 및 관리감독자는 물론 노조의 안전담당위원이나 일반 근로자의 일상 작업에서 경험하였던 앗차사고나 뺀사고에서 경험등을 수집하든가든 모든 것을 망라하여 일상점검, 수시점검, 정기점검 또는 외부 전문기관에 의뢰 정밀점검을 통해 항시 위험요소를 발굴하여 위험점을 제거하고 방호장치를 활용하도록하여 재해를 방지하여야 하도록 기술적인 측면에서 관리가 되어야 한다.

㉡ EDUCATION의 관리

인간은 망각하기 쉬운 존재이므로 끊임없이 교육 훈련을 통하여 작업에 수반되는 여러 가지 위험요소로부터 자기자신을 지키는 방법과 올바른 작업절차를 견지하도록 적절히 기간을 정하여 교육시켜야 한다. 안전교육은 반드시 실천이 되도록 몸에 배도록하는 훈련을 반복함으로써 무의식적으로도 조건반사가 일어날 수 있도록 부단히 트레이닝될 수 있는 교과정을 편성하여야 한다. 여기에 필요한 교육보조재들은 가급적으로 당해 사업장과 유사한 자료를 사용하는 것이 설득력이 있고 강사도 현장 경험이 많은 분을 위촉하는 것이 교육효과를 제고할 수 있다.

㉢ ENFORCEMENT의 관리

사업주는 궁긍적으로 이윤을 추구하기 위해 사업장을 만들었으므로 안전에 대한 예산투입을 당장에 불필요한 것으로 간주하고 장기적인 측면에서 보아 이윤창출에 득이 됨에도 불구하고 이를 기피하는 경향을 보이는 사업주도 간혹 있을 수 있고 한편 사업주가 재해예방에 심혈을 기울려서 여러 가지 방호장치를 설치하고 보호구를 지급하는 등 최선의 노력을 다하는 데도 불구하고 일부 근로자가 방호장치를 무효화 시킨다든가 보호구의 착용을 기피한다든가 하는 경우에 있어서는 우리나라 전체 근로자의 보호와 산업재해예방을 통한 산업평화를 구축하기 위한 보루로서 산업안전보건법을 만들어서 최소한의 안전보건이 확보되도록 강제규정하고 있는바 사업주나 근로자등 어느 측면에서 안전보건관리활동을 해태한다면 법적 조치를 받게 되어 있으므로 우리는 산업안전관리활동을 적극적으로 전개하기 위해서는 법에서 요구하는 사항을 명확히 인식하고 파악하여 집행하여야 한다.

② 4M의 관리

㉠ MAN의 관리

생산요소 중 가장 핵심적인 요소가 작업자다. 이는 다른 요소와 달리 인류의 보편적인 가치를 공유하는 존엄성을 지닌 생명체이다. 따라서 작업자의 환경과 근로조건은 심적, 물적인 측면을 망라하여 여러요소에 의해 영향을 줄 수 있으므로 작업에 성격에 따라 가장 적정한 근로자를 적정근무, 교대시간에 맞게 배치하여 주어야하고 작업장의 설계 및 수공구나 치공구도 작업자가 중심이되어 인간공학적인 측면에서 배려되어야한다. 또한 인간은 망각하기 쉽기 때문에 작업자는 반드시 일정기간을 주기로 교육, 훈련되어야 하며 이를 항시 기억할 수 있도록 작업장의 잘 보이는 곳에는 안전표지판등도 설치하여야 한다.

㉡ MACHINE의 관리

기계등 생산설비는 직접 제품을 만들어 내는 중요한 요소이다. 그러나 이러한 요소들은 에너지가 투입되어 작동되므로 항시 위험점을 가지고 있으며 또한 노후화 및 고장에 따른 정비, 보수를 요구하는 데서 작업자에게 많은 위험을 노출하여 주고 있다. 따라서 기계설비는 근원적인 안전성이 확보되어야 하며 보수, 정비, 유지시에도 용장회로 등이 내장되어 비정상작업시에도 안정성이 확보되도록 하여야한다. 이와 같은 사항이 뒷받침 되도록 산업안전보건법에서는 기계설비의 설계과정에서의 설계검사, 완성과정에서 완성검사 및 계속적인 사용에 있어 정기검사를 받도록 하였다. 이러한 법적검사에 만족하지 말고 지속적인 자체검사를 통하여 항시 완벽한 기계설비가 되도록 하여야 한다.

㉢ MEDIA의 관리

재해는 인간과 기계설비간의 부조화에서 기인되므로 기계설비와 작업자간의 가장 적합한 작업방법은 무엇인가를 부단히 찾아서 개선하도록 하여야 한다. 항상 작업자가 많이 움직인다면 그 만큼 재해당할 확률이 높아 질 수 있으므로 공수를 줄이는 방법, 재료를 송급하고 취출하는 방법, 운반하는 작업을 줄이는 방법등을 모색하는 등 노력이 수반되어야 하는 데 이러한 방법을 찾는대는 근로자 자신이 평소 경험한 여러가지 사례를 제공하는 것이 가장 바람직한 방법이고 사업주나 관리감독자등은 이러한 제안에 대하여 반드시 인센티브를 주고 꼭 개선하여 근로자에게 보람을 주도록 하여야 한다.

㉣ MANAGEMENT

사업주의 안전관리에 대한 멘니지머트의 포인트가 그 사업장의 재해를 줄이는 데 매우 큰 영향을 준다. 사업주는 산업안전보건법의 범주는 물론 그 이상까지도 범위를 넓혀 생산과 안전이 꼭 함게 할 수 있는 분위기를 조성하고 근원적인 안전성을 확보한 설비를 갖추고 근로자에게는 안전교육 및 훈련기회를 자주 부여하고 관리감독자를 적정한 자를 선발하여 안전지시와 작업지시를 올바르게 내릴 수 있도록 함으로써 작업자가 명령착오에 의한 재해를 당하지 않도록 배려하여야 한다.

(3) TOP 이론(불안전한 상태, 행동 및 조직 이론)

사고를 예방하기 위한 사전계획을 수립하든지 혹은 사고발생 후 사고에 대하여 조사분석하여 이에대한 사고의 재발을 방지하고자 하는 경우에는 반드시 위험을 창출하는 에너지를 찾아내어 이러한 위험(에너지)에 어떻게 대처하는 것이 사고를 예방할 수 있었나를 불안전한 상태(UNSAFETY CONDITION)를 기술적인 결함(TECHNICAL DEFECT)으로 간주하여 "T"로 표시, 불안전한 조직(UNSAFETY ORGANIZATION)을 조직면에서의 결함(ORGANIZATION DEFECT)으로 간주하여 "O"로 표시, 불안전한 행동은 인간의 불안전한 행위에 기인하므로 PERSON BEHAVIOR의 "P"로 표시하고 T.O.P간에 서로 연관하여 분석함으로써 적절한 예방대책을 찾을 수 있다. 이러한 위험과 불안전한 상태, 조직, 행동 즉 T.O.P 이론으로 분석하는 것과 도미노이론과 사다리에서 떨어진 사고를 예를 들어 분석하여 본다. 만일 우리가 이 사고를 종래의 사고조사 형식에 따라서 진행한다면 하나의 불안전한 행동 또는 하나의 불안전한 상태에서 국한시켜 살펴볼 수 밖에 없다. 다음 사다리에서의 추락사고에서 그 사례를 분석하여 본다.

① 고전적인 방법으로 Heinrich의 도미노이론에 따른 분석 및 대책

㉠ **위험의 종류** : 작업자가 사다리를 오름에 따른 위치에너지

㉡ **불안전한 상태** : 결함이 있는 사다리 자체

㉢ **불안전한 행동** : 결함이 있는 사다리에 올라갔다.

㉣ **예상되는 시정대책** : 그 결함이 있는 사다리를 제거하고 새로운 사다리로 대체한다.

위의 내용은 도미노이론에 따라 사고조사를 하였을 경우의 전형적인 양식과 내용이 된다. 이를 불안전한 O상태, 조직, 행동 즉 T.O.P 이론에 의거 분석하면 다음과 같이 나타낼 수 있다.

② TOP 이론에 따른 분석 및 대책

㉠ **위험의 종류** : 작업자가 사다리를 오름에 따른 위치에너지

㉡ **불안전한 상태** : 결함이 있는 사다리 그 자체

㉢ **불안전환 행동** : 결함이 있는 사다리에 올라갔다.

예상되는 시정대책에 앞서 T.O.P 이론에 따른 조직적인 문제점을 살펴본다.

㉠ 왜 그런 결함이 있는 사다리가 평소 점검할 때 지적되지 않았는가?

㉡ 왜 감독은 그 결함 있는 사다리를 사용하도록 허용하였는가?

㉢ 재해를 당한 종업원은 그것을 사용하여서는 안된다는 사실을 알고 있었는가?

㉣ 그는 올바르게 정식 훈련을 받았는가?

㉤ 그는 잊어버리지 않도록 주의 받은 사실이 있는가?

ⓗ 감독은 그 일에 대하여 사전에 조사하였는가?

위 질문에 대한 답을 근거로 하여 시정대책을 세운다면, 다음과 같은 종류의 시정대책을 수립할 수 있다.

③ TOP 이론에 의한 시정대책(주로 조직적인면 강도)

㉠ 점검절차를 개선한다.
㉡ 훈련방법을 새선한다.
㉢ 책임한계를 가일층 명확히 한다.
㉣ 감독으로 하여금 작업계획을 사전에 수립하게 한다.

여기서 두 가지 이론을 비교하여 보면 도미노이론에 의한 좁은 해석 때문에 사고에 대한 근원적인 원인의 발견과 그 처리가 늦어지거나 방해되어 왔으며 많은 제한을 받았던 것을 알 수 있다. 즉 사고현상이 나타났을 때 단순히 불안전한 행동 또는 상태만을 발견하는데 머무를 수 밖에 없었다. 그렇기 때문에 사고를 징후라는 낮은 수준에서 다룰 수밖에 없었고, 사고의 근원에만 집착하여 보다 근원적인 원인에 대하여는 속수무책이었던 것이다.

추구적인 개선을 도모하려면 사고의 근본원인을 시정하는 도리밖에 없는데 그것은 빈번히 관리시스템과 깊은 관련성을 갖고 있는 것이다. 즉, 경영주의 방침, 절차, 감독과 그 능력, 훈련 등에 달려있다. 결함 있는 사다리에 대한 사례분석에서도 나타난 바와 같이 몇가지 근본원인이 되었던 점검절차의 결점과 경영자의 방침의 결여, 책임한계의 모호성, 감독 및 종업원의 훈련부족을 보완하지 못하였기 때문에 사고가 발생하였던 것이다. 그러므로 그 근본원인이 시정된다면 보다 근원적인 안전을 도모할 수 있는데 어떤 사고에 대한 조사결과에도 영향을 줄 뿐만 아니라 보다 큰 경영상의 문제에까지 영향을 미칠 문제를 T.O.P 이론을 통하여 찾아낼 수 있다. 이러한 T.O.P 이론을 사업장에서의 안전관리기법으로 이용하면 효율적인 관리를 할 수 있다.

TOP 이론을 도입하여 산업 안전 보건법상의 주요 내용을 재해가 일어나는 주요 요인별로 구분하여 보면 3가지로 대별하여 볼 수 있다. 첫째로는 사업장의 주요 설비의 불안전한 상태(물적요인)에 대한 대책과 두번째로는 인간의 불안전한 행동(인적요인)에 대한 대책 세번째로는 불안전한 상태 및 불안전한 행동을 조장, 유발하는 요인인 불안전한 조직(관리적인 요인)에 대한 대책 등으로 나눠 볼 수 있다.

1) 불안전한 상태(물적 요인)에 대한 법적 대책

구분	불안전한 상태	법적 대책
기계설비	• 설계제작상의 결함 • 사용상의 결함 • 방호장치의 결함 : 미검정/불합격품 사용(불량품 양도, 대여, 설치, 진열 행위)	• 설계 등 검사 • 정기검사, 자체검사 • 국가공인제도
보호구	불량품 사용	• 공인검정
본질안전	계획 수립시 안전요소부족	• 안전진단 • 안전개선계획/유해위험방지계획(건설) • 공정안전보고서
유해물질	유해물질 폭로에 따른 직업병 발생	• 제조, 수입, 양도, 제공, 사용 금지 • 제조, 사용허가 • 유해물질의 표시 • 화학물질의 유해성 조사 • 물질 안전보건자료의 작성 비치(MSDS제도)

2) 불안전한 행동(인적요인)에 대한 법적대책

구분	불안전한 조직	법적 대책
안전보건관리조직	조직 불비	안전보건관리체제 확립 안전보건조직구성원의 역할 안전보건조직위원회
안전보건관리규정	규정 불비	안전보건관리규정 작성 안전보건관리규정 준수
교육, 훈련	교육 불참 형식적 교육	사업장내 안전보건 교육 법정 직무 교육 기타 교육
지휘, 감독	지휘, 감독체계혼란 감독 소홀 신고 체제 결여	정부감독 기능 종합화 감독기관에 대한 신고
비밀유지 및 서류보존	비밀폭로, 인권침해 서류 미보존 책임 소재 부재	비밀유지 서류보존

구 분	불안전한 행동	법적 대책
심리적 요인	망각, 무의식 행동, 착오	정신함양 및 의식고취 무재해 운동 안전보건 표지 법령 요지 습득
생리적 요인	피로, 수면부족 질병 고령과 미성숙 기능, 경험부족 개인건강부실	근로시간연장의 제한, 휴식 질병자의 근로금지 및 제한 고령자 및 여자, 연소자보호 자격 등에 의한 취업제한 건강진단, 건강관리수첩

(4) 위험관리의 5단계

위험관리란, 기계설비의 잠재된 위험원과 사고발생조건을 사전에 적출하여 이를 제어함으로써 사고를 미연에 예방하기 위한 제반 활동이며 이를 5단계로 나눠 분석하여 이에 대한 대책을 수립한다.

[표 30-7] 위험관리의 5단계와 단계별 대책

위험원과 사고발생조건에 따른 우선순위	단계별 대책(방법)
1. 위험원의 제거	① 없앰 ② 대체(전체 작업방법의 변경)
2. 위험원의 격리	① 자동화/ 원격조정(REMOTE CONTROL) ② 위험적 이격, 안전거리 확보(울, 방책)
3. 위험원의 방호	① 덮개, 후드설치(격리보다 안전 작업) ② 인터 록 방호장치
4. 위험원에 대한 인간의 보강	① 적정 수공구 사용(일부 작업 방법 변경) ② 보호구 착용
5. 위험원에 대한 인간의 적응	① 교육(기준, 작업절차, 위험대피요령) ② 훈련(작업자세 등 조건반사화)

6 재해조사

기업 내에서 발생한 재해에 대하여 그 발생 원인을 분명하게 파악함으로써 적절한 예방대책을 세울 수 있고, 동종재해나 유사재해를 미연에 방지할 수 있다. 또 재해원인을 과학적 기법으로 분석함으로서 효과있는 대책을 선정할 수 있으며, 재해발생예측기도 활용할 수 있다. 재해조사는 책임자를 문책하기 위해서 행하는 것이 아니다. 그 원인을 찾아서 재발방지를 하기 위함이다. 재해조사는 책임자를 문책하기 위해서 행하는 것이 아니다. 그 원인을 찾아서 재발방지를 하기 위함이다. 재해조사는 보고서 양식에 의해 4M의 원칙을 근거로 조사하되 6하원칙(5W1H)에 의해 보고한다. 이때 원인 추구사항으로 ① 사고원인 요소, ② 발생시 시설 상태와 그 배경에 된 관리적 경함사항, ③ 작업자 불안전행동이 있을 때 관리적 인적 결함, ④ 작업방법에 대한 결함과 작업표준, ⑤ 관리적 문제는 작업자에 대한 안전지도 감독 지시 사항, ⑥ 작업발생시 순서 작업내용을 등을 조사한다.

재해조사 순서로는 ① 사실 확인, ② 직접원인과 문제점 확인, ③ 근본적 문제의 결함, ④ 대책수립 등이다.

재해요인의 도출내용은 ① 언제(발생일시, 근로조건, 사고유형 등), ② 누가(피해자, 성별, 연령, 경험 등 인적 요소), ③ 어디서(장소, 기인물, 가해물), ④ 어떠한 작업(작업순서, 방법), ⑤ 어떠한 기계(기인물, 환경), ⑥ 어떠한 방법으로(작업자, 환경), ⑦ 어떻게 되었나(부상정도, 부위, 성질), ⑧ 기타 요소, ⑨ 관리적 요소 결함 등이다.

재해원인 조사에 활용기법으로는 ① 특성요인도, ② 3E 기법(교육, 규제, 기준), ③ FTA (Fault Tree Analysis) 결함수 기법, ④ ETA(Event Tree Analysis) 사고관련 요소기법, ⑤ FMEA 고장 영향해석분석, ⑥ 사례연구(Case Study) 등이다.

7 우리나라 산업재해 요인분석

1) 상해 분석요인

재해와 상해의 발생경위를 분석하고자 할 때에는 보통 상해에 관한 사항을 먼저 관찰한 다음에 그 상해를 일으킨 이상사건을 가려내고 다시 나아가서 그 사건이 불가피하게 일어나도록 만든 필요하고도 충분한 조건을 규명하게 된다. 소위 원인 분석(causal tree)을 거슬러 올라가는 방법을 쓰는 것이다. 물론 위에서 말하는 이상 사건, 즉 하나의 재해의 선행조건은 단수일 수도 있고(sequence) 복수일 경우도 있으며(disjunction) 반대로 단수의 선행조건에서 복수의 재해가 일어날 수도 있다(conjunction). 이와 같은 절차는 현실적으로 상당히 번거롭고 까다로운 것이어서 일정한 형식을 따르지 않고서는 미로에 빠지기 쉽다. 미국 표준연구소(1962)의 업무상해기록법에서는 상해의 성질(nature of injury), 상해부위(part of body affected), 가해물체(source of injury), 재해의 유형(accident type)을 한데 묶어 상해분석 요인(injury analysis factor)이라 부르기도 하고 위험조건(hazardous conduction)과 재해매개물(agency of accident) 및 불안전행위(unsafe act)를 묶어서 재해원인(accident causes)이라고 부름으로써 상해기록방법을 체계화 하는 데에 성공하였다.

우리나라 고용노동부에서는 매년 또는 주기적인 재해 원인분석을 하고 있다(예: 산업재해 현황분석). 원인분석은 발생형태, 기인물별, 관리적 원인, 직접원인별(불안전한 상태, 불안전한 행동), 작업내용 및 과정별, 상해종류별, 상해부위별, 동시작업원인별, 동시재해 유발자수별 등의 내용을 가진다.

2007년 노동부의 산업재해분석에 따르면 재해율과 재해자수 모두 50인 미만의 사업장에서 가장 많고 입사경력별로는 6개월 미만인 근로자에서 많았다. 연령별로는 50세 이상이 가장 많았고 45~49세 발생이 다음 순으로 나타났다. 발생 부위는 상지가 하지보다 많은 것으로 나타났고, 상지 중에서도 손가락이 가장 발생률이 높은 부위로 나타났다. 발생시간은 오전 10~12시가 가장 높았고 그 다음이 14~16시로 점심식사 전후로 산업재해의 발생이 많았다.

사망재해는 건설업, 제조업, 광업 순으로 재해발생이 많았고, 사망재해의 원인은 뇌혈관질환이 가장 많았으며, 진폐, 추락이 그 다음 순이었다.

2010년도 분석결과에 의하면 업무상 사고부상자는 89,459명으로 이중 86.8%는 외상성 사고이고 8.4%는 비외상성 사고, 4.4%는 교통재해였다. 외상성 사고는 넘어짐(23.4%), 감김 및 끼임(18.6%), 추락(15.5%) 등으로 매년 증가추세이며, 비외상성 사고 원인으로는 고온 2.8%, 무리한 동작 2.6%, 폭력행위 0.5%, 체육행사 1.7%, 급성중독 및 질식 0.5%, 익사

[표 30-8] 우리나라 업무상 사고형태

사고 형태	2005	2006	2007	2008	2009	2010	2011	2012	2013
외상성사고	65,209	70,063	70,895	72,842	76,474	78,850	74,205	72,961	71,829
넘어짐	15,071	16,305	16,231	18,527	20,184	21,242	19,664	18,820	20,425
감김 · 끼임	16,557	16,649	15,881	15,250	16,174	16,881	16,046	15,265	14,706
떨어짐	10,814	11,687	11,834	14,027	13,589	14,040	13,745	14,228	13,756
부딪힘	9,125	10,907	12,202	7,279	8,438	8,663	7,027	6,823	5,875
물체에 맞음	6,454	6,632	6,565	8,670	8,337	7,899	8,248	8,146	7,537
절단	4,087	4,574	4,707	6,615	7,310	7,979	7,571	7,773	7,684
기타	3,101	3,309	3,475	2,474	2,442	2,416	1,904	1,906	1,846
교통재해	2,673	3,358	3,659	5,345	5,124	4,169	4,113	3,873	4,080
비외상성 사고	8,338	5,575	3,951	7,110	7,007	7,597	7,396	7,690	7,998
기타	1,696	679	170	775	127	226	331	260	290

출처 : 강성규, 업무상 사고와 손상의 현황과 과제, 대한직업환경의학회지, 2011;23(4):351-359.
*** 독일은 환자를 진료한 의사가 신고하여 산재보험조합에서 산재여부를 결정한다.

0.03%, 동물상해 0.3% 등이었다. 교통사고는 사업장내 교통사고가 0.1%, 사업장외 교통사고가 4.5%등으로 증가하고 있다.

2) 재해원인

재해와 그 결과의 하나인 상해는 서로 밀접한 관계이면서도 예방대책에 반드시 같은 방법이 쓰이는 것은 아니다. 즉 상해의 예방은 재해가 일어난 경우의 대책과 재해자체의 발생을 억제하기 위한 대책이 있을 수 있으며, 후자의 경우가 전자의 경우에 비해서 보다 어렵기는 하지만 보다 근본적인 대응방안이 되는 것이 사실이다. 재해발생의 방지대책은 크게 작업방법이나 환경에 대한 대책과 근로자 자신의 개별적인 행동에 대한 대책으로 나누어 생각하는 것이 바람직하다. 작업조건 자체가 안전한 것이어야 할 것은 두말할 나위도 없지만, 설혹 작업조건 등이 불량한 경우라도 근로자가 보다 안전한 작업행동을 취한다면 재해는 충분히 막을 수 있을 것이기 때문이다. 재해발생에 관여하는 인적요인(人的要因) 가운데에는 재해자 자신의 요인이외에도 공동작업자가 감독자, 심지어는 경영자에 속하는 요인도 있을 수 있다. 그러나 산업장에서의 시설개선의 궁극적인 책임은 경영자에게 있고 근로자는 또한 감독자의 직접적인 지시 하에 작업하는 형태로 개체요인으로서의 불안전행위란 순전히 근로자 측의 불안전행위 만을 포함시키는 것이 보통이다.

선진공업국의 경험에 비추어 보면, 안전보건관계의 법령이나 표준화 작업의 일환으로 물리적 환경조건이나 생산시설장의 안전기준을 규정하고 또 유지한다고 하더라고 재해방지 효과는 반드시 큰 것이 못된다는 것이 알려져 있다. 우리나라의 경우에는 더구나 안전기준의 유지가 안 되어 있는 것이 사실이니만큼 위와 같은 결과가 나타난 것은 오히려 당연히 예기되는 일에 속한다고 하겠다. 여하 간에 광업의 경우에는 차폐시설이 안되어서(inadequately guarded) 재해가 일어나는 경우가 절반이 넘으며 장소의 협소 등 환경조건이 나쁜 경우와 작업방법자체가 어쩔 수 없이 위험한 경우도 적지 않다. 제조업은 작업방법 자체가 원래 위험한 경우가 가장 많으나 덮개장치 등이 미비한 경우 또한 적지 않은 것을 알 수 있다. 건설업의 경우에는 위험한 작업방법, 차폐장치의 미비 이외에 시설장의 결함이 있는 경우가 대단히 많다. 이러한 위험조건이 내재하는 물체나 시설물로서 광업의 경우에는 갱도, 운반차량, 목재 같은 것이 많고, 제조업에서는 주로 각종 기계와 금속물이 문제가 되며, 건설업에서는 건물, 기계, 작업면(working surface), 금속물이 주요한 매개물이 되고 있다.

불안전행위는 근로자가 상해를 입었거나 안 입었거나에 관계없이 재해발생에 기여한 사람의 행위를 가리키는 것이다. 불안전행위는 소위 상식수준에서의 불안전행위를 가리키는 것인데, 우리나라 산업장에서 근로자의 안전보건에 관한 지식수준이 그리 낮지 않다는 점은 유의해 둘 만하다.

근로자의 불안전행위에서 우선 주목되는 것은 근로자의 불안전행위 없이 발생하는 재해가 적지 않다는 점이다. 특히 광산에서는 이러한 현상이 두드러지게 나타나고 있는 바, 이것은 작업방법이나 환경과 관계가 큰 것으로 보인다. 광업에서의 불안전행위로는 디딜 곳이나 주변 환경에 대한 부주의(inattention to footing or surroundings)와 안전 확인이나 경고의 미비(failure to secure or warn)가 많고 운전의 잘못과 불안전한 자세도 적지 않다. 제조업에서는 안전 확인이나 경고의 미비가 전체의 절반가량이 되고, 손을 사용하는 동작에 있어서의 문제점(improper use of hand)도 적지 않다. 건설업에서는 손의 사용문제, 작업속도의 과속(operating or working at unsafe speed), 장비사용의 잘못(improper use of equipment), 정리미숙(unsafe placing, mixing, combining, etc.) 등이 발견되었다. 재해원인에 관하여서도 여러 요인의 상호연관성을 관찰하면 매우 쓸모 있는 정보를 얻을 수 있다. 재해유형과 위험조건의 관계는 특히 중요하며 예방하여야 할 종류의 재해에 관해서 어떠한 위험조건을 제지하여야 할 것인지 작업방법과 환경에 관한 개선점을 가르쳐 줄 수 있다. 나아가서 위험조건과 재해매개물을 비교하면 어느 기계요인의 어느 부분이 재해 예방측면에서 시정되어야 할 것인지 알 수도 있다. 재해의 유형과 불안전행위와의 관계를 분석하여 보면 재해유형과 위험조건과의 관계에서 얻을 수 있는 것에 버금가는 매우 유용한 정보를 얻을 수 있다. 경영자에게 시정하여야 할 불안전행위가 무엇인지를 구체적으로 가르쳐 주는 것은 물론이지만 근로자로 하여금 재해예방운동에 참여하도록 촉구할 수 있는 구체적인 자료도 되고, 안전교육면에서도 교재내용 선정에 유익한 자료를 제공하는 것이다.

8 사고예방대책

1) 기본 4원칙

(1) 제1원칙

재해사고는 예방이 가능하며, 다만 노력에 한계가 있다. 모든 물질은 변하는 것이며, 완전히 없는 이상 사고는 예기되는 것이다. 그러므로 사전에 예방이 가능한 것이다.

(2) 제2원칙

재해는 단복으로 발생하는 것이 아니며 여러 가지 원인들이 복합적으로 서로 연계하여 결정적인 순간에 사고로 발전하는 것이다. 그러므로 모든 원인은 종합적으로 검토되어야하며 또한 제거되어야한다는 것이다.

(3) 제3원칙

손실우연의 원칙으로 사고발생 당시 주변조건에 따라 손실의 크기가 달라진다는 것이다. 그러므로 위기통제는 주변의 모든 환경적 조건까지 돼야한다.

(4) 제4원칙

모든 인위재난은 예방이 가능하다는 예방가능의 원칙이다. 이러한 전제하에 예방대책이 연구발전 하여야 한다.

2) 예방대책의 5단계

1단계 : 안전관리조직의 확립, 2단계 : 현상파악, 3단계 : 원인분석, 4단계 : 대책수립, 5단계 :

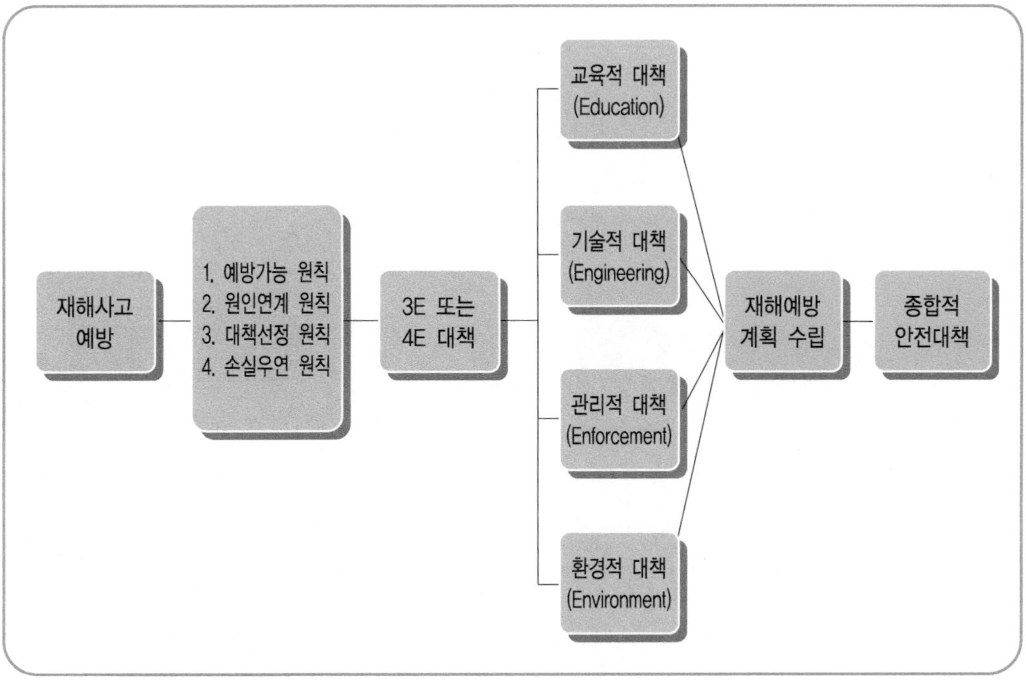

[그림 30-6] 사고 예방대책 개요

실시 등이다.

9 위험과 사고방지예방대책

1) 기계설비의 안전화

각종 기계설비에 기인한 산업재해는 휘말림, 끼임 등이 많고 이같은 불안전 상태요인은 ① 지정 용인된 작업방법에 결함, ② 방호조치 부적절, ③ 기계설비 자체결함, ④ 작업장소 부적절 등이 있으며 기계를 다루는 사람의 불안전 행동으로 ① 기계 오조작, ② 위험장소 접근, ③ 운전중 주유청소 점검수리, ④ 결정된 안전조치 불이행 등이 있다. 따라서 인간의 실수 요인을 피하기 위해서 기계설비를 계획설계단계에서 근본적으로 사전 안전성이 확보되어야 한다. 특히, 구조, 기능조작, 보수, 신뢰성 측면에서 고려되어야한다. 기계설비는 근본적 안전화 방법으로 인간의 실수라 하더라도 기계자체에서 안전이 유지되도록 조치되는 Fail-Proof System과 기계설비측에서 고장이 나서 예기치 않은 위험상태가 되더라도 오조작을 방지하기 위한 안전장치가 부탁되어 안전유지가 되는 Fool-Proof-System이 있다. 산업안전보건 제23조는 위험을 방지하기 위하여 기술조치를 의무화시키고 있다.

2) 유해위험물질의 안전대책

폭발성 물질, 발화성 물질, 산화성 물질, 인화성 물질, 가연성 가스, 부식성 물질 등 각 물질의 특성에 따른 취급방법 및 소화방법 등이 숙지 되어야 한다.

10 안전교육

노동의 질적 변화에 대응하는 교육이 요구되고 있다. 신제품의 개발, 신기술 채택은 빠른 속도로 되고 있어 각종 기계설비의 고속화, 대형화, 자동화에 따른 취급상 고도의 지식을 요하고 있다. 생산체제 혁신에 대한 근로자의 적응력을 향상시키기 위한 안전교육은 절대 필요하다. 고령화 근로자들의 안전작업 능력 향상과 이에 대처하는 마음가짐은 기업활성화와 안전화에 중요한 문제점으로 대두되고 있다. 이에 관련된 폭넓은 안전적응교육이 별도로 추진되지 않으면 안된다. 특히, 개인주의가 팽배하여 타인으로부터의 지배관리를 거부하고 기업의 귀속의식이 낮아지며 경직된 집단주의에서 신축적 집단주의로 옮겨지고 탈능동주의가 강하게 작용하므로 기업에 어려움이 나타날 때도 있겠지만 시대의 흐름에 맞추어 인간형성과 지식이 병행된 교육으로 작업능력의 향상으로 이루어야 할 것이다.

기업의 안전교육에서 생산계획, 인사배치 등에 관련된 안전교육의 연수가 부족하고 교육실시 계획의 검토나 준비부족에 따른 문제점이 나타나고 있다. 안전교육의 목적이 사업장의 생산에 필요한 안전포인트를 해결하는 것이므로 추상적, 일반론적인 안전강조에 머물러서는 안된다. 교육내용도 경험이나 타사업장의 모방적인 교육은 사업장 실태에 맞지 않아서 효율성이 적고, 강사도 안전교육의 취지에 맞지 않으며 잦은 인사이동에 따른 교육담당자의 교체로 안전교육의 맥이 연결되지 못하고 있는데도 문제가 있다. 따라서 안전교육 담당자의 확보내지 인재양성이 적극적으로 이루어져야 지속적인 효과를 볼 수 있다.

교육의 목적을 정확히 명시하고 교과과정을 구체적으로 정하며, 지식과 경험이 같은 수준에 있는 자로 팀을 구성하여 교육을 진행하고 교재도 실무위주로 만들어 토의식으로 운영한다. 지식교육, 기능교육, 태도교육의 수준 향상을 위해 노력하여하며, 이에 때한 교육계획과 실시가 필요하다.

참고문헌

김남송, 이무식, 김대경. 생활보건학. 계축문화사. 2005.

대한직업환경의학회. 직업환경의학. 계축문화사, 2014.

대한예방의학회. 예방의학과 공중보건학 I, II, III. 계축문화사. 2017.

정규철. 최신 산업보건학. 탐구당. 1980.

조규상. 산업보건학. 수문사. 2006.

환경건강질병-의사를 위한 환경보건-. 대한의사협회. 1996.

한국환경보건학회. 환경보건학, 에피스테메. 2016.

Detels R, Beaglehole R, Lansang MA, Gulliford M. Oxford Textbook of Public Health, Oxford University Press, 2009

Elsom DM. Atmospheric pollution, 2 nd Ed. Blackwell. 1992.

Ladou J. Occupational Medicine, Prentice-Hall International Inc., 1990.

Last JM. Maxcy–Rosenau–Last Public Health & Preventive Medicine, 13th Ed., Prentice–Hall International Inc., 2004.

Raffle et al., edition, Hunter's Disease of Occupation, Edward Arnold Publishers, 1994.

Robert B. Wallace. Maxey–Rosenau–Last Public Health and Preventive Medicine. McGraw–Hill Education, 15 edition, 2008.

Rom. Environmental and Occupational Medicine. Lippincott–Raven Publications, Philadelphia. 3rd ed. 1998.

Rosenstock. L. Textbook of clinical occupational and environmental medicine. 2nd ed. Elsevier Saunders; 2005.

Zenz C, Dickerson OB, Horvath EP. Occupational Medicine. 3rd ed. Mosby, Incorporated; 1994.

찾아보기 Index

ㄱ

ㄴ

ㄷ

ㄹ

ㅁ

ㅂ

ㅈ

보건학

값 35,000원

2015년 3월 23일 제1판1쇄 발행
2019년 3월 10일 제2판1쇄 발행

엮은이 : 이무식 · 강경희 · 김광환 · 김도우
박정희 · 배석환 · 서두원 · 유세종
이보우 · 임남구 · 장민영 · 장주동
한송이

발행인 : 주 영 일
발행처 : **계 축 문 화 사**

판권소유

서울특별시 종로구 통일로12길 16-17
우편번호 03029
TEL : 735-2257 · 738-9746
FAX : 723-9025
E-mail : gyechuk@hanmail.net
홈페이지 : http://gyechuk.co.kr
1973. 10. 31 등록번호 제300-1973-8호
ISBN 978-89-5629-551-0 93510